陈惠祯妇科肿瘤手术学

第 3 版

名誉主编　陈惠祯

主　　编　蔡红兵　张　蔚　张　帆　冯　忻

科　学　出　版　社

北　京

内 容 简 介

本书第3版共17章,主要内容包括女性生殖道各部位恶性肿瘤手术治疗和辅助治疗、下生殖道上皮内瘤变的处理,以及妇科肿瘤手术解剖学、手术基本原则、手术前准备、手术后管理,盆腔脏器切除术,整形手术,尿流改道术,内镜手术,盆腔根治术并发症的处理等。附有手术插图300余幅。第3版在第2版的基础上做了较大的调整和修订,增补了新的手术方式,更换了一些手术插图,并附有2张手术光盘(DVD),共16例手术,以便更准确全面地反映现代妇科肿瘤治疗学的水平。

本书是一部有较高学术水平和实用价值的医学专著,可供肿瘤临床工作者、妇产科医师、妇女保健人员、医学院校学生借鉴和使用。

图书在版编目(CIP)数据

陈惠祯妇科肿瘤手术学 / 蔡红兵等主编. —3 版. —北京:科学出版社,
2014.3

ISBN 978-7-03-040343-8

Ⅰ. 陈… Ⅱ. 蔡… Ⅲ. 肿瘤-妇科外科手术 Ⅳ. R737.3

中国版本图书馆 CIP 数据核字(2014)第 063470 号

责任编辑:杨小玲 刘丽英 / 责任校对:李 影
责任印制:肖 兴 / 封面设计:范璧合

版权所有,违者必究。未经本社许可,数字图书馆不得使用

科学出版社 出版

北京东黄城根北街 16 号
邮政编码:100717
http://www.sciencep.com

双青印刷厂 印刷
科学出版社发行 各地新华书店经销

*

1990 年 9 月第 一 版 开本:787×1092 1/16
2006 年 7 月第 二 版 印张:38 1/4
2014 年 3 月第 三 版 字数:900 000
2014 年 3 月第一次印刷

定价:180.00 元(含光盘)
(如有印装质量问题,我社负责调换)

《陈惠祯妇科肿瘤手术学》(第3版)编写人员

名誉主编 陈惠祯

主　编 蔡红兵　张　蔚　张　帆　冯　忻

副主编 江大琼　周友珍　邬东平　徐自来　彭晓庆
　　　　　艾美华　王　景　周　静　钟亚娟

编　委 (按姓氏汉语拼音排序)

艾美华	蔡红兵	陈　刚	陈汉华	陈　红
陈　沂	陈华燕	陈惠祯	陈慧君	陈淑慧
程　晶	邓正安	方芙蓉	冯　忻	高永良
龚　成	江　森	江大琼	金　晶	金　伟
李　波	李　伟	林丛尧	林仲秋	刘龙阳
刘少扬	刘诗权	楼洪坤	卢玉兰	吕琼莹
马　丁	欧阳艳琼	彭　勉	彭晓庆	彭亚琴
邱惠玲	宋晓玲	孙健衡	孙文洁	汤春生
王　景	王世宣	邬东平	吴绪峰	夏　婷
肖国宏	熊　艳	徐小霞	徐自来	颜　琳
杨伟红	袁建寰	张　帆	张　琳	张　萍
张　帅	张　蔚	张广德	张志毅	赵　灵
钟亚娟	周　静	周友珍		

第3版前言

《实用妇科肿瘤手术学》第1、2版出版后,受到了同仁的欢迎与肯定,我们表示衷心的感谢。

本书第3版仍然遵循理论与实践相结合的原则,论述以妇科肿瘤手术治疗学为重点,详尽介绍妇科肿瘤各类手术的方法、技巧以及手术创新与经验,力求具体而实用,对手术适应证及其辅助治疗作了充分的讨论。

本书第2版出版后经历5年,妇科肿瘤手术治疗又取得了新的进展,作者也积累了许多新经验,我们力求在第3版予以体现。

本书第3版补充了许多新资料,增加了妇科肿瘤内镜手术、宫颈广泛切除及功能重建术、根治性子宫切除的神经分离术等,以及阔韧带恶性肿瘤、子宫颈小细胞癌、卵巢小细胞癌的手术治疗,重写了外阴恶性黑色素瘤手术治疗,去除了与妇科肿瘤手术治疗关系不大的个别章节,对其他章节也做了较多修订和调整,使之结构更严谨,安排更合理,可操作性更强。并附有手术光盘2张共16例手术,供同仁借鉴参考。

著名妇科肿瘤学专家陈惠祯教授,为妇科肿瘤学事业做出了突出贡献,取得了很大的成绩,特别在妇科肿瘤手术方面有他自己的风格、特点和经验,创新和改进了多种术式,亲自组织了本书第1、2、3版的撰写与出版工作。本书第3版以他的名字作为书名是很符合实际的,我们感谢他对我们工作的支持与帮助。同时十分感谢全国著名的妇科肿瘤学专家江森、张志毅、孙健衡、高永良、汤春生、林仲秋、马丁等教授参与本书的撰写工作,感谢参加本书撰写和校对的专家及所有医务工作者,并希望同仁指出该书不足之处。

蔡红兵　张　帆　张　蔚

2013年7月31日

第2版前言

近年来,妇科肿瘤的手术治疗已有了飞速的进展,如新的手术方法的创建、原有手术方式的改进等。但是,系统论述妇科肿瘤的专著不多。为此,我们参阅国内外相关文献资料,并根据多年临床经验,修订了本书。第2版由第1版的9章调整扩大为18章,由37万字增加至100万字,增加了大量插图。

第2版在第1版基础上增加了一些新章节,如"手术解剖学"、"外阴疣状癌、基底细胞癌、腺癌、肉瘤"、"阴道透明细胞癌、肉瘤、内胚窦瘤、黑色素瘤"、"原发性腹膜肿瘤、卵巢肉瘤及卵巢转移癌手术治疗"、"妇科肿瘤中的尿流改道术"、"危重病人监护"等,使内容更全面。同时,对第1版内容做了大量的更新,补充了许多新内容,既介绍了经典的手术方式,也介绍了近15年来妇科肿瘤手术治疗的新进展、新技术以及作者的手术创新及经验,使手术操作更规范、更切合实际、更具可操作性,手术适应证更准确,供同仁借鉴。

在繁忙的临床和研究工作中,各位专家抽出时间将自己的新经验和新成果总结出来供再版应用。在此,我们表示衷心的感谢。另外,由于医学在不断发展,缺点与不足在所难免,诚恳期盼各位同道指正。

陈惠祯　吴绪峰　张　蔚

2006 年 5 月 20 日

第1版前言

手术是治疗妇科恶性肿瘤的主要方法之一,已广泛应用于临床。近年来,手术治疗妇科肿瘤有了新的发展,如新的手术方式的创立,原有手术方式的改进,手术分期更加切合患者病情等,从而提高了手术治疗效果,减少了并发症。然而,国内尚缺少对近代妇科肿瘤手术作系统介绍的专著。为此,我们根据多年的临床经验,参阅国内外有关文献和专著,编写了本书,以供肿瘤临床工作者、妇产科医师、妇女保健人员及医学院校师生使用。

本书着重于理论与实践相结合,力求具体而实用。对常见的妇科恶性肿瘤的手术方式作了详细的讨论,反映了不同学者的不同观点,并提出我们的见解;对主要的手术方法和步骤作了重点叙述,并附有插图和文字说明;对少见的妇科恶性肿瘤的手术治疗和某些与手术有关的问题亦作了扼要的介绍,以供读者借鉴。由于医学科学的迅速发展,书中难免有疏漏和不妥之处,祈请同道指正。

编　者
1990 年 1 月于武汉

目　　录

第一章　妇科肿瘤手术解剖学

第一节　腹前壁及女性股前区解剖

（一）腹前壁

1. 局部解剖　腹壁的明显标志有肋缘、剑突、半月线（对应于腹直肌侧缘）、脐、髂前上棘、腹股沟皱襞及耻骨，根据这些标志，可将腹部分为 4 个象限，9 个区域（图 1-1）。9 个区指左、右季肋区，左、右外侧（腰）区，左、右腹股沟（髂）区以及腹上区、脐区、耻（腹下）区。许多妇女在脐耻间中线处有一色素沉着条纹，在妊娠期及口服避孕药时，由于受激素的影响，条纹的色泽可变深。幽门横切面及脐横切面在 图 1-1 未予显示。幽门横切面在相当于 L_1 和 L_2 椎间盘水平横切腹部，脐横切面则与 L_3、L_4 椎间盘在同一水平。

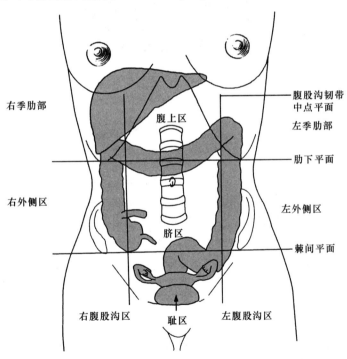

右季肋部　腹上区　腹股沟韧带中点平面　左季肋部　肋下平面　右外侧区　脐区　左外侧区　棘间平面　右腹股沟区　耻区　左腹股沟区

图 1-1　局部解剖标志的腹部分区

2. 构成腹壁的层次可因部位不同而有所变化，但总的来说有皮肤、浅筋膜、腹外斜肌、腹内斜肌、腹横肌及腱膜、腹横筋膜、腹膜外脂肪、壁层腹膜、腹直肌占据腹前壁中半部分。

（1）浅筋膜（Camper 筋膜）：浅筋膜位于皮肤与深筋膜之间（即在皮肤和腹外斜肌腱膜间），含有数量不等的脂肪。浅筋膜在下腹部可形成发育不良的结缔组织，称为 Scarpa 筋膜。它通常靠近腹外斜肌腱膜。脐以上部位的腹前壁的浅层淋巴管回流到腋窝淋巴结,在脐以下的则注入腹股沟淋巴结。Scarpa 筋膜越过腹股沟韧带,在其下方 2cm 处与 Lata 筋膜(阔筋膜)和筛筋膜融合在一起(图 1-2)。

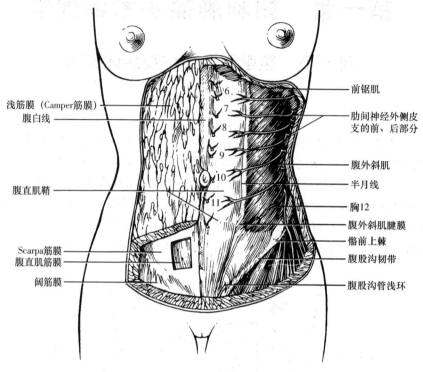

图 1-2　腹前壁浅层

（2）肌肉腱膜层:腹壁是由起自腰背筋膜、髂嵴、腹股沟韧带及下 6 个肋骨的三层肌肉腱膜所组成(图 1-2 ~ 图 1-4),习惯上认为是单独一层,实际上这三层肌肉的腱膜是双层的,并与对侧的腱膜相交叉。腹外斜肌纤维从背到腹侧斜向下走行,腹内斜肌纤维斜向上向内,而腹横肌纤维则横向走行。除了在下腹部外,后两组肌纤维与腹外斜肌纤维趋于平行。这些肌肉均通过其腱膜附着于腹白线上。腹内斜肌腱膜不覆盖上腹部。另外,这一肌肉腱膜组织可使腹壁适应由于空腔器官的充盈或排空以及呼吸所引起的腹腔内容积的频繁变化。

（3）腹横筋膜:腹横筋膜是盆、腹腔筋膜的组成部分,位于腹前壁,大部分附着于腹横肌及腱膜的内表面,并与骨盆内、横隔以及腹后筋膜相延续。

（4）腹直肌及腹直肌鞘(图 1-2 ~ 图 1-4):腹直肌为成对的纵向条状肌肉,位于腹中线(腹白线)两旁,分别被包在 3 组前外侧群腹肌的腱膜内。在脐以上部位,腹直肌内侧缘被腹白线分开约 1cm,分叉绕过脐部以后,在下腹部则相互靠紧或甚至重叠在一起。腹直肌起自下肋骨和剑突,通过短腱附着于耻骨。腹直肌上有 3 ~ 4 条横行腱带(腱划),紧贴在腹直肌前鞘上。其中一条腱带位置固定在脐部水平,另两条位于脐和剑突之间,第四条常位于脐和耻骨联合之间。在腹上区,腹直肌前鞘由腹外斜肌腱膜构成,后鞘由腹横肌及其腱膜构成,但不包括腹内斜肌腱膜,因为它只与下 3 根肋骨相连。上腹部以下到弓状线,腹直肌前鞘是由腹外斜肌腱膜及腹内斜肌腱膜前层愈合而成,或者由腹内、外斜肌腱膜及腹横肌

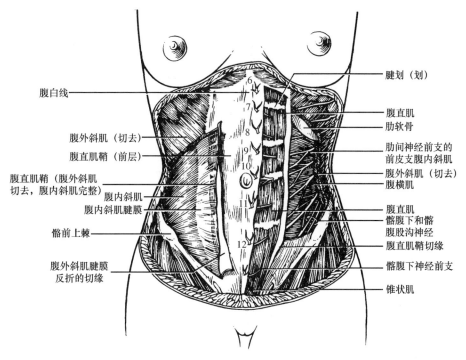

图 1-3　腹侧壁深层

腱划（划）

腹白线

腹直肌
肋软骨

腹外斜肌（切去）
腹直肌鞘（前层）

肋间神经前支的
前皮支腹内斜肌
腹外斜肌（切去）
腹横肌

腹直肌鞘（腹外斜肌
切去，腹内斜肌完整）
腹内斜肌
腹内斜肌腱膜

腹直肌
髂腹下和髂
腹股沟神经
腹直肌鞘切缘

髂前上棘

腹外斜肌腱膜
反折的切缘

髂腹下神经前支

锥状肌

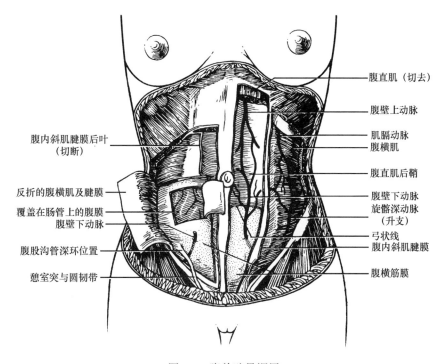

图 1-4　腹前壁最深层

腹直肌（切去）

腹壁上动脉

腹内斜肌腱膜后叶
（切断）

肌膈动脉
腹横肌

腹直肌后鞘

反折的腹横肌及腱膜
覆盖在肠管上的腹膜
腹壁下动脉

腹壁下动脉
旋髂深动脉
（升支）

腹股沟管深环位置

弓状线
腹内斜肌腱膜

憩室突与圆韧带

腹横筋膜

腱膜的前层组成。在弓状线以下,三层肌肉的腱膜均转至腹直肌前面。从上腹部到脐下5cm,腹直肌后鞘由腹内斜肌腱膜后叶及腹横肌腱膜构成。这样形成的腹直肌后鞘的下缘称为弓状线或半环线,通常是一个恒定的解剖结构。在弓状线以下,腹内斜肌腱膜和腹横肌腱膜全部都前移到腹直肌前面,仅有变细的腹横筋膜与腹直肌后面相贴。

成对的小锥状肌(因形状而得名)的基底部附着在耻骨上,位于腹直肌前鞘内。其内侧边即为腹前壁中线,腹直肌的内侧缘在此处会合于腹白线。锥状肌的功能是增加腹白线的张力,但不是持续性增加。

(5)腹股沟韧带与腹股沟管:腹股沟韧带是腹外斜肌腱膜增厚的下缘,它从髂前上棘延伸至耻骨结节。股外侧皮神经、股神经、股动脉和静脉、股管以及髂腰肌在腹股沟韧带下穿过,旋髂浅血管。腹壁浅血管及阴部外浅血管在其上方越过(图1-5、图1-6)。

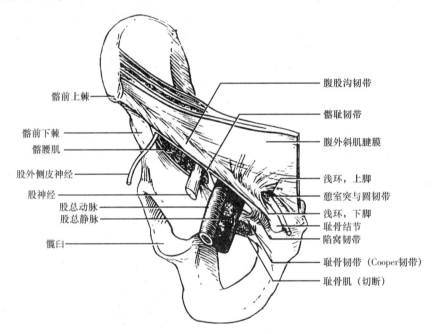

图 1-5　腹股沟韧带和腹股沟下腔隙的内容物

腹股沟管行于腹股沟韧带上方并与之相平行,其管道连接腹膜前和下腹前壁的皮下层(图1-5～图1-7)。腹股沟管起始于腹横筋膜处的腹股沟管深(内)环,经腹壁斜行3～5cm,止于腹外斜肌腱膜处的腹股沟管浅(外或皮下)环。形似三角的外环位于耻骨结节稍外上方,内侧面开放,腹外斜肌筋膜构成其上、下脚,从而描绘出环边的外形。下脚组成或并入腹股沟韧带的中间部分,它到邻近的耻骨上支的表面(即耻骨梳)股管内侧的三角形反折,称为陷窝韧带。贴附于耻骨梳内侧缘,与陷窝韧带有密切联系的耻骨韧带,也可能衍化于腹股沟韧带(图1-5)。

腹股沟管的前壁由腹外斜肌腱膜构成,在它的外侧部分为腹内斜肌,下壁内2/3由腹外斜肌腱膜和陷窝韧带构成,后壁由腹膜、腹膜前组织及腹横筋膜组成,其内侧为腹直肌腱,在腹股沟管上方的腹内斜肌和腹横肌弓,形成腹股沟管的上壁。在腹股沟管的外侧部,腹内斜肌分出部分肌纤维即睾提肌到憩室突,并随其穿过腹股沟管。腹横肌腱膜或腱的内下

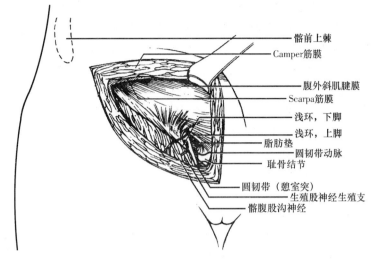

图 1-6 腹股沟浅环的详细图解

侧部分称为联合腱,向下弯曲到外环的后面,附着在外环后面的耻骨梳上。然而,有时它融合覆在腹内斜肌腱膜上面,形成真正的联合腱,也可附着在腹白线上。腹股沟或 Hesselbach 三角的两边是由腹直肌外侧缘及从髂外动脉远侧向上转行至腹直肌后面的腹壁下动脉(静脉伴随)构成的,三角的底边是由耻骨韧带和耻骨组成(图 1-6、图 1-7)。

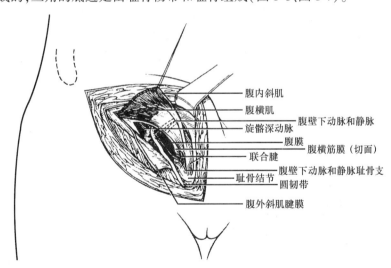

图 1-7 腹股沟管的肌肉、腱膜及筋膜层

在女性,腹股沟管内有憩室突(为一含有腹膜前脂肪的发育不良的结构)、圆韧带、生殖股神经的生殖支(同圆韧带一同进入腹股沟管)、髂腹股沟神经、淋巴管以及圆韧带动脉通过,它们均被围在衍生于腹横筋膜的薄膜似的鞘内。圆韧带在从腹股沟外环出来后,弥散附着在阴阜上和大阴唇脂肪垫的细小纤维中,或可终止在腹股沟管内,与腹股沟管壁融合。髂腹股沟神经从腹内斜肌和腹外斜肌腱膜之间出来,就进入腹股沟管。腹膜憩室即腹膜鞘突,可能源于胚胎学的发育,如果它与腹腔连通,病人则易发生腹股沟斜疝,如果与腹腔的

连接消失,液体蓄积可形成囊肿,多数囊肿常位于腹股沟浅环的外面。

3. 血液供应见图 1-4。腹直肌的动脉供应,上部来自腹壁上动脉(出现在第 7 肋软骨下面的乳房内或胸廓内动脉的分支),下部来自腹壁下动脉(髂外动脉的分支)。最初两者均位于腹直肌的后表面,前者在进入腹直肌之前,仅运行一短距离。腹壁下动脉接近肌肉的外侧部,并顺序供应距离脐部 1/2 ~ 2/3 中心部位的血供,然后常在弓状线水平进入腹直肌。腹壁肌肉腱膜层的血供也来源于肌膈动脉,系胸廓内动脉的分支,其外侧走行到半月线,与旋髂深动脉的升支吻合。位于腹横肌和腹内斜肌之间的这些血管相互吻合,肋下动脉和腰动脉亦相互吻合。腹部皮肤和皮下组织的血液供应除来自上述血管外,还来自腹血管系统的腹壁浅、旋髂浅和阴部外浅动脉。

4. 神经腹前壁各层包括腹直肌由 $T_6 \sim T_{12}$ 的胸(肋间)神经的前支(腹侧的)支配。在胸壁内,神经分成前皮支和外侧皮支。外侧皮支透过肌肉,分成后、前两支,后支到背部皮肤,前支到前外侧腹部皮肤。前皮支在腹横肌和腹内斜肌之间进入腹壁并稍微向下,在从后外侧方向穿入腹直肌鞘后,前皮支进入腹直肌后面并分成内侧及外侧支。内侧及外侧支也分出前支,穿过肌肉和筋膜,支配覆在其上面的皮肤。由于此种排列,全部或部分肌肉没有去神经的腹直肌不能被纵向分离,腹直肌外侧也不能游离。腹横肌腱膜的深部分离应避开腹直肌的神经供应,一个重要的关系是为了腹膜后外科手术切口,例如行宫颈癌分期手术时。至于皮神经分布,邻近的神经区域全部有神经重叠。

L_1 的前支,在接收 T_{12} 的一个分支后,分开形成髂腹下神经和髂腹股沟神经,与肋间神经一起按顺序排列,走行在腹内斜肌和腹横肌之间,经过髂前上棘后,穿入腹内斜肌。然后髂腹下神经穿入腹外斜肌筋膜,供应中线皮肤组织,而髂腹股沟神经则在腹股沟管连接憩室突,供应大阴唇。在下腹部横切口所形成的瘢痕组织中,这些神经可受损伤或陷入困境,产生慢性神经性病变。

(二)女性股前区

股部前上方借腹股沟与腹部分界,后方以臀沟与臀区分界,内侧主要以股沟与会阴分界,股部的下界,为经髌底上方两横指处的环行线,由股骨内、外上髁各作一纵行线,将股部分为股前区及股后区。

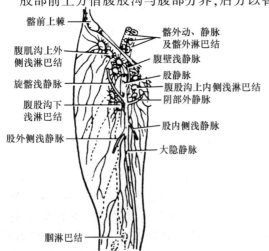

图 1-8 大隐静脉和腹股沟淋巴结分布

图中标注:髂前上棘、腹肌沟上外侧浅淋巴结、旋髂浅静脉、腹股沟下浅淋巴结、股外侧浅静脉、髂外动、静脉及髂外淋巴结、腹壁浅静脉、股静脉、腹股沟上内侧浅淋巴结、阴部外浅静脉、股内侧浅静脉、大隐静脉、腘淋巴结

1. 浅层结构 股前区内侧缘的皮肤较薄,移动性大,而外侧缘皮肤较厚,移动性小。此区浅筋膜内含脂肪较多,在近腹股沟处分为脂肪层和膜样层,分别与腹前壁的 Camper 筋膜和 Scarpa 筋膜相延续。膜样层在腹股沟韧带下方约一横指处,附着于阔筋膜。内有皮神经、浅血管、浅淋巴管及浅淋巴结等(图 1-8)。

(1)大隐静脉:为全身最长的浅静脉。起自足背静脉弓的内侧端,经内踝前方沿小腿内侧上行,继续经胫骨与股骨内侧髁后部至大腿内侧,逐渐行向前上,最后在耻骨结节下外方 3~4cm 处,穿隐静脉裂孔汇入股静脉。该部大隐静脉与股内侧皮神经伴行。

大隐静脉在隐静脉裂孔附近有 5 条属支:①旋髂浅静脉,起自髂前上棘附近浅层的小静脉。②腹壁浅静脉,起自脐以下腹壁浅层的小静脉。③阴部外静脉,生殖器浅层的小静脉。④股内侧浅静脉,起自股内侧缘浅层的小静脉。⑤股外侧浅静脉,起自股外侧缘浅层的小静脉。

（2）腹股沟浅淋巴结:沿大隐静脉及其属支走行的浅淋巴管,收纳相应区域的淋巴,最后均注入腹股沟深淋巴结。腹股沟浅淋巴结 8~10 个,分为 3 组。腹股沟上内侧浅淋巴结和腹股沟上外侧浅淋巴结,沿腹股沟韧带下方排列,收纳脐以下腹壁、臀区、会阴、外生殖器及肛门等处的浅淋巴;其输出管穿深筋膜上行注入髂外淋巴结。腹股沟下浅淋巴结沿大隐静脉末段两侧呈纵向排列,收纳下肢大部分的浅淋巴及臀区、会阴的部分淋巴,其输出管注入沿股静脉周围排列的腹股沟深淋巴结和髂外淋巴结。

（3）神经:该区神经主要有髂腹股沟神经及生殖股神经的股支、股神经前皮支和闭孔神经皮支。

2. 深层结构

（1）阔筋膜:为股部的深筋膜,是全身深筋膜最厚的部分。上方附着于腹股沟韧带与髂嵴,下方与小腿深筋膜相续。阔筋膜在股外侧缘的纵行纤维显著增厚呈带状,称髂胫束,其上端借臀筋膜连于髂嵴,向下附着于胫骨外侧髁。阔筋膜在耻骨结节下外方 3~4cm 处形成一个卵圆形的薄弱区,称隐静脉裂孔,其表面覆盖一层有多孔的疏松结缔组织膜,称筛筋膜。

（2）骨筋膜鞘:阔筋膜向深面分别发出股内外侧及股后三个肌间隔,伸入肌群间,附着于股骨粗线,形成前、内、后三个骨筋膜鞘,容纳相应的肌群、血管和神经。①前骨筋膜鞘有股前肌群,股动、静脉,股神经及腹股沟深淋巴结等。②内侧骨筋膜鞘有股内侧肌群,闭孔动、静脉及闭孔神经等。其中股前肌群与股内侧肌群浅层肌在腹膜外淋巴清扫术中有重要意义,现介绍如下（图 1-9）。

1）缝匠肌:位于大腿前面及内侧面的皮下,为全身最长的肌肉,为细长的带形肌。在腹股沟韧带及阔筋膜张肌之间起自髂前上棘,肌纤维自外上方斜行向内下方,绕过股骨内收肌结节的后方至小腿,止于胫骨粗隆,胫骨前嵴上端的内侧和小腿筋膜。

2）耻骨肌:为长方形的短肌,位于大腿上部前面的皮下,髂腰肌的内侧,长收肌的外侧,其深面紧贴短收肌和闭孔外肌。此肌为股三角的后壁,并与髂腰肌共同形成髂耻窝。起自耻骨梳和耻骨上支,肌束斜向后下外方,绕过股骨颈向后,借扁腱止于股骨小转子以下的耻骨肌线。

3）长收肌:位于大腿上部前内侧的皮下,耻骨肌的内侧,上部居短收肌的前面,下部居大收肌的前面,为一长三角形的扁肌,构成股三角的内侧界。以短腱起自耻骨体和耻骨上支前面上部,肌束斜向外下方,逐渐移行于宽阔的扁腱,止于股骨粗线内侧唇中 1/3。

4）股薄肌:位于大腿最内侧皮下,覆盖大收肌,为带状长肌,与长收肌起点并列,借宽腱起于耻骨下支的前面（耻骨联合附近）。肌束向下移行于长腱,经股骨内上髁和膝关节后方的内侧,在缝匠肌肌腱的深面止于胫骨粗隆内侧。

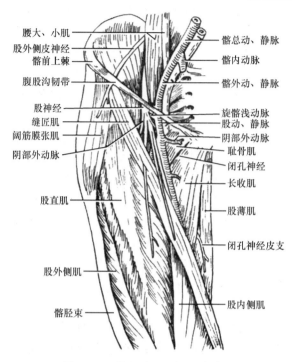

图 1-9　股前区浅层肌与血管神经

（3）肌腔隙与血管腔隙（图 1-10）：位于腹股沟韧带与髋骨之间，由髂耻弓分隔成外侧的肌腔隙与内侧的血管腔隙，是腹、盆腔与股前区的重要通道。

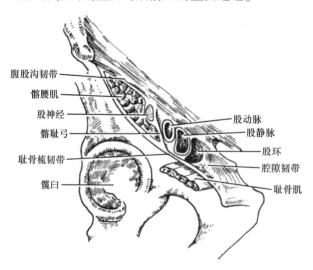

图 1-10　肌腔隙与血管腔隙

1）肌腔隙：前界为腹股沟韧带，后界为髂骨，内侧界为髂耻弓。有髂腰肌及股神经从该腔隙通过，在髂前上棘的内下方，尚有股外侧皮神经经此间隙入股。

2）血管腔隙：前界为腹股沟韧带，后界为耻骨梳韧带，内侧界为腔隙韧带，外侧界为髂耻弓。腔隙内有股鞘,股动、静脉,股管及腹股沟深淋巴结。

A. 股鞘:为腹横筋膜与髂筋膜向下延伸并包绕股动、静脉周围的筋膜鞘,呈漏斗形,由两个纵向的纤维隔将鞘分为外、中、内三部分。外侧容纳股动脉,中间容纳股静脉,内侧部即股管。股管内有腹股沟深淋巴结或脂肪组织,其下端与血管的外膜融合延续为血管鞘(图1-11)。

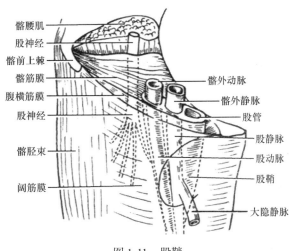

图 1-11　股鞘

B. 股管:为股鞘内侧缘的一个潜在性间隙。股管的上口称股环,其前界为腹股沟韧带,后界为耻骨梳韧带,内侧界为腔隙韧带,外侧借纤维隔与股静脉邻贴。股环上面覆盖有薄层疏松结缔组织膜,此膜称股环隔,股环隔的上面衬有腹膜,呈小凹,称股凹。股管前壁为阔筋膜覆盖,后壁大部分贴附于耻骨肌筋膜。下端为盲端,适对隐静脉裂孔的镰缘上角,该部位易形成股疝。

(4)股三角:位于股前区上1/3段(图1-11)。为一三角形区域,三角的底边向上,为腹股沟韧带;三角的尖向下,为长收肌和缝匠肌的交角,其外侧界为缝匠肌内侧缘,内侧界为长收肌内侧缘。股三角的底呈沟状,内侧为耻骨肌和长收肌,外侧为髂腰肌、耻骨肌与髂腰肌所围成的沟叫髂耻沟。

股三角内有股神经、股动脉及其分支、股静脉及其属支,还有股静脉周围腹股沟深淋巴结和脂肪组织等。这些结构以股动脉为标志,其位置关系是股动脉居中,外侧为股神经,内侧为股静脉。

1)股动脉:为髂外动脉的延续,于腹股沟韧带深面的血管腔隙以下,即称股动脉,下行至股三角尖处进入收肌管。该动脉在起始部附近发出3条浅支,即腹壁浅动脉、旋髂浅动脉及阴部外动脉。

2)股静脉:为腘静脉向上的延续,由收肌腱裂孔处起始,行经收肌管及股三角,穿血管腔隙移行为髂外静脉。股静脉除收集与股动脉分支伴行的同名静脉外,还收集大隐静脉。股静脉上部及股管附近有3~4个腹股沟深淋巴结,收纳下肢的深淋巴、会阴的淋巴及腹股沟下浅淋巴结的输出管;其输出管注入髂外淋巴结。

3)股神经:起自腰丛,沿髂筋膜深面经肌腔隙进入股三角,发出肌支支配股四头肌、耻骨肌和缝匠肌,关节支分布于髋、膝关节,皮支有股中间皮神经及股内侧皮神经,至股前内侧区皮肤。其末支为隐神经。

(5) 收肌管:又称 Hunter 管。位于股前区中 1/3 段,呈三棱形间隙。其前内侧壁为缝匠肌及大收肌腱板,前外侧壁为股内侧肌,后壁为长收肌及大收肌。口接股三角尖,下口经收肌腱裂孔通向腘窝。收肌管内由前向后有隐神经、股动脉和股静脉。

(邬东平　陈　刚)

第二节　横膈及大网膜解剖

(一) 横膈

膈为一向上隆起的薄肌,位于胸、腹腔之间,封闭胸廓下口。膈穹右高左低,最高点分别于右第 4、左第 5 肋间隙。膈上面覆以膈胸膜筋膜、壁胸膜筋膜、壁胸膜或心包壁层。膈上面隔着胸膜与肺底相邻,中央部分与心包愈着。膈下面右半与右半肝、左内叶,左半与肝左外叶、胃和脾相邻(图 1-12)。

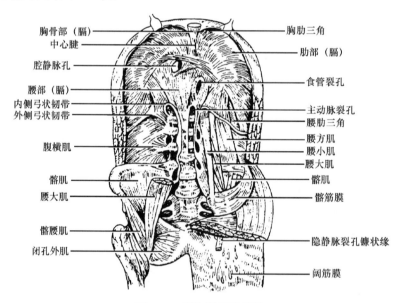

图 1-12　膈和腹后壁诸肌

膈周围部为肌纤维,中央部为腱膜,称中心腱,根据肌纤维起始部位不同而分为胸骨部、肋部和腰部。腰部内侧位的肌纤维形成左脚和右脚,中间肌纤维起自第 2 腰椎体侧面,外侧缘纤维起自内、外侧弓状韧带。

由于膈的各部起始点间缺乏肌纤维,常形成两个三角形的肌间裂隙。裂隙上下面分别仅覆以膈胸膜和膈胸筋膜或腹膜和腹内筋膜,为膈的薄弱区。分述如下:

(1) 腰肋三角位于膈的腰部与肋部起点之间,三角尖向上,底为第 12 肋。前方与肾后面相邻,后方有肋膈隐窝。

(2)胸肋三角位于膈的胸骨部与肋部起点之间,有腹部上血管和来自腹壁与肝上面的淋巴管通过。

膈有3个裂孔:主动脉裂孔在膈左、右脚与脊柱之间,平第12胸椎高度,有降主动脉和胸导管通过;食管裂孔在主动脉裂孔的左前方,平第10胸椎高度,有食管,迷走神经前后干,来自肝的膈、脏面后部和尾状叶的淋巴管以及胃左血管的食管支通过。腔静脉孔在食管裂孔的右前方,平第8胸椎高度,有下腔静脉通过。膈的血液供应主要来自膈上下动脉、心包膈动脉和肌膈动脉,有伴行静脉,最终均分别汇入上、下腔静脉。

膈具有丰富的毛细淋巴管网,由该网发出淋巴管可分为上下两部,其走行方向及注入的淋巴结均不相同(图1-13)。

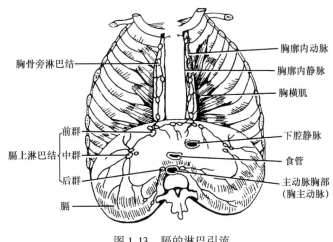

图1-13　膈的淋巴引流

(1)膈上面的淋巴管向周围呈放射状走行,注入膈上淋巴结。其中膈前部的集合淋巴管注入膈上前淋巴结。膈上前淋巴结的输出淋巴管注入胸骨旁淋巴结和纵隔前淋巴结,膈外侧部的集合淋巴管注入膈上外侧淋巴结。膈上外侧淋巴结的输出淋巴管向前注入膈上前淋巴结,向后则注入膈上后淋巴结,或直接注入纵隔前后淋巴结。膈后部的集合淋巴管注入纵隔后淋巴结。

(2)膈下面的淋巴管,前部的集合淋巴管穿过膈肌,注入膈上前淋巴结;后部的集合淋巴管注入沿膈下动脉的膈下淋巴结或直接注入腰淋巴结。

膈由膈神经支配。膈神经起自颈丛,在锁骨下动静脉间经胸廓上口入胸腔,继而在上纵隔下行。经肺根前方,在心包与纵隔胸膜之间达。右膈神经在腱部,左膈神经在肌部穿膈。沿途发出胸骨支、肋支、胸膜支等。膈神经为混合性神经,其运动纤维支配膈的运动;感觉纤维分支至胸膜、心包和膈下中央部腹膜,右膈神经尚有纤维至肝上面和胆囊。

(二)大网膜

大网膜为脏腹膜的一部分,由四层腹膜构成。前两层自胃大弯及十二指肠起始部开始,伸延向下达骨盆缘,返折向后上成为后两层而达横结肠。前后两层间大部分互相愈着不能分离。大网膜具有丰富的动静脉、淋巴管和脂肪组织,故有较大吸收、粘连、修复和局限感染的能力。由于其血运丰富,易与其他组织粘连愈着,并在两者间建立侧支循环的特点,用于修补某些部位的缺损,效果良好。

大网膜的血供主要来自胃网膜左、右动脉及其分支。胃网膜左右动脉在胃结肠韧带内,沿胃大弯吻合成胃网膜动脉弓。由此弓向上发出胃支,分布于胃大弯的前后壁;向下发出 5～13 条长短不等的网膜支,分布于大网膜。在网膜支中,靠近胃网左、右动脉起始处,各有一支较粗者,分别称为网膜左、右动脉,其余各支统称为网膜前动脉。胃网膜左动脉发出的网膜左动脉在胃结肠韧带左缘内越过横结肠,在大网膜前两层内下行,并到达其游离缘,再绕下缘转入后两层向上行。胃网膜右动脉发出的网膜右动脉,在大网膜右缘的前两层之间下行,至大网膜游离缘处,转向后上,进入大网膜后两层内。在大网膜后两层内,网膜左、右动脉互相吻合,以网膜左动脉为主,形成一横位的大网膜边缘动脉弓,也称 Barkow 弓。网膜前动脉较大的分支也可向下到达大网膜的游离缘,然后折转到后两层内上行,并与大网膜边缘动脉互相吻合。大网膜的静脉与同名动脉伴行,回流到脾静脉,属于门静脉系膜的一部分。大网膜的动脉见图 1-14 所示。

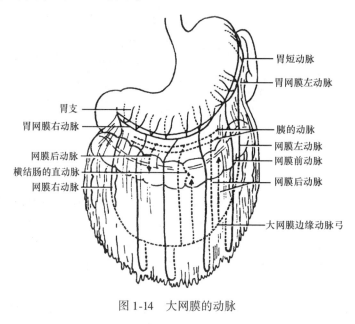

图 1-14 大网膜的动脉

（王　景　邬东平）

第三节　腹膜后解剖

（一）腹主动脉及其分支

腹主动脉是胸主动脉的延续。腹主动脉经膈的主动脉裂孔进入腹腔,它位于腹中线第 1～4 腰椎及椎间盘前。上段主动脉两侧为膈之两脚,右膈脚止于 L_3,左膈脚止于 L_2。主动脉前面与胰颈及钩突、脾静脉、左肾静脉(在其前方横跨)、十二指肠第三部邻接(图 1-15)。

腹腔神经丛和神经节位于腹主动脉头侧部之上。腹主动脉终止于第4~5腰椎间,在此处分为左、右髂总动脉。主动脉在腹部行程中分出3组分支:①3条不成对的内脏动脉供应胃肠。②3对内脏动脉供应泌尿生殖道。③壁动脉分布于腹壁。

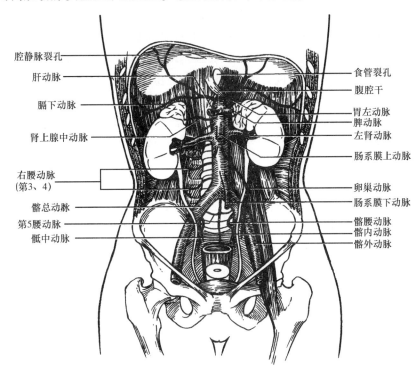

图 1-15　腹主动脉的解剖关系和分支

（1）不成对的内脏支:腹主动脉分出3条不成对分支供应胃肠:①腹腔干(L_1的上缘）。②肠系膜上动脉(L_1的下部或中部,肾动脉稍上方)。③肠系膜下动脉(L_3的下部)。这些分支起自腹主动脉前面或腹侧面。

（2）成对的内脏支:3对内脏动脉起自腹主动脉:①肾上腺中动脉,起自肾动脉稍上方。②肾动脉,大约起自L_2水平。③卵巢动脉,肾上腺上、下动脉并非起自主动脉(见肾上腺节)。肾动脉起自主动脉,在肠系膜上动脉之稍远侧,位于肾静脉后方。左肾动脉有时稍高于右侧。右肾动脉自腔静脉后方经过,然后位于肾静脉后面或上方。副肾动脉可起自肾动脉起点的上部或下部,当其起点较低时,通常在输尿管之前经过。在右侧,它们亦在腔静脉前经过。在左侧,肠系膜下静脉在肾动脉及肾静脉的前方经过(肾血管在后详述)。卵巢动脉在肾动脉下方2~3cm处,起自主动脉的前侧面或侧面,它们也可起自共同主干,起自肾动脉或肾动脉上方的主动脉。在某些情况下卵巢动脉可以是重复的。卵巢动脉通常在入盆过程中横过输尿管前方,并常分出小分支供应输尿管。了解这一解剖关系对腹膜后的手术至关重要,像主动脉淋巴结切除时,可避免无意中损伤该区域许多重要的血管。例如结扎副肾动脉可以导致肾部分梗死,这是因为肾的血供特点为节段性分布。右侧尤其危险,因为右侧副肾动脉相当常见,而且可以起自腹主动脉的任何部位,甚至在肠系膜下动脉远侧而被腔静脉前脂肪所隐藏。

（3）壁支：腹主动脉壁支有：①成对的膈下动脉，起自腹腔干，分支分布到肝、肾上腺及食管。②腰动脉，共有5对。4对（1对起自肾动脉近侧，3对起自肾动脉远侧）起自近第1～4腰椎中点处的主动脉，第5对可以起自骶正中动脉，但通常为髂腰动脉的腰支所取代。腰动脉从主动脉后面出来，经过椎体外侧腱弓后面，位于交感干及腰大肌内侧。右腰动脉均经过下腔静脉后（背）面，第3对、有时第4对可以起自共同动脉干。前两对腰动脉穿过或者位于膈脚下，第5对起自主动脉分叉远侧。所有的腰动脉均位于腰大肌和脊柱之间，分出侧支、中支和深支。脊髓接受腰动脉的部分血供，然而，只要保留肾上（L_1）腰动脉，所有肾下腰动脉均可阻断，骶中或骶正中动脉是胚胎学上主动脉的延续，它起自主动脉后面在主动脉分叉上方约1cm处，于第5腰椎中点平面和骶骨处经过左髂总静脉后方，为直肠和肛门提供血运。

（二）下腔静脉及其属支

下腔静脉是一条大血管，它起自第5腰椎之前主动脉分叉稍下方，在主动脉右侧稍后位置，右髂总静脉在其前方越过（图1-16、图1-17）。在肾静脉以下，下腔静脉基本与主动脉平行，位置稍移向右前方，以越过右肾动脉。在肾血管平面以上，其位置进一步向右（被膈右脚将其与主动脉分开）、向前移，形成Winslow网膜孔的后唇。因此，下腔静脉的上部与下部位于不同平面。然后下腔静脉在肝裸区的左缘肝与膈之间穿过，在T_8或T_9水平穿过膈中心腱，止于右心房。重复腔静脉是胚胎主要静脉系统的持续存在现象，有一段位于主动脉左侧，此种情况极少发生。

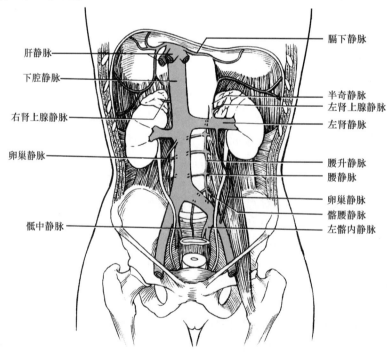

图1-16 下腔静脉的属支及其解剖关系

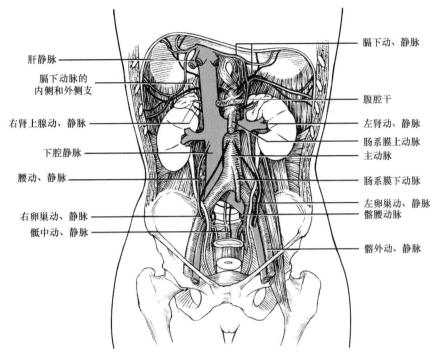

图 1-17　腹膜后动、静脉系统的解剖关系

（1）肝静脉：来自胃肠、胰腺和脾的血流经门静脉到肝，然后经起自肝左叶、右叶及尾叶的 3 条肝静脉以及肝和腔静脉间许多较小、较邻近的静脉进入下腔静脉。

（2）肾上腺静脉：右肾上腺静脉在肾静脉头侧的肾静脉与下腔静脉的交汇处注入下腔静脉，或亦可直接注入肾静脉。由于右肾上腺同下腔静脉之间距离很近，甚至可能有一部分位于其下方，故此静脉可能很短，并且注入下腔静脉的后（背）部，这造成切除右肾上腺的一些困难。左肾上腺静脉注入左肾静脉。

（3）肾静脉：左肾静脉通常在肠系膜上动脉起始部下方向前越过主动脉，但它亦可在主动脉后方经过或分叉后环绕之。它接收左侧卵巢和肾上腺静脉，有时接收左腰升静脉，一条或多条左腰静脉及左膈静脉。右侧副肾静脉较常见，但偶尔亦可发生在左侧。

（4）卵巢静脉：右卵巢静脉通常于肾静脉尾侧入下腔静脉的前侧面，偶尔亦可与肾静脉相连。左侧卵巢静脉于主动脉外侧注入左肾静脉，或者卵巢静脉与卵巢动脉伴行。

（5）壁静脉：膈静脉通常汇入下腔静脉；但左膈静脉通常回流入左肾静脉。共有 4 对腰静脉，倾向于同第 1～4 对腰动脉相对应，但其变异较大。一条或多条左侧近端腰静脉常注入左肾静脉。第 5 对腰静脉为髂腰静脉取代注入相应的髂总或腰升静脉。左腰静脉从下腔静脉内缘及脊柱间出来后，经过主动脉后面，然后转向走行在脊柱和腰大肌之间。两侧的腰静脉常分别连接在各自的一条腰升静脉上，腰升静脉位于脊椎横突前与下腔静脉平行。腰升静脉远端同髂总静脉相连接，近端同奇静脉或半奇静脉相连。骶正中静脉回流到左髂总静脉。

（三）主动脉淋巴管和乳糜池（图 1-18）

主动脉淋巴结可分为如下几组：左、右腰（主动脉旁）淋巴结；腔静脉后淋巴结；主动脉前淋巴结，主动脉前淋巴结由围绕腹腔动脉、肠系膜上动脉和肠系膜下动脉起始部的淋巴结组成。

乳糜池是胸导管扩张的尾部，它起自 L_1 ~ T_{12} 水平，位于肾动脉上方，主动脉之后或在主动脉同右膈脚之间。乳糜池由 3~5 条淋巴管干汇合而成，两条腰干注入左和右主动脉（腰）淋巴结链，（胃）肠干通常汇入左腰干，还有一对起自下部肋间隙的淋巴管。乳糜池越过主动脉裂孔之后就成为胸导管。

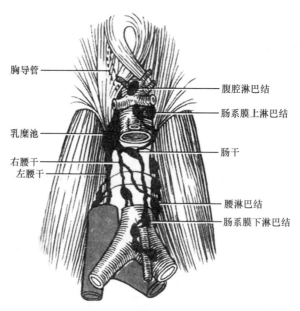

图 1-18　乳糜池和主动脉淋巴结
注意乳糜池是胸导管膨大的起始部，接收肠及腰淋巴干

（四）肾

1. 概述　肾是一成对的对称性腹膜后位器官，呈蚕豆形。成年女性肾的大小为 12cm×6cm（250g）。肾内缘被腰大肌推向前，上极向内倾斜，间距仅为 4~5cm，而下极间距为 6~9cm。右肾略低于左肾，上极的上缘位于 T_{10} ~ L_2 水平。肾被脂肪囊所包裹，肾、肾周脂肪及肾上腺由纤维膜所包绕。Gerota 筋膜（肾周筋膜）的下端不完整，筋膜的前面与壁层腹膜贴近，中部同肾血管、主动脉及下腔静脉的外膜混合。

肾后方与腰大肌、腰方肌接触，上方与膈邻接，内上部与膈脚相邻。通常第 11 和 12 肋位于肾后方。右肾腹（前）面与 Morison 陷凹腹膜、结肠肝曲（下极）及十二指肠第二部内侧相邻（图 1-19）。左肾的腹面与左内侧结肠旁沟腹膜（下极）、降结肠（外下极）、胰腺（肾中部）及腹膜小囊（上极）的腹膜相连接。

肾可有先天性缺如、重复、融合、旋转不良、多囊或异位，融合肾总是位于肠系膜下动脉尾侧。

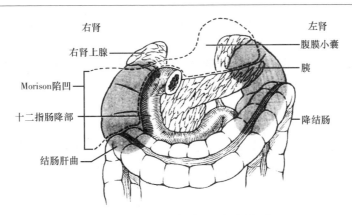

图 1-19　左肾和右肾前面的解剖关系

2. **动脉供应**　肾动脉起自主动脉,在第 1 腰椎下缘第 2 腰椎上缘水平。右肾动脉较左肾动脉长约 1cm,在进入肾门前经过下腔静脉背(后)侧,胰头和十二指肠覆盖着右肾动脉。大约 70% 的情况下,双侧肾各有一条肾动脉,通常在肾门处位于肾静脉背侧,肾盂腹侧(即从前到后为静脉、动脉、肾盂),然而,肾动脉位于肾静脉腹侧也是常见的。每条肾动脉在近肾处分成两支,1 支位于肾盂前,1 支位于其后(图 1-20)。这两支随后分成 5 条(节)段动脉,尽管常有变异性。肾动脉常分出小分支供应输尿管和肾上腺。

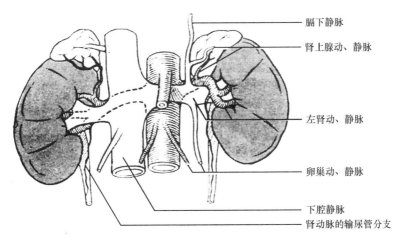

图 1-20　肾及肾上腺的动脉供应及静脉回流

大约 30% 的肾有 1 条副肾动脉,通常供应肾下极,偶尔亦可有多条副肾动脉。副肾动脉可起自肾、卵巢、肾上腺动脉,但绝大多数起自主动脉,甚至起自肠系膜下动脉远端。在右侧,如果这些动脉起自肾动脉的近端,它们则恒定地在下腔静脉后方经过。如果这些动脉起自肾动脉的远端,则在下腔静脉的前方经过。所有到肾的动脉分支都是节段性的或为终末动脉,若某一段发生阻塞,会造成相应部位肾实质梗死。

3. **静脉回流**　左肾静脉长约 80mm,单支。在肠系膜上动脉起始部、前横行越过主动脉前面、胰腺下缘及十二指肠。左肾静脉收纳在其下缘的左卵巢静脉,在其上缘则单独或经过一个总干收纳肾上腺和膈下静脉,同时还接收输尿管静脉的回流(图 1-20)。有时,一条或数条上部腰静脉或腰升静脉亦注入左肾静脉。极为罕见的是左肾静脉可能分出一支环绕下腔静脉。

右肾静脉平均 30mm 长,通常为单条,但有时为两条或三条。它的属支很少,通常只有输尿管静脉汇入,有时右卵巢静脉亦可注入。

（五）肾盂和输尿管

1. 概述　肾盂是由输尿管上端膨大部分构成。在成人,肾盂的一部分位于肾内,连接肾盏和输尿管。输尿管是一对长约 300mm 的肌性管道,将尿液从肾输送到膀胱。输尿管最狭窄的两部分是肾盂与输尿管的连接部以及位于膀胱内的部分。输尿管从解剖上分为腹段、盆段和膀胱壁内段。在肾盂与输尿管的移行处,输尿管位于肾动、静脉的后方。输尿管腹段在腰大肌前方垂直下降至盆缘,距中线约 60mm,在靠近盆缘处越过生殖股神经。输尿管跨过髂总动脉进入盆腔处有一生理性狭窄。

右侧输尿管起始部位于十二指肠第二部的后方,在进入盆腔的途中,它与升结肠系膜、右结肠动脉、回结肠动脉和小肠系膜根部相邻。当右输尿管进入盆腔时,位于回盲部的后方。在右输尿管内侧是下腔静脉,右卵巢血管行于输尿管前方。左输尿管前方有左结肠动脉、卵巢血管越过,在骨盆缘处则有乙状结肠和一条或数条乙状结肠血管在其前方越过。左输尿管位于乙状结肠切迹或隐窝后方,乙状结肠切迹为乙状结肠系膜覆在髂总动脉分叉处上的一个小凹陷。

关于盆段输尿管的详述见盆腔解剖节。

2. 血液供应　腹段输尿管的血液供应来自肾动脉、卵巢动脉和髂总动脉的分支(图 1-21)。见盆腔解剖节有关输尿管血液供应的详细描述。

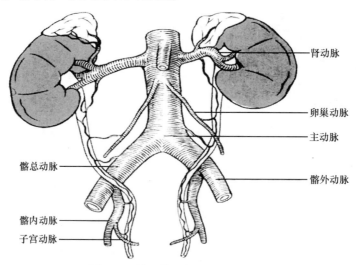

图 1-21　输尿管腹段和盆段的血供

（六）肾上腺

1. 概述　这对半月形的血供丰富的腺体位于两侧肾上极的中间,被腹主动脉两侧的 Gerota 筋膜所包裹,大小平均为 4cm×3cm×1cm,虽然肾上腺与肾关系密切,但两者并不相连。

2. 右肾上腺 右肾上腺位于右肾上端中前部,内侧与下腔静脉毗邻并常在其稍后方。它的最上部靠近肝裸区和膈,部分被冠状韧带的后反折部覆盖,它的最下部由壁腹膜和十二指肠覆盖。

3. 左肾上腺 左肾上腺位于左肾上极稍内面,可达肾门血管水平。它的上部邻接膈脚内侧,被腹膜小囊的腹膜覆盖,下部与胰和脾血管相邻。

4. 动脉供应(图 1-22)

(1) 肾上腺上动脉:肾上腺上动脉通常为起自膈下动脉的多条短小血管,行于腺体的内上侧。右膈下动脉从主动脉发出后行于下腔静脉后方。

(2) 肾上腺中动脉:肾上腺中动脉起自主动脉前侧面,紧靠肾动脉。肾上腺中动脉的管径大小不一,于肾上腺的内侧进入肾上腺。右侧的肾上腺中动脉行于下腔静脉后方(背侧)。

(3) 肾上腺下动脉:肾上腺下动脉较短,常有多条分支,起于肾动脉或副肾动脉的上面,沿肾上腺的下缘走行。右侧肾上腺下动脉位于下腔静脉后方。

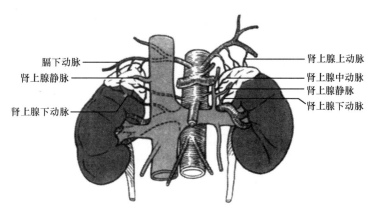

图 1-22 肾上腺的动脉与静脉

注意右肾上腺血管全部位于下腔静脉的后方

5. 静脉回流 与动脉供应不同,肾上腺的静脉回流通常仅经一条静脉即中心静脉,中心静脉从肾上腺门出来(图 1-22)。右侧的肾上腺静脉短,横向走行,起自腺体内侧,直接经下腔静脉外侧或后方汇入下腔静脉,偶尔亦可注入肾静脉。左侧肾上腺静脉较长,位置亦稍靠前,它向下走行,与其上缘的左膈下静脉合并后注入左肾静脉。

(七) 神经

1. 腰丛 腰丛(图 1-23)在腰大肌深面由第 1~3 腰神经前支,第 4 腰神经和第 12 胸神经的一部分组成。L_1 发出髂腹下和髂腹股沟神经;L_1 和 L_2 发出生殖股神经;L_2 和 L_3 发出股外侧皮神经;L_2~L_4 发出股神经和闭孔神经;L_3 和 L_4 发出闭孔副神经;L_2~L_3 发出腰骶神经干。

生殖股神经行于腰大肌前面,穿出腰大肌筋膜后,分为生殖支和股支。前者行于腹壁下动脉侧方,与圆韧带一起穿过腹股沟管。后者与髂外动脉一起从腹股沟韧带下方通过。股外侧皮神经从腰大肌外侧缘穿出,其穿出点在髂嵴水平或稍下方。穿过髂肌,经腹股沟

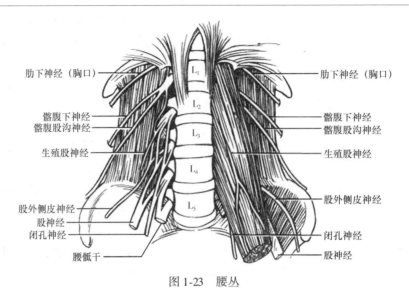

肋下神经（胸口）

髂腹下神经
髂腹股沟神经

生殖股神经

股外侧皮神经
股神经
闭孔神经

腰骶干

肋下神经（胸口）

髂腹下神经
髂腹股沟神经

生殖股神经

股外侧皮神经

闭孔神经

股神经

图 1-23　腰丛

右侧腰大肌已被去除，以显示形成腰丛的脊神经腹侧支

韧带下方至髂前上棘内侧。

股神经在股外侧皮神经稍下方腰大肌的侧缘穿出，向下行于腰大肌和髂肌之间腰大肌筋膜的下方，在腹股沟韧带下方穿过之前，逐渐移至腰大肌前方。

闭孔神经和闭孔副神经于腰大肌内下缘穿出，前者经闭孔窝进入闭孔内肌深面的闭孔管，在闭孔窝内还有闭孔动脉及静脉（其位置从前到后为神经、动脉、静脉）。闭孔副神经的出现率为 5% ~ 30% ，它沿着腰大肌内侧至耻骨，越过耻骨上支进入耻骨肌深部。闭孔副神经和生殖股神经是腰丛中唯一不行于盆内筋膜深部的分支。

腰骶神经干由 1 ~ 2 支从腰大肌内侧穿出的平行神经干组成。位于盆腔内骶骨翼上，闭孔神经的内后方，被髂内血管所覆盖。髂腰动脉行于腰骶干和闭孔神经之间。腰骶干加入骶丛，穿过坐骨大孔离开盆腔。

2. 自主神经系统　自主神经系统（图 1-24）由交感神经和副交感神经组成，该系统的盆腔分组见后。副交感神经的传出神经横越脑神经和骶脊神经 $S_2 ~ S_4$。腹腔器官的副交感神经支配来自迷走神经，迷走神经在形成食管丛后，分为前干和后干，经食管裂孔进入腹腔。它发出分支到胚胎时期的前肠和中肠的衍生器官，如胃、小肠、阑尾、盲肠、升结肠、横结肠的大部分和交感神经系统的腹腔丛。

交感神经系统更大更复杂，它的传出纤维在胸段脊神经 $T_1 ~ T_{12}$ 和 $L_2 ~ L_3$ 中行走一小段距离，然后通过苍白支到达交感干和交感神经丛的神经节，成对的交感干起于颅底，终止于尾骨。它们通过主动脉裂孔进入腹腔，行于腰椎体的前侧方（腰大肌内侧缘），然后穿过髂总动脉的后方进入盆腔。交感干最终止于骶前孔的内侧。它们在尾骨前方形成一个神经节，即奇神经节。沿着交感干共有 14 对神经节，其中有 4 对腰神经节，4 ~ 5 对盆神经节。在体内，有几个比较大的由神经节和神经构成的自主神经丛。在腹部，最大的是腹腔丛，它位于腹腔干和肠系膜上动脉起始部的周围，通常有两个大腹腔神经节。腹腔丛与迷走神经（副交感神经）有联系，同时和辅助神经丛与上腹部器官，肠系膜上、下丛以及卵巢有联系。

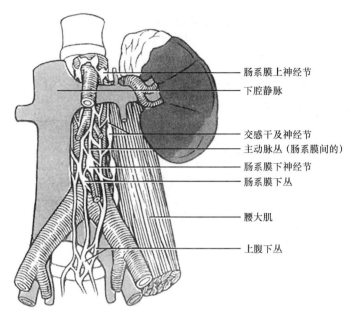

肠系膜上神经节
下腔静脉
交感干及神经节
主动脉丛（肠系膜间的）
肠系膜下神经节
肠系膜下丛
腰大肌
上腹下丛

图 1-24 腹膜后的自主神经系统
通常在肠系膜下动脉起始处的上方,有一大的神经节

附属的神经丛除支配卵巢外,还支配子宫和输卵管。肠系膜上丛即腹腔丛的最下部,控制小肠直到包括横结肠大部分,它的主要神经节位于肠系膜上动脉的起始部上方。在肠系膜上动脉和肠系膜下动脉起始部之间,主动脉两侧是肠系膜间(主动脉)丛。腹腔交感神经系统的最后一个组成部分是肠系膜下丛,它接受来自主动脉丛和腰内脏神经的纤维。肠系膜下丛和腹下丛相交会,共同支配左半结肠和直肠,在肠系膜下动脉的基底部通常有几个小神经节。

(陈　刚　邬东平)

第四节　盆腔解剖

(一) 大体结构

骨盆由骶骨及骶岬、坐骨、髂骨和耻骨围合而成。在坐骨与骶骨之间有两条韧带即骶结节韧带和骶棘韧带,它们各自构成了坐骨小孔和坐骨大孔的下界。骨盆入口与腹腔相通,骨盆出口由梨状肌、尾骨和肛提肌封闭。闭孔被闭孔膜、闭孔内肌和闭孔筋膜所封闭。真骨盆(小骨盆)是位于耻骨嵴、骶岬和髋骨的髂耻线这一界线平面以下的部分,假骨盆(大骨盆)是指盆腔腹腔相连接的部分,位于真骨盆以上,髂嵴以下,大致相当于髂窝的位置。真骨盆内有内生殖器、部分乙状结肠、直肠、膀胱、近段尿道、输尿管的盆段以及血管、淋巴组织和支配这些器官的神经(图 1-25,图 1-26)。

盆腔的上述结构和盆腔的肌肉系统被广泛的盆内筋膜(常为肌筋膜)所覆盖,该筋膜与

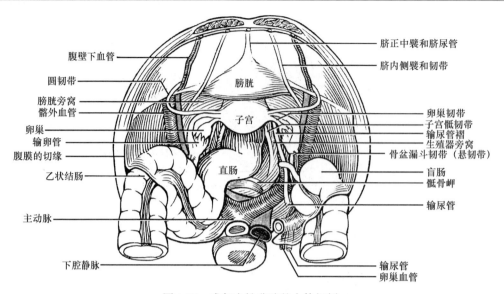

图 1-25 成年女性盆腔的大体解剖

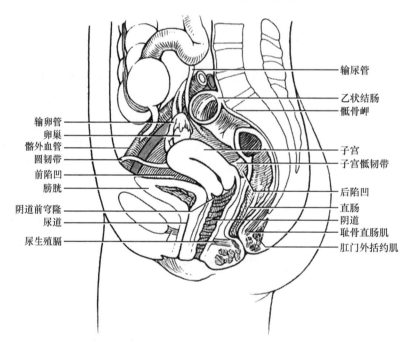

图 1-26 成年女性盆腔解剖的矢状面

盆底筋膜和腹筋膜相连。覆盖盆内器官(尤其直肠、阴道、膀胱、宫颈和子宫)的筋膜称为脏层筋膜,衬在盆壁内面的筋膜称为壁层筋膜。在与血管和肌肉相融合处,筋膜形成支持韧带。包埋血管的筋膜通常比较厚而结实,形成具有支持功能的韧带(鞘膜)。此外,筋膜集中在器官相互间靠得比较近的部位。部分器官和盆壁被腹膜所覆盖。

　　盆腔被阔韧带分为前、后两部分,阔韧带分为前叶和后叶两层。连接在子宫上的圆韧带在阔韧带内向前外侧走行至盆壁,绕过腹壁下血管的内侧,经腹股沟内环和腹股沟管出盆腔。输卵管被阔韧带的上缘所包绕,卵巢通过一条小系膜即卵巢系膜连于阔韧带的后叶,并由其内侧的卵巢韧带悬于子宫后方,通过骨盆漏斗韧带连于盆壁。骨盆漏斗韧带为腹膜皱襞,其内含有卵巢血管、淋巴管。一个有用的解剖标志是附件三角,其三角的前界为圆韧带,后界为骨盆漏斗韧带,外侧界为腰大肌表面的腹膜反折,这一区域是进入腹膜后腔隙的手术通道。在子宫和膀胱间为子宫膀胱陷窝,它有小的侧隐窝即膀胱旁窝。同样,在子宫与直肠之间为子宫直肠陷凹(Douglas 陷窝),它与直肠旁窝相延续。子宫直肠陷凹在直肠和阴道间延伸 1~2cm,所以宫颈不与直肠相接触。而子宫和膀胱陷凹则与之不同,此处宫颈与膀胱紧密相连。子宫骶韧带位于子宫直肠陷凹的两侧,在子宫骶韧带稍外上方,有一腹膜反折即输尿管皱襞覆盖在输尿管上。子宫骶韧带与输尿管皱襞之间的隐窝为生殖器旁窝。有 3 条腹膜皱折从膀胱向上走行至腹壁内面,两条为脐内侧襞,含有脐内侧韧带(消失的脐动脉),另一条为脐正中襞,其中有脐尿管。腹壁下血管走行于脐外侧襞中。盆腔器官的支持源于肛提肌和尿生殖膈的肌筋膜盆底;器官间依附(如分别用子宫骶韧带、子宫膀胱韧带以及膀胱宫颈横韧带前后调整直肠和膀胱脚);器官借助主韧带和圆韧带附着于骨盆上;耻骨膀胱韧带、脐尿管、脐内侧韧带;直肠上动脉的筋膜包埋;直肠后壁与骶骨和肌肉系统的广泛连接。

　　骨盆的外科解剖是基于 3 对连于宫颈/阴道的纤维血管性韧带和 8 个无血管性组织平面(图 1-27,图 1-28)。3 对韧带是主韧带,包括直肠脚在内的子宫骶韧带以及膀胱脚。8 个组织平面是成对的膀胱旁和阴道旁间隙,成对的直肠旁间隙,中线位置上的 Retzius 耻骨后(膀胱前)间隙,膀胱阴道间隙,直肠阴道间隙和直肠后间隙。

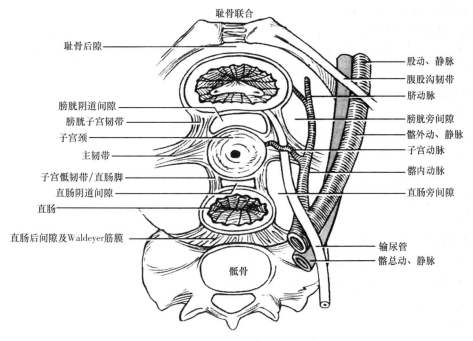

图 1-27　盆腔解剖的横断面

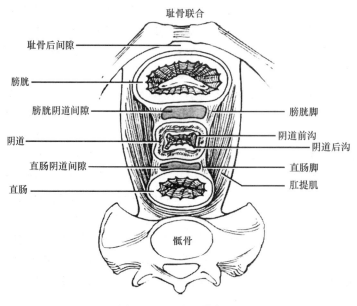

图 1-28　骨盆的横断面

1. 无血管组织平面　组织平面是潜在间隙,在外科手术之前,它们始终是一个平面。盆腔内任何一个平面都是夹在两个富有静脉丛的组织之间。

(1) 膀胱旁和阴道旁间隙:位于膀胱、阴道、直肠和侧盆壁之间的成对间隙经常被认为是连续性的,粗略一点可将这3个术语归属于其中的任何一个。实际上,膀胱旁间隙和阴道旁间隙是连续的,正如下面所讨论的,是盆内筋膜的一层膜把它们与直肠旁前部间隙分隔开。此间隙前后走向与会阴平行,稍微向内和尾侧倾斜。内侧壁由膀胱或阴道构成;外侧壁由髂外血管、闭孔窝、肛提肌筋膜的外侧部分构成;后壁由主韧带构成;前壁由耻骨上支和闭孔内肌筋膜构成;底部由一层盆内筋膜构成,使之与直肠旁间隙的前部隔开。这层筋膜与主韧带之前的膀胱旁/阴道旁间隙一起汇入直肠旁间隙。膀胱旁间隙与耻骨后间隙是相通的,两者的分界点是脐动脉。在手术过程中,经脐动脉与髂外静脉之间进入膀胱旁间隙。当把膀胱侧壁向上牵拉时,脐动脉显示更明显。

(2) 直肠旁间隙:直肠旁间隙被主韧带分为前、后两部分。前部与膀胱旁间隙和阴道旁间隙相连,已在前一段描述。后部向内侧倾斜,其尖随骶骨的曲线朝向盆底。直肠旁间隙后部的内侧壁由直肠构成腹下动脉的后部,伴行静脉和盆内筋膜构成外侧壁;后壁和上壁由骶骨的侧面构成,下壁由子宫动脉和主韧带构成。直肠旁间隙的后部通过主韧带下的一个无血管“窗口”与前部相通。一层筋膜将直肠旁间隙与直肠后隙分开,该筋膜很容易被钝性分离断裂。从内侧的输尿管(附着在盆壁腹膜上),直肠与外侧的腹下动、静脉之间可进入直肠旁间隙后部。试图从腹下动脉外侧分离进入该区,会有损伤髂内静脉系统导致出血的危险。

(3) 耻骨后(膀胱前)间隙:耻骨后间隙的前界由腹横筋膜构成,该筋膜伸至耻骨联合的后表面上。耻骨后间隙向两侧与膀胱旁间隙相通,两者的分界点为脐内侧韧带(闭锁的脐动脉)。这一间隙的底由尿道、尿道旁韧带(耻骨尿道韧带)及尿道膀胱交接部(膀胱颈)

组成,间隙的下限是耻骨联合及邻近的耻骨上支与 Cooper 韧带。

(4) 膀胱阴道间隙:膀胱阴道间隙实际上包括两部分:膀胱宫颈间隙和膀胱阴道间隙,由膀胱宫颈韧带将两者分开。膀胱宫颈韧带紧密横行在膀胱三角上部膀胱和宫颈阴道交界处(阴道前穹隆)。膀胱阴道间隙位于膀胱和宫颈之间,它上界为膀胱子宫腹膜反折,下界为膀胱宫颈韧带,两侧为膀胱子宫韧带。膀胱子宫韧带为膀胱脚的最上部,输尿管将其分为前、后两叶。膀胱阴道间隙是膀胱宫颈间隙的向下延伸,两侧为膀胱脚,下达泌尿生殖膈,前壁有膀胱、尿道及耻骨尿道韧带。

(5) 直肠阴道间隙:直肠阴道间隙前为阴道,后为直肠,侧壁为两侧平行与子宫骶韧带相连续的直肠脚。直肠脚是血管纤维结缔组织结构,它接受来自髂内动脉并经过子宫主韧带走行的直肠中动脉血供。直肠阴道间隙的下界为会阴体,从腹腔进入此间隙可经过Douglas 窝(子宫直肠陷凹)中阴道直肠间腹膜反折。

(6) 直肠后(骶前)间隙:骶前间隙在直肠和骶骨之间,有像骶骨前凹一样的轮廓。间隙的前面为乙状结肠系膜的远端部分,直肠筋膜后部及直肠旁陷凹,间隙的后面为骶前筋膜,两侧为直肠旁间隙。直肠后间隙下面终止于肛提肌形成的盆膈,自腹腔进入此间隙可分离乙状结肠或经直肠旁间隙,也可经会阴横断肛尾韧带进入。

2. 韧带 起自宫颈的 3 对纤维血管性韧带与盆腔其他器官相连,把盆腔划分为如上所描述的(图 1-27、图 1-28)4 条中线和 4 个(两对)腹膜外无血管侧平面或间隙,这些韧带和平面构成了多数女性盆腔手术的解剖基础。

(1) 主韧带:主韧带又称子宫颈侧韧带,为成对的纤维血管束,构成阔韧带增厚的最后面部分。韧带的内侧端起自宫颈旁的盆内筋膜,从峡部开始向下延至宫颈,穿过阴道侧穹隆到后面的直肠脚。从这一起点看,它以倾斜于骨盆横径30°穿过骨盆侧壁平面,把膀胱旁间隙和阴道旁间隙后部划分开,然后进入盆壁的盆内筋膜和盆壁脉管系统。子宫动脉标志着主韧带的最前部分,它也指示着韧带从宫颈到盆壁的方向。主韧带的前部富含血管,后部富含纤维和支配膀胱和直肠的主要自主神经。主韧带为近似三角形或楔形,它的宫颈或阴道端比腹下血管前分支下的盆壁筋膜附着端要窄。在盆壁上,主韧带完全被筋膜和腹下血管系统所包绕。在主韧带下方,有一薄层纤维膜,是连接直肠旁间隙前、后部的一无血管区。主韧带含有子宫、阴道、膀胱下及直肠中动脉和静脉,还含有淋巴结和淋巴管。输尿管在离子宫峡部 1~2cm 处,行于主韧带上部,子宫动脉的下面,但可存在解剖变异。子宫动脉一般行于输尿管之上,而子宫静脉则位于输尿管之下,有时,其中一条子宫静脉可与子宫动脉伴行。

(2) 直肠脚:直肠脚是一对纵向平行的纤维血管束,它形成直肠阴道间隙的侧界并沿阴道走行,高约 1~2cm。这些结构的附着有助于阴道后沟的形成。在两侧,它们为直肠旁间隙和阴道旁间隙的界线。直肠脚富含阴道与直肠的血管和淋巴组织,接受来自主韧带的直肠中动脉。直肠脚的上部终止于子宫骶韧带,从位置和方向上看,它和直肠脚相连,但子宫骶韧带是分离性结构。

子宫骶韧带:子宫骶韧带是盆腔腹膜的后外侧增厚形成的一对结构,骑跨于 Douelas 陷凹后部。当输尿管接近子宫阔韧带和主韧带后叶时,它恰好在输尿管内侧。子宫骶韧带起自宫颈的侧后方,在此处子宫骶韧带最厚,向后行至直肠的前侧。当子宫骶韧带到达直肠时变宽,使在直肠的附着长度大于宫颈。名为子宫骶韧带,实际起自宫颈终止在直肠壁。如上所述,子宫骶韧带因为和直肠脚在一个方向,故经常认为是直肠脚的延续。

(3)膀胱脚:膀胱脚是一对纵向平行的血管纤维结构,形成膀胱阴道间隙的侧壁,沿阴道走行,短于直肠脚。膀胱脚上端与宫颈下 1/2 相连,形成膀胱子宫韧带。输尿管穿过膀胱子宫韧带内的输尿管隧道,进入膀胱壁的外下侧部,这样将膀胱子宫韧带分为前、后两部分或前、后两叶。膀胱脚由结肠周围或阴道旁组织构成,其外侧为膀胱旁和阴道旁间隙。膀胱脚附着于阴道,形成了阴道前沟。膀胱脚含有膀胱与阴道间丰富的血管和淋巴组织。

(二)泌尿道

盆腔部位的泌尿道包括输尿管、膀胱和尿道。

1. 输尿管

(1)概述:输尿管从肾到膀胱一直位于腹膜后,被周围结缔组织形成的鞘所包绕,它在髂总动脉分叉处或其附近入盆腔。左侧输尿管在乙状结肠近侧端下面通过,右侧输尿管在盲肠和末端回肠下通过(图 1-29、图 1-30)。卵巢血管在往返于主动脉或腔静脉途中于骨盆边缘越过输尿管(左侧回流入肾静脉)。当输尿管进入真骨盆时,行于卵巢血管稍后方,在其内侧走行,常稍行于髂内动脉前面,但很快就与髂内动脉的前分支平行。

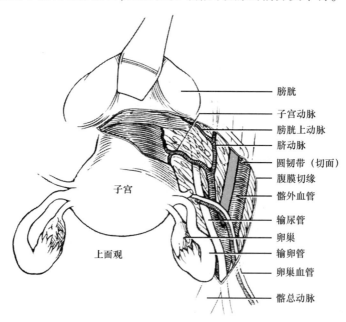

图 1-29 骨盆侧壁解剖

输尿管进入真骨盆后,就附着在骨盆侧壁的腹膜上直达子宫骶韧带和阔韧带后叶水平。然后,输尿管与腹膜分离。在行于子宫动脉下方和进入主韧带输尿管隧道前,输尿管稍后转,此后即继续前行直接进入膀胱。

因为盆腔解剖有变异,故输尿管和宫颈峡部、阴道穹隆、膀胱子宫韧带的关系不是一成不变的。但在经腹行子宫切除术向上牵拉子宫时,输尿管因与输尿管隧道相连,从而随着

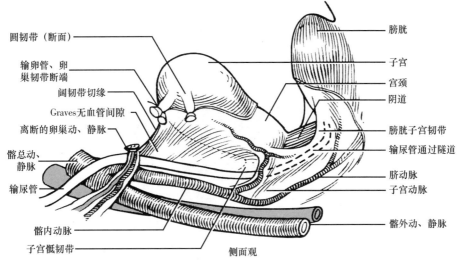

圆韧带（断面）

输卵管、卵巢韧带断端

阔韧带切缘

Graves无血管间隙

离断的卵巢动、静脉

髂总动、静脉

输尿管

髂内动脉

子宫骶韧带

膀胱

子宫

宫颈

阴道

膀胱子宫韧带

输尿管通过隧道

脐动脉

子宫动脉

髂外动、静脉

侧面观

图 1-30　骨盆侧壁解剖侧面观

宫颈被牵向上方,这样输尿管可形成一扭转波(在子宫动脉处向上,穿过子宫动脉下方后向下)。此后输尿管继续前行,当它穿越膀胱脚时恰好越过阴道前侧穹隆,然后进入膀胱壁。输尿管从进入主韧带至膀胱壁,长约 5~6cm。它在膀胱壁内斜行 1.5cm,进入膀胱三角区黏膜,两输尿管相距约 2.5cm。

当看不见盆腔段输尿管位置时,常可通过触诊来确定。拇指和食指的滑行触诊产生一种特殊的可听见的触摸"劈啪"声,在钳夹骨盆漏斗韧带和子宫骶韧带之前,采用此种手法确定输尿管在盆壁腹膜中的位置非常有用,在主韧带和膀胱脚中的输尿管也可以触到。有时,这种触诊可把其他结构如脐动脉误认为是输尿管,但如果组织是正常的,在盆腔不会出现假阴性。腹段输尿管由于壁较薄,用此方法触诊是不可靠的。

(2)血管供应:输尿管的血液供应来自从肾到膀胱的几条动脉的多条小分支(图 1-21,图 1-31),这些血管的数目和来源变化颇多,但输尿管近端 1/3 和远端 1/3 的血供总比中间 1/3 好。

从近到远,为输尿管提供分支的动脉依次为:肾动脉,卵巢动脉,主动脉,髂内动脉,子宫动脉,膀胱上、下动脉,亦接收来自左、右结肠动脉,髂总动脉,臀上动脉,阴道动脉和直肠中动脉的分支。

这些血管到达输尿管时分为上行支和下行支,与另外的远、近端输尿管动脉分支吻合,在输尿管外膜形成连续的纵行血供。外膜任何部位损伤都可破坏纵行血供,从而使输尿管产生局部缺血、坏死,但这种损伤更易发生在血供较少的输尿管中 1/3 段。

(3)发育异常:输尿管最常见的异常为重复和缺如,输尿管缺如常与先天性肾缺如并发。虽然两条输尿管可起源于同一个肾盂或者其中一条未与肾连接,但输尿管重复最常见于完全性泌尿系统分离。然而当结扎一条重复的输尿管时,可造成肾盂积水和肾相应部位坏死。输尿管重复很少是完全性的(如两条输尿管可能在骨盆边缘或更远处融合)。但当输尿管为完全性重复时,其中一条有时可开口排空于阴道、尿道前庭或子宫,而不是膀胱。

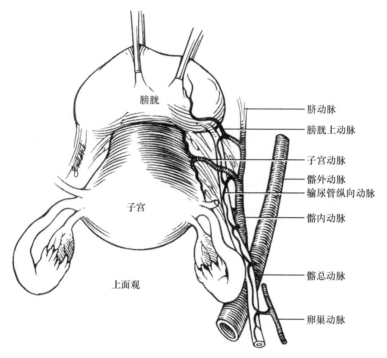

图 1-31　盆段输尿管的血供

常有来自髂内动脉的一条分支,而来自子宫动脉的一条或数条分支是恒定的,来自髂总动脉的分支少见

重复输尿管共同一个鞘膜,所以除非广泛纤维化累及鞘膜,否则确诊不成问题。极少数情况下,右侧输尿管行于腔静脉后方,然后在腔静脉和主动脉之间穿出,再行于腔静脉前外侧,使在越过髂总血管进入盆腔之间处于正常位置,这种异常可引起肾盂积水。

2. 膀胱

(1)概述:膀胱是一空腔器官,由平滑肌、逼尿肌、衬以移行细胞上皮的黏膜及盆内筋膜覆盖而成。盆内筋膜像覆盖盆腔其他器官的筋膜一样,起源于肛提肌上面(肛提肌上或肛门上筋膜),它有 4 个壁或面:上壁由腹膜覆盖;基底部紧靠宫颈或阴道;下外侧根据其延伸程度,可紧靠耻骨联合后面,肛提肌和闭孔内肌筋膜。脐尿管从膀胱圆顶部或底部进入;输尿管在膀胱基底部,上壁和侧壁交界处开口入膀胱;尿道位于侧壁和基底部交界处,尿道与膀胱间接合部为膀胱颈,紧靠阴道前壁(图 1-26,图 1-32)。

膀胱旁的盆壁腹膜反折形成膀胱外侧假韧带,前腹壁腹膜反折到膀胱上形成膀胱假正中韧带。膀胱的真韧带是盆内筋膜局部增厚形成的,包括耻骨膀胱韧带。这些韧带的内侧部分,由阴蒂背静脉在中线处分开,将膀胱颈连接在耻骨联合下部。耻骨膀胱韧带的外侧部分较宽,发育不良,将膀胱连接于肛提肌腱弓上。除以上所述韧带外,膀胱还借助膀胱脚、膀胱子宫韧带及膀胱宫颈韧带与阴道和宫颈连接;膀胱的外侧及上侧是脐内侧和脐正中韧带。尿道支持组织还可进一步稳定膀胱位置,这些支持组织结构包括:盆底肌(耻尾肌)、阴道前壁、膀胱尿道韧带及耻骨尿道韧带。

膀胱黏膜满布皱襞,但膀胱三角区则例外,此外,黏膜与其下肌肉紧密连接,形成一边距 2.5cm 的三角形平滑区。两上角为输尿管口,下角为尿道内口,两侧输尿管之间为输尿

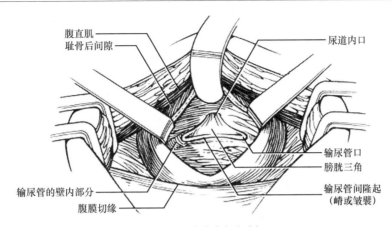

图 1-32　膀胱内部解剖

在矢状平面 Retzius 间隙膀胱已打开（膀胱前壁切开），尿道内口和两个输尿管口分别位于膀胱三角的三个角上

管间嵴或皱襞。膀胱三角及其下方的薄肌层为输尿管肌样组织形成的衍生物，通过膀胱宫颈韧带固定于宫颈阴道交界处的盆内筋膜下面。

（2）血液供应：膀胱的血供来自脐动脉，脐动脉从其近侧发出 1～3 支膀胱上动脉至膀胱，同时还发出阴道动脉（阴道动脉相当膀胱下动脉，尽管有时膀胱下动脉可单独存在）。由于膀胱有广泛的侧支循环，故它的动脉血供很丰富，尤其是膀胱颈部。静脉系统不与动脉同行，静脉回流至膀胱底和膀胱颈形成广泛的静脉丛。静脉丛除了接受膀胱的静脉回流外，还接受阴蒂背静脉的血液回流，并且还与阴道静脉丛之间有交通支。膀胱静脉丛的血液与收集盆底肌群血流的肛提肌上静脉一起，经膀胱脚和子宫主韧带注入腹下静脉系统。

3. 尿道　女性尿道长 3～5cm，直径为 0.6cm。从膀胱三角尖端开始，于阴道前方、耻骨联合后面向下向前走行，穿过泌尿生殖膈及阴蒂的下方及阴道口的上方，形成尿道外口。尿道上 2/3 的黏膜为移行上皮；外 1/3 为复层鳞状上皮。位于尿道内口的尿道内括约肌为不随意肌；位于尿道外口的尿道外括约肌为横纹肌。外阴癌根治术作尿道部分切除术，切除尿道 1/2，术后病人尚能正常排尿，主要依靠膀胱括约肌的功能。

（三）女性内生殖器官

女性内生殖器官（图 1-25，图 1-26）指生殖器的内藏部分，包括阴道、子宫、输卵管及卵巢，后两者常被称为子宫附件。

1. 阴道

（1）概述：阴道是一从处女膜环到阴道穹隆的肌鞘或管道，阴道穹隆环绕子宫颈阴道部。阴道下 1/3 最狭窄，由富含血管丛、淋巴和神经的盆内筋膜所覆盖。在筋膜和复层鳞状上皮黏膜层之间，为外纵内环的平滑肌。阴道贯穿肛提肌和泌尿生殖膈，此两者对阴道有支持作用。此外，如前所述，阴道通过直肠脚和膀胱脚后壁附着于直肠，前壁邻接膀胱，这两对脚的附着部位构成了相应的阴道沟，未产妇阴道沟最明显。在这两对脚之间，形成 4 个肛提肌上无血管区或间隙：即阴道旁间隙、直肠阴道间隙、膀胱阴道间隙及直肠旁间隙，已在前述。

（2）血液供应：阴道上部的血供来自子宫动脉降支的分支和阴道内动脉。阴道动脉常起自阴部内动脉，也常来自子宫动脉或髂内动脉的其他分支。阴道下部的血供来自直肠下动脉和阴部内动脉的其他分支（图 1-33）。

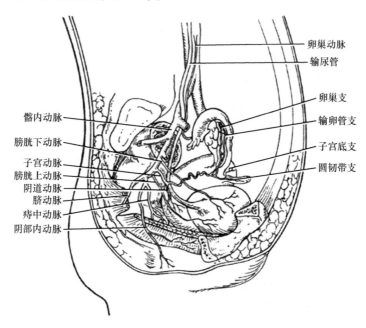

图 1-33　女性内生殖器动脉

2. 子宫

（1）概述：位于骨盆腔的中央，似一个前后略扁的倒置梨形有腔器官，覆有黏膜，即子宫内膜，受卵巢激素影响，有周期性出血。成年未生育妇女，子宫长 7～8cm，宽 4～5cm，厚 2～3cm，重 40～50g。经产妇子宫大小及重量都有所增加。

子宫可分为子宫体和子宫颈两部分，其比例在婴儿期约为 1∶2，成年人约为 2∶1。子宫体上端隆突部分称为子宫底，底的两侧为子宫角。在正常情况下，直立时，子宫底位于骨盆入口平面以下，子宫颈的下端在坐骨棘平面稍上，子宫体常呈前倾前屈位，子宫颈与子宫体成 170°左右的钝角。若以子宫颈为固定点，则子宫体的方向是向上向前，阴道的方向是向下向前，两者之间形成一直角。子宫腔为一上宽下窄的三角形，在子宫体与子宫颈之间形成最狭窄的部分，称为子宫峡部。非妊娠期长约 1cm，它的上端为子宫颈管的内口，即所谓的解剖学内口，下端为宫腔内膜移行为子宫颈内膜的所在，故称组织学内口。子宫颈内腔呈梭形，称为子宫颈管，长 2.5～3cm，其下端称为子宫颈外口。子宫颈以阴道附着处为界，分为阴道上部和阴道部。初产妇的子宫颈外口呈圆形，经产妇因受分娩影响形成横裂，分为前后两唇。

子宫体壁由内向外分为黏膜层、肌层、浆膜层。黏膜层即子宫内膜，呈淡红色，靠近宫腔的 2/3 为功能层，近肌层的 1/3 为基底层。肌层是由平滑肌束及纤维组织所构成，内层环形，中层最发达，交织排列，并有较大的血管通过。浆膜层即腹膜，子宫底及后壁全为腹膜覆盖，并经宫颈后方及阴道后穹隆折向直肠，形成直肠子宫陷凹，与后腹壁腹膜相连续。子宫前壁仅上段腹膜覆盖,在子宫颈内口平面向前返转,覆盖膀胱,形成膀胱子宫陷凹,此处的腹膜称为膀胱子宫反折,与前腹壁腹膜相连续。

子宫颈主要由结缔组织构成,其中含有平滑肌、血管及弹性纤维等。子宫颈管黏膜为单层柱状上皮,有黏液腺,能分泌少量碱性黏稠的液体,形成子宫颈管黏液栓。子宫颈阴道部的表面覆以复层鳞状上皮,在外口处与颈管柱状上皮相接,界限分明,为癌的好发处。

(2)血液供应:来自于子宫动脉,多数为1支,2支少见。常自脐动脉或髂内动脉干发出,亦可从阴部内动脉或臀下阴部干起始。分出后向内下行,越过输尿管前方,至子宫底的卵巢固有韧带附着处分出底支和输卵管支,最后向外上移行于卵巢支,与卵巢动脉吻合。降支沿子宫颈阴道上部的侧缘或前面下降,至阴道移行于终支。子宫动脉传入子宫肌层的终末支,高度迂曲呈螺旋状,称为螺旋动脉或螺旋支(图1-33)。

3. 输卵管、卵巢

(1)概述

1)输卵管:为一对细长而弯曲的管,内侧与子宫角相通连,外端游离,而与卵巢接近,全长8～14cm。输卵管为卵子与精子相遇的场所,受精后的孕卵由输卵管向子宫腔运行。根据输卵管的形态可分为4部分:①间质部,为穿行于子宫壁内的一段,既短又狭窄,长1cm。②峡部,为间质部外侧的一段,直而短,长2～3cm。③壶腹部,在峡部外侧,管腔较宽大,长5～8cm。④漏斗部,为输卵管的末端,开口于腹腔,游离缘有许多深切迹而形成须状细伞,其中有一较长的卵巢伞循阔韧带边缘延至卵巢。输卵管壁由三层构成:外层为浆膜层,即腹膜;中层为平滑肌层,分为内环形、外纵行两层肌纤维,当平滑肌收缩时,能引起输卵管由远端向近端蠕动,以协调孕卵向子宫腔运行;内层为黏膜层,有多数纵形皱襞,以壶腹部最多。黏膜层由单层柱状上皮组成,上皮细胞分为纤毛细胞、无纤毛细胞、楔形细胞及未分化细胞四种。纤毛细胞的纤毛可以摆动,无纤毛细胞有分泌作用,楔状细胞可能为无纤毛细胞的前身,未分化细胞为上皮的储备细胞。

2)卵巢:为一对扁椭圆体,呈灰白色,表面凹凸不平,无腹膜遮盖。成年妇女的卵巢重5～6g,体积约为4cm×3cm×1cm。输卵管后下方,前面以卵巢系膜贴附于阔韧带后面,此处称卵巢门,血管、神经由此出入卵巢。卵巢外侧以骨盆漏斗韧带连于骨盆壁,内侧以卵巢固有韧带与子宫相连。

卵巢表面覆盖单层柱状上皮,下面有一层厚的纤维组织膜,称为卵巢白膜。再往内为卵巢组织,分为外周部的皮质层和中心部位的髓质层。皮质为外层,其中含有数以万计的卵泡以及纤维结缔组织,含有丰富的血管、神经、淋巴管、弹力纤维及少量平滑肌纤维。

(2)动脉:卵巢动脉发自腹主动脉,左侧卵巢动脉来自左肾动脉,右卵巢动脉来自腹主动脉。在起始端发出分支至输尿管。在腹膜后沿腰大肌前下行,跨过输尿管和髂总动脉下段,经骨盆漏斗韧带内横行卵巢系膜,进入卵巢门。在输卵管下方与子宫动脉卵巢支相互吻合成弓状发出小支至输卵管和子宫(图1-33)。

4. 静脉回流　静脉基本伴行于同名静脉。其特征是各分支间互相吻合形成静脉丛,主要有子宫阴道静脉丛、膀胱静脉丛及骶前静脉丛(图1-34)。

(四)直肠

直肠位于盆腔内,为消化道最末段。前面与子宫及阴道后壁相邻,后面为骶骨。上端

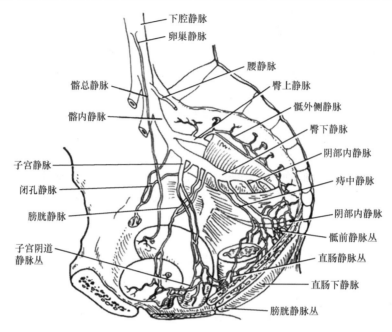

图 1-34　女性盆腔静脉

于第三骶椎与乙状结肠相接,向下沿 4～5 骶椎和尾骨前面下行,穿过盆膈移行于肛管。下端在会阴部终于肛门。

1. 直肠骨盆部　又称直肠壶腹。从左骶髂关节至肛管,长 15～20cm。直肠上部为腹膜间位,下部为腹膜外位。即直肠上 1/3 前面和两侧方被腹膜覆盖。中部约距肛门 5.5cm 处腹膜折向前上方于阴道后壁,转而盖于子宫颈阴道上部及子宫体后壁,形成直肠子宫陷凹,并于直肠两侧腹膜遮盖在直肠子宫肌的表面形成子宫骶骨韧带。下部无腹膜遮盖。

2. 直肠肛门部　又称肛管。直肠壶腹下端向下突然变细部分,向下后方终于会阴中心和尾骨间之间的肛门,长 2～3cm。肛门内括约肌围绕肛管上 3/4,是不随意的平滑肌,起协助排便功能。肛门外括约肌围绕内括约肌外下方和肛管下部,是随意的横纹肌。外括约肌深部,肛提肌的耻骨直肠肌、直肠纵肌和内括约肌一部分,共同组织肛管直肠环,损伤可引起肛门失禁。

（五）肌肉

1. 盆壁肌

（1）闭孔内肌:闭孔内肌为一扇形的肌肉,起自闭孔的骨表面和闭孔筋膜的内面,当其靠近坐骨小切迹时肌纤维即集中,穿过坐骨小孔终止于股骨的大转子上。闭孔内侧缘穿过闭孔肌,经过闭孔管。在发出肛提肌的部位筋膜有所增厚,此为腱弓或白线,其走行从坐骨棘至耻骨。闭孔内肌构成部分坐骨直肠窝的外侧壁。

（2）梨状肌:梨状肌呈三角形,起自第 2、3、4 骶节的骶前孔外侧盆面。行程中肌纤维逐渐集中,穿过坐骨大切迹后,终止于股骨的大转子上。骶神经丛位于梨状肌前面,坐骨神经为骶丛的分支,来自髂内动脉后支营养臀部的动脉(臀上动脉和臀下动脉)以及阴部内血管在梨状肌表面通过坐骨大孔。

2. 盆膈(盆底)

(1)尾骨肌:尾骨肌呈三角形,起自下两节骶椎和上两节尾椎的侧缘,终止于坐骨棘。尾骨肌位于骶棘韧带之前,骶丛的大部分分支经坐骨大孔在尾骨肌上缘和梨状肌下缘间出骨盆。

(2)肛提肌:肛提肌由几部分组成,构成盆膈的大部分,其主要作用为支持盆腔器官,前部有直肠、阴道和尿道通过。肛提肌终止于直肠末端,阴道和尿道;肛管;会阴体;尾骨以及肛尾韧带。

1)髂尾肌:髂尾肌为肛提肌的后部分,起自坐骨棘的盆腔面,其腱弓穿过闭内肌筋膜。此肌横向向后走行,大部分后部的肌纤维终止于尾骨侧面和尾骨尖。前部肌纤维在肛门和尾骨尖间的中线处与对面的肌纤维交织在一起,参与组成肛尾韧带。

2)耻尾肌:耻尾肌是肛提肌的较前和较大部分,它起于耻骨上支的后面或腱弓的前部。它两侧的肌纤维在肛门后会聚于中线上,与髂尾肌的肌纤维一起组成肛尾韧带。中间纤维直接向后由肌筋膜延伸附于尿道、阴道和肛门,包绕尿道和阴道附于会阴中心腱。耻尾肌也曾命名为耻骨阴道肌。起自于直肠后壁的纵行平滑肌纤维或结缔组织将直肠后壁连接于尾骨尖,在肛提肌的盆面上形成线形的直肠尾骨肌或韧带,直肠尾骨肌覆盖耻尾肌肛尾韧带的附着线。

3)耻骨直肠肌:耻骨直肠肌起自于耻骨下面和泌尿生殖膈浅筋膜,是肛提肌的最大组成部分。在其起始部,它与耻尾肌相连续,但位置更靠下。它不附着于肛尾韧带,但加入肛尾韧带前面对着的肛尾肌,在直肠后形成一个厚的肌性悬带。这个肌肉环与肛门括约肌相交错。

(六)动脉和静脉

1. 肠系膜下血管见前述
2. 卵巢血管见前述
3. 髂总血管

(1)髂总动脉:髂总动脉起始于第4腰椎的下端,沿骨盆入口向两侧终止于骶髂关节,并分为髂内、外动脉。髂总动脉一般无其他分支,偶尔有髂腰动脉分叉,有时还有一到输尿管的小分支。两侧髂总动脉在近分叉处与输尿管相交叉,卵巢血管在此处位于输尿管外侧,通常越过髂外动脉的起始部进入盆腔(盆腔动脉系统,见图1-35)。主动脉丛和腰交感干的分支越过髂总动脉的上部形成骶前丛。

右髂总动脉比左侧稍长,此因主动脉远端稍偏向中线左侧,而腔静脉位于中线右侧,为右髂总动脉需越过左髂总静脉的末端和腔静脉的起始处之故。回肠或有时与盲肠一起覆盖部分右髂总动脉,左髂总动脉上方则有乙状结肠系膜和直肠上动脉越过。

(2)髂总静脉:右髂总静脉位于髂总动脉的右后方,当其靠近髂内、外血管时稍移向中央。右髂总静脉的属支从远端到近端为髂内、髂外静脉,髂腰和腰升静脉(表1-1)。

表1-1　髂总静脉的属支

属支	右	左
髂外静脉	+	-
髂内静脉	+	-
髂腰静脉	+	+
腰升静脉	±	+
骶正中静脉	-	+

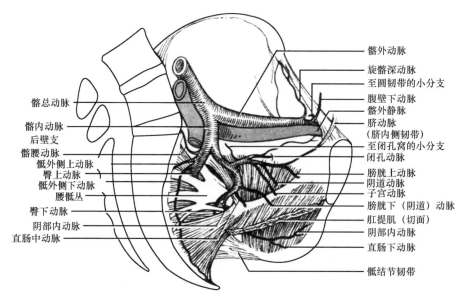

左髂总动脉

髂内动脉
后壁支
髂腰动脉
骶外侧上动脉
臀上动脉
骶外侧下动脉
腰骶丛
臀下动脉
阴部内动脉
直肠中动脉

髂外动脉
旋髂深动脉
至圆韧带的小分支
腹壁下动脉
髂外静脉
脐动脉
（脐内侧韧带）
至闭孔窝的小分支
闭孔动脉
膀胱上动脉
阴道动脉
子宫动脉
膀胱下（阴道）动脉
肛提肌（切面）
阴部内动脉
直肠下动脉
骶结节韧带

图 1-35　盆腔动脉系统

左髂总静脉较右侧长,从右髂总动脉最近端的下面穿过,然后继续行向左髂总动脉内侧,充填主动脉分叉处两髂总动脉之间的空隙。当其靠近左髂内、外血管时,逐渐转向外侧。左髂总静脉的属支从远端到近端为髂外、髂内、髂腰、腰升和骶正中静脉(表 1-1)。髂腰和腰升静脉进入髂总静脉的上缘。

髂腰静脉回流入同侧的髂总静脉,骶正中静脉回流入左髂总静脉。这两条静脉均可有较小的属支,作为静脉系统的常理,可以出现相当意外的属支,并可有较大的变异性。

成对的交感神经干穿过髂总静脉的深面进入盆腔,闭孔神经和腰骶干同样如此,两者均位于第 5 腰椎和腰大肌之间。髂腰动脉在第 5 腰椎和腰大肌之间离开盆腔行向髂总静脉深部。

4. 髂外血管

(1)髂外动脉:每侧髂外动脉均起于腰骶关节水平,自腹股沟韧带下方穿过成为股动脉。老年人的髂外动脉常是弯曲的,年轻妇女手术时由于血管痉挛可使其直径缩小,但这并无危险。卵巢血管常和输尿管一起越过髂外动脉起始部。在髂外动脉近端常有一条小的侧支至腰大肌,在远端有旋髂深动脉和腹壁下动脉两条分支。旋髂深动脉常从侧面发出,比腹壁下动脉更靠向近端,在腹股沟韧带后(深部)走向髂前上棘。旋髂静脉在从髂窝行向髂外静脉途中,通常在髂外动脉之前与之相交叉。

腹壁下动脉从髂外动脉的前正中面发出,恰在腹股沟韧带的近侧(有些病例在其下方),在圆韧带内侧及腹股沟深环处弯曲,然后逐渐走向腹直肌下面中心部位。在行下腹部横切口时,不要损伤这条血管,由于其在整形外科手术中可做腹直肌皮肌瓣,故在任何时候都应尽可能予以保留。当髂外静脉发生闭塞时,腹壁下静脉是一条非常重要的旁路。在很少情况下,闭孔动脉起始于髂外动脉的远侧部分。

(2)髂外静脉:左髂外静脉在其动脉的内下方进入骨盆,右髂总静脉在其动脉的外下方进入骨盆,两条静脉逐渐位于各自动脉的内下方位置。髂外静脉的近端 1/2 或 2/3,有时是髂外动脉位于腰大肌内缘的稍下方。大约 20% 的病例髂外静脉在与耻骨上支交叉之前,在其下面接纳副闭孔静脉;偶尔有一条髂内静脉系统的变异支在髂外静脉近中点处进入其内。常有一条小属支位于覆盖在髂外静脉上面或侧面的脂肪/淋巴结组织上,在行淋巴结清扫术时易于撕破。

5. 髂内血管

(1) 髂内动脉

1) 后干:每侧髂内动脉自其起始部大约 4cm 处,各分出一前干和一后干。短的后干虽常有变异,但有 4 条主要分支,其任何一条分支血液都不供应盆腔器官。分支按降序排列,其顺序为髂腰动脉、骶外侧上动脉、骶外侧下动脉和臀上动脉,臀上动脉是髂内动脉的最大分支。髂腰动脉转向上(向头侧),在闭孔神经下经过,在它与腰骶干之间,于腰大肌内缘深处分为髂支和腰支。髂动脉呈弓形围绕髂肌的上缘,腰支沿椎体供应腰大肌和腰方肌。这些血管亦可发自髂总动脉。骶外侧上动脉进入第 1 或第 2 骶前孔,骶外侧下动脉在骶前行走于骶孔内侧,向下至尾骨。

髂内动脉的后干终止为臀上动脉,其为髂内动脉的最大分支,它在腰骶干和 S1 或 S1 和 S2 之间穿过,然后经坐骨大孔沿梨状肌上缘出骨盆。相应的静脉位于其动脉的前外侧。了解这些解剖关系在分离髂内血管系统时很重要。盆壁静脉应在其与臀上静脉会合处近侧结扎,以减少出血的危险。臀上静脉干常太短而不易结扎,它经过坐骨切迹时可能回缩。如果臀下动脉起自后干,其终支也如此(图 1-36)。

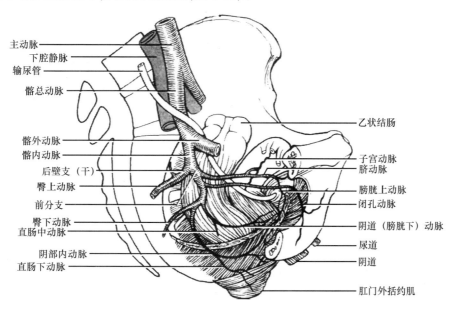

图 1-36　髂内动脉及其分支的侧面观

2) 前干:典型的女性骨盆的前干发出 6 个主要分支,按降序排列它们分别为:①一条总干发出脐动脉、子宫动脉,有时发出一条阴道动脉和膀胱上动脉。②闭孔动脉。③膀胱下(阴道)动脉。④直肠中动脉。⑤阴部内动脉。⑥臀下动脉。以上动脉常有变异,尤其是闭孔动脉的起源。

脐动脉是最靠前的分支,在发出子宫和阴道支后,继续沿膀胱侧缘向上,发出两条或更多的膀胱上支,然后在腹壁下折回成为脐内侧韧带。闭孔动脉起源于前干的外侧面,为其第2支,它横过闭孔窝的下部,与闭孔神经平行并紧在其下,恰在闭孔静脉之上。它在闭孔内肌内经闭孔管出骨盆。闭孔动脉在闭孔窝内发出至腰大肌的小分支,恰在进入闭孔管之前,也发出一耻骨支,沿耻骨上缘向内侧走行。闭孔动脉可起源于前干的其他分支,如臀上动脉、髂外动脉或腹壁下动脉。

阴部内动脉常与臀下动脉有一共同起源,两者经坐骨大孔下部在梨状肌和尾骨肌之间出盆腔。阴部内动脉比臀下动脉更细,更靠前或靠外侧。阴部内动脉和静脉绕坐骨棘旋转,在阴部神经的外侧进入阴部管(Alcock 管),此管位于肛提肌附着处之下的闭孔内肌筋膜内,阴部内动脉恰在会阴体之下行向会阴。

表1-2 髂内动脉的分支

划分	壁支	脏支
前干	闭孔动脉	脐动脉
	阴部内动脉	子宫动脉
	臀下动脉	阴道动脉
		直肠中动脉
后干	髂腰动脉	无
	骶外侧动脉	
	臀上动脉	

除闭孔动脉、脐动脉和膀胱上动脉以外,整个前干包含在主韧带内,在主韧带的盆壁附着点处,前干向尾侧走行,其脏支(子宫动脉。阴道动脉、膀胱下动脉、直肠中动脉)横过主韧带。因而在行盆腔器官切除术过程中,切除整个主韧带时宁可在盆壁处钳夹。前干的3条壁支(闭孔动脉、阴部内动脉和臀下动脉)必须在盆壁处予以分离(表1-2),这样就暴露出坐骨神经根。

盆腔有广泛的侧支循环,包括同侧髂外动脉系统的分支与对侧相应血管之间的吻合。双侧髂内动脉结扎可明显减少通过这些血管的血流。当为控制或减少失血行双侧髂内动脉结扎时,应把结扎线放在后分支的远侧,结扎高于此水平,可能产生臀部和坐骨神经的局部缺血症状。

(2)髂内静脉:髂内静脉遵循髂内动脉的一般模式,但无脐静脉。有许多成对的属支相互连接。通常有两条重要的子宫静脉,其中一条偶尔越过输尿管。髂内、外静脉的汇合点在髂总动脉分叉处的远侧,其后干常很短,有较大的属支从坐骨神经根之间出现。髂总静脉分叉点位于髂总动脉分叉点远侧,因而在清除淋巴结时有损伤髂总静脉的危险。此处出血来自髂总静脉、髂外静脉和髂内静脉三条大静脉,是妇科癌肿手术较常见的出血源之一。妇科癌肿手术时的另一大出血源是损伤后干即臀上静脉或任一条较深的属支(如从骶侧孔出来的静脉,图1-37)。

6. 骶前血管(图1-16、图1-17) 骶正中动脉在近主动脉分叉处的后面发出,经过左髂总动脉后面,然后在向骶正中下行途中于第1骶椎前发出第5对腰动脉。骶正中静脉回流入左髂总静脉,它是由横过骶前的两条小静脉组成的。所有这些血管因埋在骶前致密结缔组织中,表面看上去常不易发现。骶前静脉一旦损伤可导致致命的大出血,这是因其很难或不可能进行钳夹或缝扎,在危急时刻用外科"图钉"向骶骨压迫这些血管是一成功的战术。

(七)淋巴

盆壁的淋巴结接受来自会阴、下肢和下腹壁以及来自盆腔器官(除乙状结肠外)的淋巴

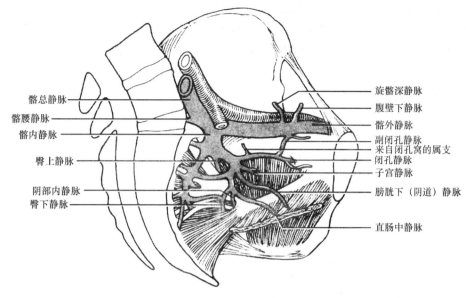

髂总静脉
髂腰静脉
髂内静脉
臀上静脉
阴部内静脉
臀下静脉

旋髂深静脉
腹壁下静脉
髂外静脉
副闭孔静脉
来自闭孔窝的属支
闭孔静脉
子宫静脉
膀胱下（阴道）静脉
直肠中静脉

图 1-37　髂内静脉系统

管,不同学者对其有不同的分组方法。但按照其临床功能,一种简单、常用的划分法将它们分为髂外、闭孔和髂内组。髂外淋巴结包括髂外动、静脉外侧,上方及内侧的所有淋巴结;闭孔淋巴结包括闭孔窝内闭孔神经上方和下方的所有淋巴结,髂内淋巴结在髂内动脉内侧和下方,包括臀淋巴结。在盆腔淋巴结和主动脉淋巴结之间是髂总内、外侧淋巴结和主动脉分叉下淋巴结,尽管髂总淋巴结可直接接受来自附件、子宫和宫颈的淋巴回流,但大部接纳盆壁的淋巴回流。

1. 卵巢和输卵管的淋巴引流　引流卵巢的主要淋巴管道在卵巢系膜内形成一个丛,它也接受来自输卵管和子宫底部的淋巴管属支。然后这些淋巴管随卵巢血管出盆腔至肾下极水平,并在此点转向内侧加入主动脉淋巴管。在左侧,卵巢淋巴管也与肾血管水平的淋巴结相通。临床已明确卵巢或输卵管癌也可侵犯盆腔和腹股沟组淋巴结,其途径为直接淋巴交流或经腹腔的淋巴管。

2. 子宫的淋巴引流　来自宫底的淋巴管沿阔韧带上部和输卵管引流并且与卵巢下丛相交通,然后经骨盆漏斗韧带至主动脉淋巴结。还有一条椭圆韧带至腹股沟淋巴结的淋巴引流管道。宫体的淋巴引流主要经阔韧带淋巴管随子宫血管引流入输尿管淋巴结、髂外淋巴结(尤其是髂间或髂外内侧)和闭孔淋巴结。

3. 宫颈的淋巴引流　宫颈的淋巴管随子宫动脉走行,在输尿管之上或其下与之交叉,穿过主韧带后至盆壁淋巴结。盆壁淋巴结包括髂外(尤其是髂间),闭孔和髂内(臀下和臀上、骶)淋巴结组。宫颈淋巴管经主韧带的最上部分发出分支至输尿管淋巴结,后者位于子宫动脉和输尿管会合处外侧,来自后部宫颈的淋巴管也经直肠脚或子宫骶韧带汇入直肠淋巴结。

4. 阴道的淋巴引流　阴道的淋巴引流复杂并难以预料,但总的可概括为阴道上 1/3 的淋巴引流与子宫颈的淋巴引流相同,即经主韧带引流入盆壁淋巴结。从阴道远端到盆底或泌尿生殖膈的淋巴管可引流至腹股沟淋巴结以及向上至宫颈并最终到盆腔淋巴结。阴道的淋巴引流也有一个前、后分界,阴道前壁的淋巴管与膀胱的淋巴管沟通,而阴道后壁的淋巴管则引流入臀下、骶前和肛门直肠淋巴结。

(八) 神经

1. 腰丛　见前述。

2. 骶丛　骶丛由第4和第5腰神经(腰骶干)以及第1~3骶神经的前支组成,第1~3骶神经位于梨状肌表面,髂内血管的后方。坐骨神经是骶丛分出的一条大神经干,它很快即与梨状肌通过坐骨大孔。臀上和臀下动脉分别在腰骶干和第1骶神经根以及第2和第3骶神经根之间通过(图1-38)。

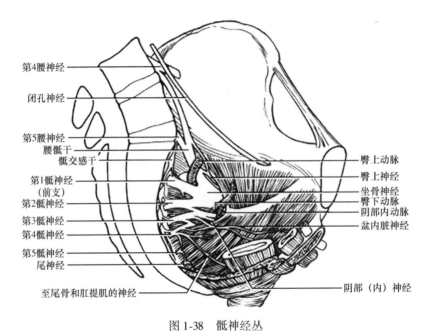

图 1-38　骶神经丛

此神经紧靠闭孔神经和血管以及最后面的盆壁淋巴管,在主韧带盆壁的附着处,亦包括髂内动脉前部的各分支覆盖此神经根

阴部神经由第2~4骶神经发出,出坐骨大孔至臀部,绕坐骨棘,经坐骨小孔折回进入骨盆,与阴部内动脉和静脉一起进入阴部管(Alcock管)。阴部管是由闭孔内筋膜局部折叠形成的,在距坐骨结节2~3cm处终止。

3. 自主神经系统　盆部的自主神经系统的交感成分来源于骶内脏(交感)神经干、肠系膜下丛(伴随肠系膜下动脉和其分支)和髂内上丛(骶前神经),最终沿主动脉下部和骶骨岬走行。来自髂内上丛的纤维向尾侧延伸,有少许合并入左和右髂内神经。这些纤维依次在直肠、宫颈、阴道和膀胱的侧面形成髂内下(盆)丛,起源于骶丛(S₂~S₄)的盆内脏神经(勃起神经)的副交感节前纤维在此加入其中。这些神经不仅分布于盆腔的结肠、直肠和肛门,而且也分布起源于后肠(脾曲至肛门)的所有肠道部分(图1-39)。

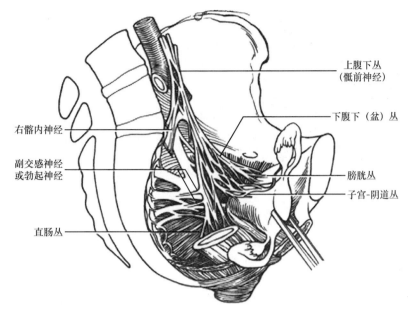

图 1-39　左盆腔自主神经及神经丛

下腹下丛的神经在行至膀胱和直肠途中横过主韧带,因此完全切断主韧带可导致严重的膀胱排尿功能障碍

（邬东平　陈　刚）

第五节　外阴和会阴解剖

（一）概述

1. 女性外生殖器　见图 1-40。

2. 皮肤和会阴浅筋膜　会阴浅筋膜与男性的 Colles 筋膜相对应,是腹壁 Scarpa 筋膜(腹壁浅筋膜深层)的延续,相当于每侧大阴唇的阴唇脂肪垫和下面的坚韧膜层（图 1-41）。阴唇脂肪垫向内侧加入球海绵体肌,它周围几乎是无血管的组织面,终止于阴阜内的阴唇脂肪垫上极处。在此处,阴唇脂肪垫接受出腹股沟外环后的圆韧带。阴唇脂肪垫的下极在大阴唇的基底部,在阴唇脂肪垫下极与覆盖耻骨联合的筋膜之间,有一个无血管的组织面位于阴阜深处。这一无血管组织面与阴唇脂肪垫周围以及腹壁和附近大腿的深部皮下组织

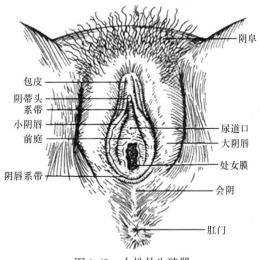

图 1-40　女性外生殖器

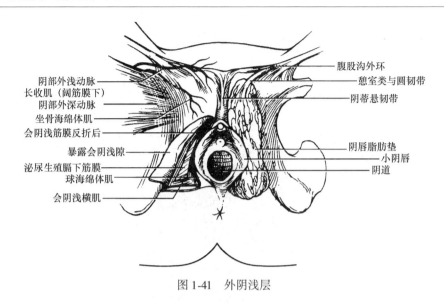

图 1-41　外阴浅层

面相邻接。外阴后部无皮下组织,包括会阴体或会阴后部。肛门浅括约肌附着于肛周皮肤上。

3. 会阴浅隙　会阴浅隙位于会阴浅(外)筋膜的膜性层与泌尿生殖膈下筋膜(会阴膜)外阴浅层之间,两者均被阴道和尿道从中穿过。会阴浅筋膜的膜性层与泌尿生殖膈下筋膜两侧附着于耻骨支,后部附着于会阴体(图 1-41)。会阴浅隙包含着阴蒂脚、前庭球和 3 对肌肉:①坐骨海绵体肌,此肌覆盖阴蒂脚并附着于(坐)耻骨下支。②会阴浅横肌,它从会阴中心腱延伸至坐骨结节前部。③球海绵体肌,它覆盖前庭球,范围从会阴体至阴蒂,环绕经过阴道前庭及尿道。这些肌肉都非常纤细,会阴浅隙也如此,在经产妇大多数因阴道口扩张而变得不清楚。阴蒂脚附着于耻骨下支后面,阴蒂悬韧带附着于阴阜的皮下组织,阴蒂、阴蒂脚的近端部分以及远端尿道均疏松地附着于耻骨联合的筋膜上面。

4. 会阴深隙　会阴深隙位于泌尿生殖膈下筋膜和上筋膜之间,此两筋膜附着于坐骨耻骨支和会阴体(图 1-42),上筋膜与肛提肌下筋膜相延续。在尿道前,会阴深隙的两筋膜融合形成会阴横韧带(图 1-43)。会阴深隙包括会阴深横肌,它充满整个间隙。会阴深隙也包括较小的前部"尿道括约肌",此括约肌在耻骨支间通过,交叉于尿道顶之上。有些人前庭大腺(Bartholin 腺)可位于会阴深隙内。与会阴浅隙一样,经产妇的会阴深隙常变得纤弱,因此在手术时,泌尿生殖膈常模糊不清不能具体地辨认。此膈主要作为大阴唇和远端阴道之间组织的壁而辨认出,它使阴道口附于耻骨下支。

5. 肛提肌　肛提肌漏斗附着于阴道下 1/3,与会阴体、肛门括约肌和泌尿生殖膈相连续。坐骨直肠窝在后部会阴内,肛提肌之下。直肠前壁的最远部分恰好附着于处女膜环之内的阴道。围绕尿道、阴道和肛提肌,亦包括肛提肌在耻骨联合后面的附着区,有一广泛的静脉丛。

6. 坐骨直肠窝　坐骨直肠窝为一充满脂肪的间隙,位于肛门和直肠的两侧,呈锥形或楔形,并衬以各种筋膜。坐骨直肠窝的锥形的底部为肛门两侧的会阴皮肤,两侧界是闭孔内筋膜,上界为肛提肌下筋膜,从外侧斜向内下侧。骶结节韧带和臀大肌位于其后部,泌尿

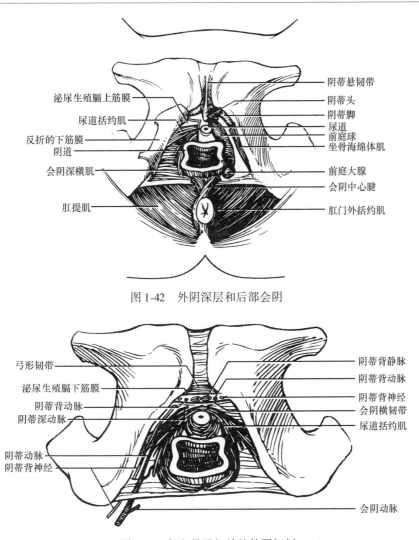

图 1-42　外阴深层和后部会阴

泌尿生殖膈上筋膜
尿道括约肌
反折的下筋膜
阴道
会阴深横肌
肛提肌

阴蒂悬韧带
阴蒂头
阴蒂脚
尿道
前庭球
坐骨海绵体肌
前庭大腺
会阴中心腱
肛门外括约肌

弓形韧带
泌尿生殖膈下筋膜
阴蒂背动脉
阴蒂深动脉
阴蒂动脉
阴蒂背神经

阴蒂背静脉
阴蒂背动脉
阴蒂背神经
会阴横韧带
尿道括约肌
会阴动脉

图 1-43　与耻骨弓相关的外阴解剖

生殖膈上筋膜则位于前内侧。坐骨直肠窝可受外阴或阴道恶性肿瘤侵袭,也是血肿或脓肿易形成的部位。在行某种盆腔器官切除术和根治性外阴切除术时,切除肛提肌或肛门必须进入坐骨直肠窝。

（二）血液供应

了解腹股沟和外阴的血液供应,不但对在此区域进行的摘除性手术如外阴切除术和腹股沟解剖具有重要性,而且对于外科重建性手术也很重要。根据这一节所描述的血管,可选许多中轴型皮瓣。

1. 动脉

（1）阴部内动脉:阴部内动脉是髂内动脉的分支,通过 Alcock（阴部管）到达会阴。它在进入会阴之前,在坐骨直肠窝内发出直肠下支,当它向会阴横肌深部靠近时,接近该肌在坐骨结节前部的附着处,阴部内动脉分出会阴动脉。会阴动脉经会阴横肌深部供应会阴浅隙结构。会阴动脉发出会阴横动脉和阴唇后动脉,会阴横动脉行走在相应肌肉的浅表面上。阴部内动脉穿过会阴深隙上筋膜之后,则称为阴蒂动脉,进入会阴深横肌发出分支到同侧前庭球,海绵体(部分阴蒂脚与对侧一起组成阴蒂体)和阴蒂头。

(2)阴部外浅动脉:阴部外浅动脉是股总动脉的一条小分支,它穿过筛筋膜后转向头侧及内侧,至阴阜和下腹壁途中与圆韧带交叉。阴部外浅动脉也发出分支至大阴唇。

(3)阴部外深动脉:阴部外深动脉是股总动脉的前内分支,在股三角的中部发出。在大隐静脉和股静脉汇合处下缘,它行走在股静脉之前。在长收肌近端和覆盖其上的阔筋膜之间离耻骨约2cm处,阴部外深动脉离开股三角;然后它行走在大腿近侧和阴唇股褶的皮下进入外阴,并在此部位发出分支分布于大阴唇和阴唇脂肪垫。偶尔阴部外深动脉在长收肌和股薄肌之间穿出股三角。

2. 静脉 外阴静脉系统一般均与其动脉系统相伴而行,但有两种情况例外:①腹壁浅静脉和阴部外浅。深静脉回流入大隐静脉而不是股静脉。②阴蒂背静脉走行在耻骨的弓形韧带和会阴横韧带之间(图1-43),汇入近侧尿道和膀胱的静脉,而不是引流入阴部内静脉系统。

(三)淋巴系统

外阴的淋巴回流从后向前,经过阴阜然后进入腹股沟浅淋巴结(图1-44)。尽管有直接

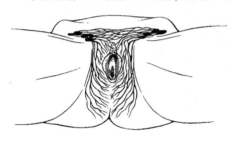

图1-44 会阴的淋巴引流

注意在前部中线处,淋巴管交叉,故淋巴可向任意一侧腹股沟引流。一般来讲,会阴淋巴不向大腿引流。

注入腹股沟深(股)淋巴结的情况,尤其是来自阴蒂及其阴蒂包皮的淋巴,但认为这些淋巴间连接极少有临床意义。来自前部小阴唇、阴蒂包皮和阴蒂的淋巴管在阴阜内交叉,来自外阴后内侧的淋巴管在舟状窝内交叉。外阴其余部位的淋巴管在其至腹股沟淋巴结的途中经过大阴唇,但不越过阴唇-股褶进入大腿。前庭、尿道口、远端阴道和肛门的主要淋巴管也回流入腹股沟。已知阴蒂的淋巴,可能也包括前庭大腺区淋巴可直接注入盆壁淋巴结,但这些看来并无临床意义。

(四)神经

女阴主要受阴部神经及其分支的支配,但也接受髂腹股沟神经(L_1)、生殖股神经($L_1 \sim L_2$)和股后皮神经($S_1 \sim S_3$)神经属支的支配(图1-45)。阴部神经($S_2 \sim S_4$)经闭孔内筋膜内的Alcock管到达会阴,它发出3条主要分支至会阴:①直肠下神经起于Alcock管内,穿过闭孔内筋膜经坐骨直肠窝供应肛门和会阴皮肤。②会阴神经支配会阴浅隙和深隙的小肌肉以及大、小阴唇。③阴蒂背神经经过坐骨直肠窝的前隐窝,穿过泌尿生殖膈到达阴蒂。阴阜和大阴唇上部的皮肤,分别由髂腹股沟和生殖股神经的腹股沟支和生殖支支配。

股后皮神经的会阴支恰在坐骨结节两侧进入会阴,并向上行支配大阴唇的外侧部。

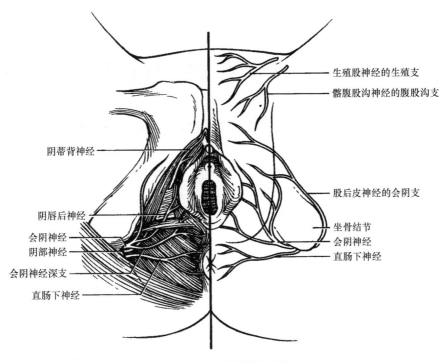

生殖股神经的生殖支

髂腹股沟神经的腹股沟支

阴蒂背神经

股后皮神经的会阴支

阴唇后神经

坐骨结节

会阴神经

会阴神经

阴部神经

直肠下神经

会阴神经深支

直肠下神经

图 1-45　会阴的神经支配

会阴的神经支配有 4 个来源：阴部神经、生殖股神经、髂腹股沟神经和股部的股后皮神经。

生殖股神经和髂腹股沟神经的分支经腹股沟管到达外阴，阴部神经穿过 Alcock 阴部管

（陈　刚　邬东平）

参 考 文 献

汤春生,苏应宽.1995.女性生殖器官解剖与生理//苏应宽,徐增祥,江森主编. 新编实用妇科肿瘤学. 济南:山东科学技术出版社,1～24.

邬东平,陈刚. 1999. 实用解剖//陈惠祯主编. 妇科肿瘤手术图谱. 武汉:湖北科学技术出版社,25～27.

尹福波,汤春生. 1999. 手术解剖学//汤春生主译. 妇科肿瘤手术学. 沈阳:辽宁教育出版社,51.

第二章 妇科手术治疗的地位及其基本原则

第一节 手术治疗在诊治及预防中的地位

尽管放疗、化疗是妇科癌症治疗过程中有潜力且有效果的治疗手段,但由于生理解剖学和肿瘤病理学特点,对多数恶性肿瘤的治疗仍以手术为主。手术可起到预防、诊断、分期、治疗、姑息治疗和生殖道重建的作用。

(一) 早期诊断和预防

女性生殖道肿瘤的早期诊断和预防占有十分重要的地位。对阴道涂片异常的妇女,在阴道镜指示下行传统的宫颈切除、激光手术、冷冻或环形电切术(LEEP),可以保护功能和预防癌症。通过激光或局部切除来诊断和治疗外阴浸润前疾病,就有可能避免进展为浸润性疾病及与之相应的广泛性手术治疗。

恰当地治疗子宫内膜增生可有效地预防子宫内膜癌的发生。治疗方案需根据个体情况而定。绝经前的子宫内膜增生而无非典型增生的病人,可行孕酮治疗,而绝经后的病人须行子宫切除术。如果是非典型增生病人,都应考虑子宫切除,但年轻且希望保留生育功能者仍可行孕酮治疗。

至今,没有一项检查或早期症状可准确预示卵巢癌或输卵管癌的发生,亦不可能提前发现哪些部位发生转移,预防这些肿瘤发生的唯一方法是在其发生前切除卵巢和输卵管。这些妇女包括有卵巢癌家族史(特定部位癌瘤)、乳腺癌家族史或遗传性非息肉性结肠癌(Lynch Ⅱ型综合征)家族史的妇女,在生育后(40 岁左右)应考虑切除卵巢或输卵管(如为Lynch Ⅱ型家族史妇女还应行子宫切除术),但必须经过严格的评估并考虑个人的意愿。

绝经后妇女,如因良性肿瘤行盆腔探查或子宫切除,应考虑切除卵巢和输卵管,以预防卵巢癌的发生。然而,绝经前的妇女是否同时切除卵巢和输卵管仍存在争议。一般不主张小于 40 岁的妇女切除输卵管和卵巢,除非有卵巢癌家族史者。45 岁以前亦不考虑,45 岁以上应建议切除,但要尊重个人的意愿。

(二) 诊断与分期

妇科肿瘤的诊断需通过手术活检来确定,用活检钳咬取活体组织行病理检查可确定外阴肿瘤、阴道肿瘤和宫颈肿瘤的诊断,但宫颈微小浸润癌或浸润前癌需行切除活检,以确定肿瘤的严重程度或部位。细针抽吸活检经细胞学分析可确定肿瘤扩散的范围,但不能提供组织细胞学类型和分级。卵巢癌、输卵管癌、子宫内膜癌组织学诊断须行手术探查。

目前,外阴肿瘤、子宫内膜癌、卵巢癌的手术分期已由国际妇产科联盟(FIGO)制定。宫颈癌仍然沿用临床分期,但许多医疗中心也采用手术分期(剖宫术或腹腔镜)来拟定治疗方案。对于输卵管癌和子宫肉瘤的分期,FIGO 尚未制定,但临床输卵管癌参照卵巢癌手术分期,子宫肉瘤参照子宫内膜癌的手术分期方法。表 2-1 列举了目前各种妇科肿瘤的分期方法。

表 2-1　FIGO 妇科肿瘤分期方法

部位	分期	部位	分期
外阴	手术-病理分期	输卵管癌	无(大多数用卵巢癌手术-病理分期)
阴道	临床分期	卵巢	手术-病理分期
宫颈	临床分期	妊娠滋养细胞肿瘤	FIGO 分期(临床分期)
宫体(子宫内膜癌)	手术-病理分期	NIH 分类	
宫体(肉瘤)	无(大多数沿用子宫内膜癌分期方法)	WHO 分类(根据危险因素)	

注:FIGO:国际妇产科联盟;NIH:国家健康协会;WHO:世界卫生组织。

已确定或怀疑为妇科肿瘤的病人应由训练有素的妇瘤科医师做首次手术,因为准确的诊断与分期对病人以后的治疗有显著的影响。McGowen 等发现,妇科医师和普外科医师对卵巢癌病人做的分期手术,与妇瘤科医师比较,常不充分。这些研究还发现,在医学院附属医院接受分期手术的病人有 66% 的人进行了充分的手术,而在社区医院只有大约 50%。Young 等报道早期卵巢癌有很高的生存率,但他们强调这些资料仅针对接受了充分手术分期的病人而言。

除了解剖学的位置和疾病的分期之外,大多数的妇科恶性肿瘤的治疗计划还依赖于组织细胞学类型和组织学分级。手术医师的责任是向病理医师和细胞学医师提供完整的病史和他们希望从解剖学标本中获得的信息。病理医师和细胞学医师必须确保手术医师能从每个特殊标本提供的组织学诊断做出相应的处理。不应该由于他们之间交流失误而造成组织学或细胞学检查的错误。

(三) 手术作为首次治疗

外阴、阴道和宫颈浸润前病变常选择手术治疗,局部切除既是诊断性的,又是治疗性的。手术切除仅限于肉眼可见的病灶和镜下病灶,而不需要切除大面积的正常组织。对这些器官的微小浸润病灶,广泛局部切除(包括 1～2cm 正常组织边缘)是合适的。

局限性病变,如 Ⅰ～Ⅲ 期外阴癌、Ⅰ 期阴道癌和 Ⅰ B 期、Ⅱ A 期宫颈癌常选择整块根治性切除原发肿瘤和区域性淋巴结。这样的手术本身是一种有效的治疗,不需辅助治疗,除非有高危因素存在。正如第五章所述,外阴癌的治疗有保守性倾向。这样可以保留正常组织,以免手术导致外形的改变。其他一些肿瘤,手术是有效的治疗而无须辅助治疗。如早期子宫内膜癌、Ⅰ A 期卵巢癌和早期子宫肉瘤。术中的发现可能会决定术后须附加的治疗(通常称辅助治疗),如术中发现有隐匿性扩散(如阳性淋巴结)需行辅助治疗,因为其有高复发风险。

(四) 手术联合其他治疗

在许多女性生殖系统肿瘤中,手术治疗是治疗的基础,但有时单一应用,疗效并不好。

晚期卵巢癌和输卵管癌首次细胞减灭术是重要的,但不予以辅助治疗则疗效差。术后化疗是肿瘤治疗方案的重要组成部分。对于高级别或深肌层浸润的Ⅰ期或Ⅱ期子宫内膜癌病人,切除子宫十分重要。但术前或术后必须进行区域放疗,以保证病人得到最佳的治疗。

(五) 手术作为补救治疗

有时对其他治疗方法失败的病人,手术切除可能是有效的。这种手术常常是广泛的,而且会导致某些功能损害。其他治疗失败后,根治性手术可能是病人最后的存活机会。属于这种情况最典型例子是外阴、阴道、宫颈或宫体癌首次手术和放疗失败或单纯放疗失败后,实际上包括所有盆腔组织的盆腔脏器切除术可能是唯一的治愈机会。据报道,盆腔脏器切除术的5年生存率为23%~61%。

盆腔脏器切除术是要付出代价的。切除膀胱和直肠后,需要永久性造口,许多病人出现性功能减退或完全消失。对于这些病人,重建术可能会避免造口和恢复性功能。在过去30年里,由于首次手术和放疗的改进,选择标准严格掌握,盆腔脏器切除术已很少采用。目前,大多数病人是远处治疗的失败而不是局部治疗的失败,所以他们不适合做盆腔脏器切除术。

在卵巢癌、输卵管癌以及某些子宫内膜癌,补救性手术有重要意义,对于首次治疗失败的病人,行两次细胞减灭术可能是有益的,是一种合理的补救手术。在这种情况下,手术很少能治愈,补救手术仅适用于小的残留病灶。据报道,腹腔化疗作为卵巢癌的补救治疗是有作用的,但仅适用于残留灶直径小于1cm的病人。

(六) 转移灶的手术

经选择的病例,妇科肿瘤远处转移灶手术切除可以是治愈性的,或延长病人的无瘤生存期。Fuller和同事随访了15位有远处转移而进行了肺叶切除的妇科肿瘤病人,5年生存率为36%,10年生存率为26%。一处转移的病人的中位数生存时间为64个月,多处转移的病人中位数生存时间为48个月。Levenback及同事报道,他们为45位子宫肉瘤转移的病人行肺叶切除术。术后5年生存率为41%,10年生存率为35%。从他们的统计发现,这种手术可提高一些病人的生存机会,如首次手术后1年或更长时间发生肺转移的病人。他们还发现结节(一侧肺)的数目、病灶大小、病人年龄、术后是否有辅助治疗等因素对生存率的影响无统计学差异。然而,这项研究中有少数病人没有进行这方面的评估。

切除腹部或盆腔转移灶可以缓解病情,或使放疗、化疗有更大机会消除病灶。切除血供较差的肿瘤而留下血供较丰富的小肿块,更有利于放化疗。切除大块病灶后可增加残余瘤细胞进入增殖周期的数量,而这些细胞对辅助治疗更具有反应性。术中电子束放射或术中近距离治疗等新技术的应用,对远处和区域性病灶的切除更有效果。

越来越多的证据表明,卵巢癌和输卵管癌的补救治疗只对很小的残余灶的病人有效。二次肿瘤细胞减灭术或区域性和远处转移病灶切除对这些病人的治疗起了重要的作用。最近的报道证实,手术切除肝脾实质的孤立转移灶可望有好的效果。

(七) 特殊治疗的手术操作

手术放置静脉通道装置可方便病人化疗和营养供给以及血样抽取相对简便、舒适。这些装置通常为半永久性的皮下装置,是安全的,有益于病人健康,使其得到更有效的治疗。

做腔内治疗时,需放置暂时性或半永久性的胸导管。许多研究证实,经皮下进入腹腔的导管或血管导管感染率低,机能障碍发生率低。许多研究正在评估放置动脉导管的装置。这种装置是药物通过动脉通道直接到达肿瘤的位置。但这种装置通常需要经腹内手术将其放在血供适当的部位,现在做得最多的是介入治疗。

(八) 重建术

在切除癌瘤时有可能要行重建术(同时或延时),或为了纠正术后并发症而进行的治疗。在外阴癌首次手术时常常要做外阴重建术,可采用邻近游离皮瓣或转移皮肤脂肪组织皮瓣,或用大腿、臀部或前腹壁肌皮瓣。阴道重建术常是一种有计划的延期手术。阴道重建术根据缺损的大小和以前是否有过阴道放射治疗来决定用转移性皮瓣或肌皮瓣。在第十三章中详细介绍了外阴、阴道重建的方法。

作为并发症的重建术可以修复愈合不良的伤口、放射坏死区、化疗药物外渗的组织坏死缺损。虽然皮瓣可用来修复手术裂开的伤口,或因化疗药物外渗坏死的组织缺损,但放射坏死区需要用肌皮瓣来修复。因为这样的缺损缺乏血供。

(九) 姑息性手术

姑息性手术包括切除肿瘤以缓解症状,或部分胃肠道或泌尿道改道或分流以延长病人的生命,减轻病人的痛苦。也可通过阻断感觉神经通路来减轻病人的痛苦。许多权威人士对切除大块肿瘤的姑息治疗失去信心。他们指出,没有有效的辅助治疗,术后肿瘤迅速增大,导致手术失败。虽然某些病例确实存在这种情况,但妇瘤科医师不能全盘否定姑息治疗手术。为了缓解症状而行手术治疗,如果在 6～12 个月肿块增大了,这样的手术是失败的。尽管化疗有副作用,姑息化疗 6～12 个月,如果肿块缩小或稳定了,那么其治疗是成功的。作为妇瘤科医师必须记住,手术有一定的风险以及有一定的缓解期,可以像 6～12 个月姑息性化疗或一个疗程姑息性放疗一样得到缓解。最困难的是精确的手术评价,以及病人身体状况和意愿的判断,而做出何时施行姑息性手术。

姑息性手术常用来缓解有一些特殊的功能障碍,如泌尿道或肠道梗阻,通过输尿管膀胱吻合或置入泌尿道导管,以缓解泌尿道梗阻。这需要根据梗阻部位或病灶是局限性或广泛性来选择应用。泌尿道导管可暂时性或永久性缓解病人输尿管瘘、膀胱阴道瘘或尿道阴道瘘的症状,还可以缓解泌尿道梗阻,延长生命以便辅以化疗或放疗。在实施这样的手术时,外科医师的判断和病人的意愿要符合一些基本的要素。病人由于持续的泌尿道瘘而带来的痛苦,或对辅助治疗可能有益,这样就应该行尿路分流。然而,为了延长生命而行尿路分流,这时就应该慎重考虑。对一个生存希望很小的病人或不能控制疼痛的病人,行尿路分流则弊大于利。

妇瘤科医师还必须考虑非手术方式的尿路分流的优点,如放置导管或经皮肾造口。对于许多病人,经皮肾造口优于手术干预。特别是针对辅助化疗或放疗的病人,或病人由于身体状况或其他外科情况考虑,而不适于手术时,这种方法更可取。不幸的是,经皮肾造口无助于有瘘孔的病人,因为肾造口不能完全分流尿液。

通过膀胱镜或顺着皮肾造口放置导管是一种很好很安全的缓解梗阻的方法,它优于尿路分流。目前的技术可数月换一次导管,而且在膀胱镜指导下可通过牵引线容易置换。Rubin 与他的同事评估了 52 位肠梗阻的卵巢癌病人,他们都进行了姑息性的剖腹探查术。83% 的病人完成了某些手术,而 17% 的病人不可能手术。在 43 位可行手术的病人中,有 79% 的人能给予常规饮食或低渣饮食。这 43 人平均生存时间为 6~8 个月,而仅行剖腹探查的 7 名病人,平均生存时间为 1~8 个月。

(王 景 陈惠祯)

第二节 手术的基本原则

(一) 熟悉盆腹腔解剖,使手术更为安全

手术有大小之分,同类手术的难度不一样。有些医师认为,即使对解剖不够了解,也能成功地完成绝大部分手术,因而不强调手术解剖的重要性。但我们必须知道,多数妇科癌症的手术范围较大,难度较高,加之盆腹腔解剖关系较复杂,手术有一定的风险。特别是手术中遇到的人体结构和解剖关系变异、变形,尤其是大的浸润性肿瘤,放射治疗后,有既往手术史,复发性肿瘤,局部脓肿,炎性粘连或漏孔存在时,手术难度较大或很大,解剖是必不可少的。对解剖的清楚了解有助于解决这些问题和更安全地实施手术。

作为一位妇科肿瘤医师,必须熟悉盆腔、腹部及腹膜后间隙的解剖学,以及熟悉女性生殖道的淋巴引流。如果缺乏这些知识,就不能真正掌握手术操作,以及妇科肿瘤的治疗。

手术的要求是松解粘连,恢复解剖关系,分离邻近器官或组织,包括血管、输尿管和神经等,控制肿瘤血供,松动肿瘤,最后按手术切除原则切除肿瘤,有时还包括区域淋巴结。具有良好的解剖学知识和熟悉的手术技巧就容易实施。若解剖关系不清,操作不当,就有可能损伤正常器官或造成大出血。

(二) 严格掌握手术适应证,选择合适的手术方式

各种恶性肿瘤有其各自的发展规律,应当深入了解其生物学特征。要根据病理类型、临床期别,以及病人年龄、全身情况加以考虑,具体分析,严格掌握手术适应证。若宜行手术治疗,则要选择合适的手术方式,既不盲目扩大,也不应该无原则的缩小,应以病人损伤最小、治愈机会最大为原则,针对每个病人治疗的需要选择一种合适的手术方式。因为手术做得不充分,可以造成局部复发,甚至转移,但切除过多,会给病人带来不必要的创伤,增加并发症,影响机体的防御功能。如果经全面考虑后认为病灶值得施行治愈性手术,则应毫不犹豫积极地完成必须的和最彻底的手术,甚至包括牺牲正常结构和损伤功能,宁可有某些损坏而得到永久康复,而不贪图眼前的良好美观效果以致早期死亡。不宜行根治性手术者可行姑息性手术,切不可勉强将癌瘤切除,一则手术容易发生危险,二则术后很快会复发,三则可能促使转移。这样既不能达到手术治疗的效果,又增加病人痛苦,甚至缩短生命。无手术适应证者可选择其他疗法。

（三）做好术前准备，合理安排手术时间

对发现的肿瘤进行治疗是一种紧急的事，能及时手术者应尽早手术切除，这是无疑的。但是，能手术者立即给予手术治疗，则不一定都是正确的。当出现水肿时，体积/时间比率大时（肿瘤体积/发现时间短），或有假性炎症征象时，或有其他原因不宜立即手术时，应劝告不要立即手术。病人应做术前放射治疗或进行全身或区域化疗。对于激素依赖性癌瘤，给予激素治疗。经过这样术前准备的病人，手术的疗效似乎比较好，至少术后头 3 年是如此。

（四）充分暴露手术视野，便于手术操作

充分暴露手术视野包括四个要点。

1. 合适的体位　在妇科肿瘤手术时，病人的体位十分重要，它决定是否能充分暴露视野，尤其是肥胖的病人。大多数妇科肿瘤手术是经腹部施行，病人常规取仰卧位，两侧髂嵴应平行超过手术台的上半截，以使病人呈过伸张体位，这样可使骨盆展开，后腹部（尤其主动脉淋巴结）靠近切口，同时也展开了上腹部。如病人较胖，在腰骶部放一个海绵垫，或一个长枕头使骨盆后方略高，大腿稍下曲，使脊柱和骨盆入口平面扩大，脐耻间的距离延长，骨盆底变浅，有利于盆腔深部的操作。另一种体位是头低仰卧位，为腹腔镜提供最佳盆腔暴露。在重力作用下，使大、小肠从盆底移位至上腹部。还有一种体位是膀胱截石位。截石位高、低程度不同，以极高和低截石位最为常用。脚蹬装置容易提高截石位，给手术者和助手带来良好的会阴的暴露。可是，大腿在髋部的屈曲超过 90° 时可能导致股神经和坐骨神经根的损伤，尤其是这一体位维持超过 3~4 小时或助手倚靠在病人腿上时。长时间截石位术后，也可引起髂动脉血栓形成。腿部应避免与悬蹬的金属撑杆直接接触，脚也避免直接接触（应垫柔软纤维布料）。长时间手术应多次检查腿部，以确定脉搏仍存在，腓肠肌或腓神经没有受压迫。

2. 切口　就手术安全性而言，适当的切口是手术操作必需的，这一原则不仅适用于腹部切口，也适用于其他解剖部位的切口。

3. 修复解剖关系　即松解粘连，恢复手术野中器官和解剖结构的轮廓，松动肿瘤或切除组织。若省去了这一步，因组织器官未处在所熟悉的解剖关系上，就容易犯错误。在暴露良好，解剖清楚的情况下，手术就可以顺利地进行，并为进入困难的区域进行手术操作创造了条件。

4. 保持手术野干净　血液不透明，在血液模糊的手术野中进行操作，既限制了能见度又易产生疲劳，因而有可能导致手术操作和判断上的失误。

（五）熟练的技能，规范的操作

妇科恶性肿瘤手术，特别是首次手术的成败，关系到术后生存质量与生存时间。从某种意义说，病人的生命掌握在医生手中。因此，要求由训练有素的妇科肿瘤医师实施手术。

所谓训练有素的妇瘤科医师，是指经过正规训练的医师，能精通妇科肿瘤病理生理学、相关解剖学、诊断学，并具有全面的熟练的治疗技能，能开展妇科肿瘤各种根治性手术，操作娴熟,还必须能够处理妇科肿瘤治疗中常常出现的肠道问题和泌尿道问题,或取得外科医师的合作,还能够处理好各种手术并发症等。此外,作为一位训练有素的妇科肿瘤医师,必须有高度责任感,持有耐心,坚韧不拔。这样的医师才能很好地完成妇科肿瘤各种根治性手术,包括制定手术的治疗方案和术后的处理。

技术操作的谨慎,可以减少手术过程中局部、区域和全身扩散的危险,务必要求:

(1)操作要轻巧、准确,切忌按揉或挤压肿瘤。

(2)应采用锐性解剖,少用钝性分离,因后者易使瘤细胞在淋巴流或血流中播散。

(3)术中先阻断静脉回流(先结扎静脉而后处理动脉)和淋巴液回流,先切除肿瘤周围部分,再处理肿瘤邻近部位。

(4)切除范围要足够,切除肿瘤要完整,周边要有一定的正常组织,要整块切除。

(5)创面及切缘须用纱布垫保护,要避免肿瘤破裂,尽量不做肿瘤穿刺,以免造成肿瘤局部种植。若肿瘤已破损,应用塑料布或纱布将其包扎,使其与正常组织或创面隔离。

(6)手术结束时,冲洗创面,放置适当的抗癌药物,然后依次缝合。

(卢玉兰　袁建寰　陈惠祯)

(六)血管通道通畅,为用药输液提供途径

在多数情况下,静脉管常规置入周围静脉,由护士来完成。较复杂的病例,则需要中心静脉插管。妇科肿瘤医生必须熟悉完成静脉通道的不同方法,术后护理及相关的并发症。

1. 外周静脉通道　手术及术后的各种治疗需要常规建立静脉通道,对大多数病人,一条静脉通道足以为用药输液提供途径。建立外周静脉通道操作简单易行,通常的部位在前臂内侧和手背上。现在多为带针芯的聚乙烯套管针。这种导管不易产生静脉穿孔和药液外渗,对局部刺激反应少,不易导致浅表血栓静脉炎和输注时轻微活动不受影响。

对手术来讲,采用 18 ~ 20Gauge 的外周静脉导管是合适的。根据用药和输液的需要,静脉导管可留置 48 小时无需更换部位,若超过 48 小时,就增加局部炎症产生的危险。一旦拔针后炎症常有自限性,可采用热敷治疗。在罕见的情况下,出现浅表静脉的葡萄球菌属细菌感染、产生严重的痛性红斑反应和化脓,对此并发症的治疗是热敷和全身性应用抗生素。在免疫功能降低的病人中,当感染和伴随静脉血栓形成持续存在;用化学治疗药物,特别是多柔比星、放线菌素 D 等药物大量外渗时造成局部组织损伤,必要时行手术切除和清创术处置。

2. 中心静脉通道　中心静脉通道最常见的是临时静脉通道及中心静脉穿刺术。如果病人较长时间输液和化疗,最好采用开放中心静脉,可用套管针经皮穿刺锁骨下或颈静脉内静脉放置导管。围手术期的适应证包括预期输注液体、血液制品、中心静脉压(CVP)测量和术后静脉高营养的治疗。一般病人选用单腔管就够了。而多腔导管适应肺动脉压监测和心脏情况监测,如常用 Swan-Ganz 漂浮导管。

根据用途、病人体型、医生对解剖学的熟悉程度及经验,决定通道的选择。我们优先选择锁骨下静脉路径的静脉通路。其优点是导管容易固定,头颈活动不受限制,利于长时间留置,护理方便,缺点是可能穿破胸膜,出血造成血气胸。因此,穿刺前告知病人后签订同

意书,方可实施。值得注意的是在输注药物和大量补液前应检查证明导管在静脉内才能进行。如果病人由于使用细胞毒类化学药物治疗或患有特发性血小板减少症,血小板小于$20×10^9/L$时,在行中心静脉导管插入前应输注血小板。

中心静脉导管的置入有两个重要的晚期并发症,血栓形成和感染。感染率直接取决于导管伤口的护理和置管时采用的无菌技术,其敷料应24～48小时更换一次,保持插管处周围皮肤干净清洁。定期用肝素液冲洗导管,可避免和降低血栓形成。在中心静脉通道中有一种半永久性静脉通道,分别为经皮外置式导管和皮下储器埋藏式导管。根据使用的强度和恶性肿瘤的类型选择导管。对于标准的化学治疗方案的大多数实性肿瘤病人,储器埋藏式导管较外置式导管更适用,它无需用敷料,减少用肝素冲洗次数(每月一次)以及很少感染,使病人的生活综合质量提高,其价格也经济。

半永久性导管插入的基本方法有直刺或经皮穿刺(Seldinger法和皮下剥离置管术)和切开等方法。直刺技术最常用颈内静脉置管。病人取Trendelenberg体位(垂头仰卧位),用22gauge针定位穿刺静脉,然后并行插入14gauge针,拔出针芯,把导丝插入颈静脉,再拔出14gauge针,保留导丝,在皮肤上划一小口以容纳静脉扩张器,扩张器沿导丝进入颈静脉,然后取出扩张器,保持导丝在恰当的位置,沿导丝插入导管,最后拔出22gauge针和导丝。

剥离技术的典型应用是锁骨下静脉导管插入,剥离皮鞘覆盖扩张器,导管沿导丝插入静脉,保持皮鞘在恰当位置,若选择植入式导管,应在皮肤下分离出一个皮袋,把储器固定好很重要,储器不至于翻转,否则通道无法使用。

半永久性静脉导管插入方法中,我们更喜欢静脉直接切开法,切开部位可选择头静脉或颈外静脉,选择头静脉的优点是可以利用同一切口为储器分离出一个皮下袋,为了暴露头静脉,在胸肌和三角肌之间的沟上做皮肤切口,在脂肪垫下找出头静脉,暴露1.5～2cm,穿过2根3-0 PGA可吸收线,远端结扎,切开静脉,导管插入头静脉,同时松弛近端扣,X线透视导管位置,确定导管尖端位于上腔静脉或右房,安全可靠地结扎近端缝线,以维持导管位置。用肝素液冲洗导管,皮下间隙安置储器,缝合皮肤后,再次胸透证实导管位置,无气胸存在。

3. 中心静脉导管的并发症　因感染或血栓形成并发症,大约10%的中心静脉导管需要拔除。长期存在中性粒细胞减少的情况下,感染会增加,与植入式导管比较,外植式导管更易产生感染。如果在导管插入处或储器植入部位出现蜂窝织炎或脓肿形成,并非预示一定要立即拔除导管,通过系统抗生素治疗,大多数可持续保留。一旦证明导管很可能是感染的来源,应通过感染的导管输入有效的抗生素,因为导管感染的发生机制可能含有导管内血栓中游离出的细菌。维持导管内适当的液流是很重要的。在应用血栓溶解剂清理感染的导管之前,必须给予足够剂量的抗生素,因为血栓溶解后有可能释放出病源菌进入血液。

如果储器或导管腔内感染出现临床症状,抗生素治疗无效,应拔除导管装置。开放储器植入部位,待其肉芽形成愈合。有必要在对侧开放临时性中心静脉通道继续用抗生素治疗。在长期使用血管通道装置几乎所有病人中,都有不同程度的导管血栓形成。在多数病例中,导管尖端周围形成纤维蛋白鞘,并不产生明显的后遗症。在这种导管中更常见的问题是,通过导管输液毫无困难,但不能产生良好的回血,如果不能从其他途径抽血,常可能输注尿激酶清理中心导管。清理由血栓造成的导管闭塞,导管内应用尿激酶也同样是很有效的。

长期携带导管的病人,要密切观察、随访,通过静脉造影检查,发现与导管相关的血栓形成的发生率高达40%,但出现症状的静脉闭塞仅有5%,当确实出现了静脉血栓形成的症状,应给予系统的抗凝剂和合理的纤维蛋白溶解剂治疗。若抗凝剂不能消除症状,应拔除导管。应用小剂量的华法林(苄丙酮香豆素)可降低静脉通道装置血栓形成的发生率。

(曾庆大　李汉贵)

参 考 文 献

蔡红兵,卢玉兰,陈惠祯. 2001. 手术治疗//陈惠祯主编. 现代妇科肿瘤治疗学. 第2版. 武汉:湖北科学技术出版社.

汤春生,李继俊. 1999. 妇科肿瘤手术学. 沈阳:辽宁教育出版社,2~5.

Chi DS, Gemignani ML, Curtin JP, et al. 1999. Long-term experience in the surgical management of cancer of the uterin cervix. Semin Surg Oncol,17:161.

Davidson SA, Hoskins WJ, Rubin SC, et al. 1991. Intraperitoneal chemotherapy: analysis of complication with an implanted subcutaneous port and catheter system. Gynecol Oncol,41: 101

Fuller AF, Scannell JG, Wilkins W Jr, 1985. Pulmonary resection for metastases from gynecologic cancer: MGH experience, 1943~1982. Gynecol Oncol,22: 147.

Lawhead RA, Clark GC, Smith DH, et al. 1989. Pelvic exenteration for recurrent or persistent gynecologic malignancies: a 10 years review of the Memorial Sloan Kettering Cancer Center experience (1972~1981). Gynecol Oncol,33: 279.

Levenback C, Rubin SC, McCormack PM, et al. 1992. Resection of pulmonary metastases from uterine sarcomas. Gynecol Oncol,45: 202.

Matthews CM, Morris M, Burke TW, et al. 1992. Pelvic exenteration in the elderly patient. Obstet Gynecol,79: 773.

McGowan L, Lesher LP, Norris HJ, et al. 1985. Misstaging of ovarian cancer. Obstet Gynecol,65:568.

Morley GW, Hopkins MP, Lindenauer SM, et al. 1989. Pelvic exenteration, University of Michigan: 100 patients at 5 years. Obstet Gynecol,74: 934.

Rubin SC, Hoskins WJ, Markman M, et al. 1989. Long term access to the peritoneal cavity in ovarian cancer patients. Gynecol Oncol,33: 46.

Rubin SC, Hoskins WJ, Benjamin I, et al. 1989. Palliative surgery for intestinal obstruction in advanced ovarian cancer. Gynecol Oncol,34:16.

Young RC, Walton LA, Ellenberg SS, et al. 1990. Adjuvant therapy in stage Ⅰ and stage Ⅱ epithelial ovarian cancer:results of two prospective randomized trials. N Engl J Med,332: 1021.

第三章　手术前检查及病人的准备

在多数情况下,术前检查和病人准备按常规进行,检查包括术前病史采集、体格检查、实验室检查、影像学检查以及心电图检查等,这些检查旨在评估疾病的范围和严重程度,筛查可能引起的手术并发症和隐匿性疾病。但术前对病人重要脏器评估项目的选择,应尽可能遵循个体化原则,依手术需要和病人的全身状态而定。必要时还需根据术前检查向内科医生咨询,以弥补妇科肿瘤医师的不足。通过手术前评估,手术医生应对病人合并症、有关病理改变以及由麻醉、手术带来的生理改变等有一基本的了解。毋庸置疑,充分的术前准备可以降低手术风险及并发症的发生率。

第一节　手术前检查

（一）病史的采集

正确的疾病诊断与病人提供的病史是否完整准确关系极大。在病史采集过程中,医生首先要做到态度和蔼,语言亲切,耐心细致,询问病情时可给予适当的启发和诱导,但避免暗示和主观臆断,特别要注意疾病时间上的连贯性和疾病演变的系统性,以及症状出现的部位和性质。在关注原发肿瘤时,不可忽视转移肿瘤的存在,不可只看到原发肿瘤的表面形态大小,而忽视对邻近组织和器官的浸润。要以主要症状为核心,全面了解病情的发展和演变。追问有关病史,如有无糖尿病、心脏病、高血压病、肺心病、盆腔感染及手术史等。注意病人术前的用药史,如服用过抗惊厥药和利尿剂者,往往有钠和氯的丢失,术前应予以纠正。服用类固醇激素者应在术前一个月停药,以防止冠状血管、肺血管内的血栓形成及栓塞。氢化可的松和泼尼松(强的松)可延迟伤口的愈合,应在术前10天停药。假若停药时间过短,可口服大剂量维生素A(5万~10万单位),以逆转药物的作用。

（二）体格检查

体格检查与病史结合是对疾病最有效的筛选步骤,故在手术前务必对病人进行仔细全面而系统的体格检查。检查时要使病人处于自然舒适的体位,正确运用视、触、叩、听四种体检方法。①望诊:观察病人全身的一般状态、发育、营养、意识、面容、体位、步态、姿势等,局部则了解病人各部分的改变,如皮肤、黏膜、舌苔、头颈、胸廓、心尖搏动、腹形、四肢、肌肉、脊柱及骨骼关节外形等。望诊最好在间接日光下进行。②触诊:触诊是外科诊断的重要手段和决定手术方式和范围的重要依据,触诊时要准确描述肿瘤的部位、大小、形态、硬度、活动度以及与周围组织和器官的关系,特别要注意腹股沟和锁骨上淋巴结大小、硬度、活动性、是否融合等。触诊时要向病人讲清检查目的和配合动作,检查者手要温暖轻柔,由浅入深,先查病痛外部,后查病痛部位,避免用力过大及时间过长。③叩诊：借此以判断各组织和器官的物理状态，了解胸腹部较广泛的病变，如肿块的大小形态，是否有胸水和腹水等。④听诊：主要了解心、肺疾病情况，检查的实施依病人术前状况而定。

（三）病理检查

术前病理检查时明确病变性质、肿瘤的组织来源、细胞分化程度甚至浸润范围等关键信息的最可靠的依据。这直接关系到手术方式、手术范围以及术后治疗方案的选择，同时也是预测病人的预后的重要依据。如病情许可，术前应尽量取病灶处活体组织送病理检查，如果术前不能获取活体组织送病检，则应尽可能在术中做快速冰冻切片检查，以协助快速明确病变性质，指导后续手术方式和手术范围的选择。

（四）实验室检查

实验室检查是对病人的血液、排泄物、体液及组织细胞等标本进行化验检查，以获取病原学、血清学、病理学等方面的变化及其所反映的各脏器功能状态。手术前应对病人行一般常规性检查或某些辅助检查，以获得病人术前疾病的诊断依据和发现可能的隐性疾病。由于这些检查花费较大，因此，应认真评估这些检查项目的临床价值，选择那些最有临床价值的检查项目。

全血检查：血常规和白细胞、血小板计数必须在病人进入手术室前完成。血红蛋白和血细胞比容（H/H）反映病人全身状况，也可早期预示某些隐匿性疾病（如早期结肠癌所致贫血）。与男性相比，妇女因月经失血更易患缺铁性贫血，故所有女性病人术前均应测定H/H。H/H异常还常见于先天性贫血（地中海贫血、珠蛋白生成障碍性贫血）、营养不良性贫血及慢性疾病引起的贫血。对原因不明的缺铁性贫血妇女，须考虑排除胃肠道恶性肿瘤引起的隐性出血。对有地中海贫血倾向人群，应做血红蛋白电泳检测，并排除慢性疾病所致的贫血。对肿瘤疑似病人，血液检查结果有助于诊断和施以正确治疗。曾接受化疗或放疗病人常合并贫血，手术前应予以输血，尤其血红蛋白低于 80g/L 者。术前输血应咨询内科和麻醉医生，并根据手术时间估计失血量、可能的合并症及心脏疾病等因素。患有明显肺疾病者血红蛋白往往升高，血细胞比容也相应增高，其临床重要性反映在以下两方面：①H/H升高说明肺疾病的严重程度。②提示病人有高黏滞血症综合征，故术前应给予预防性抗凝治疗。术前检查 H/H 对确定术中及术后的临床治疗——如何补液及输血也有重要意义。白细胞计数和分类检查对肿瘤病人同样很重要，尤其是对刚完成化疗的病人，选择性手术必须于白细胞恢复至正常后方可施行。人体白细胞生成素可促其加快恢复。血小板计数异常与许多疾病有关，如罹患缺铁性贫血病人经铁剂治疗后，血小板增多。血小板增多也见于某些恶性肿瘤病人，这与肿瘤细胞产生的活性细胞因子——白细胞介素 6（cytokine interleukin 6）有关。血清肿瘤标志物，如 CA125 异常时，血小板也增多（常高于 $400×10^9/L$），提示新生肿块可能为恶性肿瘤。因化疗对白细胞和血小板的影响程度和时间不同，在卵巢癌病人治疗后，需实行两次探查手术时，应每周检查白细胞和血小板，直至恢复正常。血小板减少偶见于恶性肿瘤并伴有慢性弥散性血管内凝血病人，这类病人常有动静脉血栓形成的矛盾症状。血小板减少症病人如必须手术时，术前应与血库联系，以准备足够血小板。一般失血少的小手术,术前血小板计数应>50×10⁹/L 以上,而失血多的较大手术,术前血小板计数应达到(75~100)×10⁹/L。如为选择性手术,则手术应延期施行。如手术必须施行则应即刻输入血小板,因血小板输入后维持时间不长。在烧灼或钳夹结扎不能止血时也应输入血小板。

临床生化检查:据有关资料,在所有住院病人中,临床生化异常者高达半数以上,其中血糖异常最常见。未经控制的糖尿病可导致术后明显的并发症,故发现病人血糖中度增高时(6.7~11.1mmol/L),医生应在术中和术后严密监测其血糖变化。手术应激性引起胰岛素抵抗现象,须在围手术期增加胰岛素的用量。对于糖耐量异常者,应采取相应措施,防止非酮症酸中毒,用渗透利尿或加强辅助治疗以应付白细胞功能受损。对年长及肥胖等高危人群,即使无任何糖尿病症状,术前也一定要进行血糖检查。

肝功能检查可发现肝脏的隐性疾患,对恶性肿瘤病人这项检查更为重要,因为在癌症肝转移早期,即会出现肝功能异常,其敏感性和特异性都高于 CT 和超声波检查,所以术前一定要做肝功能检查以便及时对肝脏状态进行评估。

对于无肾病史病人的选择性手术,如肌酐≥221μmol/L 时应进行全面肾功能检查,对肝硬化病人应测定肌酐清除率。血清钠异常提示存在异常抗利尿激素分泌综合征,如血清钠低于 120mmol/L 时,必须在术前予以纠正。血清钾下限通常为 3.5mmol/L,除洋地黄化病人外,血清钾轻微异常无须延期手术,如血清钾<3.3mmol/L,或>5.0mmol/L,必须立即查明原因,并暂缓手术,以防术中并发心律失常。血钙的检查对于手术的影响不大,但对于恶性肿瘤病人具有一定意义,因为高钙血症与骨代谢有关,且可能借以发现异位甲状旁腺的分泌。

尿常规检查对有泌尿系统症状的病人和妇科肿瘤病人是很重要的。术前对其泌尿道情况要充分了解,血中尿素氮的测定是不可少的,对其肾功能要作出评估。在导尿标本中如检出细菌,应作随访性尿培养,阳性者则予以及时治疗,镜下血尿或明显蛋白尿也应做进一步检查。

计划手术治疗者术前应常规检测 PT 和 APTT。部分选择性妇科手术病人(约1.9%)和妇科肿瘤病人(3.4%)存在凝血机制异常。经过详细询问病史家族史和体检均显示有出血性疾病的高危病人,均需做凝血功能检查。术前病人做常规性凝血功能检查,必须限定于安全范围且不影响其治疗。

此外,在肿瘤病人中,营养缺乏是很常见的,有些看上去较肥胖的病人也可能有营养缺乏,故术前应对这些病人的营养状态进行评价,包括身高、体重、比值测量、血浆蛋白、血浆总铁结合力、总淋巴细胞计数测定等。

妇科主要手术常规检查项目参见表 3-1。

表 3-1　妇科手术前实验室及其他检查指南

条件	血红蛋白	血小板	电解质	血糖	尿酸/肌酐	肝功能	PT/APTT	胸透	心电图
所有病人	√								
年龄≥65 岁	√		√	√				√	√
恶性肿瘤		√					*	√	

续表

条件	血红蛋白	血小板	电解质	血糖	尿酸/肌酐	肝功能	PT/APTT	胸透	心电图
曾化疗或放疗		√	√	√	√		*	√	
心血管病								√	√
肺疾病								√	√
肝疾病								√	√
肾脏疾病	√		√		√				
糖尿病			√	√	√			√	
吸烟者	√								
出血性疾病	√					√			

* 有指征时。(引自 Roizen MF. 1994. Preoperative evaluation. 4th ed)

(五)心电图检查

心电图(ECG)检查心脏病的敏感性为27%,而特异性为81%,在无症状病人中,阳性预测值较低,因此,ECG 作为筛选检查的价值是有限的。手术前的 ECG 检查与胸部放射学检查的异常率相近,并随着年龄增长而增高,且很多异常发现并不与某些疾病相关,因生育年龄的妇女很少患心脏病,术前 ECG 检查的主要任务,是发现新近发生而尚未确诊的心肌梗死。年龄在50岁以下的妇女,除具有明显的心脏病史或放射学已发现心脏病特征外,一般术前无须进行常规 ECG 检查。既往因恶性肿瘤接受过多柔比星(doxorubicin)治疗的妇女,术前应做 ECG 检查。

(六)内镜检查

怀疑有膀胱、直肠转移或病人有其他疾病时,应于术前行膀胱镜、直肠镜检查。必要时还应行上消化道的内镜检查,以了解消化系统和膀胱有无转移病灶或原发肿瘤,同时也可查出或消除某些重要疾病的隐患。

妇科腹腔镜的发展和应用日新月异。腹腔镜不仅可以完成妇科手术,也可以用于盆腔、腹腔病变的检查。腹腔镜的图像的像素、清晰度和分辨率均非常高,图像直观、视频文件可以保存、可以任意截屏。腹腔镜的配套器械(如电凝、电切设备)功能完善、强大,腹腔镜下可以随意对任何部位进行取样活检。因此腹腔镜探查对于了解盆腔、腹腔内病变的性质、范围和严重程度等具有非常重要的临床价值。对于某些难以确诊的盆腔、腹腔病变,必要时可以酌情行腹腔镜探查已明确诊断和指导后续处理方案的选择。但是,非治疗性的腹腔镜检查由于需要全身麻醉、费用高,同时也有一定的创伤性,不合适作为妇科肿瘤的常规检查手段。

(七)影像学检查

对于无症状的良性疾病病人,胸片检查的意义虽然不大,但对于恶性肿瘤病人,术前检查有重要价值,它不但可发现肺部的转移病灶,另外对根治术时间长,失血过多,术后可能出现肺功能障碍者,术前检查是有价值的。对具有指征的病人术前应常规进行胸部双放射野(后前位和侧位)检查。流行病学调查发现,伴随年龄增长肺部疾病的发病率增高,为了筛查心肺疾病,对年龄在40岁以上的病人,应做常规检查,肺纹理明显增加而无心脏扩大者,多提示隐匿性先天性心力衰竭。在嗜烟病人中,筛查无症状的肺部肿瘤尤为重要。因为肿瘤病史通常作为术前常规胸部透视检查的指征,同样多数妇科病人术前也应行胸部检查。在妇科病人中,子宫内膜癌病人,往往存在相似的肺部疾病,在疑似的卵巢癌病人中,可能存在无症状的胸膜渗出。

术前胸部放射学检查的其他指征,除以上年长者,恶性肿瘤及心脏病史外,恶性肿瘤术后有肺部并发症高危病人(病理性肥胖)或处于活动性肺结核的妇女,在放射学各项检查中,仍以胸透为最基本的检查,胸部CT检查无疑是较为敏感的。

静脉肾盂造影对于了解泌尿道的解剖情况和肾功能是十分重要的,也是对癌症分期的一个重要步骤。泌尿道梗阻现象对于手术医生是极为关注的,如为宫颈癌病人,判明梗阻是由于癌症引起,则分期应列为ⅢB期,已不适于手术治疗。有学者报道,在宫颈癌有输尿管梗阻的病人中,有2%为临床ⅠB期,8%为ⅡB期。宫颈癌经放疗后或复发,也可发生梗阻。对于病灶较局限的病人,术前不一定进行常规造影检查。

腹盆腔CT检查能识别腹盆腔内的较大淋巴结,可以列做术前常规检查之一,但它不能准确识别腹盆腔内转移病灶。

(彭晓庆　吴　斌　蔡鸿宁)

第二节　病人评估

妇科肿瘤病人多为中老年妇女,常多合并有其他器官的慢性疾病,妇科肿瘤手术范围广、创面大,在重要器官功能低下的情况下,手术的危险性无疑增大。因此,在术前对病人各器官的功能进行完整的评估是十分必要的。术前评估的目的主要是发现这些器官的异常病变并加以纠正,以减少病人的手术风险,并根据病人实际的全身状态拟定详细的恰当的手术方案。

(一) 心脏疾病

对患有心脏疾病的病人施行手术,心脏负担加重,无疑其手术的死亡率明显高于非心脏病病人。因此,在手术前有必要由妇科肿瘤医生、麻醉医生及心内科医生会同对其心脏危险因素进行评估并做好预处理。Goldman等所推荐的多因素心脏危险指数系统(multiple cardiac risk index system, MCRIS)是一项应用广泛的评估方法(表3-2),可供参考。MCRIS Ⅰ级:0~5分,Ⅱ级:6~12分,Ⅲ级:12~25分,Ⅳ级:≥26分。凡达Ⅳ级者提示为选择性手术的禁忌证。该系统还提出:近期有心肌梗死者应延迟手术,术前须治疗充血性心力衰竭和心律失常;用心导管插入术评价瓣膜狭窄情况(如有主动脉瓣狭窄可考虑先行动脉瓣置换术)。

表 3-2　心脏疾病 Goldman 多因素指数

评估项目及标准	分数	评估项目及标准	分数
病史		全身状态	
年龄>70 岁	5	PO_2<60 或 PCO_2>50mmHg	
以往 6 个月内发生过心肌梗死	10	K^+<3.0 或 HCO_3^-<20mmol/L	3
体检		BUN>17.9mol/L 或 Cr>265μmol/L	
S_3 奔马律或颈静脉扩张	11	AST 异常,慢性肝病症状	
严重房室狭窄	3	非心脏原因卧床不起者	
心电图		手术	
窦外律或术前最后一次 ECG 呈房性期前收缩	7	腹腔内、胸腔内或主动脉手术	3
术前任何时间室性期前收缩>5 次/分	7	急症手术	4
合计			53

(引自 Goldman L et al. 1997. N Eng J Med,297:845)

心绞痛反复发作未控制且不久前曾发病者,一般不适合手术,可暂选用放射治疗。缺血性心脏病的危急症状为胸痛、呼吸急促、端坐呼吸及阵发性晕厥。对心脏疾病的检查最初一般为 ECG 及胸部放射学检查,若检查异常或有阳性病史,应做心脏超声等心功能检查。左心室大小及左心室排出量特别重要,左心室排血量<40%,则术后发生心脏病危险性增高,术前应给予适当治疗以改善心功能。铊应激试验(thallium stress test)有助于评估冠状动脉疾病的存在及严重程度,如有明显异常则应进一步做冠状动脉血管造影。铊应激试验结合双嘧达莫或腺苷试验还可了解个别冠状动脉分支的信息。若发现病人心灌注量降低,则围手术期心肌梗死的危险性及死亡大增。对心脏病人的特殊治疗应咨询有关专科医生,为加强术前监护和指导输液需要,应将病人送入重症监护中心,并置入肺动脉导管(Swan-Ganz)。术前准备包括清洁肠道,注意预防深部静脉血栓形成。贫血者可在术前或术中输血,为维持冠状动脉的充裕氧含量,输血量应多于常规量。有充血性心力衰竭者,术前应给予洋地黄制剂以尽快控制心衰,手术时间宜在心衰控制 2~3 周后进行,术中及术后也应继续用药。

有心律失常者应根据不同情况做出处理,一般房性期前收缩及偶发室性期前收缩可以不做特殊处理,而频发室性期前收缩或多源室性期前收缩,须尽快查明原因并对症处理。心率低于 50 次/分,应检查是否有病态窦房结综合征。用静脉注射阿托品 1mg 行阿托品试验,注射后 5 分钟内,心率不增加或增加但在 80 次/分以下时,应考虑有病态窦房结综合征的可能。术前须进行适当治疗,术中须应用较大剂量阿托品,并尽量将血压维持在正常范围,保证心肌供血充分,防止窦房结功能衰竭。心律失常病人术前需暂时/永久性置入心脏起搏器以维持足够的心输出量。

心瓣膜疾病,特别是二尖瓣脱垂综合征在妇女病人中较多见。心脏听诊时,可发现收缩中期马蹄样杂音,超声扫描时少数可出现明显的心脏瓣膜脱垂现象。在超声扫描异常或有明显症状者应给予预防性抗生素治疗。

（二）呼吸道疾病

肺部并发症包括肺不张和肺部感染，是导致术后死亡的主要原因。当病史和查体发现有以下高危因素如吸烟史、哮喘肺部听诊有弥散性哮喘音，妇科肿瘤病人术前应行肺功能检查。术前有上呼吸道感染及气管炎者，待一般症状消失，体温正常后 3 日方可施行手术。有较严重咳嗽者，应控制咳嗽后再手术，以免因咳嗽影响伤口愈合及并发肺炎，有活动性肺结核应延期手术。最直接地检测肺功能损害的方法是依赖在轻度活动或谈话时出现气短的典型病史。该组病人需测定一秒最大呼气量（FEV_1）。有严重慢性哮喘和 COPD 的病人，术前一秒最大呼气量（FEV_1）如有明显降低，需进一步做系统肺功能检查，如吸入量测定、血气分析和一氧化碳扩散试验等。对严重病人应在围手术期选择适当的支气管扩张药物和激素治疗，以改善其肺功能。卵巢癌病人常有明显的胸膜渗出，胸腔积液少于胸腔间隙 1/3 时，术前无需穿刺或放置引流，如积液较多和有呼吸困难、疼痛和胸闷时，则术前必须进行穿刺或引流缓解症状，并先行细胞学检查。当术后引流液<100ml/d 时可去除引流。

（三）高血压病

患有高血压病者，术前应进行降压治疗，使血压降至正常或接近正常后方可施行手术。降压药物的选择以作用时间短，半衰期短，又能扩张冠状动脉的药物较为适宜，如硝苯地平（心痛定）等钙离子通道阻滞剂既能降压，又能改善心肌供血。术前一般不宜采用 γ 受体及 β 受体阻滞剂［如哌唑嗪、普萘洛尔（心得安）等］，术前正在使用这类药物者，要在手术前 2～3 天停药，以免发生顽固性低血压，口服利舍平也必须在术前 2～3 天停药。

（四）肝脏疾病

在选择性手术前，凡肝功能异常的病人均应进行系统检查以明确诊断，若病人转氨酶高于正常 2 倍，应鉴别是肝肿瘤或者是肝炎所致，若重复测定转氨酶仍为高值，则需进行病毒性肝炎的血清学检查，还须详细询问有无化学性肝炎，如酒精中毒性肝炎的可能。制订手术方案时，应尽量避免使用加重肝功能损害的药物。罹患或怀疑肿瘤病人有可能因肿瘤肝转移出现肝内或肝外梗阻症状，肝脏超声或 CT 检查可提供较精确的肝脏结构的病变信息，也可作为术前调整治疗计划的重要依据。肝功能衰竭病人有较高的围手术期并发症和死亡率，临床主要表现包括腹水、黄疸、营养不良、体液失调及凝血机制障碍。Wong 和 Colleagues 报道，77 例肝硬化妇女与腹部手术相关死亡率为 18%，而急诊手术死亡率高达 32%。对有肝硬化病人的术前治疗包括：纠正体液失衡、改善营养，利尿剂消除腹水，矫治凝血缺陷及治疗肝性脑病（肝硬化性出血是导致这类病人手术死亡的主要原因）。凝血功能障碍的纠正极为重要，因为肝硬化出血是手术死亡率的主要原因。术期还须给予预防性抗生素治疗，必要时需置入肺动脉导管。

（五）肾脏疾病

轻度肾功能损害常见于老年妇女或合并糖尿病、高血压、动脉硬化等内科疾病的病人。患恶性肿瘤接受顺铂等化学药物治疗者会引起某种程度的肾功能损害。以上病人因手术所致的急性肾功能衰竭的发生率明显增加。慢性肾功能衰竭病人术前准备较为复杂,对于这类病人,做好充分准备,经系统透析治疗,进入手术室时要使其体液和电解质成分处于最佳状态。部分病人术前需插入肺动脉导管监测体液变化。对长期使用利尿剂及低盐饮食的病人,应关注有无低钾及低钠血症。术前 1 周停止对食盐的限制,恢复正常的盐摄取量。血钾低于 3.5mmol/L,给予口服 10% 氯化钾溶液 10~20ml,3 次/天。

(六) 内分泌疾病

内分泌疾病在老年妇女中的发病率有所增高,故在对妇科肿瘤病人进行术前评估时,应特别关注以下三个最重要的内分泌问题。

(1) 糖尿病:日益成为成人的多发疾病,也是子宫内膜癌的高发因素。术前应通过饮食控制达到适宜的血糖水平,需注意与糖尿病相关的疾病(冠状血管与外周血管疾病、高血压、肾病及神经系统疾病),并预先想到术后伤口的延期愈合及并发感染等问题。对糖尿病病人的术前检查及评估包括:了解病人的详细病史及治疗过程、并发症情况、检查血糖、尿糖水平、血电解质、血尿素氮、血清肌酐,有酸中毒临床表现时应做血气分析。合并有心血管及肾脏疾病的病人,往往带来一些严重的手术危险因素,需特别注意,并进行有关评估,如周围循环情况,周围血管搏动、皮肤感觉及足部皮肤改变,及时发现缺血性疾病的发生。持续高血糖因糖尿而导致脱水,继而出现高钠血症甚至酸中毒。手术前应监测血糖,若血糖>13.9mmol/L(250mg/dl),需应用短效胰岛素治疗,将血糖稳定在<2.8mmol/L(50mg/dl)的水平,并纠正酸中毒。如术前需进行肠道准备,则术前须予以适当热量摄入以防止低血糖。并发酮症酸中毒的恶性肿瘤病人需延期手术,经滴注短效胰岛素、输液,直至纠正电解质紊乱和酸中毒后为止。

(2) 甲状腺疾病:经确诊的甲状腺疾病病人除进行常规术前检查外,还需做甲状腺功能检测。如病人正在接受甲状腺替代治疗,则应按有关剂量、频率连续服药直至手术前夜。手术后当病人开始进食时继续服药。未经治疗的甲状腺功能亢进病人有发生甲状腺危象的危险,因此应延期手术,并给予抗甲状腺治疗。为了避免甲状腺功能亢进者的术后的一系列并发症,在择期手术前应给予 β 受体阻滞剂和抗甲状腺药物。如系急诊手术,则手术前可应用 β 受体阻滞剂控制脉搏(<100 次/分)并给予 1g 碘化钠。普萘洛尔(心得安)可阻滞增多的甲状腺素对心血管的影响,丙基硫脲嘧啶可减少甲状腺素的产生,碘化钾饱和液可阻遏甲状腺素的释放,三者可供非紧急手术病人的术前选用。

甲状腺功能减退(甲减)可降低心肌收缩力,造成心肌肥大,减少呼吸储备,影响肠蠕动,造成电解质紊乱以及减少肾上腺素储备等,从而增加手术后并发症的危险。对于这类病人术前应替代治疗,口服甲状腺素直至手术前,术后继续服用。黏液性水肿病人可一次静脉给予 200~500mg 的甲状腺素或每日静脉给予 100mg。年龄较大的甲减病人在替代治疗中注意防止心肌梗死的并发症。

(3) 肾上腺功能受抑:在长期使用甾体激素的病人中,会导致对肾上腺功能的抑制,从而可能妨碍肾上腺的正常反应以及对手术的应激性。据临床观察,在手术前 1 年内应用任何一种甾体激素,或在每年中有 7 天以上接受过超生理量的类固醇激素治疗者,均可引起肾上腺功能抑制。术前评价手术病人的类固醇水平的内容包括:使用类固醇的类型、剂量、治疗持续时间。肾上腺功能受抑病人的主要危险是心血管系统衰竭。对甾体激素依赖性病人的手术前治疗可静脉滴注氢化可的松，每日剂量为300mg，即每8小时静脉注射100mg，首次剂量在术前即刻给予。甾体激素疗法和手术应激反应可使部分病人转化为显性糖尿病，对这类病人需要暂时性的胰岛素治疗。

（七）神经系统功能障碍

退行性神经系统疾病和脑血管意外是引起神经功能障碍的主要原因，在老年妇科恶性肿瘤病人和绝经后妇女中常见。Alzheimer病病人常给手术带来一些困难，但病人的精神错乱并非禁忌证，只要其肿瘤是可预期治愈的，如外阴癌或子宫内膜癌等就不应放弃手术，而晚期卵巢癌或复发性转移癌，施行广泛破坏性手术就不太适宜，另外，是否手术取决于病人的失能程度和对生命的期求。引起脑血管意外的某些高危因素覆盖了所有子宫内膜癌和宫颈癌的高危因素。查体中发现颈动脉杂音或具有短暂性脑血管缺血发作史者，均应请神经科医生会诊，并进行脑血管超声检查。以往有脑血管意外病史者，术后发生此病的危险性增高。有报告，术前皮下注射肝素，术后发生脑血管意外危险性增加。在围手术期中，心源性栓塞最常引发脑血管意外，因此，对房性心律失常者及施行头颈部手术伤及脑动脉者，要特别注意预防脑血管意外的发生。

（袁建寰　吴　斌　彭晓庆）

第三节　手术前准备

（一）纠正贫血和营养不良

肿瘤尤其是晚期肿瘤病人，常常伴有营养不良，贫血及氧合能力下降，对心脑组织的供氧不足。恶性疾病引起的营养不良是由于机体营养消耗过多，蛋白储备逐渐减少，营养的摄取和吸收减少以及营养物质的利用不足造成的。由于腹水、渗出或肠梗阻，可造成血容量减少，在皮肤弹性改变前，体重就可能已下降5%~10%。有近40%的病人血容量不足在术前未得到纠正。血浆蛋白低于正常，血容量不足，对麻醉及失血的耐受能力降低。硬膜外麻醉时，由于交感神经阻滞，麻醉区的血管扩张，回心血量减少，常常引起低血压。而术前低血容量的病人，其循环功能已处于代偿状态，术中即使少量失血也可引起血压明显降低。因此，术前少量多次输血，纠正贫血及补充血容量，使血红蛋白提高到8%~10%以上时，手术则比较安全。

在对一些已有明显营养不良的妇科恶性肿瘤病人的病史采集过程中，医生应了解病人在近期内有无明显体重下降，若体重下降达10%及其以上者应分析其原因，判别肿瘤是否原发于胃肠，而妇科症状只是并发的。

完全性静脉营养疗法（TPN）应作为肠道手术前的治疗常规，采用简便公式可计算TPN的补给成分和矫治程度。研究发现当病人处于严重营养不良，即病人体重下降≥20%，或血清蛋白<28g/L时，TPN方使病人明显获益，在手术前使用TPN至少连续3~7天方呈现

效果,而轻、中度营养不良者,术前应用 TPN 并非有益,相反,可能带来感染性并发症,增加肠道的细菌入侵或经静脉通道感染。

病人营养不良或由于存在严重的胃肠疾病,或继发于晚期癌症及相关的放疗,如慢性肠梗阻、肠瘘、短肠综合征、放射性肠炎。在此情况下病人如必须手术治疗,则术前应予以TPN 治疗,TPN 的最好方法是经锁骨下静脉或从颈内静脉置入中心导管。在补充蛋白制品期间,每周应两次检查血清白蛋白,监测 TPN 的治疗反应,转铁蛋白(transferrin)、视网膜结合蛋白或前白蛋白水平测定也有参考价值。由于大多数营养不良病人血容量减少,初期易发生 TPN 或胃饲反应,故输入时应将 TPN 稀释后滴注。

(二) 预防静脉血栓形成

妇科盆腔肿瘤存在发生静脉血栓的高危性,而在进行手术时其危险性更大,往往导致严重的并发症和死亡。盆腔手术持续时间超过 30 分钟,深部静脉血栓形成的发生率接近30% ,子宫肿瘤切除术引起死亡的主要原因是肺栓塞。其中死于单纯肺栓塞者占35% ,死于肺栓塞并合并多种内科疾病者占30% 。预防血栓形成是降低妇科手术死亡率的有效方法;而预防血栓形成的关键在于预防致死性肺栓塞。常用的方法是皮下注射小剂量肝素,标准疗法是术前 1 ～2 小时皮下注射肝素 5000U,以后每 12 小时重复一次直至病人下床行走。许多前瞻性随机性研究和偏态分析资料表明小剂量肝素治疗对深静脉栓塞形成的高危病人可起预防作用。该剂量肝素不会使 PTT 发生明显改变,但可增加伤口血肿的发生率,还会增加手术失血量,有报道可引起过敏性血小板减少症。多聚脱氧核糖核酸具有抗血栓形成的活性,能增加组织中游离纤维蛋白原活性而不改变凝血参数,也不增加术中出血。用量为术前一日到术后数日,每天 2 次,每次 400mg,此药有待于推广。另一种预防血栓形成的方法是物理方法,采用橡皮袜(压脉弹力带)对减少小腿静脉"血湖"(blood pods)的血容量有一定效果。还有一种间歇性充气弹力带结合肝素应用,其预防血栓形成作用更好。对部分肺栓塞高危病人可采用下静脉滤过器,此装置是在术前借助介入性放射检查置入。

关于执行抗凝治疗的病人,何时施行手术和抗凝治疗持续多长时间,原则上在尽量缩短抗凝治疗时间内完成手术。口服抗凝剂者,术前 3 天应停服,并行血液肝素化。术前午夜停用肝素。根据手术种类、预计出血量及凝血功能等,术后 4 ～24 小时,再应用肝素。

(三) 预防性应用抗生素

预防手术后伤口感染是所有手术医生普遍关注的问题。这类感染虽很少危及生命,但可明显延长住院及康复时间,给病人增添额外的痛苦和负担。原患有肥胖、糖尿病及免疫低下的病人,更是引起伤口感染的高危因素,应加以特别注意。预防伤口感染的措施,除缩短手术时间及严格的无菌操作外,术前抗生素的恰当应用,是重要预防措施之一。行子宫切除术或剖腹探查手术病人,术前应给予抗生素,通常采用头孢唑林(cefazolin),1g 静脉注射,术前 2 小时首次给予,手术时间持续 3 小时以上者,在首次给予头孢唑林一次后,以后每隔 3 小时重复给药。其他为心瓣膜病及膝、髋关节、起搏器植入或修复性手术,都应给予预防性抗生素。据最近一组经腹子宫切除术的对比研究,术前应用抗生素者的感染率有明显降低,除头孢菌素外,甲硝唑、多西环素在妇科手术前也被选用(表3-3)。

表3-3 术前应用预防性抗生素的时间

给药至手术时间	病人数	感染率(%)	相对危险度
手术前(切皮0~2h)	17 080	0.59	1.0
手术后早期(切皮0~3h)	282	1.4	2.4
手术后晚期(切皮后>3h)	488	3.3	5.8

(引自 Claussen DC. 1992. N Eng J Med,326:281)

(四) 肠道准备

为了预防和减少术后感染性并发症,选择性肠道手术术前一般须进行清洁灌肠和抗生素肠道准备。抗生素的给予方法有口服、胃肠道外途径或口服加肠道外途径联合使用。在某些高危因素的情况下,如手术时间过长(超过3小时)、腹腔内直肠吻合术,不适当的灌肠准备,术中有肠内容物溢出以及围手术期输液输血、长期甾体激素治疗、术前因故未进行肠道准备等,同时给予口服及胃肠道外途径应用抗生素,无疑是合理的。经胃肠道外加口服同时应用抗生素的原理是因为单纯口服抗生素不能及时达到预期的组织效应,而胃肠道外途径又难以整体性减少肠道内细菌负荷。

预防性经胃肠道外抗生素必须在手术开始时给予才有效,若手术持续时间超过抗生素2倍半衰期时,必须重复给药。若存在污染甚至直肠手术有粪便外溢,术后须应用抗生素2天以上。口服抗生素用药多为新霉素加琥珀酸乙酰红霉素,或者用红霉素加甲硝唑,胃肠道外的抗生素用药多用头孢菌素类。在诱导麻醉时的使用方案是:头孢噻肟(cefotaxime)2g及甲硝唑1.5g静脉注射。数百例肛肠手术,采用此方案后,术后伤口感染率仅为6.6%,吻合口漏出率仅为3.3%。对肠梗阻及肠穿孔病人,当然不宜灌肠,可将蘑菇头尿管经回肠末端插入用林格乳酸液或生理盐水灌洗结肠。以下为术前各种灌肠方法评价,并推荐结肠手术前肠道准备常规(表3-4、表3-5)。

表3-4 推荐的肠道准备方法

手术前1天	手术日
清洁液体	清洁水灌肠,在凌晨直至清洁(不需 Golytely)
NPO,午夜后	直肠手术时,用稀释 Betadin 液在手术室灌洗直肠
Nalytely,Noloid 或枸橼酸镁	麻醉诱导时,用头孢西丁 2g 静脉注射
新霉素 1g 和甲硝唑 500mg(或红霉素碱 1g)在 1:00pm、 2:00pm 和 11:00pm 口服	

(五) 阴道准备

阴道内存在多种细菌和其他微生物,其种类和数量与病人的年龄、性生活、月经周期及卫生习惯有关。术前3日开始擦洗或冲洗阴道,但其作用是短暂的,故在冲洗后在阴道内放置合适的消炎药。

表 3-5 手术前各类灌肠方法评价

类型	良好至优秀结果(%)	优点	缺点	方法
泻药+灌肠	70	传统方法	不适,麻烦,代谢紊乱	钠或镁或枸橼酸盐或蓖麻油
盐水灌洗	90	快(2～3h)	插鼻胃管,液体吸收,需护士协助	7～10L 大量液体
5% 或 10% 甘露醇溶液	不明	吸收好;耐受性(小量)	易发生感染,激发产气	至少5% 的4L
聚乙烯二醇	95	无液体或电解质变化,不灌肠,非易燃气,耐受性好,不需助手	可插鼻胃管,许多病人不能用全量	2～3h 内灌入2～3L

(引自 Beck DE,Fazio VW. 1990. Dis Colon Rectum,33:12)

（六）皮肤准备

手术前一天傍晚病人应沐浴,用肥皂液清洗皮肤,更换清洁衣裤。手术区的皮肤,其范围上至剑突,下达耻骨联合,旁至腋中线以及外阴与大腿内侧上 1/3,进行清洁准备。在术前傍晚或当日清晨剃除手术区皮肤的毛发,一则为了预防手术感染,二则为了便于创口的缝合。但近期有人认为剃毛并不能降低手术感染率,反而因剃毛时所致皮肤破损,导致细菌入侵。提出不必常规剃毛,对较长毛发可用电剪刀剪除,或者在进入手术室后术前剃除,并小心防止皮肤破损。

（七）术前讨论

一例疑难病例从诊断、治疗及至复杂手术的完成,实际上是一系统工程的实施过程。因此,在完成各项术前检查和准备之后,手术前须要组织参与手术的各级医生、麻醉师、护理人员及有关专家进行一次最后的术前讨论,明确诊断,选择手术方式,麻醉方法,以及手术中可能出现的各种问题,做出充分的估计及拟定相应的急救措施。此外,病人在术后出现的某些并发症和预后,与手术者的手术技巧和熟练程度密切相关,完善周密的手术方案,还须有娴熟的手术技巧方能顺利完成。一般而言,有些较复杂的妇科手术,如卵巢癌缩瘤术、宫颈癌盆腔广泛清扫术等,最好由有经验的专科医生或妇科肿瘤专家来完成。有资料表明,晚期卵巢癌由妇科肿瘤专家施行手术,可达78% 的最佳缩瘤效果,而非肿瘤医生却只能达到25%。无疑,这直接影响到病人以后的化疗反应及生存时间。

（八）术前咨询

手术前由病人及亲属签署手术协议,让其认可所选择的手术指征和手术方法,了解有关手术及相关治疗的风险。手术认可还可经一次或多次与病人及其亲属交谈完成。除在手术协议书上签字外,医生还应将与病人的谈话内容记录于病历中。除手术前在规范印刷的协议书签署外,医生在相应的栏目中,附言说明可能发生的并发症及手术意外,尤其要列出与手术或麻醉相关的全身并发症。应单列一项说明手术所切除的器官。进行拍照和录像应征得病人的同意,并承诺为之保密。

施行手术的医生,应向病人提供有关手术的信息,并以协议书形式记录在案。如介绍经腹手术时,应说明不用腹腔镜而需打开腹腔切除子宫和宫颈的必要性。如手术需要切除某一侧组织或病变组织(如一侧部分外阴切除术)也应在协议中注明。手术医生计划向另一医生咨询时,则咨询医生所应承担的职责应在协议注明,参与咨询的医生,当然也应了解相关手术协议书的全内容。

手术协议书在最后陈述内容中,应说明病人已阅读过协议书,并回答了所有问题。提供治疗信息者最好是施行手术的医生,以便获得病人的充分理解和确认,然后签字。

认真负责的医生还应在病历上注明,病人已充分理解了手术的确切内容、手术风险、并发症及手术应变措施。另外,手术对妊娠、生育、内分泌及性功能的特殊影响,是妇科医生须特别关注的问题,也应与病人仔细说明。

一份内容完备的协议书,不仅为病人提供有关的治疗信息,也是作为手术室工作人员执行治疗的指导文件。为确保手术质量和确定治疗方案,在诱导麻醉前,护士必须审核协议书。

(彭晓庆　王　景　江依群)

参 考 文 献

陈国桢. 1984. 内科学. 第2版. 北京:人民卫生出版社,159~186.

陈惠祯. 2001. 现代妇科肿瘤诊治学. 第2版. 武汉:湖北科学技术出版社,67~71.

Aghajanian A. 1991. Routine prothrombin time determination before elective gynecologic operations. Obestet Gynecol,78:837.

Amercian College of Physicians. 1990. Preoperative pulmonary function testing. Ann Intern Med,112:793.

American Society of Anesthesiologists Task Force on Pulmonary Artery Catheterzation. 1993. Practice guidelines for pulmonary artery catheterization. Anesthesiology,78:380.

Axelrod L. 1976. Glucocorticoid therapy. Medicine,39:55.

Beck DE,Fazio VW. 1990. Current preoperative bowel cleansing methods. Dis Colon Rectum,33:12.

Bozzetti F. 1994. Is enteral nutrition a primary therapy in cancer patients. Gut,35:S65.

Chalas E,Welshinger M,Engllener W, et al. 1992. The clinical significance of thrombocytosis in women with a pelvic mass. Am J Obstet Gynecol,166:974.

Claussen DC. 1992. The timing of prophylactic administration of antibiotics and the risk of surgical wound infection. N Eng J Med,326:281.

Crapo RO. 1994. Pulmonary-function testing. N Engl J Med,25:331.

Daly JM,Redmond HP,Gallagher H. 1992. Perioperative nutrition in cancer patients. JPEN J Parenter Enteral Nutr,16:100.

Devereux RB. 1989. Mitral valve prolapsement. Ann Intern Med,111:305.

Goldberger AL. 1986. Utility of the routine electrocardiogram before surgery and on general hospital admission. Ann Intern Med,105:552.

Goldman L. 1997. Multifactorial index of cardiac risk in noncardiac surgical procedures. N Eng J Med,297:845.

Gorbach SL. 1991. Antimicrobial prophylaxis for appendectomy and colorectal surgery. Rev Infect Dis,13:815.

Hakansson T. 1993. Effectiveness of single. dose prophylaxis with cefotaxime and metronidazole compared with three doses of cefotaxime alone in elective colorectal surgery. Eur J Surg,159:177.

Hart R. 1982. Mechanism of perioperative cerebral infarction. Strokes,13:766.

Howard MR,Chapman CE, Dunstan JA, et al. 1992. Regional transfusion centre preoperative autologous blood donation programme:the first two years. BWJ,305:1470.

Jensen OB, Bruttomesso KA. 1993. The effectiveness of preoperative skin preparations: an integral review of the literature. AORN J,58:477.

Kaplan EB, Sheiner LB, Boeckman AJ, et al. 1985. The usefulness of preoperative laboratory screening. JAMA,253:3576.

Ladenson PW, Goldenheim PD, Cooper DS, et al. 1982. Early peripheral responses to intravenous A-thyroxine in primary hypothyroidism. Am J Med,73:467.

Larsen SF. 1988. Postoperative cerebrovascular accidents in general surgery. Acta Anaesfhesiol Scand,32:698.

Levine M, Hish J. 1990. The diagnosis and treatment of thrombosis in the cancer patient. Semin Oncol,17:160.

MacPherson DS, Lofgren RP. 1994. Outpatient internal medicine preoperative evaluation: a randomized clinical trial. Med Care, 32:498.

Madura JA. 1994. The management of patients on chronic coumadin therapy undergoing subsequent surgical procedures. Am Surg,60:542.

Moore MP. 1990. Bleeding complications of oncology surgery//Turnbull ADM ed. Surgical Emergencies in the Cancer Patient. Chicago: Year Book.

Myers ER, Claeke-Pearson DL, Olt GJ, et al. 1994. Preoperative coagulation testing on a gynecologic oncology service. Obstet Gynecol,83:438.

NIH. Consensus statement on perioperative red cell transfusions. 1989. Bull PAHO,23:356.

Pisters PW, Pearlstone DB. 1993. Protein and amino acid metabolism in cancer cachexia: investigative techniques and therapeutic interventions. Cirt Rev Clin Lab Sci,30:223.

Roizen MF. 1994. Preoperative evaluation. 4th Ed. New York: Churchill Livingstone,827.

Sarasin FP, Eckman MH. 1993. Management and prevention of thromboembolic events in patients with cancer-related hypercoagulable states. J Gen Intern Med,8:467.

Schade DS. 1988. Surgery and diabetes. Med Clin North Am,72:1531.

Shaw L. 1992. Determination of perioperative cardiac risk by adenosine thallium 201 myocardial imaging. Am Heart J,124:861.

Sirinek KR, Burk RR, Brown M, et al. 1987. Improving survival in patients with cirrhosis undergoing major abdominal operations. Arch Surg,122:271.

Tape TG, Mushlin AI. 1986. The utility of routine chest radiographs. Ann Intern Med,104:663.

Wakefield TW, Greenfield LJ. 1993. Diagnosis approaches and surgical embolism. Hematol Oncl Clin North Am,7:1251.

Weinmann EE, Salzman EW. 1994. Deep vein thrombosis. N Engl J Med,331:1630.

Wenzel RP. 1992. Preoperative antibiotic prophylaxis(editorial). N Engl J Med,326:339.

Wingo PA. 1985. The mortality risk associated with hysterectomy. Am J Obstet ctynecol,152:803.

Wong R, Rappaport W, Witte C, et al. 1994. Risk of nonshunt abdominal operation in the patient with cirrhosis. J Am Coll Surg, 179:412.

第四章　下生殖道上皮内瘤变及子宫内膜增生的处理

第一节　外阴鳞状上皮内瘤变

一、概　　述

外阴鳞状上皮内瘤变(vulvar intraepithelial neoplasia,VIN)是一组外阴鳞状上皮的不典型增生病变,是外阴癌的前期病变。它包括不典型增生和原位癌。VIN 这一名称替代了以往用过的外阴非典型增生、Bowen 样丘疹、Bowens 病和 Queyrat 增殖性红斑等多种旧病名。VIN 的发生率较低,约为 0.2/10 万,多见于绝经后妇女,近年来年轻病人的发病率逐年上升。在病因方面,VIN 和外阴癌有相近之处,与多种因素的作用有关,但确切病因尚未完全明了。在性生活活跃的年轻妇女中 VIN 的发生渐趋增加,尤易发生在宿主免疫状态受损的情况下,例如罹患淋巴瘤、艾滋病、慢性淋巴细胞白血病或长期服用免疫抑制剂(甾体激素和组织移植抑制剂)治疗者。VIN 发病还与病毒感染、外阴慢性皮肤病、性传播疾病、免疫功能低下及吸烟有关。有文献表明 VIN 与人乳头瘤病毒(HPV)感染有关。有些 VIN 可伴发 CIN,伴发会阴部、肛周的上皮内瘤变的 VIN 被称为多灶性上皮内瘤变。

1987 年,国际外阴疾病研究协会(International Society for the Study of Vulvar Disease,ISSVD)与国际妇科病理学家协会(International Society of Gynecological Pathologists,ISGYP)共同制定了新的外阴疾病分类(表 4-1)。根据增生细胞的异型性程度,外阴鳞状上皮内瘤变可分为 VINⅠ(轻度外阴上皮不典型增生)、VINⅡ(中度外阴上皮不典型增生)和 VINⅢ(重度外阴上皮不典型增生和原位癌)。大部分 VIN 病人经治疗后可消退,有些则可发展为原位癌或浸润癌。VIN Ⅲ接受过治疗者发展为外阴浸润癌的比例为38%,未接受治疗者可高达87.5%。

表 4-1　外阴疾病分类(ISSVD,1987)

外阴浸润癌	外阴非鳞状上皮内瘤变
外阴上皮内瘤变	Paget 病
外阴鳞状上皮内瘤变	非浸润性黑色素细胞瘤
轻度不典型增生	外阴皮肤和黏膜上皮内非瘤变
中度不典型增生	外阴硬化性苔藓
重度不典型增生或原位癌	外阴鳞状上皮细胞增生
	其他皮肤病

病人大多无临床症状,或为外阴瘙痒、灼热感等非特异性症状,也有阴道分泌物过多的主诉。病变大小不等,主要累及大、小阴唇,其次是会阴和阴蒂,少数可累及肛周皮肤和肛

门黏膜。常见色素沉着和白斑,略隆起于皮肤、黏膜表面。肉眼观皮肤表面呈白色、灰色、深棕色、赤褐色,黏膜上呈粉红色或红色的丘疹或斑点,病变明显者可呈斑块状和疣状、息肉状改变,单个或多发,分散或融合。因此,对有临床症状及局部病变表现、外阴瘙痒、外阴慢性皮肤病治疗效果不好者应提高警惕,要仔细全面地观察外阴。那些合并下生殖道多中心性肿瘤的病人是高度可疑者。要增强对 VIN 的诊断意识,鼓励并指导病人自我检查外阴,发现可疑病变后必须及早做活检,这将有助于 VIN 和外阴癌的早期发现。对 VIN 的诊断目前仍必须依靠活组织检查才能明确。为了提高活检诊断率,可先用生理盐水清洗外阴部,待其稍干后用 1% 甲苯胺蓝溶液涂抹,2~3 分钟后用 1%~2% 醋酸溶液洗脱,正常皮肤很少或不染色,可疑病灶呈紫蓝色,在紫蓝色部位取活检;也可用 4%~5% 的醋酸溶液清洗外阴,使病变处呈醋酸白变化,在阴道镜引导下取可疑病变组织(包含全层外阴上皮)做病理检查。对那些治疗无效或局部有隆起或溃疡的外阴病变,应做多处深部取材送活检。活检最好在局麻下采用腭牙钳或 Keyes 皮肤钻进行,以便获取足够的组织标本。而普通活检钳只能达到浅表上皮,最好不用。获取活检标本后,取一块明胶海绵和敷料一起放置在皮肤缺损处至少 24 小时。临床使用阴道镜和放大镜有助于发现 VIN 病变。Sideri 等报道借助阴道镜检查,使可疑 VIN 病变的检出率达 73%。

二、病理特点及分级标准

根据增生程度不同可分为轻、中、重三级(VINⅠ、VINⅡ、VINⅢ)。VINⅠ:部分鳞状上皮细胞增生常局限于上皮层的下 1/3,排列不整齐,极性稍紊乱,细胞不规则圆形或梭形,细胞核增大、深染。上皮细胞分化较成熟,呈轻度异型性改变。基底膜整齐。VINⅡ:皮肤鳞状上皮下 2/3 细胞增生,排列紊乱,但极性尚未完全消失,细胞不规则形,胞核中等度增大,染色深、染色质粗颗粒状,可见少数核分裂。上皮细胞异型性明显。基底膜完整。VINⅢ:鳞状上皮全层细胞排列紊乱,极性完全消失,细胞增大,不规则圆形或梭形,可见核分裂象增多,胞核明显增大、深染,染色质粗颗粒状。细胞异型性大或完全未分化。基底膜完整。VINⅢ包括重度不典型增生及原位癌。外阴原位癌病变与Ⅲ级不典型增生相似,细胞密度增加,排列紊乱,细胞异型性明显,偶见巨核和多核细胞。胞核深染,核分裂象增多。但基底膜完整。根据细胞形态特征,VINⅢ又可分为三型:①疣性型:上皮细胞增生明显,表层过度角化或不全角化,表面呈波浪状或峰状。常见单个细胞角化,核增大,染色质粗颗粒状,核质比增加。核皱缩,核周出现空穴,中、表层空穴细胞可具有不典型性,常有多核、双核,上皮钉脚宽,间质乳头狭窄。②基底样型:上皮增生变厚,表面较平坦,伴过度角化。上皮全部或几乎全部由不成熟、不典型的旁基底样细胞组成,表层可见到空穴细胞具有不典型性,核分裂象多见。③分化型:异常细胞局限于上皮钉脚基底或旁基底层。浅表层虽有轻度不典型性,但常显示分化成熟,在基底区上皮细胞有明显嗜伊红胞质和角化珠形成。每一种 VINⅢ可单独存在,但疣性型和基底样型常混合存在,此时,病灶类型的划分应根据占优势者而定。

三、治 疗 原 则

首先是正确诊断,通过仔细地检查外阴、阴道镜检查和活组织检查明确外阴病变的性质,排除浸润癌,并精确地确定 VIN 的病理分级及病变范围,选择有效的治疗方法。其次,因为 VIN 具有多源性发病倾向,因此,一经发现 VIN 病变,就应同时检查阴道、宫颈和会阴体后部。治疗前应对整个外阴部进行仔细检查,包括会阴和肛周,尤其是对多灶性病变者治疗前先行多点活检确诊,否则极易造成遗漏和复发。最后,必须强调,VIN 为癌前病变,因此,一经诊断 VIN 则治疗不应无限期地延长,尽管某些情况下仍可进行随访观察。手术切除是主要的治疗手段,其次是激光治疗。近年开展了药物治疗及其他方法治疗,治疗中必须注意保护外阴形态,保留外阴解剖结构,预防术后可能出现的性功能障碍,但必须牢记,更重要的是要防止漏诊和误诊早期浸润癌。

治疗方式的选择取决于病变的范围、病变的程度、病灶的位置和病人的个人意愿。虽有多种不同的治疗方法可作选择,但到目前为止,尚未确定哪一种方法的效果最好,现有的任何一种治疗措施都存在着一定数量的复发病例,都可能对病人造成一定的心理压力和影响。由于 VIN 获自行消退的可能性很大,如果病人无明显症状,尤其对年轻的 VIN I 级病人,仅做定期复查,而暂不予治疗是可行的。VIN I 级、VIN II 级可采取药物、激光或局部病灶切除;VIN III 级老年病人可外阴单纯切除,年轻病人行扩大局部切除或外阴皮肤切除术。切除边缘超过肿物外 0.5~1.0cm;切除范围广泛时行植皮或皮瓣移植作外阴修复或重建。

VIN 的治疗以手术为主。手术治疗的第一个优点是有利于完整的组织学诊断,并有可能发现早期浸润癌。Florida 大学对 69 例外阴原位癌病人进行了常规的单纯外阴切除术,术后手术标本发现 13 例(19%)是浸润癌。手术治疗的第二个优点是能保持外阴皮肤和黏膜的弹性、美观和功能,即使进行了植皮,但仍然保留了外阴皮下组织,从而保留了理想的外观和功能。有报道超过 100 例病人,接受单纯外阴切除术,没有 1 例术后诉性交疼痛或性功能障碍。目前更多的人主张采用更加局限的手术方式来治疗,因为它可以既不降低病人的生存率,同时又能减少并发症的发生。但是,不管是广泛性局部切除或单纯性外阴切除术,还是皮瓣移植修复均可引起某些会阴部解剖学改变,如小阴唇和阴蒂包皮缺乏、性反应减退、阴道口狭窄等。

四、手 术 治 疗

1. 手术方式的选择　外阴单纯切除术适用于范围较广泛的 VIN 和不切除病变组织不能排除浸润癌者。局部切除适用于单个或局灶性病变。目前普遍采用的是大范围局部切除术。由于 VIN III 级隐性侵袭癌检出率较高,对两侧多发性病变需行外阴扩大局部切除或单纯外阴切除。切除范围应包括整个病变并应带有病变边缘外 5~6mm 的正常外阴皮肤或黏膜,深度为皮肤或黏膜全层。切除标本应送病理检查,有条件时应做术前冷冻切片检查,以排除隐性侵袭癌和切缘 VIN 残留。位于阴道前庭的 VIN,其内切缘可用复方碘液试验或醋酸试验及阴道镜观察确定病变界限。注意保留外阴基本的解剖构型。年轻的妇女尽可能保留阴蒂及其正常功能。

2. 手术方式、方法及适应证

(1) 局部切除及扩大局部切除术 : 局部切除适用于单个或局灶性病变的年轻病人。手术范围应切除外阴病变部位的皮肤和黏膜全层,以及病变边缘外 5~6mm 的正常皮肤和黏膜,保留皮下组织和深层结构。如病变范围较广泛或为多灶性病变,可做外阴扩大局部切除,注意保留外阴基本的解剖形态,尽量保留阴蒂。阴蒂头上的病变可用刀刃刮除,阴蒂头上的皮肤可以再生而不丧失感觉;或者采取水分离和锐性分离结合的方法,从皮肤棘细胞层上切除,覆盖以皮瓣,皮瓣来源于小阴唇或大腿内侧。局部切除后用1号丝线缝合创面皮下和黏膜下组织,黏膜边缘用4-0合成可吸收线间断缝合,皮肤边缘用1号丝线间断缝合,用消毒纱布覆盖切口3天,术后6天拆线。病灶切除广泛时为保留器官功能可行植皮术或行皮瓣移植(取自外阴邻近部位的正常皮肤)外阴重建术。

LEEP手术是切除VIN的有效途径之一,并可以快速提供组织学样本,且其花费和成本均较低。

(2)单纯外阴切除术:适用于VIN范围较广泛和不切除病变组织不能排除浸润癌者。切除范围包括外阴病变部位的皮肤和黏膜全层,以及病变外缘5~6mm的正常皮肤和黏膜,保留皮下组织和深层结构。如病变范围较广泛或多灶性病变,可做外阴上皮的全层切除,但尽量保留阴蒂。

1)体位:截石位。将一折叠的手术巾垫于骨盆下方,抬高臀部以更好地暴露手术野。如VIN累及后侧会阴体,臀部须突出手术台外,以便于手术操作。

2)划定切口,切开皮肤和黏膜:根据病变情况画出两个椭圆形切口线(图4-1),先沿内椭圆线切开(图4-2),以便压迫止血和操作。切口从尿道上方开始,离尿道口的距离应根据病变情况确定,必要时可以切除部分尿道。沿阴道前庭、阴道口外侧(或处女膜外侧)向下延伸。病变外侧的切口应距离病变边缘外5~6mm(图4-3),上起于阴蒂上方,向两侧呈椭圆形延伸,下至会阴联合。

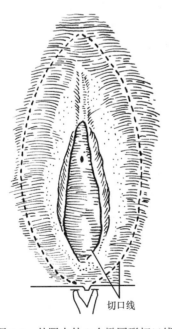

图4-1　外阴内外2个椭圆形切口线

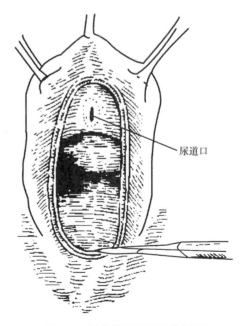

图4-2　沿内椭圆形切口线切开

3)切除外阴:从阴蒂上方开始,用组织钳夹住欲切除的病变皮肤边缘(图4-4)。如阴蒂处无病变,外阴上方切口可从阴蒂下方开始,保留阴蒂。若阴蒂处有病灶,亦可用刀刃刮除或改用激光治疗。

　　采用阴蒂上方切开为例:用弯组织剪或手术刀分离内外两椭圆形切口间的病变皮肤及部分皮下组织,同时切断阴蒂悬韧带或予以保留,直至与内外切口贯通。再用两把组织钳夹住并提起会阴部皮肤切口边缘,用弯组织剪解剖(图4-5),直至内切口(图4-6)。然后分离左右两侧皮肤及皮下组织至内切口(图4-7,图4-8),取下手术标本,送病理检查。

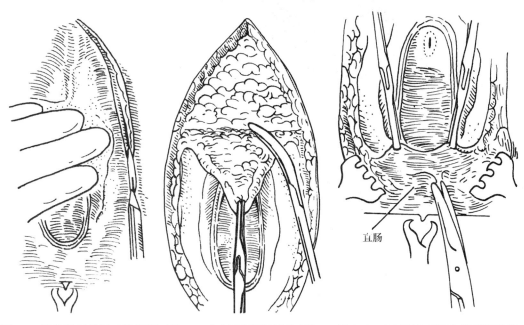

图4-3　沿外椭圆形切口线切开　　图4-4　自上而下切除病变皮肤　　图4-5　自下而上切除会阴病变皮肤

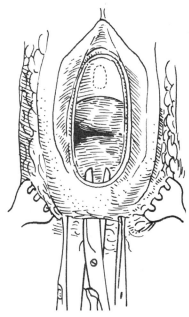

图4-6　切除会阴病变皮肤直到内椭圆形切口

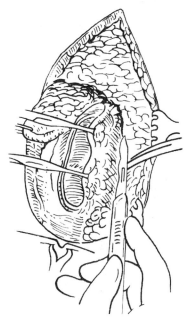

图4-7　从左向右切除病变皮肤

4）修复会阴体：①手术创面用温热生理盐水冲洗，热敷，止血。②用两把血管钳或组织钳夹住并提起阴道后壁的黏膜边缘，用弯组织剪将阴道后壁黏膜与黏膜下组织分离（图4-9），暴露出肛提肌（图4-10），用7号丝线间断缝合肛提肌，注意不要结扎过紧，以免将肛提肌截断。

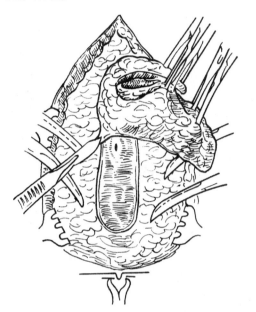

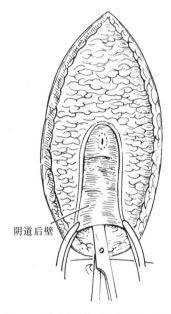

阴道后壁

图4-8　从右向左切除病变皮肤　　　　图4-9　分离阴道后壁暴露肛提肌

5）缝合皮下组织、皮肤和黏膜：用1号丝线间断缝合皮下组织（图4-11），使两椭圆形切口边缘尽量靠近，然后用1号丝线间断缝合尿道口前方和阴道口后方两侧皮肤，再行阴道黏膜与皮肤的缝合，缝合完毕置导尿管并保留（图4-12）。如因切除较广造成缝合张力大时可行减张缝合，或行植皮术。

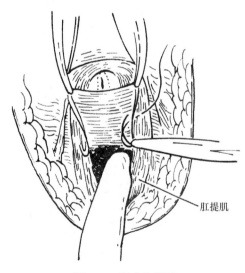

肛提肌

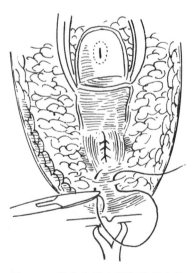

图4-10　缝合肛提肌　　　　　　　图4-11　缝合会阴皮下组织及皮肤

6）皮片移植：会阴后部受累时，创面直接缝合可致外阴变形。如遇缝合困难，为了整形和美容可采用厚皮片移植修复创面。

皮片可取自臀部、阴阜或大腿内侧皮肤。一般需要8cm×15cm的移植皮瓣，厚度0.4～0.45mm，用温热盐水保持湿润，然后将皮片置于手术创面的中央部，使其边缘超过切口边缘，用3-0号无创伤线缝合固定。移植皮片须加压以便使其与外阴创面融合成形。移植皮片内侧缘与前庭部切缘用可吸收线缝合，外侧缘与对应的外阴手术切缘缝合（图4-13）。移植皮片可作细小的切口，或用筛网状移植皮片（适合于有过多的渗液时）。移植于阴蒂处的皮片作小切口以便暴露出阴蒂头。这样更符合外阴轮廓并减小皮片张力。一般情况下不推荐筛网状植皮，以免残留网状痕迹。

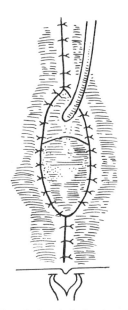

图4-12　外阴皮肤缝合完毕，放置导尿管

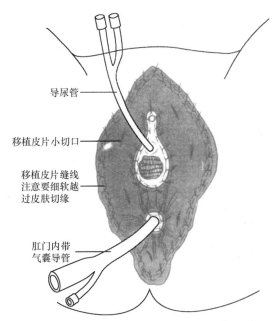

导尿管

移植皮片小切口

移植皮片缝线注意要细软越过皮肤切缘

肛门内带气囊导管

图4-13　单纯性外阴切除术后移植皮片缝合

术后病人卧床休息5天，保留尿管5天；半月内不宜剧烈运动，以免新生毛细血管断裂和血肿形成；预防性应用抗生素4～5天；每天用1：10活力碘液擦洗外阴伤口2次，保持外阴清洁干燥。如有移植皮瓣脱落或缝合边缘坏死，可修整或清创。切口创面直接缝合者7天后拆线，移植皮瓣缝合者10～14天后拆线。

3. 手术并发症　并发症较少见。可能有泌尿系感染、移植皮片轻度脱落和破损，偶见阴道口狭窄。供皮区可发生感染、延期愈合、瘢痕增生和瘙痒，但不多见。

4. 疗效　Ayhan等对21例VIN Ⅱ～Ⅲ级多中心病灶病人行外阴皮肤切除术，没有一例复发。Beurden等对47例多中心病灶VIN Ⅲ级病人行广泛或局部手术，广泛手术组仅20%边缘无病灶，全部复发，局部手术组26%症状持续或复发。提示在阴道镜引导下对VIN Ⅲ级年轻病人行外阴局部手术，对缓解症状是有效的。

（刘诗权　陈惠祯）

五、激 光 治 疗

激光疗法可在门诊施行。可同时对会阴体前部和后部病变进行治疗,能较好地控制治疗深度(尤其是在阴道镜指导下),组织损伤小,有效地保持皮肤附件和上皮再生能力,创面恢复快,瘢痕轻微,创面恢复接近于正常,产生满意的美容和功能效果;即使病灶复发再施以激光治疗仍不破坏原有组织结构和功能。主要缺点是技术操作相对困难,比宫颈激光治疗要有更多的专业技术,必须控制破坏的深度,伤口太深会导致溃疡,需要很长时间才能愈合;有些病人治疗后出现不同程度的疼痛,少量出血、感染和溃疡,延缓伤口的愈合。

此外,激光治疗有掩盖浸润癌的可能。因此,治疗前必须对病人进行仔细评估,对所有可疑病灶进行活检以排除浸润癌。会阴部用 3%~5% 醋酸溶液涂抹,用肉眼或阴道镜观察病变范围。激光功率强度为 450~700W/cm^2。在无毛发生长的病变部位激光破坏深度为 1~2mm,而有毛发生长的部位破坏深度则应达 2~2.5mm。激光束对准治疗区连续移动,从左到右,由上到下,治疗深度与治疗时间成正比。对于黏膜病灶应适当地进行第二次汽化,使治疗创面呈现类似麋鹿皮黄色。对于大阴唇、阴阜和肛门周围有毛发生长的病灶应进行 3~4 次激光汽化,经 3 次激光汽化的创面经阴道镜观察可见灰白色纤维样组织,其深度为激光治疗最大深度,可彻底治愈病变且可获得快速愈合。经第 4 次激光汽化后组织创面经阴道镜观察呈砂粒状改变,此即为皮下网状层的毛囊和皮脂腺组织,该深度创面愈合较慢并可形成较明显的瘢痕。治疗结束后,用湿纱布拭去碳化颗粒,涂上消炎软膏或皮质类固醇软膏,以防止创面干裂。Kaufman 等使用 CO$_2$ 激光切除治疗单发性病变,切除范围包括整个病变及其周边 5mm 宽的正常皮肤或黏膜,切除深度为 1~3mm,治疗效果好,但对多发性病变则效果差。于是他们采用 CO$_2$ 激光加病变主体局部切除治疗获得成功,尤其适用于治疗阴蒂的 VIN。Sideri 等对 52 例 VIN 行 CO$_2$ 激光汽化或 CO$_2$ 激光切除治疗,一个疗程治愈率分别为 75% 和 87%。两种疗法相比,CO$_2$ 激光汽化对 VINⅢ治愈率较低,而且病变组织被破坏不能做病理检查。而 CO$_2$ 激光切除吸取了手术切除和 CO$_2$ 激光汽化的优点,治愈率较高,可较好地保护外阴形态,并能获取手术标本做病理检查,有利于早期发现侵袭癌。罗兵等对 16 例 VINⅠ和病灶局限的 VINⅡ行激光治疗,一次治愈率为 81% (13/16)。其中 2 例在 4~8 个月时复发,再用激光治疗,随访 3~12 个月无复发。

疼痛是激光治疗后的主要不适,可予以镇静止痛药;会阴不适可用 50% 硫酸镁溶液外敷;保持外阴清洁干燥也很重要;每次排便后应清洁外阴;不穿紧身衣裤;禁止性交直至创面完全愈合。

六、其 他 治 疗

1. 药物治疗 5-FU 软膏涂于外阴病灶或用 5% 咪喹莫特(imiguimod)软膏涂于外阴部。药物治疗的优点在于是对因治疗,有效保留了外阴结构的完整性及其功能。

2. 光化学疗法(photodynamic therapy, PDT) 用 10% ALA 凝胶涂于 VIN 表面,2~4 小时后给予 635nm 波长,80~125J/cm^2 的激光来进行治疗。研究表明 PDT 治疗后局部不留

瘢痕而且愈合时间短,能保持外阴外观等优点。

3. 咪喹莫特和光力学治疗　用5%咪喹莫特局部外用,第一周1次,第二周2次,随后的6周共3次。于12周和16周用光力学治疗,共2次。先在皮肤病变部位涂抹乙酰甲胺约1mm厚,并用无吸收性敷料覆盖3小时,随后用Aktilite 128(photocure ASA),50J/cm² 红光照射。26周后重复,共52周。

4. HPV疫苗　采用HPV衍生疫苗的方法作为治疗VIN的策略正在研究中。但是这种方法的疗效仍待证实。

七、治疗的副作用

Hillemanns等报道了93例用不同方法治疗的病人的副作用。其中激光汽化治疗后,有7例病人伤口延迟愈合,其主要在阴唇系带后部。伤口延长疼痛5例。表4-2显示经激光治疗的病人,有6例外阴瘢痕和皮肤形态改变。经光力学治疗的病人,治疗区无皮肤坏死或溃疡,无皮肤形态改变。经局部切除的病人中,有5例外阴形态改变,伤口疼痛延长1例。单纯外阴切除的病人,有1例伤口乙级愈合,1例伤口疼痛延长,7例(100%)见外阴瘢痕或皮肤形态改变,另有一例40岁病人性功能严重受影响。此外,手术治疗偶见阴道口狭窄,伤口延期愈合,但不多见。疼痛是激光治疗后主要不适。伤口太深会导致溃疡,延缓伤口愈合。

表4-2　VIN治疗后的副作用($n=93$)

治疗方法	n	外阴解剖形态改变或瘢痕(%)	P^a
激光汽化	47	6(12.8%)	0.08
光力学	27	0(0.0%)	
局部切除	12	5(41.6%)	0.006
外阴单纯切除	7	7(100%)	<0.001

a 运用Fisher精确试验对比光力学与其他疗法的副作用。

八、预后及愈合因素

Bruchim等报道50例VIN病人采用多种方法治疗,经一年随访,包括没有接受治疗的(5例)所有病人总反应率(完全和部分)为64%。手术(13例)、LEEP(14例)、激光治疗(9例)、咪喹莫特(9例)总反应率分别为92.3%、71.4%、55.6%、55.5%,未治疗的病人病变为持续不变或扩大。手术组复发率9.1%,LEEP为70%,激光治疗仅1例复发,而咪喹莫特组无1例复发。

Penna等报道63例VIN病人,其中VIN Ⅲ 39例,VIN Ⅱ 11例,VIN Ⅰ 9例。在阴道镜指示下采用局麻行激光切除或汽化治疗。27例行激光汽化,37例VIN Ⅲ病人行激光切除或切除与汽化相结合的技术。经激光汽化治疗的有78.4%治愈,在随访中有7例VIN复发和2例进展为外阴浸润癌。对所有复发VIN的病人行第二次激光治疗,经两次激光治疗后总的治愈率达96.8%。

Hillemanns报道93例VIN采用CO₂激光汽化、光力学治疗,手术局部切除或外阴切除,病人平均年龄 45 岁,平均随访时间 53.7 个月(24～128 个月)。93 例病人中,19 例(40.4%)激光治疗后复发,5 例(41.7%)局部切除后复发,外阴切除无 1 例复发(表4-3)。

表4-3　CO₂ 激光汽化、光力学、局部切除和外阴切除治疗 VIN 的对比

治疗方法	n	平均年龄	VIN Ⅰ	VIN Ⅱ	VIN Ⅲ	多焦点	复发	Pᵃ
激光汽化	47	41.9	4	4	39	35(74.5%)	19(40.4%)	0.04
光力学	27	42.6	4	1	22	16(59.3%)	13(48.1%)	0.03
局部切除	12	53.7	0	3	9	3(25%)	5(41.7%)	0.11
外阴切除	7	59.7	0	0	7	7(100%)	0(0.0%)	
总计	93	45.5	8	8	77	61(63%)	37(39.8%)	

a 运用 Fisher 精确试验对光力学与其他疗法的复发率比较。

九、治疗后随访及复发癌的处理

对 VIN 的成功处理有赖于处理方法的选择和适当的随访检查。对所有治疗的病人须进行长期随访和监测,观察外阴、阴道、宫颈和肛周有无上皮内瘤变复发、新发,有无浸润癌的发生。一般于治疗后 3 个月和 6 个月各检查一次,此后每 6 个月检查一次,至少随访 5年。每次随访时,应仔细地检查下生殖道并做阴道细胞学检查,还可配合阴道镜检查和HPV 病毒检测。

即使做了病变的局部切除,仍有复发的可能。VIN 治疗后的复发率为 10%～20%,且多发生在未经治疗的部位。Hording 等对 73 例 VINⅢ行局部切除或部分外阴切除,随访 5 年,经病理检查证实 26 例(36%)复发,其中 5 例在诊断为 VIN 后 2 年或 3 年发生浸润癌。12例伴浅表浸润癌,其中 2 例于术后 2 年多次复发和转移,分别于诊断为 VINⅢ后 20 年和 6年死于外阴癌转移;1 例于术后 3 年发生转移,经治疗后已生存 6 年无复发。导致复发率较高的主要因素是手术切缘有病变残留、多灶性病变和合并下生殖道肿瘤等。Modesitt 等发现 VIN Ⅱ、Ⅲ病人如果手术切缘阳性,复发率将提高 3 倍。在排除了浸润癌后,可重复采用激光或手术切除复发病灶。药物加激光、手术加药物、手术加激光等综合治疗对保留器官功能、预防复发有一定效果,并且是治疗复发的方法。在甲苯胺蓝染色或阴道镜引导下行药物、激光、手术治疗可减少复发。

(李小平　刘龙阳　陈惠祯)

第二节　外阴非鳞状上皮内瘤变:Paget 病

一、概　　述

外阴 Paget 病(vulvar Paget disease,VP)又称外阴湿疹样癌,是一种罕见的进展缓慢的外阴恶性肿瘤,占外阴恶性肿瘤的 1%～7%。多见于 60 岁以上的妇女,国外报道最年轻的病人为 33 岁。本病病程长,有慢性外阴瘙痒史,以较长时间的外阴瘙痒或伴有外阴局部出现湿疹样皮疹为主要的临床表现,也可表现为外阴皮肤发展缓慢的溃疡长期不愈。许多临床医师对此病认识不足,常误诊为外阴炎或湿疹。因此,极易被临床医生忽视而没有及时地做外阴活检以明确诊断,延误了诊断。本病症状的无特异性,也使得病人自出现症状至去医院就诊的时间间隔很长,Farrell 等认为诊断延误的原因可能与病人忽视或讳疾忌医有关。我国 Paget 病病人普遍存在诊断的延误,这可能与病人绝大多数来自农村,受教育水平低,以及基层医疗单位缺乏对该病的认识有关。

Paget 病常见体征为外阴潮红或褐红色皮损,边界清晰。常累及阴唇,也可表现为外阴皮肤发展缓慢的溃疡或红斑样病变。病灶一般局限于表皮内,生长缓慢,可以限于上皮、皮肤附件如汗腺等,也可以演变成皮肤浸润性癌,可在表皮内多次复发,但无浸润。

对 Paget 病的诊断主要是病变部位活检,但仍有可能误诊为外阴鳞癌。因此,活检时采取的组织要有足够的深度和宽度,必要时应多次、多点活检以明确诊断并确定病变范围,否则易造成漏诊和误诊。当 Paget 病与腺癌并存时,则病情较重,易发生淋巴结及远处转移。因此,在诊断时必须明确有无腺癌并存。研究发现病变累及肛周者腺癌发生率高,Tebes 等报道腺癌发生率为 26%,且均与肛周受累有关。

流行病学研究发现,外阴 Paget 病多与乳腺癌、基底细胞癌、直肠癌、泌尿生殖系统肿瘤和宫颈癌相关。Tebes 等和 Fanning 等报道 22% 的外阴 Paget 病病人合并其他脏器恶性肿瘤,包括乳腺癌和膀胱癌,且均在外阴 Paget 病之前即已确诊。因此,对外阴 Paget 病病人需行结肠镜、乳房 X 线摄片、阴道宫颈脱落细胞等检查以排除其他脏器的肿瘤,发现任何有关的可疑症状均应做进一步的检查。我们认为,只要对外阴 Paget 病的临床症状与体征有充分的认识,及时地行外阴活检以尽早明确诊断而予以手术治疗,预后是较好的。

二、病 理 特 点

本病为外阴的一种原位腺癌,仅 20%~30% 的病例在上皮下可找到浸润性腺癌。一般认为,Paget 病的瘤细胞来自皮肤胚胎生发层的一种多潜能基底细胞的异常分化。根据病理所见,外阴 Paget 病分为以下几类:①上皮内 Paget 病(intraepithelial Paget disease,IEP),指 Paget 细胞局限在表皮内,基底膜完整。外阴 Paget 病中以上皮内多见。②浸润性 Paget 病(invasive Paget disease,IP),指 Paget 细胞穿破基底膜浸润到真皮及皮下脂肪。③Paget 病伴腺癌(Paget disease with underlying/associated adenocarcinoma,UC),指除 Paget 病变外伴有皮肤附件的腺癌,后者多为汗腺来源。

本病的病理诊断是依据送检组织中有 Paget 细胞——典型的 Paget 细胞呈圆、卵圆或多边形,胞质丰富、苍白,有空泡或嗜碱性颗粒,核圆形,弱嗜碱性,核仁明显,核分裂偶见。Paget 细胞成群分布于鳞状上皮基底层、旁基底层和毛囊旁,少数进入中、表层呈散在单个分布。

外阴 Paget 病有两种变异型。最常见为病变开始保持上皮内瘤变,一系列病变切除后,若干年后复发是其特征,这种复发并不伴随转移。第二种变异型更为少见,它包括上皮内 Paget 病发展成浸润性病变的那些病例,或表现为来自表面上皮或来自皮肤附件的浸润性病变。上皮内累及皮肤附件不要错误地说成是浸润。浸润性 Paget 病的细胞以柱状、巢状片状浸润真皮,皮肤附件内开始和较早浸润的新生物,在表面上皮被累及之前常常已形成转移,转移可类似伴有"Paget 细胞"的鳞状细胞癌。15%～20% 的上皮内 Paget 病病人有汗腺癌。另外,约30% 有外阴 Paget 病的病人在身体其他部位也有一个癌,如乳房、直肠、膀胱、尿道、宫颈或卵巢癌。所以,一个患有外阴 Paget 病的病人应该被认为并存有新生物的可能性。

三、治 疗 原 则

外阴 Paget 病首选手术治疗,手术范围根据肿瘤的局部情况及局部复发和淋巴转移的可能性确定。外阴切除术是术后复发率最低的治疗方法。有研究表明局部广泛切除与外阴广泛切除的疗效相近,但是鉴于外阴 Paget 病局部病变常累及多个解剖部位,且经局部广泛切除者具有较高的复发可能,所以对于病变广泛、高龄、随诊条件差的病例,选择外阴广泛切除术更符合我国国情。外阴 Paget 病合并腺癌的病人,应按照外阴侵袭性恶性肿瘤进行治疗,通常予以根治性外阴切除和腹股沟淋巴结切除术。

单纯外阴切除或根治性外阴切除是首选的治疗方法。手术治疗对 Paget 病疗效良好,放疗、化疗等非手术治疗仅适用于有手术禁忌证的个别病例。

四、手 术 治 疗

尽管国外报道中采用的术式包括局部广泛切除、外阴单纯切除、外阴广泛切除、半侧外阴广泛切除(radical hemivulvectomy)等,但是首次手术以外阴广泛切除最多,占 38%～68%。

一般应行外阴扩大切除术,并视肿瘤的浸润情况决定是否行淋巴清扫术。腹股沟淋巴结可疑肿大者,可行腹股沟淋巴结切除术。单纯的 Paget 病可做广泛的局部切除术。为防止复发,切口应距离病灶边缘3cm 以上,深达皮肤脂肪层,并包括所有毛发附件组织。由于外阴湿疹样癌进展缓慢,故多数学者主张淋巴结清扫可不作为常规,但手术中必须作快速冰冻切片,观察切缘有无残存的癌细胞,以便于确定手术范围,预防术后复发。但由于 Paget 病常呈多中心、斑块状分布,异常的上皮组织不相连,导致术中冷冻切片假阴性率较高。Tebes 等报道46% 假阴性。因此,必须多点、多部位取材送检。如有皮下浸润或伴有女阴汗腺癌,或发现附近内脏器官的癌瘤时,主张做根治性外阴切除和双侧腹股沟淋巴结切除术。

五、非手术治疗

Paget 病非手术治疗不如手术治疗效果好,包括放疗、化疗、物理治疗等。非手术治疗适用于:①年龄较大或并发其他严重疾病而不能胜任手术者。②经多次手术切除后仍有复发,或伴有远处转移者。③癌灶较浅且病变范围较小但病人拒绝手术者。④临床怀疑或病理检查证实切缘阳性者。

放射治疗一般用作术后和(或)复发的辅助治疗手段,或用于难以手术的病人。Besa 等报道放疗结合手术或无法手术者进行放疗取得了较好的效果。对于浸润性 Paget 病和伴淋巴结转移病人,放射治疗部分有效。对肿瘤转移或伴腺癌的病人可以化疗,但疗效不肯定。国内有使用物理方法(如激光、冷冻等)治疗外阴 Paget 病的报道。虽可使外阴的解剖形态与功能得以保留,但复发率远比手术治疗高。

近年国外有学者采用酮戊酸(aminolevulinic acid,ALA)和 CO_2 激光联合治疗外阴 Paget 病,还有报道使用咪喹莫特(imiquimod)或用 5-酮戊酸(5-aminolevulinic acid,5-ALA)甲基酯(methyester,MAL)和光力学治疗,有一定疗效。

六、治疗后随访及复发癌的处理

外阴 Paget 病有复发率高的特性。以术后 6 个月再次出现外阴病灶作为复发,6 个月以内视作失败。外阴 Paget 病有高复发率的特性,有报道复发率为 11.1%~38.0%,还有文献报道高达 62%。中位复发时间为 3.89 年,平均复发次数为 1.2 次/人,可有淋巴结转移或远处转移而死亡。文献报道切缘阳性者术后复发的平均时间为 54 个月,切缘阴性的 2 例复发于术后 122 和 142 个月。因此,外阴 Paget 病病人须长期随访。许多学者认为手术切缘阴性也不能排除复发可能,因此须长期随访监测,并反复切除复发病灶。

外阴切除术是术后复发率最低的治疗方法。由于 Paget 病累及的范围常超过肉眼所见,因此,手术不易将病灶切除干净,手术切缘阳性是术后复发的重要因素之一,文献报道,切缘阳性的复发率为 40%,而切缘阴性的复发率为 20%。有学者认为,复发者多为病灶切缘有癌灶者,若在术前取多点活检样本和术时的冰冻切片以指导手术范围,可降低切缘阳性率并减少术后复发。因此主张对病灶切缘阳性者,扩大手术范围直至切缘阴性为止,并尽量保留阴蒂、尿道和肛门的生理功能。影响复发的另一个因素是病变的浸润程度。Paget 病的病灶局限于上皮内或微灶浸润者,通常预后良好,虽有复发之危险,经手术治疗及辅以其他治疗后,仍有较长的生存期,若为浸润性病变或伴癌变则预后差。因 Paget 病病人多为老年妇女,常伴发各种老年性疾病及其他恶性肿瘤,故病人是否确实死于 Paget 病,难以准确统计。

也有学者认为复发与手术切缘无关,而与手术方式(局部广泛切除)有关,且浸润性病变、伴腺癌的病例倾向于较早复发。此外,Paget 细胞沿淋巴管或血管逆向播散或某些未知因素影响真皮细胞向 Paget 样细胞分化,以及 DNA 非二倍体的 Paget 细胞的存在,均可能为复发的危险因素。Paget 细胞中的 DNA 为非二倍体者,无论其切缘如何,复发的危险性明显提高。

病理类型是影响外阴 Paget 病预后的重要因素。上皮内 Paget 病预后良好,除非存在浸润性腺癌。Paget 病伴腺癌可能是侵袭性的,可以转移到区域淋巴结或远距离播散,因而预后较差,多数病人在术后 10 个月左右复发或出现远处转移。因此,可通过术前活检或术中冷冻了解是否存在浸润性病灶,以确定手术方式。但浸润性与非浸润性 Paget 病的临床表现无明显差异,也有人认为浸润性病变是否与预后差相关仍存在争议。外阴 Paget 病预后还可能与病变位置(阴蒂)有关。

对于手术或其他治疗失败或术后复发者,仍以再次手术切除为首选,也可配合激光、冷冻、放射或局部药物等治疗,均能获得较好疗效。上皮内 Paget 病以及微小浸润型 Paget 病极少见淋巴结转移,出现淋巴结转移者多伴有腺癌。若外阴 Paget 病呈浸润性生长,合并腺癌时,需行广泛外阴切除及双侧腹股沟淋巴结清扫术,术后密切随访,如有复发,应再次手术切除。

(欧阳艳琼 郭婉茹 陈惠祯)

第三节　阴道上皮内瘤变

一、概　　述

发生于阴道鳞状上皮的瘤变(vaginal intraepithelial neoplasia，VAIN)与 CIN、VIN 相比很少见，仅占妇女下生殖道上皮内瘤变的 0.5%，几率仅为子宫颈瘤变的 1%~3%，且大部分阴道上皮内瘤变的病人已患有子宫颈上皮内瘤变。Petrilli 等报道 50 例阴道上皮内瘤变中，40% 病人有子宫颈上皮内瘤变，15% 同时存在子宫颈和外阴上皮内瘤变。也就是说，VAIN 可以单独存在，也可以与 VIN 或 CIN 同时存在，也可先后发生。可见下生殖道的鳞状上皮在相似的致癌因素作用下，可多位点受累。

阴道上皮内瘤变的发病机制尚不清楚，据认为，VAIN 的主要病因是人乳头瘤病毒(HPV)。此病毒可导致外阴子宫颈和阴道上皮非典型增生。某些学者证实 VAIN 可检测到 HPV DNA，其中75% 为 HPV16 DNA。此外，VAIN 可能与放疗、全身免疫机制抑制、吸烟、化学生物等多种因素有关。

VAIN 多见于 60 岁以上妇女。病人通常无特异症状，阴道排液可能同时存在感染，并不是 VAIN 直接导致的结果。少数病人偶见性交后少量阴道出血。妇检时阴道黏膜可正常，或者表现为糜烂状，稍微隆起的白斑。其病灶常为多发性，分布于阴道上 1/3 者约占 80%。阴道脱落细胞学筛查是最重要的检查方法，它可以提示阴道浸润前的病变，阴道镜检查有助于寻找可疑病灶，对可疑者进一步活检以明确诊断。

二、病 理 特 点

阴道上皮内瘤变来自阴道(黏膜)鳞状上皮。根据病变严重程度，可将 VAIN 分为 Ⅰ、Ⅱ、Ⅲ级。在低级病变中，异常上皮局限于阴道黏膜的下 1/3 或中 1/3；高级病变(Ⅲ级)表明黏膜外 1/3 受累，包括原位癌(累及上皮全层)。尽管 CIN 和 VAIN 有相似的临床病理特征，但它们之间也有很多的不同之处。阴道一般不存在柱状上皮，因此也没有转化区。由于阴道中无腺体存在，故不存在腺体受累。我们预测宫颈病变从转化区开始，而阴道病变可起源于任何区域且多为多灶性的，而且好发于穹隆上部。因为宫颈转化区对癌前改变较为敏感，那么在阴道中缺失转化区就可以解释阴道癌发病率相对较低的原因。

三、治 疗 原 则

VAIN 的恶变是一个缓慢的过程，常发生逆转。随诊 3 年发现 9% 进展为浸润癌，13% 病变持续，78% 病变退化。因此，对于无症状的 VAIN 年轻妇女，若范围局限，且 HPV 检测为 6、11 型，可观察治疗。观察期间，可定期做阴道细胞学及阴道镜检查。若病变加重或 6~12 个月后仍无改善，应进一步治疗。

对于 VAIN Ⅱ~Ⅲ级，应根据病变的部位、范围及年龄，采用激光、冷冻、5-FU 软膏、手术等治疗。一般认为激光与5-FU软膏疗效相似,冷冻治疗相对疗效较差,而且可能导致膀胱阴道瘘和直肠阴道瘘发生,目前比较少用。对于年老体弱不能耐受手术及没有性生活要求的病例,可采用低剂量率或高剂量率后装腔内治疗。

四、手术治疗

手术治疗是切除病灶,与物理治疗相比,可获得切除的组织送病检,以排除可能存在的浸润癌,进一步明确诊断。手术既要考虑病灶切除的彻底性,又要重视阴道结构及功能的恢复,特别对于年轻妇女更应谨慎。手术方式有局部切除、部分阴道切除及全阴道切除。

1. 局部切除术　局部切除是主要的手术治疗方法,适合于阴道单个、局限的病灶,疗效好,并发症少。其方法是沿病灶四周局部麻醉,用鼠齿钳夹住离病灶外2cm的阴道黏膜。沿病灶边缘外约0.5cm处切除阴道黏膜,用3-0号合成线缝合1~2针。用凡士林纱布填塞止血。

2. 部分阴道切除　适用于多个病灶的病人。根据病变部位的不同,分上段阴道或下段阴道切除,其手术操作及注意事项同全阴道切除。如切除部分只占阴道的1/3,可行阴道端端吻合,如切除部分占阴道的1/2以上,需行阴道植皮。

3. 全阴道切除　对于老年妇女,病变范围广泛或经保守治疗失败的病人,可考虑全阴道切除,必要时同时行子宫全切术,术后可行皮肤移植重建人工阴道。全阴道切除手术难度较大,出血多,重建的阴道伸展性较差。以下扼要介绍手术方法及并发症。

(1)切口:为减少术时局部出血,阴道壁四周组织注射0.5%利多卡因溶液加1∶250肾上腺素。沿阴道外口黏膜面作一圆形切口(图4-14)。

(2)分离阴道后壁:用鼠齿钳提起后壁,锐性分离阴道后壁的结缔组织及肌纤维,进入阴道直肠间隙至后穹隆(图4-15)。

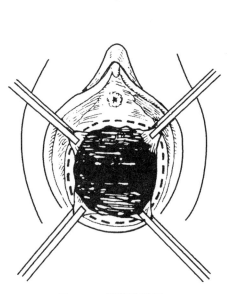

图4-14　阴道黏膜切口

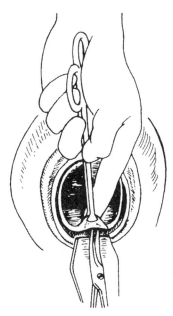

图4-15　分离阴道后壁

（3）分离阴道前壁：锐性分离阴道前壁，剪断结缔组织及肌纤维，进入膀胱阴道间隙，切断宫颈膀胱韧带，缝扎（图 4-16）。

（4）关闭阴道袖套：用纱布填塞阴道，7 号丝线间断缝合，使其形成阴道袖套（图 4-17）。

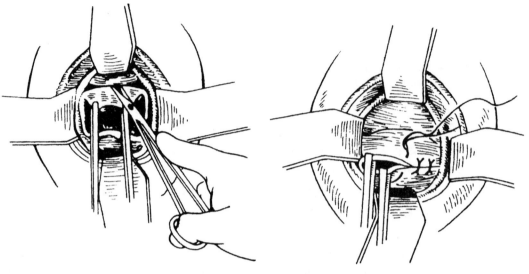

图 4-16　分离阴道前壁　　　　　　　　　　图 4-17　间断缝合阴道袖套

（5）阴道下段左右侧是生殖膈后部，组织较薄，须切断并缝扎（图 4-18）。

（6）阴道中部左右外侧有耻骨直肠肌，附着在阴道筋膜的肌纤维，予以切断、缝扎（图 4-19）。

（7）阴道上 1/3 侧方有主韧带，予以钳夹、缝扎（图 4-20）。

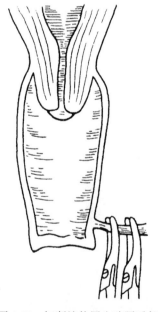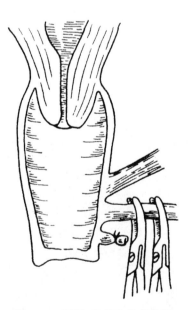

图 4-18　切断缝扎尿生殖膈后部　　　　　　图 4-19　切断、缝扎耻骨直肠肌

（8）于主韧带内侧断扎宫骶韧带（图 4-21）。

（9）同法处理对侧。

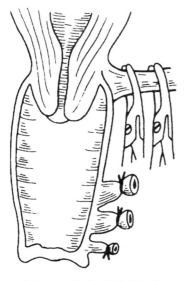

图 4-20　切断、缝扎主韧带

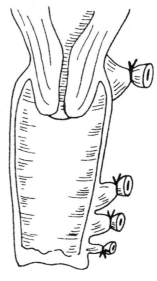

图 4-21　切断、缝扎宫骶韧带

（10）从各穹隆顶部切除阴道，必要时切除宫颈阴道部（图 4-22）。

术毕用湿纱条填塞阴道控制创面渗血。待阴道壁有新肉芽组织生长再植皮，重建阴道。年龄较大、无性生活要求者，待肉芽组织修复创面。

手术注意点：①阴道剥离面应该仔细检查，彻底止血，活动性出血需缝扎。②解剖阴道前、后壁时，时刻注意是否损伤膀胱或直肠，避免瘘管形成。

4. 并发症及处理　术后并发症主要包括感染和再造的阴道坏死。一旦出现这种情况，可能使阴道再造术失败，必须积极处理，包括全身应用广谱抗生素、局部换药和引流。如发生小部分坏死，控制感染后可自行愈合。如发生大面积坏死或全部坏死，可待感染控制、长出新鲜肉芽时，再行二期植皮再造术。

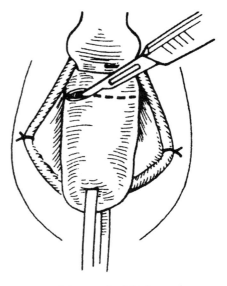

图 4-22　切除阴道壁

（王　浩　楼洪坤）

五、非手术治疗

1. 电凝与激光治疗　与手术比较，具有操作简单、疗效好、并发症少等优点，且适应证广，一般更适合于年轻妇女的 VAIN 治疗，取得良好的疗效。很多资料显示激光治疗有 80%

的缓解率,同时可保持阴道结构的完整及功能的恢复。另外,也适合于年老体弱的妇女。在绝经后病人,其阴道上皮常已萎缩,故在治疗前最好先短期内应用雌激素。

CO_2 激光照射时破坏组织的深度很重要。电凝治疗应注意组织破坏的深度,手术后纤维化也是一个重要的问题,特别是在病灶比较广泛的病例。

2. 5-FU 霜剂局部应用　局部应用5% 5-FU 的方法相对简单,而且在根除非典型增生方面既有效又不会损伤阴道的功能,故受到广大病人的欢迎,尤其是门诊病人。在经过 1 个或 2 个疗程的局部治疗后,80% 的病人都会得到病变消退的临床和细胞学证据。对病变位于阴道中上段的病人更为合适。

常用的方案为间歇性周期治疗,可达到最佳的治疗效果。每个疗程是在睡前用5-FU 涂药器,插入阴道顶部,由上而下顺时针转动3~4 周到阴道中段,而至下段(有病变者),每周 1 次,连用 10 周。治疗前,会阴涂上锌氧油或凡士林保护。病变位于阴道上 1/2 者,取出涂药器后可再放置一塞子以防止 5-FU 流到外阴。当天晚上禁止性生活,第二天早晨阴道冲洗。由于此种方法简单,故对于多灶性的 VAIN,同时又没有阴道下 1/3 或前穹隆及左右穹隆部位累及者,建议采用此种方法治疗。另外,亦有人采用 5-FU 霜或软膏涂抹局部。值得注意的是,治疗前必须首先排除浸润性病变。若 5-FU 治疗效果不满意,应建议手术切除。

3. 放射治疗　在过去,放射治疗是治疗 VAIN 的常用方法,现在仍被一些学者用于治疗子宫切除术后的 VAIN,因为其治疗方法不能破坏或达不到隐匿在穹隆部位或阴道角部病变的异常上皮。一般给予阴道黏膜表面剂量为 35~60Gy,常可以耐受,少部分可导致阴道狭窄或粘连,但严重的早期或远期并发症少见。

六、激光汽化及手术切除综合治疗

在 VAIN 合并 CIN 的病例,也可综合应用 CO_2 激光及手术切除。如病灶波及子宫颈及阴道,用 CO_2 激光汽化可以使病灶全部消失。如果病灶位于子宫颈管内,可用 CO_2 激光汽化阴道及子宫颈的病灶,然后行子宫颈锥形切除或全子宫切除治疗宫颈管的病灶。

七、预后及预后因素

VAIN 经激光、手术等治疗,缓解率可达 80%。由于阴道比邻直肠、阴道、膀胱,使得治疗上存在一定困难,仍有 20% 病人复发。Yolcin 分析了 CO_2 激光治疗 VAIN 的疗效及下列各因素的关系,发现病变的分级、部位、病灶多少、年龄、绝经与否、激光治疗持续时间、有无存在外阴或宫颈病变等与治疗的预后均无明显相关,同时指出 CO_2 激光治疗 VAIN 后复发率达 20% ,因无法确定相关因素,认为所有病人均需严密监视。

Diakomanolis 报道 102 例 VAIN,分析后认为激光和部分阴道切除后复发率达 21% ,单个微小病灶预后最好,多灶性病变及年轻妇女复发相对较高,建议对后者进行长期随诊。

Sillman 等采用手术、5-FU 软膏、激光等不同方法治疗 394 例 VAIN 病人,经严密随访,仍有 5% 发展为浸润癌。

八、治疗后随访

随访的主要内容是阴道是否变短或变窄,是否有浸润癌的出现和 VAIN 的复发情况。首次随访为治疗结束后 3 个月,进行妇科和细胞学检查,以后每 6 个月 1 次。治疗结束后最初几周和几个月应加强随访,以监测疾病是否治愈,有无发生阴道粘连和评价阴道功能。必要时使用阴道扩张器以维持其容积直到恢复性生活。在整个恢复期,需维持足够的雌激素效应。对于进行阴道重建的病人不应该忽视阴道细胞学检查。随访过程中,有 VAIN 复发和发展为浸润癌的报道,应根据病变程度予以处理。

(楼洪坤　陈雅卿　颜　琳)

第四节　子宫颈上皮内瘤变

一、概　　述

宫颈上皮内瘤变(cervical intraepithelial neoplasia,CIN)是一组子宫颈癌癌前病变的通称。可发生于青春期后的任何年龄,近年来子宫颈癌发病有年轻化趋势,癌前病变年龄亦相应向年轻推移。近年文献报道小于 35 岁妇女 CIN 的发生率明显增加。患病年轻化的趋势已引起人们的高度重视。

子宫颈癌病因研究已取得重大进展,已证实 HPV 感染对人体有致癌作用,是宫颈癌的主要病因。其他致病因素有人类免疫缺陷病毒 HIV 感染、婚姻及性行为、吸烟及维生素缺乏等。

大多数 CIN 发生和发展缓慢,即使病变到了 CINⅢ级,病人也可以在 CIN 阶段持续很长一段时间。其发展过程有三种倾向:①消退或逆转;②持续不变;③进展为更高一级的 CIN 及浸润癌。

CIN 病人一般无明显症状。有些病人主诉有接触性出血,发生在性生活或妇科检查(双合诊或三合诊)后。部分病人有白带增多,伴或不伴臭味。偶尔有病人可出现阴道不规则出血。但这些症状无特异性,应及时进行检查。妇检时也可能宫颈外观正常(占 10%～50%),或呈宫颈肥大、充血、糜烂、息肉等慢性宫颈炎的表现。由于 CIN 缺乏典型特异性的临床症状和体征,故单凭临床检查难以确诊,目前的趋势是借助细胞学、阴道镜、组织活检等多种辅助诊断方法联合使用。当前发现 CIN 的方法主要是定期筛查,其次是对有可疑症状的妇女及时进行检查,但最后诊断需靠病理,一些辅助检查有助于提高病理学诊断的准确性。近几年,宫颈锥切术在宫颈病变特别是 CIN 诊断中的作用引起重视,尤其是宫颈环形电切术(LEEP)的应用,无论作为宫颈病变的诊断方法还是在治疗上,都具有重要作用。

二、病理特点及分级标准

宫颈上皮内瘤变包括鳞状上皮内瘤变和腺上皮内瘤变,含子宫颈非典型增生(cervical

dysplasia)及子宫颈原位癌(carcinoma in situ,CIS)。这种非典型增生上皮大多发生于子宫颈外口附近的移行带,也可发生在子宫颈管内膜。其病灶可以是孤立性小灶状发生,也可以为多灶性发生,并向周围蔓延,向上可以累及宫颈管,向下可累及穹隆和阴道,有时还可能伴发 VIN。

1967 年 Richart 根据细胞异型性的程度及累及上皮的层次将 CIN 分为三级,包括子宫颈非典型增生及子宫颈原位癌。子宫颈非典型增生与子宫颈原位癌属于同一上皮变化谱,有连续关系,只是程度不同。

CIN Ⅰ级:指子宫颈极轻度和轻度非典型增生,上述异型细胞局限于上皮层下部 1/3。

CIN Ⅱ级:指子宫颈中度非典型增生,增生的异型细胞占据上皮层下部 1/3~2/3 范围,异型性较 CIN Ⅰ级明显。

CIN Ⅲ级:指子宫颈重度非典型增生或原位癌。增生的异型细胞超过上皮下部 2/3,有时甚至可达全层,细胞失去极向,异型性明显。

宫颈原位癌主要累及宫颈柱状上皮与鳞状上皮交界处。原位癌多为多灶发生,也可是孤立性小灶状发生,称微小原位癌。可以被活检时除去,亦称为"一钳癌"或"一点癌"。对于病人手术切除的宫颈标本,可以查不出癌或只见残存的极少癌组织或仅见 CIN Ⅱ~Ⅲ级上皮。原位癌组织学表现为异型细胞累及上皮全层,细胞排列紊乱,无极向性。

用上述命名系统,符合现代生物学对癌肿发生的认识,也避免了对重度非典型增生病人的治疗不足,因此被广泛地接受,并用于临床及病理实践。但对 CIN Ⅰ级与反应性非肿瘤性病变缺乏组织学区分标准,因而使得病理诊断差异大,各病理学家对此诊断缺乏一致性和可重复性。因此提出了将 CIN 应分二级而不是三级的看法,并提出了鳞状上皮内病变(squamous intraepithelial lesion,SIL)的概念。近代有关 CIN 与 HPV 类型相关研究及流行病学和临床有关 CIN 的调查,均支持或倾向于将 CIN 分为两级的看法,并认为若能确定合适的形态学诊断标准,应用 CIN 两级别分类将会提高诊断的准确性及一致性(可重复性),更能反映 CIN 病变的生物学转归和指导临床处理。CIN 两级分类具体命名为:①低级别宫颈上皮内瘤变或鳞状上皮内病变(low grade CIN/SIL),包括由 HPV 引起的疣状病变及 CIN Ⅰ级。②高级别宫颈上皮内瘤样变或鳞状上皮内病变(high grade CIN/SIL),包括 CIN Ⅱ、Ⅲ级(表4-4)。

表4-4 宫颈鳞状上皮癌前病变

宫颈上皮内瘤变命名系统		不典型增生-原位癌命名系统
CIN 二级分类	CIN 三级分类	
低级别 CIN/SIL(包括上皮疣样病变)	CIN Ⅰ级	轻度不典型增生
高级别 CIN/SIL	CIN Ⅱ级	中度不典型增生
	CIN Ⅲ级	重度不典型增生、原位癌

三、治 疗 原 则

无论采用何种治疗方法都应遵循个体化原则,CIN 治疗方法的选择应根据 CIN 级别、病变范围、病人年龄、生育愿望和健康状况、医疗条件和技术水平以及随诊等因素综合分析，做到治疗个体化，以避免治疗不足或治疗过度。CIN 的治疗主要有两类：保守治疗和手术治疗。保守治疗包括随访观察、电烙、冷冻、激光、放射治疗等。手术治疗包括宫颈切除术及子宫全切除术。治疗 CIN 最保守的方法是随访观察，最积极的方法是子宫全切。

近年对 CIN 的治疗趋向于保守，绝大多数的 CIN 病变局限，保守治疗的一次性治愈率高；无论从宫颈癌自然发展的病理特点，还是从提高生存质量的现代观点出发，CIN 虽是一组与宫颈浸润癌密切相关的癌前期病变，除 CIN Ⅲ 级中的宫颈原位癌外，绝大多数 CIN 是癌前病变而不是癌，故在 CIN 的处理中应防止治疗过度。总的来说，不同级别的 CIN 可遵循如下原则：

1. CIN Ⅰ 级　如果没有感染或感染病毒为低致癌危险病毒（HPV6、HPV11 型），按慢性炎症处理，阴道细胞学随访至完全恢复正常，并经组织学证实。如果感染的为高致癌危险病毒（HPV16、HPV18 型）的 CIN Ⅰ 级，则必须行宫颈切除或冷冻、激光治疗，并定期随访。

2. CIN Ⅱ 级　根据临床症状及病人要求，选择物理治疗或者 LEEP 治疗，一般采用物理治疗。文献报道采用冷冻、激光、电凝等方法治疗 CIN Ⅱ 级治愈率可达 90%～97%，缺点是不能保留组织标本。LEEP 也可以用于 CIN Ⅱ 级的治疗，效果同前，但能够保留组织标本行病理检查，不会漏掉未发现的宫颈原位癌或微小浸润癌。

3. CIN Ⅲ 级　不管是否感染 HPV，原则上应该进行宫颈切除或全子宫切除，特别是原位癌病人首选全子宫切除。对于少数年老（年龄在 60 岁以上）或有手术禁忌者，可考虑用冷冻或激光治疗，并进行严密的定期随访观察。不能耐受手术者，也可行单纯腔内放疗。

4. CIN 合并妊娠　75% 的孕期 CIN 可在产后半年消退，故更主张保守观察。因妊娠期宫颈细胞学变化可于产后 6 周恢复正常，因此对于 CIN Ⅰ、Ⅱ 级可在严密观察下至足月分娩，观察至产后 6 周，若仍为 CIN Ⅰ 或 Ⅱ 级，按非孕期处理。对 CIN Ⅲ 级病人，应根据妊娠周数、病人对胎儿要求的迫切程度来决定，可参照 CIN Ⅰ、Ⅱ 级的处理方法，也可先终止妊娠，行宫颈局部手术治疗。

（欧阳艳琼　赵　灵　张文婷）

四、手术治疗——手术方式、范围、适应证及手术方法与技巧

（一）宫颈切除术

最初，CIN 的治疗采用全子宫切除术的方法。但是人们逐渐发现，CIN 大部分逆转或持续存在，因此，采用全子宫切除术的方法治疗 CIN 就显得过于激进了。于是，将宫颈外口部分作为圆锥的底面，并将子宫颈管及子宫颈组织作锥形切除的宫颈锥切术开始在子宫颈病变的治疗中发挥重要的作用。目前，随着 CIN 的发病率逐年增多和宫颈癌病人的年轻化，宫颈锥切术的治疗作用越来越显示出重要性，其手术方式也在不断更新和发展，如传统的宫颈锥形切除术、激光宫颈锥切术以及 20 世纪 80 年代末兴起的宫颈环形电切术（LEEP）或大环状宫颈移行带切除术（LLETZ）。

1. 冷刀宫颈锥形切除术（cold knife cervical conization）

（1）手术范围：做多大范围的锥切术应因人而异。为了避免病变的残留，应根据病变的大小及累及的部位选择适当大小的锥切尺寸，锥切的范围还应综合考虑病人年龄、阴道镜检查宫颈鳞柱交界的情况、组织学类型以及术前碘试验，依年龄、生育要求、病变范围、级别及随诊条件等，做到个体化。由于鳞柱交界的柱状上皮细胞化生为鳞状上皮细胞时需从未成熟化生转为成熟化生，易受致癌因素的影响而发生癌变，所以，宫颈锥切术时要切除整个转化区、全部鳞柱交界及颈管下段，切除范围必须包括病变周围一定范围的正常组织。如病人病变部位在宫颈外口以下，锥切形状宽而浅（图4-23A、B）；如病变部位向颈管内延伸超过阴道镜观察的限度，应行全部宫颈管切除（图4-23C）；偶有个别细胞学检查结果阳性的病人，阴道镜检查又没有发现宫颈或下段颈管病变，且异常细胞源于鳞状上皮，此时也行颈管切除（图4-23D）；有些病变累及阴道上段，此时应行宫颈锥切加穹隆和部分阴道切除（图4-23E）。对于CINⅢ级，特别是原位癌病人，锥切时要切除一定深度的腺体和一定长度的颈管。Anderson指出，破坏腺体的最小深度至少达4mm。吴绪峰等发现25例原位癌病人累及颈管纵轴的长度为0～16.9mm不等，累及腺体的最小深度为1.77mm，最大值为4.95mm，因此，锥切时破坏颈管纵轴的长度不应少于20mm，破坏腺体的深度不应小于5mm。妊娠妇女的鳞柱交界外移，宫颈锥切术时可浅；老年妇女的鳞柱交界向宫颈管内移动，宫颈锥切术时应深；病灶浅表局限时，切除范围不宜过宽过深。

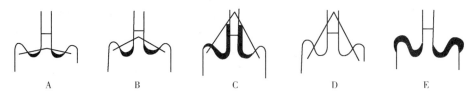

图4-23 宫颈CIN的锥切范围

（2）适应证：传统的宫颈锥形切除术（冷刀锥切）具有诊断和治疗的双重作用，年轻妇女中CIN和早期宫颈癌发病增多，可以推测传统的宫颈锥形切除术在CIN的治疗中仍有一定地位。但由于锥切术后残存病变和复发率较高，又有一定的并发症，因此应严格掌握锥切的指征。

传统的宫颈锥形切除术的适应证为：①细胞学多次阳性或高度可疑，阴道镜下定位活检阴性或阴道镜检病变延及颈管而颈管刮术阴性者；②宫颈活检（碘染或阴道镜下）疑有早期浸润而未获明确诊断者；③年轻妇女要求保留生育功能的CINⅢ级病人；④宫颈原位鳞癌；⑤宫颈原位腺癌；⑥可疑浸润癌为传统的宫颈锥形切除术的禁忌证，但在初诊为CINⅢ级并可疑浸润癌的情况下，传统的宫颈锥形切除术可起诊断作用。

（3）手术方法与技巧：首先充分暴露宫颈，在阴道镜下确定病变部位和范围，然后以Schiller碘试验的不着色区作为切除的病变区。根据宫颈病变范围、宫颈外形设计锥切大小和形态（图4-24）。再用宫颈钳夹持宫颈组织作牵拉，在宫颈12点处用7号丝线缝1针，以备术后病检时定位之用。然后于宫颈局部注射1∶250的肾上腺素盐水（心血管疾病病人忌用）至整个宫颈呈白色。此时应注意观察病人的心率、脉搏和血压。

用15或11号手术刀在碘不着色区或病变区外3～5mm处做一环形切口，向宫颈管的

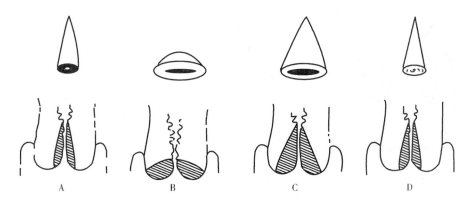

图 4-24　不同类型的宫颈切除标本

A. 罹患宫颈外口和颈管内病变的妇女,当阴道镜和宫颈活检排除宫颈外口浸润癌后,宫颈锥切设计应为长纺锤状切除大部宫颈管以排除浸润,锥切后残留的颈管常规予以诊刮;B. 仅存在宫颈外口病变的妇女,适合 LEEP,即诊断和治疗一步完成;C. 病变累及宫颈外口和颈管而希望保留子宫的妇女,可行宫颈切除,即切除宫颈外口病灶、鳞柱状细胞转化带和大部颈管组织,也可予以 LEEP,如病变累及颈管深部则宜行手术锥切;D. 仅存在宫颈管病变的绝经后妇女,宜行手术锥切(引自汤春生,李继俊主译. 1999. 妇科肿瘤手术学. 沈阳:辽宁教育出版社)

方向倾斜,倾斜角度应根据欲切除颈管的长度确定。沿颈管的方向逐渐加深至欲切深度,使切除标本呈圆锥体状(图 4-25)并迅速切除标本,以免过多出血。然后立即用热盐水纱布压迫止血数分钟,如仍有出血或渗血时,可用 0 号羊肠线缝扎止血,或用电凝止血。

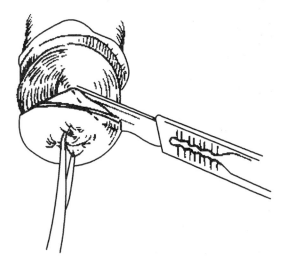

图 4-25　宫颈做圆锥形切除

　　充分止血后行残余颈管诊刮,诊刮组织送病检,以确定病变组织切除是否彻底。缝合重建宫颈,可用 Sturmdorf 缝合法,或改良式 Sturmdorf 缝合法,或陈式改良缝合法。

　　Sturmdorf 缝合法是以有齿镊夹住宫颈切缘,先从远离切缘的宫颈 11 点处进针,贯穿宫颈全层,再从 11 点近切缘处缝入创面,然后经创面从 1 点近切缘处缝出,回转时经宫颈全层从远离切缘的宫颈 1 点处缝出,结扎后形成了重建的宫颈前唇(图 4-26A)。重建宫颈后唇的方法同前唇,然后在两侧各缝一针关闭死腔(图 4-26B、C)。

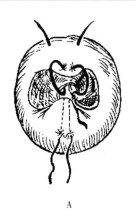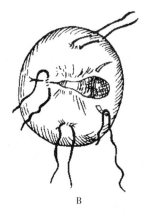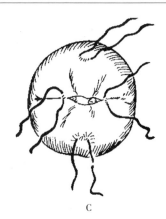

图 4-26   Sturmdorf 缝合法

改良式 Sturmdorf 缝合法是以有齿镊夹住宫颈切缘,先从 10 点处离切缘稍远的地方进针,贯穿宫颈全层,回转时经创面从 11 点近切缘处缝出,再从 1 点近切缘处缝入创面,回转时贯穿宫颈全层从 2 点处离切缘稍远的地方缝出,暂不结扎。后唇缝合的方法同前唇,即从宫颈 8 点处进针,7 点处出针,再于 5 点处进针,4 点处出针。然后 8 点与 10 点缝线,2 点与 4 点缝线,分别结扎(图 4-27A、B)。这种缝合法使两侧不需再缝一针关闭死腔。

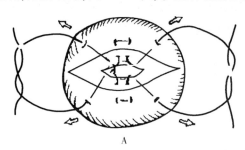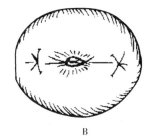

图 4-27   改良式 Sturmdorf 缝合法

陈氏缝合法与改良 Sturmdorf 缝合法相似,其不同点是于 2 点全层缝入,经 1 点黏膜缝入创面,同法重复 3~4 次,再从 10 点全层缝出,暂不结扎。后唇缝合同前层,即从 4 点全层缝入,再经 5 点黏膜缝入创面,同法重复 3~4 次,再从 8 点全层缝出,然后 2 点、4 点和 8 点、10 点的缝线分别结扎(图 4-28A)。一般需在 9 点及 3 点处各加缝一针关闭死腔,而且在其外侧方再加缝一针,可避免术后出血(图 4-28B)。

(4)手术并发症:传统宫颈锥形切除术操作较为复杂,并发症较多,文献报道累计发生率达 15%~30%。术中并发症主要是出血和邻近脏器的损伤,术中仔细操作可避免并发症的发生。一旦发生,应立即修补或采取其他相应措施处理。术后并发症主要是出血(也是最严重的并发症之一),如不及时发现和处理,可引起大出血和出血性休克。因此,除要求手术中仔细缝合创面外,术后要用纱布或纱条填塞阴道,压迫宫颈残端,并注意观察,一旦发现出血,要及时更换阴道纱布或纱条,塞紧各穹隆及阴道上段多能止血。偶有 48 小时后至 2 周内出血者,多因伤口愈合不良所致,仍可填塞压迫止血。Luesley 等报道 788 例锥切

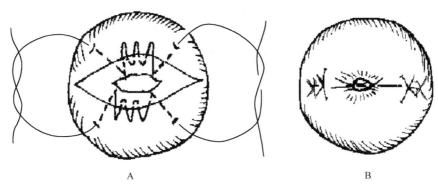

图4-28　陈氏改良缝合法

缝合完毕后填塞凡士林纱布,压迫止血,2天后取出

术病人,其中101例(12.82%)术后有不同程度的出血,其中44例(5.3%)发生于术后24小时内,55例(6.98%)发生于术后24小时至12天内。多认为术后出血与锥切底部的宽度和锥切的深度有关。为了有效地预防术中或术后出血,可于术前宫颈注射肾上腺素,手术日期尽量避开月经期。锥切术后宫颈管狭窄约有3%~31%的发生率,Luesley等认为与病人年龄较大及锥切过深有关,如果锥切的深度≤25mm,宫颈管狭窄的发生率为12.8%,当锥切的深度>25mm时,发生率为24.2%。可采用子宫颈扩张器扩张宫颈。症状严重或经扩管后宫颈管狭窄仍不能解除者,可用激光切除狭窄部位或者全宫切除。感染也是并发症之一,手术前后应用抗生素可防治之。

(陈惠祯　刘诗权　刘龙阳)

2. 激光锥形切除术(laser conization)　激光锥切于20世纪80年代在北美出现,利用激光对生物组织的热效应产生凝固性坏死,达到破坏病变细胞的目的。此方法具有操作简单、治疗精确、组织愈合快及并发症少等优点。

(1)适应证:①阴道镜下全部移行带和病变区充分可见。②细胞学或活检无浸润癌可疑,颈管诊刮阴性。③细胞学和阴道镜检查无异常的柱状上皮。④移行带宽度不超过2cm。⑤能保证进行细胞学和阴道镜随访。⑥希望保留生育功能的病人。激光锥切花费高(常需全身麻醉),且技术要求较高,组织碳化,影响病理诊断。20世纪90年代,Anderson等采用激光锥切治疗473例,随诊5年以上治愈率为96.6%,复发率仅3.4%,单次治疗的治愈率为76%~98%。Mitchell等对活组织检查证实为CIN的390例病人,进行了冷冻治疗、激光治疗和LEEP的前瞻性随机试验,结果发现三种治疗方式之间,并发症、持续不变或复发都没有统计学差异。

(2)手术方法:一般CO_2激光器的功率设定为25~27W,功率密度要求较高,达6万~8万W/cm^2,光斑要小,直径为0.20~0.24mm。首先在阴道镜下找到病变部位,以Schiller液(碘试验)确定切除范围(包括病变外0.5~0.6cm的正常上皮),再注射1∶250的肾上腺素盐水(心血管疾病病人忌用),使整个宫颈呈白色。用0号合成可吸收线在侧穹隆紧靠宫颈各深缝1针,以结扎宫颈两侧下行血管。锥切时用宫颈钳夹住宫颈作牵引,脚踏开关,对准需切除范围的外缘间断冲击几个点(图4-29A),以点的连线做锥形切除(图4-29B、C、D、

E、F、G、H、I)。根据宫颈的形状和病变部位的不同,锥形切除可深可浅(图4-30A、B),只需改变激光的角度即可。切除至颈管黏膜4~6mm时,为保证术后病检的准确性,近颈管处可改用手术刀或剪刀切除。术中如有出血,可用压迫或烧灼止血,较大的出血须缝扎止血。对残余颈管应常规诊刮,刮出物送病检,以确定病变切除是否彻底。锥切后同样可用Sturmdorf缝合法或改良式Sturmdorf缝合法的方式重建宫颈,也可不缝合,用消毒灭菌的凡士林纱布压迫止血,促其愈合即可。

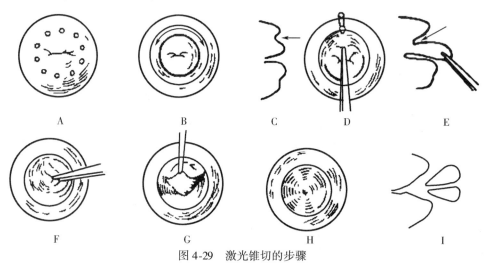

图4-29 激光锥切的步骤

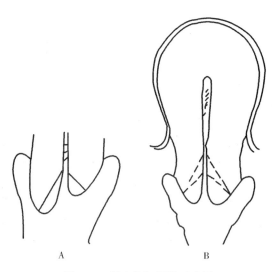

图4-30 激光锥切深浅示意图

(3)手术并发症:激光锥切手术并发症很少。主要为出血,多发生在术后7~14天。但出血多不严重。另外,偶见宫颈狭窄、宫颈粘连等并发症,可参照冷刀锥切相关并发症处理。

3. 宫颈环形电切术 由于CIN早期发现逐渐增加,以及病人日趋年轻化,所以很有必要探讨一种简单易行、疗效高,既能达到治疗目的,又不影响进一步诊断的治疗方法——宫颈环形电切术(loop electrosurgical excision procedure,LEEP)。1989年,Prendiville等提出LEEP,采用高频、低电压交流电源控制装置,输出功率大小自由可调,输出电流由电缆与切除环的T形绝缘柄相连,开关可脚踏或手控。其切除原理类似于激光,即局部释放出大量的能量,使细胞、组织间水分快速汽化蒸发,细胞和组织焦化破坏,因而同时具有切割和电凝功能,而不影响切口边缘组织的病理学检查,术者可通过圆、方、三角形等多种形状而调整所切组织的大小。

(1)适应证:①CINⅡ、Ⅲ级,但对Ⅲ级中的宫颈原位癌是否适宜尚有争议。②持续CIN

Ⅰ级或随访不便的 CIN Ⅰ级。③怀疑宫颈 ASCUS 或有症状的宫颈外翻。④怀疑宫颈早期浸润性癌或原位癌,需进一步明确诊断。

LEEP 操作简单,手术时间短,平均 5 分钟左右,病人无痛苦,不需要麻醉,可在门诊进行;电切同时电凝止血,不需缝合,术中出血少,平均不到 10ml;术后并发症少,很少继发大出血和感染;修复后的宫颈外观漂亮,新的鳞柱交界清楚,便于细胞学及阴道镜追踪随访。LEEP 术前均经细胞学、阴道镜及病理学诊断,利用宫颈管扩张器暴露颈管观察,以明确病变性质,也可减少手术前后病理误差。

(2) 手术方法与技巧:病人取截石位,在阴道镜下找到病变部位,宫颈敷 3% 醋酸棉球和 Schiller 液(碘试验)确定病变范围,然后根据宫颈的形状和病变的大小选择不同型号的切除环。用三角形电极顺时针方向旋转切除宫颈管组织 1~1.5cm,用圆形电极切除宫颈组织 0.5~1cm,如病变范围较大,可再扩大切除范围,在病变范围边缘外 0.5~1cm 处进出电极,用圆形电极扩大切除宫颈组织。具体可根据情况和自身经验而定,可进行一次性切除,也可分次进行切除。例如必须进行分次切除,规范的操作程序是首先切除含有移行带的宫颈中央和颈管部分,随后切除必须切除的残留部分,包括产后形成的宫颈裂隙。切忌过多地切除宫颈组织,以免出血多或术后形成宫颈狭窄、功能不全和不孕。从什么方位开始切除,可根据操作者的习惯而定,切除环的移动应缓慢而轻柔,这样的切除效果才会最好,创面也很干净,出血也少。如果移动过快或强拉硬拽则难以取得满意的效果,有时可能使宫颈组织或切除标本受到更大的损伤,甚至使切除环嵌入宫颈组织难以切割或根本不可能向前移动。此时可从原路退回后,从另一方向开始,或者清洁切除环再进行。出现这种情况可能是由于切除环不干净,阻碍了热能的传导;或者是由于电压偏低;还有可能就是切除的组织过大,切除环与之不相匹配(指功率),经过相应的处理和调整就可以了。切除后宫颈创面还有出血时可点状电凝止血,必要时可缝扎止血。创面涂上消炎软膏,填塞消毒纱布,每日更换 1 次,直到没有明显出血时才只上消炎软膏而不用纱布填塞。切除标本做好方位标记后送病检,注意观察切缘情况。若切缘阳性可作为残存 CIN 的预兆,若显示明显残存病灶可重复电环切除术。

(3) 手术并发症:LEEP 的常见并发症有出血、感染、宫颈管狭窄。近期并发症主要为局部出血,发生率为 1%~8%,但出血量都不多,不需输液、输血等特别处理,仅需局部填塞压迫即可。术中发生出血可通过电凝止血,且最好用点状电凝而不提倡完全烧灼创面,以免造成大片脱痂时的大出血和日后宫颈狭窄。晚期并发症主要为宫颈口狭窄、闭锁。宫颈狭窄的发生率为 1% 左右,与病人年龄较大和锥切偏深有关,术后感染也是造成狭窄的原因,宫颈切除也不应过深,掌握手术范围和深度是预防子宫颈管狭窄的有效措施。术后应加强抗感染,预防性应用抗生素、扩张宫颈管可防止宫颈口粘连和狭窄。一旦发生,应尽早进行多次扩宫以防止宫颈狭窄,必要时可用 CO_2 激光切除狭窄环。

(欧阳艳琼　刘诗权　李兰玉)

4. 宫颈锥切边缘阳性病人的处理　宫颈锥切边缘存在非典型增生病变的病人,具有长期存在非典型增生病变的高危性。如颈管诊刮也为非典型增生则罹患浸润癌的危险性明显增加。如为生育后期妇女,宫颈锥切标本边缘存在非典型增生病灶者,则应行子宫切除术。如病人存在手术禁忌证,或希望保留子宫者,也可进行严密的阴道细胞学和颈管内膜细胞学监测随访。仅有 1/3 的病人非典型增生病变持续存在。颈管诊刮仍存在非典型增生病变者应重复宫颈锥切以排除肿瘤,并根据第二次锥切病理确定进一步治疗,而不考虑病人希望生育与否。重复锥切边缘阴性且无肿瘤浸润者,可予以保守治疗。临床实践中,由于宫颈局部解剖学和年龄因素的限制,重复宫颈锥切并不实际。据此,50 岁以上的老年妇女可行子宫切除术。

(蔡红兵　陈惠祯　欧阳艳琼)

(二) 子宫切除术

子宫切除术(hysterectomy)是 CIN Ⅲ 级的主要治疗方法,是宫颈原位癌最常用而彻底的治疗方法。子宫切除术包括筋膜内子宫切除术(intrafascial hysterectomy)、标准性(保守性)子宫切除术(standard/conservative hysterectomy)、筋膜外子宫切除术(extrafascial hysterectomy)和阴式子宫切除术(vaginal hysterectomy)。

1. **手术范围**　筋膜内子宫切除术与保守性(标准性)子宫切除术都包括全子宫和附件切除,年轻病人保留一侧附件或一侧卵巢。两种手术方式区别不大,但前者于子宫颈峡部以下操作,在宫颈筋膜内进行,保留了宫颈全部或大部分筋膜(图 4-31),有时保留了外侧方少量肌组织,推开膀胱至宫颈中段即可,不需分离直肠。而后者仅保留宫颈旁及其邻近的部分宫颈筋膜(图 4-32),有时保留了部分肌组织,术时须推开膀胱至阴道前穹隆部,根据阴道切除长度可分离或不分离直肠。

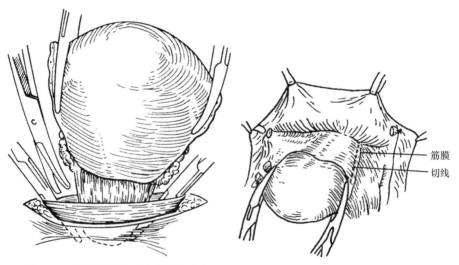

图 4-31　筋膜内子宫切除术保留宫颈全部或大部分筋膜　　图 4-32　保守性子宫切除术仅保留宫颈旁及其邻近的部分宫颈筋膜

筋膜外子宫切除术又称 Ⅰ 型(Ⅰ类)扩大子宫切除术(extended hysterectomy type Ⅰ,class Ⅰ),目的在于保证切除全部宫颈。筋膜外子宫切除术由 Telinde 改良,手术范围超过了保守的或标准的全宫切除范围。术时须暴露宫旁输尿管的一部分,但不分离输尿管床,将输尿管偏向侧方,让术者钳夹宫旁组织而不切及宫颈组织,在宫颈筋膜外断扎宫颈膀胱韧带、骶骨韧带、主韧带(图4-33)。同时切除阴道1～2cm。因该术式对膀胱三角区和输尿管的影响降至最低程度,从而减少了泌尿系统并发症的发生。该术式优于筋膜内子宫切除术、保守性子宫切除术和阴式子宫切除术,应用较广泛。

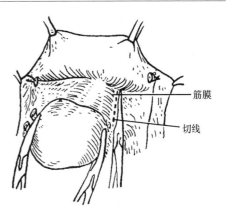

图4-33　筋膜外子宫切除术示意图

阴式子宫切除术经阴道进行,为避免邻近器官损伤,特别是膀胱及输尿管损伤,手术较为保守。手术范围介于筋膜内子宫切除术和保守性子宫切除术之间。切除阴道上段的长短应根据阴道镜检查或碘试验所示的病变区以下0.5～0.6cm,一般切除阴道1～2cm已足够。

2. 适应证　对高级别的CIN病例来说,子宫切除不失为治疗CIN的合理方式,而对大部分低级别的CIN,子宫切除术是一种过度的治疗。因此,其适应证为:①宫颈原位癌。②不能区分是重度非典型增生或原位癌者。③无生育要求或中老年CINⅢ级病人。CINⅢ级虽仍属于癌前病变,但已与CINⅠ级、CINⅡ级有明显的不同,临床上应作为原位癌来处理。④CINⅡ级或CINⅢ级合并其他妇科疾患如子宫肌瘤、卵巢肿瘤、功能性子宫出血及子宫脱垂等。⑤无随访追踪条件或宫颈狭窄导致细胞学检查不能进行而使随访观察无结果的病例。⑥怀疑宫颈腺癌可能时,宜施行扩大子宫切除术。⑦经宫颈锥切而切缘有残留病变者。⑧锥切后宫颈狭窄导致严重痛经者也需要做子宫切除,即使原位癌已经控制也是如此。年轻病人(45岁以下)可保留一侧卵巢。

子宫切除适用于CINⅢ级,特别是宫颈原位癌病人。考虑到宫颈原位癌行宫颈锥切后,有可能存在残余癌或遗漏浸润癌,很多学者认为子宫切除才是彻底治疗宫颈原位癌的方法,而宫颈锥切标本的检查结果不能作为是否彻底切除了病变的判断指标,因而主张凡已有孩子的妇女,或超过生育年龄,或不希望有小孩的妇女,都应该行子宫切除,术后复发率低,这已成为美国标准的处理方法。笔者认为,宫颈原位癌病人,凡不需要保留生育功能又无手术禁忌者,应做子宫切除术,并切除阴道壁1～2cm,以最大限度减少复发的危险。当然,原位癌行子宫切除及部分阴道切除后,仍有产生复发性阴道原位癌的可能,甚至会发展为浸润癌,但毕竟是极少数,只要做好随访工作,仍可以及时发现复发病灶而进行治疗,效果也是好的,不可与其他癌复发的严重恶果相提并论,更不能因此扩大手术范围。

若CINⅢ级合并阴道前后壁膨出或子宫脱垂时可采用阴式子宫切除术。

(蔡红兵　陈惠祯)

3. 手术方法与技巧　适合做子宫切除术的宫颈CIN病人,行保守性或筋膜外子宫切除术已足够,阴式子宫切除术也可选择。筋膜内子宫切除术很少应用于治疗宫颈CIN病人。以下仅介绍前三种手术方式。

(1)保守性子宫切除术:其手术方法如下:

1)病人仰卧,作下腹正中切口,逐层进腹。

2）探查盆腹腔后,用2把弯血管钳自子宫角部提起子宫。

3）如要切除一侧附件,则提起切除侧输卵管,打开阔韧带前后叶,暴露卵巢动静脉,用3把血管钳依次钳夹切断,保留端双重缝扎或结扎。继续向前暴露圆韧带,于中段切断,残端用7号丝线结扎。向前打开膀胱反折腹膜,向后打开直肠反折腹膜。如要切除一侧输卵管而保留该侧卵巢者,则须分次处理系膜,处理卵巢固有韧带。如保留附件,用2把弯血管钳靠近子宫角部平行夹住输卵管峡部及卵巢固有韧带,切断,用7号丝线缝扎2次(图4-34～图4-36)。

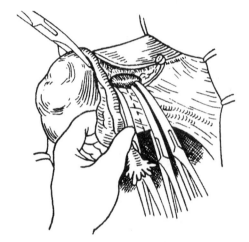

图4-34 切除附件(钳夹、切断骨盆漏斗韧带)

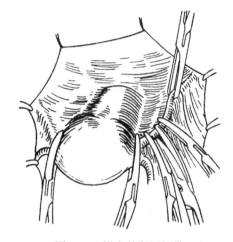

图4-35 钳夹剪断圆韧带

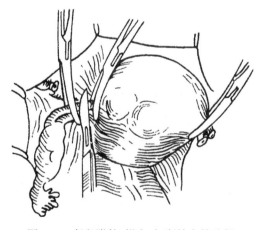

图4-36 保留附件、钳夹、切断输卵管峡部
及卵巢固有韧带

组织钳提起(图4-41、图4-42)。

4）分离膀胱:将反折腹膜提起,下推膀胱至相当于宫颈前穹隆处(图4-37)。

5）处理子宫血管、主韧带及骶骨韧带:缩减宫旁结缔组织,暴露子宫血管,紧贴宫颈将其钳夹,切断,用7号丝线双重缝扎。按同样的方法,处理其下的主韧带及部分阴道旁组织,达侧穹隆部(图4-38、图4-39)。一般情况下,主韧带和骶骨韧带可同时钳夹,切断,缝扎。但两韧带相距较远,不能同时处理时,骶骨韧带可在处理主韧带前或后处理(图4-40)。

6）切除子宫:用干纱布环绕子宫颈周围,自穹隆部环形切下子宫体,切缘用4把

7）缝合阴道残端:用碘酒、酒精、干纱布依次处理阴道切缘后,用0号合成可吸收线自一侧阴道角部起作连续锁边或间断"8"字缝合(图4-43)。

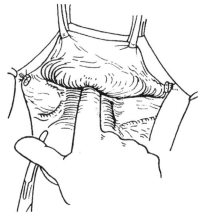

图 4-37 下推膀胱

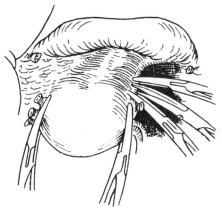

图 4-38 处理子宫血管

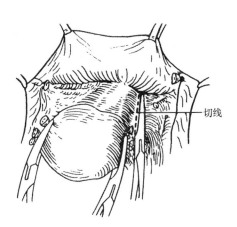

图 4-39 处理子宫主韧带及部分阴道旁组织

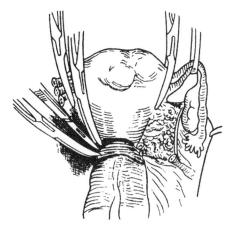

图 4-40 处理骶韧带

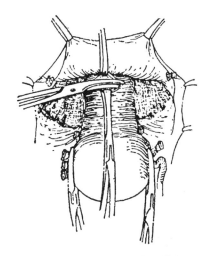

图 4-41 阴道前穹隆处作一横切口

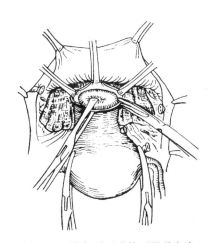

图 4-42 沿宫颈环形剪开阴道穹隆

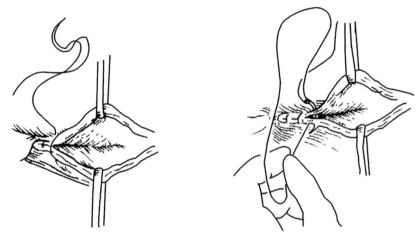

图 4-43 缝合阴道残端

8）缝合盆腔腹膜：检查创面无渗血后，用 4 号丝线连续或间断缝合后腹膜，将各韧带残端包埋在腹膜外。间断缝合仅缝 3 ~ 5 针即可。另有学者主张不必缝合后腹膜。

9）缝合腹壁各层。

（吴绪峰　闫翠华）

（2）筋膜外子宫切除术（Ⅰ型扩大子宫切除术）：具体手术步骤如下：

1）病人仰卧，作脐下正中切口至耻骨联合上缘。分层切开腹壁达腹腔，探查上腹部及盆腔。

2）于骨盆入口处、漏斗韧带外侧剪开阔韧带前叶，经圆韧带表面延长至膀胱反折处腹膜（图 4-44）。

3）于圆韧带中段钳夹，切断圆韧带，用 7 号丝线结扎（图 4-45）。

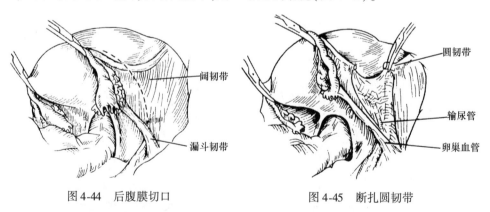

图 4-44　后腹膜切口　　　　　　　　图 4-45　断扎圆韧带

4）沿漏斗韧带内侧剪开阔韧带后叶至子宫骶骨韧带处。

5）识别输尿管后，分离、钳夹、切断卵巢血管，分离用 7 号、4 号丝线双重结扎（图 4-46）。

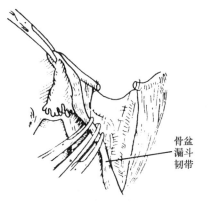

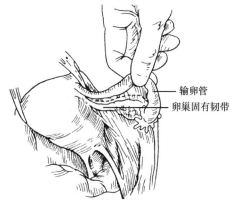

图4-46　断扎卵巢血管　　　　　　　　图4-47　输卵管系膜切口

6）如仅保留一侧卵巢，则从输卵管伞端起剪开输卵管系膜至卵巢固有韧带上方（图4-47），分离、钳夹、切断卵巢固有韧带，用4号丝线缝扎。如保留一侧附件，在子宫角部钳夹、切断输卵管峡部及卵巢固有韧带（图4-48），用7号丝线结扎。

7）打开同侧腹膜后间隙，锐性分离宫旁疏松结缔组织，暴露子宫动脉。

8）提起子宫膀胱反折处腹膜，用手压低子宫下段，使子宫膀胱间结缔组织伸张，用剪刀剪开膀胱筋膜与子宫颈筋膜间疏松组织至阴道前壁约2cm处，或用方头拉钩向前向下钝性分离宫颈膀胱间隙，可见宫颈前方白色光滑的筋膜层。充分展开膀胱柱（图4-49）。

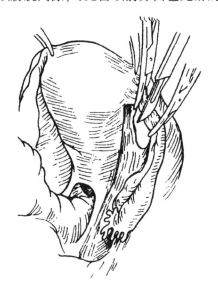

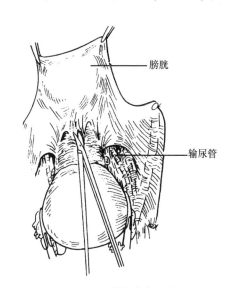

图4-48　断扎输卵管及卵巢固有韧带　　　图4-49　锐性分离膀胱

9）将子宫提向耻骨联合处，剪开直肠反折腹膜，用手压低直肠，用食指或中指分离直肠前壁与阴道后壁间结缔组织约2cm（图4-50）。

10）从子宫骶骨韧带外上方暴露输尿管，向前稍加分离至子宫动脉处，但不游离输尿管床（图4-51）。

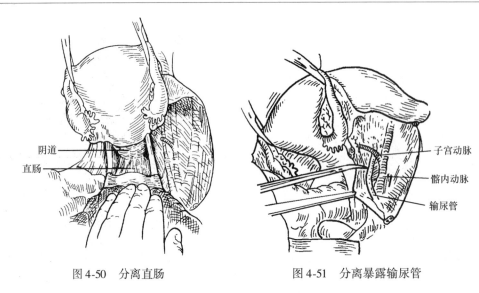

图 4-50　分离直肠　　　　　　　图 4-51　分离暴露输尿管

11) 识别输尿管后,于筋膜外钳夹、切断子宫骶骨韧带(图 4-52),用 7 号丝线缝扎。可用电切,不需缝合。

12) 用长弯血管钳于输尿管隧道入口处插入输尿管隧道内,稍经分离,明确输尿管走向。用两把中弯血管钳与子宫体成 30 度钳夹宫旁组织(含子宫动静脉)达子宫峡部,切断,4 号丝线缝扎(图 4-53)。子宫动脉加扎一次。

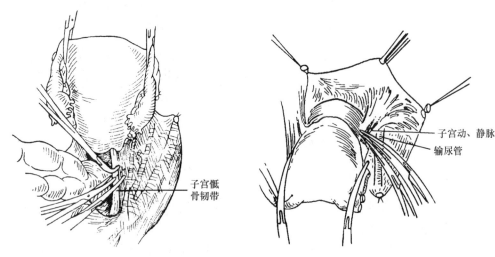

图 4-52　切断、缝扎子宫骶骨韧带　　图 4-53　钳夹、切断宫旁组织(含子宫血管)至子宫峡部

另一种方法是用长弯血管钳于输尿管内上方(输尿管隧道内)分离、贯穿、钳夹、切断子宫动脉及部分宫颈膀胱韧带,4 号丝线双重结扎(图 4-54)。

13) 将输尿管偏向侧方,于筋膜外钳夹、切断主韧带(图 4-55),用 7 号丝线缝扎。

14) 用同法处理对侧宫旁组织。

15) 钳夹、切断两侧阴道旁组织至阴道侧壁 2cm。

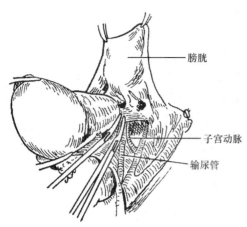

图 4-54　于输尿管内侧断扎子宫动脉及部分宫颈膀胱韧带

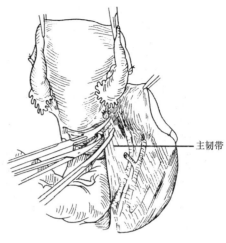

图 4-55　切断、缝扎主韧带

16）环形切断阴道壁 1 ~ 2cm（图 4-56）。

用 1 号合成线锁边缝合阴道,创面止血,缝合后腹膜,缝合腹壁各层。

（蔡红兵　陈惠祯　熊　艳）

（3）阴式子宫切除术:具体手术步骤如下:

1）取膀胱截石位。

2）固定小阴唇:用丝线将两侧小阴唇分别固定在大阴唇外侧皮肤上。

3）导尿:用金属导尿管导尿,了解膀胱在宫颈的附着部位。

4）注射药物:可注射无菌生理盐水,或内加适量肾

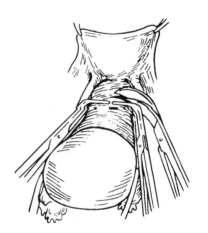

图 4-56　横断阴道壁

上腺素（100ml 盐水内加 5 ~ 6 滴）注入阴道前后壁黏膜下,以减少出血,便于分离。

5）切除阴道前壁黏膜:在阴道前壁作一个三角形切口,深达阴道黏膜下,自三角尖端开始将阴道黏膜剥下,暴露耻骨膀胱宫颈筋膜（图 4-57）。

6）游离膀胱:自膀胱宫颈间隙开始,用剪刀分离膀胱附着宫颈的组织,用手指向上推移膀胱直到膀胱子宫腹膜反折处（图 4-58、图 4-59）。

7）环切和分离宫颈侧壁及后壁黏膜:将宫颈向前牵引,沿宫颈两侧切开,向后壁延长,至整个宫颈环形切开,并用刀柄或手指分离阴道侧、后壁黏膜,暴露子宫骶骨韧带（图 4-60 ~ 图 4-62）。

8）切断及缝扎子宫骶骨韧带:用血管钳钳夹、切断,用 7 号丝线缝扎,保留丝线以作标志（图 4-63）。

9）切断及缝扎主韧带:将宫颈向下及对侧牵引,用血管钳紧贴子宫颈钳夹、切断,并用 7 号丝线缝扎主韧带。如宫颈管较长可分次处理（图 4-64）。

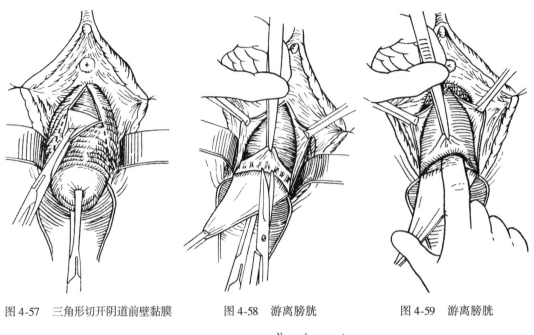

图 4-57　三角形切开阴道前壁黏膜　　　图 4-58　游离膀胱　　　图 4-59　游离膀胱

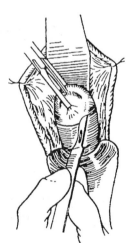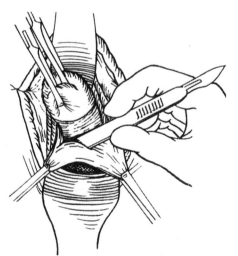

图 4-60　环切宫颈侧、后壁黏膜　　　图 4-61　分离阴道后壁黏膜

　　10）处理子宫血管：将宫颈向下及对侧牵引，用血管钳紧贴子宫颈钳夹、切断，并用 7 号丝线缝扎子宫血管（图 4-65）。同法处理对侧主韧带及子宫血管。

　　11）切开膀胱子宫反折腹膜：将膀胱子宫反折腹膜提起，证实无误后剪开一小口，然后向两侧扩大切口，于腹膜中点处可缝以丝线作牵引和标志（图 4-66）。

　　12）切开子宫直肠反折腹膜：将子宫直肠反折腹膜提起，证实无误后剪开一小口，然后向两侧扩大切口，同样可缝以丝线作牵引和标志（图 4-67）。

　　13）处理附件：将子宫体自子宫直肠陷凹切口向外牵出（如为前位子宫也可自膀胱子宫反折腹膜切口处牵出），如保留附件，则在子宫角部用 2 把血管钳夹住输卵管峡部、卵巢固有韧带及圆韧带（图 4-68），切断，并用 7 号丝线缝扎 2 次，近端留线作标志。同法处理对侧。

如需切除附件,则应将子宫体较多牵出,暴露骨盆漏斗韧带,钳夹、切断,双重缝扎骨盆漏斗韧带(图4-69)。

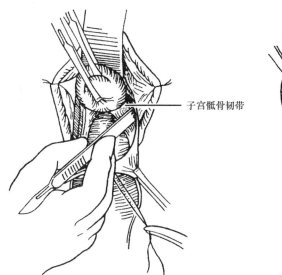

子宫骶骨韧带

图4-62　暴露子宫骶骨韧带

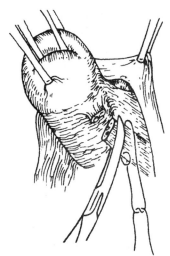

图4-63　切断、缝扎子宫骶骨韧带

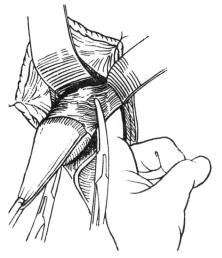

图4-64　钳夹主韧带

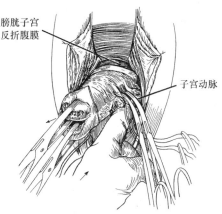

膀胱子宫
反折腹膜

子宫动脉

图4-65　钳夹子宫血管

14)缝合腹膜:将腹膜前后切缘提起,检查创面无渗血后,用4号丝线从一侧前腹膜缘开始,经圆韧带和附件缝线内侧的腹膜,然后由后腹膜穿出,结扎。同法处理对侧角。然后连续缝合腹膜,关闭盆腔。这样便将子宫附件及各韧带断端置于腹膜外(图4-70)。

15)对应缝合各韧带:将各韧带的保留线分别与对侧同名韧带结扎,剪除结扎线。用0号合成线自阴道后壁黏膜穿入,绕缝各韧带断端,仍从阴道后壁黏膜穿出,结扎,用以重建盆底支柱,加强盆底托力,悬吊阴道残端。如两侧距离较远,可不必缝合(图4-71)。

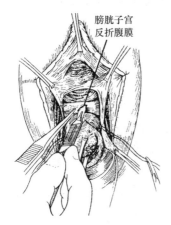

图 4-66 切开膀胱子宫反折腹膜

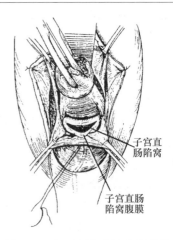

图 4-67 切开子宫直肠陷凹腹膜

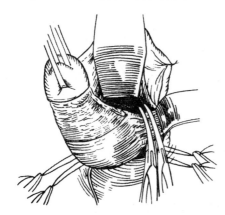

图 4-68 钳夹输卵管峡部、卵巢固有韧带及圆韧带

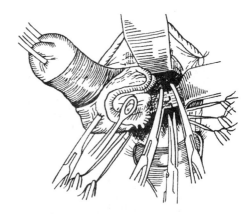

图 4-69 钳夹、切断骨盆漏斗韧带

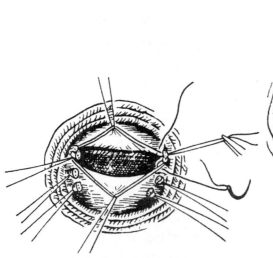

图 4-70 缝闭一侧腹膜角

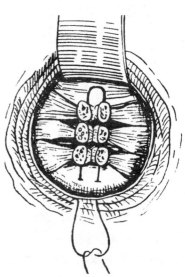

图 4-71 对应缝合各韧带

16）缝合阴道黏膜：自尿道口下方开始用 0 号合成线间断缝合阴道黏膜，至阴道顶部，改为前后缝合。

（吴绪峰　许学先）

4. 手术并发症

（1）输尿管损伤：输尿管损伤是妇科手术中较严重的并发症，常见输尿管损伤原因有误切割、误结扎、钳夹压挫、缝扎周边组织造成输尿管屈曲成角等机械性损伤。输尿管损伤的好发部位为输尿管与子宫动脉交叉段、输尿管末端、输尿管与宫骶骨韧带并行段以及输尿管与骨盆漏斗韧带交叉段。

（2）膀胱损伤：妇科手术造成膀胱损伤者并非少见，常见膀胱损伤原因有膀胱黏膜挫伤、膀胱肌壁损伤、术后晚期膀胱瘘。

（3）阴道损伤：妇科手术造成肠道损伤者并不少见，常见肠道损伤原因有麻醉不全、粘连过重等。

（4）术后阴道残端出血：残端出血是子宫切除术后常见的并发症，尤其在宫旁与阴道两侧壁之间形成血肿。早期出血多系阴道残端的活动出血处未予结扎，或结扎不够牢固所致；中期出血多因阴道残端缝合不严密；晚期出血则与过早房事、局部感染、炎症、阴道残端愈合不良、息肉形成甚至创面裂开等有关。

（5）其他并发症：其他并发症有血管损伤、泌尿系感染等。

（邬东平　欧阳艳琼）

五、物 理 治 疗

（一）CO_2 激光汽化治疗

在妇科开展 CO_2 激光汽化治疗（CO_2 laser therapy）的时间还很短，但它却是最有发展前途的治疗方法之一。它的优点是能量大，通过反射和透镜系统可以聚焦到直径 0.2 ~ 1.8mm 大小的光斑。在这个焦点中激光连续释放出大量的能量，局部温度可高达 200 ~ 1000℃，足以使任何组织瞬间汽化、蒸发和炭化，被破坏组织周围的血管、淋巴管热变性凝固封闭。激光破坏的深度依赖于两个参数：功率密度（W/cm^2）和时间。功率密度可通过调节 CO_2 激光器的功率和光斑半径而获得（功率密度 = 所使用激光器的功率/π×光斑半径的平方），时间则由术者掌握的开关控制。这种技术操作简单，任何一个有经验的阴道镜学家能在很短的时间内学会使用这种仪器。

（1）操作步骤：CIN 的 CO_2 激光汽化治疗是以阴道镜检查确定病变部位和范围，然后以 Schiller 碘试验的不着色病变区作为治疗区（包括病变区周围 0.5 ~ 0.6cm 的正常上皮），鉴于病变的多中心性，整个移行带也需要烧灼汽化治疗。检查仪器是否完好和出光情况。先打开电源开关，如冷却水循环良好，脚踏开关，将激光治疗头对准一块 5mm 厚的硬纸块，调节聚焦点，当焦点调到 1.7 ~ 1.8mm 时，硬纸块瞬间被击穿，表明激光器完好可用。一般 CO_2 激光器的功率设定为 26W 左右,功率密度为 1 万 W/cm^2。汽化治疗深度要求达到 0.5~0.7cm,汽化治疗过程以连续性汽化为好,如有出血,可用干棉球压迫止血,如压迫不能止血,可扩大光斑烧灼止血。非治疗区以湿盐水纱布遮盖,以防误伤。治疗过程中有烟雾产生,可用吸引器吸去,以防烟雾挡住视野影响治疗操作。治疗结束后可涂上消炎软膏和消毒纱布遮盖,以消炎和止血,促其愈合。

(2) 并发症:汽化治疗时,大多数病人仅有热感、钳夹感或针刺感等轻微不适,一般可忍受,因而一般不需要任何麻醉。仅有极个别对疼痛特别敏感的病人需要宫旁阻滞麻醉或全身麻醉。激光治疗的特征之一是汽化过程中闭塞了毛细血管,而对于一些较大的血管主要是焦痂或周围组织收缩压迫而止血,但若是小动脉和较大的静脉尚需纱布或纱条填塞压迫或缝扎止血。Baggish 报道了 624 例激光汽化治疗病人的并发症,其中 63 例发生出血,大多数都是治疗后第 4 天开始有较严重的阴道出血,且都发生在病变较大、程度较重、治疗较深的病人。一般用止血剂及局部压迫可以止血,个别病人的动脉血管出血需局麻下缝扎止血。偶见宫颈狭窄、宫颈粘连等并发症。术后应加强抗感染,预防性应用抗生素、扩张宫颈管可防止宫颈口粘连和狭窄。

(二) 冷冻治疗

冷冻治疗(cryosurgery)的优点是使治疗区域内的神经末梢变性,因而对局部有麻醉镇痛作用,病人无疼痛,或仅有轻微不适感,所以易为病人所接受。冷冻治疗应在月经干净后 1 周内进行,这样能避免治疗早期妊娠的病人。同时,允许最活跃的上皮再生期发生在下次月经之前。

(1) 操作步骤:首先接通冷冻治疗装置,并检查性能是否完好。然后用窥阴器充分暴露宫颈,常规清洁消毒,用 3% 冰醋酸溶液清除黏液和细胞碎片。阴道镜检查确定病变部位,Schiller 碘试验确定治疗范围。根据病变大小选择冷冻探头或冷冻枪,并连接于性能完好的冷冻治疗装置上。将已接好的冷冻探头(冷冻枪)放在病变部位上,并用力按压,使其接触紧密,注意不要触到阴道壁,以免不必要的冻伤。然后打开开关,冷冻治疗即开始。10~15 秒即可看到冰晶在冷冻探头上出现。此后探头上的冰帽逐渐扩大,约 2~3 分钟,冰帽的厚度约 5~6mm,组织的冻结深度约 4~5mm,此时关上开关,让其自融,待融完后再重复冻 1 次。其冷冻的时间和要求与前一次相同。如病变范围比探头大,那么病变区域应分为几块分次冻融。值得注意的是,冰帽边缘须达到阴道镜下显示的正常上皮约 0.5~0.6cm。一旦病变区域得到满意的治疗,探头即可经解冻后取出。

(2) 并发症:治疗时,病人无明显不适,治疗后 24 小时内局部明显水肿,大量渗液使阴道分泌物增多,病人可有全身乏力,必要时可输液或补钾。冷冻治疗后 2~4 周内有大量的水样分泌物,前 2 周分泌物较稀薄,2 周后分泌物较黏稠,此为坏死物逐渐溶解脱落的缘故。一般在 5 周内逐渐消失。如分泌物持续 8 周以上,并伴有恶臭味,证明有感染发生,可全身或局部应用抗生素,此期间应劝告病人不能性交或阴道填塞棉球。

冷冻治疗恢复期的鳞状上皮再生有时被认为是异常细胞,而实质上是修复过程的拟态细胞,即使是有经验的病理学家要区别它也很困难。治疗成功的标准是冷冻治疗后有 3 次以上的正常细胞学涂片。

(三) 冷凝治疗(cryotherapy)

"冷凝"这个术语是 1966 年由"SeMM 冷凝"治疗仪的发明者 SeMM 提出的。"冷凝"并非冷冻,而是迅速加热至 100℃,维持 20s,然后取下治疗探头,使局部组织在高湿—冷却凝集的作用下达到破坏病灶的目的,其实称之为热凝似乎更为恰当。治疗仪器是由小而便于携带的电流监视器和治疗探头组成,最新式的治疗仪器的温度范围在 50 ~ 120℃,治疗探头由聚四氟乙烯包被,易于消毒。消毒时,按下消毒按钮,治疗探头立刻升温至 140℃,维持数分钟即达消毒目的。工作温度预先选择,工作时的维持温度由温差电偶控制。

(1) 操作步骤:用窥阴器充分暴露宫颈,常规清洁消毒,在阴道镜下确定病变部位,以 Schiller 碘试验确定治疗范围。然后用 SeMM 冷凝治疗探头对准病变部位,稍用力压以保证其与组织充分接触,按下开关达 100℃时持续 20s,根据病变大小可多区分次治疗,每个治疗区应相互重叠,并包括病变周围 0.5 ~ 0.6cm 的正常上皮。

(2) 并发症:少数病人可有轻微渗血,一般不需特殊处理。大多数病人治疗时有热感或轻微疼痛,一般可忍受,个别病人需要宫颈旁阻滞麻醉。一旦治疗结束,上述症状即消失。术后用消炎软膏塞入阴道,每晚 1 次,连用 2 周。

(四) 电凝透热治疗

电凝透热(electric coagulation)是治疗 CIN 最可靠、最有效的方法。这种方法简单、安全而不需特殊的或昂贵的仪器,只需一台电压控制器、几根针形电极和一根球形电极即可,这种物理破坏性治疗方法,在治疗更大面积和更深的宫颈病变时比冷冻或 CO_2 激光更有效。不利之处是治疗时病人需要麻醉。治疗范围应包括整个移行带和鳞柱交界区,下段颈管以及累及深达 3 ~ 4mm 腺体的全部病变。治疗时由于热刺激而有黏液产生,这些黏液有隔热的特性,因而要治疗到没有黏液产生时才能达到所要求的深度。治疗后一般在 6 周内可完全愈合,如阴道中应用酸性软膏,可促进愈合过程,缩短愈合期。

(1) 操作步骤:用窥阴器充分暴露宫颈,常规清洁消毒,阴道镜下确定病变部位和范围,用 6 号或 7 号扩宫器扩宫。针形电极插入宫颈组织,插入的方向是沿着宫颈的长轴,一般插入 1 ~ 1.5cm,根据宫颈的大小和病变的范围插入 15 ~ 20 根针,以破坏宫颈的全部移行带和鳞柱交界区,以及累及深达腺体的病变为目的。针形电极插入后,开启电源,球形电极插入颈管并沿着颈管的方向上下移动,其电凝透热的过程就在两个电极之间进行,每次进行电凝透热治疗的时间至少 2s,但不超过 4s。随着时间的延长,电凝透热破坏的程度加重。电流可采用连续性的或周期性的,但每一凝集过程的时间为 2 ~ 3s。球形电极移动时产生火花和电灼,较慢的移动可产生更深的凝集效果。治疗时,应包括病变区周围 0.5 ~ 0.6cm 的正常上皮。治疗过程中应随时清除球形电极上的焦痂和脏物,以免影响治疗效果。清除脏物时,应关闭电源,以防伤及操作者。

(2) 并发症:治疗后 3 ~ 4 周,阴道可有少许血性分泌物或较明显的出血,但应注意与月经血相鉴别。出血较多时,可对症处理,如用止血药,局部填塞压迫止血。并发感染者少见,多与慢性炎症和止血处理不当有关。当并发感染时,除局部治疗外,应全身应用广谱抗生素。另一种并发症是宫颈狭窄,引起严重痛经和经期延长,可在术后第一次复查时常规扩宫一次,能减少宫颈狭窄的发生。一旦发生,可多次扩宫,或用激光切除狭窄部位,或行全子宫切除。术后一般不需特殊处理。术后常规应用消炎软膏,每晚 1 次,连用 2 周。

(五)电熨治疗

由于电熨治疗(electric ironing)技术操作更简单、易行,可用于治疗门诊病人。但因这种方法破坏组织深度一般在 2~3mm,不如 CO_2 激光、冷冻、冷凝和电凝透热治疗那样有效。所以仅能用于治疗病变面积小的 CIN Ⅰ、Ⅱ和Ⅲ级的病人。

为避免治疗后出血与月经出血相混淆,治疗时间应选在月经干净后 3~7 天进行。

(1)操作步骤:以窥阴器充分暴露宫颈,轻轻除去分泌物,并常规消毒,阴道镜检查确定病变部位和范围,用 Schiller 碘试验确定治疗区,将接好电极的铝板装入湿布袋中,置于病人臀下,手持球形电熨器以其球形头部与病变面相接触,均匀缓慢移动,从左至右,从上到下。所熨范围应包括病变边缘外 5~6mm 的正常上皮。熨至组织呈黄色焦痂为止。如病变区域内有腺体囊肿,应先刺破,清除囊内黏液后再电熨。凹凸不平的地方应增加电熨时间。

治疗过程中,病人有局部温热感,少数病人较敏感,有下腹酸胀或局部痉挛性疼痛感觉,多可忍受。如治疗时烧灼过深,病人疼痛加剧,需应用局部阻滞麻醉。

(2)并发症:一般没有并发症。少数病人可有术中出血,可延长电熨时间止血,必要时,可填塞压迫止血,术后也有个别病人会发生出血,可用前述方法处理。术后 2 周内阴道可有少量黄色或血性分泌物,以后分泌物逐渐减少。创面完全愈合需 5~6 周。宫颈狭窄者少见,必要时可行扩宫。术后阴道可用消炎软膏或栓剂,每晚 1 次,连用 1 周,可防止感染,加速愈合。

(刘诗权　欧阳艳琼)

六、放 射 治 疗

凡有手术禁忌证或拒绝手术的原位癌病人,采用放射治疗。采用单纯腔内放疗即可。对累及阴道较广的原位癌更为适宜。腔内照射剂量:参照点 A 点剂量为常规腔内 A 点剂量的 2/3,每周一次,每次 6~7Gy,全程共 4~5 次,若阴道波及较多,加用阴道塞子治疗。

七、药 物 治 疗

(1)Diindolylmethane(DIM):应用于 CIN Ⅱ、Ⅲ的病人(经 LEEP 活检证实)。方法:DIM 2mg/(kg·d)口服,共 12 周。未见全身毒性反应。

(2)β-干扰素(beta-interferon):应用于 CIN Ⅰ、Ⅱ(经组织学证实)合并 HPV 感染者。方法:β-干扰素 27 000 000 IU/次,肌注。

(3)西多福韦(cidofovir):应用于 CIN Ⅱ、Ⅲ(经活检证实)。方法:西多福韦 3ml 装入宫颈盖内,涂在宫颈表面。4 小时后移去。第 2 天和第 4 天重复,共 6 周。

(刘龙阳 陈惠祯)

八、疗 效

CIN 有不同的组织学分级(Ⅰ、Ⅱ、Ⅲ级或低级别和高级别),治疗方法多样,其疗效难以准确估计。以下资料供参考。

1. 宫颈锥切、子宫全切 从表 4-5 可见,宫颈原位癌病人以子宫切除术的效果最好,其次是宫颈锥切。如果是 CIN Ⅱ、Ⅲ级(重度非典型增生)采用子宫切除术或宫颈锥切术均可。但须根据病人年龄、生育要求、本人意愿选择病例。

表 4-5 3657 例宫颈鳞状上皮原位癌随访结果

治疗方法	治疗总数	复发	原位癌		原位癌伴微灶浸润		隐性浸润癌		临床浸润癌		其他
			宫颈	阴道	宫颈	阴道	宫颈	阴道	宫颈	阴道	
锥切	808	31	28[a]	0	0	0	1	0	1	1	0
子宫全切	2849	24	0	19[b]	0	0	0	2	0	1	2[c]
	3657	55	28	19	0	0	1	2	1	2	2

a 1 例累及宫颈、阴道;b 1 例累及阴唇;c 1 例已转移至淋巴结,1 例于肛门附近有新的病灶。

(引自陈惠祯,谭道彩,吴绪峰.2001.现代妇科肿瘤学.第 2 版.武汉:湖北科学技术出版社:138)

2. LEEP、CO_2 激光、冷冻

(1) CO_2 激光:第一次 CO_2 激光汽化治疗后,关于 CIN 的残留或复发各家报道不尽相同(3.1%~27%),Masterson 报道堪萨斯大学用 CO_2 激光治疗随访超过了 5 年的 230 例病人,第一次治疗后 18% 复发,其中 97% 发生于最初病变部位。Popkin 报告 138 个病人 13 例在治疗后 7 个月内有异常细胞存在。Wright 报告 429 例经 CO_2 激光治疗的病人,经第一次治疗后,92 例 CIN Ⅰ级病人中有 2 例失败;137 例 CIN Ⅱ级病人中 7 例失败;200 例 CIN Ⅲ级病人中 11 例失败。总失败率为 4.7%,20 例第一次治疗失败后,18 例再用激光治疗,2 例全宫切除。最后激光治愈率 100%。

CO_2 激光汽化治疗的成功率与治疗深度有关(表 4-6)。病变残留是由于激光汽化没有破坏到腺体病变(表 4-7)。因此,伯明翰和密德兰芝妇科医院提出单用 CO_2 激光汽化治疗深度达到 5~7mm,治愈率可达到 91.4%。

表 4-6 CIN 的激光汽化治疗深度与治愈率的关系

Ⅰ~Ⅲ汽化深度(mm)	CIN Ⅰ		CIN Ⅱ		CIN Ⅲ		CIN	
	治愈数	治愈率(%)	治愈数	治愈率(%)	治愈数	治愈率(%)	治愈数	治愈率(%)
5~7	3/6	50	1/7	14.3	4/26	15.4	8/39	20.5
5~7	17/27	63	11/18	61	20/60	33.3	48/105	45.7
5~7	4/5	80	5/5	100	14/20	70	23/30	77
5~7	33/36	91.7	45/45	100	114/129	88.4	192/210	91.4

表 4-7 CIN 累及腺体深度

	平均深度	最大深度	平均±1.96SD(95%)	平均±3SD(99.7%)
未受累	3.38	7.83	5.25	6.30
受累	1.24	5.22	2.92	3.80

(2) 冷冻:当冷冻治疗后 3 次复查结果与冷冻治疗前相同或进展,则表示冷冻治疗失败。对于治疗失败的病例,可考虑再次保守治疗,或行其他治疗,应根据具体情况而定。

Townsend 用冷冻治疗了 1000 例病人,CIN Ⅰ、Ⅱ、Ⅲ级病人各占 1/3,结果,第一次治疗后总的成功率为 88%,大多数第一次治疗失败的病人进行了第二次冷冻治疗,使总体治愈率增加到 95% 以上。通过分析这些成功资料发现,CIN Ⅰ级病人比 CIN Ⅲ级病人更易治愈,其失败率分别为 7% 和 16%。然而,当根据病变的大小分析这些资料时发现,不管其组织学诊断如何,病变小于 1cm 时,成功率达 95%,而病变累及宫颈表面大部分时,第一次治疗的失败率接近 50%。Hemmingson 用冷冻治疗 170 例 CIN 病人,随访 5~8 年,总的失败率为 16%。根据年龄分析,年龄小于 30 岁者失败率为 12%,而大于 30 岁者失败率是 23%,几乎是前者的 2 倍。Ostergard 用冷冻治疗 354 例 CIN 病人,随访 8 年,发现 298 例 CIN Ⅰ~Ⅱ级病人的失败率为 6.2%,CIN Ⅲ级病人的失败率为 39%。因而认为,冷冻治疗用于治疗 CIN Ⅰ~Ⅱ的病人是可取的,但不宜用于治疗 CIN Ⅲ级的病人。Javaherl 观察 605 例用四种方法(冷冻、电灼、锥切、全宫切除)治疗不同级别的 CIN 的结果,发现接受冷冻治疗的 255 例 CIN Ⅰ、Ⅱ级病人的失败率为 5.5%,60 例 CIN Ⅲ级病人的失败率为 15.5%,而锥切的 CIN Ⅲ级病人的失败率为 12.5%。因而认为冷冻治疗用于治疗 CIN Ⅲ级病人几乎与锥切一样成功,而且费用低得多(表 4-8,表 4-9)。Benedet 随访观察 1675 例冷冻治疗结果后发现,随着时间的延长,复发率逐渐增加,治疗后第 1 年 5.7%,第 5 年为 10.6%,第 10 年为 14.6%。其他作者报道的失败率亦在 4%~20%。同时,还有冷冻治疗后发生浸润癌的报道。鉴于上述事实,冷冻治疗后必须严密随访观察,一旦发现残存或复发病人,必须及时治疗。

表 4-8 不同级别 CIN 的治疗效果

治疗方法	CIN Ⅰ		CIN Ⅱ		CIN Ⅲ	
	病例数	治愈率(%)	病例数	治愈率(%)	病例数	治愈率(%)
冷冻	156	93	275	88	475	87
CO_2 激光	312	96	472	91	773	91
LEEP	158	90	103	89	243	90

表 4-9 CIN 的不同治疗方法治愈率比较

CIN	CO_2 激光		CIN	冷冻		CIN	LEEP	
	病例数	治愈率(%)		病例数	治愈率(%)		病例数	治愈率(%)
Ⅰ	87	97	Ⅰ	89	98	Ⅰ	0	0
Ⅱ	154	91	Ⅱ	153	93	Ⅱ	0	0

续表

CO₂ 激光			冷冻			LEEP		
CIN	病例数	治愈率(%)	CIN	病例数	治愈率(%)	CIN	病例数	治愈率(%)
Ⅲ	109	91	Ⅲ	106	84	Ⅲ	0	0
Ⅰ	54	83	Ⅰ	0	0	Ⅰ	43	67
Ⅱ	96	78	Ⅱ	0	0	Ⅱ	96	95
Ⅲ	74	86	Ⅲ	0	0	Ⅲ	77	77

（3）LEEP：很多资料表明其疗效与冷冻治疗、激光汽化比较无显著性差异（表4-8）。Wright 比较了大直径的环与小直径的环切除的治疗效果，治愈率分别为 132/141（94%）和 220/275（80%）。Prendiville 用 LEEP 刀治疗了 111 例，除 9 例失访外，其余 102 例随访了 12～36 个月，平均 18 个月，治愈 97/102（95.1%）。

LEEP 术与 CKC 比较，LEEP 术（$n=73$）术后经全子宫切除标本残存病灶为 37.0%，而 CKC（$n=43$）为 28.9%。冷刀锥切术治疗宫颈原位腺癌的复发率（6%）低于 LEEP 术（29%）认为宫颈原位腺癌若不采用子宫切除术尤其是年轻病人，主张冷刀锥切为宜。

3. 冷凝治疗、电凝透热、电熨治疗

（1）冷凝治疗：Duncan 用 SeMM 冷凝治疗了 403 例 CIN 病人，其中 CIN Ⅲ 级病人 283 例，CIN Ⅱ 级病人 73 例，CIN Ⅰ 级病人 47 例，术后 6 个月时总的失败率为 2.5%（10/403），1 年为 2%（6/267），1 年半为 1%（2/174）。而 CIN Ⅰ、Ⅱ、Ⅲ 级病人之间治愈率无显著差异。18 例治疗失败的病人，10 例再度冷凝治疗，5 例治愈，5 例结果不详，7 例全宫切除治愈，1 例锥切治愈。1978 年 Staland 用 SeMM 冷凝治疗 371 例 CIN 病人，39 例病人随访已超过 3 年。治疗后仅遇到 2 例细胞学异常的病人，1 例病人阴道镜和锥切活检都没有发现 CIN，以后细胞学恢复正常，另 1 例细胞学异常的病人重复出现了 6 个月，冷冻治疗后恢复正常。Fergusson 和 Craft 比较了冷冻和 SeMM 冷凝治疗宫颈糜烂，他们结论是 SeMM 冷凝治疗比冷冻治疗后排液少。而且治疗时间短，具有无噪音，无烟、无味等优越性。

（2）电凝透热治疗：电凝透热残存病变可能是由于经验不足或技术上的原因，如不适当的电流或者是病变太广泛，以致没有彻底治疗。多数情况下，残存病变可再次电凝透热治愈。若残存病变太小，可以用钳夹活检治愈。Chanen 分析了 2504 例病人后发现，各种级别的 CIN 适合于电凝透热治疗，治愈率为 98.3%，并认为用电凝透热治疗 CIN 病人，不管范围及严重程度如何，它都是安全和有效的治疗手段。经治疗的病人事实上排除了继发浸润癌的危险。Hollyock 等用电凝透热治疗 450 例 CIN 病人，一次治愈率为 93.6%，28 例失败的病人经第二次治疗，治愈 8 例，总的治愈率为 95.4%。13 例发生并发症，其中 9 例出血，4 例宫颈狭窄。Chanen 等用锥切和电凝透热相比较，162 例锥切的治愈率为 86%，224 例电凝透热的治愈率为 90%，锥切组 28 例（17.3%）发生并发症，4 例出血，行全宫切除，17 例继发出血，3 例盆腔感染，4 例宫颈粘连；电凝透热组 8 例（3.6%）发生并发症，5 例继发出血，3 例宫颈粘连。1980 年，Chanen 报道了 812 例 CIN Ⅰ～Ⅲ级病人的电凝透热治疗结果，一次治愈率达 95%，仅 5% 的病人失败。Woodman 单用电凝透热治疗 140 例 CIN 病人，123 例平均随访 3 年，未见复发或残存病变。Giles 用电凝透热治疗 361 例 CIN 病人，245 例随访超过

1 年,第一次治疗成功率为 93.9% (230/245),残存或复发的占 6.1% (15/245)。

(3) 电熨治疗:根据文献报道,电熨治疗后的残存病变为 14% ~ 30%。1984 年,Schuurmans 和 Carmichael 用电熨方法治疗了 426 例 CIN Ⅰ 、Ⅱ 和 Ⅲ级的病人,其中 413 人随访了 3 ~ 6 个月,第一次治愈率达 85.95%,对残存病人进行第二次治疗,总的治愈率达 96.6%。Richart 和 Sciarra 用电熨治疗了 182 例 CIN 病人,其中 170 人随访了 12 ~ 16 个月,151 例 (89%)第一次治愈,有残存病灶的 19 例(11%)中,13 例经第二次电熨治愈。Ortig 报道用电熨治疗了 96 例 CIN 病人,其中 60 例 CIN Ⅰ 、Ⅱ级病人的治疗成功率达 100%,随访 30 例 CINⅢ级病人,发现 4 例有残存病变,同时还发现电熨治疗重度非典型增生的失败率与原位癌无关,可能与腺体受累有关。

(刘诗权　陈惠祯)

九、治疗后随访及复发病变的处理

(一) 治疗后随访

任何方法治疗 CIN 都可以获得良好的效果,但仍有少许病人复发或再发,而且增加发生宫颈癌的风险。其原因更可能是持续病变处理不当的进展。

Cecchinis 等收集 1667 例 CIN 病人(718 例 CIN Ⅱ 以及 949 例 CIN Ⅲ:平均年龄 37 岁)。733 例病人采用冷刀锥切,900 例采用 LEEP 术,34 例采用局部破坏性治疗(透热或激光汽化)。CIN Ⅱ/Ⅲ级保守治疗后宫颈浸润癌发生率比巴氏涂片阴性者要高,第一个 5 年随访比 6 ~ 10 年随访宫颈癌发生率高。他们确信 CIN Ⅱ/Ⅲ保守治疗后比普通人群或巴氏涂片阴性者有更高的宫颈癌进展风险,这项研究发现支持这些病人需要长期深入的监测。Bjorn 等收集从 1958 年至 2002 年 132 493 例诊断为宫颈原位癌或重度发育异常(相当于 CIN Ⅲ)。有 881 例 CIN Ⅲ治疗后 1 年以上诊断为宫颈浸润癌病人。对比普通妇女人群有显著增加发生宫颈浸润癌的风险。因此,CIN 治疗后都应该进行细胞学检查随访,其随访指南包括强化的筛查计划。目的在于使持续病变早期发现,以及使低危女性在较低强度的监测后回到常规筛查。对于高危人群应随访 10 年以上,尤其是治疗后 2 年,因为大部分复发都在这段时间。建议治疗后第一年每 3 个月进行一次宫颈细胞学检查,如果宫颈涂片均正常,以后每年一次细胞学检查。报道 LEEP 术后采用 HPV-DNA 检测和巴氏试验随访在发现残存或复发病灶中起很大作用,因此高危 HPV 检测至少在治疗后 6 个月进行。标本切缘证实为 CIN 时,最好每 4 ~ 6 个月进行一次阴道镜检和宫颈管刮术,直至两次均正常,以后每年一次细胞学检查。

(二) 复发因素

手术切缘阴性复发的风险低,而切缘阳性风险很高,尤其当宫颈管内切缘阳性时。治疗的年龄在 40 岁以上的女性复发的风险增高。治疗时年龄超过 40 岁且切缘存在重度病变病人复发风险非常高。有报道对 3560 例接受过宫颈大环状电切术(LLETZ)治疗的病人中,有 93 例属于复发高危组。在其后的随访中所有诊断出宫颈癌的病人均出自这一组。

Lu HX 等为了评估与 CIN 宫颈锥切切缘阳性相关的高危因素。从 2000 年 1 月至 2008 年 2 月对 1699 例 CIN 行锥切术后切缘阳性与临床预后因素之间的关系进行回顾性分析。包括病人的年龄、病变级别、病变大小、切除方法和绝经。其结果提示 1699 例病人的切缘阳性率为 14.01%（238/1699）。切缘阳性病人的平均年龄为（39±9）岁。阴性切缘病人的平均年龄为（39±8）岁，无统计学上显著性差异（$P=0.05$）。冷刀锥切（CKC）的切缘阳性率为 8.63%，LEEP 的切缘阳性率为 18.66%，有统计学显著差异（$P=0.01$）。在这 1699 例病人中，90 例为 CIN Ⅰ，339 例为 CIN Ⅱ，1113 例为 CIN Ⅲ，87 例为宫颈癌 Ⅰ A1，70 例为宫颈癌 Ⅰ A$_2$ 或更晚期，其切缘阳性率分别为 1.11%（1/90），3.83%（13/339），10.70%（104/972），26.24%（37/141），35.63%（31/87）和 74.29%（52/70）。除了 CIN Ⅰ 和 CIN Ⅱ 外其他都有统计学显著性差异。CIN Ⅰ 和 CIN Ⅱ 与 CIN Ⅲ、宫颈癌 Ⅰ A1 和 Ⅰ A2 期进行比较同样有显著差异（$P<0.05$），绝经后病人切缘阳性率为 21.54%（28/130），这显著高于绝经前病人的阳性率 13.38（210/1569）（$P=0.010$）。回顾分析显示了切除方式、病变级别、病变大小，病变范围和绝经是切缘阳性的高危因素，危险率分别为 5.147，3.048，1.271，1.905 和 1.860。其结论是高级别，CIN 的范围，LEEP 术和绝经是锥切缘阳性的高危因素。对这些病人行锥切时应当谨慎。

（三）复发病变的处理

关于 CIN 初次治疗后复发或再发的处理报道甚少。对首次切缘阳性者应及时处理，治疗时年龄在 40 岁以上即使切缘阴性者应严谨随访；治疗时年龄超过 40 岁切缘阳性者应立即处理。处理方式应根据 CIN 级别、年龄、对生育要求以及首次治疗方式而定。复发病变为 CIN Ⅰ 级者可继续随访或物理治疗，对 CIN Ⅱ、Ⅲ 级者可采取冷刀锥切、LEEP 术或全子宫切除术。子宫切除后阴道复发或 VAIN 者按 VAIN 处理。

Rodolakis 等研究 333 例病人，80 例（24%）有残存病变以及 253 例（76%）复发病变病人。组织学结果为 127 例 CIN Ⅱ/Ⅲ 以及 206 例 CIN Ⅰ。240 例病人采用 CO_2 激光锥切，10 例采用激光消融，31 例采用两者联合治疗，而对剩下的 52 例病人进行定期随访。37 例病人切缘受累，但仅当宫颈管切缘受累与复发率有明显相关。故认为 CO_2 激光是治疗 CIN 复发的安全有效方法。

（张　萍　陈惠祯）

第五节　子宫内膜增生

一、概　　述

成年女性的月经是由于卵巢的卵泡发育、排卵、黄体形成和周期性分泌雌、孕激素，而使子宫内膜随之发生周期性增生、分泌、剥脱和出血等变化。如果卵巢功能失调，有卵泡发育而无排卵时，卵巢只分泌雌激素，缺乏孕激素，子宫内膜受到大量雌激素影响或受到雌激素影响的时间过长,子宫内膜就会不断增生,而不发生分泌期变化,在病理学上称为增生期子宫内膜或子宫内膜增生症(endometrial hyperplasia,EH)。无孕激素拮抗的长期雌激素刺激可能是导致子宫内膜增生的主要原因。雌激素水平的升高可以是内源性的(如不排卵、肥胖、具有分泌功能的卵巢肿瘤),也可以是外源性的(如雌激素替代疗法、三苯氧胺的应用)。

子宫内膜增生的发病率相关资料少有报道,Susan 等根据大型综合卫生健康计划机构自动化处理的资料,统计了 18 ~ 90 岁有子宫内膜标本资料的妇女 63688 人。子宫内膜增生最高年龄发病率是:单纯型增生 142/100000;复杂型增生 213/100000;不典型增生 56/100000。随着年龄的增加,发病率降低,特别是不典型增生。其结论是:子宫内膜增生伴有或不伴有不典型增生发病率高峰在绝经后早期,特别是早于 60 岁。

本病的主要症状是子宫异常不规则阴道出血。大约 70% 的子宫出血的妇女诊断为良性病变,15% 诊断为癌,15% 诊断为子宫内膜增生(EH),病变范围广,从轻度可逆增生到中度癌前病变。

结合临床症状,其诊断的主要方法是分段诊刮。

不典型增生治疗方法的选择应根据病人的年龄、对生育的要求、病变的程度以及身体健康状况等综合考虑。在治疗时,应首先明确诊断,排除与内膜癌共存并查清不典型增生的原因,如存在多囊卵巢、卵巢功能性肿瘤、垂体瘤等情况时,应作针对性治疗。

二、病理分类及特点

1. 病理分类　对任何病变的认识都是一个不断深入的过程。40 年来,EH 的分类经历了一系列的演变。除世界卫生组织(WHO)分类外,至少提出过 7 个分类系统以划分内膜增生谱系(表 4-10)。

表 4-10　各作者提出的子宫内膜增生分类表

作者	分类
Campbell	良性增生、不典型增生(Ⅰ、Ⅱ、Ⅲ型)
Dockerty	腺囊性增生、腺性增生、腺性增生伴不典型增生
Gusbery	轻度腺瘤性增生、中度腺瘤性增生、重度腺瘤性增生
Gore	腺囊性增生、腺瘤性增生和间变、原位癌
Vellios	腺囊性增生、腺瘤性增生、不典型增生
Kempson	无不典型增生、不典型增生(轻、中、重度)
Kurman	单纯性或复杂性增生、单纯性或复杂性不典型增生

由于 EH 结构多样,"腺囊性扩张"并不能包括所有的内膜轻度增生;子宫内膜与胃肠道黏膜不同,不存在"内膜腺瘤"这一概念,"腺瘤性"一词是表明 EH 是肿瘤性的,一般不可逆转,实际并非完全如此;子宫内膜与宫颈和食管黏膜也不同,内膜层与肌层之间无明确的基底膜分隔。因此,"腺囊性增生"、"腺瘤性增生"和"宫内膜原位癌"等概念并不确切。

1986 年,Kurman 等以组织结构特点和有无细胞不典型性为基础提出一新分类法。他们分析了 170 例诊断为不同程度增生的病人的刮宫标本,病人至少 1 年内未行子宫切除术,结果发展为癌者,在单纯性和复杂性增生的病人中占 1.6%(2/122),不典型(单纯性和复杂性)增生的病人占 23%(11/48)。因而提出细胞的不典型性与发展为腺癌的危险度升高有关,而不是由于组织结构的复杂程度。1987 年,国际妇科病理协会(International Socialty of Gynecological Pathology,ISGP)推荐了这个分类法。1994 年,Scully 等修正 WHO 分类,接受 IS-GP 关于 EH 分类的建议。新分类系统包括 4 种诊断类型(表 4-11),即根据组织结构特点将内膜增生分为单纯性和复杂性 2 种,再根据细胞学特点分出有无不典型性。

表 4-11　EH 的 WHO 分类(1994)

单纯性增生(simple hyperplasia)
复杂性增生(complex hyperplasia)
单纯性不典型增生(simple atypical hyperplasia)
复杂性不典型增生(complex atypical hyperplasia)

2. 病理特点

(1) 单纯性增生:子宫内膜明显增厚,呈弥漫息肉状,刮出物量大。病变累及内膜功能层与基底层,间质与腺体同时增生,与晚增殖期相似。腺体大小不一,轮廓规则,小者为小管状早期增殖期腺体,大者可呈囊状扩张,切面如干酪样,以往称为囊性增生,由于病变不仅限于腺体,现已取消这一名称。单纯增生腺体上皮细胞无异型性改变。

(2) 复杂性增生:子宫内膜可薄可厚,或呈息肉状,刮出物可多可少,病变为腺体局灶性增生而不累及间质,病变区腺体拥挤,可以"背靠背",间质明显减少。腺体轮廓不规则,或弯曲呈锯齿状,或腺腔内有乳头状结构。腺上皮细胞与单纯增生相似,不具异型性。以往亦归类为癌前病变,造成处理上的不一致。

(3) 不典型增生:增生限于子宫内膜腺体,腺上皮细胞异型性是诊断的关键,具癌变倾向,属癌前病变。病变呈局灶性或灶性分布,其间可有正常、萎缩或其他类型增生的腺体。病变区腺体增多,轮廓不规则,间质减少。腺上皮异型性的形态标准为:细胞排列极向紊乱或消失,细胞核增大变圆、不规则、核仁明显。

长期观察,绝大多数子宫内膜增生是一种可逆转的病变,仅有少数病例在一定时期后可能发展为癌,这类癌前病变可能是子宫内膜腺上皮脱落不全而呈现不规则的增生样改变。轻度增生可能有自发逆转的趋势,而重度增生则有较大的恶变倾向。

3. 恶性潜能　与子宫内膜的其他良性病变相比,患非典型性增生的病人有着更大发展为癌的倾向,尽管这种潜能难以确定。在以往的文献中对于子宫内膜增生的恶性潜能存在一些争论,尤其是"腺瘤样增生"。一些作者将腺瘤样增生纳入不典型增生,而一些作者却不这样认为。一般来说患不典型增生的病人发展为侵袭性癌的概率为 5%~25%,并且由增生发展到癌需要 5 年甚至更长的时间。1970 年,Chamlian 等进行了一项实验,发现在 97 名患子宫内膜增生的年轻妇女中,有 24 名(25%)患有多囊卵巢综合征,这 24 人中 14 名病人分别在 1~14 年内发展为腺癌,其中 41% 的病人子宫切除后被确诊是腺癌。

患不典型增生的绝经后的老年妇女表现出更高的癌变几率。1947 年,Gusberg 在形态上对"腺瘤样增生"下了定义,认为它是子宫内膜癌的前兆。后来 Gusberg 和 Kaplan 从 1934 年到 1954 年对 191 名患"腺瘤样增生"的病人进行了回顾性研究,在 90 名已明确诊断后立即行子宫切除术的病人中,20% 发现同时合并癌,而且 13% 发现有交界性病变;在剩下的 101 名这组病人的随访中,8 人(7.9%)发展为子宫内膜癌;而在 202 名绝经后阴道出血但行早期诊刮未发现子宫内膜增生或癌的这组病人中,仅有一例病人最终发展为子宫内膜癌。Gusberg 和 Kaplan 根据追踪 9~10 年观察结果认为,患"腺瘤样增生"的病人比无增生的病人有着更高的癌变几率。一般来说,育龄妇女子宫内膜癌的发病率极低,且多与多囊卵巢综合征或长期不排卵有关。Jakson 等报道这 43 例多囊卵巢综合征中有 16 例(37.2%)患子宫内膜癌。

1980 年,一些妇产科病理学者(Kurman 及 Ferenczy)对这种传统观念提出质疑,他们认为子宫内膜增生与癌是两种在生物学上无关系的疾病,并且区别两者最为重要的特征为是否存在细胞不典型增生,他们认为增生的病变会加重细胞形态的恶化。然而一些对子宫内膜细胞增殖的试验却再次说明了传统资料,新的观念又受到挑战。

Kurman 曾对 170 名合并不同级别子宫内膜增生的病人进行了随访(均未行子宫切除术以及化疗),其中 1/3 的病人在经诊刮确诊后毫无症状,只有 2% 非不典型增生病人以及 23% 的不典型增生病人最后发展为癌($P = 0.001$),有 2 例在发展到癌之前子宫内膜经历了从没有不典型增生变为不典型增生的过程。

总之,子宫内膜癌前病变与子宫内膜癌在组织发生上有密切关系,存在一定程度的恶性潜能,其癌变的可能性随细胞异型性增生程度的增加而增加。

三、治 疗 原 则

原则上对年龄小于 40 岁,其癌变倾向低可采取积极地保守治疗为主,年轻而且盼生育者,首选药物治疗;对高血压、糖尿病、肥胖或年龄过大对手术耐受差者,也可考虑在严密随诊及监测下先行药物治疗;40 岁以上至绝经前病人可根据病人意愿行药物治疗或手术治疗;围绝经期和绝经后妇女特别是不典型增生病人应实施子宫切除,除非病人合并严重的手术禁忌证而不能耐受手术者,才使用药物治疗。

四、手 术 治 疗

不典型增生的治疗目的主要是阻止病变向内膜癌发展,其他也包括控制出血,治疗不育。不典型增生治疗方法的选择:应综合考虑病人的年龄、对生育的要求、病变的程度以及身体健康状况等。在治疗时,应首先明确诊断,查清不典型增生的原因,如存在多囊卵巢、卵巢功能性肿瘤、垂体瘤等情况时,应做针对性治疗。

1. 保守性手术　吸宫术或刮宫术不仅是重要的诊断方法,也是治疗的手段之一。

(1) 适应证:①生育期妇女经药物治疗无效者。②绝经前后妇女全身情况不能耐受较大手术,又不适宜药物治疗者。

(2) 方法:负压吸宫术比刮宫术更为理想,吸宫所得的内膜,比刮宫取材更为全面。吸

（刮）宫时，应分段吸（刮）取组织，先刮取子宫颈组织，然后刮取宫颈内组织，要注意彻底清除宫腔前后壁、宫底及两侧角部的所有内膜组织，刮出物应分装送病检。有资料报道，在宫腔镜下进行刮宫术能够取得令人满意的治疗效果。

子宫内膜切除和高温消融也是保守治疗方法之一，用于药物治疗无效的病人。

2. 子宫切除术　适用于：①年龄在40岁以上，诊断明确，无生育要求者。②经正确的周期性药物治疗后，内膜持续增生或临床症状加重，并怀疑有癌变趋势或已发展为癌者。③阴道不规则出血经刮宫术或药物治疗不能控制，或产后复发者。④重度不典型增生同时合并有严重的子宫出血和（或）怀疑有雌激素分泌性卵巢肿瘤者。

原则上对年轻而伴有Ⅰ、Ⅱ级不典型增生者采用次全子宫切除术，年龄较大而伴有Ⅲ级不典型增生者采用全子宫切除术。

3. 双侧输卵管切除术　适用于子宫内膜癌前病变合并有先天卵巢发育不全或卵巢肿瘤，或合并有多囊卵巢综合征经合理的周期性药物治疗无效者。卵巢楔形切除术是多囊卵巢综合征有效的治疗方法之一，Chamlian报道12例多囊卵巢综合征病人行卵巢楔形切除术后有6例受孕；也有其他作者报道楔形切除术后增生的内膜变为正常。

（陈　红　颜　琳　陈惠祯）

五、药 物 治 疗

单纯性增生、复合性增生的治疗可根据年龄、对生育要求等因素选择。一般认为，两者均为良性病变，癌变率均低，宜首选药物治疗。既往主要药物是孕激素，Ferenczy等研究表明，单纯性增生、复合性增生采用孕激素周期性治疗后，86%病变消退，未见转变为癌的病例，但10.7%复发，其原因与病变高危因素，如肥胖、糖尿病、排卵障碍等依然存在有关。近年有文献报道，促性腺激素释放激素激动剂（GnRHa）对单纯性增生、复合性增生有较好的疗效。Agorastos等治疗30例复合性增生、12例单纯性增生，随访2年发现100%的病人子宫内膜转化为功能性子宫内膜或萎缩内膜。表明，GnRHa治疗单纯性增生、复合性增生的疗效与孕激素相似，且GnRHa对控制出血的效果优于孕激素。一般认为，GnRHa主要适用于复合性增生，特别是不能手术或需行孕激素治疗或年轻病人。另外，也有学者采用达那唑治疗1～3个月，在随后9个月的随访中未见病变复发者，但由于达那唑副作用较明显，使其在临床应用中受到限制。

对年轻或育龄女性的子宫内膜不典型增生患者，可采取保守性药物治疗，减少癌症的机会，保留生育功能。

（1）雌、孕激素周期治疗

1）年轻女性：这类病人尽量采用保守性药物治疗。可行雌-孕激素人工周期治疗6个月，3个月后对子宫内膜重新进行检查，若病变转为良性，必须观察到规律的月经及排卵，否则必须继续周期性服用甲羟孕酮（安宫黄体酮）10mg/d，共10天，以抑制雌激素对子宫内膜的刺激。这种孕激素的使用到患者形成排卵或是诱导排卵，为今后的生育做准备。

2）育龄妇女：这类病人可用雌-孕激素人工周期治疗3个月。3个月后必须对子宫内膜重新进行检查,确定转为良性病变后患者继续使用氯米芬或促性腺激素继续治疗以诱导排卵。若患者当时并不想要生育,可以持续使用周期治疗或用妈富隆治疗。

2. 孕激素治疗 孕激素类药物可以抑制雌激素引起子宫内膜增生,其作用机制为:①减少子宫内膜的雌激素核受体水平;②抑制子宫内膜 DNA 合成;③增加雌二醇脱氢酶及异枸橼酸脱氢酶活性,从而增加雌二醇向雌酮等活性较强的雌激素转化。Bonte 等报道用孕激素治疗子宫内膜原位癌或侵袭性癌最佳的反映是甲羟孕酮醋酸盐的血清水平是90ng,甲羟孕酮醋酸盐在某种程度上能抑制下丘脑和垂体的活动,特别是抑制黄体生成素,其次是抑制促卵泡素的产生。因而孕激素的作用机制是多方面的,它对肿瘤性子宫内膜最后的影响或局部的效果是子宫内膜明显的分化、成熟、分泌、上皮组织转化及萎缩。根据Steiner,Wilson 以及 Kolstad 的报道,单用孕激素治疗可消除 62% 的子宫内膜的原位病变,单用孕激素治疗的病人侵袭性肿瘤的发病率仅为 6%。Gal 曾报道在一组对手术具有高风险因素的妇女中持续使用甲地孕酮 40mg/d,成功地控制了子宫内膜增生。

孕激素治疗主要用于围绝经期妇女或绝经后妇女不愿手术或合并严重手术禁忌证而不能耐受手术者。给药方法如下:甲羟孕酮剂量小者仅口服 10 ~ 30mg/d;剂量大者为200 ~ 800mg/d;甲地孕酮 40 ~ 160mg/d;炔诺酮口服 1 ~ 4mg/d;己酸孕酮 250mg 肌注,每 3 ~ 7天注射 1 次;氯地孕酮 20 ~ 40mg/d;以上诸药均以 3 个月为 1 疗程。每完成一个疗程即刮宫取子宫内膜作组织学检查,根据对药物的反应,或停止治疗,或对药物的剂量酌情增减。

3. 其他药物治疗 除上述雌、孕激素以及促排卵药物的使用外,近几年来倾向达那唑、促性腺激素释放素激动剂(GnRHa)与孕激素合用,以控制不典型增生。达那唑是治疗子宫内膜异位症的药物,对子宫内膜有着较强的抗增殖作用。每天用 200mg 剂量的达那唑治疗3 个月,对子宫内膜增生有明显的效果。长效 GnRHa 持续使用,可降调垂体的敏感性,使黄体生成素(LH)及卵泡刺激素(FSH)的分泌减少,最终导致持续的低雌激素血症。使雌二醇水平降至绝经后水平。故也可以用于子宫内膜不典型增生。

在药物治疗过程中须重视对不典型增生的监测,一般用药 3 个月为 1 疗程,每完成 1 疗程即应取子宫内膜做组织学检查,以监测药物反应,作为用药的依据。如果用药效果好,内膜腺体将表现为分泌期或萎缩性改变、间质细胞蜕膜样改变以及鳞状上皮化生。内膜已转化正常,即可停用孕激素;若内膜药物反应不好,需加大药物剂量,继续治疗。病情的监测还可以及早发现顽固性病变并注意癌变,提高警惕,及早处理。

六、药物治疗疗效及其监测

子宫内膜增生经过正确的治疗,可获得满意的治疗效果。Wentz 报道了两组子宫内膜不典型增生病例共 50 例,以甲地孕酮治疗的结果,其中 8 例为年轻病人,其他均为绝经后病人,每例在治疗停止后 2 个月刮取内膜,并在随诊期间继续定期刮宫或取内膜病检 3 ~ 4 次,以观察疗效。第一组治疗后,全部病例内膜恢复正常,并有 3 例妊娠分娩。第二组仍有 3 例不典型增生,其中 2 例重复使用甲地孕酮治疗一疗程后内膜恢复正常,1 例拒绝药物治疗而直接接受子宫切除。这 50 例病人随诊 1 ~ 5 年均未发生癌变。Chamlian 等报告 97 例子宫内膜不典型增生的年轻病人,经治疗后妊娠者 26 例(27%),足月分娩 20 例(21%)。

Kurman 等报道 40 岁以下病人经治疗后有 25% 足月分娩。由此可见,对年轻病人应积极采用药物保守治疗。

SD 等报道 185 例子宫内膜增生的病例,年龄 18～85 岁,平均年龄 55.9 岁,随访 16.1 周。行或不行孕酮治疗 2～6 个月,行第二次取子宫内膜病检,与第一次病检比较,评价相对危险度(RR)。在 185 人中,115 人为复杂型不典型增生,其中 28.4% 用孕激素治疗,30% 没有治疗,病情持续进展(RR 1.20,95% 的可信区间 0.53～2.72)。结果表明不典型增生的妇女用孕激素治疗 2～6 个月可增加病变逆转的可能性,然而有超过 1/4 经治疗的病人表现病变持续进展。复杂型增生不伴有典型增生的病人治疗与不治疗相比其逆转是常见的。但是药物治疗或刮宫术后仍有复发的可能,且有一定程度的癌变率,其原因可能是药物治疗效果不佳,或未能坚持周期性用药,或刮(吸)宫术时病变清除不彻底。盖铭英等报道 41 例不典型增生病人,发现治疗效果与是否坚持用药有明显的关系。坚持治疗组 15 例中,有 14 例病变消失或好转,1 例发展为癌;而未坚持治疗组 26 例中,有 20 例病变不变或加重,其中有 4 例发展为癌。同时还报道治疗后有 8 例病人妊娠,但有 3 例分别在产后 2～13 年复发,占妊娠人数的 38%。Chamlian 认为这种复发的倾向,可能与机体内的一些使雌激素长期持续高水平的因素未能控制有关。对子宫内膜癌前病变病人有选择地切除子宫,其治愈率可达 100%,因此,对子宫内膜增生,坚持不间断的定期随诊和合理治疗,可积极阻断子宫内膜增生恶变的趋势。

(周 静 杨庆忆 程 红)

参 考 文 献

卞美璐,刘晓华,孙蔼萍,等. 2000. 高频电波刀用于子宫颈病变诊断与治疗的临床观察. 中华妇产科杂志,35:160～162.

伯宁. 2003. 外阴白色病变的病理变化. 实用妇产科杂志,19(1):3～5.

蔡红兵,刘诗权,杨庆忆,等. 1999. 应用四步检查法普查子宫颈癌(附 134 例报告). 肿瘤,19(4):248～250.

陈惠祯,等. 1999. 妇科肿瘤临床手册. 武汉:湖北科学技术出版社,167～168.

陈惠祯等. 1999. 妇科肿瘤手术图谱. 武汉:湖北科学技术出版社,29～31.

盖铭英,唐敏一,孙爱达,等. 1981. 40 岁以下妇女子宫内膜不典型增生的诊断和治疗。中华妇产科杂志,10(1):48.

胡士磬,王进进,王啸. 2004. 外阴佩吉特病 7 例临床分析. 现代妇产科进展,13(1):60～61.

惠娟,朱关珍,陆洪芬,等. 1999. 外阴 Paget 病的临床病理及免疫组织化学特征. 中华妇产科杂志,34(3):156～158.

金福明,朱关珍. 2003. 外阴佩吉特病的临床病理研究. 上海医学,26(7):476～477.

郎景和. 2000. 子宫颈上皮内瘤变的诊断与治疗. 中华妇产科杂志,36:261～263.

郎景和. 2001. 子宫颈上皮内瘤变的诊断和治疗. 中华妇产科杂志,36(5):261～263.

李艳芳,李孟达. 2001. 外阴上皮内瘤变与外阴癌的病因学研究进展. 中国实用妇科与产科杂志,17(11):647.

连利娟. 1994. 林巧稚妇科肿瘤学. 第 2 版. 北京:人民卫生出版社,378～389.

刘诗权,姜陵,侯汉英. 2001. 激光治疗//陈惠祯,谭道彩,吴绪峰主编. 现代妇科肿瘤治疗学. 武汉:湖北科学技术出版社,134～142.

罗兵,李诚信. 2003. 外阴癌前病变的诊断及治疗. 中国实用妇科与产科杂志,19(8):451～452.

钱德英,岑坚敏,黄志宏,等. 2003. 子宫颈电环切除术对 203 例宫颈上皮内瘤变的疗效研究. 中国实用妇科与产科杂志,19(8):473～475.

沈铿,郎景和,黄惠芳,等. 2001. 子宫颈锥切术在子宫颈上皮内瘤变诊断和治疗中的价值. 中华妇产科杂志,36(5):264～266.

沈铿,朗景和. 2002. 妇科肿瘤面临的问题与挑战. 北京:人民卫生出版社,10.

汤春生,李继俊. 1999. 妇科肿瘤手术学. 沈阳:辽宁教育出版社,304~309,579~583.

汤春生. 1999. 妇科肿瘤手术学. 沈阳:辽宁教育出版社. 361.

王益夫,王炜. 1996. 外阴癌前病变. 中国实用妇科与产科杂志,12(5):313~314.

吴绪峰,彭小庆. 2001. 外阴湿疹样癌的治疗//陈惠祯主编. 现代妇科肿瘤治疗学. 武汉:湖北科学技术出版社,109~110.

熊樱,梁立治,颜笑健,等. 2004. 外阴 Paget 病 8 例临床分析. 癌症,23(2):201~203.

张惜阴. 2002. 临床妇科肿瘤学. 第 2 版. 上海:复旦大学出版社,51~52.

章文华. 2003. 子宫颈癌分期和治疗对策. 中国煤炭工业医学杂志,6(8):686~688.

Agorastos T,Bontis J,Vakiani A, et al. 1997. Treatment of endometrial hyperplasias with gonadotropin releasing hormone agonists:pathological,clinical,morpometric and DNA cytometric data. Gynecol Oncol,65:102~114.

Andersen ES,Nielsen K,Pedersen B. 1995. The reliability of preconization diagnostic evaluation in patients with cervical intraepithelial neoplasia and microinvasive carcinoma. Gynecol Oncol,59:143~147.

Anderson ES,Pederson B,Nielsen K. 1994. Laser conization: The results of treatment of cervical intraepithe neoplasia. Gynecol Oncol,54(2):201.

Ayhan A,Tuncer ZS,Dogan L,et al. 1998. Skinning vulvectomy for the treatment of vulvar intraepithelial neoplasia: a study of 21 cases. Eur J Gynaecol Oncol,19(5):508.

Baggish MS. 1981. Complications associated with carbon dioxide laser surgery in gynecology. Am J Obstet Gynecol,139:568.

Bell HK,Dockerty MB,Randall L. 1963. Precancerous lesions of the endometrium. Am J Obstet Gynecol,86:433~443.

Benedet JL,Wilson PS,Matisit JP. 1992. Epidermal thickness measurement in VAIN. J Reprod Med,17:809.

Bengen S,Disaia PJ,Liao SY, et al. 1989. Conservative management of extramammary Paget's disease of the vulva. Gynecol Oncol,33:151~156.

Billings SD,Roth LM. 1998. Pseudoinvasive,nodular extramammary Paget's disease of the vulva. Arch Pathol Lab Med,122:471~474.

Bjorn Strander,Agneta AE,Lan Milson, et al. 2007. Long term risk of invasive cancer after treatment for cervical intraepithelial neoplasia grade 3:population based cohort study. BMJ,(9):1~8.

Bonte J, et al. 1978. Hormonoprophy laxis and hormonotherapy in the treatment of endometrial adenocarcinoma by means of medroxyprogesterone acetate. Gynecol Oncol,6:60.

Bruchim I, Gotlieb WH, Mahmud S, et al. 2007. HPV-related vulvar intraepithelial neoplasia:Outcome of different management modalities. international. Journal of Gynecology and Obstetrics,99:23~27.

Campbell PE,Barter RA. 1961. The significance of atpical endometrial hyperplasia. J Obstet Gynecol Br Commonw,68:6.

Cardosi RJ,Bomalaski JJ,Hoffman MS. 2001. Diagnosis and management of vulvav intraepithelial neoplasia. Obstet Crynecol Clin North Am,28(4):685~702.

Cecchini S,Ciatto S,Iossa A, et al. 2009. Re:Cvical intraepithelial neoplasia Outcomes After Treatment:Long-term Follow-up From the British Columbia Cohort Study. JNCI,101(20)1429~1430.

Chamlian DL,Taylor HB. 1970. Endometrial hyperplasia in young women. Obstet Gynecol,36:659.

Chanen W, Hollyock VE. 1974. Colposcopy and the conservative management of cervical dysplasia and carcinoma in situ. Obstet Gynecol,43:527.

Chanen W, Rome RM. 1983. Electrocoagulation diathermy for cervical dysplasia and carcinoma in situ: a 15 year survey. Gynecol Oncol,61:673.

Chanen W. 1981. Radical electrocoagulation diathermy//coppleson M ed. Gynecologic Oncology. New York:Churchill Livingstone,821.

Chang DY,Cheng WF,Torng PL, et al. 1996. Prediction of residual neoplasia based on histopathology and margin status of conization specimens. Gynecol Oncol,63:53~56.

Diakomanolis E, Rodolakis A, Boulgaris Z, et al. 2002. Treatment of vaginal intraepithelial neoplasia with laser ablation and upper vaginalectomy. Gynecol Obstet Invest,54(1):17~20.

Disaia Ph J. 2002. Clinical Gynecology Oncology. 6th ed. St. louis：Mosby Inc，37.

Disaia PJ，Creasman WT. 2002. Clinical Gynecologic Oncology. 6th ed. Louis：Mosby Inc，1～7.

Disaia PJ，Creasman WT. 2002. Clinical Gynecologic Oncology. 6th ed. Louis：Mosby Inc，47～50.

Disaia PJ，Dorion GE，Cappuccini F，et al. 1995. A report of two cases of recurrent Paget's disease of the vulva in a split-thick-niss graft and its possible pathogenesis-labeled "retrodissemination". Gynecol Oncol，57：109～112.

Duncan I. 1984. Destruction of cervical intraepithelial neoplasia at 100℃ with SeMM coagulator//APM Heintg ed. Surgery in Gynecologic Oncology. Boston：Martinus Nijhoff publishers，71.

Fanning J，Lambert HC，Hale TM，et al. 1999. Paget's disease of the vulva：prevalence of associated vulvar adenocarcinoma，invasive Paget's disease，and recurrence after surgical excision. Am J Obstet Gynecol，180：24～27.

Farrell AM，Charnock FM，Millard PR，et al. 1999. Paget's disease of the vulva associated with local adenocarcinoma and previous brest adenocarcinoma：report of two cases. Br J Dermatol，141（1）：146～149.

Fehr MK，Hornung R，Degen A，et al. 2002. Photodynamic therapy of vulvav and vagina Condyloma and intraepithelial neoplasia and topically applied-5-aminolevuvimic acid. Lasevs Surg Med，30（4）：273～279.

Ferenczy A，Gelfand M，Tzipris F. 1983. The cytodynamics of endometrial hyperplasia and carcinoma：a review. Am Pathol，3：189.

Ferenczy A，Gelfand M. 1989. The biologic significance of cytologic atypia in progestogen treated endometrial hyperplasia. Am J Obstet Gynecol，160：126～131.

Fontanelli G，Raspagliesi F，Rossi G，et al. 2006. Photodynamic therapy using a methyl ester of 5-amin-olevulinic acid in recurrent Paget's disease of the vulva：A pilot study. Gynecologic Oncology，103：581～586.

Fukui T，Watanabe D，Tamada Y，et al. 2009. Photodynamic therapy following carbon dioxide laser enhances efficacy in the treatment of extramammary Paget's disease. Acta Derm Venereal，89（2）：150～154.

Gal D，Edman CD，Vellios F，et al. 1983. Long-term effects of megestrol actate in the treatment of endometrial hyperplasia. Am J Obstet Gynecol，146：316.

Giles JA. 1987. Treatment of cervical intraepithelial neoplasia by radical electrocoagulation diathermy：5 years experience. Br J Obstet Gynecol，94：1089.

Gore H，Hertig AT. 1966. Carcinoma in situ of the endometrium. Am J Obstet Gynecol，94：135～155.

Gumasekera PC，Phipps JH，Lewis BV. 1990. Large loop excision of the transformation zone（LLETZ）compared to carbon dioxide laser in the treatment of CIN：a superior mode of treatment. Br J Obstet Gynecol，97：995～998.

Gusberg SB，Kaplan AL，1963. Precursors of corpus cancer. Ⅳ. Adenomatous hyperplasia as stage 0 carcinoma of the endometrium. Am J Obstet Gynecol，87：662～676.

Gusberg SB. 1947. Precursors of corpus carcinoma，estrogens，and adenomatous hyperplasia. AM J Obstet Gynecol，54：905.

Handrickson MR，Kempson RL. 1980. Surgical Pathology of the uterine corpus//Bennington JL ed. Major problems in pathology. vol. 12. Philadelphia：WB Saunders Co，285～277.

Hemmingsson E. 1981. Cryosurgical treatment of cervical intraepithelial neoplasia with follow up of five to eight years. Am J Obstet Gynecol，139：144..

Hillemanns P，Xiuli Wang Staehle S，et al. 2006. Evaluation of different treatment modalities for vulvar intraepithelial neoplasia（VIN）：CO$_2$ laser vaporization. photodynamic therapy，excison and vulvectomy. Gynecologic Oncology，100：271～275.

Hollyock VE. 1976. Electrocoagulation diathermy for the treatment of cervical dysplasia and carcinoma in situ. Obstet Gynecol，47：196.

Hording U，Junge J，Poulsen H，et al. 1995. Vulvar intraepithelial neoplasia Ⅲ：a viral disease of undetermined progressive potential. Gynecol Oncol，56（2）：276～279.

Husseinzadeh N，Recinto C. 1999. Frequency of invasive cancer in surgically excised vulvar lesions with intraepithelial neoplasia（VIN Ⅲ）. Gynecol Oncol，73（1）：119～120.

Jackson RL，Dockerty MB. 1957. The Stein-Leventhal sundrome analysis of 43 case with special reference to association with endometrial carcinoma. AM J Obstet Gynecol，33：161.

James V. ＊,Lacey Jr,Victoria M. 2009. Endometrial hyperplasia and the risk of progression to carcinoma. Chia Maturitas,63: 39 ~ 44.

Javaherl G. 1981. Role of cryosurgy in the treatment of intraepithelial neoplasia of the uterine cervix. Obstet Gynecol,58:83.

Joura EA. 2002. Epidemiology,diagnosis and treatment of vulvar intraepithelial neoplasia. Curr Opin Obstet Gynecol,14(1):39.

Kaufman RH. 1995. Intraepithelial neoplasia of the vulvar. Gynecol Oncol,56(1):8 ~ 21.

Kodama S,Kaneko T,Saito M,et al. 1995. A clinicopathologic study of 30 patients with Paget's disease of the vulva. Gynecol Oncol,56:63 ~ 70.

Kurman RJ,Kalminski PF,Norris HJ. 1985. The behavior of endometrial hyperplasia:a long term study of "untreat" hyperplasia in 170 patients. Cancer,56:403.

Kurman RJ,Norris HJ. 1986. Endometrium//Henson DE ed. The pathology os incipient neoplasia. Philadelphia:WB Saunders Co,265 ~ 277.

Livasy CA,Maygarden SJ,Rajaratnam CT, et al. 1999. Predictors of recurrent dysplasia after a cervical loop electrocautery excision procedure for CIN 3: a study of margin,endocervical gland,and quadrant involvement. Mod Pathol,12:233 ~ 238.

Louis-Sylvestre C,Haddad B,Paniel BL. 2001. Paget's disease of the vulva:results of different conservative treatments. Eur J Obstet Gynecol Reprod Biol,99(2):253 ~ 255.

Lu HX,Chen YX,Ni J, et al. 2009. Study on high risk factors associated with positive margin of Cervix conization in patient with cervical intraepithelial neoplasia. Zhonghua Fu Chan Ke Za Zhi,44(3):200 ~ 203.

Luesley DM, et al. 1985. Complications of cone biopsy related to the dimensions of the cone and the influence of prior colposcopic assessment. Br J Obstet Gynecol,92:158.

Macleod C, Fowleo A, Dalrymple C, et al. 1997. High dose rate brachytherapy in the management of high-grade intraepithelial neoplasia in vaginal. Crynecol Oncol,65(1): 74 ~ 77.

McNally OM,Mulvany NJ,Pagano R, et al. 2002. VIN3: a clinicopathologic review. Int J Gynecol Cancer,12(5):490.

Mitchell MF,Tortolero Luna G,Cook T, et al. 1998. A randomized clinical trial of cryotherapy,laser vaporization,and loop electrosurgical excision for treatment of squamous intraepithelial lesions of the cervix. Obstet Gynecol,92:737.

Modesitt SC,Waters AB,Walton L, et al. 1998. Vulvar intraepithelial neoplasia Ⅲ: Occult cancer and the impact of margin status on recurrence. Obstet Gynecol,92:962.

Okagaki T,Twiggs LB,Zachow KR, et al. 1983. Identification of human papilloma virus DNA in cervical and vaginal intraepithelial neoplasia with molecularly cloned virus specific DNA probes. Int J Gynecol Pathol,2:153.

Onina I, Kitamura T, Okajma H, et al. 1998. High dose rate Intracavitary brachytherapy in the management of cervical and vagina intraepithelial neoplasia. Int J Radiat Oncol Biol Phs,40(4): 881 ~ 887.

Onishi I,Kamata T,Hayashi H, et al. 2002. A case of vulval extramammary Paget's disease of the vulva associated with pancreatic cancer that was successfuliy treated with chemotherapy. Gan To Kagaku Ryoho,29(11):1973 ~ 1976.

Ortig R. 1973. Electrocautery treatment of cervical intraepithelial neoplasia. Obstet Gynecol,41:113.

Ostergard DR. 1980. Cryosurgical treatment of cervical intraepithelial neoplasia. Obstet Gynecol,56:231.

Parker LP,Parker JR,Bodurka Bevers D, et al. 2000. Paget's disease of the vulva: pathology,pattern of involvement,and prognosis. Gynecol Oncol,77:183 ~ 189.

Penna C,Fallani MG,Fambrini M, et al. 2002. CO_2 laser surgery for vulvar intraepithelial neoplasia. Excisional,destructive and combined techniques. J Reprod Med,47(11):913 ~ 918.

Petrilli ES,Townsend DE,Morrow CP, et al. 1985. Vaginal intraepithelial neoplasia:biological aspects and treatment withtopical 5-flurouracil and the carbon dilxide laser. Am J Obstet Gynecol,153:505.

Piura B,Rabinovich A,Dgani R. 1989. Extramammary Paget's disease of the vulva: report of five cases and review of the literature. Eur J Gynaecol Oncol,20:98 ~ 101.

Powell JL,Frankin EW Ⅲ, Nickson JF,et al. 1972. Verrucous carcinoma of the female genital tract. Gyecol Oncol,32:606.

Prendiville W,Cullimore J,Norman S. 1989. Large loop excision of the transformation zone(LLETZ): a new method of management for women with cervical intraepithelial neoplasia. Br J Obstet Gynecol,96:1054 ~ 1060.

Preti M, Micheletti L, Ghiringhello B, et al. 2000. Vulvar Paget's diseases. Clinicopathologic review of the literature. Minerva Ginecol, 52(5):203 ~211.

Qdowd MJ, Pltilipp EE. 2000. Treatment of CIN//Qdowd MJ, Philipp EE eds. The history of obstetrics and gynecology. New York: The Parthencn Publishing Group, 533.

Richart RM, Sciarra JJ. 1968. Treatment of cervical dysplasia by outpatient electrocauterization. Am J Obstet Gynecol, 101:200.

Rodolakis A, Thomakos N, Haidopoulos D, et al. 2009. Management of relapsing cervical intraepithelial neoplasia. J Report Med, 54(8):499 ~505.

Rosenthal AN, Ryan A, Hopster D, et al. 2001. High frequency of loss of heterozygosity in vulvar intraepithelial neoplasia(VIN) is associated with invasive vulval squamous cell carcinoma(VSCC). Int Cancer, 94(6):896.

Scheistroen M, Trope C, Kern J, et al. 1997. DNA ploidy and expression of p53 and cerbB2 in extramammary Paget's disease of the vulva. Gynecol Oncol, 64:88 ~92.

Schuurmans SN, Carmichael JA. 1984. Treatment of cervical intraepithelial neoplasia with electrocautery: report of 426 cases. Am J Obstet Gynecol, 148:544.

Scully RE, Bonfiglo TA, Kurman RJ, et al. 1994. International histological classification sandtyping of female genital tract tumors. New York: Springer Verlag.

SD Reed, LF Voigt, KM Newton, et al. 2009. Progestin Therapy of Complex Endometrial Hyperplasia With and Without Atypia. Obstet Gynecol, 113(3):655 ~662.

Sederi M, Spinaci L, Spolti N, et al. 1999. Evaluation of CO_2 laser excision or vaporization for the treatment of vulvar intraepithelial neoplasia. Gynecol Oncol, 75(2):277 ~281.

Sendagorta E, Herranz P, Feito M, et al. Successful treatment of three cases of primary extramammary Paget's disease of the vulva with Imiquimod-proposal of a theraprutic schedule. Journal compilation 2009 European Academy of Dermatology and Venereology, 1 ~3.

Sillman FH, Fruchter RG, Chen YS, et al. 1997. Vaginal intraepithelial neoplasia: Risk factor for persistence, and invasion and its management. Am J Obstet Gyneco, 176:93.

Stanbridge CM, Gutler EB. 1983. Human papillomavirus infection in the lower female genital tract: association with multicentric neoplasia. Int J Gynecol Pathol, 2:264.

Steiner GJ, Kistner RW, Craig JM. 1965. Histological effects of progestin on hyperplasia and carcinoma in situ of the endometrium-further observations. Metabolism, 14:356.

Stern PL, Brown M, Stacey SN, et al. 2001. Natural HPV immunity and vaccination strategies. J Clin Virol, 19:57 ~66.

Susan D Reed, Katherine M Nnwton, Walter L Clinton, et al. 2009. Incidence of endometrial hyperplasia. Am J Obstet Gynecol, 200(6):678. el-678. e6. doi:10. 1016/j. ajog. 2009. 02. 032.

Tebes S, Cardosi R, Hoffman M. 2002. Paget's disease of the vulva. Am J Obstet Gynecol, 187:281 ~284.

Terakawa N, Inoue M, Shimizu I, et al. 1998. Preliminary report on the use of danazol in the treatment of endometrial adenomatous hyperplasia. Cancer, 62:2618 ~2621.

Terlou A, Hage JJ, van Beurden M. 2010. Skinning clitorectomy and skin replacement in women with vulvar intra-epithelial neoplasia. Eur J Gynaecol Oncol, 31(2):191 ~193.

Thomas SS, Chenoy R, Fielding JW, et al. 1996. Vulvoperineal reconstruction after excision of anogenital multifocal intraepithelial neoplasia("MIN"). Br J Plas Surg, 49(8):539.

Townsen DE. 1982. Treatment of viginal carcinoma in situ with carbon dioxide laser. Am J Obstet Gynecol, 143:565.

Townsend DE. 1981. Cryosurgy//coppleson M ed. Gynecologic Oncology. New York: Churchill Livingstone. 809.

Van Beurden M, Van Dervange N, Ten Kate FJ, et al. 1998. Restricted surgical management of vulvar intraepithelial neoplasia 3: focus on exclusion of invasion and on relief of symptoms. Int J Gynecol Cancer, 8(1):73.

Vellios F. 1972. Endometrial hyperplasias, precursors of endometrial carcinoma. Pathol Annu, 7:201 ~229.

Wentz W B. 1974. Progestin therapy in endometrial hyperplasia. Gynecol Oncol, 2:362.

Wilson PA, Kolstad P. 1973. Hormonal treatment of preinvasive and invasive carcinoma of the corpus uteri in endometrial cancer.

London: William Heinemann Medical Books.

Winters U, Daayana S, Lear JT, et al. 2008. Clinical and Immunologic Results of a Phase II Trial of Sequential Imiquimod and Photodynamic Therapy for Vulvar Intraepithelial Neoplasia. Clin Cancer Res,14(16):15,5292 ~ 5297.

Woodman CB, Mould JJ, Tordan JA. 1988. Radiotherapy in the management of vaginal intraepithelial neoplasia after hysterectomy. Br J Obstet Gynecol,95:976.

Woodman CB. 1985. The management of cervical intraepithelial neoplasia by coagulation electrodiathermy. Br J Obstet Gynecol, 92:751.

Wright TC. 1981. The conservative management of cervical intraepithelial neoplasia: the use of cryosurgical and the carbon dioxide laser. Br J Obstet Gynecol,88:663.

Wright VC,Chapman W. 1992. Intraepithelial neoplasia of the lower female genital tract: etiology, investigation, and management. Semin Surg Oncol,8:180.

Yalcin OT, Rutherford TJ, Chambers SK,et al. 2003. Vaginal intraepithelial neoplasia: treatment by Carbon dioxide laser and risk factors of failure. Euo J Obstet Gynecol Reprod Biol,10, 106 (1):64 ~ 68,

Yu BK,Lai CR,Yen MS, et al. 2002. Extramammary Paget's disease found by abnormal vulvar brush sampling. Eur J Gynaecol Oncol,23(1):35 ~ 36.

第五章　外阴恶性肿瘤的手术治疗

第一节　外阴浅表性浸润癌

一、概　　述

外阴浅表浸润癌(superficial invasive carcinoma of vulva)占外阴癌9%～17%,常见于50～60岁的妇女,多发病灶的发生率为20%～30%,病灶最多者可达5个。

"外阴浅表浸润癌"这一术语虽然已应用多年,但目前尚无统一的定义,其原因是临床上没有统一的诊断标准及对病灶浸润深度的测量方法。最常用的诊断标准是病灶直径及浸润深度。1971年,Franklin和Rutledge首次提出将病灶直径≤2cm,间质浸润深度≤5mm作为外阴浅表浸润癌的诊断标准。但有些学者发现浸润深度≤5mm者,仍有相当的病例有淋巴结转移(表5-1),故对此标准提出异议。浸润深度≤3mm的病人淋巴结转移率低(表5-2),因此有人提议以浸润深度≤2mm或3mm为标准。近来较多学者对间质浸润深度≤1mm病人的淋巴结转移情况进行了研究,发现其淋巴结转移率为0。因此,人们认为间质浸润深度≤1mm是唯一安全水平,建议以此作为划分的界线。有些学者认为除肿瘤浸润深度外,还应考虑肿瘤的大小及体积。也有人认为,除考虑肿瘤大小及浸润深度外,还应考虑肿瘤的病理分化程度、淋巴间隙是否有癌瘤浸润、病灶是否为融合型等不良预后因素。国际外阴疾病研究协会(ISSVD)提议将ⅠA期作为FIGO Ⅰ期的一个亚期,其含义是:外阴单个鳞癌病灶直径≤2cm、间质浸润深度不超过1mm、临床无淋巴结转移作为浅表性外阴癌的诊断标准。间质浸润深度是指从邻近上皮间质交界处最表面的真皮乳头到浸润的最深点。根据国际妇科病理协会(ISGP)、WHO及FIGO的方法,肿瘤厚度的测量是从覆盖表面上皮(如表面角质化,则从颗粒层底部)到浸润的最深点(图5-1)。

表 5-1　浸润深度≤5mm 的外阴浅表浸润癌病人的淋巴结转移率

作者	总例数	淋巴结切除的例数	淋巴结转移的例数	总的淋巴结转移率(%)
Parker	58	37	3	5.2
DiPaolo	12	11	4	33.3
Magrina	96	71	9	9.4
Disaia	19	19	1	5.3
Barnes	18	7	2	11.1
Donaldson	38	38	11	28.9
Fu	13	12	21	5.4
Buscema	58	40	6	10.3
Wilkinson	30	27	2	6.7
Kneale	9	26	16	6.5
Hoffman	75	46	10	13.3
Sedlis	187	187	33	18.0

表 5-2　浸润深度≤3mm 的外阴浅表浸润癌病人的淋巴结转移率

作者	总例数	淋巴结切除的例数	淋巴结转移的例数	总的淋巴结转移率(%)
Ivensen	48	48	2	4.2
Chu	26	13	0	0
Buscema	19	19	1	5.3
Wilkinson	29	25	2	6.8
Kneale	68	未报道	4	5.8
Hoffman	60	未报道	2	3.3
Berman	31	31	1	3.2

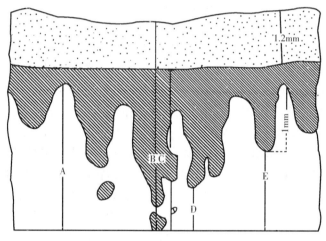

图 5-1　外阴浅表浸润癌浸润深度的测量方法

A 法:间质浸润深度是指从邻近上皮间质交界处最表面的真皮乳头到浸润的最深点;B 法:肿瘤厚度的测量是从覆盖表面上皮到浸润的最深点;C 法:表面角质化时,肿瘤厚度的测量从颗粒层底部到浸润的最深点;D 法:从颗粒细胞层开始测量;E 法:从邻近肿瘤未受累的最深网嵴顶点开始测量

二、淋巴结转移及相关因素

1. 淋巴结转移发生率　Wilkinson 总结 946 例浸润深度≤5mm 的外阴浅表浸润癌病人中有 108 例有淋巴结转移,淋巴结转移率为 12.2%(表 5-1);Disaia 总结 333 例浸润深度≤3mm 的外阴浅表浸润癌病人中仍然有 16 例淋巴结转移,淋巴结转移率为 4.8%(表 5-2)。而浸润深度≤1mm 病人的淋巴结转移率为 0。

2. 与淋巴结转移的相关因素

(1)病灶部位:病灶部位与淋巴结转移有一定关系。Sedlis 报道病灶位于阴蒂或会阴者,其淋巴结转移率为 24.7%;而病灶位于大小阴唇者,其淋巴结转移率为 19.3%。Euiot 报道病灶位于阴蒂及尿道者,其淋巴结转移率为 20%;而病灶位于其他部位者,其淋巴结转移率为 6%。因此,Euiot 认为位于阴蒂或中线部位者,淋巴结转移率比其他部位者要高。

(2)癌灶的大小:Sedlis 认为癌灶的大小与淋巴结转移率的关系不是很明确。癌灶的大小并非是影响淋巴结转移的主要因素。

（3）癌组织的分化程度：癌组织的分化差，则淋巴结转移率高。Sedlis 采用组织学 4 级分级标准，发现 1～4 级外阴浅表浸润癌病人中，淋巴结转移率分别为 0、8%、24.6% 及 47.7%。Euiot 报道 259 例外阴浅表浸润癌病人中，分化好者（G_1）与分化不好者（G_2、G_3）淋巴结转移率分别为 6% 及 19%。因此认为，癌瘤分化越差，淋巴结转移率越高。

（4）肿瘤浸润深度：有临床资料表明，浸润深度≤1mm 病人的淋巴结转移率为 0。如果浸润深度超过 1mm，则淋巴结转移率随着浸润深度的增加而增加（表 5-1，表 5-2）。

（5）淋巴管、血管间隙的弥散：Euiot 报道外阴浅表浸润癌病人中有 8.7% 的病例有脉管间隙弥散现象。脉管间隙有癌细胞弥散者，其淋巴结转移率可高达 40%～65%；而没有脉管间隙弥散现象者，其淋巴结转移率仅为 5%～17.5%。

三、治　疗

外阴浅表性浸润癌都应施行手术切除。外阴癌的传统治疗方法是广泛外阴切除和腹股沟淋巴结切除。但近年来，人们发现外阴浅表性浸润癌未做淋巴结切除者，绝大多数能存活，无复发现象；或者虽然做了淋巴结切除，但实际上绝大多数并无淋巴结转移，而且根治性手术会带来一定的并发症。随着人们认识的逐渐深入，外阴癌根治术的概念也随之进一步发展，即在不降低生存率的同时，尽量缩小手术范围，而不是传统概念的将外阴器官完全切除。临床实践证明原发病灶<2cm，侵犯深度<1mm，转移至腹股沟淋巴结的可能性很小，因而没有必要行腹股沟淋巴结切除术。

笔者认为，浅表性浸润癌与浸润癌有不同之处，处理上应该有所不同，治疗必须个体化，选择手术方式除根据局部病灶大小及浸润深度外，还须考虑分化程度和脉管侵犯情况，在保证治疗效果的前提下，采用最保守的手术范围。其术式有：

1. 单侧外阴根治性切除术或局部根治性切除术　临床资料表明，病灶直径≤2cm、间质浸润深度≤1mm、无淋巴结转移、细胞分化好的单侧病变，仅做单侧外阴切除即可。如果不伴有严重的外阴萎缩的病人，可行扩大性（5～10mm）局部切除；如果病变完全位于外阴的一侧，且不伴有弥漫性外阴萎缩，临床检查淋巴结无转移征象，可以行局部根治性切除或单侧外阴根治性切除术及患侧淋巴结切除。如果局部切除显示性质不良（有神经或血管区域浸润），应行根治性切除术。

手术范围视肿瘤部位而定。若肿瘤局限于一侧大小阴唇（外侧病变），切除会阴体大部分，保留阴蒂，不需切除对侧外阴；若病灶局限于外阴后部，切除会阴后部和前庭大腺，不需切除阴蒂、小阴唇及对侧组织；若病灶局限于外阴前部，切除大阴唇前部，包括小阴唇、阴蒂和部分阴阜组织，保留外阴后部。

手术时，首先根据病变部位，划出切口线。图 5-2 虚线表示外阴外侧病变局部根治性切除的切口线；图 5-3 虚线表示外阴后部病变局部根治性切除的切口线；图 5-4 虚线表示外阴前部病变局部根治性切除的切口线；外阴外侧病变或后部病变也可做单侧外阴根治性切除（图 5-5）。

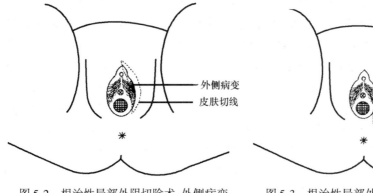

图 5-2　根治性局部外阴切除术,外侧病变

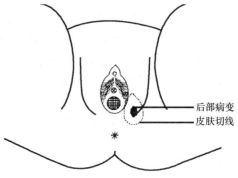

图 5-3　根治性局部外阴切除术,后部病变

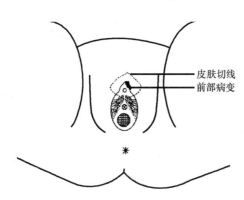

图 5-4　根治性局部外阴切除术,前部病变

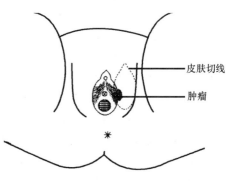

图 5-5　单侧外阴根治性切除术

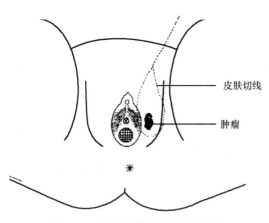

图 5-6　单侧外阴根治性切除术及
同侧腹股沟淋巴结切除术

手术至少要切除癌灶外 2cm 正常组织,分离内外侧皮瓣 1～2cm,深度 2～3cm。为了外形美观,须做患侧外阴重建。

2. 单侧外阴根治性切除加同侧腹股沟淋巴结切除术　单侧外阴根治性切除术范围同前述(图 5-5)。但同时切除同侧腹股沟淋巴结(图 5-6)。病理诊断符合 ISSVD 提出的标准,但有血管、淋巴管受累或细胞分化差者,除做患侧外阴切除外,仍应做同侧腹股沟淋巴结切除。

对位于一侧,距阴蒂、阴道口或会阴至少大于 1cm 的肿块,如果同侧腹股沟淋巴结为阴性,可以行一侧腹股沟淋巴结切除术。因为同侧腹股沟淋巴结为阴性,对侧淋巴结阳性的几率<1%。但是同侧为阳性,双侧转移的几率达 15%,这时必须切除双侧腹股沟淋巴结。位于中线及累及小阴唇前部的肿瘤应行双侧腹股沟淋巴结切除术。较大的一侧肿瘤也可行双侧腹股沟淋巴结切除术,特别是同侧淋巴结阳性的病人。

Parker 认为淋巴结转移与脉管受累及细胞分化程度有明显关系,故提出先行患侧外阴切除,如果有脉管受累或细胞分化不良,再做区域淋巴结清扫。反之,只做外阴切除即可。但有些学者注意到,有少数病人仅做外阴广泛切除,而未做淋巴结清扫,以后发现了腹股沟淋巴结转移,个别还出现盆腔淋巴结转移。因此,有人提出根治性外阴切除加腹股沟淋巴结切除术应作为外阴浅表性浸润癌的标准治疗方式。但须指出的是,由于以前诊断标准并不统一,而且上述病例多超出了 ISSVD 提出的关于病灶大小及间质浸润深度的诊断标准,所以可发生腹股沟淋巴结转移。如果符合 ISSVD 的诊断标准,且细胞分化好的病人是不会发生腹股沟淋巴结转移的,即使有也是极罕见的。而且还存在诊断是否准确的问题。因此,无需因个别病人而将所有病人的手术范围予以扩大。实际上,外阴浅表性浸润癌病人不做腹股沟淋巴结切除对预后影响很小。

目前,前哨淋巴结活检技术受到国内外妇科肿瘤专家的关注。前哨淋巴结活检技术(sentinel lymph node,SLN)是一种相对敏感、易行的方法。Sideri 等报道 13 例腹股沟有转移的病人,前哨淋巴结都呈阳性;而 31 例前哨淋巴结阴性的病人,腹股沟均无转移。Decesare 等和 Sliutz 等也得出了同样的结论,未发现假阴性和假阳性病例。

腹股沟淋巴结是外阴癌转移的主要途径,其受累与否对肿瘤的手术方式和预后具有重要意义。Disaia 提出,以腹股沟浅淋巴结作为前哨淋巴结,根据前哨淋巴结有无转移,再决定切除外阴及淋巴结的范围。如前哨淋巴结病理检查阳性,则行外阴广泛切除及双侧腹股沟深淋巴结和患侧盆腔淋巴结切除术;如前哨淋巴结阴性,手术不再扩大,仅做外阴广泛切除,切除范围包括病变周围 3cm 的正常组织,并按外阴癌根治术要求的深度进行切除。

如果对所有病人千篇一律地采用腹股沟淋巴结清扫术,只能增加手术并发症发生率。通过对前哨淋巴结的活检,不仅可以了解疾病的分期,而且可以对病人选择性地进行淋巴结切除,甚至对前哨淋巴结阴性的早期病人,可以不行腹股沟淋巴结切除术。从而减少相应的术后并发症,在达到根治效果的同时提高病人生存质量。

淋巴链上最先接受来自病灶淋巴回流的淋巴结,绝大多数肿瘤细胞是从原发灶经淋巴管汇入前哨淋巴结,因而前哨淋巴结是转移的第一个站点,通常代表整个淋巴链。外阴皮下组织内含丰富的淋巴管,主要引流至腹股沟浅淋巴结,其上群内侧部的输出管多注入腹股沟深淋巴结,然后进入盆腔,所以,腹股沟浅淋巴结转移先于盆腔淋巴结转移。

有资料描述,前哨淋巴结位于 Camper 筋膜上下的脂肪层内,部分位于筛状筋膜前方,从筋膜下穿出。取前哨淋巴结的切口长 8cm,在腹股沟韧带下方 2 横指(4cm),并平行于腹股沟韧带。这样,位于上方的水平组和下方垂直组腹股沟淋巴结都可以达到。切口向下穿过 Camper 筋膜,此时将皮瓣向上下分离,以切除包含浅表淋巴结的脂肪组织。切除范围上缘达腹股沟韧带,下达相当于 Hunter 管(股管)开口内侧 2cm 的地方。外侧达缝匠肌,内侧达内收长肌腱。以刀柄行钝性剥离有利于暴露筛状筋膜,筛状筋膜最容易在腹股沟韧带下方或大隐静脉开口的地方找到。筛状筋膜与阔韧带融合,与长内收肌和缝匠肌表面的筋膜连接;这些结构有利于其识别。筋膜覆盖股三角处被大隐静脉、垂直组淋巴结和许多血管及淋巴管穿过,因此命名为筛状筋膜。如果解剖正确,股血管外膜除开口处外不应完全暴露。

Borgno 等发现腹股沟深淋巴结或称股淋巴结显露在卵圆窝处和其他筛状筋膜的开口,

因此,可切除所有的腹股沟淋巴结。按照上述界限剥离达筛状筋膜水平,并对腹股沟区的淋巴血管脂肪束加以牵引,结果可得到一个包括所有腹股沟或股淋巴结的标本。

如果病灶大小及浸润范围已超过 I A 期,应按 I B 期处理。

四、疗　　效

Podratz 等报道原发病变 2~3cm 者,5 年生存率为 83% ;病变 1~2cm 者,5 年生存率为 89% ;病变<1cm 者,5 年生存率为 90% 。Podratz 等报道外阴浅表性浸润癌病人的 5 年生存率和 10 年生存率与手术的程度无关。因此,人们发现在不牺牲治愈率的前提下可以有更多的治疗选择。Manavi 发现单纯外阴根治术的 5 年生存率为 91.4% ,与文献报道的外阴根治术+腹股沟淋巴结清扫术的 5 年生存率(83%~96%)相似。近 20 年,为了减少外阴癌术后并发症,提高生存质量,保守性的手术逐步用于选择性病人。外阴切除的范围决定着术后切口愈合情况。手术越大,术后切口裂开、感染及不愈合的概率越大,住院日越长。因此,外阴病灶的处理应根据病情如组织学分化、浸润程度、是否局限一侧来决定。

五、治疗后随访

研究表明,边缘切除干净与否是外阴癌局部复发最佳的预后因素,所有的复发病例常为切缘距肿瘤小于 8mm。外阴浅表浸润癌病人术后均应该给予密切的定期随访,尽可能早地发现复发,一般可在治疗后第 1 年内每月随访 1 次,2 年内每 3 个月,3~5 年每半年,5 年以后每年 1 次随访。

(周友珍　陈惠祯　欧阳艳琼)

第二节　外阴鳞状细胞癌

一、概　　述

外阴癌较为少见,约占所有妇科恶性肿瘤的 3%~5% ,患病率在女性生殖器癌症中居第 4 位,仅次于宫颈癌、卵巢癌、宫体癌。外阴癌是特殊部位的表皮癌,绝大多数起源于鳞状细胞。86% 的原发性外阴癌为鳞状细胞癌,另外还有恶性黑色素瘤、腺癌、基底细胞癌、肉瘤及巴氏腺癌、非特异性腺癌等。

外阴癌的病因目前尚不清楚。由于外阴组织结构及其解剖部位的特点,易受月经、阴道分泌物及大小便等刺激或污染,长期慢性刺激可能成为外阴癌的发病诱因之一。外阴癌常在外阴慢性炎症的基础上发生。外阴白斑在目前所知的外阴癌慢性病因中最重要。性病亦可能成为外阴癌病因之一。近年来,人们注意到慢性外阴营养不良发展为外阴癌的危险为 5%~10% 。

外阴癌主要发生于绝经后妇女,发生率随着年龄的增长而增加。但近年来有许多报道称外阴癌发病有年轻化趋势。发生部位以大阴唇最多见,其次为小阴唇和阴蒂,少见于前庭部,偶见于会阴。外阴浸润癌多为单发病灶。50%以上的外阴浸润癌病人表现为外阴的长期瘙痒或结节状肿块。多数病人在发生肿瘤前,有长时间的外阴瘙痒史,轻微疼痛也可为早期症状。当肿瘤溃疡并继发感染时,则出现疼痛、出血、分泌物增多并伴有臭味。肿瘤晚期邻近部位器官受累可引起相应症状,侵犯尿道时,可引起排尿困难。许多病人在2~12个月的症状期中没有引起注意,或者治疗外阴的病变已经很久却没有做病理活检以明确诊断,因而延迟了治疗。

部分外阴癌病人并发身体其他部位的原发癌,因而可同时表现出该部位原发癌的症状。其中以生殖道癌,尤其是宫颈癌为多见。可有消瘦、贫血等全身症状。妇科检查外阴肿块可呈结节状、乳头状、菜花状或溃疡状等各种形态,肿块质地较硬。晚期肿瘤破溃形成溃疡,触之疼痛,易出血。有时可扪及一侧或双侧腹股沟淋巴结肿大,质硬且固定。

外阴鳞癌为体表肿瘤,易发现、易检查、易诊断。多数病人都能得到早期诊断和治疗,但由于该病早期症状不典型,如果医务人员的警惕性不高,易延误诊断与治疗,造成不良后果。外阴癌没有筛查程序。对于有宫颈癌或者阴道癌病史的病人应该检查外阴,可用阴道镜进行定期随访。有硬化性苔藓或者VIN Ⅲ级病史的病人也应该进行定期检查。外阴癌在准备治疗前应该通过活检确诊。活检应该包括周围的皮肤和间质,在局麻下行楔形活检通常已足够,最好不要切除整个病变,否则在制订治疗方案时更难于确定切除范围。术前应进行宫颈巴氏涂片、宫颈和阴道的阴道镜检查、盆腔和腹股沟CT扫描等检查。

本病确诊后常采用手术治疗,根治性外阴切除和腹股沟淋巴结清扫术是治疗外阴癌主要方法,此方法对肿瘤局部控制良好,治愈了许多病人。随着对外阴癌生物学行为的了解和病人传统观念的改变和防癌知识的提高、较多早期外阴癌的及时发现,以及病人对治疗后生活质量要求的提高,对外阴癌不仅要求提高治愈率,还对治疗后外阴功能和外观的保留和修复提出了更高的要求。近年来,对早期外阴癌病人予以创伤小的手术、对晚期外阴癌病人予以手术+放疗、手术+化疗、手术+放化疗等联合治疗已成为病人的要求和研究的热点。对晚期外阴癌病人不但要改进治疗效果,而且要尽量保留重要器官的功能。还应注意心理治疗以减少病人的心理障碍。总之,对外阴癌病人的治疗在不断改进,总的趋势是治疗的个体化和尽量保留重要器官的功能(包括性功能)。

二、扩散方式、分期

1. 扩散方式　外阴癌的扩散以直接蔓延和淋巴道转移为主,经血行转移少见。

(1)直接蔓延:许多资料表明,外阴癌局部病变有弥散性和多中心发生的特点。Green等报告238例外阴癌,发现20%的病人有多个单独的病灶。Rutledge发现10%~20%的外阴癌病人有2个以上的病灶,而实际的发生率可能更高。Green等注意到,在一些晚期病人中,整个外阴被累及,不能判断其是否为多中心病灶。因此,作者推测,约有1/5的外阴癌为多发病灶。

外阴癌除侵犯外阴外,还可直接向邻近组织器官侵犯,如阴道、尿道、肛门、直肠等处。

(2)淋巴结转移:淋巴道转移是外阴癌的主要转移方式。一般先转移到腹股沟浅淋巴结,后转移到腹股沟深淋巴结,再转移到髂外淋巴结及闭孔淋巴结。先累及同侧,后累及对侧。腹股沟浅淋巴结位于腹股沟韧带下方、阔筋膜上面,包括位于腹股沟韧带下方的上组和大隐静脉末端周围的下组(图5-7)。

腹股沟深淋巴结位于阔筋膜深侧的髂耻窝股管内,多是沿股动、静脉的内侧或前面排列,一部分沿其外侧或后面分布。根据所在位置可分为上组(位于股环附近以及髂耻窝的上部及中部)和下组(位于股深动脉及旋股内、外侧动脉起始部附近)(图5-8)。其中位于股环附近、腹股沟韧带与旋髂深静脉交叉的三角区内侧之股管深淋巴结(Cloquet's node)有重要的临床意义。外阴部的淋巴在注入盆腔淋巴结之前多经过此淋巴结。在外阴癌的病人中,Cloquet 淋巴结有无转移是盆腔淋巴结有无转移的可靠指征。只有在很少的情况下,外阴癌的淋巴转移不通过腹股沟深淋巴结而直接转移到盆腔淋巴结。这种情况是:①由于阴蒂有到盆腔淋巴结的通路,该处病变可直接转移到闭孔和髂外淋巴结。因此缘故,其盆腔淋巴结转移率高于阴唇。②当外阴癌累及邻近的阴道、膀胱或直肠时,因这些部位的淋巴引流可直接进入盆腔淋巴结,其淋巴结转移也可直接进入盆腔淋巴结。

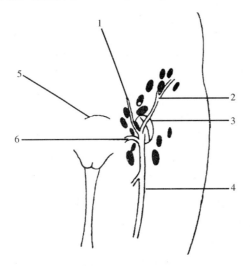
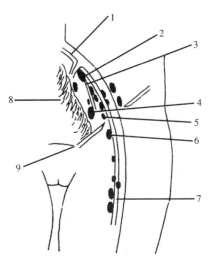

图 5-7　腹股沟浅淋巴结

1. 腹壁浅静脉;2. 旋髂浅静脉;3. 卵圆窝;
4. 大隐静脉;5. 耻骨结节;6. 外阴浅静脉

图 5-8　腹股沟深淋巴结

1. 髂总动脉;2. 髂内淋巴结;3. 闭孔神经;4. 闭孔淋巴结;5. 髂外淋巴结(中间组);6. 深腹股沟淋巴结(上组);7. 深腹股沟淋巴结(下组);8. 翻转的腹膜;9. 腹股沟韧带(已切断)

腹股沟淋巴结是区域扩散的原始位点,有作者报道转移率高达50%,转移至盆腔淋巴结仅占3%。累及盆腔淋巴结(髂外、闭孔、髂总淋巴结)应视为远处转移。盆腔淋巴结转移率远低于腹股沟淋巴结转移率,其中多见于闭孔淋巴结,其次是髂外、髂内及髂总淋巴结。影响淋巴结转移的因素有癌灶的大小、癌组织分化程度、癌瘤浸润的深度及癌灶的部位等。

(3)血行转移很少见,可转移至肝、肺等器官。

2. 分期　1988 年起外阴癌采用手术分期,1994 年对Ⅰ期再分亚期。目前国际上外阴癌的分期主要是采用 FIGO 分期体系(表5-3),手术病理分期更准确地反映病情。不论肿瘤大小,只要有淋巴结转移,均应归为Ⅲ期或Ⅳ期,而有无淋巴结转移是根据病理检查来确定的。

（1）1994 年 FIGO 及 TNM 分期（表 5-3）

表 5-3　外阴浸润癌的 FIGO 及 TNM 分期（1994 年）

FIGO 分期		TNM 分期
0 期	Tis	原位癌，上皮内癌
Ⅰ期	$T_1N_0M_0$	肿瘤局限于外阴或会阴，最大径线≤2cm，无淋巴结转移
ⅠA 期		病变≤2cm，局限于外阴或会阴，间质浸润≤1.0mm*，无淋巴结转移
ⅠB 期		病变≤2cm，局限于外阴或会阴，间质浸润≥1.0mm*，无淋巴结转移
Ⅱ期	$T_2N_0M_0$	肿瘤局限于外阴或会阴，最大径线>2cm，无淋巴结转移
Ⅲ期		任何大小的肿瘤：
	$T_3N_0M_0$	①侵及下段尿道和（或）阴道或肛门
	$T_3N_1M_0$	②单侧腹股沟淋巴结转移
	$T_1N_1M_0$	
	$T_2N_1M_0$	
Ⅳ期		
ⅣA 期		肿瘤侵及下列任何部位：上段尿道、膀胱黏膜、直肠黏膜、骨盆和（或）双侧腹股沟淋巴结转移
	$T_1N_2M_0$	
	$T_2N_2M_0$	
	$T_3N_2M_0$	
	T_4 任何 N M_0	
ⅣB 期		任何 T、任何 N、M_1，任何远隔部位的转移，包括盆腔淋巴结

＊浸润深度定义为：测量肿瘤从最表浅的表皮乳头的上皮-间质交界处到浸润最深处的距离。

（2）2009 年 FIGO 分期（表 5-4）：2009 年新分期变化有以下几点：

1）Ⅰ期被定义为淋巴结阴性，不再限定为病灶小于 2cm。不论外阴原发肿瘤的大小，只要病灶局限于外阴，无淋巴结转移，不论病灶大小都归为Ⅰ期。而ⅠA 和ⅠB 期的区别不仅有浸润深度的不同（1.0mm 为界），还有肿瘤大小的区别，肿瘤≤2cm 和浸润深度≤1.0mm 为ⅠA 期，肿瘤>2cm 或浸润深度>1.0mm 为ⅠB 期。

2）Ⅱ期的标准也要求淋巴结阴性，不论肿瘤大小，如果侵犯了邻近会阴组织，包括下1/3 尿道、下 1/3 阴道或肛门就属于Ⅱ期，而这种情况在旧分期中原本属于Ⅲ期。

3）Ⅲ期最基本的诊断标准是有阳性的腹股沟淋巴结，即只要有腹股沟淋巴结转移，不论肿瘤大小和有无邻近会阴结构受累都属于Ⅲ期。并且，根据淋巴结转移的数量和转移灶的大小，以及有无囊外扩散，Ⅲ期分出 A、B、C 3 个亚分期。但不再考虑单侧或双侧淋巴结转移。

4）ⅣA 期增加了"上 2/3 阴道受侵"的情况。此外，除依据肿瘤是否侵犯上尿道黏膜、上阴道黏膜、膀胱黏膜、直肠黏膜及是否与骨盆固定外，重要的改变是依据转移淋巴结的状态（如固定或溃疡形成），而不再是依据单侧还是双侧淋巴结转移。

5）ⅣB 期无改变。

表 5-4　外阴浸润癌的 FIGO 分期(2009 年)

Ⅰ期	肿瘤局限于外阴,淋巴结未转移
Ⅰ A	肿瘤局限于外阴或会阴,最大径线≤2cm,间质浸润≤1.0mm*
Ⅰ B	肿瘤最大径线>2cm 或局限于外阴或会阴,间质浸润>1.0mm*
Ⅱ期	肿瘤侵犯下列任何部位:下 1/3 尿道、下 1/3 阴道、肛门,淋巴结未转移
Ⅲ期	肿瘤有或无侵犯下列任何部位:下 1/3 尿道、下 1/3 阴道、肛门,有腹股沟-股淋巴结转移
Ⅲ A	①1 个淋巴结转移(≥5mm);②1~2 个淋巴结转移(<5mm)
Ⅲ B	①≥2 个淋巴结转移(≥5mm);②2~3 个淋巴结转移(<5mm)
Ⅲ C	阳性淋巴结伴囊外扩散
Ⅳ期	肿瘤侵犯其他区域(上 2/3 尿道,上 2/3 阴道)或远处转移
Ⅳ A	①肿瘤侵犯下列任何部位:上尿道和(或)阴道黏膜、膀胱黏膜、直肠黏膜、或固定在骨盆壁;②腹股沟-股淋巴结出现固定或溃疡形成
Ⅳ B	任何部位(包括盆腔淋巴结)的远处转移

*浸润深度指肿瘤从接近最表皮乳头上皮-间质连接处至最深浸润点的距离。

(李　伟　王　景　欧阳艳琼)

三、治 疗 原 则

外阴癌的标准治疗仍然是手术治疗,其次是放射治疗。目前的治疗趋势是根据肿瘤的临床及病理情况将手术、放疗及化疗的优势结合而采用综合治疗。

传统的手术方法是根治性的外阴切除及双侧腹股沟淋巴结切除,有的还附加盆腔淋巴结切除,手术效果好,但这种广泛外阴切除术对病人创伤较大,术后外阴瘢痕形成,下肢淋巴水肿,带来许多并发症和给病人带来许多精神、性生活方面的问题,严重影响术后生活质量。目前对于早期外阴癌的治疗有缩小手术范围的趋势,并且强调个体化治疗和多学科参与,在保证治疗效果的前提下,采用保守性手术。应根据病人的年龄、期别、病变部位及范围、肿瘤浸润的深度、有无淋巴结转移等个体差异来选择不同的治疗方式,而不应千篇一律地使用同一种治疗方式。早期病人基本上均采用单一手术治疗;中晚期则以手术为主,辅以放疗或化疗综合治疗。

外阴癌对放射线有一定敏感性,单纯放射能治愈少数病人,但 5 年生存率远低于手术治疗者;而且外阴解剖形态特殊,照射剂量不易均匀;外阴皮肤潮湿,摩擦较多,对放射耐受量低,易造成放射损伤,导致严重的外阴炎、坏死、瘘管、尿道梗阻等。因此,不易达到根治剂量,复发率高,故放疗主要作为综合治疗的一种手段与手术联合应用,行术前或术后照射,也可单独应用于年老不能接受手术或拒绝手术的病人。

化疗对外阴癌有一定效果,但现有研究表明单纯化疗尚不能治愈,只能作为术前、放疗前及高危病人综合治疗的一种手段。

近年有报道,对局部晚期(T_3、T_4)外阴癌患者行同步放化疗,部分患者有完全反应,有部分反应者经手术治疗,疗效显著提高。对 Ⅰ~Ⅳ期外阴癌的治疗原则可具体归纳如下:

（1）Ⅰ、Ⅱ期外阴癌：Ⅰ、Ⅱ期外阴癌传统的治疗方法是根治性外阴切除术加双侧腹股沟淋巴结切除术。手术切除外阴原发病灶及充分的正常皮肤边缘。

对Ⅰ、Ⅱ期外阴癌的治疗方案必须根据病人和肿瘤情况采用个体化治疗。根治性外阴切除术虽然可以有效控制病灶和获得长期生存，但是有明显的并发症和性功能缺陷。对Ⅰ期外阴癌患者采取较为保守的治疗方法看似安全可行，也适用于某些Ⅱ期的病人。对表浅腹股沟淋巴结的精确评价，或"前哨淋巴结"术中定位用于评估判断淋巴结的扩散情况。如果这些证实有效可行，更广泛的腹股沟淋巴结切除术可以放弃。

（2）Ⅲ、Ⅳ期外阴癌：定义上说Ⅲ期外阴癌已经累及邻近的黏膜或腹股沟淋巴结。这样外阴癌有些患者通过根治性手术能够有效的切除，如行根治性外阴切除术或改良的盆腔脏器切除术加外阴切除术。然而，最近已经注重联合治疗方案，即较小的根治性手术联合放射治疗或同步放化疗。目前这种治疗仅在少数患者中开展，是小样本的，是起步工作。不过，足够的证据证明外阴癌患者对放疗是敏感的，同步放化疗效果更好，一些接受了联合治疗的晚期外阴癌患者采取功能修复术是可行的。也有报道对ⅣA期巨块型外阴癌患者采取类似的治疗，对部分患者也可选择盆腔脏器切除术。

尽管手术治疗、放射治疗和化疗的联合治疗偶可治愈某些晚期病人，但是大多数ⅣB期外阴癌患者接受联合治疗后仅能得到了缓解。

（邓正安　陈惠祯）

四、手术治疗

（一）手术方式、手术范围及手术适应证

1912年，Basset提出对外阴癌行外阴整块切除加腹股沟淋巴结切除，后来Taussig和Way证实对外阴浸润癌病人行根治性外阴切除加双侧腹股沟淋巴结切除，不论是否行盆腔淋巴结切除，均能提高生存率。Taussig总结155例外阴癌，其中66例行Basset手术，5年生存率为58.5%，较20世纪30年代前（5年生存率为10%～20%）有了极大的提高。外阴根治术已为大多数学者所接受，但多大范围的根治术对病人才是最佳治疗、是否常规行腹股沟淋巴结切除以及盆腔淋巴结切除的选择仍存在争议。目前，对外阴癌的治疗，早期基本均采用单一手术治疗；中晚期则以手术为主，辅以放疗或化疗综合治疗。随着对外阴癌生物学行为的了解以及病人传统观念的改变和防癌知识的提高，较多早期外阴癌的及时发现，以及病人对治疗后生活质量要求的提高，对外阴癌不仅要求提高治愈率，还对治疗后外阴功能和外观的保留和修复提出了更高的要求。因此，手术治疗一改过去经典的传统单一术式——外阴联合根治术（Taussig和Way术式），即广泛外阴切除和双腹股沟或盆腔淋巴结切除术，而强调治疗的个体化，尤其是对术式选择的要求更高。随着人们认识的逐渐深入，外阴癌根治术的概念也随之进一步发展，即在不降低生存率的同时，尽量缩小手术范围，而不是传统概念的将外阴器官完全切除。

1. 单侧根治性外阴切除术及同侧腹股沟淋巴结切除术　该术式适用于无淋巴管、血管侵犯的Ⅰ期外阴癌病人。Iversen等报道了117例Ⅰ期外阴癌病人，仅发现1例有双侧腹股

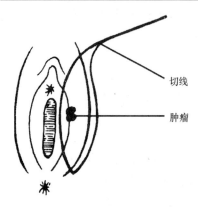

图 5-9　Ⅰ期外阴癌病人切线
切除活检显示无淋巴管、血管侵犯

沟淋巴结转移并有血管内皮间隙侵犯。因此,他们认为Ⅰ期外阴癌病人(肿瘤直径≤2cm)一般只做单侧根治性外阴切除术及同侧腹股沟淋巴结切除术。此术式称保守性外阴癌手术或称改良性根治性外阴切除术。在Ⅰ期外阴癌病人,如果肿瘤局限在一侧大、小阴唇,可以保留阴蒂,不需切除对侧组织(图5-9),甚至可以尽量少切除腹股沟部位皮肤组织。如果肿瘤位于阴蒂或者会阴,需行双侧腹股沟淋巴结切除。如病灶仅限于会阴,不需切除阴蒂。

　　已有资料表明,Ⅰ期外阴癌病人行改良根治性外阴切除的疗效并不比传统的全外阴根治性切除差。但要特别强调的是,对Ⅰ期外阴癌病人行保守性手术绝不能依靠于活检,必须行肿瘤切除做病理组织学检查(切除活检),对肿瘤的大小和侵犯淋巴管、血管的可能性作出评价。如血管或淋巴管间隙受侵犯,应行外阴根治加双侧腹股沟淋巴结切除。

　　2. 根治性全外阴切除术及双侧腹股沟淋巴结切除术或同时行盆腔淋巴结切除术　根治性全外阴切除术及双侧腹股沟淋巴结切除术被称为传统性或标准性外阴癌手术,适用于Ⅱ、Ⅲ、Ⅳ期原发性外阴鳞癌以及伴有血管、淋巴管受累的Ⅰ期病人。如腹股沟深淋巴结受累,行盆腔淋巴结切除。

　　(1) 根治性全外阴切除术:因为外阴癌局部病变有弥散性和多中心复发的特点。因此,充分切除外阴是治愈外阴浸润癌的关键,故要求整个外阴全切除,以减少术后局部复发。手术切口向两侧扩展到生殖股褶(指大阴唇和大腿间沟),向前达阴蒂上方 3 ~ 5cm,向后包括3/4 的会阴。当弥漫性的外阴白斑累及到整个会阴(有时包括肛周区域),必须采用向后的更广泛切口。如病灶累及阴阜,相应地采取向前的更广泛的切口。要广泛切除外阴皮肤皮下脂肪组织,深达耻骨外或肌肉外的深筋膜。

　　(2) 双侧腹股沟淋巴组织切除术:外阴癌有淋巴结转移的倾向,尤其易于转移到腹股沟淋巴结(表5-5)。不但常累及同侧,而且能累及对侧,故须常规切除双侧腹股沟淋巴结。对于腹股沟淋巴结原则上先清扫浅部淋巴结,若肉眼可疑或冰冻证实阳性,再清扫深部淋巴结或盆腔淋巴结。阴蒂部肿瘤,则均行腹股沟淋巴结清除。Krupp 报道 195 例外阴癌,40例有淋巴结转移,占 21% ,而且无论何时出现淋巴结转移,腹股沟淋巴结转移几乎难于幸免。40 例有淋巴结转移的病人中,27 例属单侧外阴病变(左侧或右侧),其中同侧腹股沟淋巴结转移者占 84.6% ,其余的仅对侧腹股沟淋巴结受累,31% 的病人同侧与对侧淋巴结同时受累。因此,总的对侧淋巴结受累者为 46% 。一侧阴唇病变者 29% 有双侧腹股沟淋巴结受累,双侧阴唇病变和阴蒂病变者分别有 60% 和 37.5% 双侧腹股沟淋巴结转移。通常外阴病灶越大,淋巴结转移率越高,双侧淋巴结转移的机会越多。当外阴病变累及尿道、阴道及肛管时,淋巴结转移率同样增加。Green 等发现在淋巴结阳性的病人中,53% 有双侧腹股沟淋巴结受累,7% 仅转移到对侧腹股沟淋巴结。因此,他们强调需常规切除双侧腹股沟淋巴结。笔者认为对浸润癌病人,病灶直径>2cm 者,应做双侧腹股沟淋巴结切除。腹股沟淋巴结切除可减少术后复发,但可致下肢严重并发症,因此,在治疗前可采用亚甲蓝染色法和 ^{99m}Tc-Sc 放射标记法帮助确定腹股沟淋巴结有无转移,为外阴癌手术治疗指出探索方向,以期避免扩大治疗,从而减少严重并发症的发生。

表5-5　外阴癌病人淋巴结阳性百分率

作者	病例数	腹股沟及盆腔淋巴结阳性率(%)	盆腔淋巴结阳性率(%)
Taussig(1938)	654	6.2	7.7
Cherry(1955)	954	4.2	—
Green(1958)	238	58.8	—
Stening(1959)	50	40.0	12.0
Way(1960)	143	42.0	16.1
Macafee(1962)	82	40.2	—
Collins(1963)	71	31.0	8.5
Rutledge(1970)	101	47.6	11.1
Fraukbeudal(1973)	55	22.0	—
Morley(1976)	374	37.0	—
Krupp(1978)	195	21.0	4.6
Curry(1980)	191	30.0	4.7
张志毅(1988)	80	26.3	3.8

(引自陈惠祯.1990. 实用妇科肿瘤手术学. 成都:成都出版社:22)

腹股沟淋巴结切除分浅淋巴结切除和深淋巴结切除。

1)腹股沟浅淋巴结切除术:腹股沟浅淋巴结切除包括切除位于筛筋膜表面围绕大隐静脉分支的 8~10 个淋巴结。这比淋巴结活检要更小心,而且要切除更多的淋巴组织。腹股沟浅淋巴结的解剖分界为腹股沟韧带的上方,缝匠肌的侧缘,长内收肌边缘之间。前方为皮下表浅筋膜(Camper 筋膜),后方为位于股动脉、静脉和深淋巴结上方的筛筋膜。

腹股沟皮肤切口为平行于腹股沟韧带大约从长内收肌侧上方至髂前上棘下方的切口。通过切除 Camper 筋膜以下的组织与基底部淋巴组织分离。向下沿着缝匠肌和长内收肌边缘继续切除组织来获得标本,随着手术的进行,到了筛筋膜标本就可以移动了。应小心识别以及结扎穿出筛筋膜的血管。隐静脉即位于切开的中下缘。只要有可能都应当保留以最大限度地降低术后淋巴水肿的风险。切除的标本送病检。皮肤切口可以采用钉或可吸收缝合线缝合。放置密闭引流,当每天引流小于 25ml 时即拔除。

2)腹股沟深淋巴结切除术:腹股沟深淋巴结位于筛筋膜下方与大隐静脉中间。该间隙包含了 3~5 个淋巴结,该淋巴通道经过腹股沟韧带下方以及在盆腔内部延续形成了髂外淋巴结链。最上方的深淋巴结被称为 Cloquet 淋巴结。

手术切除腹股沟深淋巴结是腹股沟浅淋巴结切除术的扩充,而不是独立的。常用的方法是在腹股沟浅淋巴结切除的同时沿缝匠肌打开筛筋膜。筛筋膜切除也成为手术标本的中间部分。一旦识别和暴露股血管上方组织时,就将深部淋巴结连同浅表淋巴结一并切除。一些外科医生在近髂前上棘处切断缝匠肌,然后将缝匠肌游离缘缝合于腹股沟韧带上来覆盖暴露的股血管。

(3)腹膜外盆腔淋巴结切除术:以往大多数妇科学家把盆腔淋巴结清除作为外阴浸润

癌根治术的组成部分。不管外阴病灶的大小、腹股沟淋巴结是否转移,都常规切除盆腔淋巴结。Collins 等认为只清除腹股沟淋巴结,势必有 10% 的病例有癌灶残留于盆腔。Green 等认为对有盆腔淋巴结转移的病人施行盆腔淋巴结切除,约 12.5% 可获治愈。近年,多数学者认为不需要常规切除盆腔淋巴结,而要视腹股沟淋巴结是否受累而定,主要理由是:

1) 盆腔淋巴结转移率低:盆腔淋巴结转移率远低于腹股沟淋巴结转移率(表 5-5)。盆腔总的转移率为 3.8%~16.1%。当腹股沟淋巴结阳性时,盆腔淋巴结转移率为 25% 左右。腹股沟淋巴结阴性时,盆腔淋巴结几乎不会受累,即使有转移,一般也不超过 3%。Curry 等报道 191 例,只有 9 例(4.7%)盆腔淋巴结阳性,且 9 例病人均有腹股沟淋巴结转移。Krupp 报道 40 例有淋巴结转移者,9 例有盆腔淋巴结受累,其中盆腔闭孔淋巴结受累占首位(8 例),其他依次为髂外、髂内、髂总淋巴结。9 例病人均有腹股沟淋巴结转移,但有 3 例同侧腹股沟淋巴结阴性。

2) 常规切除盆腔淋巴结并不能提高疗效:外阴癌病人盆腔淋巴结总的转移率较低。当腹股沟浅、深淋巴结均未转移时,即使有盆腔淋巴结转移,也极少见。因此,腹股沟淋巴结阴性的病人,如同时切除盆腔淋巴结,势必有 95% 以上的病人遭受不必要的扩大性手术;而且如有癌转移,即使做了盆腔淋巴结切除术,也不一定能改善预后。Krupp 认为常规切除盆腔淋巴结只能提高 5% 的治愈率,Merrill 认为常规切除盆腔淋巴结理论上可使治愈率提高 4%,但实际提高不到 2%。并且手术扩大了,术后并发症亦随之增加。因此,多数学者认为,只有在腹股沟淋巴结有转移时,切除盆腔淋巴结才有意义。盆腔淋巴结阳性病人在切除盆腔淋巴结后,有 20% 可生存 5 年及 5 年以上。也有学者主张,对病灶大的晚期癌,病变部位在阴蒂或前庭,有临近器官受侵犯者,要争取做盆腔淋巴结切除。Ⅳ 期外阴癌病人,很难切净局部癌灶,尤其是骨受累较多时,即使做了盆腔淋巴结切除,术后不久也会发生远处转移及骨受累。因此,Ⅳ 期病例一般不宜做盆腔淋巴结切除。也有少数学者认为,外阴癌盆腔淋巴结转移率并不低,且做盆腔淋巴结切除也不是很困难,因此主张常规做盆腔淋巴结切除。不过,多数学者不同意此观点。

关于要不要清除对侧盆腔淋巴结的问题,多数学者认为如有腹股沟淋巴结受累,只做受累侧盆腔淋巴结切除。笔者认为这样处理是合适的。此外,有些学者认为阴蒂癌、前庭大腺癌、累及尿道和(或)阴道的外阴癌须同时做双侧盆腔淋巴结切除。

为了在术中决定是否要做盆腔淋巴结切除术,有学者建议单独检查腹股沟深的 Cloquet 淋巴结,因为该淋巴结阳性者,意味着其他淋巴结可能有转移。此检查可以决定是否需要进一步做盆腔淋巴结切除。为此,可在术中经快速冰冻切片病理检查确诊。在术前,临床检查如发现腹股沟淋巴结增大、质硬,可考虑为转移。这与术后组织学诊断比较,其符合率为 75%。故有人认为临床判断腹股沟淋巴结增大的性质有其实用价值。但某些学者如 Taussigg、Way、Mckelvey 等认为,临床估计增大的淋巴结的性质,可靠性很小,无实用价值。笔者认为,不能进行快速冰冻切片病理检查的时候,术前临床检查结合术中所见,可作为是否做盆腔淋巴结切除的参考,以避免做二期手术。

对盆腔淋巴结切除的时间和途径问题有两种意见。一种意见是:先行双侧腹股沟淋巴结切除,术中取肿大淋巴结快速冰冻切片病理检查,如为阳性,随即经腹膜外行同侧盆腔淋巴结切除;另一种意见是:先行双侧腹股沟淋巴结清除术及外阴广泛切除术。术后对腹股沟淋巴结仔细做病理检查,如为阳性,术后2个月经腹膜内行同侧盆腔淋巴结切除术。这样能有充分的时间详细地检查腹股沟淋巴结,甚至可做连续切片检查,以避免遗漏阳性淋巴结。同时,经腹膜内操作,有利于直接检查腹主动脉旁淋巴结。笔者认为,由于麻醉技术的不断完善,加上有较好的术中监护及有效的输血、输液处理,只要在术中能做出组织学诊断就应采取一期手术,行腹膜外盆腔淋巴结切除术,以避免二期手术增加病人痛苦和加重其经济负担。但在术中不能行快速病理检查,或不能确定腹股沟淋巴结有无转移时,可经术后常规病理检查确诊后再行二期手术,经腹膜内切除患侧盆腔淋巴结。

3. 扩大外阴根治术 当外阴癌浸润至肛门、直肠、尿道、膀胱时,可根据个别病例的具体病情适当地扩大手术范围,并附加放疗或放化疗,可以提高治疗效果。

扩大外阴癌根治术加受累的邻近器官、组织的部分或全部切除术适用于癌灶侵犯下尿道、阴道、肛门的Ⅲ期病例,癌灶侵犯全尿道、膀胱、肛管或直肠下段的Ⅳ期病例,但此类手术需行相应的尿道或膀胱或人工肛门重建术。张志毅于1981年总结79例外阴癌手术后局部复发情况发现,1974年以前,因病灶与尿道、肛门邻近或已被浸润,往往使手术切除不够广泛而直接影响预后,复发率10.4%。以后,由于开展了尿道部分或全部切除术,使术后局部复发率有所下降(4.2%)。Mckelvey和Adcock报告,不管病变大小,未累及肛门、阴道、尿道者,5年生存率为62.6%;相反,病变累及肛门、阴道、尿道者,5年生存率为22.7%。Green报道,当肛门、阴道、尿道受累时,5年生存率明显降低。这些发现导致了医生们更多地做夫脏术加根治性外阴切除术和腹股沟淋巴结切除术。Thornton和Flanagan报道12例外阴癌累及肛门、阴道、尿道或3个器官均受累者做去脏术,其中有4例生存时间超过5年。Daily也得出相似的结果,认为去脏术有一定的价值。

(陈惠祯 张志毅 蔡红兵)

(二)手术方法与技巧

1. 腹股沟淋巴组织切除术

(1)取仰卧位。为了便于同时行外阴部手术,可取截石位。

(2)切口可选择分离式切口(外阴切除加分离式切口切除腹股沟淋巴组织)和单一式切口(外阴切除加单一性切口切除腹股沟淋巴组织)。前者有两种:①经腹股沟直切口,沿股动脉内侧缘做一竖的直切口,长约13cm(图5-10A)。②经腹股沟弧形切口,始于髂前上棘内3cm,经股动脉走行达股三角尖端偏内侧,长15cm左右(图5-10B)。后者有3种:①下腹弧形切口,始于双侧髂前上棘内3cm,经腹股沟达耻骨联合上缘,长约35cm(图5-10C)。②大腿内侧上端斜切口,于腹股沟韧带下2cm做一与该韧带平行之切口,长约10cm,并于外侧端向上延伸5cm(图5-10D)。③蝶形切口,外侧切线从髂前上棘至股三角尖端下2cm,上内侧和下内侧切线分别止于阴阜和外阴的外侧缘(图5-10E)。笔者常采用双腹股沟弧形切口。

分离式切口可较多地保留会阴体和腹股沟切口间皮肤桥,术后病率较低。多应用于外阴外侧和会阴体后部的病灶,以及外阴前部较小的癌灶而临床无腹股沟淋巴结转移者。但局部广泛浸润的外阴癌失败率较高。单一式切口适于局部广泛浸润的病人,特别是会阴前部有广泛浸润者,手术更为彻底,但术后病率比前者高。因此在选择手术方式时必须充分地考虑到肿瘤大小及分布。

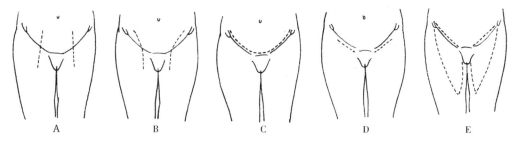

图 5-10　腹股沟淋巴组织清除术切口

（3）切开皮肤及约 3mm 厚的皮下组织。

（4）潜行分离下腹部切口两侧皮片约 3cm（图 5-11）。

（5）由上而下剥离腹外斜肌腱膜上的淋巴脂肪组织至腹股沟韧带处（图 5-12）。

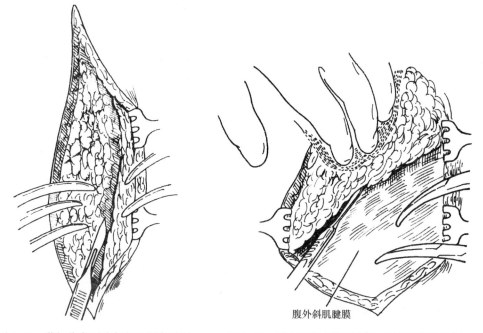

腹外斜肌腱膜

图 5-11　潜行分离下腹部切口两侧皮片　　图 5-12　剥离腹外斜肌腱膜上的淋巴脂肪组织

（6）潜行分离大腿切口两侧皮片约 3cm（图 5-13）。

（7）将股外侧皮下组织剥离至股三角外侧,暴露阔筋膜（图 5-14）。

（8）分离附着于腹股沟韧带上的组织（图 5-15）。注意勿伤及股血管,遇见小血管即钳夹和结扎。

（9）于切口下方、股三角顶端、深筋膜前识别大隐静脉,将其钝性分离（图 5-16）,钳夹、切断,用 7 号及 4 号丝线双重结扎。

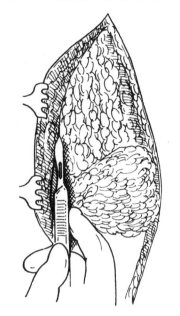

图 5-13　潜行分离大腿切口两侧皮片

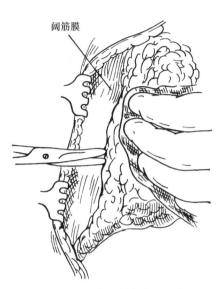

图 5-14　剥离股外侧皮下组织

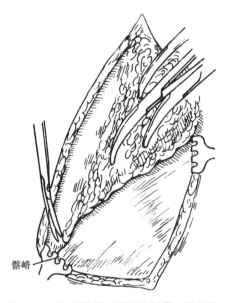

图 5-15　分离附着于腹股沟韧带上的组织

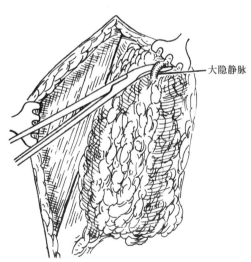

图 5-16　钝性分离大隐静脉

　　（10）如仅做腹股沟浅淋巴结切除，随即沿腹股沟韧带下方，缝匠肌侧缘、长收内肌内侧缘切除皮下表浅筋膜（Camper 筋膜）至筛筋膜处，取下腹股沟浅层淋巴脂肪组织。

　　（11）如需同时切除腹股沟深淋巴结，不需独立处理腹股沟浅淋巴结，而跟随第 10 项手术操作后紧靠股动脉外侧切开缝匠肌腱膜（图 5-17），可见缝匠肌纤维。将切口向上、向下扩大，随后操作要保证切除股三角内除股动脉、股静脉及股神经外的所有组织。

　　（12）将股三角外侧的淋巴脂肪组织向内侧分离，分离至股动脉时打开股鞘（图 5-18）。

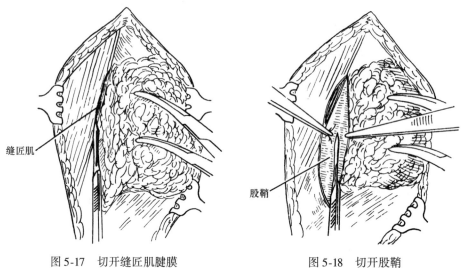

图 5-17　切开缝匠肌腱膜　　　　　　图 5-18　切开股鞘

（13）提起股鞘边缘，游离股动脉至腹股沟韧带处，分离、钳夹、切断阴部外动脉（图5-19）。用4号及1号丝线双重结扎。阴部外动脉为股动脉的固定分支，与其相对应的股静脉属支为大隐静脉。

（14）自下而上游离股静脉，在其上端暴露大隐静脉末端，将其稍加分离后，在距股静脉0.5cm处钳夹、切断大隐静脉（图5-20），用7号及4号丝线双重结扎。结扎线不要离股静脉太近，以免引起狭窄。

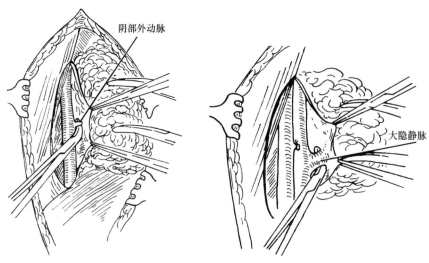

图 5-19　游离股动脉至腹股沟韧　　　图 5-20　分离股静脉，断扎大隐静脉
　　　　　 带处，断扎阴部外动脉

（15）沿股静脉内侧剪断股鞘达腹股沟韧带处（图5-21）。此时，手术标本已从其血管附着面完全游离。

（16）仔细分离位于腹股沟韧带下方、股静脉内侧的淋巴脂肪组织（图5-22）。此处为淋巴管的汇合点，也是腹股沟深淋巴结的主要所在处，其位于股管内的一个淋巴结称为 Cloquet 淋巴结,受纳腹股沟浅淋巴结和深部来的淋巴管,其输出管沿髂血管分布流入髂淋巴结,必须清除干净。同时切除 Cloquet 淋巴结并送冰冻切片病理检查,以决定是否做盆腔淋巴组织清除术。

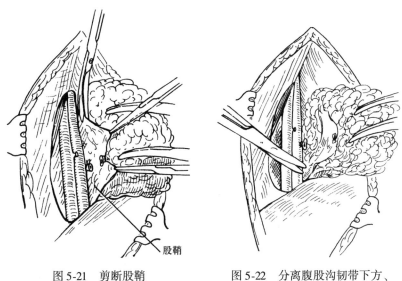

图 5-21　剪断股鞘　　　　　　图 5-22　分离腹股沟韧带下方、
　　　　　　　　　　　　　　　　　　股静脉内侧的淋巴脂肪组织

（17）沿耻骨肌筋膜自下而上将其上的淋巴脂肪组织整块游离至阴阜的外下方(图5-23)。

（18）分离腹股沟外环周围的脂肪组织,暴露圆韧带,并将其游离(图5-24)。钳夹、切断,用 4 号丝线结扎。

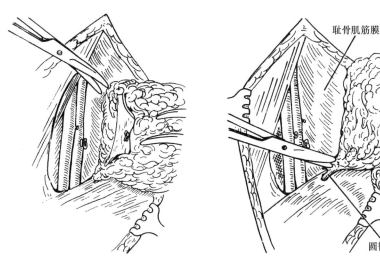

图 5-23　分离耻骨肌筋膜上的淋巴脂肪组织　　　图 5-24　分离圆韧带

（19）沿腹外斜肌腱膜及耻骨肌筋膜剥离其上的淋巴脂肪组织至阴阜外侧(图5-25)。此时可将手术标本切除或留待外阴广泛切除时整块切除。

（20）如不需行盆腔淋巴组织清除术,即可缝合圆韧带表面筋膜的缺损（图5-26）。将阔筋膜与耻骨肌筋膜缝合,以覆盖股动、静脉。筋膜无法缝合时,将缝匠肌上段游离,在距离髂前上棘2cm处将其切断。断端缝合于腹股沟韧带上（图5-27）。创面置入橡皮引流管,从大腿内侧（创面最低处）引出做负压引流用。

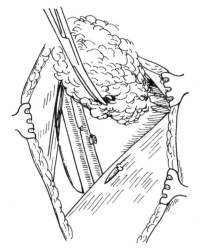

图5-25 沿腹外斜肌腱膜及耻骨肌
筋膜分离其上的淋巴脂肪组织

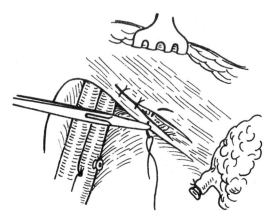

图5-26 缝合圆韧带表面筋膜的缺损

（21）间断缝合皮肤。

同法处理对侧。

2. 腹膜外盆腔淋巴组织清除术

（1）腹股沟淋巴结清除术结束后,需同时做腹膜外盆腔淋巴组织清除术,即从腹股沟管外环起,切开腹外斜肌腱膜至髂前上棘内侧（图5-28）。

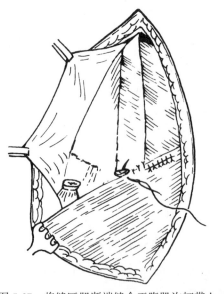

图5-27 将缝匠肌断端缝合于腹股沟韧带上

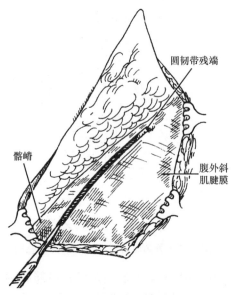

图5-28 切开腹外斜肌腱膜

（2）分离腹外斜肌腱膜,暴露腹内斜肌,于腹股沟韧带上2.5cm处,与该韧带平行方向切开腹内斜肌及腹横肌(图5-29)。

（3）分离腹横筋膜及腹膜,于圆韧带残端处游离腹壁下动脉。并将其钳夹、切断,用4号丝线双重结扎。同法处理腹壁下静脉(图5-30)。

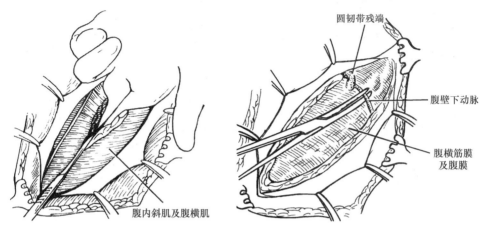

图 5-29　切开腹内斜肌及腹横肌　　　　图 5-30　断扎腹部下静脉

（4）用手指向内、向上扒开腹横筋膜及腹膜(图5-31),这样可避免出血。

（5）用拉钩拉开膀胱及腹膜,暴露手术野。从髂总血管中段开始,自上而下、从外向内清除髂总血管及髂外动脉上的淋巴脂肪组织,达腹股沟处(图5-32)。

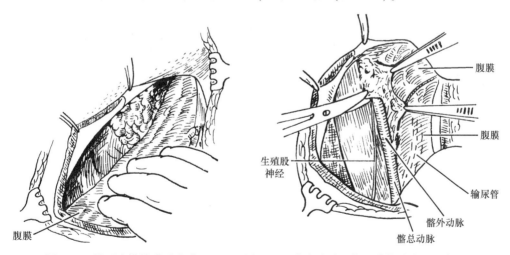

图 5-31　扒开腹横筋膜及腹膜　　　　图 5-32　清除髂总血管及髂外动脉上的淋巴脂肪组织

（6）清除髂外静脉上方及内侧方的淋巴脂肪组织(图5-33)。

（7）从髂内外动脉分叉处起,清除髂内动脉上的淋巴脂肪组织(图5-34)。此时可将已游离的淋巴脂肪组织切除。

（8）沿闭孔神经由外向内分离闭孔区之淋巴脂肪组织(图5-35)。在具体操作时亦可先清除闭孔区之淋巴脂肪组织,再清除髂内血管周围的淋巴脂肪组织,整块切除手术标本。

（9）松开所有器械,还原腹膜。用7号丝线间断缝合腹内斜肌及腹横肌(图5-36)。

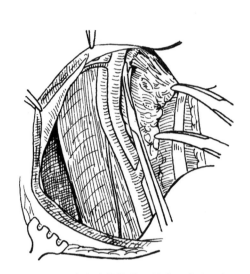

图 5-33　清除髂外静脉上的淋巴脂肪组织

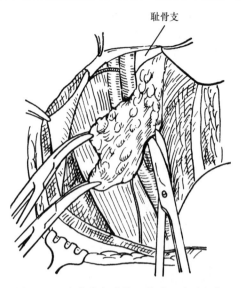

图 5-34　清除髂内动脉上的淋巴脂肪组织

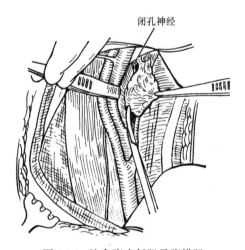

图 5-35　缝合腹内斜肌及腹横肌

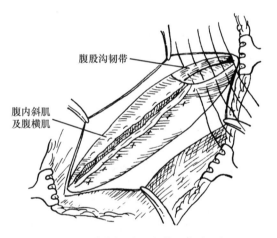

图 5-36　分离闭孔区之淋巴脂肪组织

（10）缝合腹外斜肌腱膜。图 5-37 显示腹外斜肌腱膜缝合后及腹股沟淋巴结清除后的情况。创面内放置橡皮引流管做负压引流用。有学者不主张放引流管，而用绷带人字形加压包扎，但包扎时要保持压力一致，以减少积液。

（11）间断缝合皮肤。

3. 根治性全外阴切除术

（1）取截石位。

（2）切口可选择下列四种之一：①始于阴蒂上方约 3cm，沿大阴唇外侧缘，汇合于会阴部中线（图 5-38A），不切除阴阜。②外阴切口同①式，但同时纵向切开阴阜皮肤约 3cm（图 5-38B），保留阴阜皮肤，切除皮下组织达耻骨筋膜。③沿耻骨联合上缘、阴阜外侧缘、大阴唇外侧缘，会合于会阴部（图 5-38C）。④基本同③式，但外阴两侧切缘达大腿内侧面(图 5-38D)。

笔者常采用②式切口。

(3) 按②式切口之切缘切开皮肤及 3mm 的皮下组织(图 5-39),切缘与肿瘤之距离须达 3cm。

(4) 用组织钳拉开阴唇,于尿道口上方切开阴道黏膜,沿阴道侧壁(处女膜痕内侧)延伸切口达会阴部侧方(图 5-40),称内切口。

(5) 潜行分离切口外侧皮片约 3cm。

(6) 在皮下贯通阴阜切口与腹股沟切口,将两侧腹股沟已游离的组织块拉至外阴部。沿耻骨筋膜剥离阴阜处皮下组织(图 5-41)。

(7) 加深外阴两侧切口,暴露其下的肌肉腱膜(图 5-42)。

(8) 继续剥离阴阜组织,再自上而下,沿深筋膜表面剥离至阴蒂悬韧带,予以切断、缝扎(图 5-43),使组织块下移。

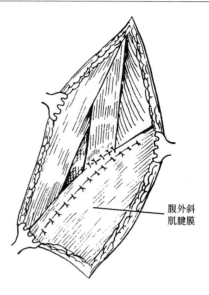

图 5-37　缝合腹外斜肌腱膜后

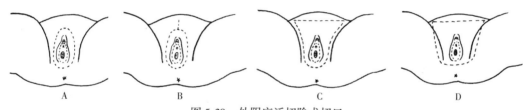

图 5-38　外阴广泛切除术切口

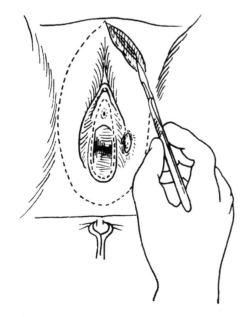

图 5-39　切开皮肤及 3mm 的皮下组织

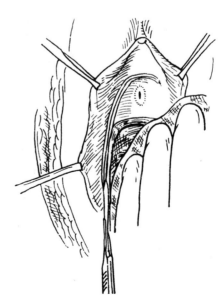

图 5-40　外阴广泛切除术之内切口

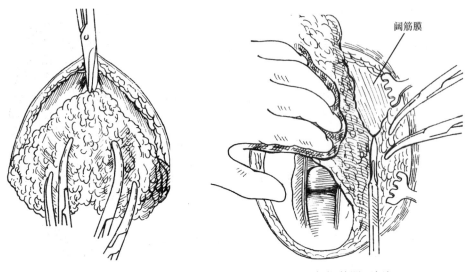

图 5-41　沿耻骨筋膜剥离阴阜处皮下组织　　　图 5-42　加深外阴两侧切口

（9）剥离耻骨弓前方及下方之组织（图 5-44），使组织块完全与耻骨联合分离。此处须小心操作，以免损伤血管丛。

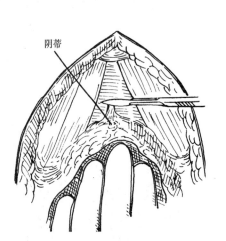

图 5-43　切断阴蒂悬韧带

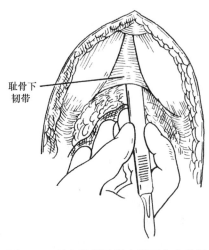

图 5-44　剥离耻骨弓前方及下方之组织

（10）将组织块拉向中央，于会阴体中点稍下方暴露阴部内血管，并将其分离、钳夹、切断，用 4 号丝线双重结扎（图 5-45）。同法处理对侧。

（11）继续沿深筋膜向中线分离外阴侧方组织至阴道侧壁，游离阴道壁约 2cm。此时，外阴侧方和阴道上方组织已完全分开。

（12）于会阴系带及肛门之间的中线向上潜行分离会阴上方皮片及阴道后壁 2cm（图 5-46），侧方接近肛提肌。

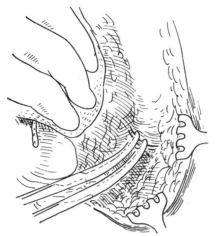

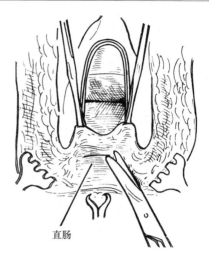

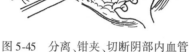
图 5-45　分离、钳夹、切断阴部内血管

图 5-46　分离阴道后壁

（13）用组织钳夹住外阴切缘之皮肤并向外侧拉紧。用食指由外侧切口贯穿至内切口（图 5-47）。

（14）用组织钳向上提起尿道口上方的内切口边缘,用刀柄分离尿道上方组织（图 5-48），贯通内外切口（图 5-49），这时可用食指加以证实。如癌瘤累及尿道,须同时切除部分尿道。

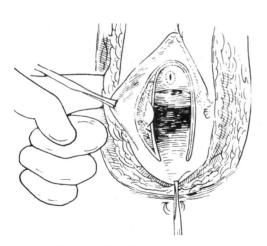

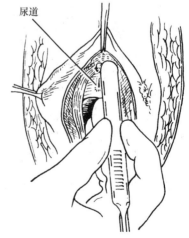

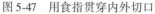
图 5-47　用食指贯穿内外切口

图 5-48　分离尿道上方组织

（15）于外阴上部暴露坐骨海绵体肌,并将其分离、钳夹、切断,用 4 号丝线缝扎（图 5-50）。同法处理对侧。

（16）沿阴道侧壁自上而下切取手术标本（图 5-51）。

（17）用组织钳夹住阴道后壁两侧角,并向下方拉紧,进一步分离阴道后壁,暴露肛提肌（图 5-52）。

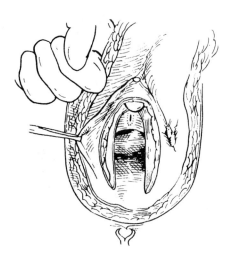

图 5-49　从尿道上方贯通内外切口

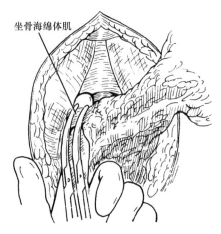

图 5-50　钳夹、切断坐骨海绵体肌后壁

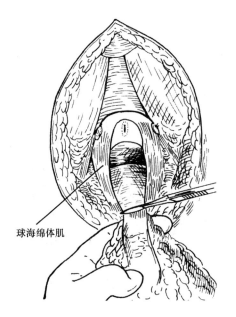

图 5-51　切取手术标本

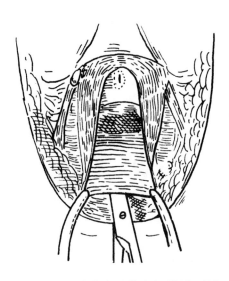

图 5-52　进一步分离阴道后壁,暴露肛提肌

（18）压低直肠,用 7 号丝肠线褥式间断缝合肛提肌（图 5-53）。

（19）外阴两侧创面置入橡皮引流管（或橡皮片）,经会阴外侧皮肤引出,用 1 号丝线间断缝合切口上段之皮肤。同法缝合阴道口处的皮肤与黏膜（图 5-54）。术毕,膀胱插入导尿管。有时因外阴切除范围太广泛,需行外阴或阴道重建术。

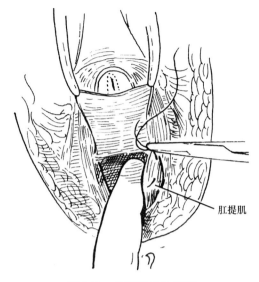

图 5-53　间断缝合肛提肌

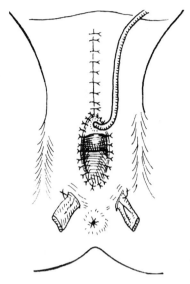

图 5-54　创面两侧置入橡皮引流
管,缝合切口皮肤与黏膜

（陈惠祯　蔡红兵　熊　艳）

4. 扩大外阴根治术　除根治性全外阴切除和双侧腹股沟淋巴结切除外,可扩大手术切除范围。

（1）部分尿道切除术:阴阜、阴蒂包皮及系带和(或)阴蒂体、小阴唇的前半部分、前庭和(或)尿道受累,需要切除适当长度的尿道。

如果分离尿道从阴道或前庭开始,沿尿道下方进行,将不可能准确地估计所要切除的长度,也不能避免不适当地切除肿瘤的危险。因此,分离必须从尿道上方进行,且深达肿瘤。待到分离至仅剩下手术标本附着在尿道深部的组织时,直观尿道位置,决定切除平面,完成尿道切除,然后将尿道背筋膜缝合于耻骨联合骨膜上,以保证尿道的突出和固定。尿道口上缘和侧缘与邻近皮瓣结节缝合,尿道口下缘与阴道黏膜结节缝合,防止皮瓣覆盖尿道口。缝合时要保证尿道口在中线处向前,以便日后的尿流呈直线。

（2）全尿道切除术:外阴癌侵犯尿道 2~3cm 者,行外阴广泛切除术的同时作全尿道切除,保留膀胱内括约肌,再作膀胱肌瓣尿道成形术,以保留排尿功能。其主要手术步骤是:

1）下腹正中切口,分层切开腹壁达腹膜外,显露膀胱前壁。

2）在膀胱前壁从膀胱颈到膀胱顶切一条长形膀胱壁瓣,宽 4cm,长度按尿道的长度需要而定,切口向下(图 5-55)。

3）用 3-0 号可吸收线或羊肠线间断缝合膀胱瓣,缝成管形,作为重建的人工尿道(图5-56)。用 F18 蕈状导尿管通过缝合的人工尿道安置于膀胱内,同时在人工尿道左侧的膀胱顶部开一小口,安置另一根 F18 蕈状导尿管,作为膀胱引流(图5-57)。

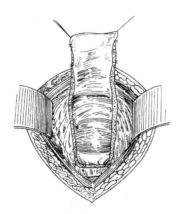

图 5-55 切取膀胱壁肌瓣

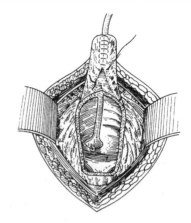

图 5-56 将膀胱壁肌瓣缝成管形

4）将重建的人工尿道穿过膀胱颈,向原尿道方向引出。这样膀胱颈仍保持括约肌功能（图 5-57）。

5）缝合膀胱壁的切口,关闭膀胱。膀胱颈与人工尿道穿过处相缝合（图 5-58）。在人工尿道下方与阴道缘缝合,形成新的尿道和开口。膀胱前窝置负压引流管一根,各置两侧下腹部。缝合腹壁各层（图 5-59）。

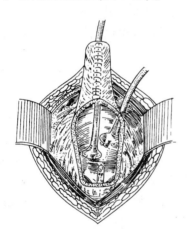

图 5-57 安置蕈状导尿管

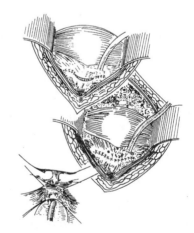

图 5-58 缝合膀胱壁切口,膀胱颈与尿道缝合

6）固定人工尿道的位置:因外阴广泛切除术后人工尿道与皮肤缝合的可能性极小,一般人工尿道前壁浆肌层与耻骨弓筋膜下缘用丝线间断缝合固定 2 针,位置必须居中,以免术后排尿偏向。新尿道外口需外翻 1～1.5cm,全层用 2-0 可吸收线缝合于皮肤和阴道前壁,并用缝线在人工尿道两侧固定导尿管（图 5-60）。

（3）全尿道切除及腹壁人工尿道术:对侵犯尿道 3cm 以上、难以保留膀胱内括约肌者,做全尿道包括膀胱内括约肌或部分膀胱切除及腹壁人工尿道术。其主要手术步骤如下:

1）下腹正中切口,分层切开腹壁达腹膜外,显露膀胱前壁。由导尿管内注入生理盐水 200～250ml,使膀胱充盈如球形。于膀胱前壁处测定 5cm×4cm 大小的肌瓣,在四角处用细丝线各缝一针,作为切取标记（图 5-61）。

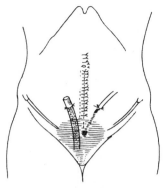

图5-59　缝合腹部创面

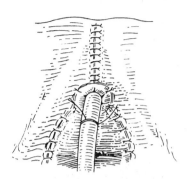

图5-60　固定人工尿道的位置

2）在膀胱壁一侧垂直切开膀胱壁全层,探查膀胱三角区(图5-62)。

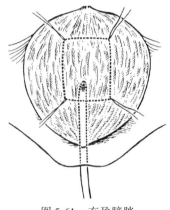

图5-61　充盈膀胱

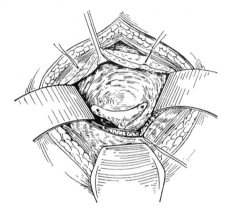

图5-62　探查膀胱三角区

3）经探查证实膀胱三角区无癌瘤侵犯后,横形切开膀胱肌瓣下段和对侧肌瓣,使膀胱前壁肌瓣游离5cm×4cm,其基底部在膀胱顶部(图5-63)。

4）膀胱切缘用2-0合成线或羊肠线作全层间断缝合(图5-64)。缝合膀胱肌瓣下段时,注意三角区输尿管开口,避免太近引起输尿管开口狭窄。

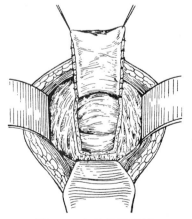

图5-63　切取膀胱肌瓣

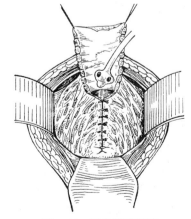

图5-64　缝合膀胱切缘

5）膀胱壁缝合后,膀胱内放置16号气囊尿管。用2-0号合成线或羊肠线缝合膀胱肌瓣,形成人工尿道(图5-65)。再用4号丝线间断加固缝合膀胱前壁和人工尿道(图5-66)。

6）切取右下腹壁约1cm×1cm皮肤,"十"字剪开腹外斜肌筋膜,人工尿道和囊状导尿管由该处引出腹外。人工尿道浆肌层与腹膜及腹外斜肌用4号丝线各间断缝合4针,以便固定。

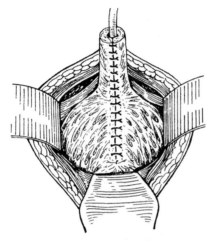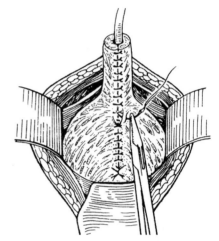

图5-65　缝合人工尿道　　　　　　　　图5-66　加固缝合

7）人工尿道开口处与腹壁皮肤用4号丝线间断缝合,使人工尿道口外翻似乳头状,防止术后狭窄内缩(图5-67)。缝合后,人工尿道周围裹以碘仿纱条,再予结扎、固定于伤口周围,保护创面。人工尿道周围再覆盖凡士林。最后缝线固定导尿管。

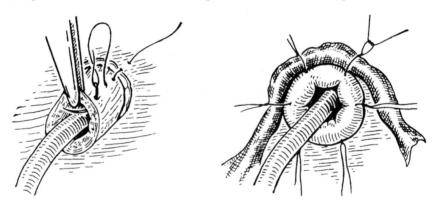

图5-67　人工尿道口外翻与腹壁缝合

8）缝合下腹壁各层。

（4）部分肛门直肠切除:对于少见的会阴体后部外阴癌阴道浸润,或小范围远端直肠前壁或外侧壁浸润者,可切除有肿瘤浸润的直肠前壁,并切除部分肛门括约肌和部分阴道壁。为此,阴道和直肠柱须于切除侧的近侧端横断。从远侧端将肛门括约肌下部楔形切除。如手术需要可打开肛管,将受癌瘤侵犯或可能受侵犯的直肠段连同切除的外阴组织标本一并切除,其所有切除的范围应距病灶外缘2cm。适当游离直肠壁,横向或纵向缝合肛门和直肠,横形缝合肛门括约肌,缝合肛提肌,修复外阴及阴道。如肛门括约肌缝合太紧可于4点或8点处做放射状减张切开。如仍担心修补效果,可施行横结肠造瘘,待伤口完全愈合后于术后6周将造瘘还纳。

(5)后盆脏器切除术:外阴癌侵犯肛门直肠黏膜或阴道后壁达1/2者,在外阴广泛切除术的同时,行乙状结肠造瘘术和肛门直肠切除术,即所谓后盆脏器切除术。手术方法与技巧见本书第十二章。

(6)前盆脏器切除术:外阴癌已浸润膀胱三角者,行外阴广泛切除的同时行尿道、全膀胱切除和回肠(或乙状结肠)代膀胱术,即所谓前盆脏器切除术。手术方法与技巧见本书第十二章。

(张志毅)

五、根治术的死亡率和并发症

1. 死亡率　医学文献报道中的手术死亡率见表5-6。报道结果有异常的原因不十分清楚,原因之一可能是计算手术死亡的时间和方法不同。Way在计算手术死亡时,包括手术期间死亡和病人住院期间死亡者。手术死亡率通常指在手术28天内死亡。因为外阴癌病人多是老年妇女,这是住院期间死亡率高的原因。Green对外阴癌根治术加腹股沟和盆腔淋巴结切除一次完成和两次完成作了比较,其手术死亡率(6%),没有增加。20年后,Green统计的手术死亡率为3.5%,通常因心脏病或肺栓塞而死亡。Morley报道手术总死亡率为3.9%,手术期间死亡率1.8%,住院期间死亡率2.1%。

表5-6　手术死亡率

作者	例数	手术死亡数	百分率(%)
Way	146	28	19.1
Collins	78	8	10.2
Mekelve Adcock	16	6	5.1
Green	131	8	6.0
Green	142	5	3.5

2. 并发症　外阴癌根治术术野大、皮瓣分离广,切除的脂肪淋巴组织均为下肢和会阴淋巴主要通道部位,因此术后并发症常见,不及时预防和处理可给病人术后带来不可低估的痛苦。

根治性外阴切除及腹股沟淋巴结切除的并发症包括近发性和迟发性。根据Podratz等报道,伤口裂开、感染和坏死的发生率为85%(表5-7)。Way报道约1/3的病人腹股沟切口一期愈合,而所有外阴伤口均有不同程度的感染。Green等发现约80%的病人伤口需做二期缝合或植皮,这与广泛分离皮瓣有关。1962年以后,由于手术技巧的改进,皮瓣分离较局限,需做二期缝合或植皮者为13%。由于担心外阴癌术后局部术野复发,术野病灶切除要广、皮瓣分离要薄,以致术后手术切缘和分离皮瓣的皮肤坏死是常见的并发症。小面积坏死可延期愈合,大面积坏死需在创面坏死缘界面清楚后行清创和植皮。为减少皮瓣坏死,癌灶切除范围距其边缘2cm足已;皮瓣的分离要求切缘薄,随分离深度呈斜坡增厚,切面要求平坦,并在浅筋层进行,以此保证皮瓣血供。在行腹股沟淋巴结切除时,对股内、外侧脂肪淋巴组织切缘均行结扎;移植缝匠肌覆盖股血管和术野置负压引流等措施,以减少术野积液。

表5-7 外阴癌根治术的并发症及其发生率

	并发症	百分率(%)
早期	伤口裂开、感染、坏死	85
	泌尿道感染	18
	血栓性病变	9
	耻骨联合部分坏死	<1
	股动脉出血	<1
晚期	下肢水肿	69
	淋巴管炎、静脉炎、蜂窝织炎	13
	阴道狭窄	13
	盆腔松弛	11
	压力性尿失禁	11
	疝	5
	尿道狭窄、脱垂	2
	瘘	2
	直肠功能不全、脱垂	1

外阴癌根治术后,血栓性病变是潜在的严重并发症,约占9%(表5-7)。晚期并发症最常见的是下肢水肿、压力性尿失禁等。外阴癌联合根治术后,尤其是术后腹股沟和盆髂区加外照射,易出现下肢淋巴回流障碍,严重者下肢粗如象腿,俗称"象皮腿"。在所有文献中均报告有不同程度的下肢水肿。术后预防下肢感染、穿适度的弹性袜裤、出现下肢水肿时高抬患肢等可减轻水肿。压力性尿失禁特别容易发生在切除尿道2cm以上的病人,这种并发症要考虑到年龄因素。因此,常常被看成与肥胖和年龄有关的问题。

(李 伟 程 静)

六、辅 助 治 疗

(一)放疗与手术综合治疗

1. 术前放疗 病人病灶较大,浸润较深,活动度不好,估计手术时不能完全切除或切缘可能阳性,或病变累及尿道口或肛门口以及其他邻近组织时,应给予手术前放疗。目的使肿瘤缩小,活动度增加,使原来不能切除的肿瘤变为可以切除的。增加肿瘤边缘手术的彻底性,提保留邻近器官与功能。照射剂量一般在3周内给25~30Gy。照射时要注意保持外阴清洁和干燥,抗感染治疗,待休息 2～3 周后,反应消退或减轻,在施行手术。

在那些局部晚期的病人中,可选择术前放疗。理论上将这种方法运用于局部晚期外阴癌的治疗有以下几个优点:

(1) 外阴癌术前放疗能使外阴更小的根治切除也可以达到充分控制局部肿瘤的效果。

(2) 放疗中肿瘤组织消退能够使医师获得充足的手术切缘而不用破坏重要组织结构比如尿道、肛门和阴蒂。

(3) 当腹股沟淋巴结正常时单独放疗可能足够清除镜下区域病变,并且可以解除固定粘连的淋巴结,有利于进一步的手术治疗。

虽然关于术前单一形式放疗的研究少,但是有几位研究者报道晚期肿瘤局部切除后相对适量的放疗有良好的反应和高的局部控制率。这些报道提供了新的依据,即放疗能显著控制局部病变且可以允许更保守的手术治疗而又不使得局部病变失控。

2. 术后放疗　手术者认为手术不彻底:标本切缘阳性;癌组织离切缘很近(<1cm);脉管内有癌栓;深肌层浸润者。术后应该给予外阴区外照射,剂量为 40～50Gy,4～5 周。虽然目前还没有外阴癌术后放疗的前瞻性研究结果,但是对那些切缘附近或其他高危因素的病人实行原发肿瘤术后辅助放疗可能会提高局部控制效果。如果有腹股沟淋巴结或盆腔淋巴结转移者,应追加盆腔后野照射,补充盆腔淋巴结的照射剂量。多采用 X 线和电子线相结合的照射技术,每周照射 5 次。

(二) 手术与化疗综合治疗

Benedett-Penici 用 PBM 方案于术前治疗晚期外阴癌,根据生存情况认为术前化疗疗效未必好于单纯手术治疗。但 Shimiz 等采用 BOMP 方案治疗 1 例不能手术的 Ⅳ 期外阴癌,化疗 3 个疗程后获得完全缓解,随后病人接受了根治性外阴切除及双侧腹股沟淋巴结切除,病检仅见微小病灶,术后病人又接受 2 个疗程化疗,无瘤生存 20 个月。

近年几乎没有在术前单纯采用化疗,而为术前同步放化疗所代替(下述)。

(三) 手术与同步放化疗综合治疗

最近,许多文献报道选择局部晚期外阴癌局部手术切除前行同步放化疗治疗的益处。主要方案包括放疗和同步 5-FU+顺铂或丝裂霉素 C 化疗。大多数研究为小样本不同临床程度的病变,包括病变很晚或复发的病人。且这些研究结果和单独放疗相比意义比较小。但是,大多数研究者发现晚期病变奇迹般的消退,这表明治疗效果比单独放疗预期的效果更好。最近研究证实放疗联合顺铂同步化疗治疗宫颈癌能够提高局部控制率和生存率,表明这种方法可能对女性下生殖道其他的局部晚期赘生物也有效。

最引人注目的数据支持同步放化疗治疗局部晚期病变的疗效是由妇科肿瘤组(GOG 协议 101)实施的 Ⅱ 期大样本的临床试验。在这项研究中,71 例公认不能通过标准外阴癌根治性切除术的 T_3 或 T_4 局部晚期原发性外阴肿瘤病人施行同步放化疗治疗。化疗包括 2 个周期的 5-FU 和顺铂。放疗分次进行,剂量为 47.6Gy。在病变获得完全反应研究中,病人同步放化疗治疗 4～8 周后再行外阴残存肿瘤切除或原发肿瘤部位取活检。71 例病人中有 31 例(47%)获得完全临床反应。外阴切除或活检后,22 例(31%)病人标本病理检查无肿瘤残存。总共,71 例中仅 2 例(3%)同步放化疗后有不能切除的病变,且仅 3 例不能保留泌尿器和(或)胃与肠的连续性。平均随访时间间隔 50 个月。11 例(60%)进展为局部外阴复发癌。考虑到低剂量放疗治疗这些局部大的晚期肿瘤的因素,这些研究结果具有显著的意义。

Landoni 等报道了手术、放疗与化疗综合治疗的效果。他们对 41 例初治晚期外阴癌和 17 例复发癌给予术前外照射,总剂量 54Gy,份 2 个疗程进行,间隔 2 周,每疗程开始时同时予以化疗 CFM 方案,初治病人于放疗后平均 20 天接受外阴切除及腹股沟淋巴结切除;复发病人行广泛局部切除或根治性外阴切除及腹股沟淋巴结切除。放、化疗后外阴肿块及腹股沟淋巴结转移的客观缓解率分别为 80% 和 79%,手术证实 10 例病人外阴及腹股沟淋巴结完全缓解。放疗后手术与未手术病人的生存率分别为 62% 和 12%。

1996 年 Lupi 对 31 例晚期外阴鳞癌病人予以术前 5-FU+MMC 化疗和腹股沟、盆腔淋巴结及外阴的照射,2 周后接受根治性手术。结果初治者缓解率为 91.6%,复发者 100% 缓解,腹股沟淋巴结转移的病人中有 55% 术后标本中无残留。Lupi 认为手术、放疗与化疗综合治疗是晚期外阴鳞癌的有效治疗手段。

Moore 报道 73 例Ⅲ~Ⅳ期可评价的外阴鳞癌的病人,同期 DDP+5-FU 化疗+放疗,再行残余病灶切除。结果同期放、化疗后 46.5% 的病人未见外阴病灶,53.5% 在手术时有残余肿瘤。Moore 认为术前放化疗可减少根治性手术。

放疗总剂量一般为 40~50Gy。为了尝试进一步提高临床和病理的完全反应进而最终提高局部病变控制率,妇科肿瘤组刚刚开始了另一项Ⅱ期临床前瞻性试验(GOG 协议 205),采用每天分部放疗联合周期性化疗方案。按照预定的治疗计划和先进技术对整个局部瘤体给予 57.6Gy 的放疗总剂量(比 GOG 协议 101 使用的剂量增加了 20%)。

常用同步化疗方案可选用:①DDP 40mg/m^2,5-FU 250mg/m^2,每周 1 次,静滴;②DDP 30~40mg/m^2,每周 1 次,静滴;③DDP 20mg/m^2,静滴,1~5 天,5-FU 500mg/m^2,静滴,1~5 天,3~4 周重复;④DDP 50mg/m^2,1~2 天,静滴或 DDP 100mg/m^2,第 1 天或第 2 天,静滴;5-FU 1000mg/(m^2·d),连续滴注 4~5 天。间隔 28 天,共 2 周期;⑤DDP 4mg/(m^2·d)加 5-FU 250mg/(m^2·d),连续滴注 96 小时,共 4 周。DDP 总量 64mg/m^2,5-FU 4g/m^2。

上述研究表明,术前放化疗再施行适当范围的外阴切除及腹股沟淋巴结切除是有效可行的,治疗毒性是可耐受的。笔者建议对分期较晚、浸润较深、有淋巴结转移、局部肿块较大、分化差的外阴癌病人,尽量采用手术、放疗、化疗等综合治疗以提高疗效和生存率。对达到完全反应的病人行原发肿瘤部位活检。对放化疗后有病变残存的病人,根据残存肿瘤的范围和部位采取个体化的手术切除。

(邢　辉　蔡红兵　陈惠祯)

七、预后及预后因素

外阴鳞癌总体治疗结果良好。大约 2/3 的病人为早期肿瘤。一般报道Ⅰ期和Ⅱ期校正的 5 年生存率达 80%~90%,不分期别的外阴癌校正的 5 年生存率通常达 75% 左右。Parker 报道外阴癌病人 5 年生存率分别为 69% 和 87.9%。外阴癌预期生存率低,Ⅲ期为 60%,Ⅳ期为 15%。

外阴癌的预后与肿瘤大小、部位、浸润范围、分化程度、有无淋巴结转移及治疗方式有关。与其他恶性肿瘤一样，外阴癌的生存与最初诊断和开始治疗时的疾病严重程度有关。如能在早期得到诊断，正规治疗可以获得满意的结果。Perez 研究外阴癌的预后因素发现其预后与肿瘤大小、有无淋巴结转移有关，T_1N_0 病人 5 年生存率为 87%，$T_{2\sim3}N_0$ 病人 5 年生存率为 62%，$T_{1\sim3}N_1$ 病人为 30%，$T_4N_{2\sim3}$ 病人则为 0。

其预后主要取决于淋巴结受累的情况，外阴癌的淋巴结转移率为 27%～46%。许多文献报道淋巴结阳性者 5 年生存率为 21%～66%，而淋巴结阴性者 5 年生存率为 69%～100%（表 5-8），无论期别如何，超过 90% 的病人存活 5 年以上（校正生存）。原发肿瘤大小相同，有淋巴结播散的病人生存率是无淋巴结播散者的 50%。对于可手术的外阴癌病人。Hacker 等报道 Ⅰ 期病人的 5 年生存率为 98%，Ⅱ 期为 90%，不论期别如何，如果不伴有淋巴结受累，总的 5 年生存率可达 96%；如出现淋巴结受累，总的 5 年生存率仅为 66%。如果仅有一个腹股沟淋巴结受累，总的 5 年生存率可达 94%；如出现 2 个淋巴结受累，总的 5 年生存率则下降到 80%，这与无淋巴结转移的病人的 5 年生存率基本相似。但如果有 3 个或 3 个以上淋巴结受累的病人，5 年生存率仅为 12%。而且研究表明，预后不仅与阳性淋巴结的数目有关，也与双侧腹股沟淋巴结受累的程度有关。Green 等报道单侧腹股沟淋巴结转移的病人 5 年生存率达 86%，这与无淋巴结转移的病人的 5 年生存率基本相似，而双侧腹股沟淋巴结受累者 5 年生存率为 68%，然而 5 例受累淋巴结超过 3 个的病人均在 5 年内死亡。如果 4 个以上淋巴结受累，发生深部盆腔淋巴结转移的可能性为 50% 左右；如果双侧腹股沟淋巴结受累，发生深部盆腔淋巴结转移的可能性为 26% 左右。而许多研究都发现深部盆腔淋巴结转移者预后很差，5 年生存率仅为 20% 左右。Green 等发现盆腔淋巴结转移的病人预后差，单侧转移的病人 5 年生存率为 60%，而双侧均有转移的病人 5 年生存率仅为 12.5%。

表 5-8 外阴癌淋巴结转移与生存率

作者	病例数	淋巴结阳性病人		淋巴结阴性病人	
		例数	5 年生存率(%)	例数	5 年生存率(%)
Way(1960)	81	45	42	36	77
Macafee(1962)	82	33	33	49	70
Collins(1963)	51	19	21	32	69
Franklin(1971)	86	33	39	53	100
Morley(1976)	194	64	39	130	92
Krupp(1978)	194	40	36	154	91
Green(1978)	107	46	33	61	78
Benedet(1979)	120	34	53	86	81
Hacker(1983)	113	31	66	82	96

淋巴结的处理也很重要。影响外阴癌病人预后的最重要因素是区域淋巴结的转移。Way 回顾了 20 年手术治疗的经验（仅为单纯外阴切除术或肿瘤局部手术切除术），结果发现只有不到 1/4 的病例治愈，多死于局部复发。他认为外阴切除范围不够和清除淋巴结不足是治疗失败的主要原因。目前，在外阴癌术前需要确定有无腹股沟淋巴结、盆腔淋巴结转移以及肿瘤局部浸润深度情况。临床体检或影像学检查无法可靠地判断腹股沟和（或）

盆腔淋巴结有无受累,更不能诊断镜下微转移。由于外阴癌肿块极易感染,周围组织以及淋巴结常有炎性增生反应,临床上对淋巴结转移估计的准确率一般为70%～80%。因此,临床上治疗外阴癌通常同时进行腹股沟淋巴结的系统清扫切除和外阴病灶的广泛切除。近年来,国外学者将前哨淋巴结活检技术引入早期外阴癌的治疗,目前,有学者采用核素检测技术,在肿瘤部位注射亚甲蓝,类似于乳腺癌前哨淋巴结探测方法来确定肿瘤局部浸润及淋巴结转移情况来指示手术范围,认为淋巴结阴性的早期外阴癌病人可不必行腹股沟等区域淋巴结清扫术,从而缩小了手术范围。

肿瘤大小及其发生部位决定其临床期别及局部浸润范围。原发灶大、病理分化不好者其淋巴结转移亦高。中线部位的肿瘤发展较快,更容易发生转移,预后差。Collins 等发现肿瘤大小是决定预后的重要因素。Way 也认为肿瘤大小与预后之间存在相关性。Morley 发现局部病变为 T_1 者(病灶直径小于2cm)淋巴结转移率为20.7%,局部病变为 T_2 者(病灶直径大于2cm,但局限于外阴)淋巴结转移率为44.8%。Rutledge 等报道151例外阴癌手术治疗后的5年生存率为55.7%,肿瘤小于或等于2cm 者5年生存率为90%,肿瘤大于2cm 者5年生存率为80%。他们认为局部病灶的大小与淋巴结转移率呈正相关,病灶直径小于1cm 者极少有淋巴结转移(淋巴结转移率为6%);病灶直径大于2cm 者淋巴结转移明显增加;病灶直径大于8cm 者淋巴结转移率则高达50%;累及尿道、阴道肛门时淋巴结转移率增至43%。但 Green 等却不支持这种观点,认为肿瘤大小与淋巴结转移率之间没有相关性,因而肿瘤大小与预后之间没有相关性。

浸润范围对预后有重要意义。外阴癌的局部扩散主要为尿道、阴道、肛门,再深可至盆腔各脏器如子宫、膀胱等。侵及阴道、子宫及直肠黏膜者5年生存率为70%,侵及膀胱者5年生存率仅25%。Mckelvey 和 Adeok 报道,无论肿瘤大小,只要肿瘤未侵犯尿道、阴道、肛门者,5年生存率为62.6%,当上述任何一个部位被累及时,5年生存率仅22.7%。Green 等和 Boutselis 也发现当尿道、阴道、肛门被累及时,5年生存率明显下降。因此许多学者首次治疗即采用根治性外阴切除及盆腔脏器切除和腹股沟淋巴结切除术。

治疗手段对预后至关重要。总的来说,单纯手术比单纯放疗效果好,而单纯化疗效果最差,综合治疗比单一治疗效果显著,特别是对局部晚期的病人更是如此。目前外阴癌的治疗以手术为主,发现病灶后尽早手术往往可收到很满意的疗效,但手术范围的确定无疑影响到其预后。如范围过小、术后复发其再次手术的机会甚少,治疗上非常棘手,范围过大、病人术后功能恢复及生存质量的下降亦会对生存率造成负面影响。Thornton 和 Flangan 对12例外阴癌累及阴道、子宫及直肠者,首次治疗即采用根治性外阴切除及盆腔脏器切除和腹股沟淋巴结切除术,结果1/3的病人生存时间超过5年。Daily 等也有相似的结论。显然,在首次治疗中行去脏术对某些病人是有重要意义的。

外阴癌多为鳞癌,对放疗敏感,但外阴解剖形态特殊,皮肤又对射线耐受低,且邻近尿道、肛门等原因,以致放疗常常未达到疗效就已引起了病人不能忍受的放射损伤而终止疗程。

单纯化疗至今仍不能治愈外阴癌。而对局部晚期病人,术前同步放化疗,疗效十分明显。Rogers 等报道50例晚期外阴癌病人,经同步放化疗,14例(28%)有完全反应,其生存率显著提高。29例(58%)有部分反应,经手术与未手术的病人比较,有显著的生存差异($P=0.0064$)。Berek 等报道 8 例Ⅲ期和 4 例Ⅳ期外阴癌病人,采用静滴 DDP 50mg/m^2(第 1 天和第 2 天),以及连续输 5-FU 1000mg/(m^2·d),4~5 天。间隔 28 天,同时行外照射。对原发肿瘤、腹股沟和髂血管给予 4300~5400cGy 剂量。12 例病人中有 8 例达完全反应(67%),其中Ⅱ期 6 例(75%),Ⅳ期 2 例(50%),3 例有部分反应,1 例病变持续不变。同步放化疗后 3 例病人行根治性外阴切除术或单纯切除术,1 例行后盆腔脏器切除术。平均随访 37 个月(7~60 个月),10 例无瘤生存。2 例在 12 个月和 15 个月死亡。没有与治疗相关的死亡,无 4 度毒性。Patricia 等报道延长连续输注 DDP 和 5-FU 治疗局部晚期外阴癌 12 例。病人接受每周 96 小时输注 DDP[4mg/(m^2·d)]和 5-FU[250mg/(m^2·d)],共 4 周。顺铂总量 64mg/m^2,5-FU 总量 4g/m^2。11 例同步给予盆腔下部、外阴和腹股沟淋巴结照射,每日 2Gy,总量 40~50Gy。12 例病人中 2 年生存率 58%,治疗后 17~37 个月有 6 例病人无复发征象。1 例为外阴和区域病变 19 个月复发。5 例治疗后于 6~10 个月死于进展或复发。

(李　琳　欧阳艳琼　李晓兰)

八、治疗后随访及复发癌的处理

(一) 治疗后随访

外阴癌病人术后应该给予密切的定期随访,尽可能早地发现复发,一般可在治疗后第 1 年内每个月随访 1 次,2 年内每 3 个月随访 1 次,3~5 年每半年随访 1 次,5 年以后每年 1 次随访。

(二) 复发癌的处理

外阴癌的复发率为 11.7%~30.3%。复发部位以外阴复发多见。复发与否与发病年龄无直接关系,而与临床期别关系密切。复发病例中,以晚期(Ⅲ、Ⅳ)病例为主。外阴癌复发有两种情况:一种情况多为初次治疗后 2 年内复发,可能是由于首次手术未将癌灶切净而复发,被认为是真正的肿瘤复发,其生物学行为较为恶性,发展较快,外阴癌病人手术后复发者 80% 发生在初次治疗后 2 年内,近半数发生于术后一年内。首次手术时有大的原发灶和(或)有转移者,复发更为常见。另一种情况是远期复发,多发生在术后 3~13 年,且复发灶往往远离原发灶部位,离首次手术时间较长,像是新生的另一种肿瘤,被称为再发,其预后较前者为好。因此,必须根据不同的病情,确定不同的治疗方案。

局部复发和远处转移均可发生,即使做了局部广泛切除,总的复发率仍可高达 25%,其中半数以上是靠近原发病灶的局部复发。MD Anderson 的研究表明局部复发是常见的,即使手术标本切缘无癌也是如此;要使局部复发率降低,就要求在切除原发病灶时,切缘与肿瘤间应有足够的距离。Heaps 和 Donaldson 指出,如果切缘离肿瘤少于 1cm,则局部复发的可能性极大。为了预防术后外阴局部复发,切缘应尽可能离肿瘤 2~3cm 以上。除白斑原因之外,肿瘤接近尿道口,即切缘接近肿瘤,也是造成术后复发的原因。如果肿瘤接近尿道口、肛门口等,保留尿道或保肛手术均应辅以术前或术后放疗。一般术前采用 4 ~ 8MeV β 线外阴病灶照射 20 ~ 30Gy,休息两周后手术,如术后可疑切缘不净病例应进行辅助放疗。

多中心病灶存在是外阴癌复发的一个特点。如果局部复发发生于初次治疗 2 年以后,通常将放射治疗与手术结合起来,也可以获得 50% 以上的 5 年生存率。单纯外阴复发预后较好,复发后经手术、放疗或手术加放疗等治疗,可获得较好疗效。外阴癌腹股沟淋巴结复发病人总的预后极差,主要是由于腹股沟淋巴结复发对放疗不敏感所致。

复发性外阴癌应该采取以下措施:①对于那些局部复发的病例,可行扩大局部切除,也可并用放疗;外阴癌根治术和盆腔脏器切除术也是可供选择的治疗方法。②不宜再次手术或拒绝手术者,放、化疗几乎是唯一可选择的治疗手段,放疗与化疗同步进行。③如果先前腹股沟区已放疗的病人,再次复发后不主张腹股沟区手术治疗,因并发症发生率高,可给予姑息性放疗或放、化疗等综合治疗。④盆腔或远距离的复发则治疗较为困难,是不可治愈的,生存率低,尤其是存在骨转移时。Simonsen 对局部复发和远距离转移者均采用手术与放疗综合治疗后,局部复发者 5 年生存率为 40% ,而远距离转移者 5 年生存率仅为 8% 。Prempree 和 Amornmarn 单独应用放疗治疗,结果相似。采用以顺铂为主的化疗治疗远处复发的病人,亦可获得 30% 的总反应率。

(刘正安　蔡红兵　陈惠祯)

第三节　外阴恶性黑色素瘤

一、概　述

外阴黑色素瘤(malignant melanoma,MM)是一种高度恶性、预后较差的肿瘤。在许多国家,MM 是除肺癌以外增长最快的恶性肿瘤。MM 发病率的上升并不是因为诊断方法的改进,而很可能是阳光暴晒的结果。美国的一项资料表明,臭氧层每减少 1% ,发病率增加 2% ,死亡率升高 0.3% ~ 2% 。

女性生殖系黑色素瘤的发病情况,目前尚未见到较详细的报道。就全身 MM 而言,外阴 MM 约占女性 MM 的 8.3% ,占女阴恶性肿瘤的 2% ~ 3% 。外阴 MM 可发生于任何年龄,但最常见于 60 ~ 70 岁年龄组,平均年龄 55 岁。

女阴 MM 的表现形式有两种:结节型和浅表播散型。结节型常由女阴色素痣恶变而来,恶变初期多见色素痣迅速增大,色素加深,在其周围出现卫星状色素小点及红斑,继而可发生表皮溃烂,逐渐形成隆起的结节状、乳头状或菜花状肿块。当肿块含色素多时呈明显的黑色,如煤炭样,含色素少时呈蓝黑色或浅棕色不等。浅表播散型较少见,此型生长较缓慢,肉眼形态与佩吉特病相似。有作者认为此种类型可能是无黑色素性 MM 的一种生长形式。

尽管典型的黑色素瘤的临床诊断并不困难,但据报道,临床医师依靠临床诊断 MM 的正确率仅 5% 左右,常常容易和其他色素沉着性疾病相混淆。因此,治疗前必须采取合适的组织学标本,提供满意的病理学诊断。

早期理论认为临床一旦怀疑 MM,切忌在病灶局部咬取活检,以免加速肿瘤扩散,应将整个病灶连同周围 0.5 ~ 1cm 的正常皮肤及皮下脂肪整块切除后送病检,但 Bong 等大样本对照研究结果表明,MM 的切取活检与切除活检的复发率及病死率无明显差异,切取活检并不影响病人的预后。有些病人易出现转移是由于肿瘤本身的生物学特性所致,并非活检影响。中国黑色素瘤诊断治疗共识(2008 版)仍建议发现痣或色素斑有恶变倾向时,应立即完整切除可疑病灶送病理(切缘一般 1 ~ 3mm)。病理报告一定要包括以下信息:亚型、浸润深度、最大厚度、溃疡情况、部位、有无脉管侵犯、分化程度、有无淋巴细胞浸润和免疫组化结果等。

由于原发 VMM 误诊率较高,易误诊为低分化癌或纤维肉瘤,VMM 在进行一般组织病检同时,需结合 M-F 染色及 S-100 蛋白、HMB245 等免疫组化检查协助诊断。目前,广泛应用 S-100 蛋白和 HMB-45 标志物检测黑色素瘤。几乎所有的黑色素瘤均表达 S-100 蛋白阳性,但肉瘤、神经鞘肿瘤及部分其他癌肿亦可表达 S-100 蛋白;HMB-45 对黑色素瘤的特异性更高,有文献报道 HMB-45 在 MM 中的表达率为 90.6%,但在某些转移性黑色素瘤中也会呈阴性,所以两者综合运用对于黑色素瘤的诊断很有意义。

对 HMB-45 表达阴性的色素性黑色素瘤若行电镜检查,则可发现肿瘤细胞中的前黑素小体和一些黑色素瘤的超微结构特点。无色素黑色素瘤可行组织培养产生黑色素,也可用来鉴别。

二、扩散转移及临床分期

1. 扩散及转移 恶性黑色素瘤的转移扩散极为常见包括直接浸润、淋巴转移和血行转移。常先发生淋巴道转移,以致发生局部淋巴结转移。血流扩散出现较晚,一旦发现,则易发生广泛转移。如已出现转移则预后不良。

(1) 直接浸润:癌灶逐渐增大,沿皮肤、黏膜向内侵及阴道和尿道,晚期可累及肛门、直肠和膀胱等。若向深部组织扩散,可侵及肌肉及骨骼。

(2) 淋巴转移:淋巴转移是 VMM 的主要转移方式。早期癌灶多发生同侧腹股沟浅淋巴结转移,再转至腹股沟深淋巴结,后转移至髂外淋巴结及闭孔淋巴结,最后转移至腹主动脉旁淋巴结。中线部位的肿瘤可绕过腹股沟淋巴结直接转移至盆腔淋巴结,或通过闭孔进入髂淋巴结。因外阴淋巴管两侧交通形成淋巴网,早期癌灶发生对侧淋巴结转移也不少见。

(3) 血行转移:晚期外阴癌可侵犯血管,通过血行播散转移至肝、肺、骨等器官,但很少见。

2. 临床分期 国际妇产科联盟(FIGO)建议采用外阴浸润癌 2009 年分期方法(表 5-4)。

三、治疗原则

手术是治疗恶性黑色素瘤最有效的、首选的治疗方法,手术方式依 MM 的期别不同而各异,早期给予根治性手术,中、晚期给予姑息性切除,辅以化疗及免疫治疗等。目前,晚期恶性黑色素瘤应为多学科的综合治疗为主。个体化治疗是未来的治疗趋势。

四、手 术 治 疗

MM 手术治疗争议的焦点仍然是集中在外阴局部手术范围和区域淋巴结切除的问题。

1. 外阴 MM 的局部手术范围　外阴黑色素瘤的手术范围应根据肿瘤的分期、浸润深度来决定。过去认为,外阴恶性黑色素瘤的标准术式为外阴广泛性切除加双侧腹股沟淋巴结清扫术。Trimble 等总结了 78 例外阴黑色素瘤病例,59 例行广泛性外阴切除术,10 例行阴道部分切除术,9 例行局部广泛性切除术,其中 56 例同时行双侧腹股沟淋巴结切除,平均生存时间 63 个月。根据肿瘤厚度评价 10 年生存率分别为:≤0.75mm,48% ;0.75 ~ 1.5mm,68% ;1.51 ~ 3.0mm,44% ; >3.0mm,22% 。Cox 回归分析结果表明病人的预后和肿瘤厚度及有无腹股沟淋巴结转移等因素有关(P 均<0.001),腹股沟淋巴结转移率和肿瘤浸润深度成正比,而外阴广泛性切除并不能改善预后,因此作者认为外阴恶黑可行外阴局部广泛性切除,对于有深度浸润者应同时行双侧腹股沟淋巴结切除。

Verschraegen 等的报道也表明扩大外阴切除范围不能提高生存率。其原因可能是 MM 早期远处转移发生率较高,对机体创伤大的广泛性切除术促进了这一过程,并且早期的血行播散无有效的临床和病理检测方法。对早期(Ⅰ、Ⅱ期)外阴恶黑,可行外阴局部广泛切除术,对晚期病人则强调综合治疗,所以,扩大手术范围并不能改善预后。故目前推荐采用扩大的外阴切除术取代外阴广泛性切除。

扩大切除术的范围是指根据病理报告中肿瘤的最大厚度而决定的。根据 NCCN 指南和循证医学证据,病灶最大厚度≤1.0mm 时,扩大切除范围为切缘 1cm;厚度在 1.01 ~ 2mm 时,切缘应当为 2cm;厚度在>2mm 时,切缘应大于 2cm。当厚度>4mm 时,许多学者认为切缘应至少 3cm,但就这一点尚未达成共识。在切除时,切除深度的最低限度为 1cm,并且要透过皮下脂肪层深达肌肉筋膜层。

2. 区域淋巴结切除

(1) 前哨淋巴结活检(SLNB):目前虽然提倡进行前哨淋巴结活检(SLNB)或应用浅表淋巴结 B 超结果来替代前哨淋巴结活检(需有经验的超声医师判断淋巴结有无转移),但前哨淋巴结活组织检查在女性生殖系统黑色素瘤治疗中的作用仍不清楚。理论上,如果检测到前哨淋巴结发生病变,则应考虑行局限性淋巴结切除术;而对未发现病变的病人行局限性淋巴结切除术是多余的。该理论推论的前提是:局限性淋巴结切除术可以延长病人生存期,或者能够证实有效的辅助治疗可以减少疾病的复发风险。

NCCN 指南建议 Ⅰ 期和 Ⅱ 期 MM 病人可考虑行 SLNB。很多临床试验评价了 SLNB 的意义,其中规模最大的为 MSLT。该试验历时 10 年(1994 ~ 2003 年)在欧美和澳大利亚等多个中心共入组 1347 例病人,可评价 1327 例。所有病人原发病灶厚度均在 1.2 ~ 3.5mm 之间,原发灶切除后分成两组,一组行 SLNB,如果活检阳性行区域淋巴结清扫;一组观察。观察终点为 DFS 和 OS。结果显示 SLNB 安全,并未增加相关死亡率,与观察组相比,5 年 DFS 明显延长(78% vs 73% ,P=0.009),但 5 年 OS 无差别;SLNB 阳性组的死亡率明显高于阴性组(26.2% vs 9.7% ,P<0.001)。SLNB 阳性中立即行淋巴结切除的 5 年生存率明显高于延时清扫者(72% vs 52% ,P<0.001)。

对于前哨淋巴结活组织检查在外阴黑色素瘤的治疗中的作用,目前尚没有前瞻性临床试验对其进行验证,但通过对皮肤 MM 的研究可知:对于那些瘤体厚度在 1~4mm 的病人,考虑进行前哨淋巴结活组织检查这种做法是合理的。故鉴于在目前缺乏女性外阴黑色素瘤的前瞻性研究的情况下,像对待皮肤黑色素瘤一样,推荐瘤体厚度在 1~4mm 的女性黑色素瘤病人行前哨淋巴结活组织检查的做法也是合理的。同样,考虑对发现有局限淋巴结转移的病人行局限性淋巴结切除术也应该是合理的。

SLNB 一般在扩大切除术前实施,在原发病灶周围注射放射性物质或亚甲蓝等可以确定前哨淋巴结。将活性蓝染料 1% 的 isosulfan blue 注射于原发病灶周围的皮内,稍后,在第一个淋巴结引流区作皮肤小切口,将"蓝色"的淋巴结切取送病理检查。

(2) 区域淋巴结处理:黑色素瘤的手术治疗中,选择性淋巴切除的作用长期以来都存在争议。对选择性淋巴切除持有怀疑意见的人,其结论源于两种前瞻性试验。在这两组试验中,病人(四肢的 MM)被随机分为两组,一组行单纯广泛切除,一组行广泛切除+区域淋巴切除。在缺乏临床淋巴结转移的这两组病例中,未能显示选择性淋巴切除有统计学上的明显的益处。Slingluff 等人对 91 111 例 MM 病例进行回顾性分析以后,对选择性淋巴切除的治疗价值持怀疑态度。他们发现淋巴结转移的危险性在中等厚度的黑色素瘤病例并不比远处转移的危险性大,给予选择性淋巴切除对生存率没有明显的影响。区域淋巴结黑色素瘤的出现可能更多的是一种侵袭性疾病的标志,而不是继发性播散的原因。

而支持选择性淋巴切除的理论基础是基于如下的假设,即黑色素瘤最终会发生转移,首先转移到区域淋巴结,然后到远处部位。另一种假设是除了切除原发病灶以外,以全身肿瘤负荷小,且宿主-肿瘤关系对宿主有利时,区域淋巴切除可以切除远处转移的潜在来源。因此,在缺乏有效的化疗药物的情况下,到临床上出现可触及的转移淋巴结才予以切除时,将使病人失去治愈的机会。Sim 和 Verones 的一项研究结果支持了切除区域淋巴结的观点,他们对 I 期皮肤 MM 的病例进行了分组对比研究,一组先行局部切除,区域性淋巴切除术待到临床上出现淋巴结转移的证据后进行,另一组是局部切除与区域性淋巴切除同时进行。两组比较,后者预后好,经统计学分析有显著差异。

在大规模的皮肤黑色素瘤研究中发现皮肤病灶深度<0.76mm 者淋巴转移的危险性十分低,将不能从淋巴结切除术中获益;而病变浸润深度>4.0mm 者将有十分高的淋巴转移和复发危险性,同样也几乎不能从淋巴结切除术中获益;对于原发灶深度为 0.76~4.0mm 的病人可能从选择性淋巴结切除术中获益。并不是所有外阴黑色素瘤病人均行选择性淋巴结切除术,Chung 认为 Chung II 级(肿瘤厚度≤1mm)不必行淋巴结切除术。Trimple 等建议病灶厚度>0.76mm(Clark III 级)的病人受益于预防性淋巴结切除术,因为淋巴结阳性的病人可获得长期存活。对于淋巴结微转移的病人预防性淋巴结切除和外阴根治术可使病人 10 年生存率达 31%。来自 Phillips 等的一份前瞻性有关外阴黑色素瘤淋巴结切除术及切除类型的治疗研究,与未行淋巴结切除术者相比,阳性的淋巴结切除术或阴性的淋巴结切除术均为显示出淋巴结切除术治疗的优点。综上所述,对浸润深度>0.76mm(Clark III 级)的外阴黑色素瘤病人,侧旁病灶应考虑行同侧的淋巴结切除术,中心病灶者行双侧淋巴结切除术。去除临床受累的淋巴结总是有益于外阴黑色素瘤病人。

在 2008 年第一版《中国黑色素瘤诊断治疗共识》中则充分肯定了区域淋巴结清扫的重

要作用,其指出:前哨淋巴结活检(SLNB)或浅表淋巴结 B 超证实有淋巴结转移的病人均应行区域淋巴结清扫。且腹股沟淋巴结清扫数应该不少于 10 个;腋窝淋巴结清扫数不少于 15 个;颈部淋巴结清扫数不少于 15 个;如腹股沟区转移性淋巴结≥3 个,应选择性行髂骨和闭孔肌淋巴结清扫。如果盆腔 CT 提示或 Cloquet 淋巴结阳性也应行髂骨和闭孔肌淋巴结清扫。

外阴黑色素瘤的处理拟达到既局部疾病控制,又减少复发率,并不是手术范围越大越好。Verschraegen 和他的同事在 2001 年总结了他们在 1970 ~ 1997 年间收治的 51 例外阴黑色素瘤的治疗情况,结果发现手术技术本身并未改变病人的预后。多个中心临床研究也没证实广泛性手术优于切缘 2cm 的局部切除术。因此外阴 MM 的手术治疗建议采取局部切除术,若有腹股沟淋巴结转移的临床证据,则加上腹股沟淋巴结的切除术。对于外阴的巨块病灶或广泛局部复发者应考虑行根治手术。

五、辅 助 治 疗

(一) 化学治疗

既往认为 MM 对化疗和放疗耐受,近年来的资料显示化疗和放疗对晚期患者有效。常用的化疗药物为达卡巴嗪(DTIC)、洛莫司汀(CCNU)、顺铂(DDP)、长春碱(VLB)、长春新碱(VCR)等。治疗黑色素瘤最有效的化疗药物为 DTIC,反应率为 15% ~ 25% ,仅有 1% ~ 2% 接受 DTIC 的患者获得长期完全缓解。由于单药化疗的有效率有限,有人提出了联合化疗方案,如 CVD 近年提出的 PC 方案等。虽然有多个 Ⅱ 期临床研究显示了联合方案在有效率甚至是生存方面的优势,但经过多中心随机对照的 Ⅲ 期临床研究验证后却显示,与 DTIC 单药相比,这些方案增毒不增效,更无生存优势。常用的化疗方案有 PC 方案、DVP 方案(DTIC、VCR、DDP)、CPD(CCNU、丙卡巴肼、放线菌素 D)方案、BDPT(BCNU、DDP、DTIC、他莫西芬)、Dartmouth 方案及 VCD 方案。

1. BDPT 方案　BCNU 150mg/m^2 静脉滴注,第 1 天,每 6 ~ 8 周 1 次;DTIC 200 ~ 220mg/m^2 静脉滴注,第 1 ~ 3 天,每 3 ~ 4 周 1 次;DDP 25mg/m^2 静脉滴注,第 1 ~ 3 天,每 3 ~ 4 周 1 次;他莫西芬 10mg,每日 2 次,口服。

2. DVP 方案　6 ~ 8 周为 1 疗程。DDP 20mg/m^2 静脉滴注,第 1 ~ 4 天;VLB 1. 5 mg/m^2 静脉滴注,第 1 ~ 4 天;DTIC 200mg/m^2 静脉滴注,第 1 ~ 4 天,或 800mg/m^2 静脉滴注,第 1 天;3 ~ 4 周为 1 疗程。

3. PC 方案　2002 年 Hodi FS 等报道了 PC 方案作为一线治疗 17 例晚期 MM 患者的 Ⅱ 期临床结果,应用 PTX 175mg/m^2,CBP AUC 7. 5,每 3 周重复,结果显示疾病控制率 67%(PR 20% +SD47%),但 G3/4 血液学毒性高达 64% 。日前 PC 方案(或联合顺铂)已被 NCCN 作为晚期黑色素瘤的治疗选择之一。

4. CVD 方案　Buzaid 在 1993 年报道了 CVD 方案(DDP+Vinblastin+DTIC)与 DTIC 比较结果,共入组 150 例晚期患者,有效率无明显差异,分别为 19% 和 14% ;总生存也无明显差异,分别为 27 周和 24 周。

5. Dartmouth 方案 Dartmouth 方案(DDP+DTIC+Carmostine+TAM)在 II 期研究中 ORR 报道最高达 50%。1999 年 Chapman PB 等报道了 Dartmouth 与 DTIC 比较的多中心随机对照的 III 期研究结果,共入组 240 例晚期 MM 患者,应用 DTIC 220mg/m²,第 1~3 天,DDP 25mg/m²,第 1~3 天,Carmustine 150mg/m²,第 1 天和 TAM 10mg,每日 2 次,结果显示有效率为 18.5%,DTIC 单药组为 10.2%,两者无明显差异($P=0.09$);中位生存均为 7 个月。

亦有文献报道化疗联合 IL-2 和(或)IFN 有效率 20%~40%,高于常规化疗,但是并未获得生存优势。总结 1997~2001 年的 5 个 III 期临床研究,显示有效率为 20%~48%,高于单纯化疗,但是 TTP 和 OS 均未获益。2007 年 ASCO 会上 Ives 等报告 18 个临床研究 2500 例患者的 Meta 分析结果,其中 11 个为化疗+IFN 的对照研究,8 个为化疗+IL-2+IFN 的对照研究,结果显示 CR、PR 和 ORR 明显高于单纯化疗组,但均未延长 OS。

(二)放射治疗

外阴局部和腹股沟区可采用体外照射,肿瘤累及阴道或阴道复发可采用阴道后装治疗,放疗剂量为 4000~5000cGY,对高危患者主要提高局部控制。对远处转移的骨、脑及内脏的转移也可采用放疗,起到缓解治疗的作用。不管是常规应用或作为缓解治疗的手段,放疗仅可以缓解晚期患者的外阴黑色素瘤症状,不能达到治愈该病。

(三)免疫治疗

MM 辅助治疗中有前途的方法是免疫治疗,早在 20 世纪 70 年代就有报道在 MM 中注射卡介苗,使部分患者病灶消退,但也有报道指出其效果不佳。近些年,随着随机性对照研究证实卡介苗应用于高危患者并未能明显改善生存率,故应用减少。目前应用的免疫疗法包括以下 4 类:

1. 干扰素 ECOG(eastern cooperative oncology group)评价 280 个患 IIB 期或 III 期或有区域淋巴结转移的黑色素瘤病人,137 例为对照,143 例采用干扰素治疗,用法:20MU/(m²·d),静脉给药,每周 5 次,后改为 10MU/(m²·d),皮下注射,每周 3 次,共 48 周。结果:随访 6~9 年干扰素组的无复发和总生存率明显延长,无肿瘤残存患者的比例也从 20% 提高至 37%。干扰素治疗的受益者是那些淋巴结受累的患者。ECOG 进一步的深入研究发现,高剂量的干扰素对那些具有高危黑色素瘤术后患者,可显著延长其无瘤生存期和总生存期。

尽管大剂量干扰素会造成明显的并发症,但有学者还是认为在能耐受干扰素的剂量的前提下,其是所有高危黑色素瘤的标准治疗。

随着对黑色素瘤生物学、免疫学及肿瘤微环境的了解,IFN-α 治疗的剂量以及时间顺序有可能出现新的调整,使 IFN-α 的应用更加合理。黑色素瘤治疗最有价值的含 IFN-α 的联合方案,很可能是与其他免疫治疗,如多肽疫苗等,按合理次序联合用于辅助治疗。

2. 高剂量白介素-2(IL-2) 大多数公开发表的有关高剂量 IL-2 临床试验(600 000~720 000IU/kg 静脉滴注,每 8 小时 1 次,共 14 次,休息 9 天后重复)的研究数据,均报道其在治疗期间具有较大的毒副作用,需要住院治疗。按照这样的剂量强度水平治疗后,客观有效率可以达到 20%,同时约半数的有效患者能够持续完全缓解最长达 5 年。虽然高剂量 IL-2 治疗得到的持续完全缓解率要高于其他单药或者联合方案,但由于其毒副作用较高,如何在高剂量 IL-2 治疗之前能够预测是哪些患者有可能从这一治疗中获益是研究方向。

由于低剂量 IL-2 方案治疗黑色素瘤患者的临床试验未能证明其能够使患者获益,因而,不适宜推荐低剂量 IL-2 方案作为Ⅳ期黑色素患者的治疗。

3. 树突状细胞(DC)疫苗可尝试 黑色素瘤是最易产生免疫原性的肿瘤,因此黑色素瘤被作为肿瘤疫苗研究的主要模式。树突状细胞疫苗能够将黑色素瘤抗原递呈给初始型 T 细胞,从而激活患者的特异性抗肿瘤免疫反应。一项 Ⅰ/Ⅱa 临床试验回顾了 1999 年 3 月~2005 年 2 月入组的 70 例晚期黑色素瘤患者连续 DC 治疗的生存资料,结果显示 DC 疫苗安全性良好。Banchereau 等于 1999~2000 年用肿瘤多肽负载的树突状细胞治疗了 18 例 Ⅳ期黑色素瘤的患者,长期生存分析发现,树突状细胞疫苗治疗明显延长了患者的中位总生存期。2005 年 2 月 FDA 批准了树突状细胞疫苗 DC-MelVac 疫苗用于Ⅳ期黑色素瘤患者的治疗。

4. 靶向治疗是未来研究的主要方向 随着分子生物学研究的深入,发现黑色素瘤细胞存在 *B-raf*、*N-ras* 和 *C-Kit* 等基因变异,针对其表达产物的各类单抗、反义核酸和多靶点激酶抑制剂已经开始应用于临床治疗。早期临床研究结果显示,靶向药物单药治疗晚期 MM 疗效不理想,联合化疗后疗效增高。目前靶向治疗的研究尚未清楚,是未来研究的主要方向。

六、恶性黑色素瘤的预后及预后因素

外阴黑色素瘤的预后较差,外阴黑色素瘤的 5 年生存率为 8%~56%,平均为 36%,10 年生存率为 20%。Figge 等发现 20% 的外阴黑色素瘤的复发时间为 5 年或 5 年后,这部分复发者无 1 例长期生存,这类病人的长期生存率要比 5 年生存率低得多,可能对外阴黑色素瘤的 5 年生存率造成误解,因此,对生存率超过 5 年的病人仍要进行随访,及时发现及治疗复发。

外阴黑色素瘤的复发率为 51%~93%,最常复发的部位为外阴、阴道,其次为腹股沟。3%~40% 出现远处转移,最常见的转移部位为肺、骨、肝、脑。复发病人 29% 出现多发灶,复发的平均时间为 1 年,病人多死于远处转移,复发后预后差,5 年生存率低。

与外阴黑色素瘤预后有关的因素包括:肿瘤侵犯深度、有无表面溃疡形成、细胞类型、肿瘤生长方式、肿瘤部位、有丝分裂率、炎症反应、淋巴-血管表面受累、肿瘤大小、DNA 倍体、年龄、淋巴结转移、FIGO 分期、AJCC 分期。

(1)年龄是外阴黑色素瘤病人生存有意义的独立危险因子,年龄大者预后差。GOG 的前瞻性研究发现年龄显著增加疾病的复发危险。平均年龄 76 岁以上者极易出现血管的浸润、表面溃疡、染色体非正倍体及肿瘤厚度>5mm。

(2)中心部位肿瘤的预后显著低于两侧部位。

(3)预后逐渐变坏的生长方式为浅表蔓延型、混合型、雀斑型、结节型、未分类型。预后逐渐变坏的细胞类型为索型、上皮型、混合型、多形性型。

(4)有丝分裂率越高预后越差。

(5)淋巴转移者预后差。淋巴后转移与肿瘤表面的血管浸润、表面溃疡形成、非正倍体、肿瘤厚度>5mm、年龄>76 岁有关。

（6）溃疡形成代表肿瘤进展迅速，是疾病无瘤生存、长期生存和复发的重要预后指标，有溃疡形成者 5 年生存率为 14.3%~40.5%，无溃疡形成者 5 年生存率为 20%~62.7%。

（7）GOG 认为 AJCC 分期系统与疾病的复发时间有关，AJCC 分期系统对疾病的结局的预测比 FIGO 准确，AJCC 分期可以决定预后和选择治疗，建议外阴黑色素瘤采用 AJCC 分期。

（8）肿瘤厚度代表肿瘤的浸润程度，Breslow 分级代表肿瘤的厚度，多位学者的临床研究都不同程度的证明这 3 种显微分期系统都与肿瘤的预后有关。Chung 和 Breslow 分级较 Clarck 分级对疾病的预后预测准确。Trimble 应用 Chung 和 Breslow 显微分级系统分析了 65 例外阴黑色素瘤病人，符合 Chung 分期的有 47 例其中 Chung Ⅰ 期 1 例、Ⅱ 期 12 例、Ⅲ 期 8 例、Ⅳ 期 20 例、Ⅴ 期 6 例，各期的 5 年生存率为 100%、81%、87%、4%、17%，各期的 10 年生存率 100%、81%、87%、11%、33%。符合 Breslow 分期的有 65 例，Ⅰ 期 12 例、Ⅱ 期 10 例、Ⅲ 期和Ⅳ期共 9 例，Ⅴ 期 34 例，各期的 5 年生存率为 48%、79%、56%、44%。因此作者认为 Chung 的显微分期系统较 Breslow 显微系统能更好地反映外阴黑色素瘤的生存、淋巴转移结局。而 GOG 认为 AJCC 系统是最好的反映外阴黑色素瘤结局的系统，在缺乏 AJCC 分期的情况下 Breslow 分级将是最好的分级系统。

七、随　诊

0 期和原位癌患者推荐（至少）每年行皮肤检查，检查频率应根据个人危险因素决定，如皮肤类型、家族史、有无痣发育不良和非黑色素瘤皮肤肿瘤病史。

Ⅰ A 期恶性黑色素瘤患者，应根据临床情况每 3~12 个月询问病史和查体（重点检查区域淋巴结和皮肤），根据患者危险因素（至少）每年行皮肤检查，教育病人何时并如何检查皮肤和淋巴结（每个月）。

Ⅰ B 和Ⅲ期患者前 3 年每 3~6 个月询问病史和查体（重点检查区域淋巴结和皮肤）；后 2 年每 4~12 个月；以后至少每年一次。根据患者危险因素（至少）每年行皮肤检查，教育病人何时并如何检查皮肤和淋巴结（每个月）。Ⅱ A~Ⅲ期患者推荐胸腹部 CT、浅表淋巴结 B 超、LDH、肝功能和血常规每 4~6 个月复查一次。脑 CT（或 MRI）以及骨扫描每 12 个月复查一次。

（张　帅　吴绪峰　刘诗权）

第四节　外阴疣状癌、基底细胞癌、腺癌、肉瘤

一、外阴疣状癌

外阴疣状癌是一种低度恶性的鳞状细胞癌，临床少见，至今报道不过几十例。它的大体特点是肿瘤呈叶状外生性乳头状赘生物，从组织学上可见叶状赘生物无结缔组织核心，这点可与病毒性疣区别。本病从临床上看属于恶性，因为病灶范围广而且常呈窦状扩散，

而从病理上看属于良性。

本病的诊断必须根据病理所见,并与湿疣相区别。

治疗上唯一的方法是手术治疗,行较广泛的局部切除术。化疗和放疗无效,甚至有认为可以促进肿瘤生长。

二、外阴基底细胞癌

外阴基底细胞癌(basal cell carcinoma of the vulva)是一种缓慢进展的恶性肿瘤,比较少见,占外阴恶性肿瘤的 2%~3%,好发于绝经后的老年妇女。临床症状无特殊或缺如,妇检见外阴部的病灶,多位于大阴唇。外阴基底细胞癌以局部浸润为其特点,肿瘤能向深部浸润,甚至达耻骨,但很少有远处转移。约有 20% 的病人伴有其他癌瘤,如外阴鳞状细胞癌、恶性黑色素瘤、宫颈癌及皮肤癌等。本病可为多源性,约 20% 的病例可能有复发或出现新的病灶。

治疗原则是做较广泛的局部切除,一般不需做女阴根治术及腹股沟淋巴结清扫术。对手术切除的标本边缘应做详细的病理检查,以证实手术是否已切净肿瘤。约 20% 的病人单纯局部切除后,可见局部复发,需再次手术。

三、外 阴 腺 癌

外阴腺癌(adenocarcinoma of the vulva)非常少见,系包括前庭大腺、尿道旁腺及汗腺等在内的一组疾病的总称。由于临床罕见,很难估计其确切的发病情况。

1. 前庭大腺癌　多见于 40~70 岁的妇女,临床表现为小阴唇内侧深部的坚实硬块,癌肿表面上皮常常完好,镜检在癌肿周围组织中可找到正常的前庭大腺组织,病理类型多为腺癌,也可见鳞癌、移行细胞癌及混合性鳞癌。前庭大腺癌在临床上常被误诊为前庭大腺囊肿或脓肿,往往经治疗后经久不愈才考虑到癌的可能。本病的治疗原则与外阴鳞状细胞癌相同,应给予外阴广泛切除加腹股沟淋巴结清扫术。

2. 汗腺癌　本病罕见,属低度恶性肿瘤。可为单发或多发,常与外阴湿疹样癌并存,治疗原则与外阴鳞状细胞癌相同。

3. 尿道旁腺癌　十分少见,对放射治疗不敏感、预后较差是其特点。临床上常可见肿瘤呈暗红色息肉状突出于尿道口,常转移到骨盆和腹股沟淋巴结,因此手术范围要广,同时行腹股沟淋巴结切除术。

四、外 阴 肉 瘤

外阴肉瘤少见,占外阴恶性肿瘤的 1.1%~3% ;多见于 30~50 岁的妇女,以外阴部的实性结节为主要表现,肿瘤特征是常位于皮下组织深层,固定在筋膜上,一般表面无破溃。病理类型主要包括平滑肌肉瘤、横纹肌肉瘤、神经纤维肉瘤和纤维肉瘤。

治疗上一般需行外阴根治性手术及双侧腹股沟淋巴结切除术。若已有远处转移,则根治性手术失去意义。放疗效果不肯定,化疗可能有辅助治疗作用。

本病属高度恶性肿瘤,由于较早出现淋巴道和血道转移,且50%的病例合并转移,预后较差,其中以横纹肌肉瘤预后最差。

(吴绪峰 刘诗权 陈惠祯)

参 考 文 献

蔡红兵,黄若玲,漆林涛.2001.外阴浅表浸润癌的手术治疗//陈惠祯,谭道彩,吴绪峰主编.现代妇科肿瘤治疗学.武汉:湖北科学技术出版社,42~43.

曹冬焱,沈铿,郎景和,等.2000.外阴癌39例手术治疗及预后分析.中华妇产科杂志,35:490~493.

陈惠祯,等.1990.外阴浸润癌//陈惠祯主编.实用妇科肿瘤手术学.成都:成都出版社,21~38.

陈惠祯.1990.实用妇科肿瘤手术学.成都:成都出版社,42~46.

陈惠祯.1999.妇科肿瘤手术图谱.武汉:湖北科学技术出版社,51~52.

陈黎.1990.恶性黑色素瘤治疗进展.国外医学·肿瘤学分册,4:209~211.

高永良.1997.女性生殖道恶性肿瘤的诊治进展.国外医学妇产科分册,24(4):195.

管睿,崔英.2003.外阴癌手术治疗的研究进展.现代妇产科进展,12(3):214~218.

韩锐.1994.肿瘤化学预防及药物治疗.北京:北京医科大学中国协和医科大学联合出版社,692~696.

李荟元.2008.恶性黑素瘤的最新动态.中国美容医学,17(1):135~137.

李孟达.2003.外阴浸润癌的治疗.中国医学科学院学报,25(4):492~493.

连丽娟.1994.外阴恶性肿瘤//连丽娟主编.林巧稚妇科肿瘤学.北京:人民卫生出版社,199~202.

刘昌俊,崔正言.1990.干扰素对恶性黑色素瘤治疗的现状.中国肿瘤临床,17(5):312.

刘家骝.1987.妇科病理诊断(增订本).贵州:贵州人民出版社,36~37.

石一复.2004.外阴阴道疾病.北京:人民卫生出版社,123~129.

宋树田,海孝忠.1991.瘤体内注射白细胞介素-2(IL-2)治疗恶性黑色素瘤5例报告.河南肿瘤学杂志,4(3):42.

孙建衡.2002.妇科恶性肿瘤放射治疗学.北京:中国协和医科大学出版社,75~89.

汤春生.1999.妇科肿瘤手术学.沈阳:辽宁教育出版社,335.

王淑珍,孙建衡.2000.外阴癌临床治疗309例报告.中华肿瘤杂志,22(2):170~173.

吴令英,俞高志,张蓉,等.2004.外阴癌复发(附55例临床分析).中国肿瘤临床,30(9):634~637.

俞高志.1993.外阴癌//谷铣之等主编.肿瘤放射治疗学.北京:北京医科大学中国协和医科大学联合出版社,652~655.

张志毅.1994.妇癌临床手术学.上海:上海科学技术出版社,31.

章文华,孙建衡.1992.放疗与手术综合治疗晚期外阴癌.中华肿瘤杂志,14:375.

周楚材,邓侠进.1979.恶性黑色素瘤的卡介苗治疗.肿瘤防治研究,4:39.

朱耀德,1979.关于恶性黑色素瘤的病理诊断问题.肿瘤防治研究,3:56.

Angela Jack,christopher Boyes,Nebil Aydin,et al. 2006. The treatment of melanoma with an emphasis on immunotherapeutic strategies. Surgical Oncology,15:13~24.

Ansink A,vander Velden J. 2000. Surgical interventions for early squamous cell carcinoma of the vulva. Cochrane Database Syst Rev,(2):CD002036.

Avril MF,Charpentier P,Margulis A,et al. 1992. Regression of primary melanoma with metastases. Cancer,69(6):1377.

Barth A,Morton DL. 1995. The role of adjuvant therapy in melanoma management. Cancer,75:726.

Basset A. 1972. Traitement chirurgical operatoire of delepithelioma primitif du clitoris. Rev Chir Paris,46:546.

Bell JG,Lea JS,Reid GC. 2000. Complete groin lymphadenectomy with preservation of the fascialata in the treatment of vulvar carcinoma. Gynecol Oncol,77(2):314~318.

Benedett-Panici P,et al. 1993. Cisplatin bleomycin and methotrexate preoperative chemotherapy in the advanced vulvar carcinoma. Gynecol Oncol,50(1):49~53.

Bong JL, Herd RM, Hunter JA, et al. 2002. Incisional biopsy andmelanoma prognosis. J Am Acad Dermatol, 46:690 ~ 694.

Boronow RC. 1976. Carcinoma of the vulva. Gynecol Oncol, 213 ~ 223.

Coit DG. 1992. Extent cI groan dissection for meanorma. Surg Cmicoi Cii N Am, 1:271 ~ 280.

Collins JH, et al. 1975. Operative management of early invasive epidermoid squamous cell carcinoma of the vulva. Am J Obstet Gynecol, 123:349.

Creasman WT. 1995. New gynecologic cancer staging. Gynecol Oncol, 58:157.

Curry SL, et al. 1980. Positive lymph node in vulva squamous carcinoma. Gynecol Oncol, 9:63.

Daily LJ, et al. 1970. Exenteration for advanced carcinoma of the vulva. Obstet Gynecol, 36:845.

de Hullu JA, Hollema H, Lolkema S, et al. 2002. Vulvar carcinoma. The price of less radical surgery. Cancer, 95:2331 ~ 2338.

Decesare SL, Fiorica JV, Roberts WS, et al. 1997. A pilot study utilizing intraoperative lymphoscintigraphy for identification of the sentinel lymph nodes in vulvar cancer. Gynecol Oncol, 66:425 ~ 428.

Disaia PJ, Creasman WT. 2002. Clinical Gynecologic Oncology. 6th ed. USA Louis: Mosby Inc, 212.

Disaia PJ, Creasman WT. 2002. Clinical Gynecologic Oncology. 6th ed. USA Louis: Mosby Inc, 216.

Disaia PJ. 1985. Management of superficially invasive vulvar carcinoma. Clin Obstet Gynecol, 28:196.

Donaldson ES, Powell DE, Hanson MB, et al. 1981. Prognostic parameters in invasive vulvar cancer. Gynecol Oncol, 11 (2): 184 ~ 190.

Editorial. 1996. Finally, a successful adjuvant therapy for high-risk melanoma. J Clinical Oncol, 14(1):1.

Euiott PW. 1992. Early invasive carcinoma of vulva // Coppleson M. Gynecological Oncology. Edinburgh, London, Melbourne, New York and Tokyo: Churchill Livingstone, 465 ~ 477.

Frischbier HJ. 1986. Radiation therapy of the vulva carcinoma // Zander J, ed. Erkrankungen der vulva. Urban Schwarzenberg: Baltimore, 163 ~ 164.

Ghurani GB, Penalver MA. 2001. An update on vulvar cancer. Am J Obstet Gynecol, 185:294 ~ 299.

Giblin AV, Thomas JM. 2007. Incidence, mortality and survival in cutaneous melanoma. Plast Reconstr Aesthet Surg, 60(1): 32 ~ 40.

Green TH, et al. 1958. Epidermoid carcinoma of the vulva: An analysis of 238 cases part Ⅱ therapy and end result. Am J Obstet Gynecol, 75:848.

Gusberg SB, Shingleton HM, Deppe, et al. 1988. Female Genital Cancer. NewYork: Churchill livingstone Inc, 267 ~ 268.

Hacker NF. 1984. Individualization of stage Ⅰ squamous cell vulvar carcinoma. Obstet Gynecol, 63:155.

Harris MN, Shapiro RL, Roses DF. 1995. Malignant melanoma. Cancer, 75:715.

Heaps JM, Fu YS, Montz FJ, et al. 1990. Surgical pathologic variables predictive of local recurrent in squamous cell carcinoma of the vulva. Gynecol Oncol, 38(3):309 ~ 314.

Hoffman JS. 1983. Microinvasive squamous carcinoma of the vulva: Search for a definition. Obstet Gynecol, 61:615.

Hruby G, MacLeod C, Firth I. 2000. Radiation treatment in recurrent squamous cell cancer of the vulva. Int J Radiat Oncol Biol Phys, 46(5):1193 ~ 1197.

Iversen T. 1985. New approaches to treatment of squamous cell carcinoma of the vulva. Clinical Obstet Gynec, 28:204 ~ 206.

Kalnicki S, Zide A, Malecki N, et al. 1987. Transmission block to simplify combined pelvic and inguinal radiation therapy. Radiology, 164:578.

Kneale BL. 1984. Microinvasive cancer of the vulva: report of the International Society for Study of Vulva Disease Task Force, 7th congress. J Reprod Med, 29:454.

Krupp PJ, et al. 1978. Lymph gland metastases in invasive squamous cell carcinoma of the vulva. Am J Obstet Gynecol, 130:943.

Krupp PJ. 1981. Invasive tumors of vulva: clinical features and management // Coppleson Med. Gynecologic Oncology. New York: Churchill Livingstore, 329 ~ 339.

Leiter U, Garbe C. 2002. Epidemiology of melanoma and nonmelanoma skin cancer—the of sunlight. Adv Exp Med Biol, 624: 89 ~ 103.

Liutz G, Reinthaller A, Lantzsch T, et al. 2002. Lymphatic mapping of sentinel nodes in early vulvar cancer. Gynecol Oncol, 84:

449～452.

Lupi G, Raspagliese F, Zucali R, et al. 1999. Combined preoperative chemoradiotherapy followed by radical surgery in locally advanced vulvar carcinoma: a pilot study. Cancer, 77(8):1472～1478.

Manavi M, Berger A, Kucera E, et al. 1997. Does T1, N0～1 vulvar cancer treated by vulvectomy but not lymphadenectomy need inguinofe moral radiation? Int J Radiat Oncol Biol Phys, 38:749～753.

Mckelvey JL, Adeok L. 1965. Cancer of the vulva. Obstet Gynecol, 26:455.

Moore DH, Thomas GM, Montana GS, et al. 1998. Preoperative chemoradiation for advanced vulvar cancer: a phase II study of the Gynecologic Oncology Group. Int J Radiat Oncol Biol Phys, 42(1):79～85.

Morton DL, Thompson JF, Cochran AJ, et al. 2006. Sentinel-node biopsy or nodal observation in melanoma. N Engl J Med, 355:1307～1317.

Nash JD, Curry S. 1998. Vulvar cancer. Surg Oncol Clin N Am, 7:335～346.

Oda T, Fujiwara K, Suzuki S, et al. 2002. Treatment of vulvar cancer updated information. Gan To Kagaku Ryoho, 29:1383～1388.

Parker RT. 1975. Operative management of early invasive epidermoid carcinoma of the vulva. Am J Obstet Gynecol, 123:349.

Phillips GL, Bundy BN, Okagaki T, et al. 1994. Malignant melanoma of the valva treated by radical hemivulvectomy. A prospective study of the Gynecologic Oncology Group. Cancer, 73(10):2626～2632.

Podratz KC, et al. 1983. Carcinoma of the vulva: Analysis of treatment and survival. Obstet Gynecol, 61:63.

Podratz KC, Symmonds RE, Taylor WF. 1982. Carcinoma of the vulva: Analysis of treatment failures. Am J Obstet Gynecol, 143:340.

Prempree T, Amornmarn R. 1984. Radiation treatment of recurrent carcinoma of the vulva. Cancer, 54:1943.

Rodolakis A, Diakomanolis E, Voulgaris Z, et al. 2000. Squamous vulvar cancer: A clinically based individualization of treatment. Gynecol Oncol, 78:346～351.

Rouzier R, Haddad B, Dubernard G, et al. 2003. Inguinofe moral dissection for carcinoma of the vulva: Effect of modifications of extent and technique on morbidity and survival. J Am Coll Surg, 196:442～450.

Rutledge FN. 1965. Cancer of the vulva and vagina. Clin Obstet Gynecol, 8:1051.

Salom EM, Penalver M. 2002. Recurrent vulvar cancer. Curr Treat Options Oncol, 3(2):143～153.

Scheistroen M, Nesland JM, Trope C. 2002. Have patients with early squamous carcinoma of the vulva been overtreatedin the past? The Norwegian experience 1977～1991. Eur J Gynaecol Oncol, 23:93～103.

Scully RE, Bonfiglio TA, Kurman RJ, et al. 1994. Histologic typing of female genital tract tumors World Health Organization international histologic classification of tumors. 2nd ed. New York: Springer-Verlas.

Sedlis A. 1987. Positive groin lymph nodes in superficial squamous cell vulva carcinoma. Am J Obstet Gynecol, 156:1159.

Shen P, Conforti AM, Essner FT et al. 2000. Is the node of Cloquet the sentinel node for the diacfotkflor node group. Cancer, 6:97.

Shimizu Y, et al. 1990. Effective chemotherapy consisting of bleomycin, vincristine, mitomycin C, and cisplatin (BOMP) for a patient with inoperative vulvar cancer. Gynecol Oncol, 36:423.

Sideri M, De Cicco C, Maggioni A, et al. 2000. Detection of sentinel nodes by lymphoscintigraphy and gamma probe guided surgery in vulvar neoplasia. Tumori, 86:359～363.

Simonsen E. 1984. Treatment of recurrent squamous cell carcinoma of the vulva. Acta Radiol Onoco, 23:345.

Slingluff CL, Slidhanm KR, Ricci WM, et al. 1994. Surgical management of regional lymph nodes in patient with melanoma. Ann Surg, 219(2):120.

Taussig FJ. 1940. Cancer of the vulva: An analysis of 155 cases(1911～1940). Am J Obstet Gynecol, 40:764.

Thornton WN, Flangan WC. 1973. Pelvic exenteration in the treatment of advanced malignancy of the vulva. Am J Obstet Gynecol, 117:774.

Trimble EL, Lewis JL, Williams LL, et al. 1992. Management of vulvar melanoma. Gynecol Oneol, 45:254.

Verschraegen CF, Benjapibal M, Supakarapongkul W, et al. 2001. Vulvar melanoma: at the MD Anderson Cancer Center: 25 Years later. Gynecol Cancer, 11:359～364.

Way S. 1948. The anatomy of the lymphatic drainage of the vulva and its influence on the radical operation for carcinoma. Am R

Coll Surg Engl,3:187.

Way S. 1960. Carcinoma of the vulva. Am J Obstet Gynecol,79:692.

Wilkinson EJ,Kneale BL,Lynch PJ. 1986. Report of the ISSVD Terminology Committee. J Reprod Med,1:973.

Wilkinson EJ,Rico MJ,Pierson KK. 1982. Microinvasive carcinoma of the vulva. Int J Gynecol Pathol,1:29.

Zhang SH,Sood AK,Sorosky JI,et al. 2000. Preservation of the saphenous vein during inguinal lymphadenectomy decreases morbidity in patients with carcinoma of the vulva. Cancer,89:1520~1525.

第六章　阴道恶性肿瘤的手术治疗

阴道恶性肿瘤有原发性和转移性两类。原发性阴道恶性肿瘤较少见,约占女性生殖道恶性肿瘤 1%~3%(表 6-1),一般不超过 2%,发病率在妇女中不超过 1/100 000。北京学者报道阴道癌与外阴癌之比为 1:63,与子宫颈癌之比为 1:109.2。组织类型上原发阴道癌多为鳞状上皮癌(85%),其他类型有恶性黑色素瘤、肉瘤、内胚窦瘤和腺癌均少见(表 6-2)。由于胎儿在母体宫内(胚胎期)应用己烯雌酚(diothylstilbestrol,DES)可能导致阴道透明细胞癌。

表 6-1　阴道癌发生率

作者	生殖道恶性肿瘤病例数	阴道癌(%)	作者	生殖道恶性肿瘤病例数	阴道癌(%)
Smith(1955)	8 199	1.5	Palumbo 等(1969)	2 305	1.9
Ries,Ludwig(1964)	147 852	2.1	Daw(1971)	5 641	1.9
Smith(1964)	6050	1.8	Gallup 等(1987)	未提供	3.1
Wolff,Douyon(1964)	4665	1.8	Manetta(1988)	21 491	1.3
Rutledge(1967)	57151.	1.2	Eddy(1991)	29 293	3.1

表 6-2　原发阴道癌组织类型分布

组织学类型	百分比(%)	组织学类型	百分比(%)
鳞癌	85	肉瘤	3
腺癌	6	混合瘤	3
黑色素瘤	3		

阴道转移癌较原发癌多见,宫颈癌侵犯阴道最为常见。另外,真正从较远处转移来的阴道癌并不多见,例如子宫内膜癌、卵巢癌、尿道或膀胱癌、直肠癌、恶性滋养细胞疾病。

第一节　阴道鳞状细胞癌

一、概　　述

阴道鳞状细胞癌占原发性阴道恶性肿瘤 85%。

近年流行病学、临床、病理和分子生物学研究证实人乳头瘤病毒(HPV)是妇女下生殖道癌的主要原因,这使人推测 HPV 可能是阴道鳞癌的致病因素。一些引起宫颈癌的因素可能对阴道上皮具有相同的作用。已有报道一些可能的易感因素如阴道子宫托的应用、阴道壁膨出、梅毒、白带和白斑,但没有一种假说被证实。

阴道癌最多见于阴道上 1/3,下 1/3 次之,中 1/3 最少。发生在后壁最多,前壁较少,侧壁更少。

浸润癌的症状和体征与宫颈癌相似。诊断方法亦与宫颈癌相似。至今阴道癌治疗进展不大,主要治疗方法仍然是放疗、手术或放疗与手术综合治疗。化疗有一定的疗效。总的来说,阴道鳞癌的疗效有所提高。

二、扩散方式及临床分期

1. 扩散方式　阴道癌的扩散、转移主要有直接浸润和淋巴道转移,偶尔可发生血道转移。

(1) 直接浸润:阴道是一个特殊的肌性器官,由于它管壁薄、血供丰富及周围组织疏松等原因,故癌灶生长较快,向周围组织直接扩散较早,很容易浸润邻近器官。根据癌瘤生长部位的不同,肿瘤向前可浸润膀胱和尿道,向后累及直肠,向上蔓延到宫颈,向下扩散到外阴,向两侧扩散浸润阴道旁组织。

(2) 淋巴道转移(图 6-1):阴道癌的淋巴道转移较复杂、淋巴转移的途径与癌瘤位置有关。一般位于阴道上 1/3 的肿瘤,转移途径基本上与子宫颈癌相同;阴道下 1/3 的肿瘤转移途径基本上与外阴癌相同;阴道中 1/3 的肿瘤则可经上述两条途径转移。阴道癌复杂的淋巴转移途径给治疗带来了困难。

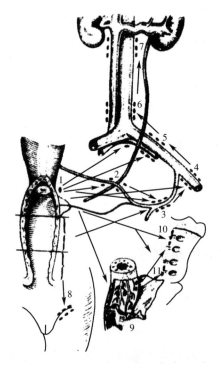

图 6-1　阴道癌淋巴道转移途径

1. 宫颈、阴道旁淋巴结;2. 输尿管旁淋巴结;3. 髂内淋巴结;4. 髂外淋巴结;5. 髂总淋巴结;6. 下腰旁淋巴结;7. 上腰旁淋巴结;8. 腹股沟淋巴结;9. 直肠、肛门周围淋巴结;10. 上髂前淋巴结;11. 下髂前淋巴结

2. 临床分期　阴道癌的临床分期主要是采用国际妇产科联盟(FIGO)的分期法及国际抗癌联盟(UICC)的 TNM 分期方法,具体内容如下(表 6-3)。

表 6-3　FIGO 和 TNM 分期

FIGO 分期	UICC 的 TNM 分期		
	T	N	M
0 期:原位癌、上皮内癌	Tis	N_0	M_0
Ⅰ期:癌瘤限于阴道壁	T_1	N_0	M_0
Ⅱ期:癌瘤已累及阴道黏膜下组织,但没有扩散到盆壁	T_2	N_0	M_0
Ⅲ期:癌瘤已扩展到盆壁	T_1	N_1	M_0
	T_2	N_1	M_0
	T_3	N_0	M_0
	T_3	N_1	M_0
Ⅳ期:癌已超出真性骨盆,或已累及膀胱、直肠黏膜,但大疱性水肿不能划入Ⅳ期			
ⅣA 期:癌播散到邻近器官	T_4	任何 N	M_0
ⅣB 期:癌播散到远处器官	任何 T	任何 N	M_1

注:T,原发灶;N,淋巴结;M,远处转移。

　　FIGO 对Ⅱ期的分期指的是肿瘤侵犯到阴道黏膜下组织但是没有达到盆壁。Penez 等人提议对Ⅱ期的定义进行修改,将ⅡA 期定义为肿瘤浸润阴道组织但未累及阴道旁组织,将ⅡB 期定义为肿瘤侵犯阴道旁组织但未到达骨盆壁。许多研究者都采用这个亚分期。

三、治疗原则

　　治疗方法主要根据病变的范围和分期而具体制定。早期使用外科治疗或放疗,晚期使用放疗。化疗可作为手术和放射辅助治疗。其中放射治疗是最常用的治疗方法。

　　对于Ⅰ期和少数ⅡA 期的病人,可行手术治疗或单纯腔内放射或腔内治疗加体外照射;Ⅱ~Ⅳ期行单纯放射治疗(腔内治疗加体外照射),或放化疗综合治疗;放疗未控及复发癌可选择手术治疗。治疗要强调个体化。

四、手术治疗

　　根据阴道解剖特点,手术治疗除需要切除阴道外,往往需做子宫广泛切除术、盆腔淋巴结清扫术、腹股沟淋巴结清扫术、外阴广泛切除术,甚至要切除邻近器官,并行改道。手术给病人带来极大心灵创伤和生活上的诸多不便,让病人难以接受。目前,大多数学者推荐放射治疗作为原发性阴道癌的初次治疗。手术治疗对早期、年轻病人可以避免阴道狭窄,保留卵巢功能,保持性功能。

　　1. 适应证　主要适用于Ⅰ期,少数ⅡA 期病人,尤其是年轻病人。此外,可选择应用于各期病人放射后局部未控或中心型复发,年龄在 70 岁以下,无严重内科疾病者。

2. 手术方式

（1）广泛局部切除术：适用于Ⅰ期病人癌灶直径小于 0.5cm 者。根据病灶选择性切除盆腔淋巴结（阴道上 1/3 病灶）或选择性切除腹股沟淋巴结（阴道下 1/3 病变），或同时选择性切除以上两区域淋巴结。

（2）子宫广泛切除及盆腔淋巴结切除术，同时做部分阴道重建术：应用于癌灶位于阴道上 1/3 者。阴道切除须达 1/2（离病灶 2cm），术前已行放疗者，可行子宫次广泛性切除及选择性盆腔淋巴结切除。

（3）外阴广泛性切除及双腹股沟淋巴结切除术，同时做部分阴道重建术：适用于癌灶位于阴道下 1/3 者。

（4）子宫次广泛切除和盆腔淋巴结切除加阴道根治性切除术及腹股沟淋巴结切除术，同时做阴道重建术：适用于癌灶位于阴道中 1/3 者。

（5）盆腔脏器切除术：适用于病变仅累及膀胱或直肠而未达盆壁，无远处转移者。根据病变累及的范围行前盆或后盆脏器切除术，或全盆脏器切除术。根据病灶部位决定淋巴结切除的范围。癌瘤超出真骨盆者，采用放射治疗。

比利时 NGOC（Northern Gynaecologcal Oncology Centre）经验：1997～1999 年，收治原发性浸润性阴道癌 84 例。其中 67% 手术治疗，33% 放射治疗。结果 5 年生存率：Ⅰ期为 91%，Ⅱ期为 62%，Ⅲ期为 67%，Ⅳ期为 44%，总的 5 年生存率达 92%。作者认为Ⅰ、Ⅱ期浸润性原发性阴道鳞癌，手术治疗选择性加放疗，局部控制率、生存率可获得很好疗效。国内楼氏手术治疗Ⅱ、Ⅲ、Ⅳ期共 6 例，全部病例在 5 年内死亡，所以要严格掌握手术适应证。实行手术治疗要权衡疗效与并发症，并考虑病人的生活质量。

上海学者报道 2 例晚期阴道癌，采用盆腔脏器切除与右盆腔脏器切除。结果 1 例存活 2 年 9 个月，1 例存活 5 年以上。

五、辅 助 治 疗

1. 术前放疗　局部肿瘤大影响手术，术前放疗使肿瘤缩小，有利于手术切除，或使原来不能手术的病例转变成可行手术。另一目的是降低癌细胞活力，减少术后复发、转移。常用方法为近距离腔内治疗。

2. 术后放疗　目的是治疗局部残余病灶，清除亚临床病灶，以提高生存率，常用方法为体外照射和腔内照射。适用于手术切除边缘或近切缘仍有癌瘤；盆腔淋巴结阳性；脉管内有癌栓，阴道切除范围不够者（切缘离病灶小于 2cm）。

3. 手术加化疗　如阴道局部病灶大，可先行化疗（新辅助化疗）。可采用 PFM 方案 1～2 疗程，停药 2 周手术，使病灶缩小，有助于手术的成功和减少出血。

六、预后及预后因素

1. 五年生存率　放射治疗原发性阴道癌预后较好，总的 5 年生存率约为 60%，1980 年至 2003 年，我国放射治疗原发性阴道癌 1033 例，其五年生存率见表 6-4。

表 6-4　1033 例放射治疗原发性阴道癌 5 年生存率

分期	可统计总数	5 年存活例数	5 年生存率(%)
0	5	5	100
Ⅰ	129	96	74.42
Ⅱ	384	234	60.94
Ⅲ	410	192	46.83
Ⅳ	65	6	9.29
合计	993	533	53.68

注: $\chi^2 = 682.19$, $P<0.01$。

2. 影响疗效因素　多种因素影响疗效:临床分期、病理类型、肿瘤组织分化程度、肿瘤大小、放射剂量。

(1)分期与 5 年生存率:1980~2003 年,放射治疗原发性阴道癌,5 年生存率:0 期 100%,Ⅰ期 74.42%,Ⅱ期 60%,Ⅲ期 46.94%,Ⅳ期 9.29%,分期越早疗效越好。

(2)病理类型与 5 年生存率:上述同组病例 1033 例,5 年生存率,鳞癌和腺癌各为 59.10% 和 29.03%,鳞癌好于腺癌 $P<0.01$。

(3)肿瘤大小与 5 年生存率:美国 Stanford 大学,1959~2005 年,放射治疗原发性浸润性阴道癌,5 年生存率:肿瘤<4cm 和肿瘤>4cm 各为 84% 和 54%,$P=0.004$。

(4)血红蛋白高低与 5 年生存率:上述同组病例,血红蛋白低于 125g/L 与高于 125g/L,5 年生存率各为 55% 和 76%,$P<0.005$。

七、治疗后随访及复发癌的处理

1. 治疗后随访　病人治疗出院后必须定期复查,观察治疗后有无并发症,局部有无复发和远处转移,以便及时发现、治疗。随访时常规妇检,发现异常要做必要的检查包括阴道涂片、阴道镜检查、局部活检。根据症状与体征做相应辅助检查如 B 超、CT、淋巴结活检。随访几年后进行总结、调整治疗方案、提高治疗效率、改善病人生活质量。这是临床科研中不可缺少的一部分。一般治疗后 1 个月复查,以后 3 年内每 3 个月复查 1 次,第 4~5 年,半年复查 1 次,5 年后每年复查 1 次。

2. 复发癌的处理　阴道癌治疗后约有 50% 复发,以局部复发多见,80% 以上为盆腔复发。大部分在 2 年内复发,远处转移发生较晚且很少见。

放射后持续性或局部复发的病人优先选择脏器切除术,可取得明显疗效。对晚期及转移病灶,可行姑息性放疗或化疗或两者联合应用。对阴道或盆腔小的复发灶再放射,主要应用间质放射,其效果良好。

很少有关于复发性或转移性阴道癌的报道,大多数关于化疗的报道是回顾性的,而且与晚期或复发性宫颈癌化疗一起报道,其治疗方案对两者均有效。Thigpen 等报道顺铂 Ⅱ 期试验,以 $50mg/m^2$ 治疗 26 例晚期或复发性阴道癌病人,每 3 周重复 1 次,有 16 例鳞癌病人能作出评估,1 例病人有完全反应(6.2%)。大多数病人先前做过手术和放射。Muss 等报

道用盐酸米托蒽醌 $12mg/m^2$,每 3 周重复 1 次。可评估的 19 个病人无反应。阴道癌病人中位生存时间为 2.7 个月。Long 等回顾性报道用甲氨蝶呤、长春新碱、表柔比星和顺铂(MVAP)治疗晚期宫颈癌和阴道癌(3 例),所有病人获得短期的完全反应。

有关治疗复发或转移性阴道癌的报道大多数是回顾性的,其反应率不高。标准治疗应包括顺铂或联合治疗。

复发性或转移性阴道癌其治疗原则、方法与复发性转移性宫颈癌基本相同。具体治疗方法见本书第七章第二节"六、治疗后随访及复发癌的处理。"

(楼洪坤　刘明娟　陈惠祯)

第二节　阴道透明细胞癌、肉瘤、内胚窦瘤、黑色素瘤

一、阴道透明细胞癌

1. 概述　阴道透明细胞癌是一种少见的阴道恶性肿瘤,占阴道恶性肿瘤的 5%～10%,多发生在青年女性,诊断时中位年龄 18～19 岁。病因不清,有人认为该病与母亲怀孕时服用乙底酚(DES)有关。DES 干扰米勒管上皮分化和退化过程,米勒细胞残留可能形成以后致癌基础。子宫内接触己烯雌酚后发展为阴道透明细胞癌的危险性为 1/1000。胚胎期未接触过 DES 者,其发病机制不明,可能与染色体畸形或子宫阴道畸形或使用化疗药物有关。

病灶可发生在阴道任何部位,但大多数位于阴道上 1/3,尤其阴道前壁。形状似息肉样结节,质硬又脆,肿瘤大小不一。20% 病人早期无任何自觉症状,因其他原因行妇科检查时发现。多数病人最初症状是不正常阴道流血,血性分泌物,肿瘤感染时有臭味分泌物。阴道脱落细胞检查对诊断有帮助,但假阴性高达 20%。

显微镜下早期病灶似原位癌,中晚期似浸润腺癌。癌细胞较表浅,局限于固有层或经阴道壁蔓延宫颈。转移途径同原发性阴道癌。阴道透明细胞癌有晚期复发及转移之特点,远处转移最常见的部位是肺及锁骨上淋巴结,其次是肝、腹膜、网膜及卵巢。

临床分期与原发性阴道癌相同。

2. 治疗　根据病变部位和临床期别决定治疗方案。主要采用手术、放射治疗或综合治疗。Ⅰ～ⅡA 期,侵犯上 1/3 阴道,行根治性全子宫切除+盆腔淋巴结切除+阴道上段切除。病变累及阴道下 2/3,行根治性全子宫切除+盆腔淋巴结切除+阴道切除。Disaia 提出下列治疗方案(表6-5)。

表6-5　阴道透明细胞癌治疗方案

分期	手术治疗	放射治疗
Ⅰ(阴道上 1/3)	根治性全子宫切除+盆腔淋巴结切除+上 1/3 阴道切除	盆腔淋巴结阳性者全盆照射 5000cGy
Ⅰ(阴道下 2/3)	根治性全子宫切除+盆腔淋巴结切除+阴道切除+阴道重建	全盆腔体外照射 5000cGy 阴道腔内治疗或植入放射治疗

续表

分期	手术治疗	放射治疗
Ⅱ	放射治疗失败者行盆腔脏器切除	全盆照射5000cGy,植入放射治疗
Ⅲ	放射治疗失败者行盆腔脏器切除	全盆照射6000cGy,植入放射治疗
Ⅳ	个别对待	

（引自 Disaia. Clinical Gynecol Oncol. 2002. 246）

阴道透明细胞癌趋向表浅生长。故小病灶病人可行局部切除或组织间植入放疗保留生育功能。Senekyian 报道 219 例 I 期阴道透明细胞癌,分为两组:一组 176 例常规治疗,另一组 43 例,局部治疗。两组病例症状,病灶部位肿瘤大小,浸润深度,组织形态、分级、有丝分裂相近。局部治疗包括阴道切除 5 例,局部切除 17 例,局部照射(加或不加局部切除)17例。5 年与 10 年生存率:常规治疗组为 92% 与 90% ,局部治疗组为 92% 与 88% 。Ⅱ期以上行放射治疗全盆外照射加腔内治疗。北京学者报道 3 例阴道透明细胞癌单纯放疗获得成功。外照射盆腔剂量 40 ~ 45Gy,腔内放疗 A 点 50 ~ 70Gy。

晚期或中心型复发可行盆腔脏器切除。可能保留卵巢功能及适当阴道长度,提高生活质量。阴道切除要行皮瓣移植、阴道重建。

化疗用于晚期或复发,常用 CTX、DDP、5-FU、ADM、KSM 联合化疗。

3. 预后与影响预后因素

（1）总的 5 年生存率:I 期为 87% 、Ⅱ 期为 76% 、Ⅲ 期为 37% 、Ⅳ期为 0。

（2）影响预后因素:①临床分期。②病理类型与分级,束管型较团块、乳头型预后好,分化差预后差。③有无 DES 史,阳性与阴性者 5 年生存率各为 84% 与 67% 。

二、阴 道 肉 瘤

阴道肉瘤少见,成人的阴道肉瘤占妇科恶性肿瘤的 1% ,占阴道恶性肿瘤的 2% 。可发生在任何年龄妇女。常见有阴道胚胎性横纹肌肉瘤和平滑肌肉瘤。

1. 阴道胚胎性横纹肌肉瘤

（1）概述:胚胎性横纹肌肉瘤即葡萄状肉瘤,是中胚叶起源的阴道恶性肿瘤,少见。90% 发生在 5 岁以下女婴、幼儿,平均年龄 2 ~ 3 岁。20 岁以上罕见。横纹肌肉瘤主要见于阴道前壁,多中心。在较年长的儿童或青少年,则倾向于发生在阴道上端、宫颈或子宫体处。开始时肿瘤常呈小的息肉样肿块,肿块逐渐增大,形成有蒂或无蒂的息肉样组织,白色发亮,半透明,形如成串葡萄状物在阴道内生长,填塞整个阴道,直至向外阴突出。镜下见表面被覆完整黏膜上皮,上皮下依次可见由未分化短梭形细胞组成的形成层,类似黏液瘤的黏液样区及深层的不同分化程度的横纹肌母细胞,临床与病理类似良性息肉样病变。

阴道出血和阴道内肿块是主要症状。女婴、幼儿有阴道流血、流液。成年妇女有月经不规则或绝经后流血。侵犯邻近器官时有不同的相应症状。

（2）扩散转移:阴道横纹肌肉瘤可直接浸润累及周围邻近器官,这是造成病人死亡的最常见原因。其次经淋巴结转移,阴道淋巴结与血管供应丰富。据报道淋巴结转移率达19% ,高于其他部位的横纹肌肉瘤(2%)。晚期经血道转移,常见部位有肺、肝、骨等。

（3）治疗

1）手术治疗：阴道葡萄状肉瘤以手术治疗为主。根据肿瘤大小、部位、年龄来决定。手术范围不统一。近几年多主张全子宫、部分阴道、全阴道、部分外阴切除，必要时加盆腔淋巴结切除。术前或术后辅助化疗，加或不加放疗。婴幼儿阴道横纹肌肉瘤很少累及卵巢，故多数人选择手术时保留卵巢。晚期或复发者行前盆、后盆或全盆脏器切除术。

2）辅助放射治疗：本肿瘤对放射治疗敏感，但效果是暂时性的，单纯放射治疗效果欠佳。放射治疗常作为综合治疗的一部分。术前或术后放疗，适用于术后手术标本切缘阳性，盆腔淋巴结阳性，亚临床灶转移者。

3）辅助化学治疗：常用有 VA 方案（长春新碱+放线菌素 D）和 VAC 方案（长春新碱+放线菌素 D+环磷酰胺），有一定疗效。

近几年来由于放疗、化疗的发展，缩小手术范围，合理采用手术加放疗和（或）化疗的综合治疗。考虑病人年龄，如可能保留子宫、阴道、卵巢功能以利发育成长。

（4）预后：手术后 5 年生存率为 10%～30%，盆腔广泛清除术及淋巴结清除术 5 年生存率可提高达 50%，单纯的放射治疗后效果不佳，化学治疗效果不令人满意。

本病的预后与下列因素有关：①从产生症状到手术治疗时间越短，预后越好。②局限与阴道表面的病灶，且无浸润或扩散者，预后较好。③首次治疗的彻底性很重要，采用足够广泛的病灶切除及淋巴结清除术，可提高生存率。一般报道本肿瘤的 5 年生存率为 10%～30%，而 Hilgers 报道施行盆腔广泛清除术及淋巴结清除术后，5 年生存率可提高达 50%。

2. 阴道平滑肌肉瘤

（1）概述：阴道平滑肌肉瘤来源于中胚叶的平滑肌，少见，发病年龄以中老年妇女多见，发病原因不明。

阴道平滑肌肉瘤的镜下形态与其他部位的平滑肌肉瘤相似，肿瘤细胞呈梭形或圆形，核大染色质多而深，核分裂象>5/HP。

本病为成年妇女的肉瘤，50% 病例发生在 20～49 岁，35% 病例发生在 70 岁或 70 岁以上妇女。阴道平滑肌肉瘤多发生在阴道上段，位于阴道黏膜下间质中，多为结节样实性肿块，大小不等，肿瘤直径约 1～10cm，无包膜，呈浸润性生长方式，局部扩展。早期病例无症状，病变进展一定阶段时，会出现阴道肿块、阴道疼痛及排尿和排便困难。肿瘤破溃后可伴阴道出血和溢液，感染者溢液增多伴臭味。肿块堵塞阴道影响性生活。

（2）治疗：手术治疗是主要方法。术式视肿瘤生长情况、部位、范围、期别而定，包括肿瘤局部广泛切除，广泛全子宫加阴道肿瘤切除，前盆或后盆腔内脏切除加盆腔淋巴结清扫术。手术范围存在争论，Peters 等认为广泛手术切除，甚至前盆腔、后盆腔脏器切除可提高生存率。Curtin 等提出局部扩大手术切除，术后辅助放疗可以提高生存率。北京学者认为，鉴于阴道肉瘤早期多为局部膨胀性生长，直肠、膀胱受侵，首次治疗时扩大局部肿瘤切除，尽量不损伤直肠、膀胱，这是值得推荐的手术方法。盆腔脏器切除术手术范围大，并发症多，术后病人生存质量下降，精神上难以承受。

放射治疗是辅助治疗之一。单纯手术局部复发率高，术后行盆腔体外放疗能减少局部复发，但不能提高生存率。放射治疗按肿瘤部位相应使用，行阴道腔内放疗或全盆腔体外照射。

化学治疗是常用的辅助治疗,术后辅助化疗可以提高疗效。至今尚无公认的高效低毒的化疗方案。常用的化疗方案有:APD(ADM+DDP+DTIC);API(AD+DDP+IFO);VAC(VCR+KSM+CTX)。最近几年提出方案:

1）Gem+docetaxel,有效率为53%。

2）ADM 50mg/m², 第 1 天;

　　IFO 5g/m², 第 1 天;

　　加美司钠保护尿路。有效率为30%。

3）ADM 50mg/m², 第 1 天;

　　DTIC 100mg/m², 第 1~3 天;

　　VDS 2mg, 第 1~2 天;

　　DDP 100mg, 第 3 天;

　　CTX 200mg/m², 第 1~3 天;

　　或 IFO 2g/m²;

加美司钠保护尿路。有效率为54%。

3. 预后　一般来说预后不好。能手术切除病例,广泛切除术后辅加放疗和(或)化疗,有长期生存可能。对分化不好,核分裂象(高倍镜下)者,预后更差。

三、阴道内胚窦瘤

1. 概述　内胚窦瘤少见,多发生在卵巢,但也可发生在性腺以外部位,如松果体、腹膜后、胃、肝、骶尾部及幼女阴道。原发阴道内胚窦瘤又称卵黄囊瘤,十分罕见。至 1996 年,国外文献报道 62 例,可能起源于生殖细胞。因此,Norris 等称它为中肾瘤(mesonephroma)或中肾癌(mesonephric carcinoma),多发生在 2 岁以下的幼女。

阴道内胚窦瘤的病理特征与卵巢内胚窦瘤相同。早期无症状,当肿瘤发展到一定程度时出现阴道出血或血性分泌物,伴感染时有臭味。检查可见阴道后壁或穹隆部位大小不等的息肉样肿物,质脆,呈红色或粉红色。此时如做活检送病理学检查可以明确诊断。如同时做血清 AFP 测定对诊断有帮助。盆腔 B 超或 CT 检查,对诊断原发癌的部位有帮助。有报道 MRI 检查对确定阴道肿瘤病灶及范围比 B 超和 CT 检查更符合实际。

诊断须与胚胎性横纹肌肉瘤(embryonal rhabdomyosarcoma)即葡萄状肉瘤(sarcoma botryoides)相区别。后者发病年龄少于 5 岁,诊断时平均年龄为 3 岁。形态似葡萄状,组织上由不成熟骨骼肌细胞组成。

2. 治疗　阴道内胚窦瘤主要治疗是以手术为主,辅助放疗、化疗。根据肿瘤大小、部位决定手术范围。单纯局部切除、阴道部分切除和前、后半盆腔切除。但根治性手术不良反应大,后遗症多,有时会导致病人丧失生育功能与性功能,严重的会影响膀胱与直肠功能,影响病人的生活质量。

20 世纪 70 年代以后,由于 VAC 化疗方案的应用,尤其是近几年来 VBP 和 BEP 化疗方案的应用,使生殖细胞肿瘤的治疗和预后大为改观。Copeland 等采用根治性手术配合 VAC 方案治疗阴道内胚窦瘤 6 例,结果 4 例成功,2 例死亡。Hwang 等采用 BEP 方案化疗加上病灶局部切除,治疗阴道内胚窦瘤 3 例均获满意结果。北京学者采用 VBP 和 EBP 方案治疗 2 例阴道内胚窦瘤获得成功,他们认为以化疗为主的治疗模式是阴道内胚窦瘤治疗的一大突破,它不但可以治疗肿瘤,改善预后,而且与根治性手术和放疗相比还有并发症少、后遗症少等优点。更重要的是化疗可保留病人的生育功能,是较为理想的首选治疗。

3. 预后　阴道内胚窦瘤恶性程度很高,如不治疗,一般诊断后 2~4 个月死亡。Young 报告 6 例阴道内胚窦瘤术后化疗,其中 2 例辅加放疗,2~9 年后全部病例存活。因此术后加化疗,辅加放疗控制肿瘤有效。

四、阴道恶性黑色素瘤

1. 概述　阴道恶性黑色素瘤(简称恶黑)是一种恶性程度高,较早发生远处转移,预后差的妇科恶性肿瘤。发病年龄 22~78 岁,多见于 50 岁左右妇女。本病病因不明。

阴道恶性黑色素瘤早期可无任何症状及妇检发现。主要表现为阴道不规则流血与阴道流液、肿块,肿块溃烂时流液呈柏油样,合并感染者有臭味或血脓样。体检见阴道病灶,表面黑色或黑灰色肿块,单个或数个,大小不等,病灶多数在阴道下 1/3,且好发于前壁。晚期出现疼痛、外阴与下肢水肿等压迫症状。

阴道内任何色素病变应引起高度警惕,特别是结节形成或色素加深都应迅速取得组织学诊断。

2. 转移途径　阴道恶性黑色素瘤转移有三种途径:①局部蔓延,浸润。②淋巴转移。③血行播散至肺、肝。

3. 治疗

(1) 手术治疗:阴道恶性黑色素瘤治疗原则与外阴恶性黑色素瘤相同,病灶侵犯深度是决定手术范围和淋巴结清扫与否的重要依据。手术可分为根治性手术和姑息性手术两类。

1) 根治性手术:病变厚度为 1~4mm 者,包括局部广泛切除和区域淋巴结切除,因部位不同分为以下几种:

A. 根治性全阴道切除+外阴切除+腹股沟淋巴结切除,适用于病灶位于阴道下段者。

B. 根治性全阴道+子宫及盆腔淋巴结切除术,适用于病灶位于阴道上段。

C. 根治性全阴道切除+腹股沟和盆腔淋巴结切除术,适用于病灶位于阴道中 1/3 者。

2) 姑息性手术:中晚期恶性黑色素瘤可选择姑息性手术。对那些病变厚度大于 4mm 者,可不做区域淋巴结切除术或辅助治疗后,效果明显者,可分期淋巴结切除。

关于术式是行根治性手术还是肿瘤广泛切除,目前尚有争论。因目前根治术尚无规范标准。临床多采用局部广泛切除(切缘离病灶 1~2cm)或部分阴道切除。

(2) 辅助化学治疗:恶性黑色素瘤对化疗不敏感,化疗药中最有效的药物为达卡巴嗪(DTIC),有效率为 21%。常用联合化疗方案有:①DTIC+卡莫司汀(BCNU)。②DTIC+BCNU+VCR(长春新碱)。③DDP+DTIC。但各种联合方案均未能明显延长晚期恶性黑色素瘤的生存期。

有约 30% 人类恶性黑色素瘤细胞存在雌激素受体,他莫昔芬用于以往常用药物治疗失败的病例有效。

（3）辅助免疫治疗：仅作为晚期和复发的辅助治疗。推荐使用大剂量 α 干扰素,术后每天用 2000 万 U/m² 干扰素静脉注射,4 周后改为每天 1000 万 U/m² 皮下注射,3 次/周,共 48 周。但由于药物副作用大,且费用昂贵,目前国内未能推广。

（4）辅助放射治疗：放疗可作为辅助治疗或姑息治疗手段。病人行根治术后给予局部外照射 30～36Gy,可提高局部控制率及延长生存期。Fiura 等认为局部广泛切除术后给予盆腔放疗是阴道恶性黑色素瘤病人较合适的治疗方式。

4. 预后　由于阴道淋巴和血管丰富,导致阴道恶性黑色素瘤早期转移,预后差。Irvine 报道 115 例阴道黑色素瘤,5 年生存率为 8.4%。影响预后的因素有：①肿瘤大小,肿瘤>3cm 比<3cm 疗效差(P=0.024)；②肿瘤厚度,肿瘤<2mm 比>2mm 疗效好；③分期,FIGO 分期越早效果越好。

（宋晓玲　楼洪坤　潘　珊）

参 考 文 献

岑尧,王少平,任明姬.2005.国内原发性阴道癌1033例荟萃分析.内蒙古医学杂志,37:122～124.

孔明晖,谭道彩,梁立治.1996.阴道葡萄状肉瘤4例报告.癌症,15:292～293.

李艳芳,李孟达,吴秋良.1999.原发性阴道恶性黑色素25例临床分析.中华妇产科杂志,34(3):162～164.

楼寒梅,楼洪坤.1999.70例原发性阴道癌治疗的临床报告.实用癌症杂志,14(4):300～302.

楼洪坤,孔为民.2002.原发性阴道癌//孙建衡主编.妇科恶性肿瘤放射治疗.北京:协和医科大学出版社,95～107.

沈铿,黄丽荣,郎景和,等.1999.阴道内胚窦瘤的诊断与治疗——附2例报告.中华妇产科杂志,34(2):105～107.

孙建衡.2002.妇科恶性肿瘤放射学.北京:中国协和医科大学出版社,96.

孙为民,孙建衡.2002.高剂量率近距离放射原发性阴道癌51例效果观察.中华妇产科杂志,94～96.

王桂香,孙建衡.1998.阴道透明细胞癌——3例报告及文献复习.中华妇产科杂志,33(7):425～427.

张蓉,孙建衡.1993.阴道肉瘤6例临床分析.中华妇产科杂志,34(3):159～161.

张惜阴.1993.临床妇科肿瘤学.上海:上海医科大学出版社,54.

张志毅,藏荣余,陈洁,等.2000.晚期妇科恶性肿瘤盆腔脏器切除术18例分析.中华妇产科杂志,35(9):288～290.

Ali MM,Huang DT,Gopierud DR,et al.1996. Radiation alone for carcinoma of the vagina:Variation in response related to the location of the primary tumor. Cancer,77:1934～1939.

Buchanan DJ,Schlaerth J,KurosaKi T.1998. Primary vaginal melanoma:thirteen year disease free survival after wide local excision and review of recent literature. Am J Obstet Gynecol,178(6):1177～1184.

Busam KJ,Jungblutn AA,Melan A.1999. A new melanocytic differentiation marker. Adv Anat Pathol,6(1):12～14.

Chyle V,Zagars GK,Wheeler JA,et al.1996. Definitive radiotherapy for carcinoma of the vagina:Outcome and prognostic factors. Gynecol Oncol,35:891～905.

Cooper JS,Changws,Oratz R.2001. Elective radiation therapy for high-risk malignant melanoma. Cancer J,7(6):498～451.

Copeland IJ,Sneign N,Oxdonet NG,et al.1985. Endodermal sinus tumor of the vagina and cervix. Cancer,55:2558～2565.

Creasmen WT,Phillips JL,Menck HR.1998. The national cancer data base report on cancer of the vagina. Cancer,83:1033～1040.

Curtin JP,Saigo P,Slucher B,et al.1995. Soft-sarcoma of the vagina and vulva:a clinicopathologic study. Obstet Gynecol,86:269～272.

Davidoff AM,Hebra A,Bunin N,et al.1996. Endodermal sinus tumor in children. J Pedistr Surg,31:1076～1078.

Deshpande AH,Munshi MM.2001. Primary malignant melanoma of the Uterine Cervix:report of a Case diagnosed by Cervical Scrape Cytology and review of the literature. Diagri Cytopathol,25(2):108～110.

Disaia Ph J. 2002. Clinical Gynecology Oncology. 6th ed. St. Louis：Mosby Inc，242.

Dusaia PJ，Creasman WT. 2002. Clinical Gynecology Oncology. 6th ed. New York：Mosby Year Book Inc.

Grigsby PW，Graham MV，Perez CA，et al. 1996. Prospective phase Ⅰ／Ⅱ studies of definitive iradiation and chemotherapy for advanced gynecologic manignancies. Am J Clin Oncol，19：1～6.

Grigsby PW，Siegel BA，Dehdashti F. 2001. Lymph node staging by prositron emission tomography in patient with carcinoma of the cervix. J Clin Oncol，19：3745～3749.

Halmstron H，Engquist M. 1997. Primary invasive cancer of the vagina. Int J Gynecol Can，7：205～212.

Hegemann S，Schäfer U，lelle R，et al. 2009. Long-Term Results of Radiotherapy in preimary carcinoma of the Vagina. Strahlenther Onkol，185：184～189.

HenSley ML，Maki R，Venkatraman E，et al. 2002. Gemcitabine and docetaxel in patient with unresected leiomyosarcoma，results of a phase Ⅱ triad. J Clin Oncol，20(21)：2824～2831.

Hwang HE，Han SG，Lee MK，et al. 1996. Clinical experience with conservative surgery for vaginal endodermal sinus tumor. J Pediatr Surg，31：219～222.

Irvin WP，Legallo RL，Stoler MA，et al. 2001. Vulvar melanoma：a retrospective analysis and literature review. Gynecol oncol，83(3)：457～460.

Kirbirde P，Fyles A，Rowlings GA，et al. 1995. Carcinoma of the vagina：experience at the Princess Margaret Hospital. Gynecol Oncol，56：435～443.

Kucera H，Nock U，Fellner TH，et al. 2001. Radiotherapy alone for invasive vaginal cancer outcome with high dose rate brachytherapy verses conventional low dose rate brachytherapy. Acta Obstet Gynecol Scand，80：355～360.

Lee WR，Marcus RB，Sombeck MD，et al. 1994. Radiotherapy alone for carcinoma of the vagina：The importance of the overall treatment time. Int J Radiat Oncol Biol Phys，29：983～988.

Liz DSC，Liu C，et al. 1998. Optimized dose distribution of a high dose rate vaginal cylinder. Int J Radiot Oncol Biol Phys，41：239～244.

Lmai A，Furui J，Yokoyama Y，et al. 1993. Endodermal sinus tumor of the vagina in an infant：magnetic resonance imaging evaluation. Gynecol Oncol，48：402～405.

Long HJ，Cross WG，Wceand HS，et al. 1995. Phase Ⅱ trial of methotrexate，vinblastine，doxorubic in and cisplatin in advanced or recurrent carcinoma of the uterine cervix and vagina. Gynecol Oncol，57：235～239.

McClay EF，Albright KD，Jones JA，et al. 1994. Tamoxifen delays the development of resistance to cisplatin in human melanoma and ovarian cancer cell lines in human melanoma and ovarian covarian cell lines. Br J Cancer，70(3)：449～454.

Morris M，Eifel PJ，Lu J，et al. 1999. Pelvic radiation with concurrent chemotherapy compared with pelvic and para-aortic radiation for high risk cervical cancer. N Engl J Med，340：1137～1143.

Morton DL，Barth A. 1996. Vaccine therapy for malignant melanoma CA. Cancer J Clin，46(4)：225～228.

Nathan FE，Mastrangelo MJ. 1995. Anjuvant therapy for Cutancous melanoma. Semin Oncol，22(6)：647～651.

Nock U，Kucer AH，Fellner C，et al. 2003. High-dose-rate(HDR)brachytherapy with or without external bean radiotherapy in the treatment of primary vaginal carcinoma：long term result and side effects. Int J Radiot Oncol Biol Phys，56(4)：950～957.

Paley PC，Koh WJ，Stelter KJ，et al. 1999. A new technique for performing Syed template interstitial implants for anterior vaginal tumors using an open retropubic approach. Gynecol Oncol，73：121～125.

Pautier P，Genestic C，Fizazi K，et al. 2002. Cisplatine based Chemotherapy regimen(DECAV)for Uterine Sarcoma. Int J Gynecol Oncol，12(6)：749～754.

Perez CA，Arneson AN，Galakatos A，et al. 1973. Malignant tumors of the vagina. Cancer，31：36～44.

Perez CA，Brady LW. 1998. Principles and practice of radiotherapy gynecology. 3th ed. Lippinc Ott：Paven.

Perez CA，Grigsby PW，Garipagaoglu M，et al. 1999. Factors affecting long-term outcome of irradiation in carcinoma of the vagina. Int J Radiot Oncol Biol Phys，44：37～45.

Peters WA，Kumar NB，Anderson WA，et al. 1985. Primary sarcoma of the adult vagina：a clinicopathologic study. Oynecol，65：699～704.

Pingley S, Shrivastava SK, Sarin R, et al. 2000. Primary carcinoma of the vagina: Tata Memorial Hospital experience. Int J Radiat Oncol Biol Phys, 46:101 ~ 108.

Piura B, Rabinovich A, Yanai Inbar I. 2002. Primary malignant melanoma of the Vagina: Case report and review of literature. Eur J Gyneeol Oncol, 23(3): 195 ~ 197.

Piura B, Rabinovich A, Cohen Y, et al. 1998. Primary squamous cell carcinoma of the vagina: Report of four cases and review of the literature. Eur J Gynecol Oncol, 19:60 ~ 63.

Rose PG, Adler LP, Rodriguez M, et al. 1999. Positron emission tomography for evaluating para-aortic nodal metastasis in locally advanced cervical cancer before surgical staging: A surgicopathologic study. J Clin Oncol, 17:41 ~ 45.

Rose PJ, Bu ndy BN, Watkins EB, et al. 1999. Concurrent cisplatin based radiotherapy and for locally advanced cervical cancer. N Engl J Med, 340:1134 ~ 1153.

Senekjian EK, Fray KW, Anderson D, et al. 1989. Local therapy in Stage Ⅰ clear cell adenocarcinoma of the vagina. Cancer, 60: 1319 ~ 1324.

Sinha 13, Stehman F, Schilder J, et al. 2009. Indiana University Experience in the management of vaginal cancer. Int J Gynecol Cancer, 19:686 ~ 693.

Stock RG, Chen asj, Seski J. 1995. A 30-year experience in the management of primary carcinoma of the vagina: Analysis of prognostic factors and treatment modalities. Gynecol Oncol, 56:45 ~ 52.

Sutton G, Blessing JA, Malfetano JH. 1996. Ifosfamide and doxorubicin in the treatment of advanced leiomyosarcoma of the uterus: A Gynecologic Oncol Group Study. Gynecol Omcol, 62(2):226 ~ 229.

Tanak H, Yanase TH, et al. 1994. Clear cell adenocarcinoma of the vagina in a young female, treated by combination chemotherapy, complicated with Chromosamal abnormality. Gynecol Oneol, 55:259 ~ 264.

Tewari KS, Cappuccini F, Puthawala AA, et al. 2001. Primary invasive carcinoma of the vagina: Treatment with interstitial brachytherapy. Cancer, 91:758 ~ 770.

Thigpen JT, Blessing JA, Homesley HD, et al. 1986. Phase Ⅱ trial of cisplatin in advanced or recurrent cancer of the vagina: A Gynecologic Oncology study. Gynecol Oncol, 23:101 ~ 104.

Timbe EL, Rubinstein LV, Menck, et al. 1996. Vagina clear cell adenocarcinoma in the United States. Gynecol Oncol, 61: 113 ~ 115.

Tjalma WAA, Monaghan JM, Frese MB, et al. 2001. The role of the surgery invasive squamoas carcinoma of the vagina. Gynecol Oncol, 82:360 ~ 390.

Urbanski K, Kojs Z, Reinfuss M, et al. 1996. Primary invasive vaginal carcinoma treated with radiotherapy: Analysis of prognostic factors. Gynecol Oncol, 60:16 ~ 21.

Waggoner SE, Mittendore R, Biney N. 1994. Influence of the prognosis and biologic behavior of vaginal clear cell adenocarcinoma. Gynecol Oncol, 55:238 ~ 244.

Young RH, Scully EE. 1984. Endodermal sinus tumor of the Vagina: A report of nine cases in review of the literature. Gynecol Oncol, 18:380.

Zanetta G, Lissoni A, Gabriele A, et al. 1997. Intense neoadjuvant chemotherapy with cisplatin and epirubicin for advanced or bulky cervical and vaginal adenocarcinoma. Gynecol Oncol, 64:431 ~ 435.

第七章　子宫颈癌的手术治疗

第一节　子宫颈早期浸润癌

一、概　　述

子宫颈早期浸润癌(early invasive carcinoma of uterine cervix)是介于上皮内瘤和浸润癌之间的一种亚临床癌。过去诊断标准不统一,名称繁多,如宫颈早期间质浸润癌,微小浸润癌,ⅠA期,微小癌,镜下浸润癌,针状浸润癌,很小的癌,极小的间质浸润癌等十多个。子宫颈癌诊治规范中称子宫颈早期浸润癌。

近年来随着宫颈癌筛查的普及,早期宫颈癌占全部宫颈癌病人的比例由 2%~8% 上升到 25% 左右。宫颈早期浸润癌因其肿瘤细胞已突破基底膜发生间质浸润而有别于宫颈原位癌,但由于其浸润深度有限,也很少发生脉管浸润、淋巴结转移,预后好,故又不同于一般意义上的浸润癌。宫颈早期浸润癌作为原位癌与浸润癌之间的过渡阶段癌瘤,因其临床、病理、治疗及转归等的特殊性,也因其在 40 岁以下的年轻妇女中发病率有增高趋势而广受关注。

二、诊 断 标 准

Mestwerd 于 1974 年首次提出宫颈微小浸润癌。至今已有 30 年历史。自 1961 年起 FIGO 修改宫颈早期浸润癌的定义已 6 次。当今有关诊断标准、治疗仍有争论,主要集中在下列几个方面(表 7-1):

1. 浸润的检测　浸润的标记是基底膜是否有破坏,但特殊染色或电镜观察均证实基底膜完整与否并非浸润可靠指标。增殖基底细胞和炎性细胞均可破坏基底膜,而在癌的浸润边缘可有完整的基底膜存在。

2. 浸润深度　多数学者以浸润深度作为诊断的主要指标。各家标准不一,有 1mm、2mm、≤3mm、≤5mm 等标准。个别以 <1mm,<8mm 为标准。测量方法也不尽相同,多数从基底膜开始测量,亦有从癌表面以垂直方向至浸润尖端。

3. 肿瘤体积　这是诊断的另一指标。曾有人提出 <500mm³、<420mm³、<400mm³、<350mm³ 为标准。Burghad 和 Holter 认为肿瘤体积比浸润深度更有价值,但常无确切证据说明肿瘤体积比浸润深度更有意义,而测定体积技术复杂,工作量大,存在主观因素,故未被普遍采用。

4. 脉管(微小淋巴管、小血管)浸润　国内外各家报告材料不一致,其意义有争议。有认为脉管受浸润者淋巴结转移增多,甚至与血行转移有关,预后不良。另一些作者认为不增加淋巴结转移,无不良后果。但多数主张应排除在 ⅠA 期之外。

5. 融合浸润　其临床意义有不同的观点,有认为融合浸润者淋巴结转移增加,预后不良。而另一资料表示融合者并无不良后果。

6. 肿瘤面积　文献陆续报道浸润深度在5mm以内者仍可死于癌,说明单一浸润深度不能作为诊断的唯一标准,而因考虑面积,有人提出标准为0.5mm×1mm、5mm×7mm等。

表7-1　宫颈微小癌定义的不同参数

肿瘤浸润深度

　①1mm;②3mm;③4mm;③3～5mm;⑤5mm;⑥9mm

肿瘤直径

　①1mm;②10mm

表面肿瘤范围(长、宽)

　①0.5cm;②1cm

体积

　①最大体积为500mm³;②最大体积为420mm³;③最大体积为400mm³;④最大体积为350mm³

脉管受侵犯

　①脉管(淋巴管或血管)受侵犯不列入ⅠA期;②脉管间隙受累不影响分期

病灶融合

　①病灶融合不能列入ⅠA期;②病灶融合在浸润间质5mm以内没有意义

从表7-1中可见,宫颈早期浸润癌的诊断标准不一,意见分歧较大。统一诊断标准对决定治疗方法、手术范围及判断预后至关重要。1985年,FIGO对ⅠA期宫颈癌做了新修订,其含义是:

ⅠA期:临床前宫颈癌,只有显微镜下才能诊断的微小癌。

ⅠA$_1$期:只有显微镜下才能观察到的最小的间质浸润。

ⅠA$_2$期:只有显微镜下才能观察到的最小的癌,但可测量,癌浸润深度不超过5mm(从上皮基底层或从癌发生的宫颈内膜表面或腺体量起),或水平扩展不超过7mm。

1995年,FIGO蒙特利尔会议,妇科肿瘤委员会SGO对于宫颈癌的分期作了修改,ⅠA期宫颈癌诊断标准如下:

ⅠA期:临床前宫颈癌,只有显微镜下才能诊断的微小癌。

ⅠA$_1$期:间质浸润深度≤3mm;宽<7mm。

ⅠA$_2$期:间质浸润深度>3mm,但<5mm;宽<7mm。

浸润深度<5mm,从基底膜或腺体算起,脉管受侵不改变分期。

根据子宫颈癌诊疗常规分期规定,宫颈微小癌的诊断必须包括全部宫颈病变在内的宫颈切除或宫颈锥切、全宫切除标本的切片显微镜检查才确定。

三、淋巴结转移及相关因素

早期浸润癌在浸润癌中的比例各家报道不一致,差别较大(表7-2)。主要因为病人来源、筛选方法和诊断标准不一。文献报道淋巴结转移率为0～7%。Morgan等收集32篇文献 1210 例,淋巴结转移 13 例。近几年文献报告见表 7-3。多数作者认为淋巴结转移与浸润深度有关,但有学者认为两者无关(表 7-4)。

表 7-2 宫颈早期浸润癌的发生率

作者	浸润癌例数	早期浸润癌例数
朱人烈	831	542
Creasman	2410	98
Kolstad	2645	177
Jones	876	92
Himmelman	92	45

表 7-3 宫颈早期浸润癌盆腔淋巴结转移

作者	年代	病人数	盆腔淋巴结转移病人数
Creasman	1985	24	0
Maiman	1988	65	1
Kolstad	1989	68	1
Tsukamoto	1989	74	1
Burghardt	1991	29	0
李子庭	1991	117	0
Himmeimann	1992	13	0
Veki	1994	160	0

表 7-4 不同浸润深度 I A 宫颈浸润癌淋巴结转移率

作者	年代	浸润深度≤3mm	浸润深度 3.1~5mm
Hasumi	1980	1/106(0.9%)	4/29(13.8%)
Van Nagell	1983	0/52(0%)	3/32(9.3%)
Creasman	1985	0/24(0%)	0/8(0%)
Simon	1986	0/23(0%)	1/26(3.9%)

关于脉管浸润与淋巴结转移的关系。Morgan 收集 32 篇文献 1453 例,其中 561 例做了盆腔淋巴结清扫术,其中 180 例有脉管受侵,6 例有淋巴结转移。有报道说明脉管受侵与浸润深度有直接关系。Kolstad 和 Tukamoto 等报告浸润深度≤3mm 者,分别有 5/232 例和 5/103 例脉管受侵;浸润深度为 3.1~5mm 者,分别有 66/411 例和 3/15 例脉管受侵。

关于融合浸润与淋巴结转移的关系。Morgan 报道病变融合者其淋巴结转移发生率为 17%~61%,随着浸润深度而增加。Leman 发现两者无关。融合浸润和脉管浸润是否会增加盆腔淋巴结转移和增加复发的问题,有资料表明两者有关系,亦有作者认为两者无关系。

(程 欣 陈慧君)

四、治 疗 原 则

多数学者认为,宫颈早期浸润癌是一种局限性病灶,一般不会发生转移播散,淋巴结转移极少,治疗上不同于浸润癌,可以采取较为保守的治疗方法。主要治疗方法是手术治疗。以往采用根治术,但几十年临床实践证明,根治术与保守性手术效果相似。前者的并发症及手术死亡率明显高于后者,所以现在不主张做根治性手术。笔者认为,对早期浸润癌应根据间质浸润深度、病灶范围、有无脉管受累、病灶是否融合、病理类型以及全身情况来决定治疗方案。

总结有关资料,推荐宫颈早期浸润癌的处理模式如图7-1。

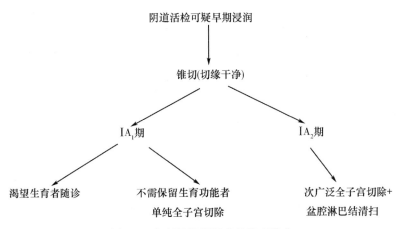

图 7-1　宫颈早期浸润癌的处理模式

关于宫颈早期浸润腺癌的治疗方案分歧较大。许多报道病例数较少,因而对其处理难以作出客观的评价,治疗方式从简单全子宫切除到子宫根治术各不相同。一般建议采取次广泛子宫切除加盆腔淋巴结清扫术或广泛子宫切除加盆腔淋巴结清扫术。也有学者认为对宫颈肉眼病灶不明显的Ⅰ期宫颈腺癌,可行筋膜外全子宫切除术,术后加用放疗。笔者认为宫颈腺癌对放疗敏感性较差,筋膜外全子宫切除后,加放疗不能提高疗效,因此不宜选择。近年有研究提示ⅠA₁期宫颈腺癌施行根治性手术者,未发现有宫旁浸润和淋巴结转移,随访76个月无复发证据,因此建议对肯定的ⅠA₁期宫颈腺癌可选择行保守性手术,如宫颈锥切,或简单的子宫切除。有脉管浸润者同时行盆腔淋巴结切除。ⅠA₂期复发率、宫旁和淋巴结侵犯与ⅠA₁期相似,可行锥切或根治性宫颈切除,或次广泛子宫切除+盆腔淋巴结切除。

（陈慧君　蔡红兵　陈惠祯）

五、手术方式、适应证及手术技巧

（一）冷刀宫颈锥切（cold knife cervix coniztion）

1. 适应证　适用于间质浸润深度≤3mm,无脉管浸润,无融合生长的年轻需保留生育功能者,但锥切切缘阳性者仍应做子宫切除。Tseng 的资料表明:宫颈鳞状细胞癌,基质浸润深度<3mm,无脉管浸润,锥切边缘无癌组织,宫颈内膜诊刮阴性,阴道镜检查满意,有强

烈生育要求者行宫颈锥切术,疗效满意,并能成功妊娠,但由于例数较少,尚需进一步论证。Gurgel认为,锥切可用于宫颈微小浸润癌的诊断和治疗,主要适用于年轻,肿瘤浸润间质深度<1mm,无脉管浸润,锥切边缘无残存病灶的病人。但是,当选择保守性治疗时,细胞学和阴道镜密切随访是必不可少的。

2. 手术范围及手术方法　手术范围应根据病变的大小和累及的部位决定。锥形顶端达宫颈管内口水平,锥形底边视子宫阴道部病变的范围而定,应达宫颈病灶外0.5cm。病变部位在宫颈外口以下,锥切的形状宽而浅(图4-23),病变部位向宫颈管内延伸超过了阴道镜观察的限度,应行全宫颈锥切。破坏腺体的深度不应小于5mm,破坏宫颈管纵轴的长度不应小于20mm。在保证全部完整的切除宫颈病变的前提下,应尽可能多地保留宫颈管组织,这对未生育而又有强烈生育愿望的年轻病人尤为重要。

手术方法及手术并发症见第四章第四节"子宫颈上皮内瘤变"。

Leep刀宫颈锥切用于治疗宫颈早期浸润癌未见报道,从原理上讲是可行的,但需进行临床试验,积累经验,以确定是否具有可行性。

(二) 全子宫切除(total hysterectomy)

全子宫切除包括保守性子宫切除及筋膜外全子宫切除两种术式,同时切除阴道1~2cm,适用于间质浸润深度≤3mm,无脉管浸润者。

1. 标准性子宫全切除术(又称保守性全子宫切除)　这是目前广泛应用的一种术式,与筋膜外全子宫切除的主要不同点在于不需暴露宫旁段输尿管,而是沿子宫颈侧壁钳夹、切断宫颈旁组织及阴道旁组织,包括主韧带、骶韧带、宫颈膀胱韧带等。为避免损伤输尿管,需紧靠宫颈旁操作,这样有时会切及宫颈组织,而不能很完整地切除宫颈,已很少作为治疗宫颈微小浸润癌的一种术式。需同时切除阴道1~2cm。可保留一侧卵巢。手术方法见本书第四章第四节"子宫颈上皮内瘤变"。

2. Ⅰ型(Ⅰ类)扩大子宫切除术(extended hysterectomy type Ⅰ,class Ⅰ)　一般称筋膜外全子宫切除术(extrafascial hysterectomy)。术式由Telinde改良,手术范围超过了保守的或标准的全子宫切除范围,术时需暴露宫旁段部分输尿管,但不分离输尿管床,将输尿管偏向侧方,让术者钳夹宫旁组织而不切及宫颈组织,目的在于保证切除全部宫颈,同时切除阴道1~2cm。手术方法见本书第四章第四节"子宫颈上皮内瘤变"。

(三) Ⅱ型(Ⅱ类)扩大子宫切除术(extended hysterectomy type Ⅱ,class Ⅱ)

该术式又称Weretheim根治性子宫切除术(Weretheim radical hysterectomy),改良根治术(modified radical hysterectomy),子宫次广泛切除加盆腔淋巴结切除(subradical hysterectomy and pelvic lymphadenectomy)。

1. 适应证　适用于浸润深度为3~5mm,或不论其浸润深度如何而伴有脉管浸润者。

2. 手术范围　子宫次广泛切除是一种中等扩大根治性全子宫切除术。除要切除全子宫及双附件外(45岁以下者保留一侧卵巢),还要切除部分宫旁组织,包括切除子宫骶韧带和主韧带的1/2(图7-2、图7-3)、阴道的1/3(图7-4)。暴露宫旁段输尿管,但不将其从宫颈膀胱韧带中完全解剖出来,正好在输尿管内侧断扎子宫动脉(图7-5),以保留远端输尿管的血液供应。同时做选择性盆腔淋巴结清除,包括选择性切除髂总下段、髂外、腹股沟深、髂内、闭孔区淋巴结。

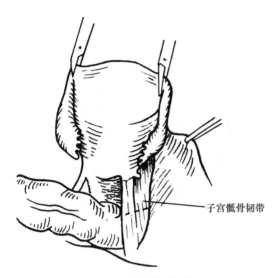

图 7-2　切除骶骨韧带的 1/2

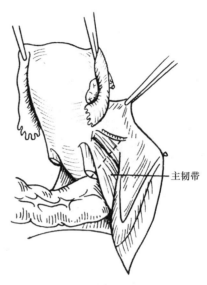

图 7-3　切除主韧带的 1/2

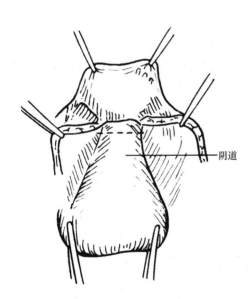

图 7-4　切除阴道的 1/3

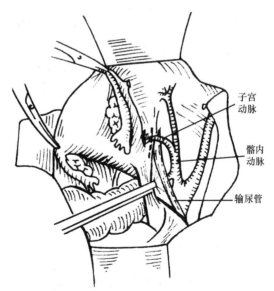

图 7-5　在输尿管内侧断扎子宫动脉

3. 手术方法与技巧

(1) 开腹,圆韧带、附件的处理以及打开膀胱反折腹膜,下推膀胱步骤同筋膜外全子宫切除术,45 岁以下者保留一侧卵巢。分离膀胱与宫颈间隙至阴道前壁约 3cm,见图 4-49。

(2) 将子宫提向耻骨联合,并把直肠向上、向后推压,暴露并打开子宫直肠窝腹膜。分离直肠阴道隔至相当于宫颈外口水平以下 2.5 ~ 3.5cm 水平,充分暴露宫骶韧带内侧缘(图 7-6)。

（3）初步分离输尿管：锐性分离宫旁疏松结缔组织，暴露子宫动脉。于子宫骶骨韧带外侧方分离输尿管，至输尿管与子宫动脉交叉处（图 7-7）。

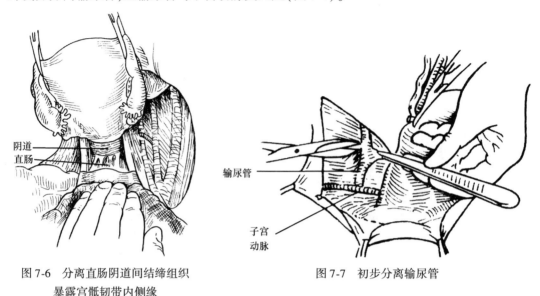

图 7-6　分离直肠阴道间结缔组织
　　　　暴露宫骶韧带内侧缘

图 7-7　初步分离输尿管

（4）断扎宫骶韧带：用血管钳分离宫骶韧带外侧缘的结缔组织，打开直肠侧窝，于宫骶韧带 1/2 处钳夹、切断，用 7 号丝线缝扎。可用电刀切断，不需缝扎（图 7-8）。

（5）打开输尿管隧道，断扎子宫血管及宫颈膀胱韧带：将子宫拉向头侧，用方头拉钩将膀胱轻轻压向耻骨联合，暴露输尿管隧道入口处，用血管钳从隧道口向内、前方穿出。分次或一次钳夹、切断、结扎子宫动静脉及膀胱宫颈韧带前叶，直达输尿管进入膀胱处（图 7-9）。

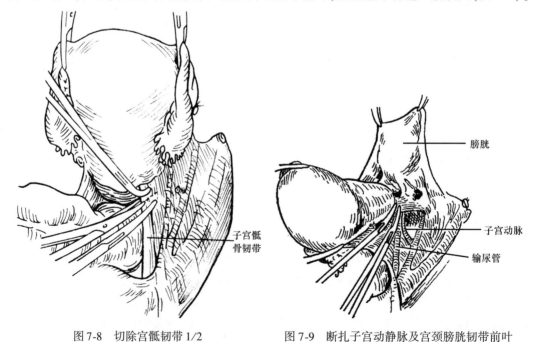

图 7-8　切除宫骶韧带 1/2

图 7-9　断扎子宫动静脉及宫颈膀胱韧带前叶

（6）断扎主韧带：用中号 S 拉钩将输尿管拉向外侧，暴露膀胱侧窝，分次钳夹、切断、缝扎主韧带，切除主韧带的 1/2（图 7-10）。

（7）切除阴道旁组织及阴道：沿阴道壁两侧切除阴道组织达阴道侧壁 2.5cm。横断阴道 1/3。组织钳钳夹，提起阴道残端。

（8）缝合阴道残端：用 1 号肠线连续锁扣缝合阴道残端边缘一周，间断"8"字缝合关闭残端，中间留孔置 T 形管引流用。

（9）选择性盆腔淋巴结清除：其方法不像宫颈浸润癌手术标准的盆腔淋巴结清除那样彻底，不需要打开血管鞘，不检查血管后方，可分区切除。切除盆腔淋巴结时，从髂总段开始，自上而下、由外向内依次切除髂总下段、髂外、腹股沟深、髂内、闭孔区淋巴脂肪组织。盆腔淋巴结的切除亦可在子宫次广泛切除前进行。

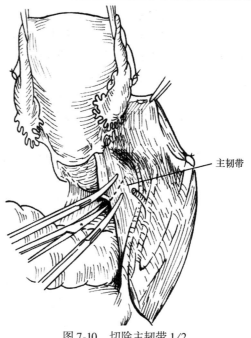

主韧带

图 7-10　切除主韧带 1/2

（10）关腹：创面充分止血，于闭孔区内置入橡皮引流管，经阴道引出。冲洗盆腹腔，关闭后腹膜，分层缝合腹壁各层。术毕消毒后取出阴道内纱布及理顺引流管。

（四）根治性宫颈切除术加盆腔淋巴结清扫术

近十几年来，女性生育年龄推迟使生育前宫颈癌的发病率增高。据统计，25～34 岁的年轻妇女患浸润性宫颈癌的人数增加了 77%，育龄期发病率占宫颈癌的 10%～15%。随着对生活质量要求的提高，传统根治术受到前所未有的质疑和挑战，年轻早期宫颈癌病人生育能力的保留日益受到关注。1987 年，Dargent 等在阴式全子宫切除术（Schaute 手术）的基础上经过改良，结合腹腔镜，为年轻渴望生育的ⅠA、ⅠB期宫颈癌病人施行经阴道根治性宫颈切除术（vaginal radical trachelectomy，VRT）加腹腔镜下盆腔淋巴结清扫术（laparoscopic pelvic lymphadenectomy，LPL），这一手术的目的在于在切除原发肿瘤的同时保留病人的宫内怀孕能力。此后该术式逐渐被认可和接受，并在多个中心相继开展。

1. 适应证　对于哪些病人可考虑行根治性宫颈切除术仍存在争议。Roy 认为，如严格选择 RT 病例可确保远期效果。并提出 RT 如下适应证：

（1）强烈渴望保留生育功能。

（2）经宫颈活检或锥切证实为早期浸润性宫颈癌且切缘无瘤区距病灶≥8mm。

（3）肿瘤直径<2cm，浸润深度≤5mm。

（4）原发病灶位于宫颈阴道部，无宫旁或宫体受累的证据。

（5）阴道镜估计宫颈管内浸润有限。

（6）无淋巴结转移。

Dargent 等表明该手术适用于年龄小于 40 岁，希望保留生育功能，肿瘤小且为外生性的

ⅠA₁ ~ ⅡA 期宫颈癌病人。此外,Roy 提出腺癌是该手术的相对禁忌证。然而,两例来自美国的小样本报道中,15 例腺癌病人无一人复发,但该报道中作者并没有指出因发现不利因素而需行全子宫切除和术后放疗的 5 例病人的病理类型。

2. 手术方法　手术包括根治性全宫颈切除加盆腔淋巴结清扫术。宫颈切除的范围相当于子宫次广泛切除。根治性宫颈切除分为经腹和经阴道两种,经腹手术由于包含复杂的显微血管技术,并发症较高而少见报道。总结有关文献,阴式根治性宫颈切除的手术步骤如下:

(1) 先行经腹或腹腔镜下盆腔淋巴结清扫术。术中快速冰冻切片检查,如淋巴结有转移,即行根治性全子宫切除术(RH),如无淋巴结转移,则可行 RT。

(2) 取膀胱截石位,牵开阴道壁,充分暴露阴道术野,予以 0.25% 丁哌卡因溶液加 1/200 000 肾上腺素溶液阴道黏膜局部浸润,以减少术中渗血,便于分离阴道穹隆。

(3) 在宫颈外口上方约 2cm 处环切阴道穹隆,锐性分离阴道黏膜与其下方组织,充分扩展、游离膀胱阴道间隙,膀胱宫颈间隙和后方的子宫直肠间隙。

(4) 经子宫膀胱间隙的中线结构与膀胱侧窝确定膀胱柱(bladder pillars)的位置,此时可触及两侧膀胱柱内的输尿管,向尾侧钝性分离扩大上述间隙。

(5) 钳夹、切断、结扎子宫动脉下行的宫颈支及阴道支。

(6) 扩大 Douglas 窝的腹膜切口,充分暴露骶、主韧带,在距宫颈 2cm 处钳夹、切断并缝扎,同法处理宫颈旁组织,注意避免误伤输尿管及子宫动脉。

(7) 渐以 Hegar 扩张棒扩宫颈至 6mm,并将 6 号扩张棒留置于颈管内,于子宫峡部或峡部下方 1cm 处,电刀横断宫颈。

(8) 将切除之标本即送快速冰冻切片检查,以确定切缘无肿瘤及切缘与病灶的距离。此时可能出现三种情况:①切缘距离肿瘤上缘<5mm,假如宫颈上部残存至少 1cm 时,建议再切去剩下宫颈的 3 ~ 5mm。②切缘通过肿瘤,RT 不安全,应行 RH。③切缘距离病灶至少 8 ~ 10mm,行 RT 安全。

(9) 用不吸收线围绕扩张棒进行 Shirodkhar 缝合,环扎宫颈峡部,术毕抽出扩张棒。

(10) 将阴道黏膜与宫颈峡部内膜吻合,用 3-0 可吸收丝线缝合,保持宫颈管畅通。最后缝合两侧阴道顶壁。宫颈管内插 Foley 导尿管 2 ~ 6 天。

RT 与 RH 均需切除同样范围的宫旁组织,但仅结扎子宫动脉的宫颈阴道支,在宫颈峡部下方约 1cm,距离肿瘤上方至少 8mm 处横断宫颈,将宫颈、宫旁组织和阴道上 1/3 部分切除,保留宫体。Shepherd 强调如为宫颈腺癌应连同峡部一并切除。

根治性宫颈切除术的目标是保留有功能的子宫和卵巢。在有关研究报道中,尽管存在流产和早产率高的问题,术后成功妊娠分娩的病例亦相继报道,为渴望生育的早期宫颈癌病人开辟了一条崭新的道路。

(蔡红兵　陈慧君　陈惠祯)

六、放 射 治 疗

有手术禁忌证者可采用放射治疗,属ⅠA 期无脉管浸润者,可行单纯腔内照射,A 点总剂量 60 ~ 70Gy,其他ⅠA 者可行腔内照射加盆腔体外照射,A 点总剂量 75 ~ 80Gy。

七、预后及预后因素

(一) 预后

由于宫颈早期浸润癌有它特有的生物学特性,而不同于一般浸润癌,属一种极为早期的浸润性疾病,极少发生转移,其治疗后的复发率和病死率极低,5 年生存率在 95% ~ 100% 。

Leman 等报道 51 例,其中 47 例行 Wertheim 手术,1 例行 Schauta 术,3 例子宫全切术,无 1 例复发。Burghardt 和 Holze 报道 283 例,其中 98 例行 Schauta 术,10 例行 Wertheim 术,126 例行子宫全切术,44 例行锥切术,只有 1 例复发。Lohe,Burghardt 等报道 419 例,其中 82 例行锥切,209 例行全宫切除,9 例行扩大子宫切除术,59 例行 Schauta 术,66 例行 Wertheim 术,只有 3 例复发。Van Nagell 发现在 177 例病人中,治疗后 6 ~ 84 个月,其中有 8 例复发,5 例为阴道上端或侧方发生原位癌,3 例为浸润癌,其中根治性子宫切除加盆腔淋巴结切除后有 7 例复发,腹式子宫切除后有 1 例复发。故他认为,在浸润小于或等于 3mm 的病人中行阴式或腹式子宫切除,其复发率较根治术低。Simon 于 1986 年报道 125 例,包括单纯锥切(7%),阴式(23%)或腹式(15%)子宫全切,根治(42%)或改良根治性子宫切除(14%),1 例 9 个月出现阴道穹隆复发性原位癌,为多发病灶,行阴道部分切除,病人无病达 8 年。Maiman 报道 117 例,对浸润深度达 1.1 ~ 5.0mm 病人,行根治性或改良根治性子宫切除加盆腔淋巴结切除,大部分浸润小于或等于 1mm 者行子宫切除,无 1 例复发或死亡。

治疗失败的主要原因有:①诊断错误;②阴道切除范围不够,Yajim 报道复发部位都在阴道,要求切除足够阴道;③脉管浸润和融合生长。

许多学者认为,根治术的病死率和手术并发症发生率较保守性子宫切除术高,而疗效不会明显提高。因此,对宫颈早期浸润癌的治疗,多趋向于手术范围缩小化。

(二) 预后因素

1. 间质浸润深度　间质浸润深度是最重要的预后因素之一。Ostor 在对文献大范围评论性的回顾审查中,报道了 2274 例的间质浸润深度小于 1mm 的宫颈癌,267 例行淋巴结切除,其中 3 例有盆腔淋巴结转移,有 8 例复发(0.4%),2 例死于该病。1324 例间质浸润深度达 1 ~ 3mm 者,有 333 例行盆腔淋巴结清扫,其中 7 例证实存在淋巴结转移,估计淋巴结受累的风险为 1.5% ,26 例复发,9 例死亡,排除了非鳞状细胞癌后,复发的风险为 2% ,死亡的风险为 0.5% 。当间质浸润达 3 ~ 5mm 时,盆腔淋巴结转移率为 0 ~ 13% 不等,平均为 5.6% 。复发率为 3.8% (38 例),死亡率 2.6% (25 例),这部分病人中,其病灶水平扩展范围往往超过 7mm。

2. 病变水平扩展范围、宽度和体积　Takeshima 在一项针对间质浸润深度小于 5mm 病人调查中发现,402 例病人中,18% 病人病变的水平扩散范围超过 7mm,淋巴结转移率为 2% ,与此相比水平扩散范围超过 7mm 的病人淋巴结转移率则为 7.4% 。Sevin 等对 110 例基质浸润深度小于 5mm 的病人进行了研究,发现 2 例基质浸润深度为 3 ~ 5mm,水平扩展范围分别为 12mm、15mm 的病人有盆腔淋巴结转移,且该 2 例病人具有 LVSI。4 例病人死于复发,病人基质浸润深度达 3~5mm,水平扩散范围达 12~22mm,其中 3 例有 LVSI。因此,当间质浸润深度达 3mm 且表层扩展范围广的病人,盆腔淋巴结转移率高,复发率也较高。

Burghardt 和 Holzer 等研究肿瘤体积与预后的关系,283 例病人中 97 例为微小浸润癌,其中最大的肿瘤体积为 420mm³,该病人中存在 LVSI,于全宫切除后 38 个月发生了盆腔和远处转移。其他一些学者在这方面也做了大量的研究,但肿瘤体积的测量是否能作为肿瘤重要的预后指标没有定论。

3. 脉管受累　早期浸润癌中 LVSI 的生物学意义尚无定论,LVSI 的发现是否影响治疗一直存在争论。宫颈微小浸润鳞状细胞癌中的 LVSI 的发生率为 8%~57%。一些大型研究表明 LVSI 与浸润深度及浸润灶的数目有关,指出 LVSI 是不良预后因素,即使是间质浸润深度小于 3mm,LVSI 也与盆腔淋巴结转移和复发风险有关。对于间质浸润深度达 3~5mm 且同时伴有 LVSI 的肿瘤,其盆腔淋巴结转移、复发风险增加更为显著,如果没有 LVSI,复发的风险非常低(<1%),且完全依赖于间质浸润深度(表 7-5)。

表 7-5　间质浸润深度与预后关系

LVSI	浸润深度<3mm		浸润深度 3~5mm	
	淋巴结转移	复发	淋巴结转移	复发
阳性	4/86(4.7%)	6/131(4.6%)	13/117(11.1%)	16/92(17.4%)
阴性	4/57(0.5%)	10/1556(0.6%)	10/295(3.4%)	3/320(0.9%)

4. 生长方式　Fidler 和 Boyd 采用了融合性这一术语来区别潜隐性癌和微小浸润癌,他们发现当肿瘤细胞大片融合所致的浸润时,病人的复发率较高。

5. 间质应答　间质应答是浸润癌的一个特征,一些研究试图将其定量表示作为宫颈癌的一个预后因素加以检测,但仅有少数研究发现间质应答的缺乏是不利的预后因素。

6. 病理分级　作为可能的预后因素加以检测,一些研究对肿瘤的病理分级进行了检测,但在微小癌中尚无一致结论。

7. 病理类型　多数认为 SIAC 与 SISCC 淋巴结转移率、复发率及死亡率均无显著性差异。

此外,Yajim 报道复发部位都在阴道,要求切除足够多的阴道。

(陈慧君　蔡红兵　陈惠祯)

第二节　子宫颈浸润癌

一、概　　述

子宫颈癌(carcinoma of the uterine cervix)在许多国家中是女性最常见的癌瘤(占第一位或第二位)。在我国是最常见的恶性肿瘤之一,发病率占女性生殖器官恶性肿瘤的首位,病死率在所有女性恶性肿瘤中仅居胃癌之后,占第二位。病人以 40~60 岁者多见,但近年发病年龄有年轻化趋向,高发年龄为 30~50 岁。年轻妇女宫颈癌(年龄<35 岁病人)的构成比由 9% 上升到 24%。

1941 年,Papanicolaouqu 确定了阴道细胞学的诊断价值,从而使宫颈癌能够早期诊断,为宫颈癌的早期治疗奠定了基础,显著地降低了子宫颈癌的死亡率。近年来,随着薄层制备物(thin prep,TP)技术的推广以及 TBS 系统(the Besthesda system)的应用,阳性检出率有所提高,假阳性率有所下降,配合阴道镜检查提高了早期宫颈癌的检出率。不过宫颈浸润癌大多数为临床癌,有明显的症状和体征,经诊断性活检可确诊。

子宫颈浸润癌以放射治疗和手术治疗为主,化学治疗为辅,或采取综合治疗。早期宫颈浸润癌采用放射治疗或手术治疗各有其优缺点,其疗效相当。放射治疗用于宫颈癌治疗已有百年历史。它不仅用于治疗各期浸润性宫颈癌,而且也用于治疗因某些原因不适于手术的宫颈原位癌或微小浸润癌,都取得显著的疗效,特别是早期宫颈癌病人。

宫颈癌手术治疗已有 100 多年历史,直至今日,单纯采用手术或手术并放疗,仍然是早期宫颈癌的主要治疗手段之一。1878 年,Czerny 首先经阴道全宫切除,同年,Freund 首先做腹式全子宫切除术治疗宫颈癌,但预后不佳,而且手术病死率高达 32%(阴式)和 72%(腹式)。1893 年,Schuchardt 报道了大大有利于盆腔暴露的会阴切开术。1901 年,Schuata 施行了经阴道根治术,至 1920 年已做了 891 例这样的手术。1898 年,Wertheim 首创腹式根治性子宫切除,取得令人鼓舞的效果,至 1922 年达 1500 例。Reis 在 1895 年提出切除淋巴结。其后 Latzko 在 1917~1919 年、冈林在 1922 年各自完成系统的经腹子宫颈癌根治术的术式。19 世纪 30~40 年代,Taussig 在放疗病人中行腹膜内淋巴结切除、输卵管、卵巢切除。在这个时期,由于镭治疗病死率和合并症低而十分流行。不过,Meigs 在 I、II 期病人中行镭疗,其结果令人失望。他综合 Wertheim 与 Taussig 手术方法,于 1939 年开始常规的盆腔淋巴结切除和根治性子宫切除,至 1946 年做了 100 例,没有手术死亡病例,从而重新引起人们对手术的兴趣。以后有些学者对其术式进行了一些改良,使之日趋完善。国内杨学志、张其本、刘淑珍分别于 1958 年、1961 年、1962 年先后介绍了他们所改进的宫颈癌根治性手术。

Wertheim 和 Meigs 对宫颈癌的手术治疗作出了杰出的贡献。Wertheim Meigs 根治性子宫切除,一直是早期宫颈癌手术治疗的主要术式。Wertheim 手术与 Meigs 手术比较,技术上有些不同点。Wertheim 手术根治程度比 Meigs 手术小些,其手术范围包括全子宫及输尿管内侧的支持组织和可疑盆腔淋巴结的切除。目前这一术式称为改良性根治性子宫切除术,即 II 类子宫扩大切除术。Meigs 手术包括输尿管侧方支持组织和盆腔淋巴结切除。此术式目前称为 III 类子宫扩大切除术或标准性根治性子宫切除术。许多学者常将两种术式统称为 Wertheim Meigs 根治性子宫切除术。

国内外对宫颈癌的手术分类尚不统一,类别相差很大,造成在估计手术疗效及其并发症方面的混乱。笔者认为,Rutledge 扩大的全子宫切除术的分类(表 7-6)有实用价值,其每类手术的范围明确具体,特别不同之处在于子宫动脉、膀胱上动脉、输尿管、主韧带和阴道的处理,是一种比较完善的分类。

表 7-6　Rutledge 扩大全子宫切除术分类

类别	范围	适应证
Ⅰ类	筋膜外全子宫切除,让输尿管向旁侧偏离,切除耻骨宫颈韧带	原位癌至早期间质浸润癌
Ⅱ类	切除主韧带及骶韧带的 1/2,阴道上 1/3	微小浸润癌,放疗后小的复发灶
Ⅲ类	切除全部主韧带及骶韧带,阴道上 1/2	ⅠB 及ⅡA 期
Ⅳ类	切除全部输尿管周围组织及膀胱上动脉,切除阴道 3/4	前部中心性复发有可能保留膀胱
Ⅴ类	切除部分远端输尿管及膀胱	中心复发癌累及部分远端输尿管和膀胱

宫颈癌根治性手术子宫切除的手术途径尚不统一,欧洲某些地区仍继续经阴道手术,但大多数国家已采用经腹手术,特别在美国,认为腹式方法优于根治性的阴道手术,因为前者能更好地暴露手术野,能切除足够的癌边缘。假如癌累及膀胱和直肠,可以同时切除。关于盆腔淋巴结清扫,有腹膜外和腹膜内两种。有学者认为前者能减少对肠管压迫和腹膜激惹的影响,减少术后并发症。但两者比较,仍缺少对照。尚难定论。

近年国内外开展了宫颈根治术以保留生育功能。腹腔镜手术也作为宫颈癌手术治疗的一种手段。另有作者提议治疗前(主要是放射治疗前)行淋巴结分期手术。

二、病理分类、扩散方式、临床分期

(一) 病理分类

子宫颈上皮癌以鳞状细胞癌为最多见,占 85%~95% ,包括角化性鳞状细胞癌、非角化性鳞状细胞癌、疣状癌、湿疣性癌、乳头状癌、淋巴上皮样癌、移行细胞癌、小细胞未分化癌。

腺癌占 5%~15% ,包括黏液腺癌、子宫内膜样腺癌、透明细胞腺癌、浆液性腺癌、中肾腺癌。其他上皮性癌少见,包括腺鳞癌、毛玻璃样腺癌、腺样囊性癌、腺样基底细胞癌、类癌、小细胞癌、未分化癌。

(二) 扩散方式

子宫颈癌主要扩散方式为局部蔓延和淋巴道转移,血道转移较少见。

1. 局部蔓延　癌瘤的直接蔓延,首先侵犯宫颈管及宫颈的肌纤维组织,进而可累及穹隆、阴道和子宫旁组织。阴道前壁受累后,可侵入膀胱。后壁受累后可侵入直肠。子宫旁组织受癌浸润后,极易压迫输尿管,引起狭窄或梗阻,形成输尿管及肾盂积水。晚期癌可累及盆腔筋膜、肌肉甚至骨骼。当累及髂部静脉血管时,能使下肢水肿。

2. 淋巴道转移　淋巴道转移是子宫颈浸润癌最多见的转移方式。其中 IB_1 期转移率约为 15% ,Ⅱ期为 30% 左右,Ⅲ期为 50% 左右,Ⅳ期为 60% 左右。淋巴道转移有三个主要途径:

(1) 沿子宫动脉,横过输尿管前,进入髂外淋巴结及闭孔淋巴结。

(2) 沿子宫动脉,横过输尿管后,进入髂内淋巴结。

(3) 沿子宫骶骨韧带,至骶前淋巴结。

子宫颈癌的淋巴转移一般先累及盆腔淋巴结,然后累及髂总淋巴结及腹主动脉旁淋巴结和乳糜池(图7-11),进而转移至胸导管及锁骨上淋巴结。根据吕玉峰和王云祥的研究,子宫颈有一条集合淋巴管可向上直入髂总淋巴结,而不需经过盆腔淋巴结。当癌瘤累及宫体及阴道下段时,可发生腹股沟淋巴结转移。但是,绝大部分子宫颈癌病人只发生盆腔淋巴结转移,其中多为髂外淋巴结、闭孔淋巴结及髂内淋巴结,其次为髂总淋巴结、子宫旁淋巴结及子宫颈旁淋巴结,少数为腹主动脉旁淋巴结、骶淋巴结及阴道旁淋巴结。在晚期可转移至锁骨上淋巴结。子宫颈癌有时还可以转移至腋淋巴结、肠系膜淋巴结及纵隔淋巴结。

Henriksen 将子宫颈癌转移的盆腔淋巴结区分为 1 级(初级)、2 级(次级)淋巴结。前者包括宫旁淋巴结、宫颈旁淋巴结、髂内淋巴结、闭孔淋巴结及髂外淋巴结;后者包括髂总淋巴结、骶前淋巴结及腹股沟淋巴结。

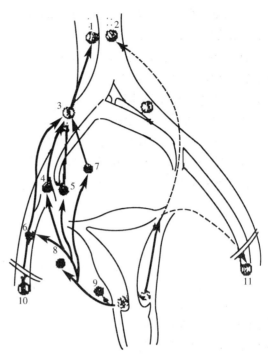

图 7-11 子宫颈癌的淋巴结转移

1、2. 腰淋巴结;3. 髂总淋巴结;4. 髂间淋巴结;5. 髂内淋巴结;6. 髂外淋巴结;7. 骶淋巴结;8. 闭孔淋巴结;9. 子宫旁淋巴结;10、11. 腹股沟淋巴结

3. 血道转移 子宫颈癌血道转移很少见,仅占子宫颈癌 5% 左右,常见的转移部位有肺、肝、骨,少数可转移至肠、脑等器官。

(三) 临床分期(FIGO 1985,SGO1995)

0 期:原位癌或上皮内癌(0 期病例不能列入浸润癌治疗效果统计中)。

Ⅰ期:癌瘤严格局限于宫颈(癌扩展到宫体在分期中不予考虑)。

Ⅰ A 期:临床前期宫颈癌,只有显微镜下才能诊断的微小癌。其浸润间质的深度是从上皮或基底膜下腺体算起不超过 5mm,其水平扩展不超过 7mm。脉管受累或淋巴管有癌栓不改变分期,但应注明,以便将来判断是否影响治疗效果。

Ⅰ A$_1$ 期:可测量的癌间质浸润深度小于 3mm,宽度小于 7mm。

Ⅰ A$_2$ 期:可测量的癌间质浸润深度大于 3mm,但小于 5mm,宽度小于 7mm。

Ⅰ B 期:局限于宫颈的临床癌及大于 Ⅰ A$_2$ 期临床前癌。

Ⅰ B$_1$ 期:临床癌瘤直径小于或等于 4cm。

Ⅰ B$_2$ 期:临床癌瘤直径大于 4cm。

Ⅱ期:癌瘤超出宫颈,但阴道浸润未达下 1/3,宫旁浸润未达盆壁。

Ⅱ A 期:阴道壁可见癌浸润,无明显宫旁浸润。

Ⅱ A$_1$ 期:肿块直径小于或等于 4cm,累及阴道范围小于阴道上 2/3。

ⅡA$_2$ 期:肿瘤直径大于4cm,累及阴道范围小于阴道上 2/3。

ⅡB期:有明显宫旁浸润。

Ⅲ期:癌瘤浸润阴道下 1/3,宫旁浸润达盆壁,直肠检查肿瘤与盆壁之间没有无癌间隙。凡有肾盂积水或肾无功能者,除非已知其他原因所致,均列入Ⅲ期。

ⅢA期:癌瘤浸润阴道达下 1/3,但宫旁浸润未达盆壁。

ⅢB期:癌瘤浸润宫旁达盆壁,或导致肾盂积水,或肾无功能者。

Ⅳ期:癌瘤浸润膀胱和(或)直肠黏膜,或扩散超出真骨盆。

ⅣA期:癌瘤浸润膀胱和(或)直肠黏膜。

ⅣB期:癌瘤扩散超出真骨盆。

(陈淑慧 蔡红兵 陈惠祯)

三、治疗原则

　　子宫颈癌以放射治疗和手术治疗或两者综合治疗为主,化疗为辅。放疗适于各期病人,手术仅选择性地应用于ⅠA期、ⅠB期、ⅡA期及中心复发性病人,两者临床应用各有其优缺点,选择哪一种作为主要的治疗方法,要根据临床期别、年龄、全身情况、组织学类型及分级,以及对放射线的敏感性和是否已经过治疗等因素加以考虑。手术和放射综合治疗应用多年,疗效较为肯定。近年国内外开展手术和化疗、放疗和化疗综合治疗,已取得一定的效果,但需进行更多随机性前瞻性研究,才能确定能否提高 5 年生存率。各期别治疗原则归纳如下。

　　ⅠA期:无手术禁忌者应选择手术治疗,有手术禁忌者行放射治疗。

　　ⅠB期及ⅡA期:45 岁以内的年轻病人以手术治疗为主,有手术禁忌者行放疗;年龄较大者(45~65 岁),根据具体情况选择手术治疗或放疗,或采用手术、放疗综合治疗,或采用化疗和手术综合治疗;年龄超过 65 岁者行放射治疗。

　　ⅡB期:原则上行放射治疗,对因阴道狭小不能行腔内放疗者,或对放射不敏感及腺癌病人,可采用放疗和手术,或化疗和手术综合治疗。

　　Ⅲ期:均应采用放射治疗,或采用化疗和放疗综合治疗。少数放疗未控制者可于放疗后适当选择手术治疗。

　　Ⅳ期:以放疗为主,或采用化疗和放疗综合治疗。对那些累及膀胱和(或)直肠的中心性病灶,如有可能全部切除时,可以选择盆腔脏器切除术。

　　宫颈腺癌与鳞癌相比较,治疗原则相同。对宫颈小细胞癌强调多种方法综合治疗。对治疗后复发者应根据复发部位、范围、首次治疗的方式等情况确定治疗方案。浸润癌手术后复发,原则上行放射治疗。放疗后中心复发者可行手术治疗,盆腔复发或有远处转移者行放射治疗或化疗。

四、手术治疗

(一) 手术治疗的优缺点

　　ⅠB期及ⅡA期宫颈癌病人行根治性手术,是一种有效的治疗方法。与放射治疗比较有以下优缺点：

（1）能保留卵巢功能，而不需采用激素替代治疗。能保留更具功能的阴道，其弹性和分泌润滑作用常常得以保持，避免阴道缩小和萎缩。这对45岁以下的病人尤其重要。

（2）手术一个潜在的好处是能够有机会进行一个完全的盆腹腔探查，鉴别病人临床和病理分期的差异，其结果可以改变其治疗计划。根据病人的病情提出一个个体化的治疗方案，包括术后是否给予辅助治疗。

（3）手术切除宫颈和宫体，能消除放射抵抗因素，避免其局部复发。

（4）避免正常组织受照射，特别是避免痛苦的晚期直肠和膀胱放射反应。

（5）伴有慢性盆腔炎者或盆腔良性病变使生殖器形状和位置改变以至妨碍放射治疗的正确应用时，手术常常更具有优越性。

（6）根治性手术主要缺点是存在低于1%的手术死亡率，无疑地超过单纯放疗的死亡率；除了麻醉和手术的危险外，根治性子宫切除伴有泌尿道损伤的危险，输尿管阴道瘘或膀胱阴道瘘发生率为2%~7%；膀胱功能障碍和泌尿道感染发生率较高。

（二）手术指征

哪种方法对ⅠB期及ⅡA期宫颈癌治疗最有效，目前尚无肯定意见，手术、放疗或两者的综合治疗均有人主张，治愈率相当，或手术治疗稍高于放疗，但无统计学意义。因此，对一个病人选择何种治疗方法，不要只强调手术或放疗的优点，而是应首先考虑哪种方法对病人更有利。凡属ⅠB期及ⅡA期的病人，若有如下情况，应首先考虑手术根治：①45岁以下的病人。②有盆腔炎症史者。③病人生殖道或癌瘤影响腔内放射治疗者，如子宫脱垂、阴道狭小、宫颈残端癌、癌瘤堵塞宫颈管者。④合并妊娠者。⑤有放射抵抗者。⑥腺癌病人。⑦属内生型桶状宫颈者。⑧无放疗设备或设备不完善者。

ⅡB期及ⅡB期以上的病人，癌瘤已播散至宫旁组织，因其接近膀胱、输尿管和直肠，不易确定适当的手术边界，难以完全切除病灶，而且盆腔淋巴结转移率较高，原则上行放射治疗，疗效较好。仅对少数病人选择手术、放疗综合治疗。

（三）手术方式、适应证及手术方法与技巧

1. Ⅱ型（Ⅱ类）扩大子宫切除术（extended hysterectomy type Ⅱ，class Ⅱ） 本术式在国内称子宫次广泛切除术（subradical hysterectomy），同时进行盆腔淋巴结切除术。

适应证：已有学者推荐，对于宫颈鳞癌Ⅰ、Ⅱ级，肿瘤直径小于或等于2cm，无脉管浸润的病人，可行子宫次广泛切除术和盆腔淋巴结切除术。

笔者认为，根据病人的自身情况和病情选择手术方式是十分合理的。子宫次广泛切除术较子宫广泛切除术的损伤小，并发症少。在不影响治疗效果的前提下，为了降低手术并发症，提高生活质量，对某些ⅠB期病人是否可以选择Ⅱ型手术？

许多文献已证实，盆腔淋巴结转移与宫颈局部病灶体积大小、脉管间质受累有明显关系。宫颈病灶小于或等于2cm仍较局限，盆腔淋巴结转移率低，一般为0~14%，而且几乎限于"初程"淋巴结，其中宫旁主韧带淋巴结位于该韧带起始部，在早期极少发现此处有转移。Philip对广泛子宫切除的手术标本的宫旁组织做连续切片，没有发现远端淋巴管有癌栓。Friedell 报道 40 例,病灶小于 1cm 者未见盆腔淋巴结转移;病变为 1～2cm 者,转移率为 14%。漆林涛等报道 75 例病灶小于或等于 2cm 的鳞癌病人,选择 II 型子宫切除术及盆腔淋巴结切除术。盆腔淋巴结转移率为 4%(3/75),无 1 例宫旁组织及宫旁淋巴结转移。5 年生存率为 100%,10 年生存率为 96%。Kinney 报道 387 例 I B 期病人,其中 83 例(21.4%)肿瘤浸润深度大于 3mm,但肿瘤直径小于或等于 2cm,体积小于 4.19cm³,无脉管间隙侵犯者,无 1 例发现宫旁组织受浸润,但有 4 例盆腔淋巴结转移。平均随访 9.8 年,均存活。该学者将此类病人划为"低危" I B 期宫颈癌,包括病理检查为 I、II 级,宫颈肿瘤直径小于或等于 2cm,无脉管间隙侵犯者,可以采用 II 型手术(含盆腔淋巴结切除),而不必行子宫广泛切除(III 型手术),同样可获得长期无癌生存。

笔者从 1995～2003 年对 480 例宫颈病灶直径小于 2cm,组织学为 I、II 级鳞癌病人进行手术治疗,其中 240 例行 II 类根治性子宫切除术,240 例行 III 类根治性子宫切除术,前者 5 年生存率 100%,无瘤生存率 98.33%,后者 5 年生存率 100%,无瘤生存率 97.2%,两组无统计学差异(P=0.779),但前者手术时间、术后住院时间、术中失血量与后者比较有统计学差异(P 值分别为 0.0001,0.0001,0.001),前者术后并发症明显低于后者。毫无疑问,对这类病人手术保留一些宫旁组织,必然会大大降低泌尿道并发症发生率。因此,宫颈癌手术的广泛性应采取个体化原则。

其他 I B 期及 II A 期宫颈癌能否做子宫广泛切除及盆腔淋巴结切除术呢?这是一个很有争议的问题。最近 Landoni 等根据一个前瞻性随机的研究结果,认为 II 型手术同样可以应用于其他的 I B 期及 II A 期病人,其 5 年生存率与应用 III 型手术的 5 年生存率无统计学差异。从 1987 年 4 月到 1993 年 12 月,共有 243 位宫颈癌(FIGO I B～II A 期)病人参加了研究。病人随机采取了两种根治术之一(Piver-Rutledge-Smith II 型和 III 型手术),其中有 238 例得到观察结果。结果表明,II 型子宫切除术平均手术时间显著短于 III 型手术时间(P=0.01,135 分钟 vs 180 分钟)。但两组平均失血量和需要输血的病人数相似,两组病人平均术后住院时间长短相似,其 5 年生存率分别为 81%(II 型)和 77%(III 型),无癌生存率分别为 75% 和 73%。综合分析证明,生存率与手术类型无关。晚期并发症中采用 II 型手术的病人明显低于采用 III 型手术者,尤其是泌尿系并发症为 13% 对 28%。他们最后的结论是:II 型和 III 型根治性子宫切除术在治疗宫颈癌(I B、II A 期)同样有效,但前者晚期并发症比后者少。但 II 类和 III 类根治性子宫切除术后分别有 54% 和 55% 接受了辅助治疗,手术治疗真正受益的可能仅为 46% 和 45%,同时,列入研究的病例数也较少,应该进行更大型的临床试验。子宫次广泛切除及盆腔淋巴结切除术的手术范围和手术方法与技巧已在本章第一节"子宫颈早期浸润癌"叙述过,这里不再重复。

(蔡红兵　陈惠祯　刘春玲)

2. III 型(III 类)扩大子宫切除术(extended hysterectomy type III,class III)

(1) 手术范围:该术式又称子宫广泛切除术及盆腔淋巴结切除术(extensive hysterectomy and pelvic lymphadenectomy)、根治性子宫切除术(radical hysterectomy)、Meigs 根治性子宫切除术(Meigs radical hysterectomy)、标准性根治性子宫切除术(standard radical hysterectomy)。

　　Meigs 手术包括输尿管侧方支持组织和淋巴结切除。其目的是要广泛根治性切除宫旁及阴道旁组织。与 Wertheim 手术主要不同点在于子宫动脉在髂内动脉起始处断扎(图7-12),输尿管从膀胱宫颈韧带中完整地解剖出来,直至进入膀胱处,仅保留该韧带侧方自输尿管下端至膀胱上动脉的一小部分(图7-13),以保留远端输尿管的若干血液供应,减少瘘管形成的危险;在近骶骨处切除骶骨韧带 2/3(图7-14);在靠盆壁处切除主韧带(图7-15);切除阴道 1/2(图7-16)。同时,常规进行盆腔淋巴结切除,包括髂总、髂外、腹股沟、闭孔、髂内、宫旁淋巴结(图7-17)。如盆腔淋巴结阳性,应选择性地切除腹主动脉旁淋巴结。

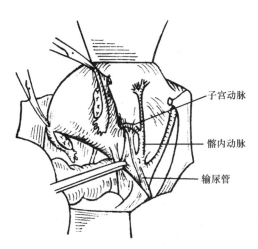

图 7-12　在髂内动脉起始处断扎子宫动脉

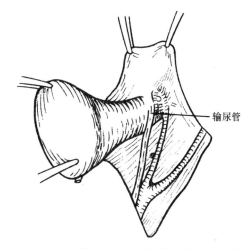

图 7-13　将输尿管从宫颈膀胱韧带中完整地解剖出来

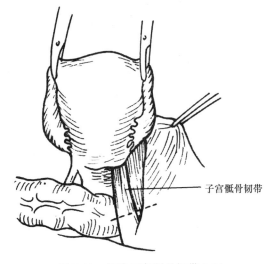

图 7-14　切除子宫骶骨韧带 2/3

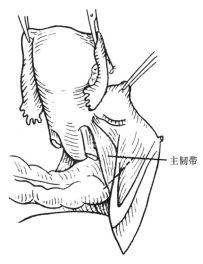

图 7-15　在近盆壁处切除主韧带

　　(2)适应证:该术式主要应用于ⅠB期及ⅡA期病人,也可用于放射后中心复发没有累及膀胱直肠者。

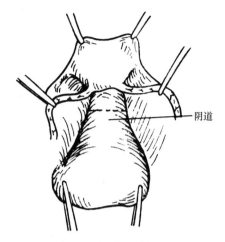

图 7-16　切除阴道的 1/2

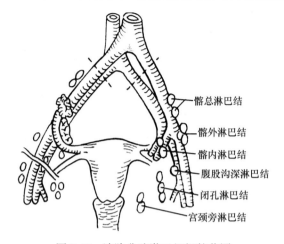

髂总淋巴结

髂外淋巴结

髂内淋巴结

腹股沟深淋巴结

闭孔淋巴结

宫颈旁淋巴结

图 7-17　清除盆腔淋巴组织的范围

宫颈肿瘤直径>2cm,或≤2cm 伴脉管受侵者,以及ⅡA 期病人,盆腔淋巴结转移率在 4.3%~34%。Fridell 和 Graham 报道病灶直径为 1.1~2.0cm 者,盆腔淋巴结转移率为 14%,病灶>2.1cm 者为 29%。Chung 报道 98 例宫颈癌ⅠB~ⅡA 期病人,原发灶≥4cm 者 淋巴结转移率为 80%;原发灶<4cm 者,淋巴结转移率为 16%。肿瘤浸润宫颈深度≥70% 者,淋巴结转移率为 40%,而浸润深度<70% 者,则为 13%。在 31 例淋巴结转移的病人中, 髂外淋巴结转移为 11 例,闭孔淋巴结转移为 6 例,髂内淋巴结转移为 5 例,宫旁淋巴结转移 为 3 例;盆腔淋巴结转移共 25 例,而髂总淋巴结和腹主动脉旁淋巴结转移各为 3 例。

Pelntyl 总结了 744 例,28 例有骶骨前淋巴结转移。髂总淋巴结转移率为 2%~32%,宫 旁淋巴结转移率为 2%~35%。Burghardt 报道 150 例Ⅰ~Ⅱ期病人,计算了最大矢状平面的 病灶面积,分析了肿瘤淋巴结转移,宫旁组织受累与肿瘤大小的关系(表 7-7)。

表 7-7　淋巴结转移率和宫旁组织受累与肿瘤大小的关系

肿瘤大小(mm)	例数	淋巴结受累		宫旁组织受累	
		阳性数	阳性率(%)	受累数	阳性率(%)
1~99	13	0	0	0	0
100~299	28	6	20.0	1	3.6
300~599	41	7	17.5	4	9.7
600~899	24	9	37.5.	7	29.2
900~1199	24	12	50.0	7	29.2
1200~1499	9	4	44.4	1	11.1
1500~1799	2	1	50.0	1	50.0
1800~2099	6	4	66.6	1	16.6
2100~2399	0	0	0	0	0
2400~2699	2	1	50.0	1	50.0
2700~2899	1	1	100.0	1	100.0

(陈惠祯　蔡红兵)

(3) 手术方法与技巧:这里介绍三种较有代表性的手术方式方法。

手术方式方法之一:腹膜外盆腔淋巴组织清除术和子宫广泛切除术(extraperitoneal lymphadenectomy and extensive hysterectomy)。

1) 腹部切口:一般采取下腹部正中切口,或腹直肌旁切口,长 16 ~ 18cm。对一些肥胖者可用改良 Pfermenstiel 切口(耻骨上横行半月状切口),自一侧髂前上棘达对侧,距耻骨上缘二横指切开皮肤及筋膜。充分地钝性游离筋膜(腹直肌前鞘、腹横肌筋膜、腹外斜肌筋膜),下达耻骨上缘,上达脐部。纵形分离腹直肌,达腹膜外。

2) 分离腹膜外间隙(以左侧为例):用鼠齿钳提起左侧腹直肌前鞘边缘,术者一手伸入腹直肌后,钝性分离左侧腹膜与腹膜间隙(图 7-18),再向膀胱侧窝脂肪堆处分离腹膜外腔。此时应注意腹壁下动静脉的走向,勿致出血而影响操作,如有出血应结扎止血。当向下分离到腹股沟管内口处暴露出圆韧带的腹膜外部分时,用鼠齿钳夹持圆韧带,小心分离周围组织,充分游离腹膜外部分(图 7-19)。在靠近腹股沟区用 2 把止血钳钳夹并切断圆韧带,用 7 号丝线结扎,随即将腹膜向内上方充分游离(图 7-20)。

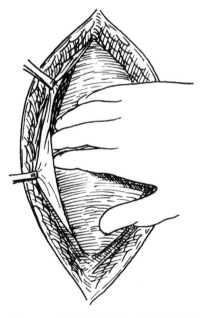
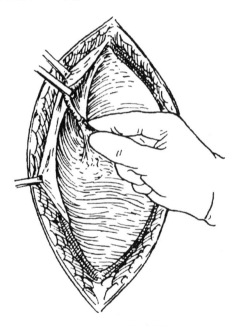

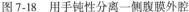

图 7-18　用手钝性分离一侧腹膜外腔　　　　图 7-19　提起圆韧带

3) 暴露髂血管及淋巴结:用拉钩拉左侧腹壁,小心地向内上方推开腹膜囊,充分暴露总动脉下段的腹膜外腔,以显露髂总动脉及髂内、髂外动脉分叉处。用纱垫保护腹膜囊及侧腹壁。用小胸腔拉钩固定。髂血管的两端分别用拉钩牵拉开,注意用纱布包住金属拉钩,切勿用力过猛损伤静脉血管。此时,盆腔大血管及输尿管便显而易见(图 7-21)。

4) 切除盆腔各组淋巴结及脂肪组织:从髂总动脉下段外侧的腰大肌开始,自上而下,剪开血管鞘膜,钝性、锐性相结合分离髂总、髂外、腹股沟深淋巴结及脂肪组织(图 7-22 ~ 图 7-25)。注意在髂外血管的下端近腹股沟韧带处有较大的腹股沟深淋巴结,其下端有旋髂深静脉。清扫淋巴结时应用细丝线结扎其远端,以减少术后淋巴结囊肿形成。在切除闭孔区的

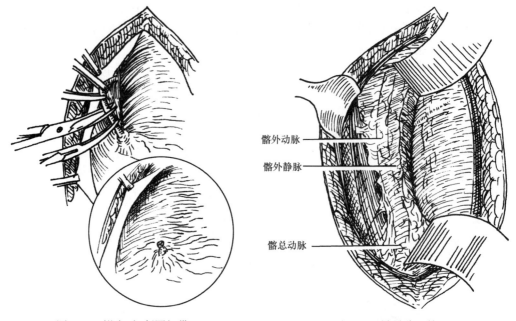

图 7-20　钳夹、切断圆韧带

髂外动脉

髂外静脉

髂总动脉

图 7-21　暴露髂血管

淋巴结及脂肪组织时,助手用静脉拉钩将髂外静脉轻轻向外上方牵拉,术者用胆管钳分离闭孔区的淋巴脂肪组织,显露闭孔神经,并沿闭孔神经两侧从外向内清除脂肪及淋巴结(图7-26、图7-27)。操作切不可过深。再自髂内动脉起始部向下切除脂肪及淋巴结,并与已切除的闭孔区脂肪组织和淋巴结汇合成片,整块分离出来。在分离髂内外血管间脂肪及淋巴结时,应特别小心,此处较易出血。

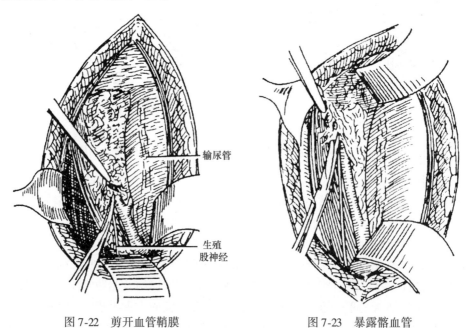

输尿管

生殖
股神经

图 7-22　剪开血管鞘膜

图 7-23　暴露髂血管

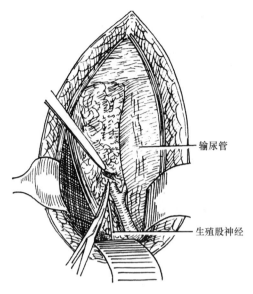

图 7-24　清扫髂外血管旁淋巴结及脂肪组织

输尿管

生殖股神经

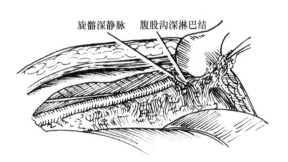

旋髂深静脉　腹股沟深淋巴结

图 7-25　清扫腹股沟淋巴结

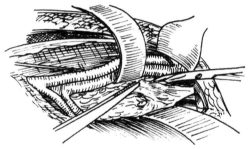

图 7-26　拉开髂外静脉,分离闭孔区淋巴
脂肪组织,暴露闭孔神经

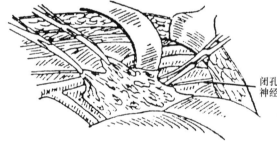

闭孔神经

图 7-27　清扫闭孔区脂肪及淋巴细胞

5）在腹膜外结扎子宫动脉:在清扫完髂内动脉的淋巴结脂肪组织后,可在髂内动脉的中部寻见子宫动脉起始处,游离后将其钳夹、切断并用 4 号线结扎(图 7-28)。

6）在腹膜外结扎卵巢血管:于腹膜外扪及子宫和卵巢后,顺卵巢向上寻找骨盆漏斗韧带,即可见到卵巢动、静脉,用鼠钳提起卵巢血管,钝性分离腹膜后间隙,将卵巢血管切断结扎之。注意辨认其内侧的输尿管,切勿误扎。

7）在腹膜外结扎髂内动脉:分离髂内动脉,用 7 号丝线双重结扎(图 7-29 ~ 图 7-31)。以同样方法处理右侧的盆腔淋巴结。以下是进行子宫广泛切除术的步骤。

8）探查腹腔:切开腹膜,探查盆腔、肝、胃及腹主动脉旁淋巴结。

9）剪开阔韧带前后叶腹膜(图 7-32):当剪到圆韧带处时,以原结扎的近侧结扎线为标记,将圆韧带拉向子宫端以保留更多的腹膜。

10）分离直肠:先提起直肠,然后切开子宫直肠反折腹膜,分离直肠阴道间隙达 3 ~ 4cm

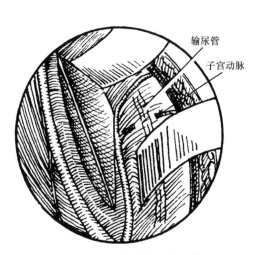

输尿管

子宫动脉

图 7-28　切断、结扎子宫动脉

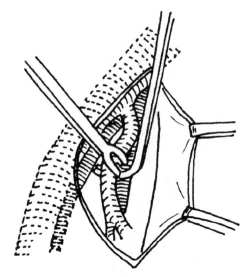

图 7-29　分离髂内动脉

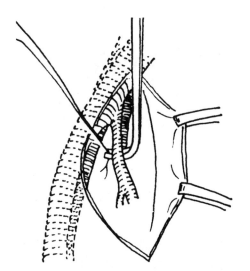

图 7-30　两根 7 号丝线从髂内动脉后方穿过

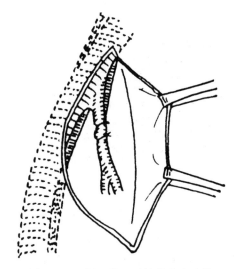

图 7-31　7 号丝线双重结扎髂内动脉

深,钝性分离双侧直肠侧窝。注意勿损伤在其外的输尿管。初步游离出子宫骶骨韧带(图 7-33、图 7-34)。

11)初步游离输尿管,分离膀胱:从子宫骶骨韧带外侧,阔韧带后叶处,小心游离输尿管旁组织,达宫颈旁组织(图 7-35)。剪开子宫膀胱腹膜反折,钝性推离膀胱达阴道部 3~4cm。

12)断扎子宫骶骨韧带:进一步游离子宫骶骨韧带内、外侧缘,使直肠侧窝的深度和子宫直肠窝深度一致,分 1~2 次钳夹、切断、缝扎子宫骶骨韧带(图 7-36、图 7-37)。

13)断扎主韧带:用乙状拉钩将输尿管向外牵拉,充分暴露主韧带。在近盆壁处用长弯止血钳分 1~2 次钳夹、切断主韧带,用 7 号丝线缝扎(图 7-38)。

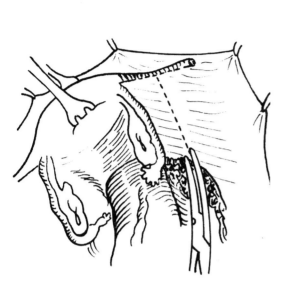

图 7-32　剪开阔韧带前后叶腹膜

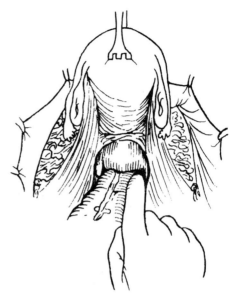

图 7-33　分离直肠

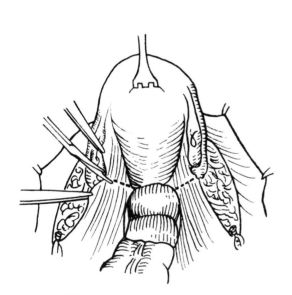

图 7-34　初步游离子宫骶骨韧带

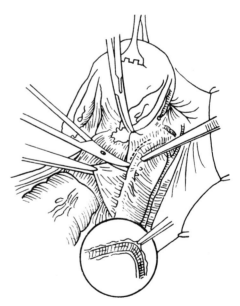

图 7-35　游离输尿管达宫颈旁

14）处理输尿管隧道：助手将子宫向病人头侧提起，用腹部拉钩将膀胱提起，另用阑尾钳将输尿管向外侧牵拉，以暴露输尿管隧道入口处，分次分离、钳夹、切断、缝扎宫颈膀胱韧带，打开输尿管隧道，游离输尿管至膀胱处（图 7-39 ～ 图 7-41）。

15）处理阴道旁组织：将子宫向对侧牵拉，用深拉钩将膀胱向耻骨联合方向牵拉，再用压肠板保护已游离好的直肠，用长弯管钳分两次钳夹、切断阴道旁组织，用 7 号丝线缝扎。经检查已达欲切除之阴道平面以下即可（图 7-42）。

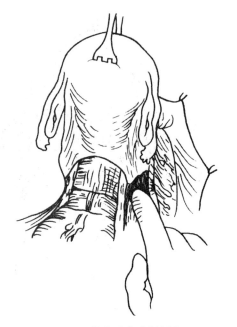

图 7-36　分离子宫直肠侧窝，
进一步暴露子宫骶骨韧带

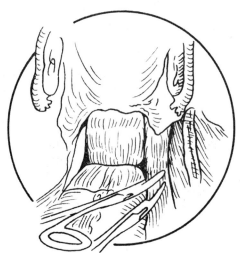

图 7-37　切断、缝扎骶骨韧带

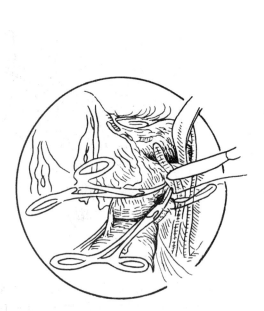

图 7-38　切断、缝扎主韧带

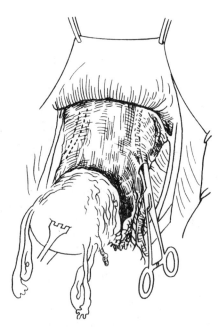

图 7-39　分离输尿管隧道

16）切断阴道：用直角钳在阴道切除线上钳夹阴道，再行切断（图 7-43）。切断后用 4 把组织钳提夹阴道残端。用碘酒、酒精消毒阴道，用盐水棉签处理残端，再用 1 号可吸收线连续缝合。

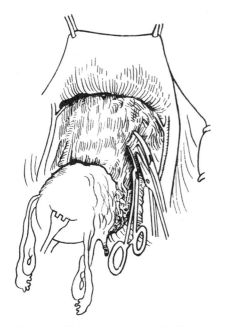

图 7-40　钳夹、切断膀胱宫颈韧带前叶

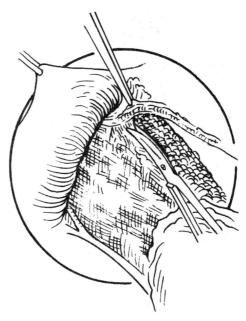

图 7-41　分离、钳夹、切断膀胱宫颈韧带后叶

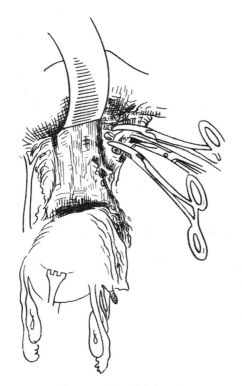

图 7-42　处理阴道旁组织

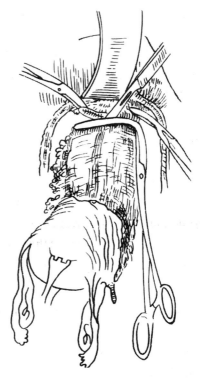

图 7-43　切断阴道

　　17）缝合后腹膜及腹壁：检查盆腔创面无出血后缝合盆壁腹膜。用无菌盐水冲洗盆腔，安放 2 根引流管于两侧闭孔窝处，由髂前上棘约 4cm 处引出并固定数针，接负压瓶

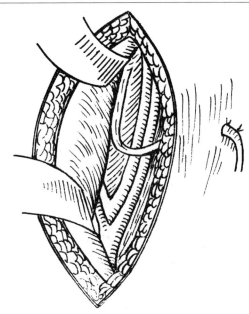

图 7-44　安放引流管由腹壁引出并固定

（图 7-44）。关闭腹腔。

（江　森　刘履光）

手术方式方法之二:腹膜内(后)盆腔淋巴组织切除和子宫广泛切除术[intra (retro) peritoneal lymphadenectomy and extensive hysterectomy]。

1）体位:取仰卧位。在腰骶部放一海绵垫,使骨盆下方略高,大腿稍下曲,使脊柱和骨盆入口平面的角度扩大,脐耻间的距离延长,骨盆底变浅,有利于盆腔深部的操作。

2）腹部切口:一般采用绕脐左下腹正中切口至耻骨联合上缘。也有学者采用下腹横切口。

3）探查:在腹内手术进行前,医师不能忽视腹腔探查。不检查腹腔脏器,不触诊腹主动脉旁及盆腔淋巴结,可导致不适当的治疗和对预后不正确的估价。

非鳞状细胞癌病人应常规进行腹水或腹膜冲洗液细胞学检查。

进腹后首先探查子宫及附件是否正常,有无粘连,子宫活动度以及与膀胱、直肠的关系,宫旁组织有无增厚,是否有癌浸润,特别要注意宫颈与膀胱间隙有无硬块,要排除膀胱受累。随后检查盆腔各区淋巴结及腹主动脉旁淋巴结有无转移病灶。转移的淋巴结一般为肿大、质硬、活动差,广泛者可彼此融合成块状。再检查大网膜及肝、胆、肾、胃等脏器。如发现癌瘤已累及邻近组织器官,估计手术不能将其切净,或盆腔内及腹主动脉旁有固定的转移淋巴结,应终止手术,并将病灶用银圈标志,术后加大局部放疗量。如无上述情况,应按计划手术。

4）暴露手术野:置入腹腔三叶拉钩,打开腹壁,将肠管推入上腹,充分暴露手术野。

5）上提子宫:用两把大弯血管钳分别于两侧子宫角部钳夹圆韧带、输卵管、卵巢固有韧带。将子宫提起并拉向左侧,暴露右盆腔。

6）剪开后腹膜:于右半结肠回盲部下方,漏斗韧带外侧剪开后腹膜直至髂外动脉处（图 7-45、图 7-46）。提起腹膜切口边缘,向中线牵拉,此时可见输尿管（图 7-46）。

7）断扎卵巢血管:沿漏斗韧带内侧剪开阔韧带后叶至子宫骶骨韧带处,打开腹膜后间隙,将卵巢血管游离并在骨盆入口处钳夹、切断,分别用 7 号和 4 号丝线双重结扎（图 7-47）。

同法处理对侧。对年轻病人应保留一侧卵巢。

8）断扎圆韧带:向前继续剪开阔韧带前叶至圆韧带处,分离圆韧带,于近盆壁处将其钳夹、切断,用 7 号丝线结扎。

同法处理对侧。

9）清除髂总淋巴脂肪组织:盆腔淋巴结都沿髂总、髂外及髂内动静脉干及其分支排列,存在于血管周围的脂肪组织内,所以按血管走行方向,剥离血管周围的脂肪组织,将其与淋巴结一并切除。一般从髂总血管中段开始,自上而下,由外向内的顺序进行。首先清除髂总

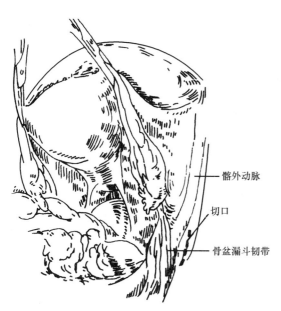

图 7-45 虚线表示后腹膜切缘

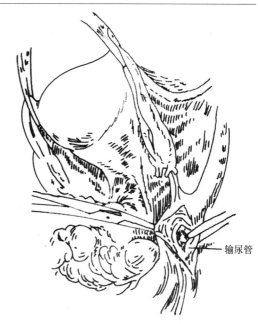

图 7-46 剪开后腹膜至髂外动脉处

动脉中下段的淋巴脂肪组织,然后沿髂外动脉向下直至腹股沟韧带,清除髂外淋巴结和腹股沟深淋巴结以及其所连的脂肪组织。继续向内方清除位于闭孔窝的闭孔淋巴脂肪组织,清除位于髂内、外动脉起始部间的髂间淋巴结和沿髂内动脉干及其分支排列的髂内淋巴结。子宫旁淋巴结在游离子宫动脉与输尿管交叉部时清除(图7-48)。

髂总淋巴结主要位于髂总动脉侧方。要从髂总动脉中段开始,用剪刀自上而下地分离切除髂总动脉外侧方,以及髂总动、静脉间的前方、内侧方的淋巴脂肪组织,高位结扎淋巴管(图7-49)。

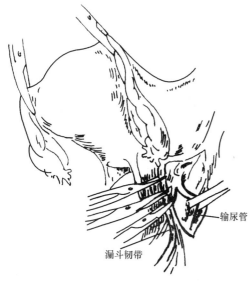

图 7-47 断扎卵巢血管

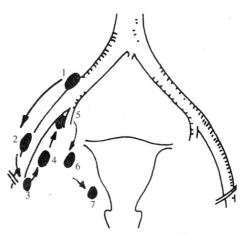

图 7-48 子宫颈癌清除盆腔淋巴结的顺序

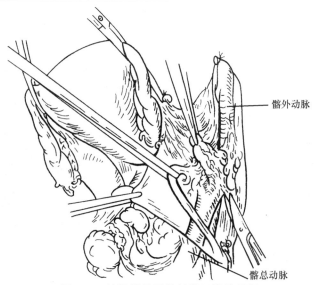

髂外动脉

髂总动脉

图 7-49　清除髂总及髂外淋巴脂肪组织

10) 清除髂外淋巴脂肪组织:髂外淋巴结的中央组位于髂外动、静脉表面。要沿腰大肌及髂外动脉清除其上方的淋巴脂肪组织(图 7-50)。分离切除髂外动、静脉间及静脉上方的淋巴脂肪组织(图 7-50)。分离至股管末端时,用拉钩向股管方向牵引,以暴露外侧腹股沟深淋巴结。此淋巴结位于髂外动脉末端外侧方,要从前、外、后三个方向分离到淋巴结根部钳夹、切断,用 4 号丝线结扎,以避免淋巴囊肿形成。注意勿损伤旋髂深静脉。随即剥离髂外静脉内侧淋巴脂肪组织及盆侧壁疏松结缔组织,暴露腰大肌内壁(图 7-51)。此时操作已达闭孔区,髂外淋巴结内组及闭孔窝淋巴结就在其中。

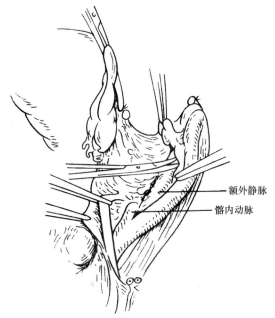

额外静脉

髂内动脉

图 7-50　清除髂外淋巴脂肪组织

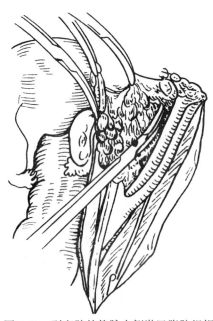

图 7-51　剥离髂外静脉内侧淋巴脂肪组织

11）解剖闭孔神经、清除闭孔区淋巴脂肪组织：从髂外静脉末端与脐侧韧带间的间隙向下稍加分离，即可暴露闭孔神经、脐侧韧带、膀胱侧窝。首先分离较细长的内侧腹股沟深淋巴结，并结扎其淋巴管。注意不要损伤闭孔静脉与髂外静脉的无名吻合支。然后从膀胱侧窝处沿闭孔神经由外往内剥离闭孔区淋巴脂肪组织至髂内外血管分叉处，并将其钳夹、切断，用4号丝线结扎（图7-52）。此操作过程可用另一手的手指协助分离。

　　清除闭孔淋巴组织是宫颈癌根治术的关键之一，也是手术操作比较困难的部位之一。手术损伤，特别是血管损伤常常发生。要细致地解剖，尽力将其淋巴组织清除干净，又不要损伤邻近器官，如髂血管和闭孔神经。

　　12）清除髂内淋巴组织：从髂内动、静脉的分叉处向前向内清除髂内淋巴脂肪组织（图7-53）。清除至髂内动脉末段时，可用组织钳提起脐侧韧带，以便解剖。髂内静脉位置深，注意不要损伤，一旦损伤会引起大出血，而且止血较难，必须重视。

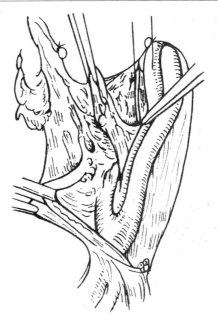

图7-52　解剖出闭孔神经,清扫闭孔区淋巴脂肪组织

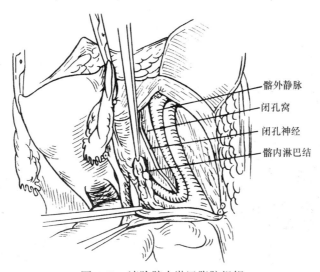

髂外静脉
闭孔窝
闭孔神经
髂内淋巴结

图7-53　清除髂内淋巴脂肪组织

　　13）断扎子宫动脉：髂内淋巴组织清除后，一侧盆腔淋巴组织清除已完成。子宫动脉裸露，在髂内动脉起始处将其分离、钳夹、切断，用4号丝线双重结扎（图7-54）。将游离至髂内动脉内侧的淋巴脂肪组织进一步分离至子宫旁侧。

　　如果保留子宫动脉输尿管支，李诚信介绍的方法是：当盆腔淋巴结清扫后，子宫动脉在髂内动脉起始处被显露，将其从主韧带中分离出来，以明确其走向。具体操作方法是将输尿管在"隧道"内向外下方压，助手向对侧上方充分地牵引子宫，用长弯剪刀一次穿通"隧道"，夹住、切断结扎之。不需要将子宫动脉在输尿管"隧道"入口处挑出，即不需要将子宫动脉游离出来单独夹住、切断。如果因炎症粘连较紧，不宜一次穿通"隧道"，需采取分次将子宫膀胱韧带浅层韧带夹住、切断、缝扎之（图7-55）。

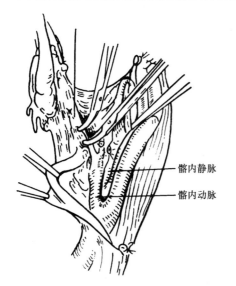

图7-54　断扎子宫动脉

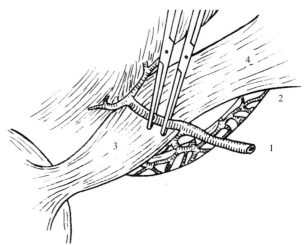

图7-55　子宫动脉输尿管支保留法的处理

1. 子宫动脉；2. 输尿管；3. 子宫膀胱浅层韧带；4. 主韧带

同法处理对侧盆腔淋巴组织及子宫动脉。

14）分离膀胱：将子宫向头侧牵拉，横断子宫膀胱反折处腹膜。提起腹膜切缘，下压宫体下段，用剪刀锐性或用方头拉钩钝性分离宫颈膀胱间隙，可见宫颈间白色光滑的筋膜层（图7-56）。用电刀协助分离阴道膀胱间隙至阴道前壁1/2处（图7-57）。如此处理较安全，避免损伤膀胱和阴道膀胱静脉丛。

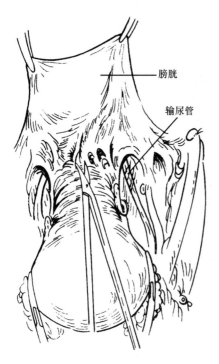

图7-56　分离膀胱

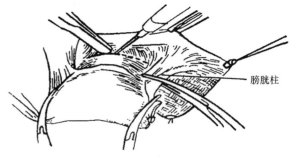

图7-57　用电刀协助分离阴道膀胱间隙

15）分离直肠：将子宫拉向耻骨联合方向，剪开子宫骶骨韧带表面及直肠反折处腹膜，用手指或剪刀分离直肠、阴道间隙至阴道后穹隆3cm（图7-58），充分暴露子宫骶骨韧带内侧缘。

16）游离输尿管,切除膀胱宫颈韧带:先从子宫骶骨韧带外侧向前初步分离输尿管至"隧道"入口处(图 7-59)。将子宫动脉残端进一步游离,翻向输尿管内侧。用食指或长弯血管钳,或长弯剪刀沿输尿管上方插入输尿管隧道内(图 7-60)。分两次贯穿、钳夹、剪断膀胱宫颈韧带前叶至输尿管进入膀胱处(图 7-61A,图 7-61B),用 4 号丝线结扎,亦可不贯通而直接做钳夹、切断、缝扎。

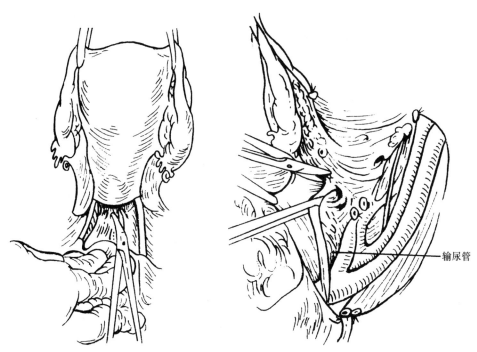

图 7-58　分开直肠阴道间隙　　　　图 7-59　初步游离宫旁段输尿管

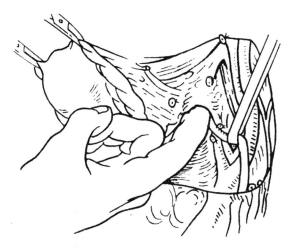

图 7-60　用食指插入输尿管隧道

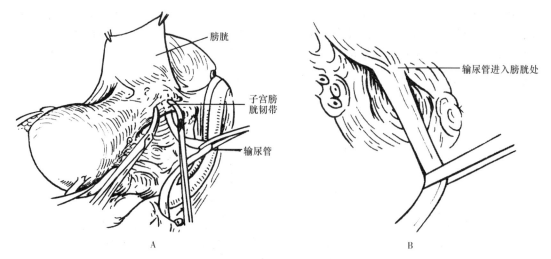

图7-61　断扎膀胱宫颈韧带前叶(A);输尿管进入膀胱壁处(B)

锐性分离输尿管内侧疏松结缔组织,将输尿管完整地解剖出来。在近膀胱壁处将输尿管推向外侧方,分离、贯穿、钳夹膀胱宫颈韧带后叶,用4号丝线结扎(图7-62)。

国内有学者将游离输尿管、切除膀胱宫颈韧带的操作放在子宫骶骨韧带及主韧带处理后进行,但欧美许多学者先作处理,笔者亦如此。

同法处理对侧。

17)展开直肠侧窝,断扎子宫骶骨韧带:将子宫向左下方牵引,将直肠向左上方牵引,在子宫骶骨韧带外侧,用解剖剪后手指打开直肠侧窝,游离子宫骶骨韧带外侧缘,尽可能地靠近骶骨处钳夹、切断子宫骶骨韧带,用7号丝线缝扎(图7-63)。一般要求切除该韧带2/3即可,通常分两次完成。

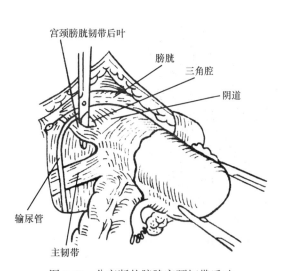

图7-62　分离断扎膀胱宫颈韧带后叶

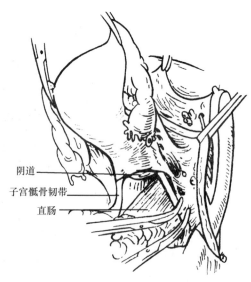

图7-63　断扎子宫骶骨韧带

同法处理对侧。

18）展开膀胱侧窝,断扎主韧带:主韧带是癌瘤容易转移的部位,切除它是根治术的关键之一,要求仔细地解剖,靠近盆壁切除。

切除子宫骶骨韧带后,能更好地暴露主韧带后缘,然后沿主韧带表面,用解剖剪或胆管钳向前向内扩展膀胱侧窝,暴露主韧带的前缘,将输尿管拉向外侧(可用中号S拉钩协助),充分暴露主韧带,分离该韧带外侧缘表面的结缔组织,以缩小韧带,更主要的是缩小起始部。靠近盆壁处钳夹、切断主韧带,用7号丝线缝扎(图7-64)。此部分通常分两次进行,同法处理对侧。

另一种切除主韧带的方法是用手指或长弯血管钳,自直肠侧窝贯通主韧带底部最薄弱处至膀胱侧窝(图7-65)。将其钳夹、切断,用7号丝线缝扎。

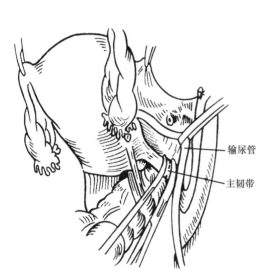

图 7-64　断扎主韧带

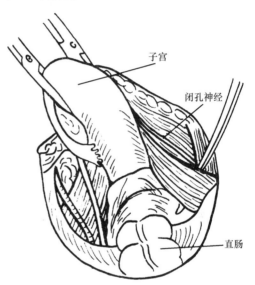

图 7-65　贯穿断扎主韧带

同法处理对侧子宫骶骨韧带及主韧带。

19）处理阴道旁组织:切除足够长度的阴道,亦是宫颈癌根治术的关键之一,能大大减少阴道复发。主韧带切除后,只有阴道与手术标本相连。此时,将子宫向对侧牵拉,检查膀胱与直肠分离是否足够,然后用长弯血管钳钳夹、切断阴道旁组织,用7号丝线缝扎(图7-66)。

同法处理对侧。

20）横断阴道:向上牵拉子宫,暴露阴道壁上段。经检查,若阴道旁组织切除已达预定平面下方,即可在预定要切除的位置(阴道1/2处),用两把直角钳相对钳夹阴道,紧靠下方的直角钳横断阴道。用3%的碘酊溶液和75%的酒精溶液消毒阴道。

21）固定(悬吊)输尿管:用3-0合成可吸收线将游离的输尿管间断缝合于髂内动脉前支(图7-67)。注意只做表浅缝合,一般只缝4～5针即可,起悬吊输尿管作用。

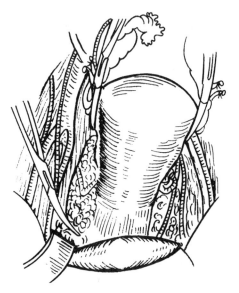

图 7-66　钳夹并切断阴道旁组织

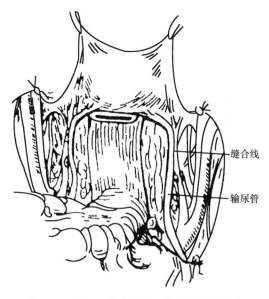

图 7-67　用 3-0 合成可吸收线将输尿管与髂内动脉前支做浅表缝合

22）重建部分阴道：用 1-0 或 2-0 号合成线将直肠反折腹膜与阴道后壁缝合，膀胱腹膜切缘缝合于阴道前壁，阴道两侧壁分别与同侧膀胱、直肠腹膜缝合，距阴道腹膜吻合处 2～3cm，用 4 号丝线间断缝合直肠、膀胱浆膜，封闭阴道，以延长阴道（图 7-68、图 7-69）。

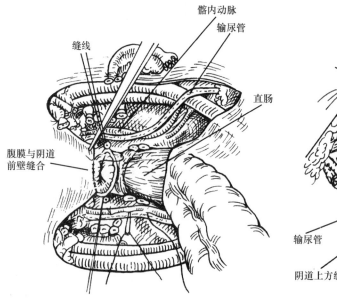

图 7-68　膀胱腹膜与阴道前壁缝合，直肠腹膜与阴道后壁缝合

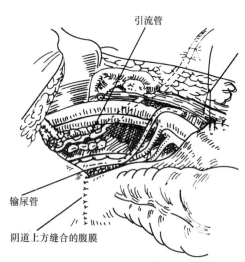

图 7-69　膀胱腹膜与直肠乙状结肠腹膜缝合，部分阴道重建，阴道延长。闭孔窝处置入引流管

23）腹膜后置入引流管，缝合后腹膜：盆腔冲洗，用聚乙烯或橡皮引流管经前腹壁侧方插入腹膜后，经髂外血管与腰大肌间隙达闭孔窝（图 7-69），缝合盆底腹膜（图 7-70），或将引

流管置入闭孔窝内,经宫旁沟从阴道引出(图7-71),缝合盆底腹膜。

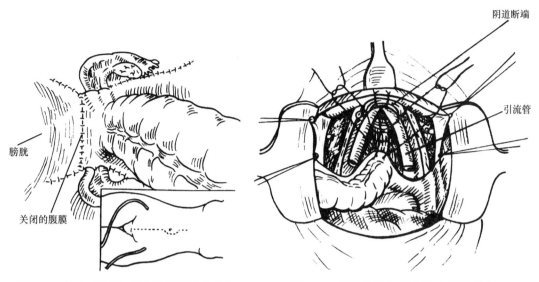

图7-70　缝合后腹膜,引流管从前腹壁引出　　　图7-71　闭孔窝置入引流管,经阴道引出

　　24)卵巢移位:年龄在45岁以下的病人,可保留一侧卵巢。如考虑术后辅助放疗须行卵巢移位术。卵巢移位术是用于妇女在盆腔放射治疗前将卵巢移位于放射野以外部位以保存卵巢功能的手术方法。笔者常采用侧腹上部卵巢移位术:于下腹部做正中切口,依次切断卵巢固有韧带、输卵管系膜,游离卵巢动、静脉10~12cm,剪开结肠旁沟处腹膜,将卵巢移位于侧腹上部,相当于髂嵴上2cm,固定于腹壁肌肉上,缝合2~3针即可。缝合腹膜切缘,移位卵巢于腹膜内。

　　25)耻骨上膀胱造瘘引流:上述操作完成后,用300~400ml消毒盐水充盈膀胱,用膀胱穿刺针于耻骨联合上缘经皮肤插入膀胱,将14或16号导尿管或气囊尿管经针芯插入膀胱5~6cm,退出针管,固定导尿管于皮肤上,接引流瓶或尿袋引流(图7-72~图7-74)。拔除置入尿道的尿管。

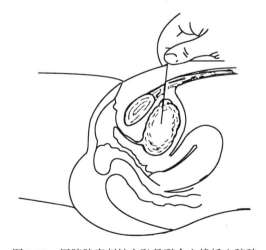
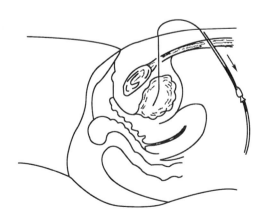

图7-72　用膀胱穿刺针在耻骨联合上缘插入膀胱　　　图7-73　导尿管经针芯插入膀胱,退出针管

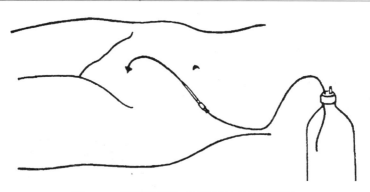

图 7-74　导尿管通过三通装置接封闭引流瓶

26）缝合腹壁各层。

（陈惠祯　蔡红兵）

手术方式方法之三：经阴道广泛性子宫切除术及盆腔淋巴结切除术

经阴道广泛性子宫切除术（vaginal radical hysterectomy，VRH），早在 1879 年由 Czerny 首先施行，至 1901 年，奥地利 Schauta 医生创立了经典的经阴道广泛子宫切除，亦称 Schauta 手术。但病人术后死亡率高，且需要经腹行淋巴结切除，以至沉默多年未能推广。直至 1991年 Querleu 等报道了腹腔镜下的盆腔淋巴结切除术，微创化技术，为 VRH 手术带来复兴。尤其腹腔镜辅助下经阴道广泛性子宫切除正在引起众多学者的关注和深入探究。

手术操作步骤如下：

1）会阴切口：亦即 Schuchard 切口。于会阴 5 点处阴道口皮肤开始，介于肛门和坐骨结节之间作深大的"弧形"会阴侧斜切开（图 7-75）。局部涉及的组织包括会阴部皮肤、皮下组织及脂肪、阴道黏膜、球海绵体肌和部分肛提肌等（图 7-76）。

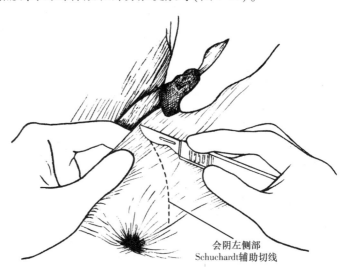

会阴左侧部
Schuchardt 辅助切线

图 7-75　Schuchardt 切口

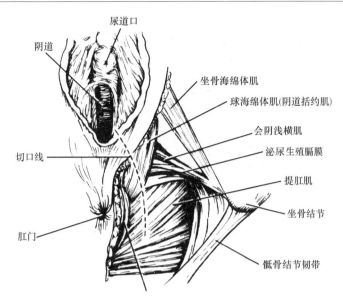

尿道口

阴道

坐骨海绵体肌

球海绵体肌(阴道括约肌)

会阴浅横肌

泌尿生殖膈膜

切口线

提肛肌

坐骨结节

肛门

骶骨结节韧带

图 7-76　Schuchardt 切口局部解剖

从临床实际、微创观念和个体化考虑,对于外阴口和阴道宽松的病人,无须做会阴切开扩大伤口。

2)环切阴道壁及形成阴道"袖套":目的在于界定需要切除的阴道长度,包裹宫颈癌瘤,防止癌组织脱落污染伤口及便于手术操作。

至少远离肿瘤边缘 3cm,全层环形切开阴道壁,用鼠齿钳钳夹切缘,向上分离膀胱阴道间隙,剪开膀胱宫颈筋膜间的结缔组织,推开膀胱。然后钳夹阴道后壁切缘,向后上方分离直肠阴道间隙,达子宫直肠陷凹反折腹膜。再分别向侧盆壁方向游离、扩展阴道旁组织,靠外侧切断、缝扎。此时上段阴道壁四周连通,即形成阴道"套袖"(图 7-77)。用 7 号丝线间断缝合袖口,完全包裹宫颈肿瘤。

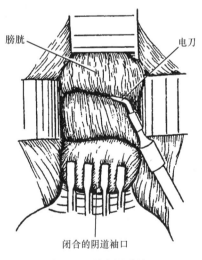

膀胱

电刀

闭合的阴道袖口

图 7-77　形成阴道袖口

3)分离膀胱和膀胱旁间隙(膀胱侧窝):充分游离膀胱及开放膀胱旁间隙,是暴露膀胱子宫颈韧带、打开输尿管隧道的前提。常用脑膜精细剪刀弯头朝向子宫颈,剪开膀胱宫颈筋膜结缔组织,用食指及拉钩上推膀胱,剪开反折腹膜,暴露膀胱宫颈韧带内侧面(图 7-78)。然后于其韧带外侧与骨盆侧壁之间插入食指钝性分离,开放膀胱侧窝(图 7-79)。

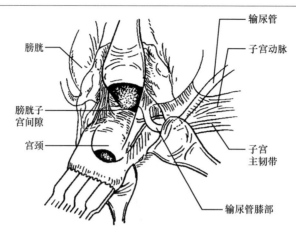

图 7-78　暴露膀胱宫颈韧带

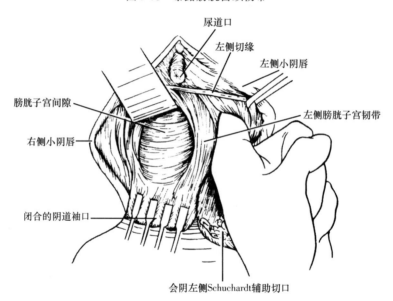

图 7-79　开放膀胱侧窝

4）游离输尿管：为此术式的关键步骤。输尿管盆部末段（膝部）走行埋藏于阴道旁组织及膀胱子宫颈韧带前、后层（叶）之间，最后进入膀胱壁内。先用两食指于膀胱宫颈韧带两侧对合触摸其内的输尿管膝部走向，当感觉有弹性的索状物，即是输尿管（图 7-80）。用长血管钳细心钳夹、断扎膀胱宫颈韧带外侧的后层（图 7-81）。暴露输尿管膝部周围游离后用细橡皮尿管穿过提起（图 7-82）。然后再分离、断扎膀胱宫颈韧带的前层（叶），并结扎其内上方的子宫动脉。稍剪开、分离阴道筋膜，打开输尿管最下部的"隧道"，将输尿管末段完全游离至膀胱壁入口处。

5）处理子宫主韧带：子宫主韧带亦称宫颈横韧带，位于阔韧带的底部，横行于宫颈阴道上部、子宫下体侧缘与骨盆侧壁之间，呈扇形分布，由结缔组织和平滑肌组成，含有丰富的血管和淋巴，先用手指分离前、后间隙使其打开，以长弯血管钳或 Kocher 钳尽量靠近盆侧壁分数次钳夹、切断、缝扎（图 7-83）。

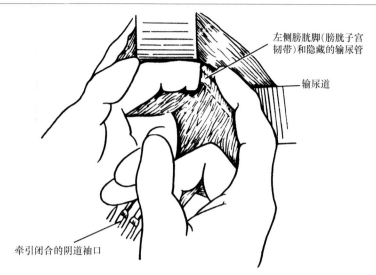

图 7-80 触摸左侧输尿管

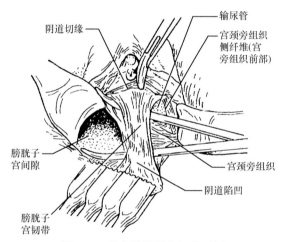

图 7-81 分离膀胱子宫韧带后层

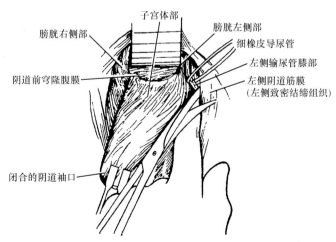

图 7-82 游离提起输尿管膝部

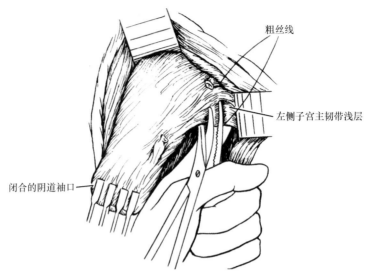

图 7-83　处理子宫主韧带

6）处理子宫骶韧带：子宫骶韧带又名直肠脚或直肠柱，前面附着于宫颈阴道上部和阴道上 1/3，绕过直肠，向后抵达第 2~3 骶椎前面。主要由结缔组织和少许平滑肌组织组成，亦包含有神经、血管和淋巴管。将子宫向前上方牵拉，暴露打开陷窝后置入阴道重锤拉钩，剪开子宫骶韧带内侧面贴近直肠的腹膜，用手指分离直肠（图 7-84）。然后用长弯血管钳及手指钝性分离子宫骶韧带外侧，开放直肠侧窝（图 7-85）。此时用拉钩牵引展开，既可充分暴露子宫骶骨韧带。远离宫颈 3cm，分次钳夹、切断。

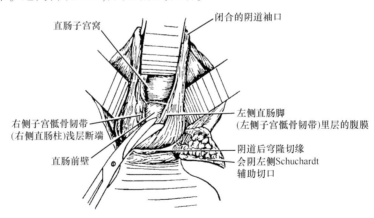

图 7-84　剪开子宫骶韧带内侧贴近直肠的腹膜

7）处理骨盆漏斗韧带及子宫圆韧带（图 7-86）：骨盆漏斗韧带又称卵巢悬韧带，其内含有卵巢血管、神经及淋巴管。由阔韧带外侧缘上部游离移行于盆侧壁腹膜。从阴道视查，位置较高，先钳夹、断扎圆韧带，有利于暴露骨盆漏斗韧带。剪开游离韧带外层腹膜后，便于较高位置切断、结扎血管，避免损伤输尿管。至此，完成了子宫广泛切除。

　　8）夹闭盆底腹膜及缝合阴道切口：子宫广泛切除后,用 2-0 可吸收线连续缝合关闭盆底前后腹膜切缘,将两旁宫角旁组织、圆韧带、骨盆漏斗韧带及骶韧带残端固定于腹膜外,盆底间隙内放置一根 T 形引流管,最后连续或间断缝合阴道切口。

　　9）缝合阴道侧壁及会阴切口：先用 0 号可吸收线间断缝合修复切断的部分肛提肌。然后从阴道黏膜切口顶端开始,连续缝合阴道壁至处女膜缘。再用 4 号丝线间断缝合皮下脂肪组织及会阴皮肤切口。

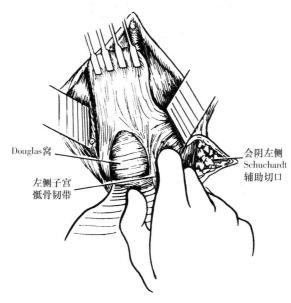

图 7-85　分离直肠侧窝

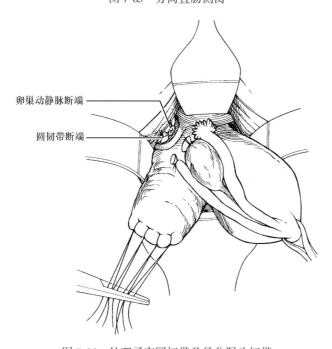

图 7-86　处理子宫圆韧带及骨盆漏斗韧带

10) 联合盆腔淋巴结切除术:由于施行经阴道广泛性子宫切除术,不能同时经阴道切除盆腔淋巴结,使得这一具有独创性的术式长时间限制了临床开展。直至 20 世纪 90 年代报道腹腔镜下盆腔淋巴结切除术之后,重新看到光明的前景。回顾文献资料,关于阴式广泛性子宫切除联合盆腔淋巴结切除的问题,存在异议,概括有以下几点:

A. 主张二期手术:提出经阴道广泛子宫切除术后 1 个月,作双侧下腹壁切口,经腹膜外盆腔淋巴结切除。切口上界与髂嵴相平,距离髂前上棘内侧 3cm,垂直向下达腹股沟韧带。具体操作步骤参见第五章外阴恶性肿瘤的手术治疗。

B. 经阴道广泛性子宫切除术同时经腹膜外盆腔淋巴结切除术:采用下腹部脐耻之间或左旁正中切口,行腹膜外盆腔淋巴切除术(见本节Ⅲ型扩大子宫切除术方式方法之一)。

C. 经阴道广泛性子宫切除术联合腹腔镜下盆腔淋巴结切除术:具有微创、安全、损伤小、术后恢复快及并发症少等优点。参见本书第十七章妇科肿瘤内镜手术。

(汤春生　石　敏)

3. 改良 Piver Ⅲ型子宫切除术

(1) 手术范围:由于 Piver Ⅲ型扩大子宫切除术并发症较多。为减少手术并发症,笔者在该类手术基础上进行改进,包括切除骶韧带的 1/2;不游离输尿管床,保留子宫动脉输尿管支;切除主韧带 3/4;切除阴道 2～3cm,如为ⅡA 期病人阴道的切缘距阴道病灶不少于 2cm。

(2) 适应证:与 Piver Ⅲ型扩大子宫切除术的手术适应证相同。但笔者将改良 Piver Ⅲ型扩大子宫切除术(研究组,196 例)与 Piver Ⅲ型扩大子宫切除术(对照组,176 例)进行比较,结果显示研究组术后膀胱功能障碍发生率为 23.0%(45/196),对照组为 51.1% 及 88.6%(156/176),两组比较,差异有统计学意义($P<0.01$);研究组泌尿道感染率为 8.2%(16/196),显著低于对照组 16.5%(29/176),两组比较,差异有统计学意义($P=0.014$)。研究组的手术时间、术中出血量和人均输血量分别为 132+/-20min、322 +/-100ml、154+/-79ml,均较对照组减少,分别比较,差异均有统计学意义($P<0.05$)。研究组与对照组病人的 5 年生存率分别为 87.8%(172/196)及 88.6%(156/176),两组比较,差异无统计学意义($P=0.793$)。笔者认为改良的 Piver Ⅲ型子宫切除术范围及手术技巧的改进是有效的,可行的。同时也避免了进行较为复杂的保留盆腔内脏神经的手术操作。但 5 年生存率没有降低。

(3) 主要手术方法与技巧

1) 开腹及手术探查,卵巢血管的处理同Ⅲ类扩大子宫切除术之二的处理。

2) 盆腔淋巴结切除:采用腹膜内撕剥式盆腔淋巴结清扫术:自髂总动脉外侧 2cm 向内清扫淋巴及脂肪组织(图 7-87)。上自髂外动脉交叉以上 2～3cm 处开始,先切断髂总淋巴管,近心端结扎。将远心端以弯血管钳夹住,沿髂外血管平行方向,自上而下钝性撕拉(图 7-88)。将整片的髂总、髂外淋巴结撕下直到腹股沟深淋巴结。将腹股沟深淋巴结捏于术者的食指与拇指间撕拉而下(图 7-89)。此后沿髂外静脉的内侧壁打开血管鞘膜,以食指钝性分离血管周围的淋巴、脂肪组织,暴露闭孔窝(图 7-90),在膀胱上动脉的外侧钝性分离膀胱侧窝,暴露闭孔神经(图 7-91)。将闭孔神经夹于食指及中指之间,自下而上将闭孔淋巴结及髂内淋巴结钝性撕下(图7-92)。然后向内侧连同宫旁淋巴一并撕下,这就完成了一侧淋巴清扫,另一侧同样施行。

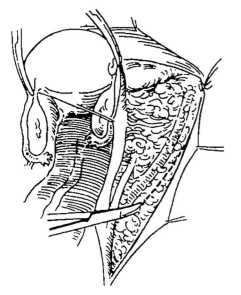

图7-87 自髂总动脉外侧2cm
向内清扫淋巴及脂肪组织

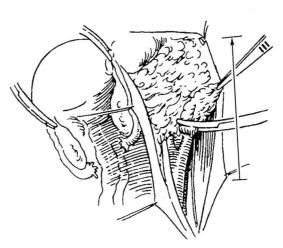

图7-88 自上而下钝性撕拉髂总及髂外淋巴结

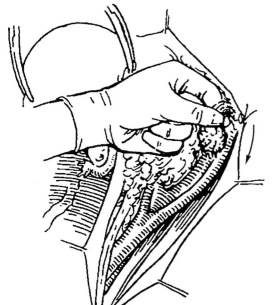

图7-89 将腹股沟深淋巴结捏于
术者的食指与拇指间撕拉而下

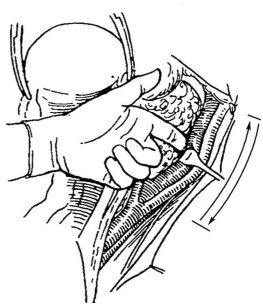

图7-90 用食指暴露闭孔窝

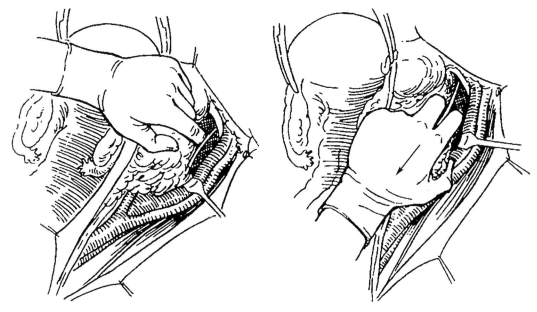

图 7-91　展开膀胱侧窝,暴露闭孔神经　　图 7-92　将闭孔神经夹于食指和中指之间,自下而上将闭孔淋巴结及髂内淋巴结钝性撕下

3) 改良 Ⅲ 型子宫切除术

A. 分离宫颈/阴道膀胱间隙:宫颈/膀胱间隙实际上包括宫颈膀胱间隙和阴道膀胱间隙(可称宫颈/阴道膀胱间隙),由宫颈膀胱韧带(膀胱柱)将两者分开。分离宫颈膀胱间隙可分为两步:首先,用鼠齿钳或长弯血管钳提起膀胱反折腹膜,用方头拉钩分离宫颈膀胱间隙间白色泡沫状疏松结缔组织达宫颈前白色光滑的筋膜层,初步扩展膀胱柱。第二步,当第

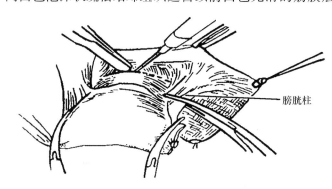

图 7-93　用电刀分离膀胱阴道间隙

一步分离接近阴道穹隆时,膀胱以横向的膀胱宫颈韧带附着于宫颈前,向下分离阴道膀胱间隙较困难。次步操作不当容易引起出血,甚至大出血,且有损伤膀胱的可能。分离该间隙时,安全的方法是,先用方头拉钩向前向下提起膀胱,用左手压低宫颈,用解剖剪或电刀连续分离阴道膀胱间隙,推下膀胱,向两侧扩展膀胱柱

(图 7-93)这样可避免损伤膀胱和阴道静脉丛,减少出血。

B. 分离阴道直肠间隙,切除宫骶韧带的 1/2:将子宫向前下方牵引,将直肠向头侧牵引,剪开直肠反折腹膜,用解剖剪或手指分离阴道直肠间隙,打开直肠侧窝,游离子宫骶骨韧带外侧缘,切断子宫骶骨韧带 1/2,用 7 号丝线缝扎。此步可用电刀切断骶韧带,一般不用缝扎。

C. 处理输尿管隧道及宫颈膀胱韧带前叶,为切除主韧带创造条件:从髂内动脉起始处

断扎子宫动脉一直视为常规。但从保留输尿管更多的血供来说,可从输尿管内侧断扎,以保留子宫动脉输尿管支。其方法是:用长弯血管钳在输尿管隧道入口处插入输尿管隧道内,在内侧及上方充分分离输尿管,于输尿管内上方贯通、钳夹、切断、结扎宫颈膀胱韧带前叶(含子宫血管)至输尿管进入膀胱处,一般分2次完成(图7-94,图7-95)。处理好这一步尤其重要。次步若操作不当,易损伤输尿管(被插入隧道内的血管钳刺伤或误夹)或造成不必要的出血。

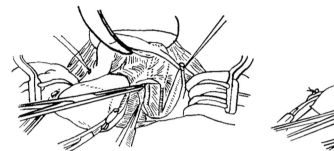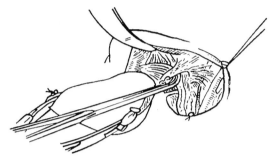

图7-94　用长弯血管钳(胆管钳)从输尿管　　　　图7-95　游离并切断近侧端膀胱宫颈
　　　　　隧道内侧及上方充分分离输尿管　　　　　　　　韧带前叶,可分两次完成

　　D. 输尿管及主韧带的处理:以前须将宫旁段输尿管完全解剖(游离)出来,这样必将影响输尿管的血供和自然走向。近年来我们采用暴露输尿管而不游离输尿管床的方法,既不需游离输尿管床,而是用中号S状拉钩将输尿管拉向外侧扩展膀胱侧窝,暴露主韧带前缘、后缘及外侧缘,在近盆壁处用两把长弯血管钳(胆管钳)一次性钳夹、切断主韧带3/4,用7号丝线缝扎(图7~96)。这样既切除了足够长度的主韧带,又保留了输尿管更多的血供,维持其自然走向,而且保留了支配膀胱部分的自主神经,有利于膀胱功能的恢复,降低输尿管瘘的发生。而至今尚未证实完全切除主韧带有多大的裨益。完全切除主韧带可导致严重的膀胱排尿功能障碍。但有时则需要游离输尿管,如Ⅳ、Ⅴ类子宫扩大切除术,输尿管有炎性粘连不

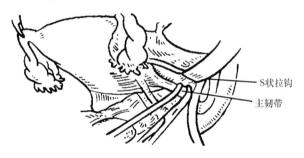

S状拉钩
主韧带

图7-96　用S状拉钩将输尿管拉向
　　　　外侧,于近盆壁处断扎主韧带3/4

能直接拉向外侧,那时应游离的输尿管用3-0合成线悬吊(缝合)于髂内动脉前支的外膜上,一般缝合3~4针即可,注意仅做浅表缝合(图7-67)。

　　E. 适当切除阴道旁组织及足够的阴道长度:阴道旁组织切除的宽度约2cm,下达与已分离的阴道前后壁下缘相对应(约3cm)。在预定要切除阴道的位置(离癌灶2cm处)横断阴道。值得注意的是,手术切缘距病灶近或切缘阳性者术后复发率高,特别是后者,5年生存率减至50%。因此,切除足够的阴道长度很有必要,特别是ⅡA期病人,阴道切缘距离病灶不应少于2cm。但千篇一律切除阴道的1/2(3.5~4.5cm)实属不必要,特别是ⅠB期病人。保留部分阴道旁组织和膀胱旁组织,也有利于膀胱功能的恢复。因阴道切除多

少(>2cm 或<2cm)则间接而严重地损伤膀胱功能。

F. 其他处理:与Ⅲ型扩大子宫切除术手术方式方法相同。但不需要行耻骨上膀胱造瘘引流。

(蔡红兵　陈惠祯　张　帆)

4. 宫颈广泛切除术及功能重建　宫颈广泛切除术(根治性宫颈切除术,radical trachelectomy,RT)是指对于浸润性宫颈癌,在不降低治愈率的前提下,广泛切除病变的宫颈和宫旁组织,保留子宫体和附件,从而保留病人的生育功能。近年来宫颈癌的发病者渐趋年轻化,2000 年(SEER)资料表明,在诊断为浸润性宫颈癌的病人中,有 27.9% 小于 40 岁,38.6% 的Ⅰ期宫颈癌病人小于 40 岁。根治性子宫切除术加盆腔淋巴结切除术使这一人群永久丧失生育能力。因为宫颈癌转移到子宫体的发生率非常低(0.33%),故对于迫切希望保留生育功能的ⅠA$_2$ 期和ⅠB$_1$ 期病人,可考虑保留子宫体部分。对年轻特别是未生育病人保留生育功能非常重要。根治性宫颈切除术越来越受到临床医生和病人的关注,被妇产科学界视为 21 世纪宫颈癌手术的发展标志。

根治性宫颈切除术保留子宫体,广泛切除子宫颈及子宫颈旁组织及上 1/3 阴道,游离输尿管,结扎子宫动脉的宫颈下行支和阴道支,切除 80% 宫颈,保留 20% 宫颈管,环扎宫颈内口,吻合残余宫颈间质与阴道黏膜边缘。对于年轻要求保留生育功能,并且病灶较小的宫颈癌病人根治性宫颈切除术是可行的,其疗效与根治性子宫切除术相似。该术式保留生育能力是肯定的。宫颈浸润癌施行根治性宫颈切除术后复发的病例不多。根治性宫颈切除术术后的存活率没有降低,却可减少对生育妇女的精神创伤。现有资料表明根治性宫颈切除术是保留生育能力的可行术式,但是仍缺乏循证医学一级证据,目前还不是标准的治疗方法。

根治性宫颈切除术是经阴道加腹腔镜或者经腹部行根治性子宫颈切除术加盆腔淋巴切除术的新术式。经阴道者术中先用腹腔镜进行盆腔淋巴切除,然后经阴道行根治性子宫颈切除术。开腹者则开腹后先行盆腔淋巴切除,经冰冻快速切片确定无淋巴转移后,实施经腹部根治性子宫颈切除术。也有在腹腔镜下完成全部手术步骤的。

(1) 根治性宫颈切除术适应证:术前应该对所有的病人进行仔细的临床检查,由有经验的医生在麻醉下检查是最好的选择。应用触诊、视诊、阴道镜、宫颈内膜诊刮、CT、MRI 等检查进行准确的临床分期。除了严格掌握手术适应证之外,还需同时满足以下条件方可进行 RT:

1) 要求保留生育能力;

2) 无不育临床证据,年龄<40 岁;

3) 一般认为适应证为ⅠA$_2$ ~ⅠB$_1$ 期,肿瘤直径<2cm;无脉管浸润。2009 NCCN 宫颈癌治疗指南把适应证扩大到所有的ⅠB$_1$ 期,但 2011 年又把指征改为肿瘤直径<2cm;

4) 无宫颈管内膜侵犯;

5) CT、MRI 检查无淋巴结转移证据;

6) 向病人充分解释手术方式及预后,签署知情同意书。

无不育临床证据,年龄<40 岁是一个相对的适应证。因为引起不孕的原因很复杂,宫颈

根治术切除后可能出现一些并发症,如术后可能不孕、宫颈粘连、宫腔积血导致周期性下腹痛、流产或早产;如果20周后出现死胎,需剖宫取胎等许多问题需要和家属充分沟通,同意承担风险。RT用于腺癌资料有限,但并非禁忌证。

对于无生育及无保留子宫要求,ⅠB₂、Ⅱ期及以上分期的宫颈癌,肝、肾、凝血功能障碍者均为手术禁忌证。

(2) 手术范围

1) 应强调个体化治疗:手术范围不要过小过大,如果是ⅠA₁,无脉管浸润,可以行宫颈切除术,不需要行宫颈广泛切除。对于ⅠB₁病灶较大的病例,2009NCCN宫颈癌治疗指南将宫颈根治术扩展到所有的ⅠB₁,也即病灶<4cm可以考虑保留生育功能,但在临床工作中还要强调个体化治疗。首先是看生长方式,如果是外生型宫颈癌可以考虑保留生育功能,如果是内生型或颈管型宫颈癌就不适宜保留子宫体,因为宫颈的长度一般为2~3cm,如果整个宫颈和子宫下段都有病灶,虽然病灶小于4cm,保留生育功能显然是不合适的。

2) 宫颈切除术的范围:若肿瘤直径<2cm,可以将根治性子宫颈切除术手术范围按Ⅱ型子宫切除术的范围(图7-97),但把适应证扩大到所有的ⅠB₁期,将肿瘤直径从2cm扩展到4cm,这就需要切除宫旁更广泛的范围,要接近骨盆壁切除(图7-98)。宫颈广泛切除的手术术式选择可经腹或经阴道切除加腹腔镜下淋巴结切除。若肿瘤直径<2cm,可经阴道或经腹手术,如果肿瘤直径为2~4cm,经腹部手术较安全,术后病发率降低。因为经阴道近骨盆壁切除宫旁组织比较困难。

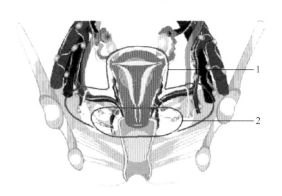

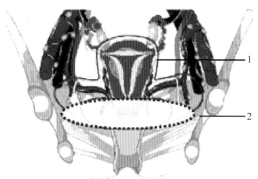

图7-97　病灶直径<2cm的根治性
子宫颈切除术范围

图7-98　病灶直径为2~4cm的根治性
子宫颈切除术范围

1. 根治性子宫切除术范围;2. 根治性子宫颈切除术范围　　1. 根治性子宫切除术范围;2. 根治性子宫颈切除术范围

(3) 手术步骤:手术步骤如图7-99。从图中可以看到术中需要两次冰冻切片来决定下一步的手术方式。首先是进行盆腔淋巴结切除术,切除的淋巴结送冰冻,确定有无转移。如果送检的淋巴结阳性,就改广泛子宫切除术。如果淋巴阴性,继续完成广泛宫颈切除术。当宫颈切除后进行第二次冰冻检查切除病灶的切缘,切缘和病灶的距离最少应>5mm,如果切缘距肿瘤距离>5mm,进行阴道和宫颈吻合及功能重建。若切缘和病灶的距离<5mm,则应放弃子宫体,把子宫体切除。

1) 经阴道根治性宫颈切除术的手术步骤:取膀胱截石位,钳夹宫颈,以0.5%普鲁卡因或1/200000肾上腺素液30~40ml注射于欲分离之阴道黏膜处,于宫颈外口上2cm环切阴道穹隆(图 7-100),充分分离膀胱-阴道间隙、膀胱-宫颈间隙、子宫直肠间隙,于宫颈外 2cm 切断宫骶韧带。

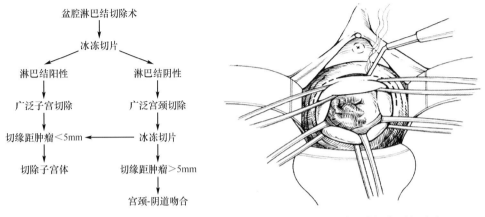

图 7-99 手术步骤

图 7-100 经阴道根治性宫颈切除术

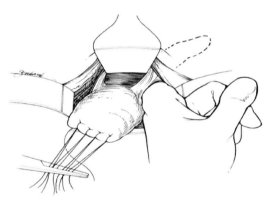

图 7-101 分离游离主韧带上之子宫
动脉和输尿管之交叉

分离游离主韧带上之子宫动脉和输尿管之交叉(图 7-101)。上推输尿管,结扎子宫动脉之宫颈支和阴道支,于宫颈外 2cm 切断主韧带。于宫颈狭部或稍下方,切除宫颈,约保留 20% 宫颈,也即 0.8 ~ 1cm 左右,并将上 1/3 阴道组织一并切除。McDonald 法或者 Shirodkar 法缝合宫颈,吻合峡部内膜和阴道黏膜。此种术式要求术者准确分离输尿管,结扎子宫动脉分支,只有对经阴道手术非常熟悉才可得心应手。

2)经腹根治性宫颈切除术的手术步骤:直视下分离子宫动脉与输尿管交叉,推开输尿管,结扎子宫动脉之宫颈支和阴道支,充分分离阴道后壁与直肠前壁间隙,直肠侧窝,膀胱侧窝,子宫外 2cm 或近骨盆壁切除宫骶韧带,主韧带,上于宫颈峡部切断宫颈,下于宫颈外口水平下 3cm 切除阴道壁,吻合峡部和阴道黏膜。ART 施术时因为保留了卵巢血管、宫体各韧带、子宫体动脉而导致宫颈部分手术操作不便。有的学者主张为了操作方便,先切断子宫动脉,术后再吻合。Smith JR 在施术时先行子宫动脉离断,当宫颈残余部分与阴道缝合后,再作子宫动脉吻合术。我们则采用在输尿管下方打隧道,保留子宫动脉,不需离断后重新吻合。为了操作方便,可先切断圆韧带,术毕再吻合。

(4)根治性宫颈切除术手术注意问题

1)保留子宫体血供:按照广泛子宫切除术的一般做法,切除宫颈时子宫动脉无论是输尿管隧道上方切断或在髂内动脉起始部切断子宫动脉,子宫体的血供都会受到影响。血供减少,不仅影响子宫肌层,对内膜也有影响,对妊娠也有影响,所以手术应考虑保留子宫动脉的上行支以保留子宫体的血供。子宫动脉不要在主干切断,只切断宫颈支和阴道支,保留上行支(图7-102),保留子宫动脉上行支不仅保留了子宫的血管,也保证了和卵巢的血管沟通不受影响。有学者主张为了操作方便,先切断子宫动脉,术后再吻合。我们则采用完整保留子宫动脉上行支,不需离断后重新吻合这种复杂的操作。

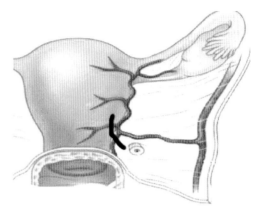

图7-102　保留子宫动脉上行支

2)减少对生育能力的影响:根治性宫颈切除术在全世界实施已经17年,理论上由于存在宫颈黏液减少、峡部狭窄、宫颈功能不全,术前明显存在的或者亚临床型输卵管炎,存在了潜在的晚期流产和胎膜早破的可能性。Zinaman MJ报道RT术后的总妊娠率约85%,实际上不孕率可能会增加。广泛宫颈切除术后28～35周容易流产,主要原因是宫颈功能不全、亚临床感染、宫颈黏液栓的缺乏,使潜在晚期流产和胎膜早破成为可能。因此此术后维持到足月妊娠是应该考虑的问题。一是术中需要保留1/5宫颈组织,尽量保留宫颈的功能。二是宫颈成形术,宫颈外口放置硅胶管支架预防宫颈外口粘连或狭窄。宫颈内口环扎聚丙烯网片,防止宫颈功能不全,使妊娠后宫颈不会松弛,维持到足月妊娠。

(5)经腹根治性宫颈切除术与功能重建要点及手术技巧

1)骶骨韧带的处理

A. 分离直肠侧间隙:打开右侧的直肠侧间隙(图7-103),其外侧是输尿管,在直肠侧间隙输尿管下1cm的外侧可以看到下腹下丛神经,把这些神经保留。同样紧贴腹膜打开左侧的直肠侧间隙,把输尿管往外侧分离,切除部分腹膜。切开侧腹膜至直肠边缘,此时可以看见侧腹膜下方的直肠,还有漏斗韧带和输尿管。

B. 分离直肠阴道间隙:直肠侧间隙打开后打开直肠阴道间隙,在子宫直肠窝处组织疏松的地方用电刀切开子宫直肠反折腹膜(图7-104),用手指钝性分离直肠阴道间隙。

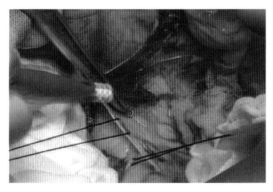

图7-103　分离直肠侧间隙
1. 输尿管;2. 直肠侧间隙

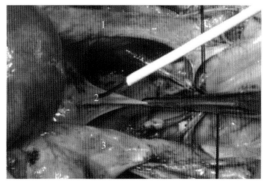

图7-104　分离直肠阴道间隙
1. 右骨盆漏斗韧带;2. 子宫直肠间隙腹膜;
3. 左骨盆漏斗韧带

C. 切除骶骨韧带:分离直肠阴道间隙后,暴露骶骨韧带内侧缘。肿瘤病灶直径<2cm,广泛宫颈切除可只切除1/2的骶骨韧带和主韧带,即切除一半的骶骨韧带和主韧带。骶骨韧带一般分两层,即浅层和深层。暴露右侧骶骨韧带的浅层,钳夹,用电刀凝断,7号丝线缝扎。线结一定要牢靠。继续分离直肠和骶骨韧带内侧,暴露右侧骶骨韧带深层,用同样的方法钳夹凝断,断端用7号丝线缝扎。用同样的方法切除左侧骶骨韧带的浅层和深层(图7-105),断端用7号丝线进行缝扎。骶骨韧带深层断端的丝线不要剪断,将其保留以供功能重建时使用。

2)切除主韧带

A. 分离膀胱宫颈间隙:用锐性的方法下推膀胱,如用电刀在疏松的正常的组织间隙处进行分离(图7-106),可以减少出血。膀胱分离的越充分,输尿管就越易游离,输尿管隧道就越容易打开,所以分离膀胱是打开输尿管隧道的关键步骤。此处用剪刀锐性分离也可以,但用电刀减少出血,术野也会显得干净。

宫颈广泛切除术与Ⅱ型子宫广泛切除术不同的地方在于打开输尿管隧道的时候不要切断子宫动脉的主干,以保证宫体的血供,因此不能像广泛子宫切除一样在输尿管的上方分离输尿管隧道,应从输尿管的下方或者输尿管的后方分离打开隧道,这就使得在输尿管前面的子宫动静脉不会受到损伤。

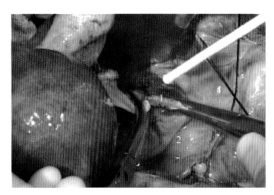

图7-105 切除1/2的骶骨韧带
1. 骶骨韧带深层;2. 直肠

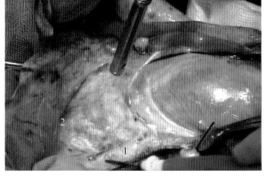

图7-106 分离膀胱宫颈间隙
1. 疏松组织间隙;2. 膀胱宫颈间隙

找到输尿管后,从其下方分离间隙,该步骤不同于广泛全宫切除。找到输尿管隧道的入口,至此可以清楚看到隧道的上方的输尿管,输尿管前方就是子宫动静脉,亦可以看见从髂内动脉分离出来的子宫动脉的主干(图7-107)。用血管钩将输尿管、子宫动脉、静脉往上拉,用钝锐结合的办法将子宫动静脉与周围的疏松结缔组织分离至膀胱侧窝,暴露主韧带(图7-108)。

B. 切断侧主韧带观察主韧带周围的解剖:用拉钩将输尿管、子宫动、静脉提起,这时其下方的结缔组织可以切断,清除子宫动脉周围的疏松结缔组织,以便充分暴露主韧带,切断右侧主韧带1/2或贴近骨盆壁切除主韧带,7号丝线缝扎(图7-109)。主韧带一定要结扎牢固,因为其内有丰富的血管,且这些血管比较粗大,易出血,且出血量比较大。结扎线予以保留,用于随后的功能重建(图7-109)。

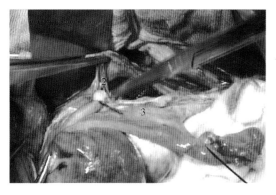

图7-107　在输尿管下方打开输尿管隧道

1. 输尿管;2. 子宫动脉;3. 输卵管系膜

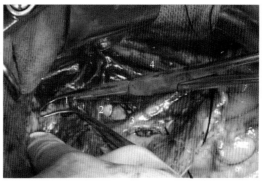

图7-108　钝锐结合分离子宫动静脉暴露主韧带

1. 子宫动静脉周围的疏松结缔组织;2. 子宫动脉;
3. 输尿管;4. 髂外静脉

切除左主韧带的方法同右侧。暴露左侧主韧带,切断1/2,7号丝线缝扎,保留丝线用于重建,待后用以补片与这些断端进行缝扎。

3)分离膀胱宫颈韧带:继续分离膀胱与宫颈之间的组织,钳夹、切断,4号丝线缝扎。分离清除干净输尿管旁的组织。暴露子宫动脉的上行支。清除后再次观察各组织器官解剖位置(图7-110)。

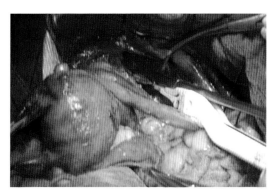

图7-109　切断右侧主韧带观察主韧带周围的解剖

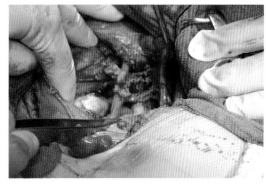

图7-110　观察各组织器官解剖位置保留子宫动静脉

打开输尿管隧道,保留子宫动脉的主干,切断左侧膀胱宫颈韧带,4号丝线结扎。提起脐侧韧带,把其前方的子宫动脉和输尿管之间的疏松结缔组织分离开切断,7号丝线结扎。同法分离切断右膀胱宫颈韧带,4号丝线结扎。

宫颈广泛切除可以经腹,也可以经阴道,或者腹腔镜的辅助,但从解剖上讲,经腹可以比较容易的切除宫旁的组织,解剖较清晰。

4)切除阴道:继续分离膀胱阴道间隙,下推膀胱。根据需要切除的阴道的长度而分离膀胱阴道间隙的长度,一般要切除3cm的阴道。用一把大的直角钳即梅氏钳,从宫颈外口钳夹。用该梅氏钳有两个作用:一是如果宫颈有病灶,特别是菜花样的病灶,梅氏钳钳夹以后可防止肿瘤组织脱落;二是可以做一个标记,即要切除的阴道的长度。因为钳夹处即为宫颈外口下阴道,以此为标记确定阴道切除的长度。下推时要把输尿管和膀胱一起下推,

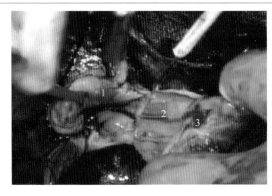

图 7-111　切除 3cm 的阴道

1. 阴道前壁；2. 阴道后壁；3. 阴道断端

切除阴道时才会比较安全。要切除 2 ~ 3cm 甚至 4cm 的阴道长度。横断阴道，可以看到切除的阴道为 3 ~ 4cm（图 7-111）。

5）切除宫颈

A. 保留子宫体的血供：宫颈一般要切除 4/5，保留子宫动脉上行支。横断宫颈后，可以看到宫颈切缘的血供很丰富，因为其宫体血供可以影响妊娠，血供不好子宫内膜有可能缺血坏死，以后胚胎的着床也会受到影响，这就是保留子宫动脉上行支的出发点，即保留子宫体的血供（图 7-112）。

切断结扎右侧子宫动脉的宫颈支，钳夹时注意不要损伤子宫动脉的主干以及它的上行支。继续钳夹切断宫旁组织，横断宫颈（图 7-113）。至此，宫颈、阴道上端、宫旁即主韧带骶韧带都已经切除下来，只剩下宫体了，还有保留下来的两侧子宫动脉的上行支。

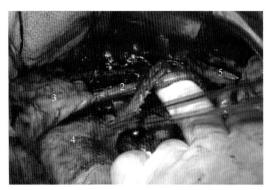

图 7-112　保留子宫动脉上行支

1. 子宫动脉；2. 输尿管；3. 膀胱；4. 宫颈部；5. 髂外静脉

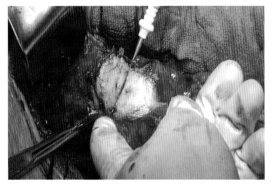

图 7-113　横断宫颈

B. 切除宫颈送病理检查：检查切下来的组织，阴道及宫旁组织的切除长度。在宫颈的断端切缘处做标记，再次送冰冻切片检查。了解宫颈断端切缘和肿瘤病灶边缘的距离，癌组织边缘至宫颈的断端切缘之间的正常组织至少有 5mm 以上的距离。若这个距离小于 5mm，则需放弃根治性宫颈切除术，因为如果很贴近肿瘤的边缘切断宫颈，以后复发的机会很高。

6）宫颈内口狭窄和松弛的预防

A. 预防宫颈外口粘连：新形成的宫颈外口有狭窄的可能，术后发生宫颈外口粘连，会减低术后妊娠率，还可能发生经血潴留、周期性腹痛，处理不好最后可能还需要切除子宫。我们将一条硅胶管固定在节育环上，将节育环放置入宫腔内，橡胶管从宫颈口引出（图 7-114），停留 8 周后从阴道取出，以防宫颈外口的粘连。

B. 预防宫颈外口松弛：由于宫颈被切除了 4/5，所以手术后宫颈功能不全是常见的，很多病人手术后妊娠时不能达到足月妊娠，流产或者早产率较高。我们选用补片来环绕宫颈加固宫颈外口，以此来弥补宫颈切除而引起的宫颈功能不全问题。将补片剪成宽度约为 1cm 的长方形，围绕宫颈的外侧环扎宫颈，4 号丝线将其缝扎在宫颈下段周围，缝合一周并固定,似人工韧带以防止宫颈松弛。补片比较宽及牢固,力度比普通缝线强。注意在缝合补片时不应外露在阴道上部(图7-115)。

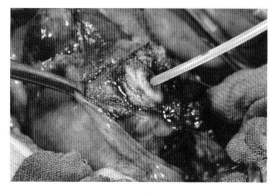 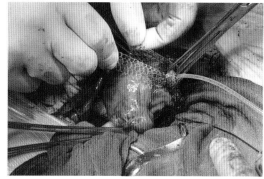

图7-114 固定在节育环的橡胶管预防宫颈口粘连 图7-115 用补片环绕宫颈外口预防宫颈外口松弛

7) 宫颈成型的方法

A. 宫颈形成问题:宫颈横断后,创面可用阴道壁包埋,也可以止血后暴露在阴道内。阴道壁包埋的方法之一是参照曼氏手术宫颈重建的方法将阴道壁覆盖在宫颈创面上(图7-116);另一种方法是将阴道壁缝合在宫颈外侧,宫颈组织大部分外露。我们的经验是第二种方法较好,手术4周后可见平切的宫颈凸起,说明有再生,这种方法术后比较接近正常的宫颈外观,且日后的辅助生育技术不受影响(图7-117)。

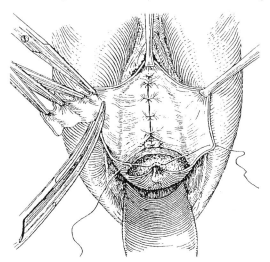 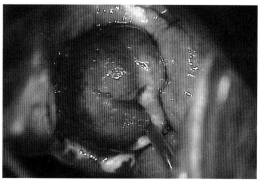

图7-116 重建宫颈方法一 图7-117 将阴道壁缝合在宫颈外侧
术后4周的宫颈外观

B. 缝合阴道和宫颈:将阴道壁缝合在宫颈外侧的方法是将宫颈的缝合套入阴道内,即将阴道分别从前、后、左、右4个方向,将其固定在宫颈的相应位置,用2-0可吸收缝线"U"字形分别缝合,最后一起打结。缝合阴道时阴道壁要盖住宫颈的环形补片(图7-118),不要让补片外露到阴道外面,即以后检查时用窥器看穹隆部时不应该看到补片,应该看到阴道和宫颈相接的地方。

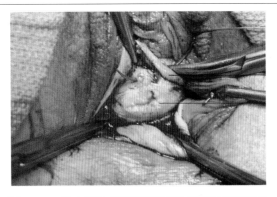

图 7-118　缝合阴道时阴道壁要盖住宫颈的环形补片

8）子宫正常位置的维持：子宫主、骶韧带和宫旁组织切除后，子宫的正常解剖位置破坏，子宫下部支撑组织消失，子宫呈悬空状，如何防止子宫脱垂和保证妊娠时子宫极度膨胀后不发生意外，我们从 2004 年开始对所有病人术中即时进行了功能重建，用聚丙烯网片形成人工主韧带和骶韧带，维持术后子宫正常位置，防止出现子宫脱垂。取得了较好的效果。手术主要特点如下：

　　将补片剪成两个宽度大约为 2cm 长方形，共两条，重叠缝合固定在子宫后壁的下方。首先用电刀破坏子宫下端后壁的筋膜，以利于补片与宫体的融合。用 4 号丝线将其固定在子宫下段的后壁。补片本身没有力度，术后会形成一个人工韧带。将骶韧带和主韧带的断端分别和补片的断端相接，借此形成两对人工骶韧带和人工主韧带，以维持子宫正常位置（图 7-119 ~ 图 7-122）。

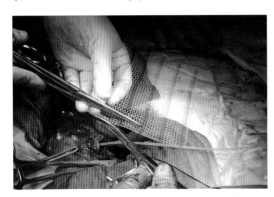

图 7-119　将两片聚丙烯网片形成人工
主韧带和骶韧带

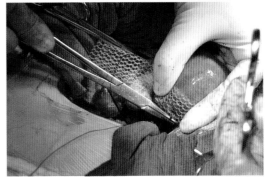

图 7-120　将聚丙烯网片缝合固定在子宫下段后壁

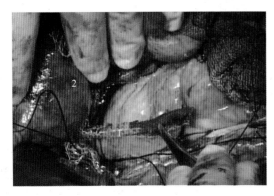

图 7-121　聚丙烯网片与骶韧带和主韧带的断端相接
1. 人工骶韧带；2. 子宫；3. 人工主韧带

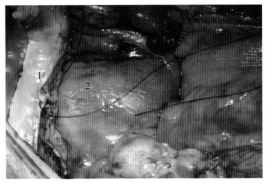

图 7-122　关闭盆腹膜，预防补片外露
1. 膀胱反折腹膜；2. 子宫浆膜

9）关闭后腹膜预防补片外露：最后缝合盆腹膜。缝合圆韧带的断端，缝合侧腹膜，减少手术后粘连的机会。腹膜化这个步骤在这个手术中比较重要，特别是子宫的后方的补片不要暴露在腹腔内，以预防术后大网膜或肠粘连。

（林仲秋　张三元）

5. 根治性子宫切除的神经分离　早在1921年，日本妇科学家Okabayashi首次开展并描述保留神经盆腔手术技巧。随后，普外科医生与泌尿外科医生相继将该式术应用于各自的手术中，分别创新发展出保留神经直肠切除术和保留神经前列腺根治术。尽管保留神经技术术式在妇科学界开展较早，但未引起广泛关注。直至1988年，日本妇科医生Sakamoto发表首篇有关广泛全子宫切除术的英文文献，并将该项技术命名为"东京"术式。在"东京"术式中，保留神经的关键是盆腔淋巴结清扫后主韧带的分离，即切断主韧带的血管部，同时保护主韧带神经部中的自主神经。西方国家较早致力于保留神经广泛全子宫切除术是Yabuki研究组。Yabuki提出将子宫韧带划分成两个相互联系的组织体系：支持群即筋膜群（compartment），以及注引流群即血管群，补充了直肠旁与膀胱旁间隙层面解剖学新知识，使广泛全子宫切除术中保留直肠侧韧带（神经部）时改进主韧带的离断，为实现保留神经提供较好选择。

（1）盆腔自主神经的解剖走行及其解剖学标志性结构：盆腔植物神经，又称盆腔自主神经，由交感和副交感神经组成。交感神经来源于$T_{11} \sim L_2$神经根，从腹主动脉前方向下跨过骶骨岬到达骶前，形成骶前神经丛/下腹上神经丛（SHP，superior hypogastric plexus），经骶前分成两支束状的腹下神经（HN）。沿髂总、髂内血管走行，于输尿管内侧下方，紧贴直肠系膜，行向输尿管外下，到达盆腔子宫动脉水平。盆腔副交感神经来源于$S_2 \sim S_4$神经根，$S_2 \sim S_4$发出的盆腔内脏神经穿出骶孔后，在直肠侧韧带深面行向前下，形成盆腔内脏神经（PSN）。PSN与HN在直肠旁汇合形成下腹神经丛（IHP）。IHP发出分支支配相应的脏器，如子宫宫颈支、阴道支、膀胱支及直肠支等。由于包括HN、PSN及其膀胱支和子宫支的IHP解剖结构复杂，手术当中难以显露，因而Fujii等报道的各神经的解剖学标志性结构确保了手术中能明确地解剖分离各个神经，保证了手术中根据需要仅切断IHP的子宫宫颈支，而保留了HN、PSN、IHP及其膀胱支（图7-123）。

（2）相关解剖要点和手术技巧：在根治性子宫切除术中，位于主韧带血管部的子宫深静脉是PSN的重要解剖学标志，其下方即是PSN的一支。HN平行于直肠，走行于输尿管下方2cm处的宫骶韧带外侧面的组织内。HN与PSN及IHP和其分支构成了盆腔神经平面，

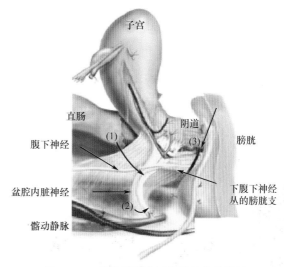

图7-123　手术过程中可能损伤盆腔神经

在行根治性子宫切除术时，术者分离宫骶韧带和直肠阴道韧带，常常会损伤腹下神经（1）；分离子宫深静脉，容易损伤盆腔内脏神经（2）；处理阴道旁间隙时容易损伤下腹下神经丛的膀胱支（3）

因而一旦解剖分离出 PSN,则沿同一平面在宫骶韧带外侧即可分离出 HN。IHP 的子宫侧为 IHP 的子宫宫颈支,位于膀胱宫颈韧带后叶的膀胱下静脉是 IHP 膀胱支的重要标志。打开膀胱宫颈韧带前叶使输尿管游离于膀胱宫颈韧带后叶,超声刀分离切断走行于膀胱与宫颈之间汇入子宫深静脉的膀胱中静脉,即可解剖分离出平行于宫颈从膀胱后部至子宫深静脉的膀胱下静脉。IHP 的膀胱支即位于膀胱下静脉的下方、阴道旁血管部的外侧。

(3) 内脏神经分离术的主要步骤:完成盆腔淋巴结切除原形盆腔内脏神经分离手术。

1) 子宫深静脉从盆腔内脏神经中分离:在髂内动脉处切断子宫动脉,展开直肠旁和膀胱旁间隙。在两间隙间,可以观察到 1 个厚的宫旁连接组织束。其浅层有子宫静脉和膀胱下动脉(不常见),要仔细分离、钳夹、切断、结扎。然后分离切断结扎子宫深静脉(图 7-124A,B)。在子宫深静脉下方,经常可见到盆腔内脏神经的分支(图 7-125A,B)汇入腹下神经。

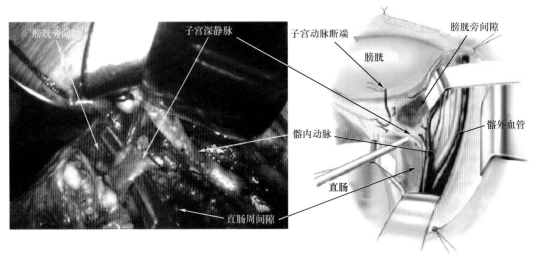

A

B

图 7-124　A. 在宫旁组织中游离子宫深静脉;B. 宫旁组织中的子宫深静脉

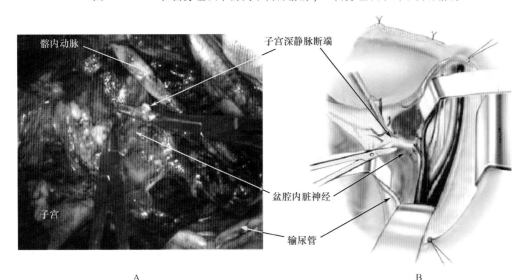

A

B

图 7-125　A. 分离盆腔内脏神经上方的子宫深静脉;B. 子宫深静脉下方的盆腔内脏神经

2）分离腹下神经：在直肠旁间隙直肠侧，分离出与直肠并行的腹下神经(图7-126A,B)，并以血管束(带)为标记，切开子宫直肠窝和阔韧带后叶腹膜。充分分离阴道直肠间隙达后穹隆处。

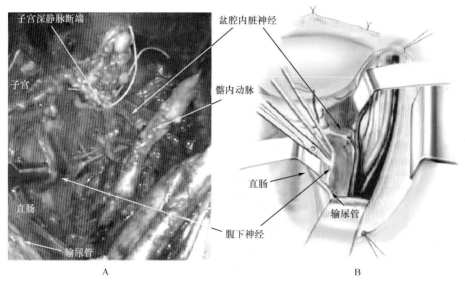

图7-126 A. 在直肠旁间隙直肠侧分离腹下神经；B. 腹下神经

3）切断宫骶韧带：由于阴道壁已从直肠分开，随后提起直肠，于子宫和直肠两侧暴露宫骶韧带予以切除，但不包括腹下神经。

4）从盆腔内脏神经分离子宫深静脉断端，切断主韧带：子宫深静脉断端从直肠侧壁连接组织予以分离，包括内脏神经分支下降至下腹下神经丛。细心将下腹下神经丛从主韧带中分离，切断主韧带余下的血管部分(包括子宫静脉、动脉、淋巴组织)，保留其下部的神经。

5）断扎宫颈膀胱韧带前叶，分离膀胱宫颈韧带后叶的血管：打开输尿管隧道，断扎宫颈膀胱韧带前叶，游离输尿管，随后分离膀胱宫颈韧带后叶，分两次钳夹切断并结扎膀胱中静脉(从膀胱流向宫颈汇入子宫深静脉)(图7-127A,B)。

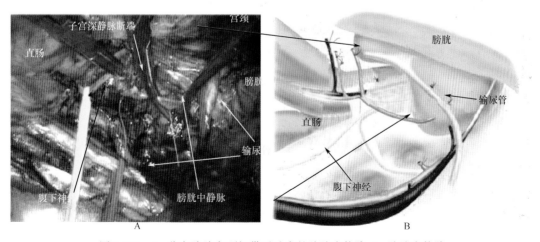

图7-127 A. 分离膀胱宫颈韧带后叶中的膀胱中静脉；B. 膀胱中静脉

6）游离切断膀胱下静脉：此外，我们识别出膀胱下静脉（从膀胱后壁流向宫颈也汇入子宫深静脉）（图7-128A，B）。如果我们沿下腹下神经丛逐步向膀胱分离出内脏神经和下腹神经，那么膀胱下静脉下方的神经束便可呈现（图7-128A，B）。若膀胱下静脉较易游离，则游离出膀胱下静脉，两次钳夹切断结扎。此时，下腹下神经丛的膀胱支便清晰可见。若膀胱下静脉游离困难，则可能是在游离阴道旁组织时将其与阴道旁血管一起钳夹。

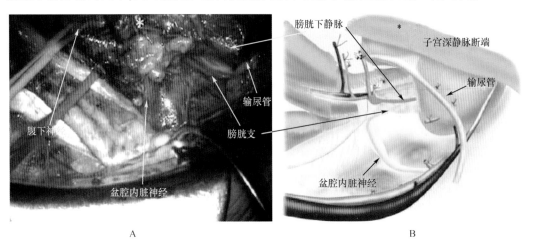

图7-128　A. 游离膀胱下静脉，显示其下方的下腹下神经丛膀胱支；B. 膀胱下静脉与下腹下神经丛膀胱支的关系

7）游离/切断下腹下神经丛的子宫支：从子宫后侧壁追踪腹下神经，我们即可识别出由腹下神经、内脏神经、膀胱支和子宫支构成的下腹下神经丛（图7-129A，B）。这些神经位于同一结缔组织平面，我们称盆腔神经平面。Pean钳从膀胱支和阴道旁血管之间的V形区域迂回到盆腔神经平面和宫颈/阴道上段之间的结缔组织（图7-129A，B 和图7-130A，B）。盆腔神经平面的子宫侧包含下腹下神经丛的子宫支，将其两次钳夹切断并结扎。当我们切断盆腔神经的子宫支后，腹下神经、盆腔内脏神经和膀胱支构成了T形神经平面（图7-131A，B）。上推直肠，直肠阴道韧带则从盆腔神经平面和直肠之间浮出表面。

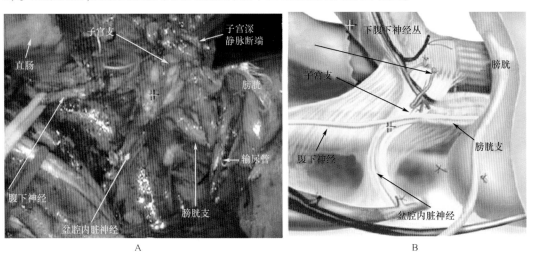

图7-129　A. 从下腹下神经丛中分离出腹下神经、盆腔内脏神经、膀胱支及子宫支；B. 下腹下神经丛

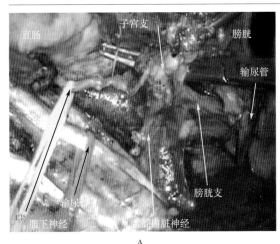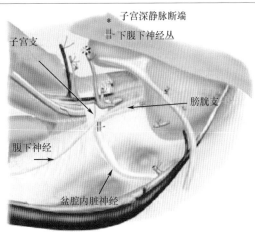

图 7-130　A. 分离出下腹下神经丛的子宫支;B. 从下腹下神经丛中分离子宫支

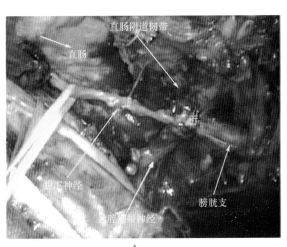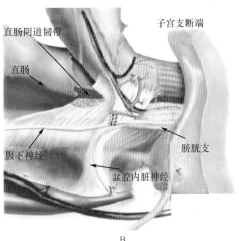

图 7-131　A. 分离下腹下神经丛的子宫支,显示出 T 形平面;B. 下腹下神经丛的子宫支断端

8）游离切断阴道旁组织:如果我们紧贴阴道上段切断剩下的直肠阴道韧带,则下腹下神经丛的膀胱支就逐渐从阴道旁血管中游离出来。可继续游离至宫颈病变部位达到需要切除的阴道长度。两次钳夹阴道旁血管(图 7-132 A,B),切断结扎(图 7-133 A,B)。至此,由腹下神经、盆腔内脏神经和下腹下神经丛的膀胱支构成的 T 形神经平面就完整地保留了(图 7-133 A,B)。切断阴道旁组织后,子宫就仅仅与阴道相连。同法处理对侧,然后用直角钳横向钳夹整个阴道,切除子宫。

9）查看子宫切除后的 T 形神经平面:子宫切除之后的 T 形神经平面包含盆腔神经丛的膀胱支(图 7-134)。

（4）NSRH 目前待解决的问题

1）下腹下神经丛与主韧带、宫骶韧带及膀胱宫颈韧带关系密切,手术不可能完整保留神经。对于宫颈癌根治性手术中如何有针对性地保护盆腔自主神经,还缺乏明确的理论研究基础。

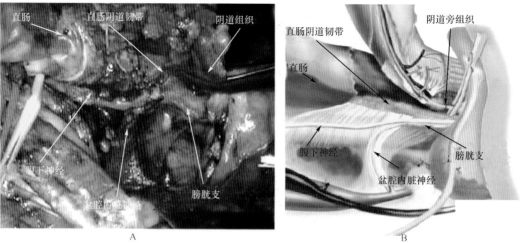

图 7-132　A. 钳夹阴道旁组织,显示出下腹下神经丛的膀胱支;B. 阴道旁组织与膀胱支的关系

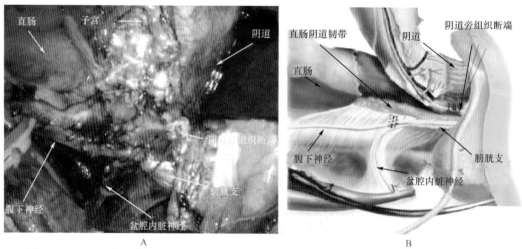

图 7-133　A. 分离阴道旁组织,保留下腹下神经丛的膀胱支;B. 阴道旁组织断端及保留的膀胱支

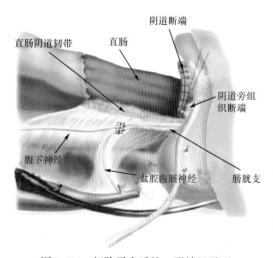

图 7-134　切除子宫后的 T 形神经平面

2)保留下腹下神经丛的膀胱支有难度,由于不能保证切除足够长度的阴道和韧带,可能会影响手术的彻底性。各术者所采用的分离和保留神经的方法不同,手术缺乏对照组及统一的评价标准。

3)多数研究仅观察了术后膀胱排尿功能恢复情况,还缺乏全面评价病人生活质量的研究(包括直肠功能和性功能)。

4)目前国内外还没有开展关于宫颈癌病人局部肿瘤控制率和病人远期生活率方面的前瞻性随机研究。

（蔡红兵　王　景　陈惠祯）

6. Ⅳ型(Ⅳ类)扩大子宫切除术(extended hysterectomy type Ⅳ,class Ⅳ)　Ⅳ型扩大子宫切除术的目的在于完全地切除输尿管旁组织,同时沿盆壁组织内侧切除髂内动脉(图7-135),更广泛地切除阴道旁组织。Ⅳ型与Ⅲ型手术不同之处有3点:

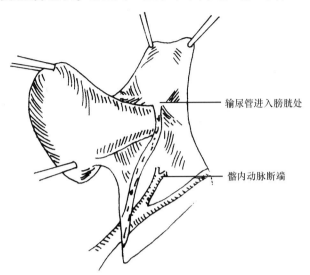

图7-135　切除输尿管周围全部组织及髂内动脉

(1) 输尿管被完全地从耻骨膀胱韧带中解剖出来,完全切除输尿管旁组织。

(2) 不保留膀胱上动脉。

(3) 切除阴道上3/4。

该型手术主要应用于放疗后前部中心复发有可能保留膀胱功能者。当近侧宫旁组织受累时,需要扩大旁侧解剖的范围。由于结扎支配膀胱的血管,会显著地增加瘘孔形成的危险。因此,应多保留这些血管。在多数情况下,这些病人可行前盆脏器切除术。

Ⅳ型手术比Ⅲ型手术的范围有所扩大,但手术方法无大的区别,此处不再赘述。

7. Ⅴ型(Ⅴ类)扩大子宫切除术(extended hysterectomy type Ⅴ,class Ⅴ)

(1) 手术范围:Ⅴ型子宫切除术的目的在于广泛根治性子宫切除术的同时切除受累的远端输尿管及部分膀胱(图7-136)。该型手术与Ⅳ手术不同之处在于:由于癌瘤累及远端输尿管和(或)部分膀胱,因此,在切除病灶的同时还要切除远端输尿管和(或)部分膀胱,然后再将输尿管移植于膀胱,即输尿管膀胱吻合术。

(2) 适应证:该型手术仅适用于小范围、特殊局部复发而不需行或不愿意行盆腔脏器

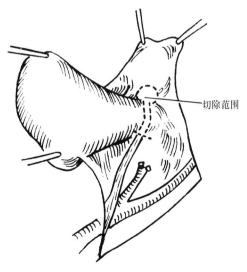

图7-136　切除远端受累的输尿管和部分膀胱

切除者,即小的复发病灶累及远端输尿管和(或)部分膀胱者,是极少应用的术式。

(3) 手术技巧:根据切除范围不同,可分为3种术式。

手术方式方法一:部分膀胱切除术,适于仅累及膀胱后壁而未侵犯膀胱三角者。其主要步骤:

1) 按广泛子宫切除的要求分离直肠及充分切除宫旁组织。

2) 于膀胱后壁癌灶两侧充分分离膀胱宫颈间隙,触知病灶界限。距病灶2cm处的上方正常组织切开膀胱,探查膀胱受累范围。

3) 将病灶连同部分正常膀胱一并切除(图7-137)。切缘用鼠齿钳牵引。

4) 用3-0合成可吸收线全层间断缝合膀胱,用4-0号丝线间断缝合浆肌层(图7-138)。

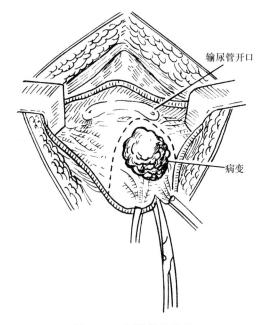

图7-137　切除部分膀胱

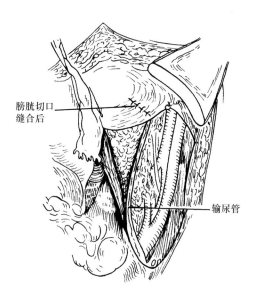

图7-138　膀胱切口缝合

5) 完成子宫广泛切除术的其余操作。

手术方式方法二:远端输尿管切除术,适于宫旁受侵犯并累及远端输尿管而未累及邻近膀胱者。其主要手术步骤:

1) 按子宫广泛切除的要求分离直肠、膀胱、充分切除无病灶的宫旁组织。

2) 沿盆壁分离宫旁及远端输尿管之病灶(图7-139)。

3) 于病灶上方1~2cm处切断输尿管(图7-140)。

4) 将宫旁处之病灶与膀胱分开,在输尿管近膀胱入口处将其切断。

5) 连同受累的输尿管广泛切除子宫。

6) 将输尿管移植于膀胱:①输尿管近端剪成前后2个瓣,每瓣用3-0合成可吸收线褥式缝合1针(图7-141A)。②于膀胱侧窝处将膀胱切一小口,将输尿管的缝线从切口内穿出膀胱壁(进针的距离与输尿管的长度相等,图7-141A)。③结扎缝线,将膀胱切口与输尿管用细丝线间断缝合(图7-141B)。用3-0合成可吸收线间断缝合膀胱切口(尽量少缝黏膜,

图 7-141C)。

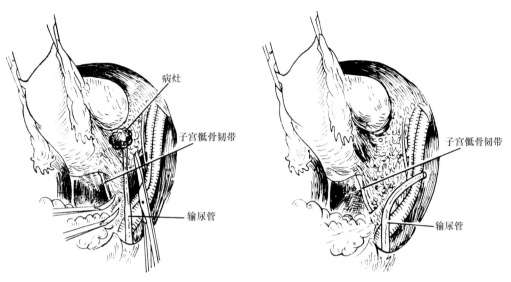

图 7-139　分离宫旁及远端输尿管处之病灶　　　　图 7-140　切断输尿管

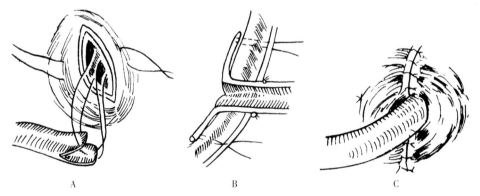

A　　　　　　　　　　B　　　　　　　　　　C

图 7-141　输尿管瓣膀胱褥式缝合(A);输尿管与膀胱固定(B);缝合膀胱切口(C)

手术方式方法三:远端输尿管及部分膀胱切除术,适于宫旁受侵犯并累及远端输尿管和邻近膀胱者。其主要手术步骤:

1)按子宫广泛切除术的要求分离膀胱、直肠、充分切除无病灶的宫旁组织。

2)沿盆壁分离宫旁之癌灶达膀胱侧壁(图 7-142)。

3)离病灶 1～2cm 切断输尿管(图 7-143)。

4)离膀胱病灶 2cm 处打开膀胱,探查膀胱受累范围。

5)同受累之膀胱、输尿管及其周围部分正常组织一并切除(图 7-144)。

6)前述方法缝合膀胱(图 7-138)。

7)按前述方法将输尿管移植于膀胱(图 7-141A、B、C)。

8)完成子宫广泛切除术的其余操作。

(蔡红兵　陈惠祯)

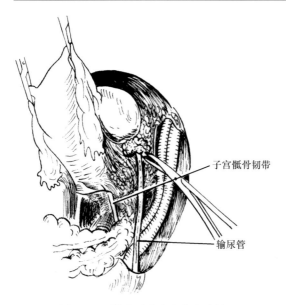

图 7-142 沿盆壁分离宫旁之病灶

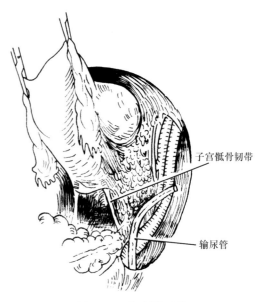

图 7-143 切断输尿管

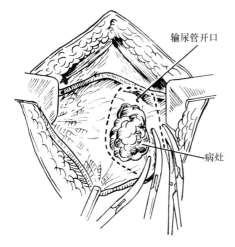

图 7-144 输尿管远端与膀胱部分切除术

8. 手术中及治疗前淋巴结分期手术(in-operation and pre-treatment nod staging operat)

(1)手术中淋巴结分期手术(腹主动脉旁淋巴结切除术):子宫颈癌不但有盆腔淋巴结播散的倾向,而且具有腹主动脉旁淋巴结播散的倾向。Averette 等报道了 978 例ⅠB 及ⅡA 期宫颈癌病人,盆腔淋巴结和腹主动脉旁淋巴结转移分别为 17.7% 和 6.3% ,而且淋巴结转移率随期别的增加而增加,ⅡA 期转移率几乎等于ⅠB 期的 2 倍(表 7-8)。因此,许多学者主张盆腔淋巴结切除前,先要触摸腹主动脉旁淋巴结,如有可疑转移者,则选择性取样送冰冻切片检查,若为阳性,停止手术,用银夹标记,术后辅加腹主动脉旁照射。但众所周知,约 15% 的腹主动脉旁淋巴结转移是隐匿的,因此,最不受怀疑的淋巴结也应切除以估计组织学的意义。Shingleton 等认为这与 Weitheim 手术一样重要,主张切除腹主动脉分叉至肾血管间右腹主动脉旁淋巴结和双髂总淋巴结,除非可疑,左腹主动脉旁淋巴结不做常规切除。Averette 等认为,如果仅对可疑淋巴结做选择性切除,可能遗漏有腹主动脉旁微小病灶的病人,导致误诊,以至引起治疗失败。常规的腹主动脉旁淋巴结切除则可发现潜在性的转移。因此,他们从 1970 年起,对所有根治性子宫切除的病人,同时行左、右侧腹主动脉旁淋巴结切除,而不对可疑淋巴结做选择性切除,作为浸润性宫颈癌手术分期不可缺少的一部分,能帮助计划特殊治疗,如扩大放射野照射或化疗。他们的资料显示,扩大腹主动脉旁区手术野并不增加手术死亡率。而 Hackett 等和 Patsner 等主张选择性腹主动脉旁淋巴结切除,即当存在盆腔淋巴结或其他部位转移,或外生型ⅠB期和ⅡA期宫颈癌行辅助性子宫切除术时实施。而对于无肠系膜下动脉淋巴结转移的宫颈癌则无必要切除更远处淋巴结,笔者同意Hacker和Patsner等的意见,可选择盆腔淋巴结有转移病人,局部晚期ⅠB期和ⅡA期病人行腹主动脉旁淋巴结切除。对ⅠB1病人是否行腹主动脉旁淋巴结取样,意见尚不一致,但有盆腔淋巴结转移者应同时行腹主动脉淋巴结取样或选择性切除。

表7-8 978例ⅠB~ⅡA期宫颈癌病人子宫外病变发生率(%)

部位	ⅠB	ⅡA	部位	ⅠB	ⅡA
盆腔淋巴结	13.5	21.1	手术边缘	4.7	20
腹主动脉旁淋巴结	4.7	8.4			

(2)治疗前淋巴结分期手术(诊断性而非治疗性):为了评价宫颈癌转移至腹主动脉旁淋巴结的转移率,许多治疗中心开展腹主动脉旁淋巴结探查活检或同时做盆腔淋巴结探查活检,进行宫颈癌手术病理分期和大射野放疗的临床研究。观察发现ⅠB、ⅡA、ⅡB和Ⅲ期宫颈癌腹主动脉旁淋巴结转移率分别为6%、10%、20%和30%,见表7-9。

表7-9 宫颈癌治疗前分期探查时盆腔和腹主动脉旁淋巴结转移率

临床分期	病例数	腹主动脉旁淋巴结转移率(%)	盆腔淋巴结转移率(%)
ⅠB	570	6	–
ⅡA	174	12	–
ⅡB	421	21	24
Ⅲ、ⅣA	615	31	50

妇科肿瘤学组(GOG)回顾性评估了290例宫颈癌病人。在临床分期ⅡB期的58例病人中有19例(32.8%)发现有主动脉旁淋巴结转移,在ⅢB期的61例病人中也有19例(31.1%)。

几乎所有腹主动脉旁淋巴结的转移者均有盆腔淋巴结转移,但更广泛范围的转移则少见。美国妇科肿瘤组织(GOG)就盆腔和腹主动脉旁淋巴结之间的关系进行了观察,发现Ⅰ期ⅡA期有1个盆腔淋巴结转移者中腹主动脉旁淋巴结转移率达3%,而有2~3个盆腔淋巴结转移者中腹主动脉旁淋巴结转移率则高达12%。

虽然许多医疗中心进行了治疗前淋巴结分期,但迄今为止尚未发现此分期对预后的直接意义,也未能证明腹主动脉旁淋巴结转移辅以放射治疗能增加这些病人的生存率。

一项最新妇科肿瘤组研究报道对宫颈癌腹主动脉旁淋巴结转移的Ⅰ期和Ⅱ期25名病人采用紫杉醇($40mg/m^2$)联合顺铂($40mg/m^2$)化疗6周,同时行延伸野盆腔和腹主动脉旁放疗(平均8周)比常规治疗有更高的生存率。另外Varia等报道了延伸野的放疗配合5-FU和顺铂对于宫颈癌晚期腹主动脉旁淋巴结活检证实有转移的病人能够达到很好的控制效果。Kim等报道对腹主动脉旁淋巴结转移复发的病人采用超分割延伸野放疗配合同步化疗取得了很好的疗效且没有太大的毒副作用。但病例较少,其结论为时尚早,今后尚需大样本对照研究。

（3）手术范围：腹主动脉旁淋巴结切除术从腹主动脉分叉处开始至十二指肠第三段或肾静脉处，旁侧以肾和输尿管内侧为界。包括切除腔静脉旁、腔静脉、腹主动脉间及腹主动脉旁淋巴结。

治疗前淋巴分期还包括选择性盆腔淋巴结切除（诊断性而非治疗性）。其范围包括：

1）切除髂外动脉顶端的髂外动脉和静脉之间淋巴结而不切除髂外血管外侧淋巴结，也不游离髂外血管。

2）切除范围从髂总动脉分叉远端2/3处开始至腹股沟韧带。

3）切除闭孔神经水平以上的闭孔窝脂肪淋巴组织。

（4）手术方法：我们认为Morrow等叙述的腹主动脉淋巴结切除的方法较为具体、实用。现简要介绍如下：

1）后腹膜切口：后腹膜切口从右侧结肠外侧沟开始绕过回盲部，跨过右侧卵巢血管、输尿管，沿小肠系膜基底部上行，上行终止于十二指肠皱襞（图7-145）。

2）切除右侧淋巴结：当切除右侧腹膜后淋巴结时，将肠系膜下动脉和十二指肠的第三、四段向左上方推移，将右侧输尿管向右侧方推移即可暴露远端下腔静脉和腹主动脉，如此沿图中虚线的范围切除右侧腹膜后淋巴脂肪组织（图7-146）。

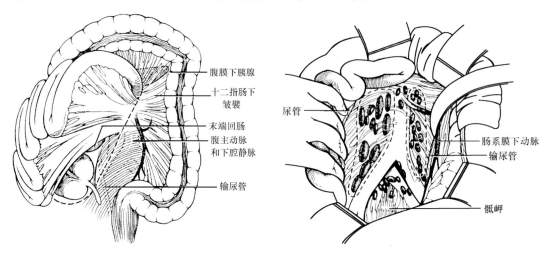

图7-145 后腹膜切口 　　　　　　　图7-146 暴露腹膜后手术野

从远端下腔静脉，右侧远端髂总静脉开始跨过髂总动脉切除右侧腹膜后淋巴脂肪组织（图7-147）。切除过程中应将淋巴脂肪组织块提起并找出下腔静脉的伴行静脉并结扎。如不慎撕裂，引起下腔静脉破裂大出血。如遇此情况，即用无损伤血管钳钳夹，用4-0号无损伤线缝合。

3）切除左侧淋巴结：用手术拉钩暴露左侧腹主动脉旁间隙，并展开较厚淋巴脂肪组织垫和左髂总动脉之间手术野。脂肪垫切除深达脊柱体前，远达髂总动脉分叉处，并于此处将脂肪垫钝性分离。但应注意防止损伤组织深层的1~2条椎体动脉（图7-148）。继续向头端左分离切除脂肪垫至肠系膜下动脉与腹主动脉连接处水平（图7-149）。

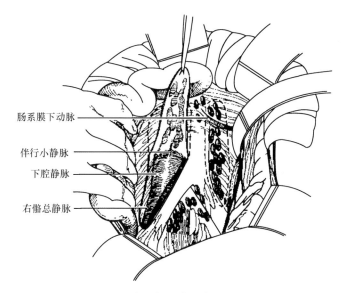

图 7-147　切除右侧腹膜后淋巴脂肪组织

肠系膜下动脉

伴行小静脉

下腔静脉

右髂总静脉

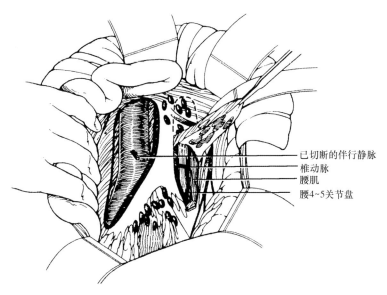

已切断的伴行静脉

椎动脉

腰肌

腰4~5关节盘

图 7-148　显露出左侧手术后腹膜后结构,左侧腹膜后淋巴脂肪组织

　　图 7-149 显示完成腹主动脉旁淋巴结切除后手术野,位于腹主动脉和下腔静脉之间的淋巴结尚未被切除,除非怀疑该组淋巴结转移或为临床治疗的需要,应将下腔静脉和腹主动脉游离并切除其后的淋巴脂肪组织。

　　治疗前淋巴结手术分期,经腹膜外淋巴结切除已广泛地取代了最初经腹腔的淋巴结切除。Berman 等描述了左胁腹部曲线切口。此切口与肾移植手术切口很相似。也可采用中线旁及垂直切口。以前,曾有人推荐经腹腔内探查及盆腔洗液检查,但这两种方法使用价值不高。

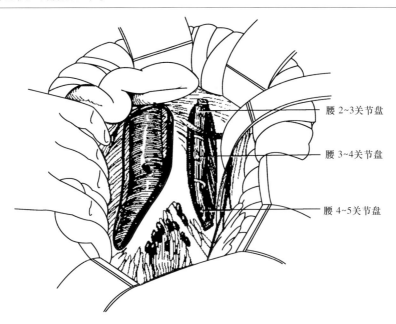

图 7-149　显示完成腹主动脉旁淋巴结切除后手术野

　　治疗前经腹腔内切除淋巴结行手术分期而后再行主动脉旁淋巴结照射的病人,较那些行腹膜外淋巴结切除术后再行腹主动脉旁淋巴结照射的病人更易发生主要并发症(11.5% 和3.9% ,$P=0.03$)。采用四野技术,用高能量光子照射,以每日较小的剂量,将腹主动脉旁区域肿瘤照射总量控制在 45~50Gy,能明显地减少因手术分期和扩大照射范围所引发的并发症。

　　当发现腹主动脉旁淋巴结受累时,通常需改变治疗方案,而盆腔淋巴结受累则不然。腹主动脉旁淋巴结活检术可用损伤性最小的腹腔镜手术完成,其恢复期更短。在 Fowler 等的经验中,尚未出现过假阴性病例。应用腹腔镜行选择性腹主动脉旁淋巴结切除和选择性盆腔淋巴结切除也应该是可行的。

(汤春生　陈惠祯)

（四）根治性子宫切除术死亡率及并发症

　　1. 死亡率　Averette 收集全世界许多癌症中心行根治性子宫切除术 6992 例,总的手术死亡率为 0.72% (表 7-10)。Averette 等报道 978 例,手术死亡 14 例(1.4%),其中 4 例死于心肺疾病,4 例死于成人呼吸窘迫综合征,4 例死于肺栓塞,2 例死于脓毒血症。Orr 等收集4860 例病人资料中,平均死亡率为 0.45% (0~1.4%)。

表 7-10　ⅠB~ⅡA 期病人行根治性子宫切除及双侧盆腔淋巴结切除术的手术死亡率

作者	例数	死亡数	死亡率(%)
Liu,Meigs(1955)	473	8	1.7
Christensen 等(1964)	394	2	0.5
Brunschuig 等(1966)	438	5	1.1

续表

作者	例数	死亡数	死亡率(%)
Symmonds(1966)	101	0	0
Masterson(1967)	180	2	1.1
Blaiklry 等(1969)	257	5	1.95
Ketcham 等(1971)	84	2	2.7
Mickal 等(1972)	64	3	4.7
Park 等(1973)	150	1	0.6
Morely 等(1976)	808	3	1.44
Hoskins 等(1976)	224	2	0.89
Mikuta 等(1977)	243	2	0.82
Sall 等(1979)	349	0	0
Webb 等(1979)	610	2	0.33
Underwo 等(1979)	178	0	0
Langley 等(1979)	284	0	0
Benedet 等(1980)	241	1	0.41
Lerner 等(1980)	108	1	0.93
Bonar 等(1980)	96	1	1.04
Mann 等(1981)	207	1	0.48
Orr 等(1982)	311	1	0.3
Powell 等(1984)	255	2	0.78
Roberts 等(1985)	100	1	1.0
Lee 等(1989)	954	4	0.4
Kenter 等(1989)	213	0	0
Ayhan 等(1991)	270	1	0.3
总数	6992	50	0.72

(摘自 1993. Cancer Supplement,71:1433)

2. 并发症　较严重的并发症包括感染、泌尿道损伤以及肺栓塞、成人呼吸窘迫综合征，其他并发症包括淋巴囊肿、膀胱功能障碍、输尿管狭窄、张力性尿失禁。

(1) 感染:根治性子宫切除术后,有相当多的病人发生感染。Birmingham Alabama 大学 311 例手术病人中,有 33% 发热。早期(第 1、2 天)发热通常与肺不张有关,随后发热归因于泌尿系感染、伤口感染、血栓性静脉炎、盆腔蜂窝织炎或盆腔脓肿。后两者由于接近输尿管和膀胱,预示有发生泌尿道瘘孔的可能。预防性应用抗生素可降低术后感染的发生,特别是降低了严重的盆腔感染和脓肿,继而降低了尿瘘和肠瘘的发生。

(2) 泌尿道损伤:根治性全子宫切除并发输尿管瘘,以往发生率高达 12%~15%,而现在并不常见。Shingleton 和 Orr 收集 4860 例病人的资料中,输尿管瘘发生率为 2.3% (0~5.6%),膀胱阴道瘘为 0.58% (0~1.4%)。Averette 收集 6169 例病人资料中,泌尿道瘘发生率为 4.4%（表 7-11），而 Averette 及同事报道的一组病人（978 例）中，与手术有关的尿瘘 8 例（0.8%）。未经盆腔放疗的根治术后发生输尿管狭窄远少于瘘孔。由于应用输尿管悬吊术及腹膜后引流，降低了输尿管瘘和狭窄的发生率。

表 7-11　ⅠB～ⅡA 期宫颈癌首次手术治疗泌尿瘘孔发生率

作者	病例数	瘘孔数	发生率（%）
Christensen（1964）	340	30	8.8
Symmonds（1966）	64	0	0
Masterson（1967）	180	8	4.4
Blaikley 等（1969）	252	10	3.89
Ketcham 等（1971）	42	3	7.1
Mickal 等（1972）	60	1	1.6
Park 等（1973）	126	0	0
Morley 等（1976）	208	11	5.3
Macasaet 等（1976）	142	8	5.6
Hoskins 等（1976）	224	0	2.7
Mikuta 等（1977）	243	31	12.8
Webb 等（1979）	610	29	4.75
Underwood 等（1979）	178	14	7.86
Sall 等（1979）	349	10	2.86
Lerner 等（1980）	108	1	0.9
Langley 等（1980）	284	20	7.04
Benedet 等（1980）	247	22	8.91
Bonar（1980）	96	5	5.21
Mann 等（1981）	207	2	0.97
Orr 等（1982）	311	4	1.4
Powell 等（1984）	255	6	2.35
Koberts 等（1985）	100	1	1.0
Burghardt 等（1987）	473	21	4.4
Ralph 等（1990）	320	14	4.4
Lee 等（1980）	954	23	2.4
Kenter 等（1989）	213	14	6.6
Photopulos 等（1990）	102	3	2.9
Ayhan 等（1991）	270	8	2.9
总数	6642	291	4.4

（摘自 1993. Cancer Supplement,71：1433）

（3）膀胱功能障碍和尿失禁：主韧带切除致使部分支配膀胱的神经受损而引起排空性膀胱功能障碍，以致发生张力性尿失禁,这对于更多的病人来说，比泌尿道瘘及狭窄更为严重。Averette 报道膀胱功能障碍为 20.5%，表现为排空困难、尿潴留和尿失禁。Petri 提供的资料显示，张力性尿失禁发生率为 10%～52%。Farguharson 等报道，根治性子宫切除术后行放射治疗者，1/2 以上病人发生尿失禁，远大于单纯手术后发生的尿失禁。

小仓知治的经验认为，排尿开始的时间从术后 10～14 天者居多；20 天以后者少见。主张早日施行尿道扩张术，积极提高排尿功能，防止术后尿路感染和慢性化。

3. 其他并发症

（1）肺栓塞和成人呼吸窘迫综合征：这是手术期间最有可能引起死亡的并发症。Averette 报道手术死亡的 14 例病人中，其中死于肺栓塞，死于成人呼吸窘迫综合征 4 例。应注意观察，及时处理。

（2）静脉栓塞：手术时间长、盆腔静脉过度受压、下肢静脉长时间阻滞、手术中静脉壁创伤、凝血机制加速等导致盆腔及下肢静脉血栓形成。其发生率尚缺乏统计数字。临床实验表明，下肢静脉栓塞病人中 3%～5% 有可能发展为肺栓塞。

（3）损伤：除前述的泌尿道损伤外，盆腔大血管、闭孔神经及肠管损伤时有发生。

（4）淋巴囊肿：术后盆底积液引流不畅可形成腹膜后淋巴囊肿，发生率 1%～20%。由于近年腹膜后间隙良好引流，淋巴囊肿已少见。Orr 和 Shingleton 收集 2500 例病人，淋巴囊肿发生率为 2.1%。

（5）性交障碍：根治性手术后阴道的长度和宽度短缩，容积也显著减少。原口的调查表明，术前平均长度为 8.1cm，术后短缩至平均 4.45cm，横径也短缩 1.26cm。

根据长崎大学的调查，术后大多数病例有不同程度的性交障碍，其原因见表 7-12。

表 7-12 性交障碍的原因分析

原因	例数	百分数（%）	原因	例数	百分数（%）
因恐惧而厌恶性交	410	5	因恐惧和阴道短	6	15.7
丈夫嫌弃	25	2	阴道短小致性感不全	26	68.4

（韦晓宁 蔡红兵 陈惠祯）

（五）手术治疗效果及预后因素

ⅠB 及 ⅡA 宫颈癌术后 5 年生存率较高（表 7-13）。Averette 等报道 5 年生存率为 90.6%。在 Birminsham Alabama 大学中经手术治疗的 ⅠB 期宫颈癌病人，5 年生存率达 92%，10 年生存率为 79%。

表 7-13 ⅠB～ⅡA 期病人行根治性子宫切除及双侧盆腔淋巴结切除术后 5 年生存率

作者	期别	病例数	5 年生存例数	生存率（%）
Liu，Meigs（1955）	ⅠB～ⅡA	165	119	72.1
Christensen（1964）	ⅠB～ⅡA	219	168	77.0
Brunschwig（1966）	ⅠB～ⅡB	308	231	76.0
Masterson（1967）	ⅠB～ⅡA	150	124	82.5

续表

作者	期别	病例数	5年生存例数	生存率(%)
Blaikley(1969)	ⅠB ~ ⅡA	161	96	50.8
Before(1970)		1003	738	73.6
Park(1973)	ⅠB	126		91.0
Morley(1976)	ⅠB	156	136	87.2
Hoskins(1976)	ⅠB ~ ⅡA	474	28	9.4
Sall(1979)	ⅠB ~ ⅡA	219	197	90.0
Lerner(1980)	ⅠB	484	49	1.7
Powell(1984)	ⅠB ~ ⅡA	103	93	90.3
Kenter(1989)	ⅠB ~ ⅡA	213	186	87.3
Lee(1989)	ⅠB ~ ⅡA	343	299	87.2
Ayhan(1991)	ⅠB ~ ⅡA	270	218	80.7
Hopkins(1991)	ⅠB	213	197	92.5

　　生存分析证实宫颈病灶大小、浸润深度、临床分期、病理分级、细胞类型和淋巴转移是影响宫颈癌预后的主要因素。

　　宫颈癌病灶大小及浸润深度是影响宫颈癌的重要原因。Gauthier 等报道 181 例病人,病灶直径≤2cm 者,5 年生存率为91.4%,病灶直径>2cm 者 5 年生存率为 63.9%。复发与病变直径和间质浸润深度有关(图 7-150)。其他作者也有类似的报道。ⅠB 期病灶直径超过 2cm 者,特别是超过 4cm 者,手术治疗的生存率降低,对这样的病人推荐放射治疗作为首次治疗是正当的,不过对年轻病人(35 岁以下)通过手术分期获得有价值的信息和改变治疗计划应该是明智的。

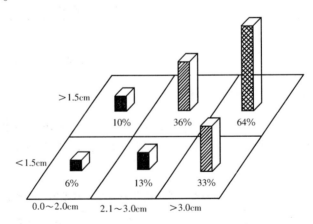

图 7-150　100 例ⅠB 期宫颈鳞癌病人:复发率与病灶大小和间质浸润深度的关系

　　宫颈癌分期是重要的预后因素。虽然ⅠB 期及ⅡA 期病人接受相同手术治疗,但其生存率有明显差异,分别是 90.5% 和 65.7%。Chen 等报道 1847 例行根治性子宫切除术病人,有 47 例复发,复发率为 2.5%,其中Ⅰ期复发率为 1.5%(12/780),Ⅱ期为 3.2%(30/

1013），Ⅲ期为 9.2%（5/54）。

已证实肿瘤分级是宫颈癌的预后因素。Averette 等报道的资料经生存分析显示，分化好（1级）和分化差（3级）肿瘤中位数生存时间分别是 7.5 年和 3.25 年，有统计学差异（$P=0.0003$）。但分化好和中度分化肿瘤生存比较无统计学差异（$P=0.65$）。组织学类型对预后有一定影响。Averette 等报道，鳞癌、腺癌和腺鳞癌 5 年生存率分别为 90.7%、80.5% 和 63.5%。可见腺鳞癌 5 年生存率最差。鳞癌和腺鳞癌比较，有统计学显著差异（$P=0.0001$），腺癌和腺鳞癌之间生存率差异也有统计学意义（$P=0.01$）。但比较鳞癌和腺癌生存曲线，差异无统计学意义（$P=0.70$）。FIGO 在第 21 卷妇癌治疗年度报告中，报道 1982~1986 年 30332 例不同组织学类型宫颈癌的 5 年生存率，Ⅰ、Ⅱ期宫颈腺癌分别为 76.68% 和 57.63%，鳞癌分别为 80.83% 和 67.85%。多数学者认为宫颈腺癌的预后比鳞癌差，但对此尚存异议。Van Nagell 认为，与其说与组织类型有关，倒不如说与肿瘤大小有关。

许多文献报道，在单因素分析中，淋巴结转移是影响宫颈癌生存率最显著的因素。手术标本发现淋巴结阳性的病人，5 年生存率为 38%~60%（表7-14），尤其是髂总和腹主动脉旁淋巴结受累者更差。Averette 等报道 978 例病人中，经 χ^2 检验分析，ⅠB 期无盆腔和腹主动脉旁淋巴结转移者，中位数生存时间是 5.3 年和 5.2 年；而ⅠB 期有盆腔和腹主动脉旁淋巴结转移者，中位数生存时间分别减至 3.2 年和 1.3 年，淋巴结阳性组和阴性组有统计学差异（$P<0.01$）。ⅡA 有淋巴结转移和无淋巴结转移者，中位数生存时间分别是 1.3 年和 3.7 年。因ⅡA 期病例数和淋巴结转移例数少，生存差异无统计学意义（$P=0.55$）。Perez 等统计分析，接受根治性子宫切除加盆腔淋巴结清扫术的病人，淋巴结转移率为 16%~18%，这些病人的 5 年生存率（46%）仅为淋巴结阴性者（90%）的 1/2。

表7-14　ⅠB 期宫颈鳞癌病人术后阴性与阳性淋巴结的 5 年生存率

作者（年代）	病人总数	阳性		阴性	
		例数	5 年生存率（%）	例数	5 年生存率（%）
Liu，Meigs（1955）	116	21	38.0	95	82.0
Chrittensen 等（1964）	167	28	39.3	139	92.0
Bunschuig，Barber（1966）	273	38	50.0	235	83.4
Masterson（1976）	105	5	42.0	100	92.0
Masubuchi 等（1969）	296	14	57.1	282	92.2
Newton（1975）	58	5	40.0	53	91.3
Morley，Seski（1976）	143	18	55.6	125	96.0
Underwood（1979）	178	8	50.0	170	93.0

（摘自 1981. Cancer，48：555）

此外，影响预后的还有手术切缘阳性者。Averette 等报道，手术切缘有癌者 61 例，5 年生存率减至 50.8%。ⅠB 期阴道切缘阳性率为 4%，ⅡA 期上升至 20%。此结果证实，ⅡA 期存在有残余肿瘤的高度危险性，因此，需要行阴道断端冰冻切片分析。

（赵　灵　李晓兰　陈惠祯）

五、辅 助 治 疗

1. 手术加放射治疗

(1) 低剂量(半量)放疗后或放化疗后行根治性手术

1) 目的及意义:术前低剂量放疗是为根治性切除肿瘤作准备,其目的是为了提高疗效,降低由于血道转移和手术种植而使癌细胞播散的可能危险;使肿瘤坏死,间质组织功能亢进,增加局部免疫力,预防局部复发;缩小肿瘤体积,有利于完全切除肿瘤,扩大手术适应证;观察术前放疗切除标本的病理改变,可进一步了解肿瘤组织对放疗的敏感性,作为术后放疗的依据。

2) 适应证:适用于 ⅠB 期宫颈癌局部癌灶直径大于 4cm,或宫颈呈桶状者;ⅡA 期病灶明显浸润阴道穹隆部或肿瘤直径>4cm 者;细胞分化差Ⅲ级以上者;病理类型为黏液型腺癌、腺鳞癌等。

3) 放化疗剂量和手术方式:一般给予半量放射。可采用腔内镭疗 2 次,宫腔剂量为 1500mg·h 左右,穹隆部 2000mg·h 左右,或给予后装治疗 2~3 次,A 点量 3500cGy。大菜花型癌瘤者可设中心野(8cm×8cm) ^{60}Co 外照射,总量 3000~3500cGy/3w。或同时给予顺铂化疗(每周 40mg/m^2),2~4 周后行广泛性子宫切除和盆腔淋巴结切除术。有人以手术范围较小的根治性子宫切除代替了 Meigs 手术,对宫旁组织的切除限制在输尿管周围,甚至保留了输尿管后方的部分组织,保留宫颈旁的血液供应,减少并发症的发生。

4) 疗效:Cullhed 认为放疗后根治性切除术在年轻宫颈癌病人的治疗中具有重要地位。Stallworthy 发现术前放疗加手术优于单纯放疗。国内江苏、王静等报道 1995~1998 年 163 例病人中 42 例宫颈癌病人行术前腔内放疗(其中 ⅠB 期 14 例,ⅡA 期 18 例,ⅡB 期 10 例),放疗后 1~3 周行广泛性子宫切除及盆腔淋巴结清扫,其中 40 例宫颈局部肿瘤均有不同程度缩小,有效率达 95.2%,放疗不良反应不明显,放疗后手术中无脏器损伤,平均失血量 480ml,术后无尿瘘及肠梗阻,术后病检见肿瘤细胞明显变性坏死。尽管术前腔内放疗可以缩小肿瘤体积,降低癌细胞活性,提高手术切除率,减少术中播散,扩大手术适应证。Stallworthy 采用术前腔内镭疗或后装铯疗,4~6 周后行根治性子宫切除术及双侧盆腔淋巴结清扫,若淋巴结有转移则于手术后 2~3 周给予体外照射,盆腔两侧总剂量达 50Gy,结果发现术前放疗加手术优于单纯放疗。而 Perez 将 118 例 ⅠB 至 ⅡA 期宫颈癌病人随机分为 2 组治疗,56 例为单纯放疗组,62 例为术前放疗加手术治疗组,结果发现 ⅠB 期病人 5 年生存率分别为 89% 和 80%,ⅡA 期病人为 56% 及 79%,因此 Perez 不主张术前放疗加广泛性子宫切除术。

当然,术前放疗后施行广泛性子宫切除术已多年被采用并沿用至今,说明它比单纯根治性子宫切除术或单纯放疗有某些优势。

(2) 足量(根治量)放疗后或同步放化疗后行子宫切除术和(或)盆腔淋巴结切除术

1) 目的及意义:经足量放疗后再作比较保守的手术,包括筋膜外全子宫切除术和(或)盆腔淋巴结切除术,切除残余肿瘤以减少复发的危险,从而提高治愈率。

2) 适应证:选择性应用于 ⅠB$_2$ 期、ⅡA$_2$ 期、桶状宫颈、癌瘤侵及宫体者,以及 ⅠB 期、Ⅱ

A 期、ⅡB 期放疗未控者。

3）放疗或者放化疗剂量及手术方式:给予宫颈癌的常规根治量（腔内及体外），腔内镭疗（7000~9000）mg·h/（4~6）w 或后装治疗。A 点量 7000cGy/6w,同时 ^{60}Co 或加速器外照射 4500cGy/6w 左右。无腔内治疗设备者,可单纯行 ^{60}Co 或加速器外照射 6000cGy/6w,可同时给予每周一次的顺铂 40mg/m^2 静脉化疗,6~8 周后手术。有学者认为时间太长可使输尿管瘘发生率增加,主张照射后 2 周手术。一般放疗后 4 周行筋膜外子宫切除术。对于有较明显淋巴结转移倾向的高危病人,如宫颈肿瘤直径大于 4cm、癌细胞分化不良,特别是经淋巴造影或 CT 检查有盆腔淋巴结转移者,可适当考虑应用腹膜外盆腔淋巴结切除术。值得注意的是,术前用根治量放疗再行根治术,其术后并发症是难以忍受的,病人非常痛苦,疗效也不会有提高,故根治术是不适宜的,只能进行较为保守的手术。

4）疗效:尽管宫颈癌行根治性放疗后手术理论上可以提高治疗的有效率,但临床实践并非如此。Perez 等回顾性研究单纯放疗的 415 例ⅠB 期和 137 例ⅡA 期宫颈癌病人以及放疗后行根治术或筋膜外全子宫切除术的 127 例ⅠB 期和 36 例ⅡA 期宫颈癌病人,结果发现两组病人生存率、肿瘤复发率及治疗致病率均无明显差异。GOG 将 282 例肿瘤直径大于或等于 4cm 的宫颈癌病人随机分为 2 组,一组予以外照射加腔内放疗;另一组予以低剂量的腔内放疗和同等剂量的盆腔放疗后行筋膜外子宫切除术,两组生存率分别为 61.4% 和 64.4%,两组复发率分别为 43.3% 和 34.5%,局灶复发率分别为 25.8% 和 14.4%,远处转移率分别为 8.9% 和 5.9%,3 级和 4 级治疗后遗症的发生率分别为 10.5% 和 9.8%,因此认为放疗后根治性子宫切除术尽管局部复发率稍降低,但并没有显著改善预后。另有资料显示行同步放化疗后手术,并不提高总生存期,但能提高无病生存期。作者认为这种治疗方式是安全的。

有些研究也显示出进行过辅助子宫切除术病人的存活优势。Gallion 等报道了 75 例肿瘤直径大于 5cm 的Ⅰ期或呈桶状宫颈的病人单纯放疗或放疗加筋膜外全子宫切除术后的情况,两组的肿瘤复发率分别为 47% 和 16%,P<0.01,盆腔复发由 19% 降至 2%,盆腔外复发率由 16% 降至 7%。Einhorn 等发现随着原发肿瘤的增大,腔内放疗后行根治性子宫切除术的优势得到证实。

GOG 进行了一项随机试验,对 256 例宫颈癌病灶≥4cm 的病人,或者体外放射和腔内放疗,或者稍低剂量的腔内放疗以及相同的盆部体外放疗后行筋膜外子宫切除术。结果显示,单纯放疗和联合治疗中的存活率十分相近。单纯放疗组（46%）病变进展稍高于联合治疗组（37%）（P=0.07）。联合治疗组比单纯放疗组病变进展或死亡的风险降低 23%。单纯放疗组的 5 年局部复发率为 27%,联合治疗组为 14%。远处转移率分别为 16% 和 20%。当根据肿瘤的体积来分析本次研究结果时,GOG 研究发现肿瘤大小为 4.5cm 和 6cm 的病人经过联合治疗能改善无瘤生存率（P=0.06）,显著改善生存率（P=0.007）。

（3）术后放疗

1）目的:控制乃至治愈淋巴结转移癌及局部残存肿瘤,以提高生存率。

2）适应证:术前诊断为非癌或早期癌（0 期或ⅠA 期）,术后病理检查证实为浸润癌而未行根治术者;手术切缘或近手术切缘（≤5mm）有癌瘤者;附件受累者;盆腔或腹主动脉旁淋巴结阳性者;早期宫颈癌（ⅠB、ⅡA 期）术后伴有下列不良预后因素:淋巴结转移、肿瘤巨大直径>4cm,隐匿性宫旁浸润、宫颈间质浸润达肌层外 1/3 者,淋巴管血管间隙受累,以及癌细胞分化不良者。

3) 放疗剂量及手术时间:多以体外照射为主,阴道残端有癌者可给予腔内治疗。照射范围应包括最易复发部位。对手术切缘有癌者,如术前曾接受腔内放疗,则应根据术前放疗的剂量将盆腔中部遮挡进行体外照射,以免盆腔中部器官如膀胱、直肠接受过量照射。当盆腔高位髂总及主动脉淋巴结转移时,可将放射野向上扩展至 T_{12} 水平。体外照射一般于术后半个月进行,肿瘤剂量为 40～50Gy,如主动脉扩野放疗则剂量通常为 40～50Gy,阴道腔内放疗表面剂量通常为 30～50Gy,当不加体外照射时剂量可增加至平均 60Gy(45～70Gy)。

4) 疗效:常规经验,回顾性数据以及现在的前瞻性数据表明,辅助性盆腔放疗在有复发风险的根治术后病人中显著改善盆腔控制率,这将提高被合适地选择的病人的生存率。

大多数作者报道术后盆腔野放疗能降低盆腔复发率和延长复发时间,但对总的 5 年生存率影响不大。而 Larson 等指出术后辅助放疗可减少盆腔复发并能改善生存率。我国许多癌症治疗中心对早期宫颈癌(ⅠA 除外)中的高危病人亦普遍采用综合治疗。李爱玲等对 58 例宫颈癌病人行术后放疗,3 年和 5 年生存率分别为 34.3%(12/35)和 22.9%(8/35),并发现生存 3～5 年的病人,均系手术后补充放疗者,提示术后放疗对存在高危因素的病人可取得较好的疗效。Soisson 等分析了 320 名接受了根治性手术的ⅠB 和ⅡA 期宫颈癌病人。72 名病人完成了术后放疗(22%)。淋巴结转移、肿瘤大小>4cm、组织学分级、种族和年龄>40 岁被认为预后不良因素。尽管接受和未接受辅助放疗的各组的危险因素可能不同,结果表明在单侧淋巴结转移或巨大原发肿瘤切缘阴性切无淋巴转移的转折中,辅助性放疗没有改善生存率。然而,放疗改善了盆腔控制率。

西南肿瘤组织(SWOG),GOG 和 RTOG 在 FIGO 分期为ⅠA₂,ⅠB 或ⅡA 期宫颈癌且发现有盆腔淋巴结转移、宫旁浸润阳性或初次性子宫切除阳性手术切缘和完全性淋巴结切除主动脉旁淋巴结阴性的病人中进行一项组间研究。该项研究中 85% 的病人有盆腔淋巴结受侵。127 名病人被随机分到盆腔外照射放疗加 5-FU 和顺铂静脉滴注,116 名病人仅用盆腔外照射放疗。存活者的中位随访时间为 43 个月。辅助性顺铂/5-FU 组的 3 年存活率为 87%,而单独盆腔放疗组的存活率为 77%,差异有统计学意义。化疗似乎能同时减少盆腔内和盆腔外的复发。急性中毒在化疗组中更为常见。

必须考虑的是,即使放疗剂量在 50Gy 以下估计也有 10% 的病人会发生肠道并发症,因此正确选择放疗适应证有助于减少不必要的并发症发生。

2. 手术加化疗

(1) 术前化疗(新辅助化疗)

1) 目的及意义:新辅助化疗主要应用于宫颈局部肿瘤巨大的ⅠB 期及ⅡA 期病人,提高手术成功率和效果,便于观察和评价肿瘤对化疗的敏感性,从而指导术后的治疗。

2) 给药途径及方法:给药途径为全身静脉、动脉介入以及动脉插管。常用的化疗药物有顺铂、异环磷酰胺、长春新碱、博来霉素、丝裂霉素、伊立替康、紫杉醇等。常用化疗方案为 PVB、PF、PFM、PMB、BIP、PT、CT 等。

3) 疗效:Sardi 等将 205 例ⅠB 期宫颈癌病人随机分为两组,治疗组采用 PVB 方案,随访 7 年,发现两组中肿瘤直径小于 4cm 的病人生存率无差异,但新辅助化疗组中肿瘤直径 ≥4cm 病人的生存率明显高于非化疗组。王华英等回顾性分析应用新辅助介入化疗的 95 例宫颈癌,发现 5 年生存率 Ⅰ B 期为 100% , Ⅱ A 期为 91% , Ⅱ B 期为 75.5% , Ⅲ 期为 39% , Ⅳ 期为 21% ,认为新辅助化疗的有效率高,可增强治疗效果,化疗联合手术是提高 Ⅱ B 期宫颈癌病人生存率的有效方法。

但是,新辅助化疗是否可以改善手术的彻底性,减少肿瘤的远处复发,还有待进一步探讨。而且,应当考虑努力提高其有效性的同时尽量降低不良反应。Serur 等采用 NACT 加手术治疗 Ⅰ B$_2$ 期鳞癌病人,总的有效率达 90% ,与单纯手术组相比,术后发现淋巴结转移、宫旁浸润、LVAI 等明显少于后者,且总的 5 年生存率也有所改善。Panici 等予以 DDP+BLM 联合化疗后根治术,发现总的有效率达 80% 以上,术后淋巴结转移率降低。Eddy 等予以 DDP+VCR 治疗 34 例局部肿瘤大的 Ⅰ B 期宫颈癌病人,化疗有效率达 80% ,随后行根治术,结果发现淋巴结转移率为 25% (比预计的要低) ,随访 2 年 25 例无瘤生存。说明 NACT 加手术治疗早期高危病人有一定的作用。Hong-Bing 等报道对 1999 ~ 2001 年收治 106 例 Ⅰ B 期宫颈癌病人,随机分为新辅助化疗组 52 例和直接手术组 (根治术 54 例) 。前者所用药物 DDP75mg/m^2 ,静滴,第一天:5-FU 24mg/kg,静滴 1 ~ 5 天。3 周重复,共同疗程。化疗总反应率 84.6% ,完全缓解 (CR) >7.7% ,部分缓解 (PR) 76.9% ,稳定 (SD) 15.4% 。在新辅助化疗组中,淋巴结阳性 9.6% ,单纯手术组 29.6% ($P=0.014$) ;单纯手术组脉管侵犯 27.8% ,新辅助化疗组 9.6% ($P=0.024$) ;单纯手术组宫旁侵犯 7.4% ,新辅助化疗组 3.8% ($P=0.679$) 。新辅助化疗组件年生存率 (84.6%) 明显高于单纯手术组 (75.9%) ($P=0.0112$) 。研究结果表明,宫颈癌行新辅助化疗能有效地消除病理危险因素,改善局部晚期宫颈癌的长期生存率。

(2) 根治术后化疗

1) 目的及意义:对高危病人采取术后化疗,以改善预后,提高生存率。

2) 适应证:适用于预后不良的宫颈癌高危病人,如盆腔淋巴结转移,脉管癌栓,分化差、小细胞癌者,或切缘阳性者,可行术后化疗或配合放疗一同进行,化疗方案可参照术前化疗。

3) 疗效:在 Iwasata 的回顾性研究中,53 例 Ⅰ B ~ Ⅱ A 期宫颈癌高危病人在根治术后接受了 3 个疗程的 PVMB (DDP+VCR+MMC+BLM) 方案化疗,127 例病人根治术后接受了盆腔外放射治疗,中位随访期 96 个月,化疗组和放疗组的 5 年生存率分别为 83% 和 81.7% ,差异无显著性。但化疗组的盆腔复发率 (85%) 显著高于放疗组 (38%) ,远处转移率 (23%) 则显著低于放疗组 (71%) ,认为高危病人根治术后联合化疗可能改善预后。Peters 等将 268 例 Ⅰ A2 ~ Ⅱ B 期根治术后合并盆腔淋巴结转移,切缘不净和宫旁镜下浸润的病人随机分为两组:一组术后单纯放疗,另一组为术后放疗加化疗 4 个疗程,结果显示两组总的无瘤生存和生存率存在显著差异,4 年无瘤生存率放疗组为 63% ,而放疗加化疗组为 81% ,术后放化疗联合应用可以是一些具高危因素的早期宫颈癌病人一种新的尝试方法。

非随机研究表明根治术后有高危复发因素的病人行辅助化疗的意义。其中有 2 个病例数不多的随机试验评估根治术后有高危复发因素病人应用辅助化疗的意义。第一个研究仅 71 个病人 (均有淋巴结转移) ,对比术后放疗和术后化疗。第二个研究有 76 个病人 [伴有淋巴结转移和(或)脉管侵犯]随机接受间隔4周的6个周期辅助化疗(卡铂+博来霉素),再行标准的 EBRT 或没有进行治疗。两个研究都没有明确结论。但是术后是否辅助化疗在复发率和生存率方面没有明显的差异。因此在术后化疗仍需进一步研究。

(3) 根治术后放化疗:对宫颈癌 Ⅰ ~ Ⅱ期病人根治术后有盆腔转移、宫旁浸润和切缘阳性者实施同步放化疗。已有随机试验表明,对上述病人随机分配实施体外放射和 5-FU、DDP 同步放化疗,显著改善了3年生存率(87%),比仅行盆腔放射的77%要高。

程玺等选取1990年1月至2003年6月复旦大学附属肿瘤医院接受手术治疗的 ⅠB_1 ~ ⅡB 期淋巴结转移的宫颈癌患者215例。所有患者均接受了广泛子宫切除加盆腔淋巴结切除。根据术后治疗情况将患者分为4组:放疗加化疗组(107例)、放疗组(45例)、化疗组(22例)和无辅助治疗组(41例)。

结果显示:放疗加化疗组、化疗组、放疗组和无辅助治疗组患者的3年无瘤生存率分别为60.7%、53.5%、47.4%和36.0%,放疗加化疗组患者的3年无瘤生存率显著高于无辅助治疗组,两组比较,差异有统计学意义($P = 0.001$)。

放疗加化疗组、化疗组、放疗组和无辅助治疗组患者的盆腔复发率分别为7.5%、22.7%、26.7%和34.1%,远处转移率分别为16.8%、18.2%、15.6%和22.0%,复发合并转移率分别为4.7%、0、4.4%和7.3%。放疗加化疗组盆腔复发率显著低于其余3组,与其余3组比较,差异有统计学意义($P<0.01$)。

(孙文洁 程 晶 陈惠祯)

六、治疗后随访及复发癌的处理

1. 治疗后随访 据估计,治疗后约65%宫颈浸润癌病人可获长期治愈,大约35%的病人出现复发或未控,最集中发生在治疗后1年内,约占50%,以后开始下降,25%发生在第2年,15%发生在第3年,到第3年末达总死亡数的85%。Paunier 等指出,死于宫颈癌的病人,有92.5%发生在诊断后头5年,其累计死亡曲线在10年后是平直的。Van Herik 等分析2107例复发性宫颈癌病人的记录,仅16例(0.7%)是在初次治疗后10~26年复发。因此,应当在治疗后对病人进行严密随访,以早期发现复发或未控。

(1) 随访时间:治疗后第1年内的最初3个月每个月随访1次,以后每3个月1次,第2年每半年随访1次,第3年每年1次。随访中发现病人出现任何症状,需积极进行检查。国内外学者一致认为,宫颈癌治疗后的随访时间至少为5年、10年,计算疗效多为5年和10年生存率。

(2) 随访内容:随访中需注意观察病人一般情况、全身各系统情况及盆腔情况,予以必要的辅助检查。除观察转移、复发外,尚需注意有无其他脏器的原发癌。

1) 体格检查:询问病人一般情况,观察其精神面貌,有无贫血、黄疸,检查全身浅表淋巴结,仔细进行腹部触诊,以发现主动脉旁肿块、肝脾肿大和不能解释的包块,检查下肢有无水肿。盆腔检查中应注意观察外阴、阴道、阴道穹隆、宫颈局部肿瘤消失情况,有无复发。放疗后几个月,检查时可发现宫颈旁结缔组织进行性纤维化,状似所谓马蹄形,但往往是光滑、均匀的,有一定弹性,而宫旁复发多为结节状,质硬,且呈进行性。注意膀胱、直肠周围结缔组织增厚情况,有无硬结,是否固定于盆壁。接受手术治疗的病人术后应注意检查阴道断端有无溃疡浸润及其与周围结缔组织的病变等。

2) 辅助检查:每次随访都应行阴道顶部/宫颈的细胞学检查,可以发现早期中心复发的病人。但值得注意的是,接受过根治性放疗病人的阴道顶部/宫颈细胞学检查结果很难评估,特别是在完成放疗后不久。因此,组织学确诊肿瘤复发是十分必要的。活检时间至少要在放疗结束后 3 个月进行。针吸活检是另一种行之有效、避免复杂的手术切开取活检的方法。如发现锁骨上淋巴结肿大,可直接穿刺病灶活检;如疑有宫旁复发,可在麻醉下以 CT 为引导进行针吸活检;如疑有腹主动脉旁转移、肝转移,可在 B 超或 CT 引导下进行针吸活检。疑有宫颈管复发,可行宫颈管诊刮。除此之外,还应根据症状、体征、可疑复发部位,选择性行胸片、B 超、CT、肌酐清除率和肝功能等检查。

2. 复发癌的处理

(1) 治疗原则:如何选择、决定治疗方案是治疗复发性宫颈癌的关键。治疗方式的选择应根据复发部位、肿瘤情况和首次治疗方式而定。宫颈癌术后复发和放疗后复发的处理原则是不同的。前者原则上采用放射治疗,对放疗无效者,个别病人仍可考虑手术治疗。后者多为中心部位复发,原则上采用手术治疗。非中心复发者,可行放疗或化疗,或两者综合治疗。放疗在治疗复发性宫颈癌中的作用有两个方面,一是控制复发灶,二是减轻症状。前者主要用于手术后盆腔复发者,后者常用作伴骨转移时的疼痛治疗。宫颈癌放疗后盆腔复发再次放疗必须十分谨慎,因为并发症很高。凡放疗后中心部位复发的病人,包括宫颈、宫体、宫旁(未固定于盆壁)、阴道、外阴、膀胱、直肠等处复发,而无盆腔外转移,无手术禁忌证者,都适用于手术治疗。以前是晚期病人,只要是中心复发即可考虑手术。符合上述条件的病人有可能通过盆腔手术,如子宫根治性手术、盆腔脏器切除术达到治愈的目的。

(2) 手术治疗

1) 根治性子宫切除术:根治性子宫切除术包括Ⅱ型扩大子宫切除术(Werthteim 手术)和Ⅲ型扩大子宫切除术(Meigs 手术),适用于放疗后宫颈小的复发而没有累及膀胱和直肠者。选择哪种根治术主要根据宫颈病变的范围,小于 2cm 者可选用 Werthteim 手术,大于2cm 但病灶未累及宫旁组织者可选用 Meigs 手术。笔者认为,放疗后采用 Meigs 手术的并发症较严重,应该尽量选择 Werthteim 手术。当中心复发累及宫旁组织,仍可保留膀胱时,应将输尿管从宫颈膀胱韧带中完全解剖出来,切除输尿管周围全部组织。同时沿盆壁切除髂内动脉及宫旁组织,更广泛地切除阴道周围组织,阴道切除 3/4。这比Ⅱ、Ⅲ型手术范围大,称Ⅳ型扩大子宫切除术。

MD Anderson 癌症中心报道采用根治性子宫切除术(Ⅱ型或Ⅲ型)治疗 50 例放疗后中心复发的病人。42% 的病人发生了严重的手术并发症,28% 的病人发生了泌尿道损伤。癌灶小于 2cm 病人的 5 年生存率为 90% ,而较大病灶病人的 5 年生存率为 64% 。

2) 根治性子宫切除术及部分输尿管和(或)部分膀胱切除术:在行根治性子宫切除术的同时,切除受累的远端输尿管和(或)部分膀胱,将输尿管植入膀胱,保留膀胱。此术式适用于中心复发累及部分膀胱和(或)远端输尿管而不需作扩大手术者。其手术方式包括部分膀胱切除缝合术,远端输尿管切除及膀胱移植术,部分膀胱和远端输尿管切除,输尿管膀胱移植术。Piver 等曾报道 2 例病人,输尿管膀胱交界处受累,经手术保留了膀胱功能,存活了 5 年。笔者做过 3 例类似手术,有 1 例存活了 5 年,1 例存活了 3 年。

3) 盆腔脏器切除术:仅有小部分复发性宫颈癌病人适用于盆腔脏器切除术。无论是术前还是剖腹探查后证实有盆腔外转移者都是盆腔脏器切除术的绝对禁忌证。全盆腔脏器切除术包括膀胱和直肠、乙状结肠的切除,选择性应用于放疗后盆腔复发性宫颈癌或未控的病人。有些病人可行前盆腔脏器切除术,即切除膀胱而保留直肠、乙状结肠,或作后盆腔脏器切除术,即切除直肠、乙状结肠而保留膀胱。有些学者对这种限制性手术提出异议,特别是用于放疗后复发的宫颈癌,因为不能完全切除肿瘤而手术风险大,而且保留的膀胱或直肠常会出现多种合并症或功能障碍。应十分谨慎地选择病例施行这种手术。大多数与脏器切除术直接相关的并发症和死亡率发生在手术后 18 个月内。许多并发症都是大手术的结果,包括心肺突发疾病,如肺栓塞、肺水肿、心肌梗死和脑血管意外。手术时间长短和失血多少直接影响心血管并发症的发生率。这些并发症通常发生在手术后第一周内。最严重的一种术后并发症还有因广泛盆腔剥离引起的小肠粘连梗阻,并常引起小肠瘘。一般来说,在放疗后复发的病人中,这些并发症很常见,放疗后的组织不易愈合,而且肉芽组织生长相当缓慢,瘘管形成的趋势显著上升。尿路梗阻和感染是主要威胁生命的非肿瘤性并发症。

各种文献报道盆腔脏器切除术后的 5 年累积生存率为 20% ~ 62%(表 7-15)。生存率主要取决于行盆腔脏器切除术病人的情况。排除老年、肥胖、大剂量放射和其他高危因素,生存率有所提高。许多病人的预后与术前发现有关。MD Anderson 医院报道,复发时有症状(疼痛或水肿)的病人手术能够切除者 47% 存活 2 年。但是,在剖腹探查时无症状的病人 73% 存活 2 年。在剖腹探查时静脉肾盂造影正常的病人中,59% 存活 2 年,异常者仅 34% 能存活 2 年。初次治疗后 2 年内复发的病人 46% 在治疗后能存活 2 年或更久。术前对病人的评估应考虑静脉造影情况、有无症状、首次治疗至复发的间隔时间等因素。通过排除有不利因素的病人可以提高累积生存率,但是这样做有可能会排除某些可以切除并得以治愈的病人。

表 7-15　盆腔脏器切除术的死亡率及 5 年生存率

作者	病人总数	手术死亡数(%)	5 年存活者总数(%)*
Douglas, Sweeney(1957)	23	1(4.3%)	5(22%)
Parsons, Friedell(1964)	112	24(21.4%)	24(21.4%)
Brunschwig(1965)	535	86(16%)	108(20.1%)
Bricker(1967)	153	15(10%)	53(34.6%)
Krieger, Embree(1969)	35	4(11%)	13(37%)
Ketcham 等(1970)	162	12(7.4%)	62(38.2%)
Symmonds 等(1975)	198	16(8%)	64(32.3%)
Morley, Lindenauer(1976)	34	1(2.9%)	21(62%)
Rutledge 等(1977)	296	40(13.5%)	99(33.4%)
Averette 等(1984)			

作者	病人总数	手术死亡数(%)	5 年存活者总数(%)*
1966~1971	14	4(28.5%)	5(36%)
1971~1976	45	15(33.3%)	10(22%)
1976~1981	33	4(12.1%)	19(58%)
Lawhead 等(1989)	65	6(9.2%)	15(23%)
Soper 等(1989)	69	5(7.2%)	28(40.5%)
Shingleton(1989)	143	9(6.3%)	71(50%)
总数	1917	242(12.6%)	647(33.8%)

*几乎每一项研究手术死亡率和 5 年生存率在研究的后几年中得到明显的改善。

(引自 Disaia PJ,Creasman WJ. 1997. Clinical gynecologic oncology,99)

(3) 放射治疗

1) 术后盆腔复发:对于术后盆腔复发的病人,根据肿瘤体积大小,联合体外照射(20~40Gy)和辅助中线遮盖宫旁照射,50~60Gy 的总量是必需的。另外根据肿瘤体积,于阴道穹隆部或全阴道置入,或对宫颈旁组织、盆壁组织间插入放射也是必需的。可根据肿瘤范围采用单平面、双平面、立体植入,放射剂量为 20~30Gy。如阴道的剂量达到 40Gy,就有损伤的危险。Jobson 等报道,对术后局部复发的 18 名病人盆腔给予 50~60Gy 的剂量后,16例(88%)完全反应,其中 4 例(31%)第 2 次盆腔复发。5 年生存率为 44%。Nori 等报道 75例复发性宫颈癌病人采用体外放射、腔内放射或组织间放射,70% 的病人症状得到缓解,10% 的病人存活了 5 年。10 例发生早期并发症,5 名病人发生晚期并发症并需要手术。国内张玉勤对 38 例阴道残端复发经每 2~3 周 4~6 次^{60}Co 20~30Gy 放疗分析,5 年生存率为44.7%。放疗后肿瘤完全消退 21 例,其 5 年生存率为 80.9%(17/21);放疗后肿瘤残留 17例,无 1 例存活 5 年以上。残端肿瘤大于 3cm 者,5 年生存率为 23.1%,肿瘤直径小于 3cm者,5 年生存率为 37.5%。肿瘤结节不明显者,5 年生存率为 88.9%。随残端肿瘤直径增大,5 年生存率降低。单纯阴道残端复发者预后好于合并盆腔复发者。

2) 盆腔外复发:对于最初治疗部位以外的复发肿瘤,放疗在局部控制和缓解症状方面有一定效果。适当的给予体外照射剂量通常能有效地减轻骨转移的疼痛,如给予 30Gy/2~3w 剂量,能足以缓解脊柱或长骨转移的疼痛。腹主动脉旁可给予 45~50Gy/5w,其他转移部位给予 35~40Gy/3~4w。

3) 放射治疗后复发:在以前放射过的区域内复发的宫颈癌病人再行放射治疗是有争议的,再次放射治疗的结果各家报道不一。Puthawala 等使用组织间插入治疗放射后盆腔复发者,10 例中有 7 例肿瘤得到了控制,80% 的病人状况得到了缓解,30% 的病人发生轻度到中度的肠炎和膀胱炎,15% 的病人发生了严重的并发症,如软组织坏死、直肠阴道瘘、膀胱阴道瘘、小肠阴道瘘和直肠狭窄等。许多学者认为,再次放疗的结果取决于许多因素,包括复发部位、原先的临床分期和首次放疗的剂量。对复发性宫颈癌进行再次放射治疗一般不值得考虑。实际上,盆腔再放射平均在中等剂量的情况下,坏死和形成瘘孔的潜在危险使得结果十分不理想,疗效不佳。

(4) 化疗:由于大多数复发癌发生在以前放疗的部位,而且癌组织被纤维化的无血管外膜包裹,因此肿瘤部位的血流和组织难以获得高药物浓度,达不到最佳效果。此外,鳞状细胞癌(占宫颈癌的 85%～90%)是一种对大多数化疗药物反应不敏感的组织学类型,而且大多数药物是肾毒性,而复发性宫颈癌经常发生尿路梗阻,因此化疗的应用相对受限。复发性宫颈癌化疗尚无统一的方案,一般单用顺铂或采用以顺铂为主的联合化疗。GOG 系统研究多种化学药物的结果表明,顺铂的效果较好,完全有效率为 20%～40%,但多种药物联合应用的效果不如单用顺铂或多柔比星。但也有学者认为,以顺铂为基础的联合化疗的反应率可达 40%～75%。

(程　晶　陈　沂　陈惠祯)

第三节　子宫颈小细胞癌

一、概　　述

子宫颈小细胞癌(small cell carcinoma of cervix,SCCC)是一种很少见到的原发性子宫颈恶性肿瘤。与普通的子宫颈癌相比,其恶性程度高,早期发生远处转移,预后差,治疗方法亦不同于普通类型子宫颈癌,为一种特殊类型的子宫颈癌。其组织来源不清楚,命名混乱。美国病理学会癌症委员会和美国癌症研究会发起的专题讨论会推荐统一名词:①典型类癌;②不典型类癌;③大细胞神经内分泌癌;④小细胞癌。年发病率为(0.02～0.12)/10 万,平均年发病率为 0.06/10 万。文献报道占所有宫颈癌的 1% 或低于 1%。有学者发现宫颈小细胞癌与 HPV 感染密切,HPV_{18} 型比 HPV_{16} 型更常见。

SCCC 可发生在已婚或未婚妇女。美国 SEER(Surveillance,Epidemiology and End-Results),1977～2003 年收集子宫颈小细胞癌 290 例,其中未婚占 20%、已婚占 53%、离婚或丧偶 27%。<45 岁占 20%、45～64 岁 34%、>65 岁 23%。早期发生淋巴结转移。其症状和体征与鳞癌相似。最后确诊根据宫颈组织病理检查决定。

本病需与下列疾病鉴别:小细胞低分化鳞状细胞癌;恶性淋巴瘤;间质肉瘤;非霍奇金淋巴瘤;转移性小细胞癌。

二、治　　疗

SCCC 发病率低,病例较少,早期发生淋巴和血性转移。目前尚无统一治疗方法,强调采用手术、放疗和化疗相结合的综合治疗。

1. 手术治疗　Ⅰ期、ⅡA 期行子宫广泛切除加盆腔淋巴结清扫术。术前、术后化疗或辅助放疗。盆腔外照射加或不加阴道内放疗。有人认为术后放疗对病人有益。但 Sevin 认为 SCCC 对放疗不敏感,5 例术后放疗中 4 例盆腔复发死亡。

2. 放射治疗　ⅡB～Ⅳ期行放射治疗,治疗方法与普通子宫颈癌照射方法相同,即体外照射加腔内治疗。放疗是局部治疗,应辅加化疗,消灭转移灶。

3. 化学治疗　SCCC 组织形态及生物行为与小细胞肺癌相似,故借鉴小细胞肺癌治疗的经验。采用化疗联合手术和(或)放疗的综合治疗。手术与放疗去除局部病灶,化疗控制远处转移,治疗时化疗应列为常规。化疗方案较多,常用方案为 VAC(长春新碱、多柔比星、环磷酰胺);EP(足叶乙苷、顺铂)或 VAC/EP 方案两者交替使用。EP 方案+手术治疗或放射治疗被认为是 SCCC 标准治疗。Jivanovic 报道早期 SCCC 术后辅加 DDP(顺铂)+VP-16(足叶乙苷)化疗有治疗和预防远处转移作用。5 例早期 SCCC 术后未加化疗,全部病例 2 年内发生远处转移,而 6 例术后辅加 PE 方案化疗,仅 1 例发生远处转移。

4. 新辅助化疗及同步放化疗　Hoskins 报道新辅助化疗(EP 方案或紫杉醇+卡铂),用于宫颈肿瘤大于 4cm 者,能提高手术切除率,但不能提高生存率。Bermadez 报道 ⅠB₂ 期以上 18 例,术前 BEP(博来霉素、足叶乙苷、顺铂)方案新辅助化疗,其中 13 例进展期 SCCC 成功实施了手术切除,并且术后化疗敏感性也提高到 84.7%,认为肿瘤体积>4cm 或<4cm 但有淋巴结转移或脉管浸润倾向的应行新辅助化疗,以增加手术切除率。

5. 同步放化疗　适用于局部晚期 SCCC,同步放化疗方案:EP、ETP(足叶乙苷、异环磷酰胺、顺铂)、TP(紫杉醇、顺铂)方案。Lee 比较同步放化疗与辅助化疗,两组情况相近。5 年生存率辅助化疗组与放化疗组各为 52.5% 和 45.5%(P=0.37),表示同步放化疗未能提高生存率。国内学者报道相同结果。

三、预后及预后因素

1. 存活情况　美国 SEER(Surveillance,Epidemiology and End-Results)资料显示见表7-16。

表 7-16　1977~2003 年 SCCC 生存情况

诊断年份	5 年生存率(%)		
	小细胞癌	鳞癌	腺癌
1977~1986	43.8	60.2	66.6
1987~1996	34.1	60.6	71.2
1997~2003	32.5	64.6	74.3
P 值	0.719	<0.01	<0.01

(引自 2008. Chen Obstet Gynecol,111:1394~1402)

SCCC 总生存率:2、5、10 年各为 46.8%、35.7%、28.3%。

国内殷氏报道 20 例 Ⅰ~ⅡA 期 SCCC,3 年、5 年生存率为 61%、30% 和 57%、0%。

2. 影响疗效的因素　美国 SEER(Surveillance,Epidemiology and End-Results)资料显示 290 例 SCCC 多因素分析与预后关系,见表7-17。

表 7-17　子宫颈小细胞癌多因素分析

	病人数	危险率比	95% CI	P
分期				
Ⅰ	91			
Ⅱ	36	1.18	0.61~2.28	0.631

续表

	病人数	危险率比	95% CI	P
Ⅲ	29	2.41	1.17 ~ 4.96	0.017
Ⅳ	60	4.62	2.55 ~ 8.36	<0.001
淋巴结阳性				
无	92			
盆腔	39	1.06	0.59 ~ 1.90	0.849
盆腔外	22	1.16	0.59 ~ 2.25	0.671
不清	63	1.11	0.67 ~ 1.83	0.680
肿瘤大小				
≤2cm	20			
>2cm	187	1.38	0.54 ~ 3.50	0.503
不清	109	200	0.79 ~ 5.07	0.143
诊断年龄				
>75 岁	19			
65 ~ 74 岁	25	0.34	0.14 ~ 0.78	0.017
55 ~ 64 岁	33	0.52	0.23 ~ 1.17	0.112
45 ~ 54 岁	40	0.40	0.18 ~ 0.91	0.297
35 ~ 44 岁	54	0.59	0.27 ~ 1.28	0.183
<35 岁	45	0.73	0.31 ~ 1.69	0.439
治疗方法				
无	46			
单纯体外照射	41	0.99	0.53 ~ 1.85	0.978
单纯子宫切除	46	0.46	0.22 ~ 0.96	0.035
子宫切除+放疗	50	0.73	0.37 ~ 1.49	0.364
体外照射	33	1.04	0.55 ~ 1.96	0.895

（引自 2008. Chen Obstet Gynecol,111:1394 ~ 1802）

上述资料表明,诊断时年龄、分期、单纯子宫切除是影响疗效的因素,$P<0.05$。而淋巴结转移不影响疗效原因不清,可能与早期发生远处转移有关。

（周 静 楼洪坤）

第四节 子宫颈癌合并妊娠的处理

子宫颈癌合并妊娠是指妊娠期或妊娠结束后 6 个月内发生的子宫颈癌,另有人认为凡于妊娠至产后 1 年内发现的子宫颈癌,均属于子宫颈癌合并妊娠的范畴。由于没有统一的诊断标准,国内外文献报道其发病率有一定差异,子宫颈原位癌在妊娠期妇女中的发病率为 1∶770,宫颈浸润癌在妊娠期妇女中的发病率为 1∶2200,约 80% 病人合并早期、中期妊娠,少数为晚期妊娠。大多数子宫颈癌发生于经产妇,发生于未产妇的例数甚少。处理原则与一般宫颈癌相同,以手术和放疗为主,化学治疗为辅。

（一）诊断

1. 症状及体征　宫颈癌合并妊娠症状与体征一般与非妊娠期宫颈癌相同。但要注意两点:①由于阴道出血发生于妊娠期,易误诊为先兆流产、前置胎盘、胎盘早剥、早产或宫颈扩张等,且妊娠期常因害怕流产而拒绝阴道检查或宫颈细胞学检查,导致延误诊断。②妊娠期因雌激素作用,使宫颈鳞状上皮与柱状上皮交界处外移,柱状上皮暴露于宫颈阴道部,肉眼观似糜烂。鳞状上皮的底层细胞可表现出增生活跃,核深染及核分裂象多,少数丧生的细胞甚至出现极性紊乱,核分裂增多,因而容易与原位癌混淆。

2. 辅助诊断　包括宫颈细胞学检查、阴道镜检查、宫颈活体组织检查和宫颈锥切(包括宫颈环状电切等)。其方法与指征与非妊娠期病人相同。最后依靠病理检查确认。

（二）处理

1. 妊娠合并宫颈上皮内瘤样病变(CIN)　对于妊娠期诊断的 CIN Ⅰ ~ Ⅱ,可在严密观察下继续妊娠至足月分娩,然后继续观察到产后 6 周,因为妊娠期宫颈变化在产后 6 周恢复正常,如果产后 6 个月仍为 CIN Ⅰ ~ Ⅱ,按非孕期处理。对于妊娠期诊断的 CIN Ⅲ 应根据诊断时的孕周和病人对胎儿要求的迫切程度来决定。没有生育要求的,可以先终止妊娠,半个月后再行宫颈活体检查,如仍为 CIN Ⅲ 则行宫颈局部手术治疗或全子宫切除术。也可严密观察到胎儿具有出生后存活能力后再按非孕期处理。

特别要注意的是,妊娠期内分泌的改变,有促使阴道及宫颈上皮角化的趋势,宫颈移行区的基底细胞出现不典型增生,可类似原位癌,造成诊断上的假阳性结果,妊娠期宫颈涂片异常率可达 10% ~ 15%。这种异常发现并不足以确诊。30% ~ 60% CIN 病人于产后自然消退。Kiguchi 报道 78 例 CIN 合并妊娠病人,58.8% 于产后自然消退。Yoonas 报道约 36% 病人产后自然消退。Coppola 也得出了同样结论。因此,对这些病人还应进一步行阴道镜检查或宫颈活检,密切随访。如果经活检确诊,并排除宫颈浸润癌存的可能,病人可继续妊娠。妊娠期间每隔 6 ~ 8 周做一次细胞学检查或阴道镜检查。妊娠足月后可以从阴道分娩。产后 4 ~ 6 周做细胞学检查,如仍为原位癌,则按原位癌处理。妊娠期一般不主张做治疗性锥切。因为锥切的并发症高达 20% ~ 30%,残留癌的发生率达 43.6%,锥切越接近晚期,发生残癌的可能性越大。而且这部分病人往往在产后仍需要做子宫切除或二次锥切。有关分娩方式的选择,过去多数认为经产妇(除产科指征外)可以从阴道分娩。如今多数妇女只生一胎。可考虑剖宫产,这样对母婴都有利。

2. 妊娠合并宫颈微小浸润癌　早孕期诊断宫颈微小浸润癌的处理比较复杂,目前尚无足够的证据表明早孕期宫颈微小浸润癌继续妊娠至孕足月而无病变的进展。这类病人可以根据家庭对妊娠的渴望程度决定治疗。如果病人无小孩,可继续妊娠,直至胎儿有存活可能后再作处理。但有人发现,病人从出现症状开始,治疗时间每推迟 1 个月,其生存率降低 15%。一般认为妊娠小于 20 周,确认为微小浸润癌应立即终止妊娠,行剖宫取胎术,同时行筋膜外子宫切除术或次广泛切除术,年轻病人可保留一侧卵巢。妊娠中、晚期病人(妊娠 20 周以后)诊断的微小宫颈浸润癌,如病人坚决要求生育的,可延期治疗,继续维持妊娠至孕足月或近足月行剖宫产术,同时行筋膜外子宫切除术或次广泛切除术,年轻者保留一侧卵巢。术中因为妊娠期盆腔充血,血管较粗,可能出血较多,故操作时应注意。同时尽量避免阴道分娩,因为阴道分娩有加速癌肿扩散及大出血和感染可能。此外孕期严密监测宫颈病变,每 4 周行阴道窥器、宫颈脱落细胞学和阴道镜等检查一次。如果发现病变进展,应根据孕周及病人对妊娠的渴望程度决定是否立即终止妊娠,进行宫颈癌的治疗。

3. 浸润癌 妊娠期确诊为宫颈浸润癌,应考虑终止妊娠并进行手术或放疗,对妊娠的处理,根据妊娠期的早晚,采用不同的处理方法,同时也要考虑到宫颈浸润癌病变严重程度,进行不同的处理。由于妊娠期间盆腔血行丰富,器官充血,淋巴液流动速度增加,容易促使宫颈浸润癌的转移和扩散,因此,应抓紧治疗。

(1) ⅠB 期、ⅡA 期

1) 手术及综合治疗

A. 妊娠早期及中期妊娠的早期(孕 20 周以前):立即终止妊娠,开始宫颈癌治疗。

宫颈癌合并妊娠大多数为年轻病人,对于早期癌(ⅠB 期、ⅡA 期)无手术禁忌者,首选广泛子宫切除及盆腔淋巴结切除术,保留一侧卵巢。可先行治疗性流产,再行手术治疗,也可行胎儿在体的手术治疗。笔者倾向后者。如宫颈病灶为局部,晚期者可先行以铂类为主的联合化疗 1~2 个疗程再行根治术。有高危因素者行术后放疗或化疗。

B. 妊娠中期的晚期及妊娠晚期(20 周以后):如无小孩,有生育要求,可等待至孕 38 周左右,在行古典或剖宫产的同时或随后尽早作广泛性子宫切除术加盆腔淋巴结切除术,保留一侧卵巢。如无生育要求者,立即妊娠,开始宫颈癌治疗。治疗原则同早期妊娠合并宫颈癌。

如宫颈病灶为局部晚期者先行古典式剖宫产,随即行新辅助化疗 2~3 个疗程再行根治术。有高危因素者于根治术后辅助放疗或化疗。

2) 放疗或放化疗综合治疗:有手术禁忌证者,可行放射治疗。原则上先行外放射,使肿瘤缩小和自然流产。流产后继续完成体外照射与腔内照射。为了提高疗效,可同步放化疗。

(2) ⅡB 及 ⅡB 期以上病人,以放疗为主,手术为辅。在妊娠早期,先行放疗,待胎儿自然流产及子宫复旧后再行腔内放疗。若未流产,可行清宫术。

在妊娠中、末期,原则上不管胎儿有无存活能力,都应行古典式剖宫产终止妊娠,并争取产后 10 天内行外放射治疗,待子宫完全复旧后行腔内放疗。如在妊娠末期,胎儿能存活,可待孕 38 周行古典式剖宫产,再行同步放化疗。

剖宫产后经全量放疗后未控病人,可行筋膜外子宫切除或子宫次广泛切除及选择性盆腔淋巴结清扫切除。如术中探查腹主动脉旁淋巴结阳性者,追加腹主动脉旁淋巴结照射。

(3) 近年来有学者对早期妊娠合并宫颈癌建议延迟治疗以增加胎儿的存活能力,还有学者对早期妊娠合并宫颈癌病人采取保留生育功能和保留胎儿的宫颈广泛性切除手术,取得了较好的效果。适用于 ⅠA$_2$ 和 ⅠB 期的病人,癌瘤直径小于 2cm,无明显盆腔或淋巴结转移的病人。术前行腹腔镜淋巴结活检术,若送快速冰冻病理检查结果为阴性,则可行广泛宫颈切除术。

(三) 疗效

子宫颈癌合并妊娠资料不多,从目前一些资料来看,一些学者认为子宫颈癌合并妊娠与非妊娠病人预后基本相同。临床分期是影响疗效的重要因素。另有一些学者认为妊娠期及产后半年内发现的宫颈癌各期疗效低于非妊娠病人,而且,妊娠期宫颈癌发现越晚,预后越差。产后病人预后更差。

至于分娩方式对其疗效的影响,目前尚存在不同看法,但一般认为 I 期宫颈癌,阴道分娩与剖宫产,5 年生存率没有差异。Hacke 报道 I B 及 II 期宫颈癌病人行剖宫产 5 年生存率为 56%,阴道分娩者为 30%,流产或引产者 5 年生存率为 69%。III、IV 期病人阴道分娩及剖宫产 5 年生存率分别为 31.7% 和 1.1%。但所有这些资料均是回顾性调查,因此有一定的局限性。

总之,为了早期发现妊娠期宫颈癌,及早开展治疗,应加强产前的细胞学检查,并作为常规检查项目,以达到早发现、早治疗的目的。

(陈华燕　陈　红　吴道芹)

参 考 文 献

蔡红兵,刘诗权,杨庆忆,等.1999.用"四步法"普查子宫颈癌-附 134 例报告.肿瘤,19(4):248.

陈惠祯.1990.实用妇科肿瘤手术学.成都:成都出版社,73.

陈惠祯,李诚信,吴绪峰.1999.妇科肿瘤手术图谱.武汉:湖北科学技术出版社,93~131.

程玺,蔡树模,李子庭,等.2005.淋巴结转移的 I B$_1$~II B 期子宫颈癌患者手术后的综合治疗及预后分析.中华妇产科杂志,539~543.

李爱玲,孙建衡.2002.子宫颈癌术后补充放疗的临床分析.实用癌症杂志,5:515~516.

李莉,张佳佳.2007.妊娠合并宫颈癌的诊治进展.实用妇产科杂志,12(23):723~725.

李鹏.2003.早期宫颈癌保留生育功能的根治性宫颈切除术.国外医学·妇产科学分册,30(6):382~383.

李子庭.1991.早期宫颈癌的手术治疗.现代妇产科进展,2:13.

连利娟.1994.林巧稚妇科肿瘤学.北京:人民卫生出版社,338~340.

楼洪坤,高永良.2000.子宫颈小细胞癌.国外医学妇产科学分册,47:1229~1234.

吕玉峰.1989.女性生殖器淋巴系与妇科癌.北京:人民卫生出版社,141~152.

漆林涛,陈惠祯,吴绪峰,等.1999.低危 I B 期宫颈癌手术方式的选择.医学新知杂志,增刊:82~83.

石一复.1999.子宫颈疾病.北京:人民卫生出版社,119.

汤春生,李继俊.1999.妇科肿瘤手术学.沈阳:辽宁教育出版社,383~388.

王华英,藏荣余,蔡树模.2001.子宫颈癌的新辅助介入化疗.肿瘤,21(3):180.

王静,汪楚英,王忠明.2000.子宫颈癌术前腔内放疗近期疗效观察.河南肿瘤学杂志,6:436~438.

王淑珍,孙建衡.宫颈癌合并妊娠.2005.中国抗癌协会妇科肿瘤专业委员会第八次全国学术大会论文集:41~49.

吴爱如.1991.中国常见恶性肿瘤诊治规范.第七分册.子宫颈癌.北京:中国协和医科大学联合出版社,29~31.

殷卓敏,于爱军,吴梅娟,等.2009.早期宫颈小细胞癌 20 例临床分析.肿瘤学杂志,15(8):756~758.

张玉勤,俞绍音,王华英,等.2000.宫颈癌手术治疗后阴道残端复发灶的放射治疗.中国癌症杂志,10(3):250~253.

张忠福,李辉.2004.宫颈癌合并妊娠的诊断与治疗.中国实用妇科与产科杂志,20(7):395~396.

朱人烈.1995. I A 期宫颈癌诊断方法与手术范围的探讨.中华妇产科杂志,20:233.

原口哲之. 1956. 子宫全剔手术の腔の形熊的变化と性交障害. 日产妇志,8:64~72.

Albores-Suavedra J,Gersell D,Gilks B,et al. Terminology of endocrine tumors of the uterine cervix. Arch Pathol Lab Med,1997, 121:34~39.

Alexopoulous E,Efkarpidis S,fay TN,et al. 2002. Pregnancy following radical trachelectomy and pelvic lymphadenectomy for stage Ⅰ cervical adenocarcinoma. Acta Obstet Gynecol Scand,81:791~792.

Altintas A,Vardar MA,Evruke C,et al. 1995. Is it essential to perform complete paraaortic lymph node dissection if no metastases have been shown in the lower part of the aorta? Eur J Gynecol Oncol,16:120.

Averette HE. 1993. Radical hysterectomy for invasive cervical cancer. Cancer Supplement,71:1422.

Benedetti-P anici P. 1998. Long-term survival following neoadjuvant chemotherapy and surgery in locally advanced cervical cancer. Eur J Cancer,34:341.

Betman ML,Lagasse LD,Watring WG,et al. 1977. The operative evaluation of patients with cervical carcinoma by an extraperitoneal approach. Obstet Gynecol,50:658.

Bifulco G,Manadato VD,Giampaolino P,et al. 2009. Small cell neuroendocrine cervical carcinoma with 1-year following-up:case report and review. Anticancer Research,29:477-484.

Bisseling KC,Bekkers RLM, Rome RM,et al. 2007. Treatment of microinvasive adenocarcinoma of the Uterine Cervix:a retrospective study and review of the literature. Gynecol Oncol,107:427~430.

Bloss JD. 1989. Bulky stage Ⅰ B carcinoma managed by primary radical hysterectomy followed by tailored radiotherapy. Gynecol Oncol,32:292.

Burghardt E. 1978. Local spread and lymphnode involvement in cervical cancer. Obstet Gynecol,53:138.

Burghardt E. 1992. Pathology of early invasive squamous and glandular carcinoma of cervix(FIGO stage Ⅰ A)// Coppleson M. Gynecologic Oncology Fundamental Principles and Clinical Practice. Edinburgh,London,Melbourne,New York & Tokyo: Churchill Livingstone,609~629.

Burghardt E,Girardib F,Lahousen M,et al. 1991. Microinvasive carcinoma of the uterine cervix(FIGO Ⅰ A). Cancer,67: 1037~1045.

Burghardt E,Holzer E. 1977. Diagnosis and treatment of microinvasive carcinoma of the cervix uteri. Obstet Gynecol,49:641.

Burnett AF,Roman IJ,O'Meara AT,et al. 2003. Radical vaginal trachelectomy and pelvic lymphadenectomy for preservation of fertility in early cervical carcinoma. Gynecol Oncol,88:419~423.

Buruta DM,Schorge J O,Duska LA,et al. 2001. Multimodality therapy in early stage neuroendocrine Carcinoma of the uterine cervix. Gynecol Oncol,8(1):82~87.

Chen J,Macdonald K,David K,et al. 2008. Incidence,martality,and prognostic factors of small cell carcinoma of the cervix. Obstet Gynecol,111:1394~1402.

Chen NJ. 1982. Recurrent carcinoma of the vagina following Okabaysh's radical hysterectomy for cervical carcinoma. Gynicol Oncol,14:1.

Chung CK. 1980. Analysis of factors contribution to treatment failures in stage Ⅰ B and Ⅱ A carcinoma of the cervix. Am J Obstet Gynecol,138:550.

Copeland LJ,Silva EG,Gershenson DM,et al. 1992. Superficially invasive squamous cell carcinoma of the cervix. Gynecol Oncol, 45:307.

Coppleson M. 1992. Cervical squamous and glandular intraepithelial neoplasia:Clinical features and review of managenment// Coppleson M. Gynecol Oncol. 2nd ed. New York:Thomas Springfield,572.

Coppleson M. 1992. Gynecologic oncology. 2nd ed. New York:Churchill Livingston,717~726.

Coppola A,Sorosky J,Casper R,et al. 1997. The clinical course of cervical carcinoma in situ diagnosed during pregnancy. Gynecol Oncol,67:1625.

Covens A,Shaw P,Murphy J,et al. 1999. Is radical trachelectomy a safe alternative to radical hysterectomy for patient with stage Ⅰ A ~ Ⅰ B carcinoma of the cervix? Cancer,86:2273~2279.

Creaseman WI,Fetter BF,Clarke-Pearson DL,et al. 1985. Management of stage Ⅰ A carcinoma of cervix. Am J Obstet Gynecol,

153:164~172.

CreasmanWT. 1995. New gynecologic cancer staging. Gynecol Oncol,58:1645.

Crowder S,Tuller E. 2007. Small cell carcinoma of the female genital tract. Semin Oncol,34:57~63.

Cullhed S. 1978. Carcinoma of uterine cervix stage Ⅰ and ⅡA treatment histopathology prognosis. Sweden:Linkoping University.

Czerny V. 1882. Bertrage zur vaginale uterus extirpation. Berlin Wgch,19:693.

Dargent D,Maryin X,Sacchetoni A,et al. 2000. Laparoscopic vaginal radical trachelectomy. Cancer,88:1882.

Dargent D. 1987. A new future for Schauta's operation through pre-surgical retroperitoneal pelviscopy. Eur J Gynecol Oncol,8: 292~296.

Disaia PJ,Creasman WT. 1997. Clinical gynecologic oncology. 5th ed. St. Louis:Mosby Inc,85~99.

Dodd GD. 1970. Post operative pelvic lympho-cysts,Am J Roentgenol,108:312.

Duggan B,Mudersacpach LI,Roman LD,et al. 1994. Cervical cancer in pregnancy:reporting on delay in therapy. Obstet Gynecol, 382:598.

Eddy G,Manctta A,Alvarez PD,et al. 1995. Neoadjuvant chemotherapy with vincristine and cisplatin following by radical hysterectomy and pelvic lymphadenectomy for FIGO stage Ⅰ B bulky cervical cancer. Gynecol Oncol,57:412.

Eddy G,Manctta A,Alvarez PD,et al. 1996. Efficacy of radical hysterectomy as treatment for patients with small cell carcinoma of the cervix. Cancer,77:1489~1493.

Einhorn N,Patek E,Sjoberg B. 1985. Outcome of different treatment modifications in cervix carcinoma stage Ⅰ B and ⅡA:observation in a well-defined Swedish population. Cancer,55:949.

Farquharson DIM. 1987. Immediate and short term effects of abdominal and vaginal hysterectomy. J Obstet Gynecol,7:279.

Fidler HK,Boyd JR. 1960. Occult invasive carcinoma cervix. Cancer,13:764.

Fowler JM,Carter JR,Carlson JW,et al. 1993. Lymph node yield from laparoscopic lymphadenectomy in cervical cancer:a comparative study. Gynecol Oncol,51:187.

Freund WA. 1878. Eine enue methode der extirpation des gazen ureus. Samml Klin Vortr,41:911.

Friedell GH. 1959. A small carcinoma of the cervix. Surg Gynecol Obstet,108:513.

Gallion HH,van Nagell JR,Donaldson ES,et al. 1985. Combined radiation therapy and extra-fascial hysterectomy in the treatment of stage Ⅰ B barrel-shaped cervical cancer. Cancr,56:262.

Gauthier P. 1985. Identification of histopathologic risk groups in stage Ⅰ A squamous cell carcinoma of the cervix. Obstet Gynecol, 66:569.

Goff BA. 2000. Cancer in the pregnancy patient//Hoskins W. Principles and practice of gynecologic oncology. 3rd ed. Lippincott: Williams and Wilkins,501~511.

Gurgel MSC,Bedone AJ. 1977. Microinvasive carcinoma of the uterine cervix:histological findings on cone specimens related to residual neoplasia on hysterectomy. Gynecol Oncol,65:437~440.

Hacker NF,Berel JS,Lagasses LD,et al. 1982. Cancer of the cervix associated with pregnancy. Obstet Gynecol,59:735.

Hackett T,Olt G,Sorosky J,et al. 1995. Clinical predictors of paraaortic metastases on the surgical treatment of early stage cervical carcinoma,abstracted. Gynecol Oncol,56:139.

Hasumi K. 1980. Microinvasive carcinoma of the uterine cervix. Cancer,45:928.

Henriksen E. 1960. Distribution of metastasis in stage Ⅰ carcinoma of the cervix. Am J Obstet Gynecol,80:919.

Herod JJO,Shepherd JH. 2000. Radical trachelectomy. Curr Obstet Gynecol,10:37~41.

Himmelman. 1992. Prospective histopathologic malignancy grading to indictive the degree of postoperative treatment in early cervical carcinoma. Gynecol Oncol,46:37.

Hintz BL,Kagan AR,Chan P,et al. 1980. Radiation tolerance of the vaginal mucosa. Int J Radiat Oncol Biol Phys,6:711.

Hoffman MS,Roberts WS,Bryson SCP,et al. 1988. Treatment of recurrent and metastatic cervical cancer with cisplatin,doxorubicin,and cyclophosphamide. Gynecol Oncol,29:32.

Hong-Bing C,Hui-Zhen C,Hou-Han Yin. 2006. Randomized study of preoperative chemotherapy versus primary surgery for stage Ⅰ B cervical cancer. J Obstet Gynaecol Res,3:315~323.

Hoskins PJ, Swenerton KD, Pike JA, et al. 2003. Small cell carcinoma of the cervix: Fourteen years of experience at a single institution using a combined modality regimen of involved-field irradiation and platinum-based combination chemotherapy. J Clin Oncol, 21:3495 ~ 3501.

Iwasaka T, Kamura T, Yokayama M, et al. 1998. Adjuvant chemotherapy after radical hysterectomy for cervical carcinoma: a comparison with effects of adjuvant radiotherapy. Obstet Gynecol, 91:977 ~ 981.

James AR, George WM, Ronald BN, et al. 1984. Combination cisplatin and dichloromethotrexate in patients with advanced or recurrent cervical cancer. Gynecol Oncol, 19:194.

Joan L, Walker. 2009. A phase Ⅰ/Ⅱ study of extended field radiation therapy with concomitant paclitaxel and cisplatin chemotherapy in patients with cervical carcinoma metastatic to the para-aortic lymph nodes: A gynecologic oncology group study. Gynecologic Oncology, 112:78 ~ 84.

Jobsen JJ, Lee JWH, Cleton FJ, et al. 1989. Treatment of locoregional recurrence of carcinoma of the cervix by radiotherapy after primary surgery. Gynecol Oncol, 33:368.

Jones WB. 1993. Early invasive carcinoma of the cervix. Gynecol Oncol, 51:26.

Kaku J, Kamura T, Sakai K, et al. 1997. Early adenocarcinoma of the uterine cervix. Gynecol Oncol, 65:281 ~ 285.

Keys H, Bundy B, Stehman F, et al. 1997. Adjuvant hysterectomy after radiation therapy reduces detection of local recurrence in "bulky" stage Ⅰ B cervical without improving survival: results of a prospective randomized GOG trial (abstract). Cancer J Sci Am, 3:117.

Keys HM, Bundy BN, Stehman FB, et al. Radiation therapy with and without extrafascial hysterectomy for bulky stage Ⅰ B cervical carcinoma: A randomized trial of the Gynecologic.

Kiguchi, Bibbo M, Hasegawa T, et al. 1981. Dysplasia during pregnancy, a cytogic follow-up study. J Reprod Med, 26:66.

Killackey MA, Boardman L, Carroll DS. 1993. Adjuvant chemotherapy and in patients with poor prognostic stage Ⅰ b/Ⅱ A cervical cancer. Gynerol Oncol, 49:377 ~ 379.

Kim JS, Kim JS, Kim SY, et al. 2003. Hyperfractionated radiotherapy with concurrent chemotherapy for para-aortic lymph node recurrence in carcinoma of the cervix. Int J Radiat Oncol Biol Phys, 55:1247 ~ 1253.

Kinney WK, Hodge DO, Egorshin EV, et al. 1995. Identification of a low - risk subset of patients with stage Ⅰ B invasive squamous cancer of the cervix possibly suited to less radical surgical treatment. Gynecol Oncol, 57:3.

Kolstad P. 1989. Follow-up study of 232 patients with Ⅰ A1 and 441 patient with stage Ⅰ A2 squamous cell carcinoma of the cervix (microinvasive carcinoma). Gynecol Oncol, 33:265.

Lai CH, Lin TS, Soong YK, et al. 1989. Adjuvant chemotherapy after radical hysterectomy for cervical carcinoma. Gynecol Oncol, 35:193 ~ 198.

Landoni F, Maneo A, Cormio G, et al. 2001. Class Ⅲ versus Ⅲ radical hysterectomy in stage Ⅰ B ~ Ⅱ A cervical cancer: a prospective randomized study. Gynecol Oncol, 80:3 ~ 12.

Lapolla JP, Schlaerth JB, Gaddis O, et al. 1986. The influence of surgical staging on evaluation and treatment of patients with cervical carcinoma. Gynecol Oncol, 24:194.

Larson DM. 1987. Stage Ⅰ B cervical carcinoma treated with radical hysterectomy and pelvic lymphadenectomy: role of adjuvant radiotherapy. Obstet Gynecol, 69:378.

Lee JM, Leek B, Nam JH, et al. 2008. Prognostic factors in FIGO stage Ⅰ B ~ Ⅱ A small cell neuroendocrine carcinoma of the uterine cervix treated surgically: results of a multi-center retrospective Korean study. Annals of Oncolog, 19:321 ~ 326.

Lee RB, Neglia W, Pack RC, et al. 1997. Cervical carcinoma of the cervix with pregnancy. Gynecol Oncol, 5:363.

Leman MH. 1992. Preservation of ovarian function by ovarian transposition performed before pelvic irradiation during childhood. J Pediatr, 121:880.

Lohe KJ. 1987. Early squamoue cell carcinoma of the uterine cervix Ⅱ: clinical results of a cooperative study in the management of 419 patients with early stromal invasive and microcarinoma. Gynecol Oncol, 6:31.

Maiman MA, Frucher RC, DiMaio TM, et al. 1988. Superficially invasive squamous cell carcinoma of the cervix. Obstet Gynecol, 72:399.

Marana HRC,de Andrade JM,et al. 2001. Chemotherapy in treatment of locally advanced cervical cancer and pregnancy. Gynecol Oncol,80:272.

Mattingly RE. 1993. Radical hysterectomy with pelvic cervical. Cancer supplement,71:1422.

Meigs JV. 1951. Radical hysterectomy with bilateral pelvic lymph node dissection:A report of 100 patients operated on five or more years ago. Am J Obstet Gynecol,62:854.

Meigs JV. 1944. Carcinoma of the cervix-the Wertheim operation. Surg Gynecol Obstet,78:195.

Mestwedt G. 1947. Die Fruhdiagnose des Kollumkarzinoma. Zentralbl Gynecol,69:198～202.

Morgan LS. 1982. Surgical treatment of early cervical cancer. Seminars in Oncology,9:312.

Nagell JR,Greenwell N,Powell DF,et al. 1983. Microinvasive carcinoma of the cervix. Am J Obstet Gynecol,145:981～991.

Nelson JH,Boyce J,Macasaet M,et al. 1977. Incidence,significance and follow-up of paraaortic lymph node metastases in late invasive carcinoma of the cervix. Am J Obstet Gynecol,128:336.

Nelson JH,Macasaet MA,Lu T,et al. 1974. The incidence and significance of paraaortic lymph node metastases in the invasive carcinoma of the cervis. Am J Obstet Gynecol,118:749.

Ng AB,Reagan JW. 1969. Microinvasive carcinoma of the uterine cervix. Am J Clin Pathol,52:511.

Nori D,Hilaris BS,Kim HS,et al. 1981. Interstitial irradiation in recurrence gynecological cancer. Int J Radiat Oncol Biol Phys,7:1513.

Orr JW Jr. 1982. Correlation of perioperative morbidity and conization radical hysterectomy interval. Obstet Gynecol,59:726.

Orr JW Jr,Shingleton HM. 1983. Choosing the best urinary diversion in gynecology patients. Contemp Obstet Gynecol,22:253.

Ostor AG,Rome R. 1994. Microinvasive squamous cell carcinoma of the cervia:A clinicopathologic study of 200 cases with long-term follow-up. Int J Gynecol Cancer,4:257.

Ostor AG. 1995. Pandora's box or Ariadne's thread? Definition and prognostic significance of microinvasion in the uterine cerviv:squamous lesions∥Rosen PP,Fechner RE eds. Pathology Annual. part 2. Stamford:Appleton & Lange,103～136.

Panetta A,Angelelli B,Martoni A. 1999. Pilot study on induction chemotherapy with cisplatin,epirubicin,etoposide and bleomycin in cervical cancer Stage ⅠB,ⅡA and ⅡB. Anti-cancer Res,19:765.

Panice PB. 1992. Anatomical study of paraaortic and pelvic lymph nodes in gynecologic malignancies. Obstect Gynecol,29:498.

Patsner B,Sedlacel TV,Lovecchio JL. 1992. Para-aortic node sampling in small(3cm or less)stage ⅠB invasive cervical cancer. Gynecol Oncol,44:53.

Peppercorn PD,Jeyarajah AR,Woolas R,et al. 1999. Role of MR imaging in the selection of patients with early cervical carcinoma for fertility preserving surgery. Initial Experience. Radiology,212:395～399.

Percz CA. 1987. Principles and practice of radiation. Philadephia:Lippincott Company,919～965.

Perez CA,Camal HM,Askin F,et al. 1981. Endometrial extension of carcinoma of the uterine cervix:a prognostic factor that may modify staging. Cancer,48:170.

Perez CA,Grigsby PW,Nene SM,et al. 1987. Randomized study of preoperative radiation and surgery or radiation alone in the treatment of stage ⅠB and Ⅱ carcinoma of uterine cervix:final report. Gynecol Oncol,27:129.

Peters WA,Liu PY,Barrett RJ,et al. 1999. Cisplatin,5-flurouracil plus radiation therapy superior to radiation therapy as adjuvant therapy in high risk,early stage carcinoma of the cervix after radical hysterectomy and pelvic lymphadenectomy:report of a phase Ⅲ intergroup study. Gynecol Oncol,72:443.

Peters WA,Liu PY,Barrett RJ,et al. 2000. Concurrent chemotherapy and pelvic radiation therapy compared with pelvic radiation therapy alone as adjuvant therapy after radical surgery in high-risk early-stage cancer of the cervix. J Clin Oncol,18:1606～1613.

Peter. 2001. Type radical hysterectomy:Evaluating its role in cervical cancer. Gynecol Oncol,80:1.

Petri E. 1984. Bladder after radical pelvic surgery∥Stanton SL eds. Clinical Gynecologic Urology. Louis:CV Mosby,220～222.

Pettersson F. 1991. Annual report on the results of treatment in gunecological. Int J Gynecol Obstet,361:1～315.

Philip JD. 1981. Surgical aspects of cervical carcinoma. Cancer,48:548.

Pierre Le 'guevaque,Ste' phanie. 2011. Motton Completion surgery or not after concurrent chemoradiotherapy for locally advanced cervical cancer? European Journal of Obstetrics & Gynecology and Reproductive Biology;155;188 ~ 192.

Piver MS,Rutledge F. 1974. Five classes of extended hysterectomy for woman with cervical cancer. Obstet Gynecol,44;265.

Puthawala AA,Syed AM,Fleming PA,et al. 1982. Reirradiation with interstitial implant for recurrent pelvic malignancies. Cancer, 50;2810.

Querleu D. 1993. Laparoscopia paraaortic node sampling in gynecologic oncology;a preliminary experience. Gynecol Oncol,49;24.

Reinthaller A,Tatra G,Breithnecker G,et al. 1991. Prognosefaktoren beim Zerixkarzinom der Stadien Ⅰ A ~ Ⅱ B nach radikaler Hysterektomie unter besonderer Berucksichtigung der invasiven Stromalreaktion. Geburtshilfe Frauenheikd,51;809.

Reis E. 1895. Eine enue methode der uterus carcinoma. Ztschr Geburt Gynak,32;266.

Roche WD,Norris HJ. 1975. Microinvasive of the cervix;The significance of lymphatic invasion and confluent patterns of stromal growth. Cancer,36;180.

Rodriguez M,Guimares O,Rose PG. 2001. Radical abdominal trachelectomy and pelvic lymphadenectomy with uterine conservation and subseguent pregnancy in the treatment of early invasive cervical cancer. Am. J Obstet Gynecol,185;370 ~ 374.

Rome R,Brown R. 2004. Management of superficially invasive carcinoma of the cervix // Gershenson DM,McGuire WP,Gore M,et al eds. Gynecologic cancer;controversies in management. St. Louis;Missouri,133 ~ 144.

Roy M,Plante M. 1998. Pregnance after radical vaginal trachelectomy for early stage cervical cancer. Am J Obstet Gynecol,179; 1491 ~ 1496.

Rubin SC,Brookland R,Mikuta JJ,et al. Paraaortic nodal metastases in early cervical carcinoma;long-term survival following extended-field radiotherapy. Gynecol Oncol,

Sardi JE,Giaroli A,Sananes C,et al. 1997. Long term follow up of the first randomized trial using neoadjuvant chemotherapy in stage Ⅰ B squamous carcinoma of the cervix;the final results. Gynecol Oncol,67;61.

Schellhas HF. 1975. Extraperitoneal paraaortic node dissection through an upper abdominal incision. Obstet Gynecol,46;444.

Schlaerth JB,Spirtos NM,Schlaerth AC. 2003. Radical trachelectomy and pelvic lymphadenectomy with uterine preservation in the treatment of cervical cancer. Am J Obstet Gynecol,188;29 ~ 34.

Schuata F. 1902. Die operation des gebarmutterkrebs mittels des schuchardet's paravaginalschnittes. Monatsckr Gebure Gynak, 15;133.

Schuchardt K. 1893. Eine neue methode der gebarmutter-exstirpation. Zentralbl Chir,51;1121.

Sedlis A,Sall S,Tsukada Y,et al. 1979. Microinvasive carcinoma of the utrine cervix;A clinical pathologic study. Am J Obstet Gynecol,133;64 ~ 74.

Serur E. 1997. Neoadjuvant chemotherapy with cisplatin and eperubicin for advanced or bulky cervical and vaginal adenocarcinoma. Gynecol Oncol,64(1);431.

Shepherd JH,Crawford RAF,Oram DH. 1998. Radical trachelectomy;a way to preserve fertility in the treatment of early cervical cancer. Br J Obstet Gynaecol,105;912 ~ 916.

Shingleton HM,Gusberg SB. 1988. Radical. Hysterectomy // Gusberg SB. Female genital cancer. New York;Churchill Livingstone, 538 ~ 540.

Shingleton HM, Orr JW Jr. 1987. Cancer of the cervix; its diagnosis and treatment. 2nd ed. Edinburgh; Churchill Livingstone, 10 ~ 12.

Shingleton HM,Jones WB,Russell A,et al. 1996. Hysterectomy in invasive cervical cancer;a national patterns of care study of the American College of Surgeons. Journal of the American College of Surgeons,183(4);393 ~ 400.

Simon NL,Gore H,Singleton HM,et al. 1986. Study of superficially invasive carcinoma of the cervix. Obstst Gynecol,66;19.

Sironni S,Bellini C,Taccagni G L,et al. 1991. Carcinoma of the cervical;value of MRI in detecting parametrial involvement. Am J Roentgenol,156;753.

Sivanesaratnam V. 1998. Adjuvant chemotherapy in high-risk patients after Wertheim hysterectomy-10 year survivals. Ann Acad Med Singapore,27;622 ~ 626.

Soisson AP,Soper JT,Clarke-Pearson DL,et al. 1990. Adjuvant radiotherapy following radical hysterectomy for patients with stage Ⅰ B and Ⅱ A cervical cancer. Gynecol Oncol,37;390 ~ 395.

Stallworthy J. 1981. Clinical invasive carcinoma of cervix:plan of combined radiotherapy and radical hysterectomy as primary treatment//Coppleson Med. Gynecologic Oncology. Edinburgh:Churchill Livingstone,508~516.

Stehman FB,Burdy BN,Disaia PH,et al. 1991. Carcinoma of the cervix treated with irradiation therapy Ⅰ A multivariate analysis of prognostic variables in the Gynecologic Oncology Group. Cancer,67:2776.

Takeshima N,Yanoh K,Tabata T,et al. 1997. Assessment of the revised International Federation of Gynecology and Obstetrics staging for early invasive squamous cell cancer. Gynecol Oncol,74:165.

Taussig GFJ. 1956. Ilial lymphadenctomy for group Ⅱ cancer of the cervix:Technique and five-year results in 175 cases. Am J Obstet Gynecol Soc,3:71.

Teshima S. 1985. Early stage adenocarcinoma of the uterine cervix: Histopathologic analysis with consideration of histogenesis. Cancer,56:167.

Tseng CJ,Horng SG,Soong YK,et al. 1977. Conservative conization for microinvasive carcinoma of the cervix. Am J Obstet Gynecol,175(5):1009~1010.

Tsukamoto N,Kaku T,Matsukuma K,et al. 1989. The problem of stage Ⅰ A(FIGO. 1985)carcinoma of the uterine cervix. Gynecol Oncol,34:1.

Tweari K,Cappuccini F,Gambino A,et al. 1998. Neoadjuvant chemotherapy in the treatment of locally advanced cervical carcinoma in pregnancy report of two cases review of issues specific of the management of cervical carcinoma in pregnancy including planned delay of therapy. Cancer,82:1529.

Van Herik. 1970. Late recurrence in carcinoma of the cervix. Am J Obstet Gynecol,108:1183.

Van Nagell JR Jr. 1977. The prognostic significance of cell type and lesion size in patient with cervical treated by radical surgery. Gynicol Oncol,5:142.

Varia MA,Bundy BN,Deppe G,et al. 1998. Cervical carcinoma metastatic to para-aortic nodes:extended filed radiation therapy with concomitant 5-fluorouracil and cisplatin chemotherapy:a Gynecologic Oncology Group study. Int J Radiat Oncol Biol Phys, 42:1015~1023.

Veki. 1994. Conservative therapy for microinvasive carcinoma of the uterine cervix. Gynecol Oncol,53:109.

Weiser EB,Bundy BN,Hoskins WJ,et al. 1989. Extraperitoneal versus transperitoneal selective paraaortic lymphadenectomy in the pretreatment surgical staging of advanced cervical carcinoma(a Gynecologic Oncology Group study). Gynecol Oncol,33:283.

Wertheim E. 1912. The extended abdominal operation for carcinoma uteri(based on 550 operative cases). Am J Obstet Gynecol, 66:169.

Wertheim MS,Haker TB,Daghestani AN,et al. 1985. A pilot study of adjuvant therapy in patients with cervical cancer at high risk of recurrence after radical hysterectomy and pelvic lymphadenectomy. J Clon Oncol,3:912~916.

Yoonessi M,Wieckowskaw,Mariniello D,et al. 1982. Cervical intraepithelial neoplasia in pregnancy. Int J Gynecol Obstet,20:111.

第八章 子宫体恶性肿瘤的手术治疗

第一节 子宫内膜癌

一、概　述

子宫内膜癌(endometrial carcinoma)又称子宫体癌(carcinoma of uterine corpus),是指原发于子宫内膜上皮的恶性肿瘤。其中绝大多数为起源于子宫内膜腺体的腺癌,因而称为子宫内膜样腺癌(endometrioid adenocarcinoma)。

子宫内膜癌是女性生殖道常见的恶性肿瘤,发病率占女性生殖道恶性肿瘤的 20% ~ 30% ,占女性全身肿瘤的 7% 。近 30 年来子宫内膜癌的发病率呈世界性的持续上升趋势。自 1972 年以来,在女性恶性肿瘤中,子宫内膜癌的发病率仅次于乳腺癌、肺癌、结肠癌,居于第 4 位。主要见于绝经后和围绝经期妇女,尤其是 50 ~ 60 岁最为多见,占 75% ~ 80% ;而 25% 见于绝经前期。一般 45 岁以后发病率明显上升,其发病高峰在 55 ~ 69 岁。但目前年轻妇女所占比例有所增加。

宫体癌确切的病因学还不清楚。大量的实验研究及临床资料提示雌激素对子宫内膜的长期刺激及缺乏有效的孕激素对抗可能是主要病因之一。

此外,子宫内膜癌的危险因素还包括:初潮年龄过早、绝经后延、未产、肥胖、高血压、糖尿病等,并与子宫内膜不典型增生等病理改变密切相关。

外源性雌激素的应用有增加子宫内膜癌的风险。健康绝经妇女使用雌激素替代疗法较未用者其相关风险升至 3.0,而长期(6 年以上)服用则升至 12.3。他莫昔芬(tamoxifen, TMX)对子宫内膜癌有微弱的雌激素样作用。

子宫内膜癌的诊断除根据其病史、妇检外,还有影像学、宫腔镜等辅助检查,但确诊必须依据子宫内膜的病理检查。其治疗以手术为主,放疗化疗及孕激素治疗为辅。

二、病理分类、扩散方式、分期

(一) 子宫内膜癌的病理学分类

原发性子宫内膜癌大约 80% 为腺癌,少数为其他组织学类型。参照 1988 年 国际妇科病理协会(ISGP)及 1994 年 WHO 的分类,原发性子宫内膜癌可以分为 7 种类型(表 8-1)。

(1) 子宫内膜样腺癌:是子宫内膜癌中最常见的一个类型,占 75% ~ 80% 。

(2) 浆液性乳头状腺癌:子宫内膜浆液性腺癌占子宫内膜癌 10% 以内。

(3) 透明细胞癌:此型子宫内膜癌较少见,约占子宫内膜癌 4% ,主要见于年长的绝经妇女。

（4）黏液性癌：此型约占子宫内膜癌的 5%。

（5）鳞状细胞癌：极其少见，一般见于年老的绝经后妇女。

（6）混合性癌：如果一种类型子宫内膜癌显示两种或两种以上肿瘤成分，且每种肿瘤成分所占比例均在 10% 以上者可称为"混合性癌"。子宫内膜腺鳞癌实质上属于"混合性癌"。但当一种类型子宫内膜癌中出现少量局灶性其他成分分化时，一般不归入混合性癌，而仍按照优势原则来分类。

（7）未分化癌：子宫内膜未分化癌是指在常规染色切片中缺乏腺样或鳞状上皮或肉瘤样分化的子宫内膜癌。主要包括小细胞癌、巨细胞癌。

表 8-1　子宫内膜癌的组织学类型

子宫内膜样腺癌	浆液性乳头状腺癌
典型型(乳头状或管状)	透明细胞腺癌
分泌型	黏液腺癌
纤毛细胞型	鳞状细胞癌
腺癌伴鳞状上皮分化(腺鳞癌，即伴鳞状细胞癌成分)	混合性癌
腺癌伴鳞状上皮分化(腺棘癌，鳞状上皮良性)	未分化癌

（二）子宫内膜癌的扩散与转移

子宫内膜癌起自于子宫内膜层，由于其外有较厚的肌层，癌瘤生长较缓慢，局限在子宫内膜的时间较长。转移途径主要是淋巴转移、直接蔓延、腹腔种植，晚期亦可有血行转移。

1. 直接蔓延　癌瘤可沿子宫内膜蔓延，也可直接向肌层浸润。根据肿瘤浸润肌层的深度可划分为浅肌层浸润、中肌层浸润及深肌层浸润(接近或累及浆膜层)。Boronow 等报道子宫内膜癌 I 期病人中浅肌层浸润占 26%，中肌层浸润占 77%，深肌层浸润占 14.9%。子宫肌层侵犯的深度与肿瘤的侵袭性密切相关。DiSaia 等研究发现 I 期病人首次手术治疗后的复发率与肌层浸润深度有直接关系(表 8-2)。在 FIGO 的年度报告中也阐明了病人的生存率随肌层浸润深度的增加而下降(表 8-3)。肌层浸润深度与其他预后影响因素(如病理分级)也有密切关系。正如 DiSaia 等的研究结果，肿瘤分化差、浸润肌层深的病人的生存率很低；相比较而言，分化较好又无肌层浸润的病人的生存率高。

表 8-2　子宫内膜癌 I 期病人复发率

与肌层侵犯深度的关系	肌层侵犯复发率
局限于内膜	7/92(8%)
浅肌层浸润	10/80(13%)
中肌层浸润	2/17(12%)
深肌层浸润	15/33(46%)

表 8-3　肌层侵犯深度与 5 年生存率的关系(I 期)

肌层侵犯	生存率
<1/3	2656/3224(82.4%)
1/3 ~ 1/2	760/974(78.0)
>1/2	764/1144(66.8)

(引自：Pettersson F. 1994. Annual report on the result of treatment in gynecology cancer. Internation of Gynecology and Obstetrics)

癌瘤沿子宫内膜向下蔓延至宫颈管,并进而蔓延至阴道。子宫颈受累属Ⅱ期子宫内膜癌,占 10% ~ 20% 。肿瘤侵犯宫颈,若肉眼不能分辨的属隐匿型浸润,占Ⅱ期子宫内膜癌的 73% ,而肉眼可见的子宫颈浸润占 27% ,隐匿型浸润的 5 年生存率(89%)高于肉眼可见的浸润(57%)。肿瘤浸润宫颈的程度似乎对病人的预后也有影响。Surwit 等发现肿瘤侵犯到宫颈间质的病人的 3 年生存率低于肿瘤仅侵犯到宫颈内腺体的病人,前者为 49% ,后者为 74% 。在手术中可见子宫内膜癌直接沿内膜向下蔓延至宫颈,这是直接蔓延的证据。也有部分是经病检时发现经淋巴瘤栓而到子宫颈的,这主要是子宫间质的浸润。Kadar 等的研究发现肿瘤局限于宫颈间质的占 65% ,仅有黏膜浸润的占 13% ,而两者兼有的占 22% 。由此可见经淋巴管扩散到宫颈也是宫颈受累的一个重要途径。

子宫内膜癌经全子宫及双附件切除后在阴道顶端复发,据文献报道约为 10% 。究竟系手术前已存在的阴道转移还是由于手术期间挤出的癌组织的种植,尚难定论。但不少学者倾向于为宫颈旁或阴道旁淋巴结转移的结果。在阴道远侧孤立的转移灶,或尿道口附近的前阴道壁转移灶等支持这一点。然而,为了防止这种情况发生,手术时对宫颈做适当处理是有益的。

临床医师们一致认为,子宫内膜癌能转移到附件,并且常发生附件转移。在手术时可发现大约有 10% 的子宫内膜癌Ⅰ期病人有卵巢的转移。有人对 222 例子宫内膜癌Ⅰ期病人进行了手术-病理分期,研究者分析发现有 16 人(7%)发生了附件转移。附件转移与许多预后因素有关,附件转移与子宫浸润深浅有关。在浅肌层浸润者仅 4% 有附件转移,而深肌层浸润者则 24% 有附件转移。当有附件转移出现时,腹水细胞学阳性率明显升高(60%),而附件转移阴性时仅 11% 腹水细胞学阳性。有附件转移者复发率为 38% ,相比较而言,无附件转移者的复发率仅为 14% 。

2. 淋巴转移　淋巴转移是子宫内膜癌最主要的转移途径(图 8-1)。当癌瘤浸润至深肌层,或扩散到宫颈管,或癌组织分化不良时,易发生淋巴转移。肿瘤生长部位不同,转移途径各异。如宫底部的肿瘤可沿阔韧带上部的淋巴管网,经骨盆漏斗韧带至卵巢,向上至腹主动脉旁淋巴结。位于子宫角部的肿瘤可沿圆韧带的淋巴管至腹股沟淋巴结。位于子宫下段及扩散到宫颈的癌灶,与宫颈癌的淋巴转移途径相同,可至宫旁、髂内外及髂总淋巴结。位于子宫后壁的肿瘤可沿宫骶韧带扩散到直肠淋巴结。内膜癌的肿瘤可通过逆行引流到阴道前壁,约有 10% 的病例可扩散到阴道。Morrow 等总结了以前的文献发现在 369 例Ⅰ期子宫内膜癌病人中,有 39 例转移到盆腔淋巴结,而 Creasman 等报道在 621 例Ⅰ期病人中,58 人(9%)有盆腔淋巴结的

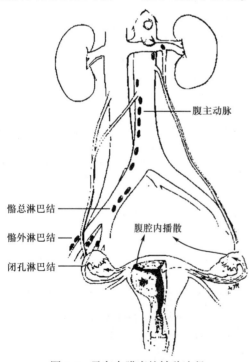

图 8-1　子宫内膜癌的转移途径

转移,34 人有腹主动脉旁淋巴结的转移。在这些病人中有 11% 的病人要么转移到盆腔淋巴结,要么转移到腹主动脉旁淋巴结,要么两者兼有。Boronow 等在 GOG 最近的一项小规模试验中发现 222 例 Ⅰ 期病人中 23 例(10.4%)有盆腔淋巴结的转移,156 例进行了主动脉旁淋巴结的镜下检查,有 16 例(10.2%)有此处的转移。Disaia 在这些病人的随访报告中提出无淋巴结转移的 199 例病人中有 1 人(10.5%)复发;相比较而言,23 例有淋巴结转移的病人中有 13(56%)例复发;而主动脉旁淋巴结阴性者复发率为 15/140(11%),阳性者为 10/17(59%)。据报道淋巴结的转移与其他危险因素也有关系(表 8-4)。

表 8-4　在其他危险情况下淋巴结的转移情况

危险因素	病人数	盆腔淋巴结转移(%)	主动脉旁淋巴结转移(%)
组织学			
腺癌	599	56(9%)	30(5%)
其他类型	22	2(9%)	4(18%)
级别			
1(好)	180	5(3%)	3(2%)
2(中等)	288	25(9%)	14(5%)
3(差)	153	28(18%)	17(11%)
肌层浸润			
局限于内膜	87	1(1%)	1(1%)
浅表	279	15(5%)	8(3%)
中层	116	7(6%)	1(1%)
深层	139	35(25%)	24(17%)
肿瘤位置			
底部	524	42(8%)	20(4%)
宫颈峡部	97	16(16%)	14(14%)
侵犯到毛细血管			
-	528	37(7%)	19(9%)
+	35	18(51%)	8(23%)
子宫外其他部位的转移			
-	586	40(7%)	26(4%)
+	351	8(51%)	8(23%)
腹腔冲洗液细胞学检查[a]			
-	537	38(7%)	20(4%)
+	75	9(25%)	14(19%)

a 9 位病人未报道细胞学检查结果。

(引自 Creasman WT,Morrow CP,Bundy BN,et al. 1987. Surgical pathologic spread patterns of endometrial cancer(a GOG study). Cancer,60:2035)

3. 血行转移　子宫内膜癌晚期病人可通过血行转移到肺、肝、骨及脑部。在刮宫或行子宫切除术时,由于操作不当或挤压子宫可以促使血行转移。有人报道了36例子宫内膜癌的尸检情况,直接蔓延的发生率为83.3%,淋巴转移至主动脉旁及盆腔淋巴结的发生率分别是64.4%、58.3%,血行转移占23.3%。

4. 腹腔种植　子宫体内肿瘤直接浸润子宫肌层,当穿破浆膜面后可形成腹腔种植,尤其是膀胱或直肠表面的种植。癌瘤也可沿内膜表面向输卵管管腔内蔓延生长,并可进一步通过输卵管伞端种植到卵巢、腹腔及大网膜。腹水及腹腔冲洗液的细胞学检查对于有盆腔转移的病人来说,是一项评价预后及进行分期的重要指标。有人曾对167例已行首次手术治疗的临床Ⅰ期病人进行腹腔冲洗液细胞学检查,发现有26例(15.5%)病人有恶性细胞,这26例病人中有10例复发(38%)。而141例细胞学检查为阴性的病人中,只有14例(9.9%)复发。有腹腔内种植而无附件转移的病人一般有较高的盆腔及主动脉旁淋巴结的转移。51%的有种植转移的病人盆腔淋巴结为阳性,而无种植转移的病人中仅7%的人有盆腔淋巴结阳性;相比较而言,有腹腔种植的病人中发生腹主动脉旁淋巴结转移的为23%,而无腹腔种植病人的腹主动脉旁淋巴结转移率为4%。

(三) 子宫内膜癌的分期

1. 临床分期　最常用的临床分期方法是 FIGO 1971 年提出的分期方案(表 8-5)。

表 8-5　子宫内膜癌临床分期

分期	病变
0 期	子宫内膜不典型增生,原位癌及组织学所见疑癌
Ⅰ 期	癌局限于子宫体
Ⅰ A	宫腔深度<8cm
Ⅰ B	宫腔深度>8cm
腺癌组织学类型	
G_1	高分化腺癌
G_2	中分化腺癌,有部分实质性区域
G_3	低分化腺癌,大部分或全部为未分化癌
Ⅱ 期	癌瘤侵犯子宫体及子宫颈,但无子宫外病变
Ⅲ 期	癌瘤播散到子宫外,但未超过真骨盆
Ⅳ 期	癌瘤超过真骨盆或侵犯到膀胱或直肠

按这种分期方法,大约有75%的子宫内膜癌病人属于临床Ⅰ期。这种临床分期方法只适合于那些未经首次手术的病人,而对于那些做了子宫切除术的病人应采用 FIGO 在 1988 年推荐的分期方案。

2. 手术-病理分期　2009 年 5 月,FIGO 公布了子宫内膜癌的新分期(表 8-6)。本次子宫内膜癌的分期改动较多。首先,删除原来肿瘤局限在子宫内膜的Ⅰ A 期,将其与原来Ⅰ B 期合并为Ⅰ A 期,有宫颈内膜受累原分期是Ⅱ A 期,现认为是Ⅰ 期,而不再认为是Ⅱ 期;其次,腹水或腹腔冲洗液细胞学阳性旧分期为Ⅲ A 期,新分期中删去细胞学检查结果,即认为细胞学阳性结果不改变分期。这基于近年多项大样本病例对照研究结果。认为腹水细胞学阳性和腹腔或淋巴结的转移无相关性。另外,在ⅢC期中再细分ⅢC1和ⅢC2期,将盆腔淋巴结和主动脉旁淋巴结分开。

表8-6　子宫内膜癌的手术-病理分期(2009)

分期	病变	分期	病变
Ⅰ	肿瘤限于子宫体	ⅢC	盆腔淋巴结和(或)腹主动脉旁淋巴结转移
ⅠA	肿瘤浸润深度<1/2肌层	ⅢC$_1$	盆腔淋巴结阳性
ⅠB	肿瘤浸润深度>1/2肌层	ⅢC$_2$	腹主动脉旁淋巴结和(或)盆腔淋巴结阳性
Ⅱ	肿瘤侵犯宫颈间质,但无宫体外蔓延	Ⅳ	肿瘤侵及膀胱和(或)直肠黏膜,和(或)远处转移
Ⅲ	肿瘤局部或区域扩散	ⅣA	肿瘤侵及膀胱或直肠黏膜
ⅢA	肿瘤累及浆膜和(或)附件	ⅣB	远处转移,包括腹腔内和(或)腹股沟淋巴结转移
ⅢB	阴道和(或)宫旁受累		

3. 在手术-病理分期中应注意

(1)组织病理学分级

1)G$_1$:实性非鳞状或非桑葚状瘤组织占肿瘤组织的5%或更少。

2)G$_2$:实性非鳞状或非桑葚状瘤组织占肿瘤组织的6%~50%。

3)G$_3$:实性非鳞状或非桑葚状瘤组织占肿瘤组织的50%以上。

(2)病理分级中的注意事项

1)应重视细胞核的非典型性,若与其结构分级不相符合时,应相应升高1级。

2)浆液性乳头状腺癌、透明细胞癌、鳞状细胞癌,应更重视细胞核的级别。

3)含有不同鳞状成分之腺癌,其分级均应根据腺体成分的细胞核进行分级。

(3)有关分期的规定

1)由于子宫内膜癌现已采用手术分期,以前使用的分段诊刮来区分Ⅰ期或Ⅱ期方法不再应用。

2)少数病人开始选用放疗,仍采用FIGO 1971年公布的临床分期,但应注明。

3)肌层厚度最好和癌侵犯的深度一同测量。

4. 两种分期的比较及临床意义　比较两种分期可以看出,手术分期强调了组织病理学分级、子宫肌层、宫颈浸润深度、盆、腹腔淋巴结转移范围。单纯放疗及术前行其他综合治疗措施者,不能得到上述确切资料,仍采用临床分期。

三、子宫内膜癌的治疗原则

宫体癌以手术治疗为主,以放射治疗、孕激素治疗及化学治疗为辅。手术治疗在子宫内膜癌的处理中占有十分重要的地位。子宫内膜癌的标准治疗仍然是经腹子宫全切术。几乎所有宫体癌病人都需要手术治疗,特别适合于Ⅰ、Ⅱ期病人。通过手术探查和病理检查,可明确组织学分类、组织学分级、估计肿瘤的扩散范围,以评价病人是否适合行大范围的腹部手术。Marziale研究了595例子宫内膜癌病人的治疗方式,发现手术率为87%,而近年有更高的手术率。可以手术治疗的宫体癌病人,子宫切除的生存率较单纯放疗提高了

15%~25%。早期手术失败的常见原因是阴道旁和阴道残端复发。放射治疗是有手术禁忌病人的主要治疗,其效果是令人满意的。术前或术后放疗是手术的主要辅助治疗。单纯放疗失败的常见原因是宫腔内残存肿瘤。

孕激素治疗是晚期及复发性宫体癌重要的辅助治疗,有肯定的疗效,然而近年来报道与早期研究中所提及的有效率为 20%~40% 不一致。综合 GOG 和 Mayo 医院的研究结果,在 474 例病人中,完全缓解率(CR)及部分缓解率(PR)分别仅为 8.6% 和 7.0%,病情稳定者为 4.7%,完全缓解者平均生存时间为 57 个月,部分缓解者为 13 个月,而病情稳定者为 5 个月。总的 5 年生存率为 8%。

治疗子宫内膜癌最有效的细胞毒性药物是多柔比星、顺铂和紫杉醇,这些药物客观上对 30% 的病人有效,然而完全有效(CR)率仅为 5%~10%。

(张 帆 彭亚琴)

四、手 术 治 疗

(一) 手术探查及手术-病理分期

1. 手术-病理分期的意义 1988 年,国际妇产科学会(FIGO)制定了子宫内膜癌的手术分期标准,并得到了国际抗癌协会的认可和采纳。此前一直使用的临床分期方法存在的问题是仅以宫腔深度及病理分级对 I 期病人再分亚期,常不准确;II 期的证据是分段诊刮病检来确定宫颈管是否受累,但这有可能是宫腔内肿瘤组织污染所致,或有一些临床 II 期病人术前接受放疗,影响了分期准确性;对一些病人预后的因素,临床分期亦难以估计。

通过手术分期研究发现有近 1/4 的临床 I 期病人有子宫外肿瘤扩散,而许多临床 II 期病人宫颈未受侵犯。美国妇科肿瘤组(GOG)对临床 I 期的病人做了大规模前瞻性手术分期的研究,结果表明:621 例临床 I 期子宫内膜癌中 22% 有宫外病灶存在,包括淋巴结转移、附件受累、腹腔冲洗液中发现恶性肿瘤细胞。41% 的病人有肌层浸润,15% 有脉管瘤栓。多变量分析表明:病理分级、肌层浸润深度及腹膜病灶是预测淋巴结受累的重要独立因素。深肌层浸润或腹膜有转移灶者淋巴结阳性率高达 61%。高分化且无肌层浸润者无淋巴结受累的危险。

临床 II 期病人大多数是通过诊断性刮宫病理检查确定颈管受累的,这与手术分期相差甚远。Onsruel 等经回顾性研究证实,仅 56%(96/174)原先诊断为宫体癌 II 期的实际上也为 II 期。那些"过诊断"的 II 期病人术后生存与 I 期病人相近。有趣的是,在前瞻性临床研究中,经病理学分析确实为 II 期的宫体癌病人,手术加外照射后的生存率并不比单纯手术者高。最近的一项报道显示,140 例临床 II 期宫体癌中,实际仅 35% 为 II 期。了解肿瘤确切的侵袭范围,似乎对辅助治疗而且对预后也起着重要作用。

Kadar 等对 262 例宫体癌病人进行回顾性研究,经多因素分析发现:病理分级、肌层浸润度、血管受侵犯情况、宫颈受侵、FIGO 分期和病人年龄均为独立性预后因素。

Gral 回顾了 93 例临床分期为 I 期(I A 期 62 例, I B 期 31 例)病人的手术情况,发现其中 21 例经手术分期高于临床 I 期(包括 II B 期 1 例、III A 期 12 例、III B 期 1 例、III C 期 7 例)。经随访,此组病人总的 5 年生存率为 90%,手术分期为 I 期者 5 年生存率高达 98%,而手术分期为 III 期者仅 60%,两者比较差异有显著性。

医师在病人术后接受辅助治疗之前应准确地估计其影响预后的因素,仅对有不良预后者给予辅助治疗,而避免对无复发危险者过分治疗。正是手术分期能较准确地估计预后,然后选择合适的治疗方案,提高其生存率。

2. 手术探查及手术分期的步骤　由于要进行腹腔内探查,必要时需行腹膜后淋巴结切除,因此手术切口应足够大。进腹后,应立即收集腹水或腹腔冲洗液标本行细胞学检查,然后行全面的腹腔及盆腔探查,活检切除一切可疑的肿瘤组织。要仔细观察肿瘤是否穿透子宫的浆膜面。同时,触动子宫时应钳夹或缝扎输卵管末端,以防肿瘤散落至腹腔。

子宫内膜癌的基本手术为筋膜外全子宫加双附件切除术,附件外观即使正常亦提倡切除,因为可能有微小浸润癌。某些病例需进行盆腔及腹主动脉旁淋巴结活检。据 FIGO 2008 指南介绍,尽管在分期上有需要,但目前对是否做盆腔及腹主动脉旁淋巴结切除尚有争议。系统性淋巴结切除术可用于有肯定高危征象的病例。任何深肌层浸润或影像学检查提示淋巴结阳性是评估腹膜后淋巴结和切除任何增大或可疑淋巴结的明确指证。主动脉旁淋巴结取样的指征包括可疑的腹主动脉旁及髂总淋巴结,大块附件病灶及增大的盆腔淋巴结,浸润肌层全层的低分化肿瘤。透明细胞癌、浆液性乳头状癌及癌肉瘤等亚型也是腹主动脉旁淋巴结取样的指征。子宫切除后应立即取出,剖开,肉眼观察或行冰冻切片检查,以明确肌层浸润深度及是否侵犯子宫颈管。Doering 等用肉眼观察的方式对 148 例病人子宫肌层受浸润深度进行评估,准确率高达 91%。若肉眼观察腹腔内未见明显的肿瘤,则可根据表 8-7 所示的指征,决定是否行盆腔和腹主动脉旁淋巴结活检。在此种情况下,行盆腔和主动脉旁淋巴结活检的指征包括:肌层浸润大于 1/2(不考虑肿瘤分级);肿瘤侵及宫颈-峡部;附件或其他子宫外转移;浆液性腺癌,透明细胞腺癌,鳞状细胞癌或未分化癌;淋巴结肿大(表 8-7)。GOG 的研究发现 46% 的腹主动脉旁淋巴结转移者是由盆腔淋巴结转移、附件和腹腔内转移或肿瘤侵犯肌层外 1/3 的病人发展而来。虽然这些危险因素仅影响 25% 病人,但这些病人却占据了腹主动脉旁淋巴结转移病人的大多数。

切除腹膜后淋巴结时,按常规方式打开盆腔腹膜后间隙,分清血管走向,清除髂总淋巴结,清除从髂总血管到腹股沟韧带之间被覆盖的淋巴结,清除闭孔神经前方闭孔窝内的淋巴脂肪组织。没有必要在大血管的后方或大血管之间分离。切除主动脉旁淋巴结的途径是将小肠推向上腹部,从髂总动脉上方与腹主动脉稍下方的腹膜之路,暴露主要血管,可见双侧输尿

表 8-7　腹膜后淋巴结活检指征
肌层浸润>1/2
峡部-宫外扩散
子宫颈扩散,淋巴结增大
浆液性腺癌
透明细胞癌
鳞状细胞癌
未分化癌

管的蠕动。从主动脉分叉处和向头侧延伸,将覆盖在腔静脉和腹主动脉上的淋巴脂肪组织清除。分离的上界通常为十二指肠的第二、第三部分,它跨过腹膜后的主要血管。通常用结扎血管的方法来止血。采用这种方法,总共可切除 20 ~ 30 个淋巴结送病检。

对于病变局限于子宫内膜的病人,无论其组织学分级如何,均不需行淋巴结活检,因为文献报道此类病变扩散至盆腔及腹主动脉旁淋巴结的概率小于1%。但是这种处理对于子宫内1/2受侵,尤其是组织学分级为2级或3级的子宫内膜癌病人,具有一定危险性,因为有研究指出,此类病人淋巴结阳性的几率≤5%。因此,我们赞成对那些肌层浸润深度有疑问者,尤其是浸润接近肌层厚度1/2的病人,进行淋巴结取样。

完成以上步骤后,根据国际妇产科联盟(FIGO)1988年分期标准,对病人进行手术分期。据统计,手术并发症发生率为20%,严重并发症发生率为6%。

现在,临床Ⅰ期子宫内膜癌的手术分期方法已逐渐得到推广。应用腹腔镜对临床Ⅰ期病人进行手术分期的方法也已普及,而且还可将腹腔镜下经阴道子宫切除术与腹腔镜淋巴结切除术结合使用。一些研究者认为,全部经腹腔镜或在阴道辅助下的腹腔镜子宫全切术以及腹腔镜下盆腔淋巴结切除术可以取代开腹手术。糖尿病妇女最适宜腹腔镜手术。该术式术后疼痛少,下床活动早,住院时间短,伤口并发症少以及盆腔脓肿少。在一项对159例临床Ⅰ期的子宫内膜癌前瞻性随机研究中,所有病人均进行了子宫切除和腹主动脉及盆腔淋巴结切除术,结果提示手术时间稍长,但出血量要少,住院时间短,作者对早期子宫内膜施行该术有潜在益处。Childers等对59例临床Ⅰ期的子宫内膜癌病人实施腹腔镜手术。腹腔镜手术内容包括全腹探查,获取腹腔冲洗液,行腹腔镜下经阴道子宫切除术。对于2级、3级病变的病人及1级病变但冰冻切片发现肌层侵犯超过50%的病人,还应在腹腔镜下行盆腔及腹主动脉旁淋巴结活检。59例病人中,2例因肥胖而无法在腹腔镜下行淋巴结切除术;6例行腹腔镜手术时因发现有腹膜内病变而改行剖腹探查术;另外有2例因并发症需行剖腹探查,其中1例为输尿管横断,另1例为膀胱切开。

Gemignani等比较了69例行腹腔镜下经阴道子宫切除术的早期子宫内膜癌病人及251名行经腹手术的子宫内膜癌病人的治疗效果及住院费用。结果发现,虽然腹腔镜组的平均操作时间更长,但并发症发生率、住院时间及住院费用均更低。虽然随访时间很短,但这两组之间的复发率并无明显差异。

显然,采用腹腔镜进行手术分期是子宫内膜癌治疗的新途径,但其疗效是否能等同于传统的剖腹探查术,则有赖于进一步研究。

(张 帆 陈惠祯 彭亚琴)

(二) 手术方式、方法及适应证

1. 筋膜外全子宫切除加双附件切除术

(1) 手术范围:于宫颈筋膜外行全子宫切除,同时切除阴道1~2cm及双侧附件。

(2) 适应证:主要适用于Ⅰ期低危病人。①1、2级病变,小于1/3肌层浸润。②3级病变,无肌层浸润。③无宫颈及峡部受累。④无淋巴结受累(未触及可疑转移淋巴结)。⑤无腹腔内转移。

Boronow研究了子宫体癌浸润深度、组织学分级与淋巴结转移的关系,发现随着浸润深度的增加和组织学分化程度降低,淋巴结转移率也逐渐增加。当肿瘤Ⅰ期1级,肌层浸润深度限于内1/3时,均无淋巴结转移(表8-8)。Figge分析了59例Ⅰ期子宫内膜癌病例,发现组织学分化为 1 级者,淋巴结转移率为 5.5%,但不论肿瘤级别如何,若未浸润至子宫肌层 1/3,则无一例淋巴结转移。Schink 分析了 9 例 Ⅰ 期子宫内膜癌的病例,发现组织学分化为 1 级时,无论其病变大小,未发现淋巴结转移;无论肿瘤级别如何,当病变直径小于或等于 2cm,浸润深度小于 1/2 者,未发现淋巴结转移。Chen 通过对 74 例 Ⅰ 期子宫内膜癌的研究发现,组织学分级为 1 级时,盆腔和腹主动脉旁淋巴结均未发现转移。综上所述,符合前述指征的子宫内膜癌,不需作腹膜后淋巴结切除。有些资料表明,Ⅰ 期 G_1 的病人中也有少数腹膜后淋巴结转移(表 8-9,表 8-10),但未说明浸润深度在 1/3 以内的病人淋巴结转移率为多少,即使极少数发生转移,也不足以说明所有具有手术指征的病人都行腹膜后淋巴结切除,因为这样并不能提高 5 年生存率。Creasman 和 Morrow 指出,对于病变局限于子宫内膜的病人,无论其组织学分级如何,均不需行淋巴结活检,但是这种处理对子宫内膜 1/2 受侵,尤其是组织学分级为 2 级或 3 级的病人,具有一定的危险性,淋巴结阴性率小于或等于 5% 。因此,他们赞成对那些肌层浸润深度有疑问者,进行淋巴结取样。

表 8-8　Ⅰ 期子宫内膜癌浸润深度、分级与淋巴结转移

浸润深度与分级		总例数	盆腔转移		腹主动脉旁转移	
			例数	百分率(%)	例数	百分率(%)
肌层内 1/3	G_1	27	0	0	0	0
	G_2	40	1	2.5	0	0
	G_3	13	3	23.1	5	38.5
肌层中 1/3	G_1	4	0	0	0	0
	G_2	8	2	25.0	1	12.5
	G_3	5	1	20.0	0	0
肌层外 1/3	G_1	4	1	25.5	0	0
	G_2	13	6	46.2	5	38.5
	G_3	16	7	43.7	5	31.5

表 8-9　Ⅰ 期内膜癌与淋巴结转移

分期与级别		总例数	盆腔淋巴转移		腹主动脉旁转移	
			例数	百分率(%)	例数	百分率(%)
Ⅰ A	G_1	63	1	1.6	1	1.6
	G_2	45	5	11.1	4	8.9
	G_3	22	4	18.2	4	18.2
Ⅰ B	G_1	30	1	3.3	0	0
	G_2	43	5	11.6	2	4.7
	G_3	19	7	36.8	6	31.6

表 8-10　Ⅰ期内膜癌组织学分级与淋巴结转移发生率(%)

分期与级别		盆腔淋巴阳性	腹主动脉旁淋巴结阳性
ⅠA	G_1	2.6	2.6
	G_2	6.3	3.5
	G_3	16.7	8.3
ⅠB	G_1	3.9	0.0
	G_2	14.3	4.8
	G_3	54.0	46.0

需指出的是,适合于单纯行筋膜外全子宫切除和双附件切除术的子宫内膜癌病人,术中必须仔细探查,发现任何肿大的淋巴结,都需要切除活检,阳性者术后补充放疗。高永良等对 104 例病人进行术中触诊,发现盆腔淋巴结转移组的 26 例病人中,淋巴结增大为 23 例(88.5%),而淋巴结无转移组的 78 例中,淋巴结增大者仅 17 例(21.8%),两组比较,有极显著的差异。

本术式对宫旁切除范围无特殊要求,但要求切除双侧附件,这是因为即使是Ⅰ期子宫内膜癌,附件转移的比例也比较高。据 Berman 报道,Ⅰ期子宫内膜癌有 5%~10% 的附件转移。Boronow 的报道为 7.2%,其中单侧附件转移为 5.4%,双侧附件为 1.8%,输卵管转移为 5%,其中 50%~70% 为显微镜下可见的转移。Creasman 等报道临床Ⅰ、Ⅱ期子宫内膜癌有 6% 肿瘤扩散到附件,其中 32% 有盆腔淋巴结转移,如附件没有受累,盆腔淋巴结转移仅有 8%。临床Ⅰ期的内膜腺癌病人在手术时发现大约 10% 有卵巢的隐性转移。在 222 例病人的资料分析中,手术病理分期为Ⅰ期的病人中,16 例(7%)有附件转移。对年轻低危Ⅰ期子宫内膜癌病人可考虑保留一侧卵巢,但需做楔形切除活检,以排除受癌瘤侵犯的可能性。

关于切除阴道长度的问题,笔者认为切除 2cm 阴道较合适。据山东省人民医院提供的资料,子宫内膜癌经全子宫双附件切除术后,易在阴道顶端复发,复发率 10% 左右。Bortselis 报道经单纯手术治疗的病人阴道复发率高达 4%~15%,即使用了腔内放疗的病人仍有 7% 发生阴道复发。因此,切除一定长度的阴道是必要的。Piver 主张切除 1~2cm 长的阴道,Knapp 主张切除阴道上的 1/3。

然而增加切除阴道长度能否减少Ⅰ期子宫内膜癌病人的阴道复发率,尚未见报道。人们对术前、术后腔内放疗可减少阴道复发的报道较多。

Bond 报道了ⅠA 和ⅠB 期的 1703 例腺癌病人子宫切除术后采用或未采用阴道放疗的情况。行阴道放疗的病人其阴道复发率较低,仅 3.4% 的病例阴道为首次复发的部位,但它是盆腔和远处转移发生率的 4 倍。Bond 认为术后阴道放疗对于少部分病人有价值,但是它不影响生存率和任何组织类型的盆腔和远处转移,因此,并不推荐它作为一个诊疗常规。

Elliott 等报道了在 25 年里他们对 811 例临床Ⅰ期和 116 例临床Ⅱ期子宫内膜癌病人的诊治情况。他们认为术后全阴道放疗能降低阴道单独复发。虽然采取了多种治疗方式,如单纯子宫切除或子宫切除加放疗,穹隆部或全阴道放疗,以及各种外照射的综合运用,仍检出了 40 例单独阴道复发(4.3%)。对于低风险性病人(临床Ⅰ期,1 级和 2 级肿瘤局限于内膜层 1/3)行单纯手术,手术加阴道穹隆放疗及手术加全阴道放疗者穹隆复发率分别为

2.5%和0。低风险组占所有病例的53%。经多因素分析发现仅全阴道放疗是一个独立性的保护措施。几乎有9%的病人行全阴道放疗后出现放疗后的并发症。

（3）手术步骤：手术可取腹壁纵切口或横切口，切口选择取决于病人和疾病的需要。子宫切除前应先分离盆腔粘连，以恢复正常盆腔脏器解剖，如附件严重粘连于卵巢窝时，有时在切除附件前先切除子宫更为有利。

1）后腹膜切开：先用两把长弯钳于双侧子宫角部钳夹阔韧带、输卵管、卵巢固有韧带和圆韧带并将子宫提起拉向一侧，使圆韧带伸展绷紧，然后用圆针0号可吸收缝合线穿过阔韧带无血管区缝扎后切断盆壁侧圆韧带。缝扎圆韧带时应避免伤及附件血管。将子宫侧圆韧带向头端牵拉，用剪刀打开阔韧带前叶，分离阔韧带间疏松结缔组织，然后平行于卵巢血管将腹膜切口向头端延长（图8-2）。向下扩大阔韧带前叶切口并横跨子宫膀胱反折腹膜。其间始终向上牵拉子宫和腹膜以便手术操作。

2）附件处理：从卵巢血管外侧分离阔韧带间疏松结缔组织并暴露髂外动脉和输尿管。因输尿管十分靠近卵巢漏斗韧带，故切断和缝扎卵巢骨盆漏斗韧带之前应辨清输尿管位置，可避免其损伤。输尿管于髂总动脉分叉处附近进入盆腔并于卵巢血管的内后方下行，以此可准确地辨认。如于输尿管远端用小血管钳轻轻地敲打一下输尿管（而不是钳夹），稍后可见特征性输尿管蠕动。为验证输尿管确切位置，术者可于对侧用食指和拇指提起并触摸卵巢漏斗骨盆韧带和腹膜间组织，轻轻移动两指可感到有一韧性管道突然滑过甚至可听到一轻啪声，如肉眼见到输尿管更为可靠。

于无血管区打开阔韧带后叶。阔韧带后叶切口从内侧经附件和子宫结合部（腋部）平行骨盆漏斗韧带剪向盆腔外缘。如附件与阔韧带后叶粘连，为安全起见，应直视下分离输尿管。如附件游离无粘连，并欲切除附件时，则于输卵管和卵巢远端近骨盆壁处用大血管钳钳夹、切断骨盆漏斗韧带（图8-3）。卵巢血管钳保留端必须留有1~2cm的蒂，以保证牢靠地缝扎。如欲保留附件时，血管钳应置于子宫角部，即跨过输卵管和卵巢固有韧带近侧端钳夹，切断并缝扎蒂端。保留的附件应置于盆腔外侧缘直到子宫切除结束。

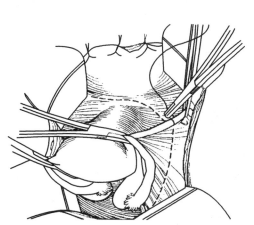

图8-2　展开阔韧带并标志切缘，缝扎圆韧带

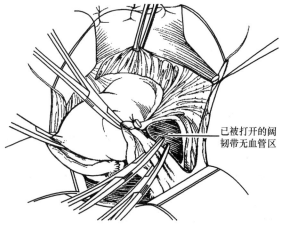

已被打开的阔韧带无血管区

图8-3　于骨盆漏斗韧带处钳夹卵巢血管

3）分离膀胱瓣和结扎子宫动脉：用鼠齿钳提起膀胱侧反折腹膜，分离膀胱子宫间隙间白色泡沫状疏松结缔组织直达宫颈前面白色光滑的筋膜层。典型病例中，膀胱后壁易于宫颈前壁近侧端分离。当接近阴道穹隆时，膀胱以横向的膀胱宫颈韧带附着于宫颈前壁。此时，可向下分离膀胱阴道间隙。该处是子宫切除时极易损伤膀胱的部位，或为粗暴钝性（手指或棉垫）分离损伤，或为膀胱瓣未能充分展开，乃至缝合阴道断端时将膀胱肌层缝合卷入。一种有效而安全的分离膀胱瓣的方法是：应用电凝法连续地分离和推下膀胱宫颈韧带，即于靠近膀胱肌层附着处 2～3mm 宫颈前壁处作一切线，然后用手术钳背面钝性推下膀胱，如此反复推切 1～2 次即可将膀胱满意地推下，见图 8-4A。

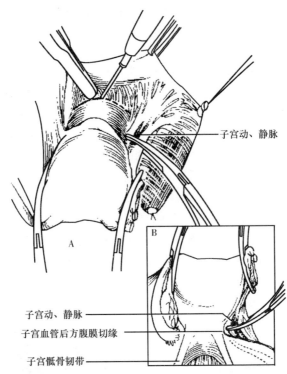

图 8-4　于子宫峡部钳夹子宫血管，于宫颈远侧和阴道穹隆应用电刀分离膀胱（A）。
显示钳夹血管处后面和阔韧带后叶，虚线指示输尿管走向位置（B）

分离膀胱瓣另一重要方面是展开膀胱柱。当膀胱瓣被推下后，其面向宫颈的膀胱边缘呈弓形或弯月形，而弓形两侧部即为膀胱柱，即膀胱肌肉和附着膀胱到子宫下段、宫颈和阴道的纤维血管结缔组织。子宫切除术掌握膀胱柱的局部解剖十分重要，因为膀胱柱近侧段（即膀胱宫颈韧带）是输尿管从宫旁隧道外侧至宫颈的必由之路。因此，充分地展开膀胱柱非常重要，以避免子宫切除钳夹和缝合时损伤输尿管。膀胱柱可用手术钳背面或钝性剪刀尖轻柔地向宫颈外侧方推移直到暴露出银白色的盆内筋膜（shiny white endopelvic fascia），并安全地将输尿管推向外侧。

血管钳于子宫双侧峡部，以 90°角钳钳夹子宫血管，并使钳尖从宫体滑下。切断子宫血管前应同时钳夹双侧子宫血管以减少回流出血。为更好地钳夹子宫血管，可剪开宫颈峡部的阔韧带后叶直达子宫骶骨韧带附着处(图8-4B),切断子宫血管并缝扎两侧断端。如于子宫峡部水平以下钳夹子宫血管,则增加输尿管被挤压、扭曲和缝合的危险性,除非在子宫外侧主韧带和膀胱柱内明确地触及输尿管,若不能清楚地确定输尿管位置,则必须于子宫峡部钳夹子宫血管。

4)分离阴道直肠间隙:将子宫提向耻骨联合处剪开直肠反折腹膜,用组织剪或长弯血管钳钝性分离阴道直肠间隙。

5)切断主韧带和子宫骶骨韧带:从子宫骶骨韧带外上方暴露输尿管,向前稍加分离至子宫动脉处(图4-51)。顺次于筋膜外钳夹、切断和缝扎子宫主韧带,并应靠近蒂端的内侧缝扎(图8-5A),以保证输尿管继续随其切缘下降并远离宫颈。子宫骶骨韧带常可充分游离以便于一次性钳夹、切断和缝扎(图8-5B)。

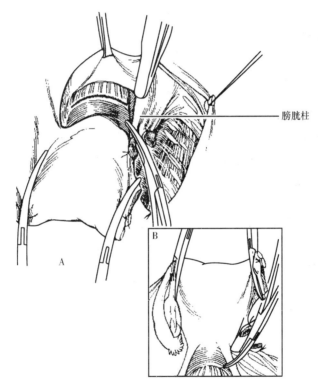

膀胱柱

图8-5　展开膀胱柱,钳夹切断主韧带并靠近蒂端内侧缝扎(A)。分离钳
夹骨盆骶骨韧带(B)

6)完全切除子宫:当于阴道侧穹隆两侧切断主韧带后,术者可手法确定阴道穹隆的位置,然后用电刀切开阴道前壁。阴道切缘应距所游离的阴道壁5mm,以便于子宫切除后缝合阴道断端。如有必要,此时仍可将膀胱少许推下以利于操作。提起阴道切缘,扩大阴道壁切口直至看到宫颈并向上方提起,直视下于穹隆部环切阴道壁并与宫颈分离。由于阴道后穹隆比前穹隆长,故盲目地切断常切除过多的阴道后壁,而造成日后的阴道短缩。鼠齿钳提起阴道断端,用0号肠线间断"8"字缝合或连续锁边缝合阴道断端。为防止术后阴道断端出血和保证主韧带断端较好地附着于阴道断端,阴道

侧角的缝合十分重要。缝合方法是:于主韧带一侧缝针穿过一侧阴道壁全层进入阴道腔,穿过对侧阴道壁全层穿出,再绕过主韧带断端而于输尿管内侧结扎。清洗腹腔,检查止血,用可吸收肠线关闭后腹膜。如保留附件,则应将附件固定于远离阴道断端的盆壁腹膜上。

(汤春生　陈惠祯　张　帆)

2. 筋膜外全子宫加双附件加选择性盆腔及腹主动脉旁淋巴结切除

(1) 手术范围:除于宫颈筋膜外切除子宫及阴道 1～2cm 外,同时切除双侧附件,选择性切除盆腔及腹主动脉旁淋巴结。

(2) 适应证

1) 除低危的 Ⅰ 期子宫内膜癌病人外的其他 Ⅰ 期。

2) 隐性 Ⅱ 期子宫内膜癌(临床所见宫颈正常,但有镜下浸润)。

具体指征包括:①病变 1 级,肌层浸润大于 1/3;病变 2、3 级。②透明细胞癌及乳头状浆液腺癌。③宫颈或峡部受累。④宫腔病变超过 50%。⑤可疑淋巴结转移。

据资料,腺癌 Ⅰ 期 2、3 级病人和 1 级肌层浸润深度超过 1/3 者,淋巴结转移随肿瘤浸润深度的增加而增加,随组织学分化程度的降低而增加。另据 Chen、Figge、Lewis、Piver、Schink 等报道,Ⅰ 期 G_2 和 G_3 肿瘤的盆腔淋巴结转移率为 9.1%～45%;当肿瘤大于 2cm,浸润深度在 1/3 以上时,其盆腔淋巴结转移率为 17%～46.2%,腹主动脉旁淋巴结转移率为 12.5%～38.5%。Ⅰ 期 G_1 浸润深度达肌层 1/3 以上时,盆腔淋巴结转移率为 0～25%。

有资料表明,淋巴结转移发生率随期别上升而升高。Morrow 收集了 15 年中报道的材料,共得到盆腔淋巴结切除病人 454 例,其中 Ⅰ 期 369 例,淋巴结转移 39 例,占 10.5%;Ⅱ期 85 例,淋巴结转移 31 例,占 36.5%。GOG 的研究表明,临床分期为 Ⅱ 期的 148 例病人中经手术证实的仅 66 例宫颈受累,仅宫颈管腺体受累者有 3 例发生盆腔淋巴结转移,而宫颈间质受累者 35% 有盆腔淋巴结转移,仅宫颈腺体受累者,没有腹主动脉旁淋巴结转移,宫颈间质受累者有 23% 发生腹主动脉旁淋巴结转移,在所有宫颈间质受累的病人中有 46% 发生淋巴结转移。

此外,透明细胞癌、乳头状浆液性腺癌及腺鳞癌与内膜腺癌相比,恶性程度较高,淋巴结转移的倾向性更大。附件转移及宫腔病变超过 50% 的病人,盆腔和腹主动脉旁淋巴结转移率增加。对于有不良预后因素的 Ⅰ 期及隐性 Ⅱ 期子宫内膜癌病人,由于有较高的淋巴结转移率,因此,在切除子宫及双附件时,必须选择性切除盆腔和腹主动脉旁淋巴结。

腹膜后淋巴结切除不但有诊断和治疗作用,而且生存率也可改善。无论是低风险还是高风险病人行淋巴结切除而未行术后放疗的生存率较行放疗而未行淋巴结切除者高。很显然淋巴结切除的效果是肯定的。他们也提出淋巴结清扫的范围与证实的淋巴结转移数目有关。

有学者认为腹膜后复发与第一次手术时淋巴结切除有关。如果首次手术时淋巴结转移阳性,则腹膜后复发较常见。若当时盆腔淋巴结、主动脉旁淋巴结阴性,术后腹膜后转移未见报道。经多因素分析,仅腹膜后淋巴结转移对生存分析产生重大影响。

Ⅱ期宫体癌病人,由于侵犯到宫颈,易于发生淋巴结转移。其手术范围要包括可能的转移灶,而且可采用多种形式。过去根治性子宫加盆腔淋巴结清扫被当做主要术式,但现在认为行单纯子宫全切加双附件切除及盆腔淋巴结、主动脉旁淋巴结切除术是比较完善的。根据手术病理所见,再行术后放疗。

目前对于Ⅱ期术式的选择还存在不同的意见,有的学者认为根治性子宫切除术治疗Ⅱ期子宫内膜癌,特别是那些宫颈浸润较深的病人可以获得较高的生存率。有的学者主张采用筋膜外子宫切除术。Nahhas 等的研究表明,虽然根治性子宫切除术有较好的疗效,但与筋膜外子宫切除术相比并没有提高 2 年生存率;而 Eltabbakh 等的研究表明,接受根治性子宫切除术和双附件切除术的病人与行筋膜外全子宫切除术和双附件切除术加术后体外照射及阴道内近距离放射治疗的病人同样有良好的生存率,而且后者手术并发症远低于前者,因而采用根治性子宫切除术治疗Ⅱ期子宫内膜癌还须进一步的研究。笔者认为,属隐性Ⅱ期子宫内膜癌病人作筋膜外全子宫切除加双附件及选择性盆腔淋巴结和腹主动脉旁淋巴结切除已足够,不必做更广泛的根治性手术。

(3) 手术步骤

1) 筋膜外子宫切除加双附件切除术见本章前述。

2) 选择性盆腔淋巴结切除术:所谓选择性盆腔淋巴结切除,是指不像宫颈癌标准的盆腔淋巴结切除那样彻底,不需打开血管鞘,不检查血管后方,一般只作分区切除。盆腔每一区域均切除几个淋巴结。这样也可有效发现镜下转移,提供重要的预后资料,以制定有针对性的治疗措施,并有手术时间短、失血少等优点。手术步骤可参照宫颈癌标准的盆腔淋巴结切除术。

3) 选择性腹主动脉旁淋巴结切除术:所谓选择性腹主动脉旁淋巴结切除是指仅切除腹主动脉、腔静脉前、左右侧及动静脉间淋巴结,不需要切除血管后方的淋巴结。作选择性腹主动脉旁淋巴结切除时,先将小肠推入上腹部,然后打开髂总动脉上段和主动脉下段表面的腹膜,暴露腹主动脉和腔静脉。在主动脉分叉处开始切除,然后向头侧延伸。切除的上界,除非探查到高于此水平的淋巴结,一般在十二指肠的第二、第三部分水平,使用这种方法可获得 5 ~ 20 个淋巴结送检。其主要手术步骤如下:

子宫体癌病人选择性腹主动脉旁淋巴结切除一般经腹进行。

经腹切除腹主动脉旁淋巴结,可通过直接或经侧方进行。前者于髂总血管至主动脉的前方切开腹膜,后者于左侧和右侧结肠旁沟切开腹膜。直接切除的优点在于较少地干扰输尿管和肠管,主要不便之处在于暴露左侧腹主动脉旁淋巴结有困难。所以许多外科医师采用直接方式切除右腹主动脉旁淋巴结,经左侧方切除左腹主动脉旁淋巴结。

直接方式切除右腹主动脉旁淋巴结时,于右髂总动脉前方切开腹膜(图 8-6),切口继续上延至主动脉十二指肠水平面。如果切除淋巴结仅达肠系膜下动脉(IMA)水平处,就不需松动十二指肠。识别输尿管和卵巢血管后将其拉向侧方。提起右髂总侧方淋巴结,于尾侧钳夹和分离。然后继续由尾侧由头侧解剖。让下腔静脉(IVC)和组织蒂处于一个平面上。右腹主动脉旁淋巴结大多数覆盖在下腔静脉上面,易于从静脉上切除,然而在淋巴组织内有一条恒定的小静脉于前方进入下腔静脉。假如在解剖前不预先仔细地识别和结扎这根所谓"伴随"静脉,则容易被撕裂而导致严重出血。尽可能向头侧解剖,然后将组织蒂钳夹和切除(图8-7)。

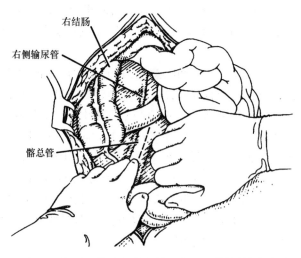

图8-6 轻柔地将小肠推向外上方,识别输尿管和髂总
动脉,于动脉前方切开腹膜

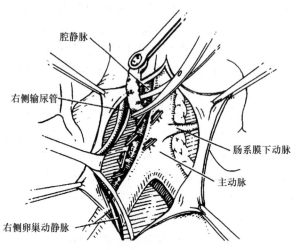

图8-7 标本在头侧直接切除,在标本切除前用止血钳
分离组织蒂使其松动,在头侧切除

如果需要切除肠系膜下动脉以上淋巴结,则需剪开十二指肠第三部两侧的腹膜使其松动,然后锐性分离其下方的蜂窝组织。腹膜切口上方达到特赖茨韧带(十二指肠韧带)水平。在下方,腹膜切口可沿回盲部达右输尿管外侧,向上沿右结肠旁沟松动小肠系膜和部分右半结肠(图8-8)。然后将小肠装进一个肠袋内置于腹外,进一步暴露手术野。十二指肠向上方回缩,识别输尿管后,结扎卵巢动静脉。然后安全地解剖腹主动脉右侧和下腔静脉至肾血管水平处的淋巴组织并予以切除。

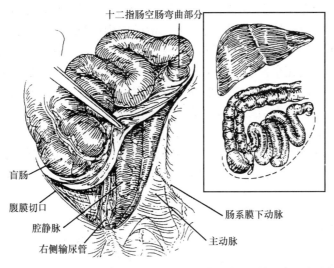

图 8-8　腹膜切口围绕回盲部扩展至输尿管外侧，并沿右结肠旁沟向头侧延伸。
让小肠系膜和升结肠一起运送

可用相同的腹膜切口切除左侧腹主动脉淋巴结。经锐性分离，识别左髂总动脉、左腹主动脉、下腔静脉(图 8-9)。右输尿管拉向侧方。然后从尾侧向头侧切除髂总和腹主动脉旁侧的淋巴组织。左腹主动脉旁淋巴结位于侧方，部分位于后方。对这些淋巴结取样，要谨慎的使用血管钳，以防止髂血管出血。在肠系膜下动脉上安全地切除淋巴结，需要识别和分离左卵巢动静脉，偶尔可结扎肠系膜下动静脉。

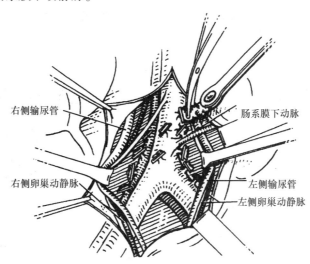

图 8-9　经同样腹膜切口，从尾侧至头侧，用止血钳于左侧方及中线边缘解剖淋巴
结。要注意避免损伤肠系膜下动脉。该动脉位于腹主动脉分叉上 3~4cm

经侧方切除右腹主动脉旁淋巴结时，需切开右结肠旁沟腹膜(图 8-10)，将腹膜与腰大肌分开。切口向上方延至结肠肝曲。用锐性和钝性解剖右结肠向中线反转。此时可识别附着于反转腹膜面的输尿管和卵巢血管。进一步松动结肠，暴露腔静脉和腹主动脉。识别主要结构

后,用前述的方法从尾侧到头侧分离淋巴组织至十二指肠第三部予以切除(图8-11)。如果需要在肠系膜下动脉上方行淋巴结取样,需将十二指肠向中线翻转,切开十二指肠 C 形曲线凸面的侧腹膜,达十二指肠第二部,然后解剖下腔静脉。进一步暴露手术野,腹膜切缘可以向头侧扩大,使结肠肝曲完全松动(图8-12)。识别并分离右卵巢动静脉。右侧腹主动脉旁淋巴结可从下腔静脉分开,达肾血管水平时予以切除。经侧方完成右腹主动脉旁淋巴结切除术,可用同样的方法剪开左结肠旁沟腹膜,向内侧松动左结肠(图8-13),然后从翻转腹膜的凸面识别输尿管和卵巢血管,并拉向侧方,以便暴露手术野(图8-14)。进一步松动左结肠。识别腹主动脉和肠系膜下动脉后,从尾侧向头侧解剖左侧腹主动脉旁淋巴结并予以切除(图8-15)。切除肠系膜下动脉以上淋巴结时,需松动脾曲,分开左卵巢动静脉,必要时结扎肠系膜下动静脉。

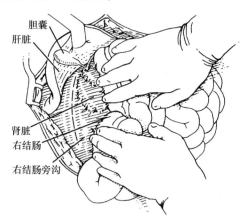

图 8-10　升结肠向中线拉开,暴露右结肠旁沟,切开其腹膜

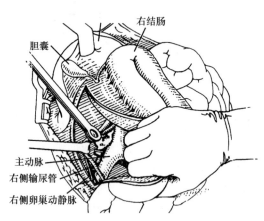

图 8-11　识别输尿管和卵巢血管,从右髂总动脉处开始解剖,向头侧达十二指肠第三部

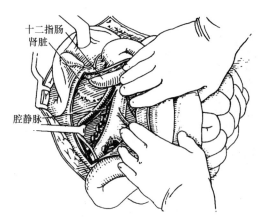

图 8-12　切开十二指肠 C 形曲线凸面的侧腹膜,达十二指肠第二部,解剖下腔静脉。胆总管及胰腺管从中后位进入十二指肠。进一步暴露手术野,完全松动结肠肝曲

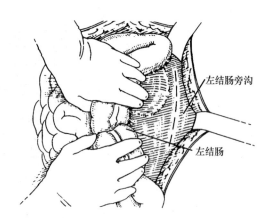

图 8-13　降结肠向中线回缩,切开左结肠旁沟腹膜

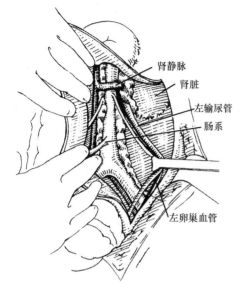

图 8-14　经锐性和钝性分离,松动左结肠,
暴露左侧输尿管、卵巢血管和腹主动脉

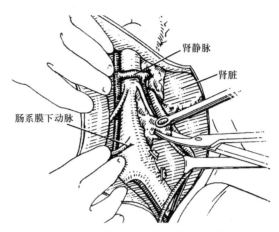

图 8-15　用止血钳由左髂总动脉向头侧解剖,至
腹主动脉分叉上 3~4cm 切除淋巴结,注意避免
损伤肠系膜下动脉

（陈惠祯　蔡红兵　张　帆）

3. 根治性子宫切除及选择性盆腔和腹主动脉淋巴结切除

（1）手术范围:广泛性子宫切除,同时选择性盆腔和腹主动脉旁淋巴结切除。

（2）适应证:在子宫内膜癌的处理中,根治性子宫切除所起的作用肯定是有限的,其常见的适应证为:

1）累及整个宫颈,体质及医疗条件均能胜任根治性手术者。

2）宫颈癌病人,放疗后又不幸发生内膜癌,这些病人常有子宫外转移。

3）少数有危险因素存在而拒绝放疗的病人。

4）具有放疗的相对禁忌证(伴发卵巢肿瘤)。

临床方面有明显(显性)宫颈受累的子宫内膜癌,其理想的手术治疗是根治性子宫切除加盆腔淋巴结清扫及选择性腹主动脉淋巴结切除术,如果盆腔及腹主动脉淋巴结、手术切缘及腹腔冲洗液细胞学检查均为阴性,则没有必要再进一步的治疗。但若不是阴性,则应行盆腔放疗或扩大照射野放疗,尤其对于那些激素受体缺乏者。

许多病例经根治性子宫切除加盆腔淋巴结清扫而获得治愈,尽管手术时已有淋巴结扩散并已经发生盆腔外转移,这一点已有腹腔细胞学阳性结果和腹主动脉淋巴结转移的病理结果证实。值得强调的是,已有远处转移的病人仍在原发病变区域内进行治疗是不可能提高生存率的。另有报道称单纯子宫切除加选择性术后放疗的生存率与根治性子宫切除的生存率同样令人满意。

Creasmen 等认为,子宫内膜癌病人年龄较大、肥胖,因而不主张用根治性的 Wertheim 手术治疗Ⅱ期病人,推荐用选择性外照射,然后行单纯的全子宫、双附件切除及盆腔、腹主动脉旁淋巴结切除,这种方式可以精确地评价淋巴结的情况,为术后放疗提供依据。Oisaia 等则用腹式全子宫、双附件切除及选择性的盆腔、腹主动脉旁淋巴结切除,术后证实病变只限于宫体者,可给予 40~50Gy 外照射,如有淋巴结转移,则在放疗后辅以化疗。Kinsellal 等报道,Ⅱ期子宫内膜癌采用腹式全子宫切除辅以放射治疗,10 年无肿瘤生存率达 83%,因而认为,腹式全子宫切除加放疗与根治性全子宫切除及盆腔淋巴结切除相比,生存率较高,并发症较低。Knapp 则采用术前体外照射和腔内镭疗,4 周后行腹式全子宫、双附件切除,同时评价盆腔、腹主动脉旁和上腹部的播散情况。McGowan 亦主张先行外照射和腔内镭疗,然后行全子宫切除,如果子宫峡部和角部有深肌层浸润,以及主动脉旁淋巴结阳性,术后需行腹主动脉旁放疗。

采用根治性子宫切除加选择性盆腔淋巴结及腹主动脉旁淋巴结切除来治疗显性Ⅱ期宫体癌的疗效及其优点,由于所报道的病例数有限,尚无法作出较为准确的结论,今后仍需进行较为大量的前瞻性对照研究。

(3)手术步骤:选择性盆腔和腹主动脉旁淋巴结切除术已在本章前述。

根治性子宫切除术主要步骤可按子宫颈浸润癌广泛子宫切除术的方法进行。

4. 肿瘤细胞减灭术

(1)手术范围:包括筋膜外全子宫切除及双附件切除;腹、盆腔转移病灶的切除。有条件时选择性地切除盆腔淋巴结及腹主动脉旁淋巴结。

(2)适应证:选择性应用于Ⅲ~Ⅳ期病人。

肿瘤细胞减灭术虽不是晚期子宫内膜癌(Ⅲ期及以上)的常规手术,但仍常规施行。手术范围除子宫及双附件之外还包括大网膜和肉眼所见的所有病灶,术后尽早放、化疗。术后残余肿瘤直径小于或等于 2cm 者称理想肿瘤细胞减灭术。为了获得理想的肿瘤细胞减灭术,有时需要行肠段切除、膀胱及输尿管部分切除,甚至行腹股沟淋巴结切除。腹腔外转移灶(除腹股沟外)不宜行肿瘤细胞减灭术,而采取非手术治疗。

Knapp 认为,可将Ⅲ期分成两组:一组是癌瘤只扩散到输卵管和卵巢,另一组是肿瘤扩散超出这些组织到其他盆腔脏器。多数研究显示,扩散限于卵巢和输卵管的病人,其生存率在统计学意义上明显高于转移到其他盆腔脏器的病人。

Cohen 主张晚期病例应行筋膜外子宫切除及选择性盆腔和腹主动脉旁淋巴结切除术,并切除子宫外肿块。手术范围包括肿块、大网膜、增大的淋巴结、受累的肠管以及子宫和双附件,而不是常规行根治性子宫切除加淋巴结清扫术。

Chi 报道Ⅳ期病人 55 例,24 例获得理想肿瘤细胞减灭术,平均生存时间 31 个月;21 例未获得理想肿瘤细胞减灭术,平均生存时间 12 个月;未行肿瘤细胞减灭术者平均生存时间 3 个月,后两组与前组比较,差异非常显著($P<0.01$),显示理想的肿瘤细胞减灭术能提高Ⅳ期病人的生存率,而病人的年龄、肿瘤分级、组织学类型及腹腔外转移等不是Ⅳ期病人的独立的预后因素。Goff 认为Ⅳ期病人预后很差,病理类型、组织学分级等不是影响因素。但是,肿瘤细胞减灭术与未行手术相比,能显著延长平均生存时间。王慧等收集到的 47 例Ⅳ期病人中,29 例接受手术治疗,其中术前诊断Ⅰ、Ⅱ期的 20 例病人总的平均存活时间为 12 个月,但接受化疗后又行适当的肿瘤细胞减灭术后的存活时间延长到 21 个月,经多因素分析表明,肿瘤细胞减灭术是病人存活的重要因素。国内陶霞等则认为,Ⅲ~Ⅳ期病例预后

比其他期别差,扩大手术范围不能提高病人的生存率。肿瘤细胞减灭术不必常规作腹膜后淋巴结切除。

一旦肿瘤侵犯到子宫外,治疗就变得受限而且结果也不尽如人意,Behbakht 评价了 137 名晚期宫体癌(Ⅲ、Ⅳ期)的预后因素。多变量分析出年龄、宫旁浸润、腹腔转移为有意义的预后因素。遗憾的是,尽管采取了各种治疗措施,但疗效仍不能确定。Kadar 评价 58 例Ⅲ、Ⅳ期手术病人,发现盆腔淋巴结转移和腹膜细胞学阳性影响生存率。若这两种因素同时存在与不存在相比,2 年生存率分别为 25%、83%。

显微镜证实的Ⅲ期病变,其 5 年生存率为 40%~80%,而肉眼所见有子宫外盆腔内转移者,其 5 年生存率则为 10%~30%,后者的生存率与手术切除的彻底性有极大关系。

(3)手术步骤

1)手术探查(方法见本节前述),明确腹、盆腔播散转移灶的部位。

2)经探查可行肿瘤细胞减灭术者:切除大网膜;切除腹、盆腔转移病灶;切除双附件及筋膜外全子宫;选择性切除盆腔及腹主动脉旁淋巴结;必要时(能达最佳缩瘤术者)可以切除受累的肠段、部分膀胱及输尿管,甚至行腹股沟淋巴结切除。具体操作步骤可根据实际情况灵活掌握,可参考卵巢癌肿瘤细胞减灭术的手术方法。

腹腔外转移灶(除腹股沟外)不宜行肿瘤细胞减灭术,而采取非手术治疗。

(陈惠祯 江大琼)

(三)手术并发症

内膜癌病人手术治疗(例如子宫切除术)的危险很小,但与是否合并有其他情况如肥胖、糖尿病、心血管疾病以及年龄等因素有关。实际上,上述因素若加在一起,比方说患有高血压和糖尿病的病人同时又肥胖,则其手术的危险性增加。良好的预后又与整体因素如手术分期的安全性、病人的年龄及发生复杂医疗问题的几率等有关,已有学者注意到了这个问题(表 8-11)。至于手术时间、失血量和并发症方面,则在很大程度上取决于病人的体重、年龄和手术者的水平。但即使上述条件较合适,手术者操作较熟练,手术时间也至少需要 30~45 分钟,失血量达 60~150ml 及以上。手术分期的最大危险是出血量增加(与血管损伤有关)。静脉栓塞或小肠梗阻虽不常见,但在大样本资料中有报道,静脉栓塞的发生率是 5%,分期手术大约是非盆腔和腹主动脉淋巴结清扫组的 2 倍。放疗病人所遇到的并发症主要是小肠梗阻问题。单纯子宫全切的病人与手术分期病人的并发症发生率相似,两者若术前接受过放疗,则毫无疑问,其并发症发生率增加。在对 235 例术后接受盆腔放疗的子宫内膜癌病人的研究中,严重的肠并发症为 3%,若进行手术分期,则风险增至 11%。一组多变量分析资料显示,使放疗并发症增加

表 8-11 子宫内膜癌手术分期术中及术后病率

种类	增加(%) $n=971$	不增加(%) $n=562$
手术时间	2	1
失血	2	1
输血率	1	3
伤口感染	1	—
血栓形成	1	1
淋巴囊肿	1	—
住院天数	1	2
肠梗阻	1	—
放疗并发症	1	1
手术死亡率	1	

注:n 为总的病例数。

的其他危险因素是年龄大于 65 岁和每天照射一野者。如果淋巴结清扫范围较大,可形成慢性淋巴水肿,尤其是还曾接受过盆腔放疗的病人。

内膜癌行根治性子宫切除者不管是否并行手术分期,其并发症肯定超过单纯子宫切除者,考虑到内膜癌病人的年龄和其他病情状况,其并发症也超过子宫颈癌根治性子宫切除者。有报道认为根治性子宫切除组的输血率为 83%,而单纯性子宫切除的病人仅 4.7%。因此,当根治性子宫切除作为子宫内膜癌的首选治疗时,其病例选择就显得格外重要。

五、辅 助 治 疗

(一) 术前及术后辅助放射治疗

1. 术前辅助放射治疗

(1) 适应证:目前治疗总的选择原则是:早期以手术治疗为主,按分期及高危因素选择最适宜的辅助治疗;晚期则以综合治疗为主。子宫内膜癌的术前辅助治疗主要是放射治疗。一般认为,术前放疗可减少肿瘤体积,降低肿瘤活性,为手术的彻底性和安全性提供保证,并能减少手术所致种植的可能。主要应用于:①高危病理类型(如 G_3、腺鳞癌、透明细胞癌等)或显性Ⅱ期病人。②临床分期为Ⅲ期病人,放疗后可耐受手术者。

(2) 放射的方式及剂量:主要采用腔内放射。腔内放射分为全量(全量腔内放疗即指腔内治疗的剂量与单纯放疗的腔内治疗剂量相似)和非全量两种。前者总剂量:F 点 50Gy± 10%,A 点 45Gy±10%。后者又称术前半量放射,一般采取单独腔内治疗,仅在少数情况下加用体外照射。腔内半量照射 A 点剂量 45Gy 左右。

(3) 疗效:关于术前放疗的疗效,前瞻性临床对比研究报道较少。妇癌治疗国际年报第 24 期收集的先腔内放疗加手术病例,5 年生存率为 83.6%。孙建衡等曾报道了不同治疗方法对子宫内膜癌 5 年生存率的影响。结果发现,手术组Ⅰ、Ⅱ期病人 5 年生存率为 83.1%、82.0%,术前腔内全量放疗组为 96.5%、90.9%,术前腔内非全量放疗组为 84.8%、51.4%。该结果显示,术前全量放疗组取得很高远期生存率,而非全量腔内放疗组生存率较差,特别是Ⅱ期,低于手术或放疗组。

一般说来,可根据不同的临床期别采用不同的术前放疗方案。对临床Ⅰ期病人,一些机构对术前腔内照射进行研究,结果发现在提高生存率及减少并发症方面,术前放疗优于术后放疗。

Sause 等研究发现,术前腔内照射可提高深肌层侵犯的 3 级宫体癌病人的生存率。来自 Mallinckrodt 放射学研究所及放射肿瘤研究中心的回顾性研究结果表明,经过术前腔内照射的病人存在剂量反应。

有些学者采用术前体外照射治疗。Weigensberg 的前瞻性临床试验指出,接受术前腔内照射的病人与接受术前全盆腔照射的病人相比,前者生存率较高,局部复发率更低。采用放疗与手术联合治疗的Ⅰ期子宫内膜癌病人的生存情况见表 8-12。

Weigensberg 的试验中,术前腔内照射的并发症为 3%,而术前全盆腔照射则为 11%。Grigsby 等报道 334 例经术前腔内照射的病人,无 1 例并发症。

德国 Waal 和 Lochmutter 比较了 I 期或 II 期宫体癌病人行术前腔内放疗和单纯手术而未行放疗病人的治疗效果,发现两者 5 年生存率及阴道、盆壁、远处转移率之间无差异。因此,作者认为术前放疗对于宫体癌病人治疗似乎并无优势可言。

表 8-12　放疗与手术联合治疗的 I 期子宫内膜癌的疗效

研究者	例数	5 年生存率(%)
Grigsby	858	89
Sause	229	92
Vaeth	185	88
Wilson	172	89

对临床 II 期宫体癌病人进行辅助性术前放疗是一种常规的治疗,尤其是对显性宫颈受累的病人是最好的处理方法。目前尚未有对 II 期宫体癌病人术前放疗的前瞻性研究。术前放疗常用方法有腔内照射、外照射联合照射。表 8-13 对最近关于 II 期宫体癌接受联合放疗及手术治疗后的生存情况进行了总结。II 期宫体癌病人的生存率为 70%~85%。多数学者认为,分化好的(1 级)隐性 II 期病人,术前不需行放射治疗。

表 8-13　临床II期宫体癌放射与手术联合治疗结果

研究者	例数	5 年生存率(%)
Grigsby	90	78
Kinsella	55	83
De Palo	36	69
Greven	29	86

对临床 III 期的病人,现多采用放疗或放疗加手术的联合治疗。Nornegian 镭锭医院的 101 名 III 期病人,66 名只采用放疗组和放疗加手术组的 5 年生存率无差异。Greven 等报道了 52 名 III 期宫体癌病人的治疗效果,20 名仅进行放疗病人的平均生存期为 9 个月,而进行放疗加手术的病人则为 60 个月。

2. 术后辅助放射治疗

(1)适应证:应结合手术分期、组织病理学分级及其他影响预后的因素制定术后治疗方案。子宫内膜癌术后病人可分为三类:第一类为低危病人,此类病人治愈率高,不需进行术后治疗;第二类为高危病人,此类病人若不进行术后治疗则治愈率较低;第三类为中危病人,此类病人手术治愈率较低,能或不能从术后辅助治疗中获益。具体适应证为:

1)中危病人,包括 I A G_3, I B G_1 肌层浸润大于 1/3, I B G_2、G_3, I C 所有级别, II A、II B 所有级别,IIIA(阳性细胞学)。

2)高危病人,包括 IIIA、IIIB、IIIC 所有级别,IVA、IVB 所有级别,以及特殊类型腺癌(如乳头状癌、浆液性乳头状癌、透明细胞癌、腺鳞癌等)。

(2)术后放疗方法与剂量:除阴道切缘阳性或阴道切除不足者采用术后腔内照射外,通常采用术后体外全盆照射,组织量为 45Gy。必要时加延伸野,腹主动脉淋巴区组织量为 30~40Gy。腔内治疗量一般为黏膜或黏膜下 5~10mm 处予 10~20Gy/2~3w。术后腔内照射可于手术 2 周后进行。对于术前曾接受过放疗,术后照射量应相应减少。

另有学者认为中危病人无淋巴结转移者可单纯行阴道穹隆照射,A 点剂量 45Gy 左右,不必行盆腔外放疗。

全腹照射仍有争议,主要应用于经理想缩瘤术(残余病灶小于 2cm)后的 III、IV 期子宫内膜腺癌和各期浆液性乳头状腺癌及透明细胞癌的病人(GOG94 的 I、II 期实验)。

（3）疗效：术后放疗能提高疗效已得到公认，Brady 等早在 1974 年即发现术后放疗能大幅度降低子宫内膜癌的阴道复发率（单纯手术者阴道复发率为 10% ~ 20%，而手术结合放疗者为 3%）。根据妇癌治疗第 23 期国际年报报道，单纯手术的 5 年生存率为 77.2%，手术后辅加放疗者为 81.6%；妇癌治疗第 24 期报道，单纯手术的 5 年生存率为 84.3%，术后辅加放疗者为 82.4%。但是，再分层结果可以看出 Ⅰ C 期病例，术后辅加照射生存率有明显提高，如 Ⅰ C 期单纯手术生存率为 72.6%，辅以放疗则为 83.1%；Ⅱ A 期分别为 79.3% 及 83.0%；Ⅱ C 期分别为 73.0% 及 74.9%；Ⅲ A 期分别为 41.2% 及 70.2%；Ⅲ B 期分别为 0 及 38.6%；Ⅲ C 期为 7.6% 及 56.7%。显示出术后放疗的疗效。

（孙建衡　孔为民　陈惠祯）

（二）化学药物辅助治疗

（1）适应证：细胞毒性的化学药物辅助治疗对子宫内膜癌的实际效果仍存有争议。一些学者进行了以细胞毒性药物作为早期宫体癌辅助治疗的临床实验，但无结果显示化疗较传统的手术治疗及放疗具有更高的生存率。因而化疗往往被用于晚期或复发病人的辅助性治疗。子宫内膜癌化疗的适应证包括：①腹腔细胞学检查阳性或附件受侵。②腹膜后淋巴结转移者。③盆腔有残存病灶病人。④晚期、复发癌及进展期癌病人。⑤组织分化差、孕激素受体阴性病人。但由于子宫内膜癌对化疗药物敏感性不高，且治疗对象多为晚期和复发病人，因此疗效待提高。

（2）化疗方案及剂量：常用的化疗药物有多柔比星（ADM）、顺铂（DDP）、卡铂（CBP）、环磷酰胺（CTX）和紫杉醇（Taxol）等。可选用的单药用法如下：

1）ADM 50mg/m² ，静注，每 3 周 1 次；

2）DDP 100 ~ 120mg/m² 静滴，每 4 周 1 次；

3）卡铂 360mg/m² ，静滴，每 4 周 1 次。

据文献报道，由于这些药物对复发及晚期子宫内膜癌的单药治疗疗效均不佳，现主张联合化疗。联合化疗的常用用法如下：

1）AP 方案：ADM 50mg/m² ，静注，第 1 天；DDP 50mg/m² ，静滴，第 1 天，3 周重复。

2）PAC 方案：CTX 50mg/m² 静注，第 1 天；ADM 50mg/m² ，静滴，第 1 天；DDP 50mg/m² ，静滴，第 1 天，4 周重复。

3）AEP 方案：ADM 50mg/m² ，静注，第 1 天；VP-16 75mg/m² ，静滴，第 1 ~ 3 天；DDP 50mg/m² ，静滴，第 1 天，4 周重复。

4）TC 方案：Taxol 135 ~ 175mg/m² ，静滴 3 小时，第 1 天；卡铂 AUC5，静滴，第 2 天。

5）PET 方案：DDP 50mg/m² ，静滴，第 1 天；VP-16 70mg/m² ，静滴，第 1 天；Taxol 135 ~ 175mg/m² ，静滴 3 小时，第 1 天。

6）TAP 方案：DDP 50mg/m² ，静滴，第 1 天；ADM 45mg/m² ，静滴，第 1 天；Taxol 160mg/m² ，第 2 天。

Randall 等认为，联合化疗对晚期子宫内膜癌病人更有效。因此，目前多主张将 PAC 或 AP 方案作为子宫内膜癌初始化疗的一线方案。一旦子宫内膜癌对一线化疗药物产生耐药或化疗后病情复发,再次化疗的疗效很差。美国妇科肿瘤学组(GOG)研究指出,多柔比星单药治疗化疗后复发病人的有效率为9.5%,中位数生存时间8.2个月。对曾用过顺铂的复发病人,应用异环磷酰胺或环磷酰胺则无1例有效。但Garcia等进行一项Ⅱ期临床研究表明,再次应用紫杉醇治疗仍有效。紫杉醇可作为顺铂耐药的二线化疗药物。

(3)疗效:据文献资料,单一化疗药物对晚期或复发子宫内膜癌的疗效约20%~30%。各药的有效率:多柔比星(ADM)19%~38%,顺铂(DDP)4%~42%,环磷酰胺0~21%,氟尿嘧啶(5-FU)21%,紫杉醇36%,卡铂(CBP)29%。ADM似乎是治疗的首选药物,其次应属DDP或CBP。近年应用紫杉醇者逐渐增多。几种联合用药方案(如:AC、AT、TAP)联合用药对于延长无瘤生存期(PFS)及提高总体生存率(OS)要显著优于单一化疗药物。Thigpen等(2004)报道美国GOG的临床研究结果,ADM与DDP联合化疗的疗效高于单一ADM化疗,但对总体生存率影响不大。Fleming等学者对273例处于进展期或复发的病人进行前瞻性随访研究,比较AP(A:60mg/m^2,P:50mg/m^2)和TAP(第1天P:50mg/m^2,A:45mg/m^2,第2天T:160mg/m^2)联合化疗方案的结局,结果显示TAP明显提高了反应率(RR)、PFS及OS。现认为疗效较好的联合方案是TAP方案(Taxol 175mg/kg,ADM 45mg/kg,DDP 50~60mg/kg)。

Aoki等(2004)比较高危子宫内膜癌术后用CAP辅助化疗与单纯手术不化疗的结果,接受辅助化疗的DFS及OS分别为88.5%及95.2%,而单纯手术组则为50.0%及62.5%,差异非常显著。CAP化疗可减少远处转移及改善预后。辅助化疗对晚期病人是有治疗意义的。Randall等(2006)报道美国GOG的研究结果,比较全腹放疗(WAI)与化疗(ADM+DDP)对Ⅲ期或Ⅳ期子宫内膜癌残留病灶>2cm的治疗效果。在60个月时,化疗组50%存活,而WAI组38%存活,有统计差异。该研究显示化疗更能延长PFS及OS。近来,有学者回顾性分析了170位经CAP方案化疗的Ⅰ、Ⅱ期内膜癌病人,证明CAP方案化疗后,低危组的5年生存率可达100%,高危组达95%。子宫内膜癌化疗的给药途径主要为静脉全身化疗,对有盆腔腹膜种植转移或腹水细胞检查阳性的内膜癌病人,也可采用腹腔灌注给药或盆腔动脉给药方式。对于特殊病理类型的子宫内膜癌如浆液性乳头状癌和透明细胞癌,术后应尽早给予化疗。而对于临床Ⅲ~Ⅳ期的高危子宫内膜癌病人,术后联合应用放化疗,有研究显示9年PFS和OS可分别达到30%和53%。

(李 伟 陈 沂 张 帆)

(三)内分泌辅助治疗

己酸孕酮对肿瘤作用的研究推动了孕激素治疗恶性肿瘤的进展。此后,开始采用孕激素治疗各期的宫体癌,并且出现了许多相关报道。

考虑到晚期病人对孕激素的反应,似乎有理由推荐在首次治疗后用孕激素治疗,从而推迟肿瘤的复发或减少复发。

尽管从理论上讲激素治疗合乎逻辑,而且曾受重视,但是对照研究结果显示绝大多数激素治疗无效。不过,高剂量孕激素治疗偶尔也可产生有意义的疗效,特别是对那些Ⅰ级分化且远期复发出现于放射野以外的病人,疗效较明显。

多项研究表明孕激素治疗子宫内膜癌有较高的反应率,可达66%,常用于绝经前子宫内膜呈复杂性增生或病理分级为1级的子宫内膜癌要求保留生育功能的病人,也用于绝经前子宫内膜癌病人的治疗。大量研究表明孕激素对治疗晚期和复发转移病例有效。TMX又增加子宫内膜癌患病的风险,长期应用者应定期检查内膜改变,必要时内膜活检。

需要强调的是,内分泌治疗对治疗后的临床已治愈的病人不能预防复发或转移,所以不能滥用。常规使用孕激素辅助治疗无益处。

FIGO在2003年11月于智利召开的第17届世界妇产科会议上发表的《妇癌分期和临床实践指南》指出,虽然过去孕激素治疗得到广泛应用,但是6个包括有3339名妇女的Meta随机试验显示辅助性孕激素治疗不能提高内膜癌病人的生存率。又有另一个包括1012名妇女的随机试验也表明辅助性孕激素治疗对内膜癌病人的生存率没有益处。因此,孕激素治疗对生存率的影响有待进一步研究。

目前子宫内膜癌的孕激素治疗主要用于以下几种情况:①晚期复发的子宫内膜癌病人和(或)因严重合并症等不适宜接受手术者,作为姑息治疗。②手术后子宫内膜癌的辅助孕激素治疗。但对手术后常规孕激素治疗的必要性及有效性目前还有争议。③对年轻子宫内膜癌病人,用内分泌治疗保留卵巢及保留生育能力。

1. 孕激素治疗 常用药物如下:

(1) 己酸孕酮:注射油剂为125~250mg/ml。用法:500mg/d肌注,共1个月,以后改为250mg/d,连续2个月以上。

(2) 醋酸甲羟孕酮:简称MPA;用法:400mg/d,肌注,使用7日后,改为每周3次或100~300mg/d,口服,显效后长期维持。

(3) 醋酸甲地孕酮:用法160mg/d,1次或分次口服。

2. 他莫昔芬(tamoxifen) 用量:一般为20~40mg/d。用法:

(1) 与孕激素和细胞毒抗肿瘤药物同用,或间隔使用;

(2) 单独使用或与孕激素同用,或交替使用;

(3) 孕激素治疗无效时用TMX。

3. 长效促性腺激素释放激素类药物 此类药物用法无明确规定,参考剂量为GnRH-α激动剂亮丙瑞林(leuprorelin):每月1次,皮下注射7.5mg或戈舍瑞林(goserelin)3.6mg。

(张 帆 颜 琳 夏 婷)

六、预后及预后因素

子宫内膜癌是一种预后相对较好的妇科恶性肿瘤,5年总生存率约为60%~70%,临床Ⅰ期5年生存率约为80%。根据大量文献资料,现已了解到有多种因素对子宫内膜癌的预后具有预测价值(表8-14)。

1988年,FIGO提出的子宫内膜癌手术病理分期中,在Ⅰ期考虑到了细胞分级及子宫肌层浸润深度两个因素。在文献中,几乎所有的报道都同意将肿瘤细胞的分化程度(分级)及肌层浸润深度列为重要的预后因素,有些资料在进行预后评价时,对年龄及罹患子宫内膜癌

表8-14　子宫内膜癌的预后因素

组织学类型	临床分期
组织学分级	附件转移
肌层浸润	脉管浸润
腹腔液细胞学	激素受体状态

的危险因素也进行了研究,认为病人的年龄与预后直接相关,年轻病人比年长病人预后要好得多。这可能与年轻妇女比年老妇女肿瘤细胞的分化程度要好一些有关。但对分级进行校正时,年龄并不是重要的预后因素。Bokhman认为,子宫内膜癌有两种发病类型,第一种类型多见于肥胖症、高脂血症及雌激素水平高者,如非排卵型子宫出血、不育、停经延迟、卵巢间质及子宫内膜增生者。第二种发病类型见于没有这些疾病状态的妇女或疾病状态不明确的病人。Bokhman的资料提示第一种发病类型的病人主要是肿瘤分化好或肿瘤呈中等分化、肌层浸润表浅、对孕激素敏感性高者,故预后较好(5年生存率为85%)。第二种发病类型的病人肿瘤分化差、肌层浸润深、淋巴结转移率高、对孕激素的敏感性低(5年生存率为58%)。虽然Bokhman的资料中70%以上的病人为临床Ⅰ期,但他没有对这两种发病类型进行分期分析。从他的描述中推测,大量第二种病理类型的病人病期较晚,这可说明预后较差的原因。总的说来,来自子宫方面危险因素的重要性取决于它们对盆腔淋巴结和主动脉旁淋巴结受累的影响程度以及对生存期的影响程度;而子宫外危险因素的重要性则与后腹膜淋巴结阳性及生存期有关。

据2008版FIGO/IGCS《妇科恶性肿瘤分期及临床实践指南》,下列因素预示预后差:G3级肿瘤(分化差);深肌层浸润(FIGO ⅠC期);淋巴脉管侵犯;腹水细胞学阳性;浆液性乳头状癌;侵犯宫颈(Ⅱ期)。

表8-15　常见的子宫内膜癌病理类型

腺癌	589(59.6%)
腺棘癌	215(21.7%)
腺鳞癌	68(6.9%)
透明细胞癌	56(5.7%)
乳头状腺癌	46(4.7%)
分泌癌	15(1.5%)

(引自 Disaia. Climical Ggnecdogic Oncology, 2002. 143)

1. 病理类型　腺癌是发生在子宫内膜的最常见的组织学类型(表8-15)。大部分研究认为约60%~65%的子宫内膜癌是腺癌。约有25%的子宫内膜癌中含有鳞癌成分,称腺鳞癌。通常认为腺癌的预后非常好,而腺鳞癌的预后较差。子宫内膜癌的浸润性与其细胞分化程度显著相关。如果不考虑细胞分级,按组织学类型由好到差进行预后排序,分别为浆液性乳头状腺癌、透明细胞癌、未分化癌及鳞状细胞癌。

幸运的是这些类型的肿瘤较少见,在子宫内膜癌中不到10%。

2. 组织学分级　子宫内膜癌的组织学分化级别长久以来被认为是最敏感的预后指标之一。1994年,FIGO在妇科肿瘤治疗结果年报中评价了临床Ⅰ期子宫内膜癌病人不同级别的生存率(表8-16)。由此可见,随着肿瘤分化程度的减低,其生存率也降低。对244例Ⅰ期病人进行分析发现,1级病人的5年生存率为96%,2级和3级生存率分别为79%和70%。GOG在进行小规模手术评价的222例临床Ⅰ期子宫内膜癌中只有42%为1级,其中复发癌为4%,而2级和3级的复发癌分别为15%和41%。肿瘤的分级也与其他预后因

表 8-16　I期子宫内膜癌 5 年生存率与分级的关系

分级（$n=4370$）	生存率（%）
1 级	94
2 级	88
3 级	79

素相关。GOG 对 621 例子宫内膜癌的研究显示，临床 I 期肿瘤的分化程度与肌层浸润深度有一定的关系（表 8-17）。肿瘤的分化程度越差，深肌层浸润的机会也增加。当然也有例外，有些分化较好的病人有深肌层浸润，而肿瘤分化较差的病人可能仅有子宫内膜或浅肌层受累。据报道大约 10% 的 1 级肿瘤有深肌层浸润，而 7% 的 3 级病变只局限在子宫内膜。

表 8-17　I 期子宫内膜癌组织分级与肌层浸润的关系

浸润深度	级别			
	1 级（%）	2 级（%）	3 级（%）	合计（%）
内膜	44（24%）	31（11%）	11（7%）	86（14%）
浅肌层	96（53%）	131（45%）	54（35%）	281（45%）
中肌层	22（12%）	69（24%）	24（16%）	115（19%）
深肌层	18（10%）	57（20%）	64（42%）	139（22%）
合计	180（100%）	288（100%）	153（100%）	621（100%）

3. 疾病分期　治疗前通过确定肿瘤的大小和范围而对疾病进行分期具有重要的预后价值。肿瘤的期别对生存率的影响一直是肯定的。1994 年，FIGO 在妇科肿瘤治疗年报中报道了子宫内膜癌各期别的 5 年生存率（表 8-18）。有宫颈受累（II 期）的妇女其预后比 I 期病人要差得多。以前宫颈内膜诊刮用于确定病人是否为 II 期。使用这一技术有许多假阳性。由 FIGO 采用的新的手术分期使用子宫标本作为宫颈受累的最后确定方法。治疗前的宫颈内膜诊刮对治疗可能有指导作用。

表 8-18　子宫内膜癌的 5 年生存率

分期	例数	生存率（%）
I	8603	86
II	1650	66
III	1181	44
IV	399	16

对子宫内膜腔内肿瘤定位可能有意义，因为肿瘤在腔内位置较低的话可能侵犯宫颈比侵犯宫底要早。GOG 报道的 621 例 I 期病人中，子宫低位病变者盆腔淋巴结转移率要比仅有宫底病变者高，分别为 16% 及 8%。腹主动脉旁淋巴结转移的发生率与此相似，子宫底部病变者腹主动脉旁淋巴结转移率为 16%，而仅有宫底病变者其转移率为 4%。

宫颈内膜病变的范围也很重要。Surmit 等注意到，宫颈间质浸润的病人 3 年生存率要低得多，只有 47%，而限于宫颈内膜腺体或在宫颈内膜诊刮标本中无间质浸润者为 74%。但 MD Anderson 医院报道，II 期病人中，有宫颈肉眼观病变与镜下观病变者相比，生存率无差别。应该注意的是,所有这些病人术前进行了化疗,这些结果可能不是真实地反映了病变情况。GOG 在一份报道中提示,临床分期为 Ⅱ 期的病例中,通过手术分期,3/4 以上的病人无宫颈受累,那些病变限于宫颈内膜腺体组织的病人仅少数有子宫外病变(39%),而那些间质浸润者有宫颈外病变的占 50%。一旦通过手术分期确定为 Ⅱ 期,那么 ⅡA 期及 ⅡB 期的复发率相当。

4. 子宫肌层浸润　子宫肌层浸润的程度始终是一个肿瘤致病力的指标。Disaia 等注意到,Ⅰ期手术后的病人肿瘤复发直接与子宫肌层浸润相关(表 8-19)。1994 年,FIGO 年报资料提示,子宫肌层浸润的深度增加,生存率下降(表 8-20)。

表 8-19　Ⅰ期子宫内膜癌肌层浸润深度与复发的关系	
肌层	浸润复发
子宫内膜	7/9(8%)
浅肌层	10/80(13%)
中肌层	2/17(12%)
深肌层	15/33(46%)

表 8-20　Ⅰ期子宫内膜癌肌层浸润深度与 5 年生存率的关系	
肌层浸润	生存率
<1/3	2656/3224(82.4%)
<1/3 ~ 1/2	760/974(78.0%)
>1/2	764/144(66.8%)

Lutz 等认为肌层浸润深度不如肿瘤接近浆膜层的距离重要。那些肿瘤浸润距浆膜层 5mm 以内者 5 年生存率为 65%,而大于 10mm 者 5 年生存率为 97%。

子宫肌层浸润深度与其他预后因素如肿瘤分级有联系。Disaia 等报道,肿瘤分化较差且有深肌层浸润的病人,其生存率比肿瘤分化好而无肌层浸润的病人的生存率要低。

5. 腹腔细胞学　人们已经认识到,对腹水和腹腔冲洗液进行细胞学评价可以作为预后及分期的重要因素。Creasman 和 Rutledge 报道,宫体癌腹腔冲洗液阳性率为 12%。对 167 例 Ⅰ 期子宫内膜癌在初次手术治疗时行腹腔细胞学检查,26 例(15.5%)有恶性细胞。26 例阳性者中有 10 例复发(38%),而 141 例腹腔细胞学检查阴性者中有 14 例复发(9.9%)。这 26 例细胞学检查阳性者中,有子宫外病变者 13 例(50%)。7 例已死于此病。另 13 例腹腔冲洗液中有恶性细胞但无子宫外病变者中,6 例(46%)已死于腹腔内肿瘤扩散。GOG 对 621 例病人的研究中,76 例(12%)有恶性细胞。这些病人中,盆腔淋巴结阳性者占 25%,而腹腔细胞学阴性者中只有 7% 的病人盆腔淋巴结阳性。假如腹腔细胞学阳性,其他已知的一些较差的预后因素也会存在。

腹腔细胞学的作用及其意义在子宫内膜癌的预后方面还存在着争议。那些对预后无影响或影响较小的研究通常病例数较少。Milosevic 等复习了 17 份研究资料,3820 例中,细胞学阳性率为 11%。3 个最大的研究资料中,病人总数为 1700 例,通过多因素分析,发现恶性细胞是独立的预后因素,且与复发及生存期下降有关。所有研究提示腹腔积液恶性细胞与子宫外病变最为相关。应用多因素分析,恶性细胞阳性是重要的预后因子,即使病变局限在子宫内结果也如此。Grimshaw 报道,381 例中 4 例细胞学阳性者其生存率显著低于细胞学阴性者。当病人仅以手术分期 Ⅰ 期作比较时,那些细胞学阴性者有较好的预后,但差异无统计学意义。

6. 淋巴结转移　经腹全子宫切除和双侧输卵管、卵巢切除术一直是子宫内膜癌手术治疗的常规,因而,淋巴结转移的意义有些被忽略,尽管早期和近期文献中,指出一定数量的子宫内膜癌妇女,即使是Ⅰ期,也会有淋巴结转移,但这些潜在的转移部位没有常规地列入治疗计划内。1973年,Morrow等通过复习文献,注意到369例Ⅰ期子宫内膜癌中,39例有盆腔淋巴结转移。1976年,Cresman等报道140例子宫内膜癌病人,16例盆腔淋巴结阳性。在另外一组报道中,843例Ⅰ期子宫内膜癌中有盆腔淋巴结阳性者81例(9.6%)。在这一相对大的样本中,临床Ⅰ期子宫内膜癌有盆腔淋巴结阳性者约占10%。在Morrow等的研究中,那些Ⅰ期且淋巴结阳性的病人5年生存率为31%,这些病人大部分作了放疗。Potish报道了一组有显微观淋巴结转移的病人,在手术后进行放疗,手术后证实有淋巴结转移的5年生存率为67%,手术证实有腹主动脉旁淋巴结转移,而有及无盆腔淋巴结转移者5年生存率分别为47%及43%。在Creasman等的研究中,102例也进行了腹主动脉旁脂肪组织切除,进行组织学评价,发现10例(19.8%)有腹主动脉区域淋巴结转移。

Boronow等在GOG的研究中发现,222例中有23例(10.4%)Ⅰ期病人出现盆腔淋巴结转移。156例腹主动脉旁淋巴结转移者被病理证实有16例(10.2%)出现盆腔淋巴结转移。有研究对病人进行长期随访,199例盆腔淋巴结阴性者21例复发,而23例盆腔淋巴结转移者13例复发(56%)。140例腹主动脉旁淋巴结阴性者有15例(11%)复发,而17例腹主动脉旁淋巴结阳性者中有10例复发(59%)。Creasman报道,621例Ⅰ期病人中发现58例(9%)有盆腔淋巴结阳性,34例腹主动脉旁淋巴结阳性。这些病人中,11%或有盆腔淋巴结转移,或有腹主动脉旁淋巴结转移,或两者都有。

Ⅱ期子宫内膜癌的病人淋巴结转移率比Ⅰ期病人要高得多。Morrow等报道,85例中31例(36.5%)有盆腔淋巴结转移。在GOG的研究中,148例临床Ⅱ期进行手术评价,66例宫颈受累,仅有宫颈内膜受累的病人中3例(17%)有盆腔淋巴结转移,而宫颈间质受累者有盆腔淋巴结转移者占35%。仅有腺体受累的病人无主动脉旁淋巴结转移,而间质受累者有23%的人出现主动脉旁淋巴结转移。间质受累的病人中,46%有淋巴结转移。

7. 附件转移 人们已认识到,子宫内膜癌能够且常常向附件转移。大约10%Ⅰ期子宫内膜癌病人在手术时发现已有卵巢的隐性转移。一项对222例Ⅰ期子宫内膜癌病人进行手术-病理评价的报告中发现,16例(7%)有附件转移,该结果与其他多种因素相关。向附件的播散与子宫的大小无关。研究发现6% 1级病人有附件转移,而分化差的病人附件转移者只有10%。从这一点来说,肿瘤的分级对预后的意义并不大。然而,肿瘤浸润的深度对预后的意义则很重要。研究说明,只有子宫内膜浸润的病人中仅有4%的人有附件转移,而深肌层受累的病人则有24%的人有附件转移。如果肿瘤局限在子宫底部,只有5%的病人有附件转移,但子宫下部或颈管内膜受累,则有1/3的病人有附件转移。附件转移与盆腔及腹主动脉旁淋巴结转移都一定有关联。当有附件转移时,60%的病人腹腔细胞学阳性,而无附件转移时,只有11%的病人腹腔细胞学阳性。没有附件转移的病人只有14%的人复发,而有附件转移的病人中,38%的病人有复发。GOG报道621例病人中,有34例(5%)出现附件转移。新的手术分期将有附件转移者列为ⅢA期。Connell等对1980～1996年间芝加哥医院诊治的514例子宫内膜癌病人的临床资料进行了回顾性分析,结果显示40例(10.5%)有附件转移,其5年无瘤生存率(37.1%)明显低于无附件转移者(73.1%)。

李隆玉等回顾性分析1997年至2006年12月在江西省妇幼保健院首次治疗为手术的

638 例子宫内膜癌病人的临床病理资料。结果 36 例(5.8%)病人发生卵巢转移。单因素分析显示,子宫内膜癌卵巢转移的相关因素为病理类型、病理分级、子宫肌层浸润、腹水或腹腔冲洗液细胞学阳性、盆腔淋巴结转移、宫旁浸润、腹主动脉旁淋巴结转移、子宫浆膜浸润(P 均<0.05),而年龄、脉管浸润、宫颈浸润与卵巢转移无明显相关性。多因素分析显示,子宫内膜癌卵巢转移的独立危险因素按危险强度排列为:盆腔淋巴结转移、腹水或腹腔冲洗液细胞学检查阳性、病理分级。

附件转移不是影响预后的唯一因素,其他因素还包括肿瘤病理分级、淋巴管浸润及子宫外转移、腹腔冲洗液细胞学阳性及宫颈受累。附件转移作为一个独立的预后因素临床意义不大,还应考虑以上其他危险因素。

8. 分子生物学指标　一些传统的临床、病理学指标对评估子宫内膜癌的预后有较大的价值,而近年来随着分子生物学的发展,一些新的、能进行更精确定量的分子生物学指标也用来进行肿瘤的预后评价。流式细胞仪可用来进行倍体分析(细胞核 DNA 含量)以及测量肿瘤细胞的增殖比例(S 期)。很多研究提示 DNA 含量及 S 期比例是独立的预后因素。

其他作者对 DNA 倍体与其他预后因素的关系进行了评价。Ambros 和 Kurmqan 认为,在 Ⅰ 期癌中,DNA 倍体与血管浸润有关的变化及肌层浸润结合在一起是最强的预后因素。

Pisani 对 128 例子宫内膜癌的存档标本进行了几个分子生物学指标预后意义的评价。这些指标包括 HER-2/neu 及 *p53* 基因的过度表达、DNA 倍体、S 期比例等。在多因素分析中,尽管分期也有意义,但 *p53* 基因过度表达是最强烈的预测预后的因素。

9. 其他因素

(1) 毛细血管间隙浸润:Hanson 等报道 111 例 Ⅰ 期子宫内膜癌病人,发现 16 例有毛细血管间隙浸润。这一现象在分化差、深肌层受累的病人中较常见。这些病人复发率为44%,而毛细血管间隙未受累者复发率为 2%。毛细血管间隙浸润是一个独立的预后指标。GOG 对 621 例子宫内膜癌的研究中,显示毛细血管间隙受累者 93 例(15%),其中盆腔和腹主动脉旁淋巴结受累者分别为 27% 和 19%,而无毛细血管间隙受累者盆腔淋巴结转移的发生率为 7%,腹主动脉旁淋巴结受累者为 3%。

(2) 肿瘤大小:Schink 等评价了 91 例 Ⅰ 期病人的肿瘤大小,肿瘤直径小于 2cm 者淋巴结转移率为 5.7%,肿瘤直径大于 2cm 者,淋巴结转移率为 21%。若全子宫内膜受累,则淋巴结转移率为 40%。病变直径小于 2cm,肌层浸润深度小于 1/2 者,无淋巴结转移。运用多变量分析,结果显示肿瘤大小是一个独立的预后因素。

(3) 激素受体状态:Cresman 报道,运用多因素分析,Ⅰ 期及 Ⅱ 期病人孕激素受体阳性在子宫内膜癌是非常重要的独立预后因素。在该模式中,不考虑孕激素受体状态加入雌激素受体状态,结果显示雌激素受体阳性也是一个独立的预后因素,但其重要程度不如孕激素受体阳性状态。

(艾美华　张　帆　万美兰　陈惠祯)

七、治疗后随访及复发癌的处理

(一) 子宫内膜癌治疗后的随访

对治疗后的子宫内膜癌进行常规随访已被广泛接受,其理由包括提供心理支持,对复发癌进行早期诊断和收集数据。由于患宫体癌的大多数妇女预后较好,而且尚无明显迹象表明早期发现复发能改善预后,因此,有必要对有宫体癌病史的妇女进行常规随访的方法进行再评价。对有并发症,无法解释的症状或肿瘤复发迹象的病人应加强随访。但对于健康、无症状的妇女,她们已经潜在治愈或者持续保持临床无症状者,需建立新的随访原则。

治疗后随访也应考虑到与健康保障计划相结合,包括评价血压、乳房检查及粪便检查。有一点必须强调的是在常规的随访过程中对癌症病人提供心理支持非常重要。虽然这种支持的价值可能无法客观地衡量。加强随访可以节省大量费用。临床医师必须继续提供精神支持,使病人消除疑虑。在为病人提供需要和精神支持的同时,结合病人的受教育程度进行定期的电话随访联系及评价症状,可以帮助提供更经济的随访。

1. 随访时间 1992 年,Barnhill 等根据妇科肿瘤专家委员会 94 名成员的调查结果,提出了对妇科肿瘤病人进行随访的临床随访方案。对无临床疾病迹象的无症状病人,大部分专家们主张术后第 1 年,每隔 3 个月复查一次;术后第 2 年,每 3 ~ 4 个月复查一次;以后的 3 年,每 6 个月复查一次;再往后每年一次。大部分病案中,体检包括乳房、腹部、淋巴结区和盆腔的检查。有 84% 的病人在每次复查时除了盆腔检查外还均进行巴氏涂片检查,根据随访研究的情况,72% 病人在术后头两年每年进行一次胸片检查,在其后 4 年里,坚持这项检查的病人比率大约减少至 50% ,大约 1/3 的病人在术后头 2 年每年进行一次 CT 扫描,但其后,此比例也逐步降低。虽然这些随访方法已广泛的应用,但是尚缺乏敏感、经济或对生存有益的特殊随访方案的理论基础。

一些研究试图强调对子宫内膜癌病人进行术后随访的重要性,并尽力制定更有效及经济的随访方法。在随访过程中,要特别注意病史、体检、巴氏涂片、胸片、肿瘤标志物 CA125 以监测疾病是否复发。

2. 病史和体检 结合四项研究的资料,188 名(14%)病人复发,其中 78 名(42%)没有相关症状。复发病人中 81% 是通过症状或体检发现的。复发时无症状的病人,大约 52% 是通过体检发现的。无症状病人中仅 48% (37/78)是通过其他的诊断方法来发现复发。在有症状的病人中,最常诉的不适为腹部或盆腔疼痛,随之为体重减轻、嗜睡和阴道出血。Podczaski 等报道的 23 名有症状病人中仅 2 名发生异常阴道出血,而 Shumsky 等报道的 46 名病人中有 19 名发生阴道出血。因此,对病人进行复发症状和体征方面的教育要纳入随访计划中。医生应当针对复发症状制定诊断方法,对有症状的病人进行评价。

3. 巴氏涂片 按照 Barnhill 等的结果,曾有妇癌病史的无症状病人中有 84% 在每一次复查时进行巴氏涂片。再一次复习四项已发表的随访结果,188 名复发病人仅 13 名(6.9%)阴道细胞学可疑。然而,排除异常体征及症状后,仅有 5 名病人(2.7%)阴道细胞学可疑。在每一次随访时常规进行巴氏涂片似乎无益处。

4. 胸片　大多数妇科肿瘤专家提倡在术后头两年对早期子宫内膜癌病人随访时进行胸片检查。在联合研究的结果中,188 名病人中有 27 名(14.4%)通过胸片发现疾病复发。虽然胸片能作为远处复发的证据,但其意义主要用于提示与肺转移有关的不良预后。所有这些病人,最终均死于此病。由于早期治疗能改善预后,因此,常规随访的目的在于发现子宫内膜癌复发。对于缺乏有效系统治疗的子宫内膜癌病人和因肺转移预后差的病人,不推荐在常规随访中进行胸片检查。

5. CA125 肿瘤相关抗原　CA125 水平升高可作为子宫内膜癌进展及复发的证据,而且与临床进展有关。Rose 等发现 33 名宫体癌复发病人中 19 名(58%)CA125 水平高。Reddoch 等发现 23 名无症状宫体癌病人中,有 6 名(26%)CA125 水平升高。这些病人中无 1 例长期生存,这可能反映了 CA125 升高与疾病扩散之间的关系。考虑到 CA125 升高与疾病复发的相关性不明,CA125 水平的随访意义有限,而且最好用于最初诊断时 CA125 就很高的病人。

6. 推荐随访方案　大多数复发病人都发生在术后头 3 年,因此,推荐病人在术后头 3 年每 3 个月进行 1 次盆腔检查,此后每年 1 次。无证据表明常规胸片检查能改善预后,而且研究结果表明巴氏涂片也不能改善单纯阴道复发的病人的预后。以这些信息为基础,因此,认为每年进行 1 次巴氏涂片较为合理。对于是否在 3 年后仍旧每年进行 1 次巴氏涂片仍存在争议,有人认为可考虑 3 年后不继续每年 1 次巴氏涂片而改为每 3 年 1 次。血 CA125 已升高的病人或伴随其他宫外疾病的病人,但是无证据证实这项检查能改善病人预后。

(彭亚琴　陈惠祯　张　帆)

(二)复发性子宫内膜癌的治疗

子宫内膜癌的恶性程度较其他妇科恶性肿瘤的恶性程度低,但其治疗的 5 年生存率仅为 65% 左右。造成治疗失败的主要原因为:没准确地运用系统的治疗方案;不适当的临床分期;肿瘤的侵袭性和对有效的治疗方式不敏感;另外,晚期子宫内膜癌在子宫内膜癌中仍占有较大的比例,而大多数复发性子宫内膜癌病人来自于晚期治疗后。晚期及复发性子宫内膜癌治疗困难,死亡率高,因此,应予充分的重视。

1. 复发问题　复发癌是指子宫内膜癌病人首次治疗后肿瘤完全消失,3 个月后复发者。未完成治疗或首次治疗后仍有残余肿瘤者不属于复发,而属于未控。子宫内膜癌的复发率一般在 10% ~ 20%。Milton 报道 355 例子宫内膜癌,随访 10 年,复发率为 21.7%。北京协和医院报道,复发率为 14.5%。子宫内膜癌的复发多发生在治疗后 5 年内。Milton 报道 77 例复发癌病人,其中 1 年内复发者为 63.5%,第 2、3、4 年各复发 12、7、5 例,第 5、6 年,各有 1 例复发。5 年内复发率为 97.4%。Malkasian 等也得出了同样结论。因此,人们认为复发时间绝大多数在 3 年内,如果 5 年内无复发,以后复发的可能性极小。极个别报道治疗后 10 年内复发。

子宫内膜癌的复发有两种:一种是局部复发,如子宫切除后,在阴道、盆腔又出现肿瘤;另一种是全身的,即治疗后任何部位发生的肿瘤。阴道复发是最常见的部位,其发生率为

2% ~ 30% 。盆腔复发率约为3% 。

细胞分化程度与复发有一定的关系。低分化癌复发时间早,多发生在阴道下段及远处。高分化癌复发时间晚,多发生在阴道上段,病灶孤立或同时合并盆腔病灶。

子宫内膜癌的复发不仅与恶性程度、临床分期等因素有关,而且还与初次治疗的方式有关。手术加放疗综合治疗的病人,穹隆的复发率可降低到1% ~ 5% 。Spanos 报道431 例子宫内膜癌病人,盆腔淋巴结受累率为11% ,病人放疗后再行保守性子宫切除,盆腔淋巴结复发率只有1% ,阴道复发率为3% ,盆腔中央复发率为3% 。Norwegian Radium 医院研究Ⅰ期子宫内膜癌治疗后复发情况,一组病人给阴道内照射6000rad,加盆腔外照射4000rad,另一组病人只给阴道内照射6000rad,结果前组盆腔无复发,而后者盆腔复发率为2.5% 。

2. 子宫内膜癌复发癌的处理方法

(1) 手术治疗:复发癌的手术治疗取决于肿瘤的生物学特性、复发部位、病变范围及首次治疗的方法。如放疗后局部复发,即复发部位在宫颈/子宫或阴道上部,可行全子宫加双侧附件切除。如果单纯手术后阴道顶端复发者,可考虑局部切除或盆腔脏器切除,亦可阴道内放射治疗。

Knapp 认为,对复发癌病人应严格选择盆腔脏器切除的适应证,盆腔脏器切除适用于中央型或穹隆复发而无盆壁受累者,无上腹部或主动脉旁淋巴结转移的病例。Barber 和Brunchwig 报道36 例盆腔脏器切除病人,14 例作前盆腔脏器切除,2 例存活5 年,22 例做全盆腔脏器切除,3 例存活5 年,26% 病人需要做两次手术,总的并发症发生率为61% 。Barakat 报道,44 例复发癌病人,23 例行全盆腔脏器切除,20 例行前盆腔脏器切除,1 例行后盆腔脏器切除。1 例为术中损伤血管,大出血导致死亡。术后并发症发生率为80% ,包括泌尿道瘘、肠瘘、盆腔脓肿、败血症、肺栓塞、脑血管意外等。病人生存时间为7.36 个月,5 年生存率为20% 。因此认为,复发癌病人做全盆腔脏器切除无太大的意义,这种手术方式应该严格掌握手术指征。

(2) 放疗:关于阴道复发的机制目前尚有争论,在多数病人中,淋巴或静脉播散可能起重要作用。为此,有些学者认为子宫内膜癌单纯宫腔放疗是不够的。应用某种形式的阴道穹隆放射治疗,消灭已存在的转移,减少癌瘤在阴道内种植。Kuten 报道宫体癌阴道穹隆复发者,行单纯放疗,5 年生存率为40% ,盆腔及阴道穹隆复发者,放疗后5 年生存率为20% ,而盆腔淋巴结复发者,放疗后5 年生存率为0。至于是术前放疗,还是术后阴道放疗尚有争论,不少学者报道,两种治疗方式有同样的疗效,但也有人认为手术前放疗效果优于手术后放疗的疗效。

复发性子宫内膜癌阴道穹隆复发而未曾作过放疗者可施行阴道内照射,B 点可达20 ~ 30Gy,并结合全盆腔外照射,全盆腔照射量为40 ~ 45Gy。宫旁复发者,如未作过放疗,亦可作全盆腔照射。

(3) 化疗:抗癌药物对子宫内膜癌的疗效不显著,一般仅用于不能手术或(和)放疗的病人,治疗后复发的病人,以期通过化疗缩小肿瘤,延长生命。

非激素类化疗:常用的单一药物有氟尿嘧啶(5-FU)、环磷酰胺(CTX)、苯丁酸氮芥、多柔比星(ADM)、顺铂(DDP),单一用药有效率为10% ~ 40% ,其中以DDP、CTX、表柔比星应用较多,疗效较为肯定。2003 年,FIGO 推荐使用的化疗药物有紫杉醇、ADM 和DDP。

Ball 等使用紫杉醇(paclitaxel)的反应率为 35.7%。美国妇科肿瘤协作组(GOG)报道,用 ADM 60mg/m² 静脉注射,每 3 周 1 次,治疗晚期及复发子宫内膜癌病人,有效率达 37.2%,病情稳定者达 30.2%。另外,有报道 DDP 50 ~ 60mg/m²,每 3 周 1 次,有效率达 20% ~ 25%。紫杉醇、ADM 和 DDP 在化疗中所显示的效果,使人们再度对化疗寄予希望。

联合化疗取代单一化疗,已成为当代肿瘤治疗的一个趋势。早在 1974 年,Muggia 等提出用 ADM 和 CTX 治疗复发性子宫内膜癌病人,1977 年,该作者又作了大量的报道,ADM 37.5mg/m²,CTX 500mg/m²,静脉注射,每 3 周重复 1 次,报道 11 例病人,其中 3 例因治疗前一般情况差,在首次治疗后 2 周内死亡,其余 8 例中,5 例部分反应,3 例完全缓解,证实该治疗方案对低分化癌有效。COG 比较了单用 DOX 和 DOX+DDP 联合用药效果,前者有效率为 22%,后者为 30%,无进展时间为 3.2 个月及 3.9 个月,平均存活时间为 6.9 个月及 7.3 个月。CTX+DOX +DDP 和 DDP+DOX 有效率分别为 38% 和 26%。也有人用 DDP 50 ~ 100mg/m² 治疗,有效率达 36% ~ 42%。而 ADM+DDP 有效率达 33% ~ 47%。由此看来 ADM+DDP 联合应用是否优于单一用药,目前尚难以肯定。

一个引人注意的联合方案是 MVAC(甲氨蝶呤、长春新碱、多柔比星、顺铂),有效率为 67%,在 30 个病人中总生存时间为 9.9 个月。近年来倾向联合使用紫杉醇和铂类,在一系列的小型研究中其有效率为 50% ~ 75%,中位生存时间为 17.6 个月。在一项包括了ⅡB 期和Ⅲ期病人的研究中联用顺铂、表柔比星和 Paclitaxel 的有效率为 73%。

近年来,有人用异环磷酰胺(IFO)治疗难治性子宫内膜癌病人,Sutton 报道 40 例手术和(或)放疗后复发的晚期病人以及对一线化疗耐药的病人,结果 3 年达完全缓解,3 例部分缓解,有效率为 15%,首次复发时间为 21 个月。作者认为 IFO 比 CTX 在临床应用更有前景。

化疗+孕激素治疗优于单纯化疗的疗效。Bruckner 报道 CTX 400mg/m²,ADM 30mg/m²,5-FU 400mg/m² 静脉注射,第 1、8 天,每 3 周重复 1 次,甲羟孕酮 400mg/w,肌内注射,有效率为 4/7。CohenL J 提出用 5-FU+甲羟孕酮治疗晚期及复发癌病人,5-FU 15mg/kg (5-FU 不超过 1000mg)静脉注射,共 4 天,每 4 周 1 个疗程,甲羟孕酮 400mg,肌内注射,每周 3 次。治疗 26 例,11/26 例有效,其中 5 例达完全缓解,2 例再次手术未发现病灶。Piver 用同样的方案治疗 13 例,11 例可评价疗效,6 例有效。

(4) 激素治疗:孕激素治疗:孕激素治疗与肿瘤分化程度、病人年龄、复发时间、复发或转移部位、雌激素受体 (ER)、孕激素受体(PR) 含量及用药量有关。内膜癌组织具有一定量雌激素及孕激素受体,但 ER 和 PR 含量变异较大,基本上分为受体含量高和含量低两类,组织内受体浓度 (尤其是 PR)与对孕激素治疗反应呈正相关。受体阳性者预后好,对激素治疗效果也较好。有人主张对 ER、PR 阳性者,特别是 PR 阳性者,应首先进行激素治疗,而受体阴性者似乎首选非激素化疗。但多数人认为,不能以受体测定作为选择激素或非激素治疗的绝对指标。应视具体情况而定,一般而言,非激素类化疗毒副反应大,若病情甚晚,有恶病质,肝损害,宜选择激素类联合化疗。

最常见药物有 17-α 己酸孕酮、甲地孕酮、醋酸甲孕酮、氯地孕酮,一般较大的负荷量用数月(6 ~ 8 个月),以后逐渐减量至维持量,维持时间 1 ~ 2 年或数年,甚至终身使用。口服剂量大约为甲地孕酮 160mg/d,甲羟孕酮 200mg/d。

高分化腺癌对孕激素治疗的有效率(30% ~ 50%)比低分化腺癌有效率(0 ~ 15%)高。

孕激素能降低17-PDH酶的活性,这种酶能将雌二醇转变成雌酮,减少细胞内雌二醇水平,降低雌激素活性,孕激素受体在高分化腺癌中含量高,这足以解释低分化癌比高分化癌疗效差的原因。

晚期复发者比早期复发者对激素治疗疗效好,治疗的有效率与治疗时间有明显的关系。病人治疗时间少于7周者,很少有洪峰消退,而治疗时间达12周者,病灶可长期消退,缓解率高。故孕激素治疗时,剂量要大,必须达到有效孕激素浓度,治疗持续时间至少要3个月,且口服孕激素者血清药物高于静脉注射者。应用孕激素治疗缓解的病例,若肿瘤复发可改用另一种激素制剂。另外,孕激素可增加放疗敏感性。对局部复发的年轻病人疗效优于年老播散性病人。转移局限在肺部者较局限在盆腔者疗效好。但应指出,孕激素不能作预防性用药,疾病早期用孕激素治疗并不能改变生存率,减少复发率。

抗雌激素药物他莫昔芬(TAM)是一种非甾体类抗雌激素药物,其本身有微弱的雌激素作用。顺式者雌激素作用强,而抗雌激素弱,反式则反之。目前,临床上应用的是反式TAM。TAM可与雌二醇竞争受体,与雌激素受体结合而起到抗雌激素作用,其本身有弱雌激素作用,可刺激孕激素受体的产生,而有利于孕激素的治疗。对孕激素治疗失败者,用TAM治疗仍有效,高效TAM还具有细胞毒作用。TAM用于治疗内膜癌剂量,一般为10～20mg口服,2次/d。也可以与孕激素联合应用或与孕激素序贯应用。对晚期及复发癌治疗的有效率在20%～50%。有人曾用TAM治疗,随后再用孕激素治疗,获得33%的客观疗效,但这并不比单一孕激素治疗疗效好。所以,TAM对内膜癌的实际疗效尚有待更多的病例验证。

3. 预后　复发性内膜癌治疗困难,疗效尚未有显著提高。据FIGO调查131家单位的统计资料表明,Ⅲ期内膜癌的5年生存率为30%,Ⅳ期内膜癌的5年生存率在10%左右,复发性内膜癌的疗效更差。Karta采用Cox比例风险模型对内膜癌病人的生存因素进行多元线性回归分析,结果表明生存率主要受是否有盆腔外腹膜转移和腹腔细胞学检查是否阳性的影响,而且两者有协同作用,如果两个因素中有一个因素存在,2年生存率仅为25%,如两个因素均不存在,其生存率达82%。如腹腔细胞学阴性、腹部无转移,即使存在子宫外病变,子宫内膜癌的生存率亦可超过70%。

(张　帆　彭　勉　陈惠祯)

第二节　子宫肉瘤

一、概　述

肉瘤是发生于间叶组织恶性肿瘤的总称。子宫肉瘤仅占女性生殖道恶性肿瘤的1%或更少,是罕见的疾病,每年全世界范围内每100 000名妇女中有0.5～3.3例病例。

子宫肉瘤的每一种都有特有的流行病学特征、临床特征及病理学特征。所有组织学类型的子宫肉瘤的最常见的症状都是不规则阴道流血,有77%～95%的病人会发生此症状。出血的症状表现为月经周期淋漓不尽和月经过多。有1/3的肉瘤病人有盆腔疼痛的症状。

腹部增大的包块,排出恶臭液体也是肉瘤病人重要的临床表现。有 20% ~ 50% 的病例中有子宫增大或可触及腹部肿块。

对有临床症状的病人,进行组织学评价是必需的。如子宫脱出肿块活检、分段诊刮活检,明确诊断,但子宫平滑肌肉瘤的病人术前确诊很困难。术前其他诊断方法难以确定良恶性,需经手术标本病理检查确诊。

二、病理分类、扩散方式、手术病理分期

1. 病理分类　常用的病理学分类是国际妇科病理学协会用于区分单纯性无上皮子宫肉瘤与混合性上皮和非上皮来源的肿瘤的分类方法。但目前一般是以修改、简化后的子宫肉瘤的分类方案作为生殖道肉瘤的分类方案使用。概括起来讲,一般先将子宫肉瘤分为两大类:单纯性(pure)和混合性(mixed)。然后再分别将其分为同源性(homologous)和异源性(heterologous)两型。

所谓单纯性,即在此类肉瘤中,仅存在一种恶性中胚叶肿瘤成分;混合性,即在此类肉瘤中,或为恶性胚叶成分与恶性上皮成分的混合,或者至少存在两种同源性和(或)异源性恶性中胚叶成分的混合。所谓同源性,即恶性中胚叶成分是发生于女性生殖道中正常存在的中胚叶组织(如平滑肌、内膜间质等);而异源性者,其恶性中胚叶成分则发生于女性生殖道非正常存在的中胚叶组织(如横纹肌、骨、软骨等)。在子宫肉瘤中,着重介绍几种常见的肉瘤,如平滑肌肉瘤、子宫内膜间质肉瘤、恶性米勒管混合瘤。横纹肌肉瘤与那些常发生于年轻病人的肿瘤一样发生于子宫,但主要见于阴道,故该肉瘤在"阴道肉瘤"中叙述。

2. 扩散方式　子宫肉瘤的扩散方式有血行播散、淋巴结扩散、直接蔓延、种植等途径。其中,血行扩散为主要转移方式。Ross 等人研究了 73 名子宫肉瘤病人的尸检结果发现最常见的转移部位为大网膜。腹膜为 58.9%,肺为 52.1%,盆腔淋巴结为 40.8%,腹主动脉旁淋巴结为 37.5%,肝实质为 34.2%。然而转移灶的位置不随组织类型的不同而发生变化。癌肉瘤具有侵袭性,它们在早期就扩散到局部淋巴结及邻近组织。Disaia 与 Anderson 医学院的联合研究得出:101 名病人中有 60% 人在确诊初期就有子宫体外的转移。显微镜下血管浸润及淋巴管浸润常见。腹腔外转移常见,但广泛的腹腔及盆腔内转移常在死于子宫肉瘤的死者中见到。在最初的剖腹探查中发现子宫外转移灶的描述都是相同的。两份描述早期腹腔内转移的报告强调了频繁发生的输卵管-卵巢转移。Norris 等报道了 14 例子宫外肉瘤的病人:10 例病人有附件转移,2 例有阴道壁转移,6 例有腹腔其他部位的转移。Shaw 等观察到 15 例早期转移的病人中 7 例有附件疾病。美国 GOG 一项前瞻性研究观察了 453 例临床Ⅰ、Ⅱ期的子宫肉瘤病例,不同组织学类型中宫旁血管腔的受累率为 34.4% ~ 44.0%,腹腔冲洗阳性及可疑阳性率为 8.8% ~ 24.4%,淋巴结阳性率为 3.5% ~ 20.6%。

3. 手术-病理分期　由于子宫肉瘤病例稀少,因此,对子宫肉瘤还没有专门的分期系统。按常规,应用 FIGO 在 1988 年推荐使用的子宫内膜癌的手术病理分期标准进行分期(表 8-21)。

表 8-21　子宫肉瘤分期

分期	特征
I	肉瘤限于子宫间质
II	肉瘤限于子宫和宫颈
III	肉瘤限于盆腔
IV	盆腔外肉瘤

然而,最近 FIGO 试图根据子宫肉瘤的特异的生物学行为,建立了子宫肉瘤的新的分期系统(表 8-22)。在新建立的分期系统中,对平滑肌肉瘤和子宫内膜间质肉瘤进行了分期;对腺肉瘤进行了分期;对癌肉瘤也进行了分期。在子宫平滑肌肉瘤和子宫内膜间质肉瘤的分期中,又根据肌层浸润深度分为 3 个亚期。而癌肉瘤则继续沿用子宫内膜的分期系统。

表 8-22　FIGO 子宫肉瘤分期(2009)

分期	定义	分期	定义
(1) 平滑肌肉瘤和子宫内膜间质肉瘤		I A	肿瘤局限于子宫内膜/宫颈内膜,无肌层浸润
I	肿瘤局限于子宫	I B	肌层浸润深度小于或等于 1/2
I A	小于或等于 5cm	I C	肌层浸润深度大于 1/2
I B	大于 5cm	II	肿瘤范围超出子宫但在盆腔内
II	肿瘤范围超出子宫但在盆腔内	II A	附件受累
II A	附件受累	II B	肿瘤范围超出子宫外的盆腔组织
II B	其他盆腔组织受累	III	肿瘤侵犯腹部组织(不包括刚好突入腹部)
III	肿瘤侵犯腹部组织(不包括刚好突入腹部)	III A	一侧
III A	一侧	III B	多于一侧
III B	多于一侧	III C	盆腔和(或)腹主动脉旁淋巴结转移
III C	盆腔和(或)腹主动脉旁淋巴结转移	IV	
IV		IV A	肿瘤侵犯膀胱和(或)直肠
IV A	肿瘤侵犯膀胱和(或)直肠	IV B	远处转移
IV B	远处转移	(3) 癌肉瘤	
(2) 腺肉瘤			癌肉瘤分期应与子宫内膜癌分期相同
I	肿瘤局限于子宫		

注:子宫体和卵巢/盆腔的子宫内膜间质肉瘤同时有卵巢/盆腔子宫内膜异位症,应独自按原发肿瘤分类。

三、治 疗 原 则

以手术治疗为主,辅以放疗、化疗及内分泌治疗。手术是子宫肉瘤标志性的治疗手段。手术范围因组织学类型而异,然而,标准的处理程序是经腹全子宫切除术以及双侧附件切除术。剖腹探查时,可获取细胞学和病理学标本,从而可提供其他一些预后资料。放化疗可行,但效果不显著。

(王 景 张 帆 彭亚琴)

四、手术治疗及其辅助治疗

(一) 癌肉瘤(恶性米勒管混合瘤、恶性中胚叶混合瘤)

1. **手术治疗**　估计为Ⅰ期或Ⅱ期(限于子宫内)的癌肉瘤病人剖腹探查时常发现肿瘤要更晚一些。发现有子宫外病变的病人的百分率为12%~40%。其播散方式酷似分化较差的子宫内膜腺癌。直接经浆膜播散,转移至附件(输卵管及卵巢),腹腔播散较常见。因此,有了这个概念后,对病变范围进行手术分期时应与子宫内膜癌病人的手术分期相似。GOG前瞻性分期研究发现所有癌肉瘤病人中17%有淋巴结转移。对腹腔内有明显肿瘤转移的病人,淋巴结标本不能提供另外的预后信息。对晚期或复发性病人,手术干扰对结果不可能有影响。手术减瘤不能提高生存率。对晚期病人和临床上有梗阻的病人应行姑息性小肠肠道转流。

2. **辅助放疗**　一般认为,恶性米勒管混合瘤辅助性放疗效果比平滑肌肉瘤要好。放射治疗与手术治疗联合应用比单纯手术治疗的生存率要高。术后再做盆腔放疗可控制放射区域内病灶,降低盆腔的失败率。有报道称,接受过盆腔放疗的恶性米勒管混合瘤病人的盆腔失败率仅为13%。还有报道证实,放射治疗可以治愈局限性疾患。另一方面,也有观点认为术后辅以盆腔放疗对生存率的改善并无明显意义。

3. **辅助化疗**　对于恶性米勒管混合瘤,外科手术后可辅以化学治疗,甚至在疾病早期也可采用化疗。化疗方案或为长春新碱、放线菌素D、环磷酰胺,或是多柔比星与其他化学药物的联用。对子宫恶性米勒管混合瘤,如果手术中发现尚存在子宫外的扩散病变,术后则需用化学治疗。其化疗方案颇多,或多柔比星的单独使用;或多柔比星与环磷酰胺(或达卡巴嗪或顺铂)两种药物联用;或多种药物(如环磷酰胺、长春新碱、多柔比星、达卡巴嗪)的联合应用。但总的说来其反应率较低,疗效较差,其生存率并无明显改善。因此,我们认为,对恶性米勒管混合瘤而言,通常应用的多数联合化疗方案均不能明显改善其生存率。疗效的明显提高将有赖于发现更有效的单一药物。但对于较早期的病变,预防性化疗在防止病变的扩展及复发上,在缓解晚期及复发性病变的进程方面还是有积极意义的。据报道,紫杉醇、异环磷酰胺和铂类为基础的化疗加上全盆腔放疗可导致有转移的癌肉瘤的存活率增加。

(二) 平滑肌肉瘤

1. **手术治疗**　对子宫平滑肌肉瘤,经腹子宫全切术+双侧附件切除术是标准的治疗方法。随机活检或后腹膜淋巴结取样检查几乎不能提供临床有用的信息,Leibsohn等报道10例病人中有3例子宫外淋巴结转移。在2项研究中,淋巴结转移率分别为6.6%和11%,其中淋巴结阳性的5年存活率为26%,而淋巴结阴性者中5年存活率为64.7%。Goff等报道15例病人标本中,4例淋巴结受累;所有4例淋巴结转移病人均有腹腔内病变。如病变累及宫颈者,应行广泛性子宫切除术,同时摘除盆腔及腹主动脉旁淋巴结。

偶尔有年轻病人因考虑为良性子宫平滑肌瘤而实行了肌瘤剔除术。在这种情况下,只有高度恶性的平滑肌肉瘤病人需行进一步手术。标准包括核分裂数大于或等于10/10个

HPF(每 10 个高倍视野中平均 10 个以上核分裂)、核异型或明显浸润。Berchuck 等报道 3 例病人最初仅行肌瘤剔除术,其中 2 例在子宫全切标本中有残余平滑肌肉瘤。

对细胞核分裂象数目为(5~9/10HPF)的平滑肌瘤病人及无核异型者,肌瘤切除术可能是令人满意的治疗方法,因为很多这样的病人强烈要求保留生殖功能。O'connor 及 Norris 报道 14 例行肌瘤切除术的病人 13 例预后很好,其中 1 例复发病例在初次肌瘤切除术后 8 年出现相似的低级别病变。这样的病人定期行盆腔 MRI 检查,随访可能有帮助。

对后期平滑肌肉瘤的复发,手术治疗需个体化。有肺转移病人可行胸廓切开术。5 年生存率为 33%~50% ,与软组织肉瘤转移的病人行胸廓切开术后的生存率相似。在一组 45 例转移性子宫肉瘤行肺切除的回顾性研究中,肺切除后 5 年及 10 年生存率分别为 43% 及 35% ;单侧肺转移相对于双侧肺转移是唯一对存活有预测意义的指标。局限及区域复发,特别是那些低度恶性的平滑肌肉瘤,可行手术切除。

2. 辅助放疗 尽管以往的资料表明平滑肌肉瘤的复发以远处转移为主,但盆腔复发的几率与癌肉瘤一样高。大约有 1/3 的病人盆腔复发,而术后放疗使复发率平均降低 1/2。单独手术后盆腔复发概率可能较高,因为许多单纯手术的病例包括那些核分裂象数目较低 (<10/10HPF)的平滑肌肉瘤,平滑肌肉瘤核分裂象数目对判断局部和远处失败的预后很有价值。有着较低核分裂象数目(<10/10HPF)的平滑肌肉瘤局部或远处复发率较低,故对此类病人不推荐术后辅助放疗是安全的,一般考虑术后放疗仅适用于核分裂象数目大于 10/10HPF 的平滑肌肉瘤病人。有人认为放疗对控制局部复发可能是有用的。

3. 辅助化疗 目前对平滑肌肉瘤的化疗尚无肯定的疗效评价。但人们多采用长春新碱、放线菌素 D、环磷酰胺联合化疗(VAC 方案),可获得一定效果。也有报道单独使用多柔比星,或多柔比星与达卡巴嗪(ADIC)方案,或多柔比星与达卡巴嗪、放线菌素 D(ADIC-DACT 方案)联合使用,但对其疗效的报道很不一致。Thigper 等采用多柔比星与顺铂联合化疗 19 例子宫平滑肌肉瘤,仅 1 例完全反应,疗效很差。当然,也有认为子宫平滑肌肉瘤的化疗敏感性高于恶性中胚叶混合瘤及间质肉瘤的报道。用多柔比星或多西他赛/吉西他滨用于晚期复发病例,反应率为 27%~36% 。有些病例可能对激素有反应。总之,平滑肌肉瘤的化学治疗只是综合性治疗措施之一,且通常作为一种手术后的辅助治疗方法。

(三) 子宫内膜间质肉瘤

1. 手术治疗 低度恶性子宫内膜间质肉瘤(ESS),又称为淋巴管内间质异位症,对其手术治疗可提倡施行比筋膜外子宫切除更根治性的切除方法,其目的是完全根除病变。ESS 妇女行经腹子宫全切术是标准的治疗方法。广泛的手术分期没有必要。如果宫旁肿瘤可摸得到,应施行根治性子宫切除术。一种较少见的情况是肿瘤侵犯腺管腔内,应需进行更广泛的手术。对于高度恶性子宫内膜间质肉瘤,其手术方式同子宫平滑肌肉瘤。卵巢的子宫内膜间质肉瘤,其外科手术应以切除肿瘤、恢复胃肠功能、保持泌尿道的完整性为原则。

对这些低度恶性肿瘤建议切除卵巢,因为这些病人的特征是有高水平的雄激素受体;通常对激素治疗有反应。在一组研究中,低度恶性子宫内膜间质肉瘤病人保留卵巢的复发率为 100% (6/6),而初次手术切除卵巢的病人,复发率为 43% (6/13),子宫内膜间质肉瘤或腺肉瘤的复发可切除,尤其是肿瘤复发比较局限的情况下。大多数情况下,腺肉瘤通过单纯子宫切除术和双侧输卵管、卵巢切除术而治愈。Clement 及 Scully 在一组 100 例子宫腺肉瘤研究中,报道 26 例病人在仅行息肉切除术后期待怀孕,保留了生殖功能,这一处理的安全性还不能确定。

2. 辅助放疗　放射治疗通常作为子宫间质肉瘤病人术后的一种辅助治疗手段。子宫内膜间质肉瘤的放疗效果比子宫平滑肌肉瘤要好。但单纯放射治疗病人的 2 年生存率仅为 15% 。单纯手术治疗的 2 年生存率也只为 37% 。如果术后辅以放疗,其 2 年生存率可提高到 57% 。可见手术治疗与放射治疗并用可使疗效明显提高。

对已确诊为子宫内膜间质肉瘤者,估计手术有困难时,可行术前放射。一般采用体外照射,用 ^{60}Co 或加速器,设下腹及臀部各一野垂直照射,3 ~ 4 周内组织量 30 ~ 40Gy,照射后 3 ~ 4 周手术。

术中发现肿瘤扩散到子宫以外组织或邻近器官,或术后病理检查肿瘤分化不良,核分裂象数目大于 10/10HPF,虽然肿瘤限于子宫内,也应补加放疗。术后 1 个月设下腹及臀部各一野垂直照射,40 ~ 50Gy/4 ~ 5w。

3. 辅助化疗　有关子宫内膜间质肉瘤化疗的资料很少,疗效难以确定。

（张　帆　夏　婷）

五、放射技术

1. 盆腔放射　子宫肉瘤的盆腔放疗原则同其他妇科恶性肿瘤的亚临床病灶的处理是相似的,放射野包括从子宫的整个盆腔淋巴引流区到腹主动脉分叉处。包括侧野的四野放疗技术对于子宫切除术术后是适合的。为了包括下腹淋巴结,其侧野的后界延伸到 S2、S3 间隙。前野和侧野的下界应该包括阴道穹隆近端 1/3,不需包括整个阴道,这样做将会明显地减少直肠和阴道早期和晚期的放疗反应。尽管与骨性标志相关的阴道套的位置依赖于骨盆倾斜和盆腔底部的松弛程度,定位阴道套的放射照相标记的使用是必要的。盆腔放疗应使用高能 X 线(≥10MV)以每次 1.8 ~ 2.0Gy 无间断的分割,剂量达到 50Gy。

2. 腹腔放射　当整个腹腔有复发风险的时候,放疗靶区必须包括整个腹腔。其上界应在病人安静呼吸时距离膈肌以上 1 ~ 1.5cm。下界必须包括下方的腹膜反折。体瘦的病人可能要超出皮肤。对肥胖的病人来说,皮肤和皮下组织较多,但一定要保证在腹膜反折上有充足的边缘。肾的照射剂量必须被限制在 20Gy 以内,采用 2 ~ 5 个半价层的 PA 肾挡块在整个放疗中是必要的。

肾的位置和大小的精确定位是必要的,肾的定位在肾 B 超或模拟定位时完成。肝的照射剂量应被限制在 25Gy 以内,在肝照射 25Gy 以后,必须在肝右叶的前面和后面增加 5 个半价层的挡块。腹腔放疗应采用高能 X 线(≥10MV),每次 1.5Gy,20 次完成总量 30Gy。盆腔剂量在腹腔放疗结束以后通过前后对穿放疗达到 50Gy。

六、化疗方案

1. 单药化疗方案　几种药物已被作为子宫肉瘤的单药治疗研究中,证实中胚层肉瘤异环磷酰胺和顺铂具有活性。异环磷酰胺 $1.5g/(m^2 \cdot d)$ 加美司钠 $0.3 g/(m^2 \cdot d)$,连用 5 天,4 周重复,有效率为 32%(9/28);顺铂 $50mg/m^2$,3 周重复,有效率为 19%(12/63)。有 9 种单药在平滑肌肉瘤治疗中应用,其中最有效的是多柔比星,每 3 周 $60mg/m^2$,28 例病人 7 例缓解;异环磷酰胺中度有效,35 例病人中有 6 例部分缓解,足叶乙苷与其相似。

子宫内膜间质肉瘤化疗效果难以确定。GOG 报道了一个 Ⅱ 期临床试验,21 例病例中, 异环磷酰胺的治疗总有效率为 33.3% 。北京协和医院资料表明,低度恶性子宫内膜间质肉 瘤术后或复发转移病例,采用化学治疗可收到一定效果,而高度恶性子宫内膜间质肉瘤经 化疗的病例全部死亡,疗效很差。低度恶性子宫内膜间质肉瘤的孕激素和雌激素含量很 高,属激素依赖性肿瘤。对于受体阳性病例,孕激素类药物有较好反应。因此,目前一般推 荐术后采用孕酮治疗,可取得较好疗效,而且治疗效果优于一般化疗。

2. 联合化疗方案　子宫常用联合化疗方案及效果见表 8-23。

表 8-23　子宫联合化疗方案及效果

方案	药物	用法	治疗例数	有效率(%)
ADM	ADM	$60mg/m^2$,静脉注射,每 3 周重复治疗	85	17.7
ADIC	ADM	$60mg/m^2$,静脉注射	70	33.3
	DTIC	$250mg/m^2$,静脉注射,1 ~ 5 天		
DAVC	ADM	$50mg/m^2$,静脉注射,第 1 天	20	95.0
	DTIC	$250mg/m^2$,静脉注射,1 ~ 5 天		
	VCR	$1mg/m^2$,静脉注射,第 1、5 天		
	CTX	$500mg/m^2$,静脉注射,第 1 天		
PD	DDP	$20mg/m^2$,静脉注射,1 ~ 5 天	10	50.0
	DTIC	$200mg/m^2$,静脉注射,1 ~ 5 天		
PAD	DP	$100mg/m^2$,静脉注射,每 3 ~ 4 周重复治疗	11	73.0
	ADM	$45 ~ 60mg/m^2$,静脉注射		

当前化疗在子宫肉瘤治疗中所扮演的角色主要是单药治疗晚期或复发病人,而且是姑 息性的。主要药物是多柔比星、异环磷酰胺和顺铂。联合化疗在总有效率上几乎没有提 高,而且增加了并发症的发生率。内分泌治疗,特别是孕激素在治疗进展或复发的子宫肉 瘤中有一定意义。

(陈 刚 梁 辰 张 帆)

七、预后及预后因素

1. 癌肉瘤(恶性米勒管混合瘤、恶性中胚叶混合瘤)　恶性米勒管混合瘤是本章叙述的 女性生殖道肉瘤中恶性程度最高、预后最差的一种。据报道,40% ~ 60% 病例在临床诊断时 肿瘤已侵及子宫体外,其 5 年生存率多为 20% ~ 30% 。Ⅱ 期病人 5 年存活率大约 50% 。国内北京协和医院报道的 3 例均在短期内死亡。

影响该瘤预后的主要因素是肿瘤累及的范围及深度(即临床分期)。Disain 报道 94 例子宫恶性米勒管混合瘤,肿瘤局限于宫体者 2 年生存率为 53%;侵及宫颈、阴道、宫旁组织者的 2 年生存率仅为 8.5%。Spanos 等发现,肿瘤局限于子宫的 5 年生存率仅为 10% 或更低。浸润深度对预后判断也有意义。Vongtama 等报道 I 期子宫恶性米勒管混合瘤侵及浅肌层者的生存率为 58%,而累及深肌层后生存率降低到 29%。此外,肿瘤组成成分不同,其预后也有差异。仅含同源性肉瘤者(如癌肉瘤)较含异源性肉瘤者(恶性中胚叶混合瘤)预后稍好。

2. 平滑肌肉瘤　在女性生殖道肉瘤中,平滑肌肉瘤的预后一般较好。Lurain 等报道子宫平滑肌肉瘤的 5 年生存率为 20% ~ 63%。挪威的一项研究显示,I 期子宫平滑肌肉瘤的 5 年总体存活率为 51%,而 II 期 5 年总体存活率为 25%。有子宫外播散的病人均在 5 年内死亡。复发率为 53% ~ 71%。

影响平滑肌肉瘤预后的因素有以下几点:

(1)年龄和月经状况:有研究报道指出,较年轻病人或在绝经期前发生的平滑肌肉瘤往往有较高的生存率。因为较年轻病人常有较好的临床分期。Vardi 等报道绝经前和绝经后发生的平滑肌肉瘤的 5 年生存率分别为 63.6% 和 5.5%,两者存在很大的差异。

(2)核分裂象数目:核分裂象数目既是平滑肌肉瘤诊断的重要指征,也是判断预后的重要标志之一。Taylort 和 Norris 早就报道过在 36 例核分裂数目大于 10/10HPF 的平滑肌肉瘤中,仅 3 例存活且无临床症状,2 例于治疗后存活 2 年多,其余均已死亡。Kempson 和 Bari 注意到,12 例核分裂象数目大于 10/10HPF 的平滑肌肉瘤中 9 例发生转移且死亡。

(3)原发性抑或继发性:目前认为,继发于平滑肌瘤的平滑肌肉瘤要比原发于平滑肌的平滑肌肉瘤预后要好,生存率要高。

(4)临床分期:人们普遍认为,影响该肉瘤预后最重要的因素是肿瘤的临床分期。就子宫平滑肌肉瘤而言,病变局限于子宫中预后要好;若病变超出子宫,则预后不良。一项综合性材料显示,临床 I 期的 5 年生存率为 50%,10 年生存率为 48%;而 II ~ IV 期病人的 5 年、10 年生存率则分别仅为 25%、5%。

(5)其他因素:有研究认为肿瘤大小是主要预后因素。在 8 例肿瘤直径为 5cm 的病人有 5 例存活,而所有肿瘤直径 >5cm 的病人均死于肿瘤。另外,组织学分级也有预测意义。一些辅助性参数如 p53、p16、ki67 和 bcl-2 也用于预测预后,但是是否是独立的预后,指标结果不是十分清楚。

3. 内膜间质肉瘤　低度恶性子宫内膜间质肉瘤预后明显好于高度恶性子宫内膜间质肉瘤。研究报道表明,前者 5 年生存率可达 100%,后者仅为 7.8% ~ 25%。

子宫内膜间质肉瘤的肿瘤生物学特征是远期复发,即使是 I 期病人也是如此,因此,长期随访是必需的。大约 1/3 的病人常见复发部位是盆腔和腹部;少数病人是肺部和阴道复发。

影响子宫内膜间质肉瘤预后的因素主要有核分裂象数目及临床分期。低度恶性子宫内膜间质肉瘤分化好,核分裂象数目少,即使有局部浸润,甚至出现血管内瘤栓及远处转移,均可有 5 年以上生存期。高度恶性子宫内膜间质肉瘤分化差,核分裂象数目多,恶性程度高,均在术后 1~32 个月内死亡。另外,病变局限于宫体者(临床 Ⅰ 期)的 5 年生存率要显著高于病变超出宫体者。

(徐自来　张　帆)

八、治疗后随访及复发癌的治疗

(一) 治疗后的随访

子宫肉瘤原发病灶和复发癌的处理一直都是一个具有挑战性的问题。现在我们已认识到,这种罕见的肿瘤各种组织学类型的临床表现各异,转移的方式也有显著的差别。如癌肉瘤(CS)直接扩散至局部淋巴结,子宫内膜间质肉瘤(ESS)蔓延到宫旁、阔韧带和附件。相反,平滑肌肉瘤(LMS)更多的转移至肺。另外,子宫肉瘤各类型复发的时间也不尽相同。LMS 出现转移较早,而 ESS 一般在出现原发灶后 20 年复发。这些问题都影响到我们的随访方法及随访时间。

对这些初次治疗后子宫肉瘤病人的随访应该由三个方面组成。首先,病人应到综合性的医院进行病情监测。因为在综合医院里会有专科医生进行检查(妇科、内科及肿瘤放疗科医生),并且在那儿一旦发现问题,可以及时得到有效的会诊意见。其次,由于该肿瘤相对较少(虽然现在看来几乎发病率有所增加),当地妇科肿瘤服务机构应该将有争论性的治疗意见集中起来,制定一致的随访频率、随访方式和调查研究的频率。第三,地方性的合作小组应该制定与国家,最好是与国际上一致的随访程序。这类病人的随访治疗也很重要,因为即使是分期很低的子宫肉瘤病人的复发率也很高,当然,对于 ESS 来说复发发生的时间较晚。另外,许多病人的复发病灶只局限在盆腔、腹腔或后腹膜,在随访时发现这些部位的病变很重要,因为这些病人有再次行肿瘤细胞减灭术的手术机会。

随访的主要方法是临床检查。另外,还可行血液检查,如:全血检查、常规生化检查、特殊肿瘤标志物以及影像学检查。在以后的临床实践中,新的肿瘤标志物的监测似乎变得更有价值。大多数复发的子宫肉瘤病人都会出现症状,因此,临床收集病史、体检以及妇科检查是很重要的监测手段。然而,对于那些有远处转移,尤其是转移到肺的病人,一般都是无症状的。这时常规行全血检查和生化检查是无效的。对于肺部潜在性和静息性的病灶的发展需通过胸部放射学检查来监测。还可采取较为精确的影像学方法,如超声、计算机体层摄影和磁共振(或阳离子发射体层摄影)。但这些方法的应用受到当地的医疗设备及病人的经济情况等因素的影响。尽管将来肿瘤标志物的监测会变得越来越有价值,但局部复发应尽可能通过组织学和细胞学来证实。

(二) 复发癌的治疗

虽然有些子宫肉瘤复发病人的病情适于支持疗法和早期介入治疗等姑息疗法,但手术治疗、放疗、化疗和激素治疗还是最重要的治疗方法。

1. 手术治疗　对于那些复发病灶局限,或在盆腔、腹腔、后腹膜只有一个或几个包膜完整的复发灶的病人来说,手术治疗是标准的治疗方式。对于复发性软组织肉瘤的病人,治疗计划是切除无瘤残端。基于病人个体情况,为了提高病人的生活质量,我们有时也考虑行姑息性手术。

对于肺部或肝脏有局限性、孤立转移灶的病人,也可考虑手术。许多研究证实,子宫肉瘤转移到肺部的病人如胸外没有其他病灶,行手术切除可提高远期生存率。Levenback 等发现,单侧病灶的病人的生存率明显高于双侧病灶的病人。任何实验都证实,手术前无瘤生存时间并不是一项影响预后的因素,这与我们的主观认识是相反的。另外,肝转移灶的楔形切除可使病人获得较好的预后。我们现在应该着重研究手术前、手术中或手术后联合化疗的疗效,因为毕竟联合治疗方案是治疗复发性子宫肉瘤的重要手段。

2. 放射治疗　子宫肉瘤复发癌的病人采用放疗的目的是为了控制症状。复发的病人会出现阴道流血、阴道排液和疼痛等症状。如阴道后穹隆或盆腔局部有病灶,短期放疗可获得很好的疗效。对于有广泛转移病灶的病人,应给予 4～5 次 20Gy 的照射,或 10 次 30～35Gy 的小范围照射。而对于全身状况较好,估计有较长生存期的病人可给予姑息治疗的剂量,40～45Gy。

出现骨转移和肺转移并伴随有咯血症状的病人,短期的姑息放疗可很好的控制症状。同样,如果脑部有转移,预计生存期超过 2～3 个月的病人颅脑照射可以有效控制肿瘤的发展。另外,有一小部分病人只有局限性的复发病灶,并被认为不适于手术治疗,对于这类病人应给予高剂量的放疗,就如同原发病灶的首次放疗一样。在外阴加强照射或阴道近距离放疗的同时,给予 4～5 周以上的 40～50Gy 的全盆腔照射。

3. 激素治疗　30%～55% 的子宫肉瘤病人孕激素受体(ER)和雌激素受体(PR)阳性。大多数研究表明,ESS 相对于 LMS 而言,有较高的 ER 和 PR 水平。虽然几乎没有关于激素治疗复发性子宫肉瘤疗效的系统研究,但 ER 和 PR 的出现使得激素治疗变得可行。许多人进行了关于激素治疗反应率的无对照试验(促孕药物和他莫昔芬)。最近一项研究表明,一位 EP 水平很高的 ESS 病人对第三代芳香酶抑制剂有 9 个月的持续反应时间。但由于该肿瘤很罕见,使得目前还没有关于激素治疗复发性子宫肉瘤的疗效标准评价。

4. 化学治疗　子宫肉瘤的总体复发率很高,甚至连分期很低的病人也有发生潜在远处转移的可能,因此,对这类病人需要进行系统的治疗。然而由于该疾病发病较少,临床病例数不够,很难进行临床试验研究。同样,也没有足够的证据证明,化疗对转移性子宫肉瘤有很好的疗效。它的作用仅仅只是一种姑息疗法,而且还要选择情况较好的病人才能获得满意的姑息治疗效果。化疗还可以与手术治疗,放疗联合应用,或三者联合应用。子宫肉瘤各亚型不同的分化级别对化疗药物的敏感性并不相同。以前有研究表明转移方式不同,对化疗的反应率也不相同。另外,各种病理学类型的子宫肉瘤对化疗药物的敏感性不尽相同,某种化疗药物可能适合于这种病理类型,但并不适合于另一种类型。因此,今后的临床研究要针对不同的病理学类型来研究各种药物的疗效。

CS 的转移位置很特别,转移常常发生在上皮组织。这一点引出了很多疑问,CS 是否是真正的肉瘤,或它是否是上皮性肉瘤的化生。它的这一特点可以帮助我们解释为什么 CS 对化疗药物有较高的应答率,尤其是对铂类药物。

尽管有证据证明单一化疗药物或联合化疗方案对某些子宫肉瘤病人有效,但它们并没有明显提高病人的总体生存率。将来子宫肉瘤治疗的进展很可能要依靠分子遗传学方面的深入研究。临床试验中应用分子标志物也许可以更好地预测病人的预后。微序列表达的分析可以揭示临床上相应的表达方式,从而发现新的治疗目标(如信号转导、凋亡)。

(徐自来　陈　刚　夏　婷)

参 考 文 献

陈惠祯.1990. 实用妇科肿瘤手术学. 成都:成都出版社,126~134.

陈惠祯,蔡红兵,汪兰萍.2008. 简明妇科肿瘤学. 武汉:湖北科学技术出版社,146~180.

高春英,于伟,郭盛菊.2005. 子宫内膜癌治疗的新进展. 中国妇幼保健,20(9)1155~1156.

高永良,于爱军,陈鲁,等.2000. 盆腔淋巴结清扫术用于子宫内膜癌的探讨. 中华妇科杂志,35(5):264~266.

高永良.2007. 子宫内膜癌治疗中有争议的几个问题. 国外医学妇产科分册,34(4 增刊):42~44

韩锐.1991. 肿瘤化学预防与药物治疗. 北京:北京医科大学协和医科大学联合出版社,655~656

李大玲,袁世新译.1995. 影响Ⅲ、Ⅳ期子宫内膜癌的预后因素分析. 国外医学·妇产科学分册,22(5):315.

连利娟.1994. 林巧稚妇科肿瘤学. 北京:人民卫生出版社,428~448.

彭芝兰.1999. 子宫内膜癌//曹泽毅主编. 中华妇产科学. 北京:人民卫生出版社,1845.

曲芃芃,焦书.1999. 子宫内膜癌的治疗进展. 国外医学·妇产科分册,26(4):195.

苏应宽,徐增祥,江森.1995. 新编实用妇科学. 济南:山东科学技术出版社,407.

孙建衡,盛修贵,周春晓.2000. 不同治疗方法对Ⅰ期、Ⅱ期子宫内膜癌治疗后复发、转移及并发症的影响. 中华妇产科杂志,35:270.

孙建衡,盛修贵,周春晓.1997. Ⅰ期、Ⅱ期子宫内膜癌治疗方法的评价. 中华妇产科杂志,32:601.

孙文超,王志华.2009. 子宫内膜癌诊治进展. 国际妇产科学杂志.36(4):275~278.

汤春生,李继俊.1999. 妇科肿瘤手术学. 沈阳:辽宁教育出版社,392~396,464~480.

陶霞,郭燕燕.2000. 子宫内膜癌手术方式的选择与预后. 中国妇产科临床,1(1):9~11.

王慧,糜若然.1998. 子宫内膜癌的现状. 国外医学·妇产科分册,25(4):234~235.

王淑贞.1981. 妇产科理论与实践. 上海:上海科学技术出版社,519~520.

杨来春,段涛,朱关珍.2003. 铁林迪妇科手术学. 第8版. 济南:山东科学技术出版社,1417.

杨田如,高锦声.2000. 子宫内膜癌基因的研究进展. 国外医学·遗传学分册,23(2):97~101.

张建国.1988. 子宫内膜癌前病变和原位癌的处理. 实用妇产科杂志,6:287.

张惜阴.1993. 临床妇科肿瘤学. 上海:上海医科大学出版社,147~148.

中国抗癌协会.1998. 新编常见恶性肿瘤诊治规范. 北京:中国医科大学中国协和医科大学联合出版社,60~64.

Aalders JG,Abeler V,Kolsmd P. 1984. Clinical(stage Ⅲ) as compared to subclinical intrapelvic extrauterine tumor spread in endometrial carcinoma. a dinical and histopathological study of 175 patients. Gynecol Oncol,17:64.

Ableler V-M,Royne O,Thoresen S,et al. 2009. Uterine sarcomas in Norway. A histopathological and prognostic survey of a total poplation from 1970 to 2000 including 419 patients. Histopathology,54:355.

Ambros RA,KurmanRJ. 1992. Identification of patients with stage Ⅰ uterine endometrial adenocarcinoma at high risk of recurrence by DNA ploidy myometrial invasion and vascular invasion. Gynecol Oncol,45:235.

Aoki Y,Watanabe M,Amikura T,et al. 2004. Adjuvant chemotherapy as treatment of high-risk stage Ⅰ and Ⅱ endometrial cancer. Gynecol Oncol,94(2):333~339.

Ball HG,Blessing JA,Lentz SS,et al. 1996. A phase Ⅱ trial of paclitaxel in patients with advanced or recurrent adencarcinoma of the endometrium:A GOG study. Gynecol Oncol,62:278.

Baram A,FigerA,Inbar M,et al. 1985. Endometrial carcinoma stage Ⅰ,comparison of two different treatment regimense-valuation of risk factors and its influence on prognosis;suggested step by treatment protocol. Gynecol Oncol,22:294.

Barber HRK, Brunchwig A. 1986. Treatment and results of recurrent cancer of corpus uteri in patients receiving interior and total pelvic exenteration. Cancer, 22:949.

Barnhill D, O'Conor D, Farley J, et al. 1992. Clinical surveillance of gynecologic cancer patients. Gynecol Oncol, 46:275.

Barter JF, Smith EB, Szpak C, et al. 1985. Leiomyosaecoma of the uterus: a clinicopathologic study of 21 cases. Gynecol Oncol, 21:220.

Behbakht K, Jordan EL, Casey C, et al. 1994. Prognostic indicators of survival in advanced endometrial cancer. Gynecol Oncol, 55:363.

Beigelow B, Vekshtein V, Demopoulos A. 1983. Endometrial carcinoma stage Ⅱ route and extent of spread to cervix. Obstet Gynecol, 62:363.

Belgrad R. 1957. Uterine sarcoma. Radiology, 114:181.

Belinson JL, Spiron B, McClure M, et al. 1985. Stage Ⅰ carcinoma of the endomerium: a 5-year experience utilizing preoperative cesium. Gynecol Oncol, 290:325.

Berchuck A, Anspach C, Evans A, et al. 1995. Postsurgical surveillance of patients with FIGO stage Ⅰ/Ⅱ endometrial adenocarcinoma. Gynecol Oncol, 59:20.

Berchuck A, Rubin SC, Hoskins WJ, et al. 1998. Treatment of uterine leimyosarcoma. Obstet Gynecol Oncol, 71:845.

Berek KS, Hacker NF. 1989. Practical Gynecologic Oncology. Hong Kong, London, Sydney: Williams & Baltimoro, 314~318.

Berman ML. 1982. Risk factors and prognosis in stage Ⅱ endometrial cancer. Gynecol Oncol, 14:29.

Bidzinki M, Mettler L, Zielinski J. 1998. Endoscopic lymphadenectomy and LAVH in the treatment of endometrial cancer. Eur J Gynecol Oncol, 19:32.

Boente MP, Yordan ELJY, Mclntosh DG, et al. 1993. Prognostic factors and long-term survival in endometrial adenocarcinoma with cervical involvement. Gynecol Oncol, 51:316~322.

Bokhman JV. 1983. Two pathogenetic types of endometrial carcinoma. Gynecol Oncol, 15:10.

Bokhrnan JV, Chepick OF, Volkova AT, et al. 1985. Can primary endometrial carcinoma stage Ⅰ be cured without surgery and radiation therapy? Gynecol Oncol, 20:139.

Bond WH. 1985. Early uterine body carcinoma: is postoperative vaginal irradiation any value? Clin Radiol, 36:28.

Bonvy ND, Giuffrida MC, Tseng LN, et al. 1998. Effects of carbon dioxide pneumoperitoneum, air pneumoperitoneum, and gasless laparoscopy on body weight and tumor growth. Arch Surg, 133:652.

Boronow RC. 1985. Surgical staging in endometrial cancer: clinical pathological findings of a prospective study. Obstet Gynecol, 63:825.

Boronow RC. 1984. Surgical staging in endometrial cancer: clinical-pathologic findings of a prospective study. Obstet Gynecol, 63:825.

Borrow RC, Morrow CP, Creasman WT, et al. 1984. Surgical staging in endometrial cancer: clinical-pathologic findings of a prospective study. Obstet Gynecol, 63:825.

Bortselis JG. 1963. Vaginal metastases following treatment of endometrial carcinoma. Obstet Gynecol, 21:622.

Brady LW, Lewis GC, Antoniades J, et al. 1974. Evolution of radiotherapeutic technique. Gynecol Oncol, 314~317.

Bucshbaum HJ, Lifshitz S, Blythe JG. 1979. Prophylactic chemotherapy in stage Ⅰ and Ⅱ uterine sarcomas. Gynecol Oncol, 8:346.

Burke TW, Gershenson DM, Morris M, et al. 1994. Postoperative adjuvant cisplatin, doxombicin, and cyclophos phamide (PAC) chemotherapy in women with high-risk endometrial carcinoma. Gyncol Oncol, 55:47.

Caduff RF, Johnston CM, Svoboda-Newman SM, et al. 1996. Clinical and pathological significance of microsatellite instability in spiradic endometrial carcinoma. AM J Pathol, 148:1671~1678.

Chang K-L, Cabtree G-S, Lim-Tim S-K, et al. 1990. Primary uterine endometrial stromal neoplasms. A clinicopathologic study of 117 cases. Am J Surg Pathol, 14:415.

Carcia, AA, Blessing JA, Nolte S, et al. 2008. A phase Ⅱ evaluation of weekly docetaxel in the treatment of recurrent or persistent endometrial carcinoma: a study by the Gynecologic Oncology Group. Gynecol Oncol, 111(1)22~26.

Chi DS, Welshinger M, Vendatraman ES, et al. 1997. The role of surgical cytoreduction in stage Ⅳ endometrial. Gynecol Oncol,6: 56~60.

Childers JM, Brzechffa PR, Hatch KD, et al. 1993. Laparoscopically assisted surgical staging of endometrial cancer. Gynecol Oneol, 51:33.

Christopherson WM. 1982. Glassy cell carcinoma of the endometrium. Hum pathol,13:418.

Clement PB, Scully RE. 1990. Mullerian adenosarcoma of the uterus: a clinicopathologic analysis of 100 cases with review of the literature. Hum Pathol,21:363.

Cogliandolo A, Manganaro T, Saltta FP, et al. 1998. Blind versus open approach to laparoscopic cholecystectomy: a randomized study. Stag Laparosc Endosc,8:353.

Cohen CJ. 1981. Advanced(FIGO stage Ⅲ and Ⅳ) and recurrent carcinoma of endometrium//Coppleson M. Gyecologic Oncoltogy. New York: Churchill Livingstone,578~590.

Connell PP, Rotmensch J, Waggoner S, et al. 1997. The significance of adnexal involvement in endometrial carcinoma. Gynecol Oncol,74:74.

Creasman WT, McCarty KS. 1980. Clinical correlation of estrogen, progesterone binding proteins in human endometrial adenocarcinoma. Obstet Gyenocol,55:363.

Creasman WT, Morrow CP, Bundy BN, et al. 1987. Surgical pathologic spread patterns of endometrial cancer(a Gynecologic Oncology Group study). Cancer,60:2035.

Creasman WT, Morrow CP, Bundy BN, et al. 1987. Surgical pathologic spread pattern of endometrial cancer. Cancer,60:2035.

Creasman WT, Rutledge FN. 1971. The prognostic value of peritoneal cytology in gynecologic malignant disease. Am J Obstet Gynecol,110:773.

Creasman WT, Soper JT. 1985. Influence of cytoplasmic steroid receptor content on prognosis of early stage endometrial carcinoma. Am J Obstet Gynecol,151:922.

Creasman WT. 1976. Adenocarcinoma of the endometrium: its metastatic lymph node potential: a preliminary report. Gynecol Oncol,4:239.

Creasman WT. 1981. Carcinoma of endometrium (FIGO stage Ⅰ and Ⅱ): clinical features and management//Coppleson M. Gynecologic Oncology. New York: Churchill Livingstone,562~577.

Creasmen WT, Eddy GL. 1993. Adenocarcinoma of the uterine corpus//Knapp RC, Berkowits RS eds. Gynecologic Oncology. 2nd ed. New York: Mc Graw-Hill,222~236.

Creasmen WT, Morrow P, Bundy BN, et al. 1987. Surgical pathological spread patterns of endometrial cancer: a gynecology oncology group study. Cancer,60:2035.

Currie J, Blessing JA, McGehee R, et al. 1996. Phase Ⅱ trial of hydroxyurea, dacarbazine (DTIC), and etoposide(VP-16) in mixed mesodermal tumors of the uterus: a Gynecology Oncology Group study. Gynecol Oncol,61:49.

Currie J, Blessing JA, Muss HB, et al. 1996. Combination chemotherapy with hydroxyurea, dacarbazine (DTIC), and etoposide in the treatment of uterine leiomyosarcoma: a Gynecology Oncology Group study. Gynecol Oncol,61:27.

D' Angelo E, Spagnoli L-G, Prat J. 2009. Comparative clinicopathologic and immunohistochemical analysis of uterine sarcomas diagnosed using the Would Health Organization classification system. Hum Pathol,40:1 571.

D' Angelo E, Prat J. 2010. Uterine sarcoma: A review. Gynecol Oncol,116:131.

Delmore J, Wharton T, Hamberger A, et al. 1987. Preoperative radiotherapy for early endometrial carcinoma. Gynecol Oneol,28:34.

DePalo G, Kenda R, Andreola S, et al. 1982. A retrospective analysis of 53 patients with pathologic stage Ⅱ and Ⅲ endometrial carcinoma. Turnori,68:341.

Depalo G, Mangioni C, Penti P, et al. 1993. Treatment of FIGO Stage Ⅰ endometrial carcinoma with intensive surgery, radiotherapy and hormonotherapy according to pathological prognostic groups. Cancer,29a:113.

Deppe G, Malviya VK, Malone JM, et al. 1994. Treatment of recurrent or advanced endometrial carcinoma. EUR J Gynecol Oncol, 15(4):263.

Deppe G. 1990. Chemotherapy for endometrial cancer//Deppe G et al. Chemotherapy for gynecologic cancer. New York: Alan R

Liss Inc,155.

Deppe G. 1984. Chemotherapy of gynecological cancer. New York：Alan R Liss Inc,139～150.

Deppe G. 1990. Chemotherapy of Gynecologic Cancer. 2nd ed. New York,Chichester,Brisbane,Toronto,Singapore：Wiley-Liss, 265～272.

Dimopoulos MA,Papadimtriou CA,Georgoulias V,et al. 2000. Paclitaxel and cisplatin in advanced or recurrent carcinoma of the endometrium：Long-term results of a phase Ⅱ multicenter study. Gynecol Oncol,78：52～57.

Dinh TV,Slavin RE,Bhagowan BS,et al. 1989. Mixed mullerian turmors of the uterus：a clinicopathologic study. Obstet Gynecol, 74：388.

DiSaia PJ,Creasman WT. 1981. Adenocarcinoma of uterus//Disaia PJ. Creasman WT. Clinical Gynecologic Oncology. London： Mosby Company,128～152.

Disaia PJ,Creasman WT. 1997. Clinical gynecologic oncology. 5th ed. St. Louis：Mosby Inc,142～160.

Disaia PJ. 1985. Risk factor s in recurrent patterns in stage Ⅰ endometrial carcinoma. Am J Obstet Gynecol,151：1009.

Disaia PJ,et al. 1973. Mixed mesodermal sarcoma of the uterus. Am J Roentgenol,117：632.

Disaia PT,Creasman WT. 1997. Clinical gynecologic ontology. 5th ed. Louis：mosby Inc,153～160.

Doering DL,Bamhill DR. Weiser EB,et al. 1989. Intraoperative evaluation of depth of myometrial invasion in Stage Ⅰ endometrial adenocarcinoma. Obstet Gynecol,74：930.

Doss LL,Lorens AS,Hernandez EM. 1984. Carcinosarcoma of the uterus：a 40-year experience from the state of Missouri. Gynecol Oncol,18：43.

Dresler A,Lykkesfeldt G. 1985. Sarcoma of the uterus：a retrospective clinical study of 56 cases. Ugeskr Laeger,147：3698.

Elliott P,Green D,Coates M,et al. 1994. The efficacy of postoperative vaginal irradiation in preventing vaginal recurrence in endometrial cancer. Int J Gynecol Cancer,4：84.

Eltabbakh GII,Moore AD. 1999. Survival of women with surgical stage Ⅱ endometrial cancer. Gynecol Oncol,74：80～85.

Feltmate CM,Duska LR,Chang YC,et al. 1999. Dredictors of recurrence in stage Ⅱ endometrial adrenocarcinoma. Gynecol Oneol, 73：407～411.

Ferguson S-E,Tornos C,Hummer A,et al. 2007. Prognostic features of surgical stage Ⅰ utrtine carcinosarcoma. Am J Surg Pathol, 31：1653

Figge DC. 1983. Treatment variables in the treatment of endometrial cancer. Am J Obstet Gynecol,146：495.

FIGO. 1984. staging for uterine sarcomas. Int J Gynecol Oncol,18：43.

Fleming GF,Burnetto VL,Cella D,et al. 2004. Phase Ⅲ trial of doxombicin plus cisplatin with or with out paclitaxcel plus filgrastim in advanced endometrial carcinoma：a Gynecologic Oncology Group Study. J Clin Oncol,22(11)：2159～2166.

Gal D,Recio FO,Iamurovic D. 1992. The new international federation of gynecology and obstetrics surgical staging and survival rates in early endometrial carcinoma. Cancer,69：200～202.

Gemignsni ML,Curtin JP,Zelmanovich J,et al. 1999. Laparoscopic assisted vaginal hysterectomy for endometrial cancer：clinical outcomes and hospital charges. Gynecol Oncol,73：5.

Genest P,Drouin P,Girard A,et al. 1987. Stage Ⅲ carcinoma of the endometrium：a review of 41 cases. Gynecl Oncol,26：77.

George M,Pejovic MH,Kramar A. 1986. Gynecologic Cooperating Group of French Oncology Centers. Uterine sarcomas：prognostic factors and treatment modalities study on 209 patients. Gynecol Oncol,24：58.

Geraci P,Maggio S,Adragna F,et al. 1988. Sarcomas：a retrospective study of 17 cases. Eur J Gynecol Oncol,9：497.

Giuntoli Ⅱ R-L,Metzinger D-S,DiMarco C-S,et al. 2003. Retrospective review of 208 patients with leiomyosarcoma of the uterus： prognostic indicators,surgical management,and adjuvant therapy. Gynecol Oncol,89：460.

Goff BA,Goodman A,Maniz HG,et al. 1994. Surgical stage Ⅳ endometrial carcinoma：A study of 47 cases. Gynecol Oncol,52(2)： 237～240.

Goff BA,Rice LW,Fleischhacker D,et al. 1993. Uterine leiomyosarcoma and endometrial sarcoma：lymph node metastases and sites of recurrence. Gynecol Oncol,50：105.

Gordon AN, Kaufman RH. 1998. Sarcoma and Lymphoma//Gusberg SB, Shingleton HM, Deppe G, et al. Female Cancer. New

York:Churchill Livingstone,459~479.

Greasman WT. 1990. Graduate education. Obstet Gynecol,75:287.

Gree JB,et al. 1990. Carboplatin therapy in advanced endometrial cancer. Obstet Gynecol,75(4):696.

Greven K,Curran W,Whitdngton R,et al. 1989. Analysis of failure patterns in Stage Ⅲ endometrial carcinoma and therapeutic implications. Int J Radiat Oncol Biol Phys,17:35.

Greven K,Olds W. 1987. Radiotherapy in the management of endometrial carcinoma with cervical involvement. Cancer,60:1737.

Grigaby PW,Perez CA,Kuten A,et al. 1991. Clinical Stage Ⅰ endometrial cancer:results of adjuvant irradiation and patterns of failure. Int J Radiat Oncol Biol Phys,21:379.

Grigsby PW,Perez CA,Camel H,et al. 1985. Stage Ⅱ carcinoma of the endometrium:results of therapy and prognostic factors. Int J Radiat Oncol Biol phys,11:1915.

Grigsby PW,Perez CA,Kuten A,et al. 1992. Clinical Stage Ⅰ endometrial cancer:prognostic factors for local control and distant metastases and implications of the new FIGO surgical system. Int J Radiat Oncol Biol Phys,22:905.

Grimshaw RN,Tupper WC,Fraser RC,et al. 1990. Prognostic value of peritoneal cytology in endometrial cancer. Gynecol Oncol, 36:97.

Gurpide E,Satyaswaroop PG,Fleming H,et al. 1979. Hormonal aspects of carcinoma of the endometrium. Adv Med Oncol Res Edu,8:191.

Gusberg SB,Shingleton HM,Deppe G. 1998. Female genital cancer. New York:Churchill Livingstone,361~377.

Gusberg SB,Shingleton HM,Deppe Gunter. 1988. Femal genital cancer. New York:Churchill Livingstone,333~359.

Gynecological Group,Clinical Oncology Society of Australia. 1988. Tamoxifen in the treatment of advanced and recurrent uterine sarcomas:Results of a phase Ⅱ study. Cancer Treat Rep,6:811.

Hajnal-Papp R,Szilagyi Ⅰ. 1988. Managemant mullerian tumors. Arch Gynecol Obstet,241:209.

Hanson NB. 1985. Prognostic significance of lymph-vascular space invasion in stage Ⅰ endometrial cancer. Cancer,55:1753.

Hardman M-P, Roman J-J, Burnett A-F, et al. 2007. Metastatic uterine leiomyosarcoma regression using an aromatase inhibitor. Obstet Gynecol,110:518.

Hensley M-L,Blessing J-A,Mannel R,et al. 2008. Fixed dose rate gemcitabine puls docetaxel as first line therapy for metastatic uterine leiomyosarcoma:a Gynecologic Oncology Group phase Ⅱ trial. Gynecol Oncol,109:329.

Hensley M-L,Ishill N,Soslow R,et al. 2009. Adjuvant gemcitabine plus docetaxel for completely resected stages Ⅰ-Ⅳ high grade uterine leiomyosarcoma:results of a prospective study. Gynecol Oncol,112:563.

Homesley HD,Borrow RC,Lewis JL Jr. 1977. Stage Ⅱ endometrial adenocarcinoma. Memorial Hospital for adenocarcinoma 1949~1956. Obstet Gynecol,49:604.

Hoskins PJ,Swenerton KD,Pike JA,et al. 2001. Paclitaxel and carboplatin,alone or with irradiation,in advanced or recurrent endometrial cancer:A phase Ⅱ study. J Clin Oncol,19:4048~4053.

International Federation of Gynecology and Obstetrics. 1989. Corpus cancer staging. Int J Gynecol Obstet,28:190.

Jones Howard W. 1975. Treatment of adenocarcinoma of the endometrium. Obstetrical and Gynecological Survey,30:147.

Kadar N,Homesley HD,Malfetano JH. 1994. Prognostic factors in surgical stage Ⅲ and Ⅳ carcinoma of the endometrium. Obstet Gynecol,84:983.

Kadar N,Malfetano JH,Homesley HD. 1992. Determinants of survival of surgically staged patients with endometrial carcinoma histologically confined to the uterus. Obstet Gynecol,80:655.

Kadar NRD,Kohorn EI,Livolsi VA,et al. 1982. Histologic variant of cervical involvement by endometrial carcinoma. Obstet Gynecol,59:82.

Kahanpau KV,Wahlstrom T,Grohn P,et al. 1986. Sarcomas of the uterus:a clinicopathologic study of 119 patients. Obstet Gynecol,67:417.

Kanppila A. 1984. Progestin therapy of endometrial,breast and ovarian carcinoma. Acta Obstet Gynecol Scand,63:441.

Kapp D-S,Shin J-Y,Chan JK. 2008. Prognstic factors and survival in 1396 patients with uterine leiomyosarcomas:emphasis on impact of lymphadenectomy and oophorectomy. Cancer,112:820.

Kauppila A,Gronroos M,Nieminene V. 1983. Adjuvant progestin therapy in endometrial carcinoma. Progress in Cancer Research and Therapeutics,25:219.

Kauppila A,Kujansuu E,Vihko R. 1982. Cytosol estrogen and progestin receptors in endometrial carcinoma of patients treated with surgery,radiotherapy,and progestin. Clinical correlates. Cancer,50:2157.

Kemposen PL,Bariw. 1970. Uterine sarcomas:Classification,diagnosis and prognosis. Hum Pathol,1:331.

Kilgore LC,Patridge EE,Alvarez RD,et al. 1995. Adenocarcinoma of the endometrium. Survival comparison of patients with and without pelvic node sampling. Gynecol Oncol,56:26.

Killackey MA,Hakes TB,Pierce VK,1985. Endometrial adenocarcinoma in breast cancer patients receiving antiestrogens. Cancer Treat Rep,69:237.

Kinsella TJ. 1980. Stage Ⅱ endometrial carcinoma:10-year follow up of combined radiation and surgical treatment. Gyneool Oncol,10:290.

Kismer RW,Criffiths CT. 1968. Use of progestational agents in the management of metastatic carcinoma of the endometrium. Clin Obstet Gynecol,11:439.

Knapp RC. 1984. Surgical treatment of endometrial cancer//Heintz APM et al. Surgery in Gynecological Oncology. Boston:Martinus Nijhoff Publishers,222~235.

Kneale BL,Quinn MA,Rennie GC. 1988. A randomized trial of progestogens in the primary treatment of endometrial carcinoma. Br J Obstet Gynecol,95:828.

Kolstad P. 1986. Sarcoma of the uterus in clinical gynecologic oncology:the Norweigian experience. Oslo:Norweigian University Press,175.

Kuten A,Grigsby PW,Pere CA,et al. 1989. Results of radiotherapy in recurrent endometrial carcinoma. A retrospective analysis. Int J Radiant Oncol Biol Phys,17:19.

Larson B,Silfversward C,Nilsson B,et al. 1990. Mixed Mullerian tumors of the uterus-prognostic factors:a clinical and histopathologic study of 147 cases. Radiother Oncol,17:123.

Lawton F. 1997. The management of endometrial cancer. Br J Obstet Gynaecol,104:127~134.

Lehoezky O,Bosze P,Ungar L,et al. 1991. Stage Ⅰ endometrial carcinoma:treatment of nonoperable patients with intracavitary radiation therapy alone. Gynecol Oncol,43:211.

Leibsohn SD,Ablaining G,Mishell DR,et al. 1965. Leiomyosarcoma in a series of hysterectomies performed for presumed uterine leiomyomas. Am J Obstet Gynecol,92:421.

Levenback C,Rubin SC,McCormack PM,et al. 1992. Resection of pulmonary metastasis from uterine sarcoma. Gynecol Oncol,45:202.

Lewandowski G,Torrisi J,Potkul RK,et al. 1990. Hysterectomy with extended surgical staging and radiotherapy vexsus hysterectomy alone and radiotherapy in stage Ⅰ endometrial cancer. Gynecol Oncol,36:401.

Lewis GC,Bundy B. 1981. Surgery for endometrial cancer. Cancer,48:568.

Lewis GC,Slack NH,Mortel R,et al. 1974. Adjuvant progestogen therapy as primary definitive treatment of endometrial cancer. Gynecol Oncol,2:368.

Lewis GC Jr,Slak NH,Mortel R,et al. 1974. Adjuvant progestogen therapy in the primary definitive treatment of endometrial cancer. Gynecol Oncol,2:368.

Lewis JJ,Leung D,Woodruff JM,et al. 1998. Retroperitoneal soft-tissue sarcoma:Analysis of 500 patients treated and followed at a single institution. Ann Surg,3:355~365.

Lissoni A,Gabriele A,Gorga G,et al. 1997. Cisplatin,epirubicin and paclitaxel-containing chemotherapy in uterine adenocarcinoma. Ann Oncol,8:969~972.

Long HJ,Langdon RM,Cha SS,et al. 1995. Phase Ⅱ trial of methotrexate,vinblastine,doxorubicin,and cisplatin in advanced/recurrent endometrial carcinoma. Gynecol Oncol,58:240~243.

Lurain FR,Piver MS. 1992. Uterine sarcomas:Clinical features and management//Coppleson M et al. Genecology Oncology. Edinburgh:Churchill Livingstone,827~840.

Lutz MH. 1974. Endometrial carcinoma: a new method of classification of therapeutic and prognostic significance. Gynecol Oncol, 2:122.

Macdonald RR, Thorgood J, Mason MK. 1988. A randomized trial of progestogens in the primary treatment of endometrial carcinoma. Br J Obstet Gynecol, 95:166.

Maekillop W J, Pringle JF. 1985. Stage Ⅲ endometrial carcinoma: a review of 90 cases. Cancer, 56:2519.

Major FJ, Blessing JA, Silverberg SG, et al. 1993. Prognostic factors in early-stage uterine sarcoma: a Gynecologic Oncology Group study. Cancer, 71:1702.

Malfetano JH. 1990. Tamoxifen-associated endometrial carcinoma in postmenoopausal breast cancer patients. Gynecol Oncol, 39:82.

Malkasian GD, Decker DG. 1978. Adjuvant progesterone therapy for Stage Ⅰ endometrial carcinoma. International Journal of Gynecology, 16:48.

Malkasian GD. 1980. Carcinoma of the endometrium: stage Ⅰ. Am J Obstet Gynecol, 136:872.

Maluf FC, Sabbatini P, Schwarta, et al. 2001. Endometrial stromal sarcoma: Objective response to letrozole. Gynecol Oncol, 82: 384~388.

Mannel RS. 1990. Management of endometrial cancer with suspected cervical involvement. Obstet Gynecol, 75:1016.

Martrn-Hirsch PL, Ulford RJ, Arvas JG. 1996. Adjuvant progestigen therapy for the treatment of endometrial cancer: Review and meta-analysis of published randomised controlled trials. Eur J Obstet Gynecol Report Biol, 65:201.

Marzide P, Adante G, Pozzi M, et al. 1989. 426 cases of stage Ⅰ endometrial carcinoma: a clinical pathological analysis. Gynecol Oneol, 32:278.

McDonald R, Thorogood J, Mason MK. 1988. A randomized trial of progestogen in the primary treatment of endometrial cancer. Br J Obstet Gynecol, 95:166.

McGowan L. 1978. Endometrial cancer//L McGowan. Gynecologic Oncolgy. New York: Crofts, 238~257.

Milosevic MF, Dembo AD, Thomas GM. 1992. Clinical significant of malignant peritoneal cytology in stage Ⅰ endometrial carcinoma. Int J Gynecol Cancer, 2:225.

Milton PID, Metters IS. 1972. Endometrial carcinoma: An analysis of 355 cases treated at ST. Thomas Hospital. J Obstet Gynecol Brit Common, 79:455.

Morrow CP, Bundy BN, Kumar RJ, et al. 1991. Relationship between surgical pathological risk factors and outcome in clinical Stages Ⅰ and Ⅱ carcinoma of the endometrium. Gynecol Oncol, 40:55.

Mountain CF, McMurterey MJ, Hermes RE. 1984. Surgery for pulmonary metastasis: 20-year experience. Ann Thorac Surg, 38:323.

Muggia FM, Chia GA, Reed LJ, et al. 1979. Doxorubicin cyclophosphamide: effective therapy for advanced endometrial cancer. Am J Obstet Gynecol, 128:314.

Muggia FM, Perlof M, Chia GA, et al. 1974. Adriamycin in combination with cyclophosphamide: a phase Ⅰ and Ⅱ evaluation. Cancer Chemotherapy Rep, 58:919.

Nahhas WA, Whimey CW, Stryker JA, et al. 1980. Stage Ⅱ endometrial carcinoma. Gynecol Oncol, 10:303~311.

Nielsen SC, Podratz KC, Scheithauer BW, et al. 1989. Clinicopathologic analysis of uterine malignant mixed mullerian tumors. Gynecol Oncol, 34:372.

Nordal RR, Thoresen SO. 1997. Uterine sarcomas in Norway 1956~1992: incidence, survival and mortality. Eur J Cancer, 33:907.

Norris HJ, Roth E, Taylor HB. 1996. Mesenchymal tumors of the uterus Ⅱ A clinical and pathologic study of 31 mixed mesodermal tumors. Obstet Gynecol, 28:57.

O'Brien, Killackey M. 1994. Adjuvant therapy in "high risk" endometrial adenocarcinoma. Proc Asco, 13:249.

Omura GA, Majro FJ, Blessing JA, et al. 1983. A randomized study of Adriamycin with and without dimethyl triazinoimidazole carboxamide in advanced uterine sarcomas. Cancer, 52:626.

Onsrud M, Kolstad P, Normann T. 1976. Postoperative external pelvic irradiation in carcinoma of the corpus stage Ⅰ: a controlled clinical trial. Gynecol Oncol, 4:222.

Parkin DM, Pisani P, Ferlay J. 1999. Global cancer statistics. CA Cancer J Clin, 49:33.

Pecorelli S. 1998. FIGO annual report on the results of treatment in gynecological cancer. J Epidemiol Biostatis,3:35~61.

Pecorlli S. 2001. FIGO annual report on the results of treatment in gynecological cancer. J Epidemiol Biostatis,6:47.

Peter WA,Kumar NB,Fleming WP,et al. 1984. Prognostic features of sarcomas and mixed tumors of the endometrium. Obstet Gynecol,63:550.

Pisani A,Barbuto DA,Chen D,et al. 1995. HER-2/neu,P53,and DNA analysis as prognosticators for surgical in endometrial carcinoma. Obstet Gynecol,85:729.

Piver MS,Rutledge FN,Copeland L,et al. 1984. Uterine endolymphatic stromal myosis:A collaborative study. Obstet Gynecol,64:173~178.

Piver MS. 1979. A prospective trial comparing hy sterectomy plus vaginal radium,and uterine radium plus hysterectomy in stage Ⅰ endometrial carcinoma. Obstet Gynecol,54:85.

Piver MS. 1982. Paraaortic lymph node evaluation in stage Ⅰ endometrial carcinoma. Obstet Gynecol,59:97.

Piver MS. 1988. Progesterone therapy for malignant peritoneal cytology surgical Stage Ⅰ endometrial adenocarcinoma. Semin Oncol,15:50.

Podczaski E,Kamininski P,Gurski K,et al. 1992. Detection and patterns of treatment failure in 300 consecutive cases of early endocarcinoma cancer after primary surgery. Gynecol Oncol,47:323.

Podratz KD,O'Briel PC,Maiiksian GD,et al. 1985. Effects of progestational agents in treatment of endometrial Carcinoma. Obstet Gyneol,66:106.

Podrtz KC,Wilson TO,Gaffey TA,et al. 1993. DNA analysis facilitates the pretreatment identification of high risk endometrial cancer patients. Am J Obstet Gynecol,168:1206.

Potish RA. 1985. Paraortic lymph node radiotherapy in the cancer of uterine corpus. Obstet Gynecol,65:251.

Price FV,Edwards RP,Kelley JL,et al. 1997. A trial of outpatient paclitaxel and carboplatin for advanced recurrent,and histologic high risk endometrial carcinoma. Semin Oncol,24:1578~1582.

Quinn MA,Kneale BLG,Fortune DW. 1985. Endometrial carcinoma in premenopausal women:A clinic pathological study. Gynecol Oncol,21:314.

Quinn MA,et al. 1989. Tanoxifen therapy in advanced or recurrent endometrial carcinoma. Gynecol Oncol,32(1):1.

Reddoch JM,Burke TW,Morris M,et al. 1995. Surveillance for recurrent endometrial adenocarcinoma. Gynecol Oncol,59:221.

Resnik E,Chambers SK,Carcangiu ML,et al. 1996. Malignant uterine smooth muscle tumors:role of etoposide,cisplatin,and doxorubicin(EPA)chemotherapy. J Surg Oncol,63:145.

Rosai J. 1966. Ackerman's surgical pathology. Eighth Edition. London:Mosby Yeat Book Inc,82:40.

Rose G,Piver MS,Tsukada Y,et al. 1989. Patterns of metastasis in uterine sarcoma. Cancer,63:935.

Rubin GL,Peterson HB,Lee NC,et al. 1990. Estrogen replacement therapy and their risk of endometrial cancer:remaining controversies. Am J Obstet Gynecol,162:148.

Rubin SC,Hoskins WJ,Saigo PE,et al. 1992. Management of endometrial adenocarcinoma with cervical involvement. Gynecol Oneol,45:294~298.

Saffari B,Jones LA,El Naggar A,et al. 1995. Amplification and overexpression of HER-2/neu(c-erbB2)in endometrial cancers:Correlation with overall survival. Cancer Res,55(23):5693~5698.

Sause W,Fuller,Smith W,et al. 1990. Analysis of preoperative intracavitary cesium application versus postoperative external beam radiation in Stage Ⅰ endometrial carcinoma. Int J Radiat Oncol Biol Phys,18:1011.

Schink JC. 1987. Tumor size in endometrial cancer:A prognostic factor for lymph node metastasis. Obstet Gynecol,70:217.

Schink JC. 1987. Tumor size in endometrial cancer:a prospective factor for lymph node metastases. Obstet Gynecol,70:216.

Schwartz SM,Tomas DB. 1989. The World Health Organization:collaborative study of neoplasia steroid contraceptive. Cancer,64:2487.

Schwartz Z,Dgani R,Lancet M,et al. 1985. Uterine sarcoma in Israel:a study of 140 cases. Gynecol Oncol,20:354.

Sherman ME,Bur ME,Kurman RJ. 1995. p53 in endometrial cancer and its putative precursors:evidence for diverse pathways of tumorigenesis. Human pathology,26(11):1268~1274.

Shunsky AG, Stuart GE, Brasher PM, et al. 1994. An evaluation of routine follow up of patients treated for endometrial carcinoma. Gynecol Oncol, 55 : 229.

Silverberg SG, Major FJ, Blessing JA, et al. 1990. Carcinosarcoma (malignant mixed mesodermal tumor) of the uterus : a Gynecology Group pathologic study of 203 cases. Int J Gynecol Pathol, 9 : 1.

Slater J, King A. 1980. Preoperative irradiation for adenocarcinoma endometrium. Int J Radiat Oncol Biol Phys, 6 : 1430.

Smith MR, Peters WA, Drescher CN. 1994. Cisplatin, doxorubicin hydrochloride, and CTX followed by radiotherapy in high risk endometrial carcinoma. Am J Obstet Gynecol, 170 : 1677.

Sorbe B, Frankendal B, Risberg B. 1989. Intracavitary irradiation of endometrial carcinoma stage Ⅰ by a high dose rate afterloading technique. GyneeolOneol, 33 : 135.

Sorbe B, Risberg B, Thonthwaite J. 1994. Nuclear porphometry and DNA flow cytometry as prognostic methods for edometrial carcinoma. Int J Gynecol Cancer, 4 : 94.

Spanos WJ, Fletcher GH, Wharton JT, et al. 1978. Patterns of pelvic recurrence in endometrial carcinoma. Gynecol Oncol, 6 : 495.

Spanos WJ, Wharton JT, Gomez L, et al. 1984. Malignant mixed mullerian tumors of the uterus. Cancer, 53 : 133.

Suiwit EA. 1979. Stage Ⅱ carcinoma of the endometrium. Int J Radiat Oncol Biol Phys, 5 : 323.

Sutton G, Blessing JA, Malfetano JH, et al. 1996. Ifosfamide and doxorubicin in the treatment of advanced leiomyosarcomas of the uterus : a Gynecology Oncology Group study. Gynecol Oncol, 62 : 126.

Sutton GP, Blessing JA, Rosenheim J, et al. 1989. Phase Ⅱ trial of ifosfamide and mesna in mixed mesodermal tumors of the uters (a Gynecology Oncology Group study). AM J Obstet Gynecol, 161 : 309.

Sutton GP, Stehman F, Michael H, et al. 1986. Estrogen and progesterone receptors in uterine sarcomas. Obstet Gynecol, 38 : 323 ~ 330.

Sutton GP. 1994. Phase Ⅱ trial of IFO. Mesna in the treatment of refractory carcinoma. Cancer, 73 (5) : 1453.

Sutton GP. 1990. The significance of positive peritoneal cytology in endometrial cancer. Oncology, 4 : 21.

Taylor HB, Norris HJ. 1966. Mesenchymal tumors of the uterus. Arch Parhol Lab Med, 82 : 40.

Thigpen JT, Blessing JA, Beecham J, et al. 1991. Phase Ⅱ trial of cisplatin as first line chemotherapy in patients with advanced or current uterine sarcomas (a Gynecology Oncology Group study). J Clin Oncol, 9 : 1926.

Thigpen JT, Buchsbaum HJ, Mangan C, et al. 1979. Phase Ⅲ trial of adriamycin in the treatment of advanced or recurrent endometrial carcinoma : a gynecologic oncology group study. Cancer Treatment Rep, 63 : 21.

Thigpen T, Blessing j, Disaia P, et al. 1986. Oral medroxy progesterone acetate in advanced or regoltent endometrial 6 carcinoma : The Gynecologic Oncology Group experience. ParkRidge NJ : Parthenon.

Thornton JE, Ail S, O'Donovan P, et al. 1993. Flow cytometric studies of ploidy and proliferative indices in the Yorkshire trail of adjuvant progestogen treatment of endometrial cancer. Brit J Obstet Gynecol, 100 : 253.

Urbinski K, Karolewski K, Kojs Z, et al. 1996. Adjuvant progestagen therapy improves survival in patients with endometrial cancer after hysterectomy. Eur J Gynecol Oncol, 19 : 290.

Vaeth J, Fontanesi J, Tralins A, et al. 1988. External radiation therapy of Stage Ⅰ cancer of the endometrium : a need for reappraisal of this adjunctive moddity. Int J Radiat Oncil Biil Phys, 15 : 1291.

VanNagell JR, Hanson MB, Donaldson ES, et al. 1986. Adjuvant vincristine actionmycin and cyclophosphamide therapy in stage Ⅰ uterine sarcomas. Cancer, 57 : 1451.

Vardi JR, Tovell HM. 1980. Leiomyosarcoma of the uterus : A clinicopathologic study. Obstet Oncol, 56 : 428.

Varia M, Rcsenman J, Halle J, et al. 1987. Primary radiation therapy formedically inoperable patients with endometrial carcinoma-stage Ⅰ / Ⅱ. Int J Radiat Oncol Biol Phys, 13 : 11.

Vergote I, Kjorstad K, Abeler V. 1989. A randomized trial of adjuvant progestogen in early endometrial cancer. Cancer, 64 : 1011.

Vergpte I, Kjorstid K, Abelar V, et al. 1989. A randomised trial of adjuvant progeatogen in early endometrial carcinoma. Cancer, 64 : 1011.

Vongtoma V, et al. 1976. Treatment and prognostic factors in stage Ⅰ and Ⅱ sarcomas of the corpus uteri. Am J Roentgen Red Ther Nual Med, 126 : 139.

Von Minckwitz G, Kuhn W, Kautmann M, et al. 1994. prognostic importance of DNA ploidy and S-phase fraction in endometrial cancer. Int J Gynecol Cancer,4:250.

Wade K, Quinn MA, Hammond I, et al. 1990. Uterine sarcoma: Steroid receptors and response to hormonal therapy. Gynecol Oncol, 39:364~367.

Wang Y, Zhu W, Shen Z, et al. 1994. Treatment of locally recurrent soft tissue sarcomas of the retroperitoneum: Report of 30 cases. J Surg Oncol,56:213~216.

Weigensberg IJ. 1984. Preoperative radiation therapy in Stage I endometrial adenocarcinoma. Cancer,53:242.

Wilson J, Cox J, Kumaki R, et al. 1980. preoperative radiation therapy of adenocarcinoma of the endometrium. Int J Radiat Oncol Biol Phys,6:1433.

Wilson TO, Podratz KC, Gaffey TA, et al. 1990. Evaluation of unfavorable histologic subtypes in endometrial adenocarcinoma. Am J Obstet Gynecol,162:418.

Wolfson AH, Sightler SE, Markoe AM, et al. 1992. The prognostic significance of surgical staging for carcinoma of the endometrium. Gynecol Oncol,45:142.

Zanotti KM, Belinson JL, Kennedy AW, et al. 1999. Phase II trial of methotrexate and platinum based chemotherapy in uterine papillary serous carcinoma. Gynecol Oncol,74:272~277.

Zheng W, Cao P, Zheng M, et al. 1996. p53 overexpression and bcl-2 persistence in endometrial carcinoma: comparison of papillary serous and endometrioid subtypes. Gynecologic oncology,61(2):167~174.

第九章　卵巢恶性肿瘤及原发性腹膜肿瘤的手术治疗

第一节　上皮性卵巢癌

一、概　述

卵巢恶性肿瘤(ovarian malignant tumor)占全部卵巢肿瘤的 2%～3%，占妇科恶性肿瘤的 23%～27%，却占妇科恶性肿瘤死亡的 47%，成为女性肿瘤死亡原因的第四位。各国发病率差异较大，在西方一些国家，年发病率为 15/10 万，仅次于宫颈癌、宫体癌，居第三位。在美国，上皮性卵巢癌是妇科癌症的主要死因，也是该国妇女第五常见的恶性肿瘤死亡原因。2008 年美国预计大约将有 21 650 例新诊断病例以及大约 15 520 例的死亡病例。上皮性卵巢癌的病人中能获得治愈的不到 40%。卵巢癌的发病率随着年龄增大而上升。在 80～89 岁达到发病高峰，发病率约为 57/100 000。诊断时平均年龄约为 63 岁。其中大约 70% 的病人初诊时已是晚期。美国癌症协会于 1986 年的统计显示，40 岁以上的妇女，每 1000 人中约有 12 人发病，而其中只有 2～3 人可治愈。我国尚无全面的统计数字，但近 40 年来发病率有逐渐上升趋势，仅次于宫颈癌，居第二位。此类肿瘤可发生在任何年龄，从婴儿至老年，但多在 40 岁以上。

上皮性卵巢肿瘤(epithelial tumors of ovary)是最常见的卵巢肿瘤，约占卵巢良性肿瘤的 50%，占卵巢原发性恶性肿瘤的 85%～90%。上皮性卵巢癌(epithelial ovarian cancer)多见于中老年妇女，50 岁以上居多。

上皮性卵巢癌发展快，容易发生转移，至今尚缺乏有效的早期诊断方法，60%～70% 就诊时病灶已超出盆腔范围，5 年生存率较低，徘徊在 25%～30%，已成为严重威胁妇女健康的一种卵巢恶性肿瘤。

卵巢恶性肿瘤不易做出早期诊断。尽管如此，但有些症状出现有助于早期识别具有进展为早期卵巢癌高危因素的病人。这些症状包括:腹胀、盆腹部疼痛、进食困难、饱胀感或尿路刺激症状(尿频、尿急)。医生在评估有上述多种症状的妇女时，要意识到可能是卵巢的病变引起了这些症状。通常是在盆腔检查时触到无症状的实性肿块或非均质性肿块才被发现。

几乎 75%～80% 的卵巢上皮性癌病人是在腹盆腔内有病灶扩散时才被发现，即使此时亦有延误诊断的。如发现盆腔肿块有下列情况者应考虑为恶性和可疑恶性肿瘤:①实性者 50% 为恶性;②双侧 70% 恶性;③肿瘤表面不规则，有结节突起者多为恶性;④肿块粘连，固定，不活动或活动度差;⑤伴有腹水或胸水者，尤其是血性;⑥伴有非特异性胃肠道症状，如恶心、消化不良、厌食、便秘等;⑦子宫直肠窝有硬结，排除子宫内膜异位症外，90% 以上属恶性;⑧肿块生长迅速;⑨大网膜肿块，消化道不全梗阻变现，恶病质。如病人有胃病史，随后发生双侧卵巢实性肿瘤,则应想到有克鲁根勃瘤的可能,需详细检查消化道,以期找到原发病灶。其他诊断方法有影像学检查、腹水细胞学检查、肿瘤标志物(CA125、CA199、CA153、癌胚抗原)检测、腹腔镜检查、细针活体组织检查。

卵巢癌以手术治疗为主。过去,对晚期卵巢癌的手术治疗一直是姑息性的,包括减轻胃肠道和泌尿道梗阻的改道手术,减少浆液渗出的处理和减轻压迫性疼痛的神经外科处理,很少作肿块切除。

20世纪早期,几个妇科手术医师推荐尽可能多的切除肿瘤,以减轻病人的痛苦和有限地延长生存时间。有学者认为即使有转移瘤存在也应尽可能切除原发肿瘤,同时尽可能切除转移性种植肿瘤,以提高肿瘤对术后放疗的敏感性,但因缺乏充分的根据而未引起重视。甚至有人认为部分切除肿瘤对控制肿瘤发展没有价值,通过手术来减少压迫所带来的短期缓解,还抵不过手术本身所造成的痛苦。为此,不少人在剖腹时,只做活检,而不愿冒手术困难和出血的风险为切除肿瘤而做出努力。

在过去30年中,晚期卵巢癌手术切除的主要方案发生了根本的变化。1967年,Munnell通过回顾性调查研究发现卵巢癌病人术后残余瘤直径大小与生存时间及其对化学药物、放射敏感性呈反比的关系,强调手术的彻底性是延长生存时间的关键,率先提出了最大限度手术的原则。Smith、Greco、Wilstshow等相继发现,卵巢癌病人如术后残余瘤直径超过一个特殊的界限,则病人的平均生存时间就不可能有明显的延长。这个界限为1~3cm,一般主张不超过2cm,也有主张不超过0.5cm。1978年,Griffiths根据多年的经验,对最大限度手术的步骤作了描述,称最大限度肿瘤缩减术(maximal tumor reductive surgery)。此后,1982年,Sliberman将这种非根治性切除肿瘤的手术方法称为"肿瘤细胞缩减术"(cytoreductive operation)或"大块肿瘤切除术"(debulking operation)。但Morre等并不赞成对晚期卵巢癌病人施行最大限度缩瘤术,他们认为这种手术方式不能完全切除肿瘤,仅仅是通过暂时的减轻肿瘤负荷来延长生命,但肿瘤很快发展,因而对控制肿瘤没有价值。尽管如此,大多数文献证实了Munnell的发现,赞同对晚期卵巢癌施行最大限度手术,这是近代晚期卵巢癌治疗的总趋势。

卵巢癌是化疗敏感肿瘤。过去,卵巢癌的化疗仅作为放疗失败后的二线治疗。近20年来卵巢癌化疗已取得了明显进展,被广泛采用,目前已成为卵巢癌治疗中必不可少的治疗手段。早期以烷化剂单药应用最为广泛,其客观有效率达33%~65%。随后多柔比星、六甲嘧胺、顺铂、卡铂的应用也甚广,紫杉醇也已用于卵巢癌治疗。近10年来,发现联合化疗的疗效优于单药化疗,特别是以顺铂为基础的联合化疗,有效率高达60%~90%。

放射治疗作为卵巢癌的治疗已有50余年的历史,开始它仅用于肿瘤不能切除的病人,后很快就普遍用于各期病人术后的治疗。放射治疗是局部治疗手段,主要通过全腹和(或)盆腔体外照射,达到杀灭和控制肿瘤的目的,但基本上属于姑息治疗。

二、组织学分类、扩散方式、手术-病理分期

(一) 组织学分类

卵巢在胚胎发生方面具有特殊性,其发生的肿瘤在结构和成分上有很大的区别。过去

由于没有统一的分类,影响了卵巢肿瘤临床特征及治疗效果的比较,造成基础及临床研究的混乱。1973 年,世界卫生组织(WHO)卵巢肿瘤命名委员会根据 1964 年国际妇产科联盟(FIGO)的标准第一次制定了国际统一的卵巢肿瘤的组织形态分类,1992 年,Scully 又加以补充,将卵巢肿瘤主要分为四类:上皮性卵巢肿瘤、生殖细胞肿瘤、性索间质肿瘤及转移性卵巢肿瘤。原发性上皮性卵巢肿瘤又分为浆液性肿瘤、黏液性肿瘤、子宫内膜样肿瘤、透明细胞瘤及纤维上皮瘤。它们又分为良性、交界性及恶性三类,具体的划分如下:

1. 浆液性肿瘤

(1) 良性:①囊腺瘤和乳头状囊腺瘤;②表面乳头状瘤;③腺纤维瘤和囊腺纤维瘤。

(2) 交界性:①囊腺瘤和乳头状囊腺瘤;②表面乳头状瘤;③腺纤维瘤和囊腺纤维瘤。

(3) 恶性:①腺癌、乳头状腺癌、乳头状囊腺癌;②表面乳头状癌;③恶性腺纤维瘤和囊腺纤维瘤。

2. 黏液性肿瘤

(1) 良性:①囊腺瘤;②腺纤维瘤和囊腺纤维瘤。

(2) 交界性:①囊腺瘤;②腺纤维瘤和囊腺纤维瘤,肠型,子宫内膜型。

(3) 恶性:①腺癌和囊腺癌;②恶性腺纤维瘤和囊腺纤维瘤,伴腔壁结节的黏液囊性肿瘤,伴腹膜假黏液瘤的黏液性囊性肿瘤。

3. 子宫内膜样肿瘤

(1) 良性:①腺瘤和囊腺瘤;②腺纤维瘤和囊腺纤维瘤。

(2) 交界性:①腺瘤和囊腺瘤;②腺纤维瘤和囊腺纤维瘤。

(3) 恶性:①癌:腺癌、棘腺癌、恶性腺纤维和囊腺纤维瘤;②子宫内膜间质样肉瘤;③中胚叶(米勒管)混合瘤,同质的和异质的。

4. 透明细胞瘤

(1) 良性:腺纤维瘤和多性腺纤维瘤、囊腺瘤。

(2) 交界性:囊性肿瘤、腺纤维瘤和囊性腺纤维瘤。

(3) 恶性:腺癌、腺癌纤维瘤。

5. 纤维上皮瘤

(1) 良性。

(2) 交界性。

(3) 恶性:恶性纤维上皮瘤或移行上皮癌。

6. 移行细胞肿瘤

良性:良性 Brenner 瘤化生型。

交界性:交界性 Brenner 瘤增生性变异型。

恶性:恶性 Brenner 瘤移行细胞瘤(非 Brenner 型)。

7. 鳞状细胞瘤　鳞状细胞癌、表皮样囊肿。

8. 混合性上皮肿瘤　良性、交界性、恶性。

9. 未分化癌

10. 未分类的上皮性肿瘤

(二) 扩散方式

上皮性卵巢癌的扩散以局部蔓延、种植转移、淋巴道转移为主,血道转移少见,且是晚期表现。

1. 局部蔓延　癌瘤超出卵巢范围后,可直接浸润周围组织器官,如盆腔侧腹膜、子宫、输卵管、直肠、乙状结肠及膀胱等,但多限于浆、腹膜浸润,很少侵犯器官的实质,尤其是初始时如此。陈涤瑕分析了34例原发性卵巢恶性肿瘤病例,发现对侧卵巢转移为38.2%,大网膜转移为34.2%,子宫转移为17%,输卵管转移为5.9%,阑尾转移为2.9%。其中,Ⅰ期卵巢癌病人中对侧卵巢转移率为22.2%,其他部位为0;Ⅱ期病人共4例,2例发生对侧卵巢转移、子宫转移,1例发生输卵管转移。Ⅲ期病人中上述5个部位的转移率分别为58.3%、97.1%、33.3%、8.3%、8.3%,很少见转移到宫颈、阴道及外阴。据Guidozzif报道,148例FIGO分期为Ⅲ、Ⅳ期病人中有7例宫颈转移,2例阴道转移,1例外阴转移。这些部位的转移常同时合并大量腹水,盆腔、淋巴结转移,上腹部种植转移。

2. 种植转移　与其他恶性肿瘤不同,卵巢癌主要转移途径是肿瘤表面脱落细胞的腹腔内广泛种植,也是上皮性卵巢癌转移的主要方式。游离的肿瘤细胞随腹腔液在腹腔内流动,在腹膜表面种植生长,很快成为全腹性疾病。由于重力的作用,癌细胞更容易在腹腔的最低处种植,尤其在子宫直肠窝处的转移最为常见,其次是盆腔侧腹膜,直肠、乙状结肠浆膜、子宫膀胱窝腹膜等。腹腔内液的流动方向(图9-1)对卵巢癌的种植转移具有重要意义。由于腹腔的分区和交通关系,通过呼吸运动和日常生活,癌细胞随腹腔液沿右结肠旁沟畅通无阻的流向右上腹腔,而左侧降结肠旁沟则由于横膈结肠韧带的限制,流向左上腹腔受到一定的阻碍,从而使右半膈、肝脏表面、大网膜成为种植较常见的部位。这也解释了右侧卵巢癌更易广泛腹腔种植的原因。

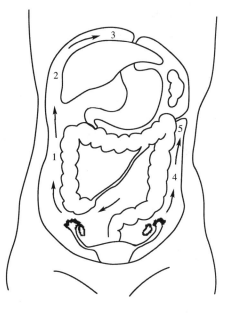

图9-1　腹腔内液体的流向(示意图)

1. 升结肠外侧沟;2. 右膈下间隙;3. 肝镰状韧带;
4. 降结肠外侧沟;5. 脾结肠韧带

盆、腹腔腹膜及脏器浆膜种植播散最为常见,特别是横膈、结肠旁沟、肠系膜、肠浆膜、子宫直肠窝及盆侧壁腹膜、膀胱浆膜。盆腔腹(浆)膜种植更为常见,可融合成片,原如"铠甲状"。腹膜和横膈是早期卵巢癌亚临床转移的常见部位,晚期癌腹膜种植高达71.6%。大网膜也是卵巢癌最早亚临床转移部位之一。各期大网膜总的转移率约为23%~71%。晚期大网膜转移灶可融合成块,是腹水的重要来源。

卵巢癌转移至肠道者很常见,但大多数属浆膜种植转移,进而可累及浅肌层而至深肌层,累及黏膜层很少见。由肠转移导致不全梗阻者在Ⅲ、Ⅳ期或复发性卵巢癌中尤为多见,后果严重,是致死的主要原因。完全梗阻多在复发癌中出现,最终导致死亡。Tunca等报道

518 例卵巢癌,127 例发生肠梗阻,占 25% ,其中Ⅰ期 17 例(13.9%),Ⅱ期 17 例(16.8%),Ⅲ期 72 例(30.0%),Ⅳ期 20 例(36.4%),不详 1 例。

肝种植转移亦为常见。在晚期病人中,肝表面转移高达 54% ,肝内转移达 43.2% 。而北京协和医院 15 年回顾性研究证实,肝转移占同期病例的 6.9% (40/583) 。脾表面转移者较肝脏的少见,脾实质及脾蒂转移者时有报道。

3. 淋巴道转移 卵巢癌常扩散至腹膜后淋巴结,一般认为有三条不同的转移途径:①主要的途径是沿卵巢血管向上终止于腹主动脉旁淋巴结,位于腹主动脉及肾动脉之间,称上行路线(图 9-2)。②淋巴管从卵巢门出来在阔韧带两叶之间,终止于髂内、髂外及髂门淋巴结(下行路线)(图 9-3),再经髂总而至腹主动脉旁淋巴结;当上行路线受阻时,淋巴液可反流至盆腔淋巴结或形成侧支循环。③卵巢淋巴管沿圆韧带,引流入髂外淋巴结及腹股沟淋巴结,此转移途径比较少见,但这是转移至腹股沟淋巴结的主要途径。

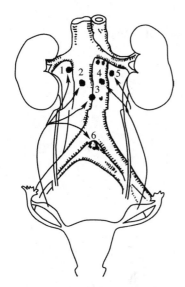 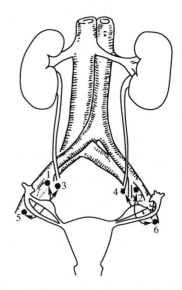

图 9-2　卵巢淋巴流向(上行路线的示意图)

1. 腔静脉外侧淋巴结;2. 腔静脉前淋巴结;3. 主动脉腔静脉前淋巴结;4. 主动脉前淋巴结;5. 主动脉外侧淋巴结;6. 主动脉下淋巴结

图 9-3　卵巢淋巴流向(下行路线的示意图)

1、2. 髂间淋巴结;3、4. 髂内淋巴结;5、6 髂外淋巴结

北京协和医院通过手术切除及淋巴造影初步揭示了卵巢癌淋巴结转移的规律:①卵巢癌总的淋巴结转移率高达 50% ~60% ,表明淋巴转移是卵巢癌扩散的重要途径。②卵巢癌向盆腔及腹主动脉旁淋巴结转移的机会几乎相同。③原发于左侧的卵巢癌,其盆腔淋巴结转移率远较右侧高(约为 10:1)。

腹膜后淋巴结转移的发生率与临床分期、细胞分化、组织学类型、年龄大小等因素有关。Wu 等报道,Ⅰ~Ⅳ期的淋巴结转移率分别为 14.3% 、37.5% 、64.4% 、100% 。细胞分化也是影响淋巴结转移的重要因素,交界性卵巢肿瘤几乎无淋巴结转移,1、2 级淋巴结转移率为 10% ,而 3 级则高达 26% 。组织学类型中以浆液性癌淋巴结转移率最高,黏液性癌最低。

Pereira 报道淋巴结转移率与年龄的关系为:20 ~29 岁为 1% ,30 ~39 岁 2% ,40 ~49 岁

15%,50~59 岁 25%,60~69 岁 32%,70~79 岁 32%,80 岁及以上 2%。可见易于发生淋巴结转移的年龄段为 40~79 岁,最易发生淋巴结转移的为 60~79 岁。这提示我们老年卵巢癌病人较年轻病人更易发生淋巴结转移。

Kim 收集了 2004 年 1 月~2007 年 3 月之间的 99 例上皮性卵巢癌病人的资料,对其术前 CA125 水平与淋巴结转移的相关性进行了研究。以 535U/ml 为临界值将这些病人分为两组,对其各自的淋巴结转移率进行了对比,发现两者之间存在显著差异($P<0.05$)。这说明 CA125 水平>535U/ml 与淋巴结转移有显著相关性。Yavuzcan 的研究也表明卵巢癌病人的 CA125 水平与淋巴结转移之间存在显著的相关性。

国内有报道称淋巴结转移率与腹腔积液量成正比,腹腔积液量及细胞学检查阳性与淋巴结转移密切相关,这一关系可能反应了肿瘤细胞易于转移的能力。但 Yavuzcan 对Ⅲ~Ⅳ期上皮性卵巢癌病人的腹腔冲洗液进行了研究分析,发现尚无法确认腹腔冲洗液细胞学检查阳性与淋巴结转移之间存在相关性。

腹膜后淋巴结总的转移率为 20%~41%,不同部位分别为:盆腔淋巴结转移占 24%~54%,腹主动脉旁淋巴结转移占 18%~36%,盆腔及腹主动脉旁淋巴结均有转移者占 28%~56%。Burghardt 对 105 例病人行盆腔+腹主动脉旁淋巴结清除术发现盆腔及腹主动脉旁均为阳性者为 44%,其中Ⅰ期病人为 5%,Ⅱ期病人为 43%,Ⅲ期病人为 51%,Ⅳ期病人为 73%。盆腔及腹主动脉旁均为阴性者为 35%,其中,Ⅰ期为 85%,Ⅱ期为 29%,Ⅲ期为 22%,Ⅳ期为 18%;盆腔淋巴结阳性而腹主动脉旁淋巴结阴性者为 12%,其中Ⅰ期为 10%,Ⅱ期为 14%,Ⅲ期为 13%,Ⅳ期为 9%。另外,盆腔淋巴结阴性而腹主动脉旁淋巴结阳性病人为 9%,其中Ⅱ期、Ⅲ期分别为 14%、13%,而Ⅰ期、Ⅳ期均为 0。Leake 对 34 例低度恶性上皮性卵巢癌分析发现盆腔淋巴结阳性率为 17%,腹主动脉旁淋巴结阳性率为 18%,腹主动脉旁淋巴结阳性的病人中有 1/2 同时有盆腔淋巴结的转移,这些都说明卵巢癌向盆腔淋巴结及腹主动脉旁淋巴结的转移率几乎相等,两者的转移不分先后。另外,许多学者正在研究随意腹膜活检及腹膜后淋巴结活检在早期上皮性卵巢癌的分期中的功效,发现各期腹主动脉旁的淋巴结转移如表 9-1 所示。

表 9-1　上皮性卵巢癌的主动脉旁淋巴结转移

组别	Ⅰ期		Ⅱ期		Ⅲ~Ⅳ期		总计
	淋巴管造影阳性	活检	淋巴管造影阳性	活检阳性	淋巴管造影阳性	活检活检	淋巴管造影阳性
Hank,Bagshawe(1969)	2/9	—	2/6	—	4/7	—	8/22
Parker 等(1974)	3/13	—	2/29	—	12/27	—	17/69
Knapp,Friedman(1974)	—	5/26	—	—	—	—	—
Delgado 等(1977)	1/5	—	1/5	—	—	3/5	2/10
Buchsbaum 等(1989)	—	4/95	—	8/41	—	7/46	—
Burghardt(1991)	—	1/20	—	4/7	—	51/78	—
合计	10/141		12/48		61/29		

注:所有病例为上皮性肿瘤转移灶直径小于 3cm。

此外,膈淋巴结转移非常常见。横膈之所以成为卵巢癌最常见的转移部位,其原因除了上述提到的肿瘤细胞随腹腔液的流动而种植转移到膈面外,尚与横膈丰富的淋巴管有关。近年来,研究发现膈的淋巴结转移也是形成膈转移的机制之一。Feldman 发现膈面腹膜毛细淋巴管具有很强大的吸收作用,腹腔内经同位素标记的癌细胞迅速进入膈淋巴管,进一步到达胸骨旁淋巴结、纵隔前淋巴结、纵隔后淋巴结及腰淋巴结。作者还证实腹腔内的肿瘤细胞首先阻塞横膈淋巴管,再产生腹水。局限在卵巢的临床 Ⅰ 期癌且有腹水的病人,其发生机制有可能是脱落在腹腔内的癌细胞随着呼吸运动不断流向横膈而附着在横膈底面,因而阻塞了淋巴管。尸检也可见到腹腔广泛种植的病人的横膈淋巴管充满了癌细胞。横膈淋巴管部分或完全被癌细胞阻塞,更容易使癌细胞种植在大网膜及不同部位腹腔的浆膜面以及造成癌性腹水的积聚。

4. 胸腔转移卵巢癌合并胸水以浆液性癌为多见,占82.4%,绝大部分伴有横膈转移,双侧胸腔积液(胸水的瘤细胞阳性率为90%),单侧胸水绝大多数为右侧(占85.7%),单侧胸水不一定是胸腔转移,瘤细胞的阳性率只有14.3%,胸水也并非均是肺转移所致,胸腔内注入硬化剂(平阳霉素)是一种较为有效的控制胸水的方法。

5. 血道转移初治的卵巢癌病人血行转移很少见,仅仅见于个别极晚期病人。但在治疗后复发的病人中,血行转移较多见,常转移到肝脏和肺。

(三)手术-病理分期

卵巢癌的手术-病理分期(FIGO 1988)见表9-2。

表9-2 卵巢癌手术-病理分期

Ⅰ期　肿瘤局限于卵巢

　Ⅰ A　肿瘤局限于一侧卵巢,包膜完整,表面无肿瘤,无腹水,或有腹水而未见恶性细胞

　Ⅰ B　肿瘤局限于两侧卵巢,包膜完整,表面无肿瘤,无腹水,或有腹水而未见恶性细胞

　Ⅰ C*　一侧或双侧卵巢的 Ⅰ A 期或 Ⅰ B 期,有表面肿瘤生长,包膜破裂,腹水或腹腔冲洗液可见恶性细胞

Ⅱ期　肿瘤累及一侧或双侧卵巢并向盆腔蔓延

　Ⅱ A　蔓延和(或)转移至子宫和(或)输卵管

　Ⅱ B　蔓延至盆腔其他组织

　Ⅱ C*　不论一侧或双侧卵巢的 Ⅱ A 期或 Ⅱ B 期,表面肿瘤生长,包膜破裂,腹水或腹腔冲洗液可见恶性细胞

Ⅲ期　肿瘤累及一侧或双侧卵巢,伴盆腔以外种植和(或)后腹膜或腹股沟淋巴结转移,肝脏表面转移为Ⅲ期,肿瘤局限在真骨盆,但组织学证实侵及小肠或大网膜

　Ⅲ A　肿瘤大体所见局限于盆腔,淋巴结阴性,但组织学证实有腹腔腹膜表面种植,或有小肠或肠系膜蔓延

　Ⅲ B　肿瘤累及一侧或双侧卵巢,腹腔腹膜种植瘤直径小于2cm,淋巴结阴性

　Ⅲ C　腹腔腹膜种植直径大于2cm 和(或)腹膜后或腹股沟淋巴结转移

Ⅳ期　肿瘤累及一侧或双侧卵巢,并有远处转移。发现胸水经细胞学检查为阳性定为Ⅳ期,肝实质有转移同样列为Ⅳ期

---

*为了判断不同因素对预后的影响,主要对 Ⅰ C 期、Ⅱ C 期包膜是自生或是手术操作破裂,是腹水还是腹腔冲洗液发现恶性细胞进行判断。

三、治疗原则

上皮性卵巢癌的治疗以手术为主,辅以化疗或放疗,免疫治疗处于试用阶段。手术治疗是最有效的治疗手段,只有将肿瘤切净或基本切净,病人群体生存时间才能明显延长。而且手术的彻底性也为辅助治疗创造条件,直接影响化疗和放疗的最终效果。手术原则是力求将肿瘤切净或基本切净,残余肿瘤直径≤2cm,不应因害怕脏器受损伤而遗留病灶。化疗是上皮性卵巢癌重要的辅助治疗,能使一些晚期病人完全缓解,获得长期无癌生存,放疗对上皮性卵巢癌有一定的敏感性,疗效是肯定的,但对大多数晚期病人的效果不如化疗好。可作为某些病人化疗后的巩固治疗。免疫治疗的疗效尚不能肯定。

各期卵巢癌的治疗原则尚不统一,笔者根据自己的经验,综合有关资料提出如下治疗方案:

Ⅰ期:①全子宫加双附件切除术,同时行大网膜切除,对黏液性卵巢癌同时切除阑尾。②年轻病人,属交界性肿瘤或ⅠA期可行保守性手术。③选择性腹主动脉旁淋巴结切除,常规盆腔淋巴结切除。④确诊肿瘤为ⅠA、ⅠB期,高、中分化(G_1、G_2),肿瘤与周围组织无粘连者,术后可不用化疗,定期随访。对ⅠA、ⅠB期低分化(G_3)及ⅠC期均给辅助化疗6疗程。

Ⅱ期:①全子宫、双附件、大网膜及盆腔扩散病灶和阑尾切除术。②选择性腹主动脉旁淋巴结切除术及常规盆腔淋巴结切除术。③术后联合化疗6疗程。

Ⅲ、Ⅳ期:①癌瘤较散在,种植转移灶较表浅,经腹膜内将肿瘤切净或基本切净,包括切除全子宫、双附件、大网膜及阑尾。②对盆腔腹膜广泛种植转移者,行盆腔腹膜外切除肿瘤及内生殖器,同时切除腹腔内转移病灶及大网膜,使术后残余瘤直径≤2cm。③内生殖器以外脏器有实质性浸润,可同时切除受累的肠管、膀胱或输尿管,使术后残余瘤直径≤2cm。④术后残余瘤直径≤2cm者,同时行选择性腹主动脉旁及常规盆腔淋巴结切除。⑤肿瘤不能切除时,需多处活检,活检组织块直径≥1cm,或因故不能达最佳减灭术者,经2～4个疗程化疗后行两次间歇性肿瘤细胞缩减术。⑥术后采用联合化疗6～8个疗程。

(周 静 陈惠祯 夏 婷)

四、手 术 治 疗

(一) 早期(Ⅰ、Ⅱ期)上皮性卵巢癌的手术治疗

1. 首次全面手术探查及手术-病理分期

(1) 手术分期的意义:对早期卵巢癌利用手术探查来确定疾病的扩散范围已成为强制性的方法,这是早期卵巢癌手术治疗的重要组成部分。正确分期是决定治疗方法的前提,也是估计预后、比较疗效、总结经验的重要依据。不少学者根据他们的实践经验,强调正确

分期的重要性。并推荐由妇科肿瘤医师进行首次手术治疗以改善预后。

1972 年,Bagley 发现Ⅰ期卵巢癌采用全子宫+双附件切除术和(或)术后辅以盆腔放疗,其术后 5 年生存率分别为 67% 和 60%,并没有达到预期的效果,而术后全腹放疗的 5 年生存率为 94%。1971 年,Faks 也发现Ⅰ期卵巢癌单纯手术和手术加放疗,5年生存率分别为 70%、58%。Dembo 发现Ⅱ期卵巢癌采用全腹放疗较单纯盆腔放射的生存曲线有明显的提高,这说明Ⅱ期卵巢癌的病人有超出盆腔上腹部的"亚临床"转移,实际为Ⅲ期。Ⅰ、Ⅱ期病人过去之所以生存率不高,是因为这些"亚临床"转移部位未包括在治疗范围内。

由于卵巢癌的转移特点,临床上肉眼认为肿瘤局限在卵巢,实际上腹部已发生了亚临床转移。Griffiths 发现第一次手术被认为是Ⅰ期的卵巢癌病人,有 30%～40% 的分期是错误的。Guthrie 等总结了 656 例早期卵巢癌的分期情况,发现第二次手术时有 355 例病人高于原分期。这是由于第一次手术时,疏忽了某些部位的活检,这些部位是右横膈、大网膜、腹膜、腹主动脉旁淋巴结及盆腔淋巴结、腹水或腹腔冲洗液,而这些部位早期卵巢癌容易发生亚临床转移(表 9-3)。1978 年,Piver 统计了有关Ⅰ、Ⅱ期卵巢癌常见的亚临床转移部位的发生率,见表 9-4。

表 9-3　外表为卵巢癌早期的亚临床转移

部位	受累病例数	总的病例数	受累率(%)
横膈	17	223	7.6
网膜	21	294	7.1
细胞学	13	69	18.8
腹膜	6	61	9.8
盆腔淋巴结	18	202	8.9
主动脉淋巴结	35	285	12.3

表 9-4　Ⅰ、Ⅱ期卵巢癌亚临床转移部位的发生率

部位	Ⅰ期(%)	Ⅱ期(%)
横膈	11	323
大网膜	3	27
腹主动脉旁淋巴结	11	310
盆腔淋巴结	8.1	－
盆腔冲洗液	3312	5

Yong 等对 100 例卵巢癌病人的资料进行了分析。有 68 例在第一次手术后 4 周内进行了重新分期,其中 61 例病人临床认为没有残余瘤,重新手术发现了常见亚临床部位的转移。100 例病人中,31% 病人高于原分期,31 例病人中 23 例(74%)病人实际为Ⅲ期(表 9-5)。

表 9-5　100 例早期卵巢癌病人的再分期

原分期	病人数	再分期							高于原分期病人数
		ⅠA	ⅠB	ⅠC	ⅡA	ⅡB	ⅡC	Ⅲ	
ⅠA	37	31	–	–	–	3	–	3	6(16%)
ⅠB	10	–	7	1	–	1	–	1	3(30%)
ⅠC	2	–	–	2	–	–	–	0	(0%)
ⅡA	4	–	–	–	0	–	–	4	4(100%)
ⅡB	38	–	–	–	–	23	3	12	15(39%)
ⅡC	9	–	–	–	–	–	6	3	3(33%)
合计	100	31	7	3	0	27	9	23	31(31%)

由此可见,初次手术分期是否正确非常重要。早期癌症治疗失败的原因主要由于上腹部探查不够全面,且未能获得亚临床转移部位的活检标本,而导致分期和治疗上的错误。美国 Anderson 医院对 1944~1973 年的 2115 例病人的材料分析表明,卵巢癌的分期正确与否直接影响治疗效果,Ⅰ期病人在外院接受过初次手术,然后转来 Anderson 医院的术后病人,5 年生存率仅为 56.5%,而初次手术在 Anderson 医院进行,则 5 年生存率为 87%。对Ⅱ期病人,则相应的 5 年生存率为 35.3% 和 50%。这一差别的产生系由于 Anderson 医院实施初次手术时即对病人进行了仔细临床分期的结果。

总之,手术分期被认为是卵巢癌手术的一个重要组成部分。通过手术探查,进行仔细的临床分期,对于手术方案的选择,指导术后辅助治疗,提高疗效,以及估价预后是很重要的,必须十分重视。

(2) 手术探查的指征:目前早期卵巢癌仍缺乏准确的早期诊断方法,凡有下列情况者应开腹探查。

1) 临床检查诊断的卵巢肿瘤者,特别是恶性肿瘤或可疑者。

2) 青春前期及绝经后有附件肿块者。

3) 绝经后可触及卵巢综合征。

4) 任何年龄的妇女实性附件肿块。

5) 生育年龄妇女直径大于 6cm 的附件囊性肿块或直径为 4~6cm 持续 3 个月以上或有观察中直径增大者。

6) 其他附件包块不能排除卵巢恶性肿瘤者。

需要手术探查者,术前可作血清标志物测定,如 CA125、HCG、AFP 等,这些标志物对卵巢肿瘤诊断有一定意义;B 超、X 线、CT 及 MRI 等对于术前判断有重要作用,而腹腔镜检具有决定性的作用。

(3) 手术探查的方法及技巧

1) 术前必须进行彻底的肠道准备,口服甲硝唑(灭滴灵)或诺氟沙星(氟哌酸)、清洁灌肠、口服泻药,同时预防性使用抗生素。给予对症、支持治疗。

2) 探查切口:为了确定病灶的范围,可采用下腹正中切口。开腹后经初步检查如为恶性或可疑恶性,为了暴露上腹部,切口须绕脐延长至脐上 5cm,甚至延至全腹。

3）取腹水做细胞学检查：开腹后首先注意有无腹水，以及腹水量、颜色、性质，并取腹水进行细胞学检查。如无腹水，则用生理盐水 100ml 分别冲洗盆腔和左右结肠旁沟等处，并加以回收做细胞学检查。注意不要用高渗液冲洗，如为明显的血性腹水，可加用肝素抗凝。

4）探查原发瘤：先检查内生殖器，确定是否有卵巢肿瘤，原发还是继发，单侧还是双侧，是实性、囊性还是半囊性。包膜是否完整，表面有无肿瘤，有无破裂，与周围组织器官，如输卵管、子宫、膀胱、直肠等有无粘连，是否受侵犯。

5）探查转移情况：即使是早期，也有亚临床转移的可能。这些病灶在探查时不易直接识别，多在活检时才发现。应该仔细地探查高危区，特别是右半膈、大网膜、腹膜、腹主动脉旁淋巴结、盆腔淋巴结。腹腔检查尤应注意子宫直肠窝、子宫膀胱陷窝、结肠侧沟、两侧盆壁等处的腹膜。可疑处分别取两块活体组织送病理检查。有人强调用乙状结肠镜的活检钳或用腹腔镜行膈下活组织检查，并作为卵巢恶性肿瘤的手术常规；于横结肠附着处切除大网膜大部分，送病理检查；切除盆腔及腹主动脉旁淋巴结送病理检查，即使腹主动脉旁淋巴结临床检查结果为阴性，也应该在靠近卵巢静脉处取样。若卵巢病灶与 Krukenberg 瘤一致，胃肠道检查有决定性意义。如有粘连，必须松解，以排除是否有癌性浸润。

手术分期探查要求合乎标准。Dylos 和 Greer 提出了手术分期要求（表 9-6），可供参考。

表 9-6 卵巢癌手术探查要求

腹部正中切口延至脐上 5cm
检查卵巢肿瘤，并在病理医生协助下：①排除良性肿瘤；②排除来自胃肠道及其他处的转移瘤；③注意囊壁有无破裂； ④粘连处活检
取腹水或生理盐水冲洗液做细胞学检查
观察全部腹膜表面：①冰冻切片证实或多处标本送病理切片；②膈肌病灶活组织检查或取刮片
取足够的大网膜活检，腹膜后淋巴结活检
切除后：①送病理检查；②记下残癌的位置、大小等
按 FIGO 分期及做手术记录

6）确定分期：根据探查结果，按 FIGO 标准严格分期，并选择合适的手术方案。

（4）分期探查的结果：Young 发现Ⅰ、Ⅱ期卵巢癌中 25% 的活检样本中有隐藏的转移，其中 7% 有膈下转移，6% 有盆腔淋巴结（PLN）转移，8% 有大网膜转移。Di Re 等发现淋巴结转移与分期有明显的关系。Ⅰ、Ⅱ、Ⅲ、Ⅳ期病人腹主动脉旁淋巴结（ALN）转移率分别为 18.2%、20%、41.9% 和 60.1%，盆腔淋巴结转移率为 9.1%、10%、12% 和 33.3%，说明Ⅰ、Ⅱ期病人仍有 10%~20% 的淋巴转移。表 9-7 是Ⅰ、Ⅱ期卵巢癌分期探查结果。

表 9-7 Ⅰ、Ⅱ期卵巢癌手术分期结果

作者	横膈	ALN	PLN	大网膜	腹水或腹腔冲洗液
Young	2/58	0/52	1/11	6/57	
Chen		4/21	2/21		
Piver	1/31	0/5	0	0/5	8/31

2. 早期卵巢癌(Ⅰ、Ⅱ期)手术方式及适应病情

(1) 保守性手术:保守性手术是指对儿童或有生育要求的卵巢癌病人行单侧附件切除。Rutledge 认为保守性手术只适用于保留病人生育功能而非内分泌功能,因为激素替代治疗是高质有效的。

1) 适应证:对于生育年龄且有生育要求的卵巢癌病人,必须在完善而准确的手术分期基础上,严格掌握其手术适应证:①Ⅰ期;②分化良好(高、中分化);③年轻渴望保留生育功能;④肿瘤包膜完整、无粘连;⑤包膜、淋巴结、卵巢系膜无浸润;⑥腹腔冲洗液阴性;⑦充分评估对侧卵巢,必要时做楔形切除活检,结果阴性;⑧横结肠下大网膜切除活检阴性,横膈组织学或细胞学阴性;⑨能严密随访;⑩生育后切除余下的卵巢。

单侧卵巢输卵管切除对年轻希望保留生育功能的病人,其疗效是肯定的。分化良好的浆液性、黏液性、子宫内膜样或透明细胞卵巢癌病人,其肿瘤应该是单侧、包膜完整、无粘连的,并且无阳性腹水或性腺外播散的证据。腹膜冲洗液应当取盆腔和上腹部,同时要评估对侧卵巢。如对侧卵巢大小正常,形状和外观正常,不必要常规的手术评估。据 Munnell 和其他人统计,对侧卵巢发生镜下转移的几率大约为 12%。主动脉旁和盆腔淋巴结必须仔细触摸和取样,必须对网膜足够取样送病检。在某些学者的经验中,Ⅰ级卵巢癌很少转移至盆腔或主动脉旁淋巴结。但是,任何肉眼观察不正常的淋巴结必须怀疑为罕见的转移灶。此外,保留的盆腔脏器必须是正常的。保留对侧卵巢对一个不生育的病人几乎没有好处。当上述部位任何一处发现癌瘤时,必须放弃保守性手术。在病人生育后,应该切除另一侧卵巢以减少其发生恶性肿瘤的危险。因为妇女绝经后卵巢上皮癌的发生率增加,而且因为有疾病史的不利因素,会促进另一侧发生上皮性病变,所以在生育后切除留下的卵巢是合乎逻辑的。

ⅠA 期上皮性卵巢癌采取保守性手术治疗的病人,关键问题是组织学,黏液性和子宫内膜样病变比浆液性病变的遭遇要好。Ⅰ级和交界性病变最适合行保守性治疗。有学者认为对于黏液性、内膜样及透明细胞型卵巢癌,不管是交界性还是浸润癌,做单侧附件切除,其危险不大。据说浆液性病变发生于双侧卵巢的可能性是黏液性癌的 7 倍多。因此,浆液性癌选择保守性治疗时要慎重。

最近一项来自 Mayo clinic 的 33 例ⅠA 期病人的研究中,病人年龄为 16~29 岁,结果显示卵巢输卵管切除或仅仅切除卵巢者,随访 3~10 年无复发,其结果是鼓舞人心的,但是并不是最终结论。因为许多低级别的病变有晚复发的倾向。某些中心正在研究单侧卵巢囊肿切除对低级别Ⅰ期上皮肿瘤的作用。其他人对Ⅰ期 2、3 级病变和ⅠC 期肿瘤保留部分卵巢组织,其后进行化疗,以保留生育功能。Plaute 等报道Ⅰ期(包括ⅠC 期)病人保守治疗与根治性治疗后复发率相近,即使ⅠC 期病人仍可行保守性手术,但术后要积极辅以化疗。

Colombo 报道了 99 例年龄在 40 岁以下的Ⅰ期卵巢癌病人的有关资料。在 56 例病人中施行了保守性手术(36 例ⅠA 期,1 例ⅠB 期和 19 例ⅠC 期)。3 例ⅠA 期病人(1、2、3 级)复发。1 例在残留的卵巢上复发,行补救性手术。另外 2 例为远处复发,并死于肿瘤本身。17 例希望生育的病人共怀孕 25 次。Colombo 提示,以铂类为基础的化疗进一步降低了复发率。GOG 一项研究报道,ⅠC 期或Ⅱ期或分化差的ⅠA 期和ⅠB 期病人,其存活无差异。这些病人随机接受了美法仑或腹内^{32}P 治疗。同一报道显示,辅以美法仑治疗对ⅠA 期或ⅠB

期、分化良好或中等分化的肿瘤病人没有益处。

综观上述,对渴望生育的ⅠA期上皮性卵巢癌病人行保守性手术是安全、有效的。生育后需切除保留的附件(卵巢),但对浆液性癌(ⅠA期)病人的保守性治疗需慎重对待。对ⅠB、ⅠC及Ⅱ期病人行保守性手术的安全性需进一步观察、证实。

2)手术范围:传统的保守性手术为单纯切除病人附件。这样可能会造成某些手术分期的错误,所以,当代的观点主张按完整手术分期的要求探查和确定分期。手术范围应该包括:①盆、腹腔腹膜多处活检。②患侧卵巢或附件切除,对侧卵巢剖视或不剖视,或行一侧或双侧囊肿切除(ⅠB期)。③大网膜切除。④阑尾切除。⑤腹膜后淋巴结取样。

3)手术程序:根据笔者的经验,手术顺序(步骤)如下:①取腹水或盆、腹腔冲洗液行细胞学检查。②切除患侧附件或完整摘除肿瘤。③触摸和直视下检查对侧卵巢。如大小、外观、形状正常不必剖视,如可疑存在病变需剖视,必要时行楔形切除活检。④盆、腹腔可疑病灶活检,包括粘连部位。⑤左右结肠旁沟、子宫直肠窝、子宫膀胱窝、盆腔两侧壁腹膜随机活检。⑥右横膈活检。⑦盆腔淋巴结取样。⑧横结肠下大网膜切除。⑨腹主动脉旁淋巴结取样。⑩阑尾切除。

(2)全子宫+双附件切除术:毫无疑问,经腹全子宫+双侧卵巢输卵管切除术是早期卵巢上皮癌最基本的术式,是最有说服力和最有效的治疗方法。

1)手术范围

A.双侧卵巢输卵管切除:切除对侧卵巢是因为有双侧同时发生肿瘤和发生潜在性转移的可能性。根据报道和疾病期别不同,外观正常的对侧卵巢病变发生率为6%～43%。Kent等发现,卵巢癌的双侧性比较多见。他们统计718例上皮性卵巢癌双侧发生率为49.7%,其中浆液性癌为65.3%,黏液性癌为18%,子宫内膜样癌为30.2%,未分化癌为54.1%(表9-8)。Willian的资料表明外观正常的对侧卵巢癌有7%为隐性癌(表9-9)。

表9-8　上皮性卵巢癌发生率

种类	病例数	单侧发生数	双侧发生数	双侧发生率(%)
浆液性癌(ⅠC期)	358	124	234	65.3
黏液性癌(ⅡC期)	59	48	11	18.7
内膜样癌(Ⅲ期)	215	150	65	30.2
未分化肿瘤(Ⅳ期)	85	39	46	54.1
合计	718	361	357	49.7

表9-9　ⅠA期卵巢癌的对侧卵巢隐性癌发生率

作者	总例数	隐性癌发生率(%)
Munnell	134	5
Killiams	54	7
合计	188	6

B.子宫切除:全子宫切除作为手术治疗的一部分值得推荐,亦是必要的。因为癌瘤可经淋巴转移至子宫,有并发原发性子宫内膜肿瘤的可能性,可能有浆膜种植,常规切除子宫

很少增加手术风险。卵巢癌病人保留子宫有发生米勒管原发肿瘤的倾向,有发生宫颈癌的可能,子宫切除后便于盆腔随访检查。因此,对已生育或不必保留生育功能的早期卵巢癌病人,应该做全子宫切除。

吴爱如报道卵巢癌有 16% ~ 18% 转移至子宫,转移至浆膜者更多。Kent 认为,卵巢癌转移至输卵管及子宫者比较常见,而且有 6% ~ 14% 子宫内膜显示癌样改变。另外,Decker 报道,Ⅰ期卵巢癌行子宫及双侧附件切除 5 年生存率为 89.3%,单侧附件切除 5 年生存率为 67%,并指出肿瘤破裂或有腹水者,虽然术后用了必要的辅助治疗,但生存率明显下降,说明全子宫+双附件切除的必要性。

C. 大网膜切除:大网膜可能是一个存在镜下转移的器官,是卵巢癌最早的转移部位之一,转移率为 37% ~ 71%。早期转移灶有时小而分散,通常不易触摸到,称亚临床转移。Knapp 和 Friedman 发现 4.7% 的Ⅰ期和Ⅱ期上皮性卵巢癌病人大网膜有镜下转移灶。Parker 报道,ⅠA 期卵巢癌行大网膜切除 5 年生存率为 80%,未切除者 5 年生存率为 50%。Ⅰ期浆液性及未分化癌病人切除大网膜可提高生存率,其中切除组的生存率为 83%,未切除组的生存率为 61%。吴爱如分析了Ⅰ~Ⅳ期卵巢癌大网膜切除对生存率的影响(表 9-10)。从表 9-10 中可看出,大网膜切除较未切除者生存率明显提高。因此,多数学者已把切除大网膜作为卵巢癌手术的一部分,认为大网膜切除可以预防复发,而且有以下优点:①缩小肿瘤体积,有利于术后其他辅助治疗。②减少腹水的产生。③促进同位素在腹腔内的均匀播散。④减轻病人的腹痛症状。

表 9-10　大网膜切除对卵巢癌生存率的影响

作者	FIGO 分期	大网膜切除		大网膜未切除	
		例数	生存率(%)	例数	生存率(%)
Munnell	Ⅲ、Ⅳ	52	27	84	11
Villasanta	ⅠB、Ⅳ	39	33	108	32
Carter	Ⅰ	21	86	2	0
	Ⅱ	1	100	8	50
	Ⅲ、Ⅳ	8	25	11	0
Parker		21	81	25	48
	Ⅲ	94	2	56	9
Hilaris	Ⅰ(手术)	5	80	26	61
	Ⅰ(手术加放疗)	16	87	10	100

注:大网膜切除是Ⅰ、Ⅱ期卵巢癌有价值的诊断手段,但其治疗价值还待最后定论。

D. 腹膜后淋巴结切除(取样):Knapp 等和 Delgado 等前瞻性评估了Ⅰ期或Ⅱ期卵巢癌病人腹主动脉旁淋巴结转移。他们发现 10.3% 的Ⅰ期病人和 10.0% 的Ⅱ期病人存在腹主动脉旁病灶。

最近的资料表明,Ⅰ期卵巢癌有 10% ~ 20% 累及盆腔和腹主动脉旁淋巴结。Burghardt 等报道 23 例Ⅰ期卵巢上皮癌病人,7 例(30%)盆腔淋巴结受累。Buchsbaum 报道了大型 GOG 的研究,发现盆腔淋巴结阳性率较低(Ⅰ期为 0,Ⅱ期为 19.5%,Ⅲ期为 11.1%)。但

GOG 的研究其转移病灶仅限于直径小于 3cm。Burghardt 等报道了所有大小病灶的一组病人,盆腔及腹主动脉旁淋巴结受累相当高(Ⅰ期为 15%,Ⅱ期为 57%,Ⅲ期为 67%)。

文献记录的资料,各期腹膜后淋巴结转移率:Ⅰ期约为 10%,Ⅱ期约为 20%,ⅢC 期约为 40%。Chen 对 61 例上皮性卵巢癌做了选择性淋巴结活检,发现腹主动脉旁淋巴结转移 23 例,盆腔淋巴结转移 9 例,总的淋巴结转移率为 52.5%。腹主动脉旁淋巴结转移与期别的关系:Ⅰ期为 2/11,Ⅱ期为 2/10,Ⅲ期为 13/31,Ⅳ期为 3/9。

卵巢癌有转移至盆腔和腹主动脉旁淋巴结的倾向,因此,在卵巢癌病人的手术中必须评估这些部位,尽可能准确地确定疾病的分期。对早期卵巢癌而言,盆腔及腹主动脉旁淋巴结切除(取样)应和腹腔细胞学检查、大网膜检查一样,作为常规检查进行。

E. 阑尾切除:Parker 报道,卵巢癌常侵犯阑尾。阑尾黏液性瘤可产生弥漫性腹膜炎,术中同时切除阑尾是合适的,又是可能的,特别是对黏液性癌的病人尤其如此。Donald 报道了 78 例卵巢癌的阑尾转移,见表 9-11。

表 9-11　卵巢癌病人阑尾转移率

FIGO 分期	病人数	阑尾转移数		总数
		肉眼观	显微镜	
Ⅰ	14	0	0	0
Ⅱ	7	0	0	0
Ⅲ	49	33	1	34(69%)
Ⅳ	8	5	1	6(75%)
合计	78	38	2	40(51%)

2)手术程序(步骤):①开腹。②取腹水或腹盆腔冲洗细胞学检查。③连同卵巢原发肿瘤切除一侧或双侧附件。④腹盆腔可疑病灶活检,右横膈活检或搔刮做细胞学检查。⑤左右结肠旁沟、子宫直肠窝、子宫膀胱窝、两侧盆壁腹膜随意活检。⑥行保守性子宫切除术。⑦常规或选择性盆腔淋巴结切除。⑧沿横结肠切除大网膜。⑨选择性切除主动脉旁淋巴结或取样。⑩切除阑尾。冲洗腹腔,缝合或不缝合后腹膜。腹腔内置化疗药物。然后关腹。

(3)肿瘤细胞减灭术:Ⅱ期卵巢癌有盆腔腹膜种植转移和(或)累及直肠、乙状结肠者,须施行肿瘤细胞减灭术,力争将肿瘤切净。

(江大琼　龚　成　陈惠祯)

(二)晚期(Ⅲ、Ⅳ期)癌首次肿瘤细胞减灭术

1. 肿瘤细胞减灭术的定义及其标准　Ⅲ、Ⅳ期卵巢癌(stage Ⅲ、Ⅳ ovarian cancer)是一种全腹性疾病,有些(Ⅳ期)合并有远处转移。治疗原则仍然以手术治疗为主。只要病人一般情况许可,应进行肿瘤细胞减灭术,尽量切除原发病灶及转移病灶,必要时还可切除部分肠道、胆囊或脾脏等。术后再辅以化疗或放疗,以改善病人一般情况,延长生命,提高生存率。

当今,对晚期卵巢癌的处理还有几个重要问题值得进一步研究和探讨。这些问题是:①最佳肿瘤细胞减灭术的真正含义(定义)是什么?②手术干预和肿瘤生物学特性对晚期卵巢癌预后有什么影响?哪个更重要?③首次肿瘤细胞减灭术对Ⅳ期病人有作用吗?④肿瘤细胞减灭术的手术范围如何掌握?⑤能否先进行术前化疗(新辅助化疗),然后手术?

现将相关问题进行论述。

设计能逆转肿瘤自然发展过程的手术称"肿瘤细胞减灭术",或者说,当肿瘤切除达到残余肿瘤能为辅助治疗所根治的程度时称"肿瘤细胞减灭术"。

近年来,用最大残余肿瘤的直径来估计残余肿瘤的大小。临床资料表明,病人残余肿瘤的直径超过一个特殊的上限,就会明显地影响生存时间,而不考虑辅助治疗。这个上限范围在0.5~3.0cm,但多数学者主张以2cm为标准。病人残余肿瘤低于这个界限者,对辅助治疗效果最佳。能达此标准的肿瘤细胞减灭术称"最大限度缩瘤术"、"最佳肿瘤细胞减灭术"。Hacker等又将肿瘤细胞减灭术分为三类:术后肉眼观无残余肿瘤者称"最佳"手术;残余肿瘤直径≤2cm者称次最佳手术;残余肿瘤直径>2cm者称大面积残余瘤手术,或称非最佳肿瘤细胞减灭术。但多数学者把它们分为两类:术后残余瘤直径≤2cm者称最佳减灭术,残余瘤直径>2cm者称非最佳减灭术。

2. 肿瘤细胞减灭术的机制及其临床意义

(1) 机制:关于肿瘤细胞减灭术的机制,Griffiths提出以下三点:①减少肿瘤负荷的直接作用来减轻肿瘤对宿主的直接损害,通过逆转肿瘤自然发展的过程来延长病人的生存时间。②根据一级动力学的概念,经手术切除能使肿瘤(体积)大小呈指数下降,再借助辅助治疗杀灭残余肿瘤,使肿瘤根治成为可能。③切除对辅助治疗相对不敏感的大肿瘤,而余下对辅助治疗相对较敏感的微小或显微水平的癌细胞群体。

许多资料显示,术后残余肿瘤体积大小与生存时间成反比,这与卵巢癌自然史一致。卵巢上皮癌克隆生成细胞在腹腔浆膜面种植播散,而这种转移灶是相对非浸润,罕见致死破坏重要生命器官的,血源性播散不常见,而且是一个晚期的表现。由于肿瘤的增长,机械性干扰胃肠功能,并逐渐加重;即使是最低限度的小肠浆膜种植浸润,也会因肠肌层神经丛的传导障碍而使小肠功能紊乱,导致不全肠梗阻或称"假性肠梗阻",与外科的不全小肠梗阻相似,影响营养的吸收。长期进行性营养不良,横纹肌中的氨基酸转变成内脏蛋白质,减弱了宿主对糖异生的作用和肿瘤继续生长所需要的氨基酸,最终导致病人的死亡,这是肿瘤自然发展过程对宿主的损害。

通过肿瘤细胞减灭术,使肿瘤体积缩小,直接减轻肿瘤对宿主的直接损害,使肿瘤自然发展过程"逆转",改善病人的舒适感,减少肿瘤对宿主新陈代谢的不利影响,增强病人维持其营养状况的能力,改善病人全身状况,提高病人生活质量,增强病人所需要的高强度化疗耐受的能力。而且,Morton认为,切除肿块可以增强免疫功能,虽然目前尚缺乏强有力的实验证明。

Griffiths用细胞动力学的原理解释了肿瘤体积与生存时间的关系。Ⅲ期卵巢癌重量常超过1kg,约有1012个细胞,若从最初的1个癌细胞开始要倍增40次。若将肿瘤体积减小50%,也只是消灭1个对数的细胞,肿瘤倍增时间减慢不足1/10,仅需一次倍增肿瘤就达到先前的体积。可见,这样的手术对肿瘤自然发展过程不会产生任何影响。若肿瘤体积减少

至 $1cm^3$,需要经过 10 次倍增才能达到原来的体积,则肿瘤生长时间能减慢 25% 。因此,任何治疗方案如不能使病人的肿瘤体积减少至 $1cm^3$,则群体平均生存时间不可能明显延长。显然,生存时间的延长与残余肿瘤直径减少到一个特殊的界限有关。

更重要的是,切除大块肿瘤病灶可以提高残余肿瘤对化疗的反应。血供相对不足的大肿块,其内的肿瘤细胞能够避免接触到足够浓度的细胞毒药物。血供不足的大肿块存在低的生长分数,即大部分肿瘤处于细胞周期的非增殖期(G_0 期)。此时,这些肿瘤细胞对细胞毒药物作用不敏感。施行肿瘤细胞减灭术的合理性在于切除血供差的、处于缓慢增殖周期的肿瘤组织,留下对化疗相对敏感的小块肿瘤组织。据多组资料表明,减灭术后留下小的残留肿瘤对化疗反应率增加(表 9-12),无进展期延长(表 9-13),生存期改善(表 9-14),二次探查术阴性结果增加(表 9-15)。

表 9-12 晚期卵巢癌首次肿瘤细胞减灭术残留病灶对化疗反应的影响

研究者(年)	药物	病例数	残瘤直径(cm)	反应(%)	
				完全	总反应
Young 等(1978)	Hexa CAF 对 LPAM	19	<2		84
		58	≥2		53
Ehrich 等(1979)	PAC	14	<3	46	78
		25	≥3	32	54
Wharton, Herson(1981)	EPAM	45	<2	12	29
		59	≥2	8	24
Conte 等(1986)	CAP 对 CP	37	<2	70	76
		38	≥2	32	82
总数/中位数		115	最佳	42.7	66.8
		180	次最佳	24.0	53.3

表 9-13 晚期卵巢癌首次肿瘤细胞减灭术对病变无进展的影响

研究者	(年)	药物	病例数	残瘤直径(cm)	无进展期中位数
Vogl 等	(1983)	CHA	32	<2	38
			68	≥2	12
Redman 等	(1986)	CAP	34	<3	23
			51	≥3	14
Piver 等	(1988)	PAC	35	<2	2.5
			5	≥2	13
Omura 等	(1989)	CAP 对 PC	99	48	
			250	≥1	29
总和/中位数			200	最佳	33.5
			374	次最佳	15.0

(引自 Hoskins 和 Lawton)

表 9-14　卵巢癌首次肿瘤细胞减灭术后残瘤病灶对生存期的影响

研究者(年)	药物	病例数	残余瘤直径(cm)	生存期(月)
Griffiths(1975)	L-PAM	29	0	39
		28	0~0.5	29
		16	0.6~1.5	18
		29	>1.5	11
Hacker 等(1983)	Varied	7	≤0.5	40
		24	0.6~1.5	18
		16	>1.5	6
Vogl 等(1983)	CHAP	32	<2	>40
		68	≥2	16
Pohd 等(1984)	Varied	37	<2	45
		57	≥2	16
Delgado 等(1984)	Varied	21	<2	45
		54	≥2	16
Redman 等(1986)	CAP	34	<3	38
		51	≥3	26
Conte 等(1986)	CAP 对 CP	37	<2	>40
		38	≥2	16
Neijt 等(1987)	CAP 对 CP	88	<1	40
		219	≥1	21
Piver 等(1988)	PAC	35	<2	48
		5	≥2	21
总数/中位数		388	最佳	36.7
		537	次最佳	16.6

表 9-15　肿瘤细胞减灭术后残余病灶对二次探查术结果的影响

作者	二次探查阴性(%)		
	无残余瘤	最佳残余瘤	次最佳残余瘤
Bamhill(1984)	67	61	14
Cain(1986)	76	50	28
Smirz(1985)	75	−	25
Webb(1982)	95	36	20
Dodratz(1983)	82	44	33
Carry(1983)	79	45	22
Dauplat(1983)	100	100	40
Hoskins(1989)	75	45	25
平均	81	52	23

（2）临床意义：肿瘤生物学特性与肿瘤细胞减灭术对卵巢癌的反应率、无进展期及生存率的影响哪一个更重要，一直是人们争论的问题。偏向于肿瘤细胞减灭术者利用大量的临床试验证实最大残余肿瘤直径大小影响预后。毫无疑问，这些研究清楚地表明，残余瘤小的病人比残余肿瘤大的病人预后好。

1969 年，Delclos 和 Quinlan 报道，当肿瘤细胞减灭术达到不能触及病灶和可触及病灶时，Ⅲ期病人的生存率为 25% 对 9%。Griffiths 第一个准确地用数量表示初次手术的残余病灶，并将第一组接受单药美法仑化疗的 102 例Ⅱ期或Ⅲ期卵巢癌病人的生存率联系起来，采用一种多元线性回归模型，他发现生存持续时间与残余肿瘤大小显著相关，无残余肿瘤病人中位生存时间为 39 个月，而残余肿瘤最大直径大于 1.45cm 的病人为 12.7 个月。他注意到肿瘤细胞减灭术有一个重要的界限，即不能广泛切除所有大于 1.5cm 病灶时，不会影响生存时间。

1978 年，Young 等报道了一项非铂类多药对单药烷化剂治疗晚期卵巢癌的随机试验，显示减灭至"最佳病灶"的病人更能取得临床和病理上的完全反应。一些采用以铂类为基础的化疗方案的研究也支持首次肿瘤细胞减灭术的作用。Omura 等报道了 GOG 一项比较两种以铂类为基础的方案的研究，结果显示那些无肉眼残存病灶的病人，比那些有小于或等于 1cm 的残余病灶的病人，在无进展期、生存期及第二次探查中的阴性比例有显著的统计学差异。文献报道不同研究中显示最佳减灭术病人的比例从 17% ~ 87%，平均为 35%（表 9-16），其中，最佳减灭术病人的中位生存时间为 39 个月，而非最佳减灭术病人为 17 个月。此外，Fuks 等和 Dembo 也报道了首次肿瘤细胞减灭术对术后放疗的有利影响。在 GOG 的一项回顾性研究中，Hoskins 等分析 GOG 数据，报道了首次细胞减灭术后残余肿瘤大小对生存率的影响。证实了晚期卵巢癌存在镜下残余肿瘤者，残余肿瘤直径小于 2cm 及大于 2cm 者的生存期有明显的差异（图 9-4）。从这项研究中可以看到镜下残余病灶的病人的 4 年生存期大约有 60%，而残余病灶直径小于或等于 2cm 的病人的 4 年生存期有 35%，而残余病灶直径大于或等于 2cm 的病人 4 年生存期不到 20%。这些研究者发现，残余瘤直径大于 2cm 的缩瘤术对生存时间不产生任何影响。

表 9-16　Ⅲ ~ Ⅳ期上皮性卵巢癌达最佳减灭术的比例

第一作者	年份	病人数	最佳减灭术（例）
Young	1978	80	
Smith	1979	792	24
Delgado	1984	75	17
Neijt	1984	186	41
Wharton	1984	395	39
Redman	1986	86	40
HeintZ	1986	70	70
Neijt	1987	191	49
Piver	1988	40	87
Potter	1991	185	64
Eisenkop	1992	126	82
Baker	1994	136	83
总数		2362	596

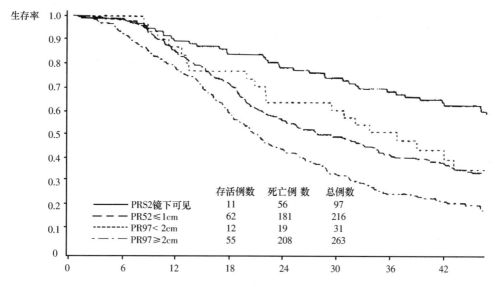

图 9-4　残余病灶大小的生存时间(月),妇科肿瘤组 52 和 97 号原始记录(PR)

(引自 Hoskins WJ. 1994. Am J obster Gynecol,170:974)

切除大块卵巢肿瘤和受累的大网膜,常常可以减少 80%～90% 的肿瘤负荷。缩减术的理论价值在于明显减少肿瘤细胞数目和为辅助治疗提供有利条件,这在卵巢癌中特别有意义。几项回顾性研究阐述手术时达到肿瘤体积最低程度的病人的生存率提高了(表 9-17)。MD Anderson 医院和肿瘤协会一项大的试验结果表明,初次手术后没有肉眼可见残余肿瘤或直径没有超过 1cm 的单个残余肿瘤时,Ⅳ期和Ⅲ期上皮性卵巢癌的缓解率有了显著提高,其中Ⅲ期无肉眼可见残余肿瘤的病人 2 年生存率为 70% ,残余肿瘤直径小于 1cm 者为 50% 。

表 9-17　Ⅳ期卵巢癌行肿瘤细胞减灭术对生存的影响

第一作者	手术结果	病人数(人)	最佳(%)	中位生存(月)	P 值
Curtin(1997)	最佳(直径<2cm)	41	45	40	0.01
	次最佳	51		18	
Liu(1997)	最佳(直径<2cm)	14	30	37	0.02
	次最佳	33		17	
Munkarah (1997)	最佳(直径<2cm)	31	34	25	0.02
	次最佳	61		15	
Bristow(1998)	最佳(直径≤1cm)	25	30	38	0.0004
	次最佳	59		10	

Ⅳ期卵巢癌病人病变广泛,进行肿瘤细胞减灭术有特殊考虑,要根据个体的基本情况而定。绝大多数支持肿瘤细胞减灭术的研究包括了Ⅲ期和Ⅳ期病人,但没有分别分析。最近的 4 项回顾性研究分析了最佳肿瘤减灭术对Ⅳ期卵巢癌病人预后的价值,都显示小体积

残余瘤病人的生存时间有统计学上的显著提高(表9-17)。以这些资料为基础,似乎有理由选择合适的Ⅳ期病人进行肿瘤细胞减灭术。Gurtin 等对在 Sloan-kettering 癌症中心接受肿瘤细胞减灭术的 97 例Ⅳ期卵巢癌病人进行评估,发现能达到最佳肿瘤细胞减灭术者的生存率与Ⅲ期相近。Akhira 等总结 225 例Ⅳ期卵巢癌病人的治疗情况,70 例(31.1%)能行理想的肿瘤细胞减灭术,其生存期为 32 个月,较次理想的肿瘤细胞减灭术者(生存期为 16 个月)有显著性差异。这些研究说明Ⅳ期病人应当接受和Ⅲ期病人一样的手术。最近许多报道表明,Ⅳ期卵巢癌实施肿瘤细胞减灭术可以达到理想程度,并在延长生存期和改善生活质量方面有积极意义。基于这些数据,如果能达到最佳残余病灶,那么对Ⅳ期卵巢癌病人尝试肿瘤细胞减灭术在医学上是合理的。

由于Ⅳ期卵巢癌病人存在盆、腹腔外病灶,造成肿瘤细胞减灭术的局限性。例如,对有肝转移或腹膜外转移者腹部手术达到何种程度尚无相对一致的意见。King 大学医学院收治 16 例Ⅳ期病人中,4 例因患复杂内科疾病未能手术,其余病人进行了剖腹探查术,有 7 例接受 1~3 周期含铂的新辅助化疗。结果显示,那些对新辅助化疗不敏感者预后差。提示那些对术前化疗反应小或无反应的病人即使尽最大努力手术也是没有意义的。

由于Ⅳ期卵巢癌首次缩瘤术仍是标准的治疗方式。而且,越来越多的研究证明Ⅳ期病人行最佳缩瘤术后生存期较同期病人行次最佳缩瘤术延长。但总的来说,Ⅳ期病人不论残余瘤状态如何,总的生存率仍很低。确定手术对Ⅳ期病人作用有多大,最理想的研究是先做细针活检术或腹腔镜活检术明确诊断。然后将病人随机分为手术+化疗组,新辅助化疗+间歇性缩瘤术组以及单纯化疗组,以观察不同治疗方案的疗效。

上述资料说明,首次细胞减灭术对Ⅲ、Ⅳ期卵巢癌的治疗有重要意义。但也有大量资料表明,即使由有经验的妇科肿瘤专家施行,仍有一部分病人会留下大块的残余瘤。显然,首次手术后的病人情况如何并不只取决于手术医师的技巧和努力,还与肿瘤的生物学特性或宿主-肿瘤的关系密切相关。甚至有学者认为缩瘤术的效果是由肿瘤固有的生物学特性所致,而与减灭术的结果无关。他们认为那些被减灭至最小残余病灶的病人所患有的肿瘤本身具有"较好的生物学性质",而使得手术易于达到最佳效果。或者说,大块肿瘤不良预后到底是由于大块肿瘤负荷增加(这一点说明细胞减灭术有潜在的好处)引起,还是与肿瘤生物学上的差异或对化疗敏感性降低有关。如果确实是后者的原因,那么细胞减灭术就不可能对病人的存活有重要的影响。意思是说,其病灶能被减灭的病人是一组与细胞减灭术因素无关的有良好预后的选择组。

解决上述争论比较理想的试验是通过细针活检或腹腔检查诊断卵巢癌,然后将病人随机分成两组,即手术+化疗组和单纯化疗组,再对两组的反应率、疾病无进展期及生存时间随访观察。但至今这样的试验没有很好开展,这是因为研究者对首次细胞减灭术的重要性有偏向性所致。Hoskins 等试问间接回答上述问题,他们选择了 GOG52 号原始记录进行分析。他们比较了在手术中发现有小于或等于 1cm 腹腔病灶的Ⅲ期病人和在手术中发现大于 1cm 病灶但经细胞减灭术至小于或等于 1cm 的Ⅲ期病人的存活时间。作者推论,细胞减灭术是唯一的重要因素。Hoskins 等指出他们的研究不能说明细胞减灭术不重要,但显示肿瘤生物学特性起了关键作用。如果不能完成如上所述的一项前瞻性试验,就不可能回答这个问题。

3. 手术范围　妇科肿瘤医师遇到最大的难题之一是决定施行多大范围肿瘤细胞减灭术才是合适的,判断一个病人能否耐受广泛性手术是困难的。如果不能做出正确的决定,可能会减少治愈的机会,或增加并发症。

目前,晚期上皮性卵巢癌细胞减灭术尚无统一的模式,应根据病人的个体情况和医疗技术水平而定。在一般情况下,应该竭尽全力尽可能将肿瘤切净或基本切净。如有可能实现最佳肿瘤细胞减灭术,就应该不惜切除受累的肠管、脾脏及其他器官,以延长无进展期,提高生存期。涉及广泛的淋巴结转移时,还应切除盆腔淋巴结和腹主动脉旁淋巴结。既要达到很小或无肉眼残余肿瘤又要避免手术并发症是困难的。为了完成这种手术,有 13% ~ 36% 的病例可能要做肠切除,5% 的病例要做泌尿道切除。手术时间长,出血量较多,有一定的并发症,有些较为严重,包括少数的手术死亡。

如果认定不可能或很少有希望完成最佳肿瘤细胞减灭术者,我们通常要避免施行这种广泛性手术,而仅仅切除那些能够切除的病灶,而不能切除主要器官,包括肠切除及吻合术,低位泌尿道切除术,以缩短时间,减少并发症。Hoskins 等的报道显示,残余肿瘤直径小于 2cm 的减灭术可以提高生存期,但达不到目的的减灭术对生存时间意义不大。Heintz 等的报道显示,大约有 50% 病例的肿瘤细胞减灭术为次最佳减灭术。经过次最佳肿瘤细胞减灭术的残留病灶(直径大于 2cm),主要是位于上腹部不能切除的病灶。这些部位包括脾蒂、胃、横结肠、肝门、小网膜囊、肾血管以上的腹膜后间隙以及小肠系膜。Piver 的资料显示,次最佳肿瘤细胞减灭术后位于上腹部的残留病灶或淋巴结转移也有类似的情况。因此,在手术开始时就应该充分探查这些部位,以确定能否施行最佳的肿瘤细胞减灭术。

妇瘤科专家对最佳肿瘤细胞减灭术要达到的程度存在广泛的分歧。在什么情况下对病人施行直肠、乙状结肠切除术和腹主动脉旁淋巴结切除术、脾切除及横膈肿瘤细胞减灭术是合适的。对病人有益否？这些问题不易解决,因为每个病人肿瘤分布的个体差异很大,每位手术者的手术技能不同以及怎样做对病人有利的看法也不同,使这个问题显得复杂。

尽管肿瘤细胞减灭术没有统一的模式,但按手术部位大致可分三部分:①盆腔肿瘤细胞减灭术;②腹腔内肿瘤细胞减灭术;③腹膜后淋巴结切除术。

因解剖位置的关系及重力作用,卵巢癌一旦穿透包膜,通过直接接触或脱落的癌细胞种植,最常受累的部位是患侧输卵管、子宫、对侧附件、盆腔侧壁腹膜、陶氏腔及膀胱反折腹膜,无疑要切除这些组织器官。直肠和乙状结肠位于盆腔内,很容易受累,术中须根据受累的范围和程度,做不同的处理,偶尔直肠和乙状结肠广泛受累需部分切除,但泌尿道很少直接受到侵犯。

卵巢癌主要转移途径是肿瘤表面脱落细胞的腹腔内广泛种植,60% ~ 70% 在就诊时超出盆腔范围。一旦卵巢癌穿透包膜,克隆生成细胞脱落到腹腔,呼吸运动导致腹腔液顺时针方向流动,恶性细胞沿右半结肠旁沟运送到右横膈,并可为横膈淋巴管收集转送到胸膜表面。横膈种植常在卵巢癌的早期发生。处理好右半膈转移癌也十分必要。

卵巢癌病人的日常活动和正常肠蠕动导致恶性细胞遍及全腹。通常,网膜受累几乎不能幸免。尸体解剖显示,所有因卵巢癌而死亡的病人,基本上有网膜受累。Steiberg 发现,大体观网膜阴性者,22% 有显微转移。所以,大网膜切除或称根治性切除是非常必要的,也是缩瘤术的一部分。肠管可通过直接播散或脱落的癌细胞种植而受累。如果切除一段肠管可以切掉大块肿瘤或解除肠梗阻是值得的。此外,肝表面、肠系膜,甚至脾蒂均可发生转移,必须仔细检查,认真处理。单发性肝实质转移灶可以切除。肝表面种植转移者仍属Ⅲ期,可以行剥脱术。

晚期卵巢癌容易发生腹膜后淋巴结转移。最常累及的淋巴结是髂淋巴结,从这些淋巴结播散到髂总淋巴结及腹主动脉旁淋巴结。很少情况下,腹主动脉旁淋巴结由于沿卵巢血管直接经淋巴道播散而受累,腹股沟淋巴结因髂淋巴管反流或经圆韧带的淋巴结直接播散而受累。Burghardt 等报道 123 例卵巢癌淋巴结切除的病人,61.8% 发生盆腔淋巴结转移,41.4% 发生腹主动脉旁淋巴结转移,并证实无盆腔淋巴结转移者没有发现腹主动脉旁淋巴结转移。其他同仁报道 57% 病人有淋巴结转移。并证实没有盆腔淋巴结转移者,19% 有腹主动脉旁淋巴结转移。有资料统计,盆腔+腹主动脉旁淋巴结转移率为 52.8% ,其中盆腔为30.6% ,腹主动脉旁为 17.4% 。不良的组织学类型和分化差者似乎会影响淋巴结转移的发生率。因此,切除腹膜后淋巴结做病理检查对了解卵巢癌扩散方式是非常重要的,对明确病变期别也是十分必要的。

卵巢癌病人淋巴结切除是用于诊断性,还是作为治疗一部分仍有争议。Burghardt 认为淋巴结切除是一种治疗手段。他的研究报道Ⅲ期病人根治性淋巴结切除后,5 年生存率为53% ,而回顾以前的Ⅲ期病人,实施肿瘤细胞减灭术未做淋巴结切除,5 年生存率为 13% 。不过这两组情况不同,因为前者施行了积极性手术,更重要的是采用了顺铂化疗方案,因此,其结果没有可比性。

腹膜后淋巴结可能是一个相对不受化疗影响的部位。因而有理由认为淋巴结切除是一种治疗方式。来自意大利的研究显示,88 例病人接受含顺铂化疗后行根治性淋巴结切除,33 例淋巴结阳性,4 例有残余病灶的病人仅仅是阳性淋巴结。但是,切除淋巴结的治疗作用仍需大量的前瞻性研究。

最近一份报道显示,部分卵巢癌发生胃肠道转移者同时伴肠系膜淋巴结转移。100 例单独做肠切除的病人,55% 有肠系膜淋巴间隙浸润。另外,肠系膜阳性者中位生存期为 20个月,而阴性者为 32 个月。研究者发现,卵巢癌胃肠道转移方式与结肠癌相同,因此,建议卵巢癌病人在肠切除时对邻近肠系膜做楔形切除,如同原发性肠癌的处理一样。

4. 手术方法与技巧

(1) 手术探查:先取下腹正中切口进腹做初步探查,如确定能手术者,腹部切口延至脐上 5cm 或至全腹。假如腹腔内有大量腹水,则于近脐部切开腹膜,缓缓地放出腹水,以避免突然血流动力学改变。要仔细检查腹腔和盆腔,明确病变的部位,确定施行最佳肿瘤细胞减灭术的可能性和需要切除的范围。

显然,晚期卵巢癌病灶在手术探查时是很明显的,常有明显的腹腔内转移,手术分期多不难。当手术分期发现大块的上腹部病灶时,手术的目的是肿瘤细胞减灭术,而不是适宜的手术分期。对明显的ⅢB 或ⅢC 期病人在手术探查时不常规行腹膜后淋巴结活检,而把淋巴结清扫作为肿瘤细胞缩减术的一部分。Ⅳ期的诊断常依据手术前诊断的评价,较少在手术探查时发现。Ⅳ期上皮癌最常见的是恶性胸水,其次常常是由于 CT 检查发现并由手术中肝活检证实的肝实质转移。对那些外观上局限于卵巢和盆腔的病变,需要细致的手术分期。通过彻底的手术探查，外观为Ⅰ、Ⅱ期的病人可能升级为Ⅲ期[微小腹部病灶和(或)阳性腹膜后淋巴结]。

（2）盆腔肿瘤细胞减灭术：由于解剖部位的关系和重力的作用，癌瘤容易局部浸润和在盆腔内种植，盆腔腹膜、子宫直肠窝、子宫膀胱窝成为最初种植的部位，直肠、乙状结肠浆膜及膀胱浆膜、子宫浆膜种植转移是常见的，可呈大小不等粟粒状、斑块状或结节状。卵巢可为大块肿瘤替代，在子宫直肠窝内与直肠、乙状结肠紧密粘连，延伸至子宫后壁、侧壁和阔韧带后叶。因此，在一般情况下，在完成最佳肿瘤细胞减灭术的过程中，切除不同部位的多发瘤时，体积最大、种植粘连最广、困难最多的肿块常位于盆腔内。此时，按常规腹膜内操作，难以将盆腔的肿瘤切净或基本切净。但卵巢癌的浸润能力相对较差，很少穿透腹膜而侵袭腹膜后肌肉、血管和神经。所以，晚期卵巢癌可选择腹膜后间隙进行操作(称腹膜外操作)。当切除子宫直肠窝肿块有困难时，可采用逆行性子宫切除，有利于使子宫直肠窝肿块与直肠分开。为此，盆腔手术的技术关键是盆腔腹膜外操作和逆行性子宫切除。具体操作要点如下：

1）分离盆腔腹膜后间隙：经剖腹探查确定可行肿瘤细胞减灭术者，先切除大网膜。然后从骨盆入口处，漏斗韧带外侧切开后腹膜（图9-5）。此处容易找到髂血管及输尿管。继续从盆腔入口边缘切开后腹膜（图9-6）。断扎圆韧带。沿卵巢血管外侧延长腹膜切口，初步打开腹膜后间隙。识别输尿管后高位断扎卵巢血管。从盆腔后腹膜切缘由外往内向盆底深处剥离盆腔侧腹膜达肿瘤最低点（图9-7），沿乙状结肠及直肠旁剪开盆侧壁内侧腹膜达子宫直肠窝处

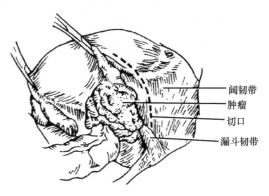

图9-5　从骨盆入口,漏斗韧带外侧剪开后腹膜

（图9-8），使侧腹膜游离。展开膀胱侧窝及直肠侧窝前部间隙，从后腹膜上分离输尿管至子宫动脉水平。

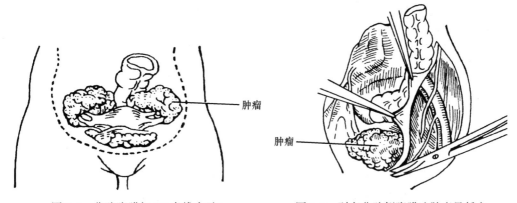

图9-6　盆腔腹膜切口(虚线表示)　　图9-7　剥离盆腔侧腹膜达肿瘤最低点

2）切除卵巢原发肿瘤：有可能先切除卵巢肿瘤，有利于暴露盆腔，方便手术操作。由于此前已断扎卵巢血管，并已分离开腹膜后间隙，此时即可在近宫旁处切断卵巢固有韧带和

输卵管,取下原发肿瘤。如为双侧卵巢癌,同法处理对侧。

3）分离膀胱浆膜,推下膀胱:膀胱浆膜有肿瘤种植浸润时,要想暴露子宫膀胱折腹膜很困难。此时,要将腹膜(浆膜)切口移至膀胱上方无癌区,甚至达腹部切口最低处,然后沿膀胱肌层与浆膜层的间隙分离其浆膜至子宫峡部(图9-9),暴露宫颈筋膜。分离宫颈膀胱间隙至前穹隆处(图9-10)。分离膀胱浆膜时须紧靠浆膜面进行,避免损伤膀胱和减少出血。将游离的膀胱浆膜及盆腔侧腹膜连同其上的种植转移瘤一起掀向子宫及子宫直肠窝处。盆腔肿瘤及内生殖器包裹在其中(图9-11)。

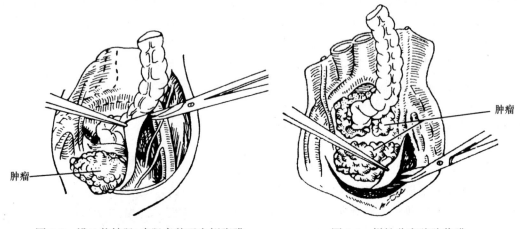

图9-8　沿乙状结肠、直肠旁剪开内侧腹膜　　　　图9-9　锐性分离膀胱浆膜

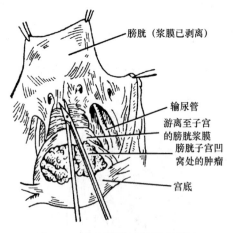

图9-10　分离膀胱至阴道穹隆处

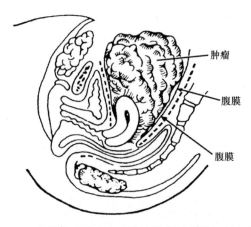

图9-11　盆腔肿瘤及内生殖器被游离的腹膜包裹在其中

4）常规全子宫切除或逆行性子宫切除:如子宫直肠窝无明显的病灶或病灶仅限于陷窝内,可直接分离子宫直肠窝处腹(浆)膜,推开直肠,暴露好宫旁组织,按保守性或标准性全子宫切除方法切除子宫。若子宫直肠窝有肿块充填,累及部分或全部直肠浆膜甚至乙状结肠浆膜,无法按常规做子宫切除时,可采用逆行性子宫切除方法。

A. 游离宫旁处腹膜(常有肿瘤侵犯),充分暴露宫旁组织,锐性分离宫旁疏松组织,断扎主韧带和宫颈膀胱韧带。如宫旁有癌瘤浸润,须先暴露输尿管再处理主韧带。

　　B. 于前穹隆处横断阴道前壁(图9-12),暴露宫颈。用食指或和长弯血管钳,或长弯剪刀从侧穹隆插入阴道直肠间隙,分离直肠,横断阴道后壁(图9-13)。

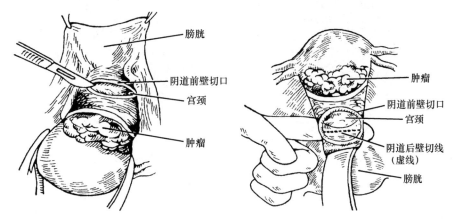

图 9-12　横断阴道前壁　　　　　　　图 9-13　分离直肠,横断阴道后壁

　　C. 上提宫颈,沿阴道直肠间隙向头侧分离后穹隆疏松间隙达子宫直肠窝腹膜后(图9-14)。

　　D. 分离宫骶韧带:分离宫骶韧带处的腹膜至直肠旁,断扎宫骶韧带(图9-15)。此时,逆行性子宫切除已完成,盆腔肿块和它的"假膜"(盆腔腹膜)仅由直肠前壁牵制(图9-16)。

　　E. 松动直肠:上述手术操作步骤 D 完成后,先分离直肠旁疏松组织,使直肠松动。如分离直肠前肿瘤仍有困难,可断扎直肠侧韧带,用手指分离直肠后间隙(图9-17)。此时,盆腔肿瘤及内生殖器和被牵制的直肠和乙状结肠,可提高到前腹壁水平(图9-18),便于手术操作。

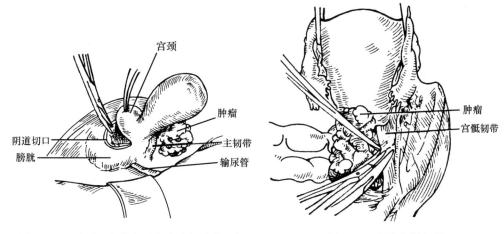

图 9-14　上提宫颈、分离后穹隆疏松结缔组织　　　　图 9-15　断扎宫骶韧带

　　F. 分离切除直肠前肿瘤:当步骤 E 完成后,直肠前肿瘤的处理需视直肠受累的范围而定。如仅表浅的浆肌层浸润时,从直肠浅肌层向上解剖直肠前肿块常常是可能的(图9-18),能连同浆膜及浅表肌组织完整地分离切除肿瘤,甚至切除肿瘤深达黏膜下层,然后横行缝合浆肌层。有人称此步为"艰难的剥离",操作时须仔细耐心,避免损伤直肠。

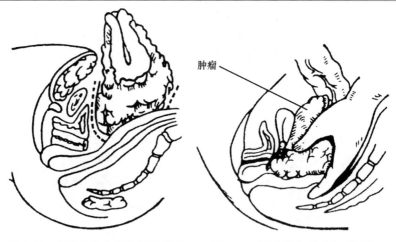

图 9-16 盆腔肿块由直肠前壁牵制　　　图 9-17 用手指分离直肠后间隙

G. 直肠、乙状结肠切除：当直肠前壁或乙状结肠有局限性深部被肿瘤浸润时,可行局部直肠和(或)乙状结肠前壁切除,横行缝合缺损。如有肿瘤广泛浸润时,应行部分直肠、乙状结肠肠段切除吻合术(图 9-19)。通过使用肠吻合器,使得大多数病例能进行肠吻合。但首次肿瘤减灭术很少需要切除直肠和(或)乙状结肠,不过有限的肠段切除和末端吻合术,可使病人迅速恢复,获得满意的效果。

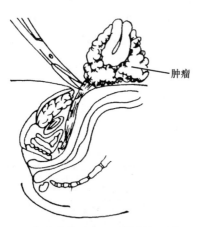

图 9-18 盆腔肿块及内生殖器提高到前腹壁水平,分离直肠前肿瘤

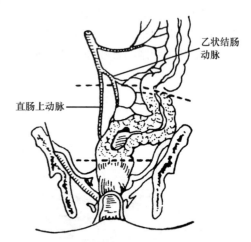

图 9-19 直肠、乙状结肠肠段切除（虚线表示切除范围）

（3）腹腔内肿瘤细胞减灭术：切除上腹部转移瘤及受累器官,有时可成为一个难以对付,甚至难以逾越的障碍。一般地说,肝实质有转移,肿块与肾以上腹主动脉、腔静脉或肝门紧密粘连时不能手术。Griffths 发现,手术的可能性总是取决于上腹部肿块的位置,所以首先进行上腹部手术。而笔者开腹后首先探查,估计上腹部肿块可以切除,则先处理盆腔肿瘤而后切除上腹部种植转移瘤。

1）腹膜剥脱术：晚期卵巢癌在腹腔的壁腹膜种植是常见的,特别是腹后壁腹膜、肠系膜、右半膈膜、Morison窝(莫里森陷窝)、结肠旁沟等,可聚集成厚的斑块状。腹膜剥离对完成肿瘤细胞减灭术有积极的意义。以往一般采用手术切除(包括标准电刀切除)。近年,为了提高肿瘤细胞减灭术的"灭瘤"程度,许多新的技术得以应用。其中Cavitron超声手术吸引器(CUSA)通过尖端振动将肿瘤打碎后吸出,在分离肿瘤过程中不损伤正常组织如血管、输尿管。Deppe等报道用这种技术可以安全地切除横膈转移灶。

Bromd和Pearlman报道用氩光凝固器(ABC)破坏Ⅲ~Ⅳ期病人某些部位难以切除的肿瘤,如横膈、肠管、骶前间隙、输尿管及髂血管。尽管病变广泛,7例病人全部完成了最佳肿瘤细胞减灭术,其中4人切除了全部肿瘤。

Fanning等报道应用线圈电切术(LEEP)切除肿瘤,可以提高肿瘤细胞减灭术的力度。他们对20例ⅢB~Ⅳ期病人经过标准手术再使用LEEP切除残余肿瘤,其中肠管表面18例,肝表面6例,膈和脾各3例。腹膜上所有肉眼可见病灶被切除,所有肝、脾转移灶及17例肠管病灶被切除。LEEP治疗的中位数时间为9分钟(3~27分钟),手术失血量不超过20ml。从延长病人生存期目的出发,手术的目标是切除所有肉眼可见病灶,新技术如CUSA、ABC及LEEP仍需进一步评价。其中价格便宜、性能好的LEEP设备可能会给治疗带来极大好处。

2)横膈手术:卵巢癌常常有右半膈膜转移,有时融合形成很厚的肿瘤组织块,同时肝表面可见典型的散在癌转移灶。在这种情况下,可行横膈剥脱术或部分膈肌切除术。其方法简介如下:

A. 暴露手术野:将切口延至全腹达胸骨下,通过剑突右侧,必要时沿右肋缘下延长切口2~3cm,同时须切断镰状韧带和左、右三角韧带,使肝脏松动下移,最大限度地接近膈下。

B. 膈剥脱术(图9-20):根据肿瘤种植扩散的情况,于膈前面接近肋缘或肋骨的腹膜作一切口分离腹膜和肌性膈,先用一组Allis钳提起游离的腹膜缘,然后沿着腹膜和膈肌之间用一手握住牵引,另一手用钝头剪刀或ESU继续在膈肌上面推开或剪开分离腹膜,在剥离面形成后,用Pean或Kocher钳替换Allis钳,遇见膈下动、静脉的分支,予以结扎。如果肿瘤没侵蚀穿透,除越过中心腱外,腹膜容易从膈肌剥脱下来。

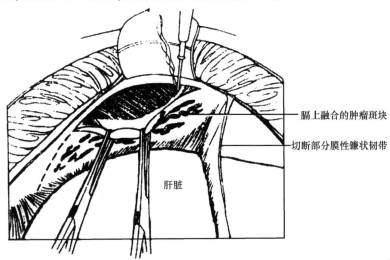

膈上融合的肿瘤斑块

切断部分膜性镰状韧带

肝脏

图9-20　用Allis钳提起腹膜,于肿瘤种植远处ESU或剪刀剪开。当展开腹膜和肌性膈时,伸进钳子作牵引剥离顶端,继续向后剥离时,必须切开镰状韧带的膜性部分,最后需要切开反折到肝上面的冠状韧带前叶

调整钳子,扣紧牵引,继续分离至冠状韧带前叶并向后侧方延伸,右三角韧带反折到肝邻近的 Glisson 腹膜的表面。暴露肝"裸区"的前缘,下腔静脉穿过肝裸区,恰在镰状韧带的右侧,在进入心室之前通过冠状韧带的下方;右侧膈神经在肝裸区腔静脉侧方穿过膈肌,此处看不清,在分离时必须熟悉这些解剖关系,以避免损伤腔静脉。

右三角韧带于膈上形成皱折牵引肝,分离此部位时容易穿破膈。继续向后操作剥离侧面腹膜,切除转移肿瘤,包括右侧肝隐窝的腹膜(Morion 窝、右侧肝外间隙)。分离右侧三角韧带,使肝向中间部位移位,暴露转移肿瘤。剥离后的手术野如图 9-21 所示。

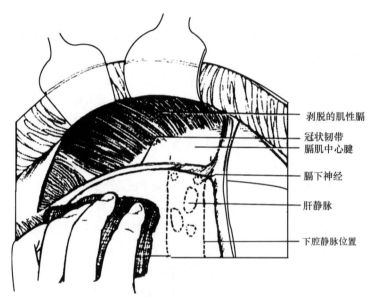

右侧标注(从上到下):
剥脱的肌性膈
冠状韧带
膈肌中心腱
膈下神经
肝静脉
下腔静脉位置

图 9-21 腹膜剥离后的横膈。暴露膈肌的腱膜部分,虚线示腔静膜的位置,冠状韧带前缘前叶位于肝的顶部

膈剥脱后,于右上腹腔灌入温盐水(如两侧膈膜剥离,则两侧均灌入),当麻醉师向肺内充气时,手术者检查有气泡出现,则证明膈肌穿孔,在这种情况下,应找到洞口,进行荷包缝合,向胸腔内插入 16 号 Robinson 导管,当肺最大程度扩张时,导管连接吸引器,把荷包缝合线拉紧结扎,同时拔去导管。闭合缺损后,再次检查有无漏气。当分离时,如发现有明显缺口,在放置导管和荷包缝合线之前,连续缝合关闭裂口。这种病例,有些外科医生主张插入胸腔导管,使膈肌开放,但作者认为没有必要。在分离冠状韧带和镰状韧带以后,并不需要另作支撑和固定肝,它与膈肌能保持正常的关系,有些病例,剥离的膈肌创面可再有上皮形成,但大多数是膈肌与肝粘连。

另外,上述一些新技术(CUSA、ABC、LEEP)亦可用于横膈剥脱。Gunter 则采用电灼术切除横膈下肿瘤(图 9-22)。

C. 部分膈肌切除术:有的需毫不犹豫切除横膈受累部分(适于肿瘤侵蚀穿透膈肌的病人),在直视下插入胸腔导管,0 号丝线间断缝合关闭膈肌。如果缺损张力大,不能拉紧关闭,可使用打网眼减张。

3)大网膜切除术:卵巢癌常常侵犯大网膜,有时形成巨块状,或与原发卵巢病灶粘连。前者为了达到最佳的肿瘤细胞减灭术,必须做全大网膜切除术,后者为了卵巢癌分期而行部分大网膜切除术,包括早期(Ⅰ、Ⅱ期)病人。

A. 部分大网膜切除术(横结肠下大网膜切除术):先提起大网膜,暴露横结肠,从中间或偏右侧横结肠反折开始,切开大网膜后叶,在胃结肠韧带后叶和横结肠系膜之间分离进入小网膜囊(图9-23)。分离时注意结肠中动脉包含在结肠系膜的前叶内,避免损伤。从横结肠

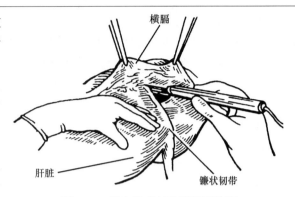

图9-22　用电灼术切除横膈下肿瘤

上向右继续分离大网膜至肝曲,向左分离大网膜至脾曲,沿横结肠下切除大网膜。

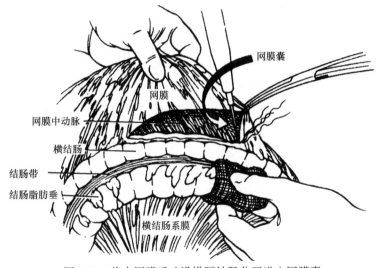

图9-23　将大网膜后叶沿横膈结肠分开进入网膜囊

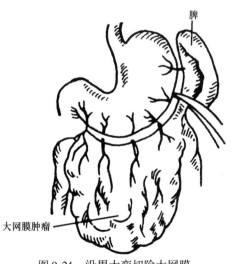

图9-24　沿胃大弯切除大网膜

B. 全大网膜切除术:晚期卵巢癌须做全大网膜切除。在一般情况并不困难。如胃网膜血管和胃短动脉能够显示出来,可从胃大弯侧进入小网膜囊,沿胃大弯(网膜血管弓内或弓外)行大网膜全切除(图9-24)。

假如肿瘤扩散侵入脾曲,可通过侧方结肠旁沟游离降结肠,向下牵拉脾曲,将大网膜肿瘤从横结肠上分离出来。要避免猛烈牵拉横结肠左侧段,因有扯破脾囊的危险。

大多数病例证实,小心分离能切除大网膜转移瘤,而不必做横结肠切除,虽然也常分离达肠壁肌层。当然,如果为了切除大网膜肿瘤,必要时可行横结肠切除术。卵巢癌很少累及胃结肠

韧带,若对完成肿瘤细胞减灭术有价值,亦可做部分或全部切除。偶尔大网膜肿瘤粘连或侵犯至前腹膜,应从前腹壁的腹膜和腹直肌后鞘之间分离肿瘤。

4）脾切除术:卵巢癌的脾被膜和脾门种植,似乎有一种亲和力,某些病例癌瘤累及脾的几率很大,脾切除对完成肿瘤细胞减灭术可能是有价值的。如遇到肿瘤扩散到脾蒂,可将肿瘤从脾蒂组织中仔细分离出来,只有在极少数情况下考虑脾切除。最近 Nicklin 等报道了210 例病人,为了达到最佳减灭术,有 18 例（8.6%）做了脾切除。脾切除手术一般需请普外科医师协助。

5）肠切除术:晚期卵巢癌肿瘤细胞减灭术有时需要切除大肠或小肠,以乙状结肠或直肠、乙状结肠切除最多见。肠切除作为肿瘤细胞减灭术的一个组成部分,各家报道不一,但大多数报道ⅢC 或Ⅳ期占 25% ~ 50%,其中直肠、乙状结肠或乙状结肠切除占 30%,小肠切除占 10%,近端大肠切除占 10%。

卵巢癌肠切除,技术上没有特殊要求,但在施行结肠转移癌手术时,盲目切除过多的正常肠管并不能达到预期的治疗效果。总的要求是做到肉眼无肿瘤的肠管进行肠吻合。肠道转移瘤可能会累及肠系膜淋巴结,切除受累肠管区域淋巴引流的淋巴管和淋巴结,有利于肿瘤细胞减灭术。需要做肠切除时,同时对邻近肠系膜做楔形切除。

大肠和小肠上常出现多发的肿瘤结节,应根据全部切除肿瘤的可能性,施行逐个病灶切除（腹膜剥脱）或部分肠管切除。一般来说,卵巢癌手术没有理由切除小肠或大肠超过一半,超过 2 次或 3 次吻合可能太危险。例如完全切除回肠比多次切除吻合、保留部分回肠要安全。

（4）腹膜后淋巴结切除:腹膜后淋巴结切除分系统淋巴结切除和扩大淋巴结切除,前者限于两侧腹主动脉旁、髂总及髂外淋巴结,又称标准性切除;后者还包括髂内、闭孔、骶前两组以上淋巴。Di Re 等发现,凡髂内、闭孔、骶前淋巴结阳性者,同时有腹主动脉旁淋巴结转移。因此,Di Re 认为,扩大切除这些淋巴结对诊断无价值。

腹主动脉旁淋巴结切除分选择性和根治性切除,前者指切除腔静脉旁、腔静脉-腹主动脉间及腹主动脉旁淋巴结,后者还包括腔静脉及腹主动脉后方的淋巴结。Mancuso 等认为,根治性淋巴结切除对估计淋巴结的情况和提供更精确的预后和治疗依据,比选择性切除更合适,特别适合于早期癌以及晚期癌没有残余肿瘤或残余瘤达最低限度者（残余瘤直径小于 0.5cm）,或二次探查术中腹腔内无病灶者。但多数学者仍采用选择性淋巴结切除,一般亦称腹主动脉旁淋巴结切除。

髂总和髂外淋巴结切除采用传统的方法,一般不需切除髂内、闭孔及骶前区淋巴结。腹主动脉旁淋巴结切除下界在腹主动脉分支处,上界达肾动脉以上 1 ~ 2cm,或达肾静脉,或达十二指肠第三段水平,旁侧以肾和输尿管内缘为界。

切除腹主动脉旁淋巴结有两个途径:①后腹膜切口自右输尿管横跨髂总血管的上方,沿该血管伸展达腹主动脉分支,再沿腹主动脉向头侧剪开后腹膜达小肠系膜根部（图 9-25）,然后行淋巴结切除。这是常采用的方法,即所谓标准方法。②从回盲部下方 2 ~ 3cm 处剪开后腹膜,外侧沿右结肠旁沟延伸至肝结肠韧带。内侧沿回盲部延至腹主动脉分支处（图 9-26）,将后腹膜掀向左侧,然后行淋巴结切除。

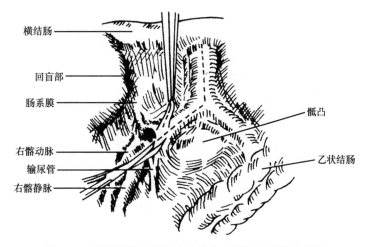

图 9-25　后腹膜切口经腹主动脉分支处达小肠系膜根部

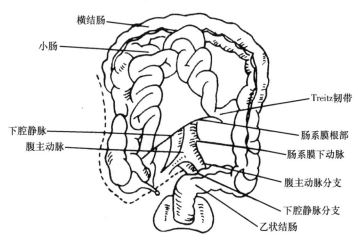

图 9-26　沿右结肠旁沟剪开后腹膜

　　不论从哪个途径进入腹膜后,首先要确认输尿管和卵巢血管在腹、盆腔的走向,并有血管拉勾牵向外侧方,暴露腹主动脉和下腔静脉。先清除右腹主动脉旁区的淋巴组织,包括腹主动脉前、腹主动脉与下腔静脉间、下腔静脉前及腰大肌旁的淋巴脂肪组织,在尾侧切断结扎(图 9-27)。将切断的组织向头侧反转并继续游离,一旦达十二指肠第三段将其切断结扎,取下手术标本。

　　右腹主动脉旁区淋巴结切除后,将乙状结肠系膜向左侧反转,暴露左腹主动脉旁区。再次确认左输尿管及左卵巢血管。在腹主动脉分支以上约 4cm 处触及肠系膜下动脉起始处。先分离左髂总血管邻近的淋巴组织,并将其切断结扎,再向头侧分离左腹主动脉旁区淋巴脂肪组织,达十二指肠第三段水平,将其切断结扎,取下手术标本(图 9-28)。借助血管拉钩将腹主动脉拉向右前方,切除其后方的淋巴结(图 9-28)。在切除左腹主动脉旁淋巴结时,须注意不要损伤肠系膜下动脉。

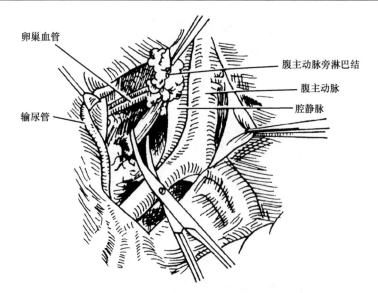

图 9-27　切除右腹主动脉旁淋巴脂肪组织

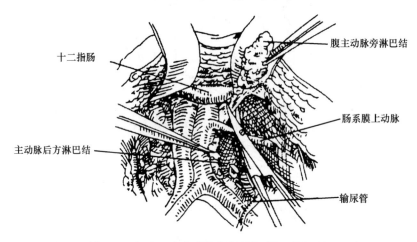

图 9-28　切除左腹主动脉旁及后方淋巴脂肪组织

　　腹主动脉旁淋巴结切除也可从头侧开始,先解剖肾蒂,再依次切除腔静脉旁、腔静脉-腹主动脉间、腹主动脉前、腹主动脉旁淋巴结。根治性切除须切除腔静脉和腹主动脉后方的淋巴结。此时须用橡皮片(管)将血管提吊起,将动、静脉分开,以便切除其后方的淋巴结。

　　5. 手术并发症　文献报道肿瘤细胞减灭术后发病率,仅有一定的临床意义,因为病人的特征和手术范围差异很大,并缺乏群体对照观察。然而,综合同年代关于卵巢癌接受理想或次理想肿瘤细胞减灭术的一系列文献,介绍了所有手术风险的一般征象。手术比较彻底的病人并发症较多,占的比例较大,除 25% 的病人并发肠梗阻外,在接受肿瘤细胞减灭术的病人中,将近 1/4 患有一种或多种并发症(表 9-18)。

表 9-18　382 例肿瘤细胞减灭术后并发症

并发症	百分率(%)	并发症	百分率(%)
伤口感染/裂开	2.3	腹腔出血二次开腹	1.3
心力衰竭	2.0	脑血管意外	0.7
深静脉血栓形成	2.0	其他*	10.0
肺栓塞	1.8	手术死亡	1.8
肠道或泌尿生殖道瘘	1.5		

＊肺炎、凝血病、气胸和肾衰竭。

　　另外,Heitz 的研究结果显示,肿瘤细胞减灭术的平时时间为 3.5 小时(2~9 小时),平均失血量 1100ml,术后平均住院时间为 12 天,术后出现心、肺功能衰竭,切口裂开,或需要重新手术等严重并发症占 23%,其中还有 2 例死亡,1 例手术后 2 周死于脑血管意外,另 1 例为末端肠管坏死继发败血症死亡。Piver 报道有 12 例出现严重并发症,但没有死亡病例。Chen 和 Bochner 报道 84 例,术后死亡 1 例。

　　6. 影响首次肿瘤细胞减灭术成功的因素

　　(1) 不能获得手术成功的因素:哪些因素会影响首次肿瘤细胞减灭术获得成功呢? 主要有:

　　1) 有些部位的转移灶,如肝门、肾血管以上间隙转移病灶,横结肠、网膜囊大的转移病灶,肝多发性转移灶,即使是妇科肿瘤医师和普通外科医师在技术上不能予以切除,残余肿瘤直径大于 2cm。

　　2) 有些医师,如普通妇科医师、普外科医师不熟悉其手术操作,无法完成最佳肿瘤细胞减灭术。

　　3) 手术前准备不足,如需肠切除而未做肠道准备,术前未纠正水、电解质不平衡,高度营养不良未予以纠正等等。

　　4) 因某些原因,病人不能耐受长时间手术。

　　(2) 手术成功的必要条件

　　1) 严格选择病人:通过临床检查及各项辅助检查,明确诊断,了解转移瘤所在位置。特别是腹膜后转移病灶的部位,肝、肺转移情况,估计手术获得成功的可能性;通过病人的全身检查,肝、肾功能检查,血气分析,血生化检查,估计病人承受广泛手术的可能性等。如果暂时不能接受手术者,可对症治疗,术前化疗,待身体情况改善,合并症得以控制,肿瘤缩小,有利于减灭术的成功。

　　2) 充分的手术准备:晚期病人在出现明显恶病质前都存在营养不良状况,常有贫血、低血清蛋白、氧合能力差、维生素缺乏、凝血酶原时间缩短、体重下降、体质减弱。如果这些情况未能改善而匆忙手术,可因病人不能耐受而使手术无法进行,或因术后严重并发症而使手术失败,或因术后迟迟不能恢复而使手术成果因肿瘤迅速再生而抵消。因此,在术前必须对病人进行全面的了解,对其体质进行详细的估计,做好充分的术前准备。术前应对各个重要器官进行全面的检查并做出相应的治疗。可行高营养疗法以供应充分的蛋白质和热量[每日 3200kcal(13 440J)]。输血可纠正血红蛋白不足,维持麻醉和手术时充分的氧合作用,减少手术危险,防止术后出现严重并发症。这些是手术成功的重要条件。此外,调节水、电解质平衡,术前做好肠道准备,配足血量,以及术后的支持疗法也是不可少的。为了肿瘤分期和治疗,手术前应尽量抽尽胸水和腹水,可以减轻症状,有利于麻醉和手术的进行。

3) 手术医师具有坚韧不拔的精神和熟练的技术:晚期卵巢癌病人行肿瘤细胞减灭术,手术范围广,难度大,手术时间长,失血较多,手术医生必须有高度的责任感和坚韧不拔的精神。Munnell 认为,这种手术需作出"最大的、有条不紊的、细致的、竭尽全力的努力,由富于进取心的,持有耐心的、坚韧不拔的医师进行"。还有,重要的是手术医师要有切除盆腔巨大肿瘤和经腹膜外切除内生殖器的技巧。能熟悉上腹部的任何解剖部位。在技术上能够切除常常累及上腹部器官的转移瘤及腹膜后肿大的淋巴结,还必须能够处理肿瘤治疗中常常出现的肠道问题,或取得外科医师的合作,只有这样的医师才能完成最大限度的缩瘤术。根据上述要求,晚期卵巢癌细胞减灭术应当由训练有素的妇科肿瘤医师完成。例如,经过适当训练的妇瘤科医师,很少会出现盆腔病灶不能切除的情况,而一般妇科医师往往不熟悉其操作,外科医师只能提供必要的操作技巧,而不具备对疾病的扩散方式的了解,绝不可能为病人施行充分的手术。当然上腹部手术有时需要请外科医师协助完成,如脾切除、肝肿瘤切除、肠切除等。

4) 积极而适时的辅助治疗:手术的彻底性直接影响化疗和放疗的最终结果。但术后如不配合化疗或放疗对残余癌组织进行持续的治疗,可因肿瘤的迅速再生而使手术效果化为乌有。根据我国的情况,术后行化疗者居多。

(陈惠祯　江大琼　汤春生)

（三）二次肿瘤细胞减灭术

1. 二次细胞减灭术的定义、手术适应证及禁忌证　上皮性卵巢癌二次手术与二次细胞减灭术有些不同点。卵巢癌二次手术泛指第一次手术后进行的任何二次手术,包括如下:

（1）再次分期手术:卵巢癌首次手术时未能充分探查,手术分期可能不准确而再次手术探查,明确手术分期和再次"缩瘤"。

（2）二次肿瘤细胞减灭术:病人在完成全疗程的化疗时仍有持续性的疾病存在或随后出现临床复发而施行的手术。

（3）间歇性肿瘤细胞减灭术:病人首次手术残留大块肿瘤,经短期的诱导化疗之后(通常为 2～3 个周期)而施行的手术,尽量切除原发和转移病灶,以提高随后化疗的反应,改善生存期。

（4）二次探查术:在完成了规定的化疗(典型是 6 个疗程)之后临床上无病灶存在而行的手术探查。

（5）姑息性二次手术:病人因疾病进展有明显的症状和体征(如胃肠梗阻)而施行的手术,其目的是在最短的时间内缓解症状。

二次肿瘤细胞减灭术是指病人在完成全疗程的化疗之后仍存在持续性或复发性病变而施行的手术。这将排除了一组在首次治疗期间有进展的病人,即这部分病人的肿瘤可能对诱导化疗耐药。但目前对这类病人施行的手术,称进展性肿瘤细胞减灭术。这一定义包括或不包括"间歇性手术"。这些病人已经接受了首次手术,但手术没有成功,二次手术当然是"二次努力"缩减病灶,这种手术一般还是属于二次肿瘤细胞减灭术的范畴。

早在1975年和1979年,Griffiths等的报道表明残余肿瘤和生存期之间的负相关关系之后,肿瘤细胞减灭术联合随后的化疗已成为晚期上皮性卵巢癌初期治疗的主要手段。虽然首次肿瘤细胞减灭术效果的前瞻性随机临床试验尚未完成,但是有意义的间接证据表明,对病人成功地施行首次肿瘤细胞减灭术对生存期有好处。

从首次手术的效果推动人们对二次手术的努力。已证明训练有素的外科医师可成功完成近60%的二次肿瘤细胞减灭术。但由于各种原因,二次肿瘤细胞减灭术的效果仍有很大的争议,而且难以证实。二次肿瘤细胞减灭术已在不同病人群体中施行,故很难对该手术得出一致的结论。另外,接受二次肿瘤细胞减灭术的病人由于受到选择标准的影响而结果不同。最后是外科医师的技术和进取心可影响二次肿瘤细胞减灭术的成功。

已经尝试过的二次肿瘤细胞减灭术,总的来说有以下4种情况:

1)第一组:间歇性大块肿瘤切除术,指首次肿瘤细胞减灭术腹、盆腔内残留大块肿瘤,在短期化疗后进行二次肿瘤细胞减灭术,或称间歇性肿瘤细胞减灭术。

2)第二组:首次治疗后临床病灶隐匿,但在二次剖腹探查手术时发现有可切除的病灶,而行肿瘤细胞减灭术称二探术肿瘤细胞减灭术。

3)第三组:完成首次手术和化疗后临床上有明显复发病灶而进行二次肿瘤细胞减灭术,称复发性肿瘤细胞减灭术。

4)第四组:首次肿瘤细胞减灭术后,初次化疗期间仍呈进展的病灶而进行二次肿瘤细胞减灭术,称进展性肿瘤细胞减灭术。

许多学者认为,第一组和第二组病例最适合施行二次肿瘤细胞减灭术。越来越多的证据表明,间歇性大块肿瘤切除术确实有利于延长病人的生存期。第二组病人接受二次探查术时,切除隐匿的病灶亦是可取的,其并发症少,且有利于延长生存期。第三组病例经选择后亦同样适合于行二次肿瘤细胞减灭术。第三组中效果最好的是那些复发前有长时间无瘤期的病人,因为有长的无瘤期的病人对二线化疗药物可能有很高的反应率。第四组是指在初次化疗期间有进展病灶的病人,二次肿瘤细胞减灭术是无作用的。这些病人的预后都很差,对其施行肿瘤细胞减灭术将会增加术后发病率而没有长期效益。Morris等报道,对化疗无反应的病人,理想的肿瘤细胞减灭术会有短期的生存效果,但此术后20个月,手术理想组和非理想组的生存曲线就会重叠。Morris等的结论是,对这组病人而言,缺乏有效的二线化疗药物是二次肿瘤细胞减灭术无明显效益的主要原因。因此,重要的是,外科医师在决定是否施行二次肿瘤细胞减灭术时,应该清楚病人对术后化疗有无反应。

有几位研究者的经验是,对初次化疗有反应和在临床复发之前有较长的无瘤期(例如大于12个月)的晚期卵巢癌病人最适合行二次肿瘤缩减术。从他们的报道中已得到证实,证明以铂类为基础的联合化疗之后复发,而在二次手术时能完全切除肿瘤的病人似乎是二次肿瘤细胞减灭术仅有的明显受益者。

临床有复发证据,如CA125升高,或体检及CT扫描等临床评价而发现,其行为可能与那些在二次探查术时发现有小的隐匿性病灶者的行为有所不同。后者的病变可能较小,属亚临床期,较容易切除,其预后与临床复发者有差别。因此,对二次探查术中能将肿瘤完全切除的病人,亦应单独分析。

表 9-19 是有关二次肿瘤细胞减灭术的总结。总的来说,从化疗完成到临床复发的时间越长,二次手术完全切除的可能性越大,病人存活时间越长。另一个重要的特征是,腹腔内分布的残留病灶能完全切除的可能性,以及肿瘤是否已经转移到腹腔脏器的实质如肝脏。例如,如果肿瘤仅局限于盆腔,病灶更可能完全被切除,则这些病人与那些有弥漫性病灶者相比,更有可能从二次肿瘤细胞减灭术中获益。以往对化疗有反应很重要,那些在化疗同时疾病仍继续进展者难以从手术中得益。

表 9-19 "最佳"二次肿瘤细胞减灭术对生存的影响

作者(年)	临床状况	残余病灶(cm)	生存率	生存期	P
Schwartz,Smith(1980)	SLL	镜下	47.5%	2 年	NS
		≤2.0	29.5%		
		>2.0	9.0%		
Raju 等(1982)	SLL	镜下	20%	3 年	NS
		肉眼	0		
Berek 等(1983)	SLL+RD	≤1.5	中位	20 个月	<0.01
		>1.5		3 个月	
Luesley 等(1988)	SLL	镜下	50%	20 个月	>0.05
		≤2.0	28%		
		>2.0	0		
Dauplat 等(1986)	SLL	镜下	NS	2 年	<0.05
		肉眼			
Lippmann 等(1988)	SLL	≤2.0	42%	4 年	0.001
		>2.0	0		
Morris 等(1988)	RD	≤2.0	中位	18.8 个月	>0.05
		>2.0		13.3 个月	
Podratz 等(1988)	SLL	镜下	55%	4 年	<0.01
		≤5.0	21%		
		>5.0	14%		
Hoskins 等(1989)	SLL	镜下	51%	5 年	0.013
		肉眼	<10%		
Michel 等(1989)	SLL+PD	≤2.0	中位	18 个月	>0.05
		>2.0		13 个月	
Morris 等(1989)	PRD	<2.0	中位	12 个月	<0.03
		>2.0		8 个月	

注:SLL:二次探查;RD:复发病灶;PD:持续病灶;PRD:进展病灶。

总之,以下的因素有利于二次肿瘤细胞减灭术:①完全缓解至复发有较长的时间(12 个月或更长);②有可能完全切除残留病灶或复发灶;③以往对诱导化疗有反应;④身体状况良好;⑤病人年龄较轻。

二次手术时发现下列几种情况时应停止继续施行二次肿瘤细胞减灭术:①下列部位的大块病灶:肝实质内转移,肝门、肾盂处病变及肾静脉以上的腹主动脉旁淋巴结肿大。偶尔,局灶性肝转移者可行部分肝切除或冷冻治疗。②小肠系膜根部被肿块组织包裹和挛缩小肠襻形成特有的菜花样外观,或大部分腹膜表面被弥漫性肿瘤组织覆盖。③膈表面的大块病灶。Kapnick 等报道,膈的大块肿瘤(直径>5cm)可能侵犯胸部。这些病人的中位生存期仅 8 个月。另外,这些病人的切除通常需要一种合成组织网修补,如 Marlex 网。其手术潜在的严重并发症(如气胸、膈神经损伤)使这些手术弊大于利。

2. 不同类型二次肿瘤细胞减灭术的临床意义

(1) 间歇性二次肿瘤细胞减灭术:有些晚期卵巢癌病人在首次手术时,因手术医师在技术上不能完成最佳肿瘤细胞减灭术,或因医师不熟悉其手术操作,或术前准备不足,或病人不能耐受长时间手术,首次手术未达到最佳减灭术的要求,经短暂化疗(一般为 2~3 个疗程)后,对化疗有反应者,可以进行所谓间歇性二次肿瘤细胞减灭术。

已有证据显示,间歇性肿瘤细胞减灭术对延长晚期上皮性卵巢癌病人生存期是有效的,而且有达到"最佳缩瘤"的可行性。

Parker 等报道了 225 例病人间歇性缩瘤术完成情况,多数病人能达到最佳缩瘤(表 9-20)。

表 9-20　间歇性缩瘤术的完成情况

作者	病例数(例)	最佳缩瘤术例数(例)
Parkers(1983)	23	22(96%)
Einhorn(1985)	102	55(54%)
Neijt(1985)	47	30(63%)
Lawton(1987)	28	25(89%)
Ng (1990)	25	17(68%)

(引自陈惠祯,谭道彩,吴绪峰. 2000. 现代妇科肿瘤治疗学. 武汉:湖北科学技术出版社,299)

Jacob 对 Anderson 医院 22 例晚期卵巢癌病人进行了回顾性对照研究,一组病人在探查中仅做活检,而后给予以顺铂为基础的化疗,再进行间歇性减灭术。另一组是探查后未行化疗而行肿瘤细胞减灭术。两组病人生存时间没有明显差别,但获得最佳缩瘤术的病人(残余瘤直径<2cm,生存时间为 18 个月,其他病人仅为 7.5 个月)。Wils 报道,最佳的间歇缩瘤术与最佳的首次缩瘤术比较,病人的 3 年生存率同样可达 50%。卢玉兰报道,获首次最佳缩瘤术者(19 例)和最佳间歇性缩瘤术者(14 例)平均生存时间分别为 28.27 个月和22.56 个月,两者无显著性差异($P>0.05$),而未行间歇性缩瘤术者(10 例)平均生存时间为13.40 个月,与前两者比较,有显著性差异($P<0.05$)。

有关间歇性缩瘤术的有效性,令人信服的证据来自欧洲癌症防治组织妇癌协作组(EORTC)的资料。研究者报道了ⅡB~Ⅳ期上皮性卵巢癌病人进行了前瞻性随机性的间歇性缩瘤术研究的结果。在这项研究中,卵巢癌病人都施行过首次最佳缩瘤术,然后经顺铂($75mg/m^2$)+环磷酰胺($750mg/m^2$)联合化疗,每 3 周 1 次,共 3 个疗程的化疗后,对病人进行评估。病人分为三种情况:完全反应,部分反应,无变化($n=319$)。这些病人随机分为两组,一组施行间歇性二次肿瘤细胞减灭术($n=140$),另一组为非手术组,进行另外 3 个疗程顺铂+环磷酰胺的化疗($n=138$)。结果显示,行间歇性缩瘤术组的病人生存期有改善,按术后残留病灶大小进一步研究,剖腹探查术发现癌灶很小(直径<1cm)的病人平均生存时间为 41.6 个月,剖腹探查术中癌灶较大,但能进行最佳缩瘤术的病人,平均生存期为 26.6 个月,那些癌灶很大而不能切除的病人平均生存期为 19.4 个月,非手术组病人平均生存期为 20 个月,前两者明显长于后两者。

尽管 EORTC 研究结果令人鼓舞,但这项研究处于紫杉醇应用的初期。推理用紫杉醇代替环磷酰胺可能更能提高间歇性缩瘤术的效果,但紫杉醇与间歇性缩瘤术结合的确切影响尚不清楚。

基于对间歇性缩瘤术的积极研究,病人应该接受最佳的首次缩瘤术,以尽可能减少间歇性手术。因此,二次肿瘤细胞减灭术不应对任何病人列为常规,除非初次肿瘤细胞减灭术不彻底。经常有这种情况,一个晚期卵巢癌病人由一个普通妇产科医师或普外科医师进行不充分的缩瘤术后而转到妇瘤科专家处,考虑到盆腔或其他部位未能切除的大块残余肿瘤,这些病人就是妇瘤科专家通过间歇性缩瘤术来缩短化疗疗程的绝好对象。但首次肿瘤细胞减灭术应该由训练有素的妇科肿瘤医师施行。再次肿瘤细胞减灭术亦应如此。另外,如果没有新的辅助化疗方案出现,那么包括间歇性缩瘤术在内的一线治疗计划,晚期卵巢癌的首次治疗至少要求两次剖腹手术。那么二次探查术是否适合于间歇性缩瘤术尚不清楚。多数专家推荐,仅在临床试验或者有效的解救治疗时才进行二次探查术。

(2) 二次探查术中二次肿瘤细胞减灭术:自从 Wangensteen 等在结肠癌治疗中首次提出再次评估性剖腹探查术的概念以来,二次探查术就成了晚期卵巢癌治疗的大量回顾性研究的课题。1988 年,Rubin 和 Lewis 将二次探查术定义为"对初次肿瘤细胞减灭术后并完成了化疗计划的无症状、无临床肿瘤迹象的病人,进行系统的再次探查术"。

接受二次探查术的病人是进行二次肿瘤细胞减灭术的极好对象。根据定义,临床无病灶的病人意味着对化疗有良好的反应,而且曾经接受过剖腹探查术。因此,二次减瘤术不会导致严重的额外的并发症。更重要的是,有 5 个共 358 例二次探查术中进行二次肿瘤细胞减灭术回顾性研究报道显示,成功进行二次肿瘤细胞减灭术的病人,生存率有改善。尽管这些研究者使用的"最佳"细胞减灭术定义有所不同,其研究结果显然支持二次探查术中行二次肿瘤细胞减灭术。

Lippncan 等报道了连续 70 次二次探查术中完成了 27 次肿瘤细胞减灭术。他们的资料显示,再次肿瘤细胞减灭术使残余病灶直径小于 2cm 的病人,生存期延长。在丹麦的一项多中心研究中,Bertelsen 报道,二次探查术中成功进行二次肿瘤细胞减灭术,残留病灶直径小于 1cm 的病人,较没有成功进行二次肿瘤细胞减灭术的病人,其生存率有改善,4 年生存率为 25% 对 4%。Hoskins 等对 67 例病人的研究有相似之处。这些报道都显示,二次探查结果为镜下病变或行二次肿瘤细胞减灭术达到无肉眼可见残留病灶的病人,5 年生存率明显高于有可见残留病灶的病人。Potter 等也报道 50 例病人,在二次探查中 26 例有肉眼可见病灶的病人成功进行了二次肿瘤细胞减灭术,至无肉眼可见残留病灶,其生存率明显改善。

与已有复发的病人相比,最有可能受益的是那些在二次探查术为镜下残余病灶者,其生存率显然与残余病灶大小有关,仅有镜下残余病灶比任何有肉眼可见残余病灶、哪怕最大直径小于 1cm 的病人,预后都好得多。Podraza 等报道 250 例病人,其中 116 人在二次探查术中成功进行了二次肿瘤细胞减灭术,生存率有改善。

(3) 复发性二次肿瘤细胞减灭:术复发前有长的无瘤期是一个有利于预后的因素。Markman 等的报道表明,以前用以铂类为基础的联合化疗病人中,若在二次手术前 24 个月内未作任何治疗者,则对相似的以铂类为基础的二线联合化疗方案有 77% (17/22) 的临床完全反应率和 32% (7/22) 的手术证实的完全反应率。因此,二次细胞减灭术最适合于那些有长的无瘤期的病人。无瘤期较短者的结果不太令人满意。Morris 等在另一项研究中,总结了 30 例二次肿瘤细胞减灭术的病人,其中首次手术和化疗后无瘤期为 6 个月。若手术使病灶直径缩减至小于或等于 2cm,则病人的中位生存期为 18 个月,而残余病灶直径大于 2cm 者,中位生存期为 13.3 个月,差异无统计学意义。Vaccarello 等报道,二探术阴性而后又复发的病人,若能再次手术切除大块肿瘤,使残留病灶小于 0.5cm 者,则生存时间明显延长。

Seltzer 等报道以铂类为基础的一线化疗取得完全反应的 11 例病人,对顺铂解救治疗的反应率为 72%,包括 36% 的完全反应。同样,Eisenhauer 报道,无治疗间隔时间超过 2 个月的病人对卡铂的反应率为 43%,而无治疗间隔时间小于或等于 2 个月的病人仅为 1%。Segna 等在一组较大的研究中,报道了 100 例复发性或进展性卵巢上皮癌病人施行二次肿瘤细胞减灭术的经验,有 60% 的病人成功地施行了肿瘤细胞减灭术,使残余肿瘤直径小于 2cm,而围手术期病率和死亡率是能够接受的。在残余癌直径小于或等于 2cm 组,中位生存期为 27.1 个月,而残余病灶直径大于 2cm 组,中位生存期为 9.0 个月($P=0.0001$)。

如果能选择恰当的病例,以二次肿瘤细胞减灭术为目的的剖腹探查是有好处的。我们必须估计对病人可能有益,并有良好的医疗条件保证手术探查。另外,还有重要一点就是必须有有效的二线化疗药物或方案。不彻底或有限的二次手术,可能只是姑息性的,只能缓解症状,不能延长生存期。

(4) 进展性的二次肿瘤细胞减灭术:已在前述,在初次化疗期间有进展病灶的病人,二次肿瘤细胞减灭术是无作用的。这些病人预后差,对其施行肿瘤细胞减灭术将会增加术后病发率而没有长期效益。其主要原因是这组病人缺乏有效的二线化疗。因此,对这些病人不宜作二次肿瘤细胞减灭术。因为这些病人的病变往往是弥漫而广泛的,手术至多只能解除部分肠梗阻症状。选择采用手术解除肠梗阻的对象对医生和病人来说往往是困难且具有挑战性,既要采用通用的原则,也必须个体化,因为每个病人的情况不一样。

Rubin 等报道了在 Memorial Sloam Kettering 癌症中心 52 例晚期卵巢癌继发肠梗阻的病人,共进行了 54 次手术。43/54(79%) 的手术解除了肠梗阻,其余病人 6/11(54%) 成功放置了引流管,而且 49/54(91%) 完成了姑息性手术,进行胃肠减压。79% 的病人经手术使胃肠功能恢复。其平均生存时间约为 6.8 个月。

根据有限的研究资料,还不能确定手术与生存期之间的相关临床因素。对化疗耐药的卵巢癌病人,其胃肠梗阻的手术必须个体化。但是,手术缓解症状效果明显,对多数经保守治疗无效的肠梗阻病人,手术是合理的。选择手术病人的标准是内科情况总体好,有或无腹水,有求生欲望,既往探查残瘤为局灶性病灶,疑为局灶性梗阻有可能采用分流术或局部切除术。还可以根据先前手术所见的播散方式来推测目前病灶的分布。二次探查术如有广泛播散的癌灶,解除肠梗阻的可能性很小。

伦敦 St Christopher 机构推荐一种可用于代替手术解除胃肠梗阻的方法,具体方法是:少量静脉补液,少食多餐,不上鼻胃引流管。这是关怀晚期癌症病人处理肠梗阻的方法。

总之,施行二次肿瘤细胞减灭术时应该考虑几个临床因素:以前对化疗有反应,有较长的无瘤期(至少 12 个月以上);一般情况良好;没有严重的内科疾病;较年轻。

关于对复发肿瘤施行二次肿瘤细胞减灭术的问题,虽然有一些回顾性研究,但是特别需要进行前瞻性研究。随机将病人分为单纯化疗组和二次肿瘤细胞减灭术+化疗组进行比较。学者们指出,恰当的选择解除肠梗阻手术的病人有很大困难,供医生选择的临床指征不容易确定,有待进一步研究。

(肖国宏　陈惠祯　蔡鸿宁)

五、辅助治疗

(一) 辅助化疗

除对Ⅰ期病人行辅助化疗尚有争议外,对Ⅱ~Ⅳ期病人,即使手术清除了所有的病灶后,化疗仍然是这些病人的最好选择。全身用药是晚期上皮性卵巢癌的首选治疗途径,包括术后化疗和术前化疗(新辅助化疗),几乎都选择以顺铂或卡铂为基础的联合化疗,其次是腹腔化疗。

1. 全身化疗

(1) 术后化疗

1) 单一药物:单一药物在卵巢癌治疗中的一线药物主要有顺铂、卡铂、奥沙利铂、紫杉醇和多柔比星,其中以顺铂应用最为广泛。

A. 以顺铂为基础的联合化疗几乎成了上皮性卵巢癌首选的联合化疗方案。但不可忽视的是顺铂可引起肾功能损伤。为了减轻顺铂对肾功能的损害,无论单一或联合应用,必须水化和利尿。此外,病人接受 DDP 治疗后,急性恶心及呕吐的发生率接近 100%,而且常常是顽固性的。因此,用药期间需用止吐剂,如大剂量甲氧氯普胺、昂丹司琼、格拉司琼等。

B. 卡铂客观反应率与 DDP 相近,肾毒性在相应剂量下远低于 DDP,胃肠道反应也较轻,但骨髓抑制较 DDP 重,价格也较昂贵。因此,铂类化合物在卵巢癌治疗中,DDP 仍处于第一线治疗药物的地位,一般仅在 DDP 产生肾毒性时才选用卡铂。

C. 奥沙利铂(oxaliplatin)是另一种铂类的类似物,其肾毒性较 DDP 小。该药用于卵巢癌正在临床试验中。其主要毒副作用是神经毒性,表现为肢端感觉迟钝或麻木,其次为恶心、呕吐。部分病人有骨髓抑制。停药后毒副作用逐渐消失。

D. 多柔比星有较高的疗效,但对心脏毒性较明显,累积量不宜超过 $0.4g/m^2$,其骨髓抑制亦较明显,令其使用受到限制。近年用表柔比星治疗卵巢癌,可达 44% 的良好反应,较少发生心脏损害,但价格较贵。在临床治疗中,可根据实际情况选用多柔比星或表柔比星。

E. 脂质体多柔比星(楷莱):是一种强化了多柔比星的疗效并减轻其毒副作用的新剂型。它对复发卵巢癌有一定的疗效,常见的不良反应是手足综合征及口腔炎。

F. 紫杉醇对上皮性卵巢癌的作用是肯定的,尤其是对顺铂耐药者有一定的疗效,为难治性卵巢癌的治疗带来了希望。其主要的毒副作用是骨髓抑制和过敏反应。为预防过敏反应,近年来强调治疗前辅助用药,如地塞米松、苯海拉明和法莫替丁等。

G. 多西他赛(泰索帝,taxotere docetaxel)是半合成的紫杉醇类似物,近年应用对 DDP 治疗失败的卵巢癌病人,其有效率为 23% ~ 40% 。但缓解期并不长,4 ~ 5 个月。有许多病人用药后病情稳定的时间较长。其毒性主要是骨髓抑制,水肿与体重增加也较常见,可用类固醇药物及利尿剂来治疗。

H. 其他药物

a. 拓扑替康(和美新)是半合成喜树碱衍生物,有抑制拓扑异构酶 I 活性作用的抗肿瘤药物。主要用于一线化疗失败及复发转移的卵巢癌的治疗,其主要毒副反应是骨髓抑制,特别是中性粒细胞减少及贫血。

b. 吉西他滨(健择)是一种阿糖胞苷类似物,属于嘧啶类抗代谢药。它对铂类敏感或耐药的卵巢癌均有效。对使用过紫杉醇类复发者也有一定疗效。目前主要是用于卵巢癌的二线或三线化疗。主要的毒副作用是骨髓抑制,肝肾功能损害。部分病人出现瘙痒、皮疹等过敏反应。

c. 贝伐单抗(bevacizumab):卵巢癌分泌大量血管上皮生长因子 VEGF,对病人造成免疫抑制。VEGF 与卵巢黄体功能及子宫内膜成熟密切相关。VEGF 高表达可见于各期卵巢癌中并与预后相关。高表达者预后差,易产生腹水。贝伐单抗是 VEGF 的第一个靶向药物。临床试验证明它对复发卵巢癌,不管是铂敏感或耐药的有效率为 16% ~ 18% ,而且无进展生存时间(PFS)也较对照组延长。由于它对复发卵巢癌的治疗效果,现有人将它加入联合化疗中作为晚期卵巢癌的一线治疗。其主要毒副作用是高血压(11% ~ 16%)和肠穿孔(1.1% ~ 1.5%)。

2) 联合用药:联合应用几种作用机制不同的抗癌药物,通常可以协同杀灭进入细胞周期不同时相的癌细胞,杀伤同一肿瘤中对药物敏感性不同的细胞群体,从而提高疗效。目前,以顺铂为主的各种联合方案用于初治病例时,总的有效率多数可以达到 60% ~ 70% ,个别高达 80% ~ 90% ,临床完全缓解率可达到 40% ~ 50% ,远远超过文献报道单一药物的疗效水平。顺铂的二代衍生物卡铂具有与顺铂相同、毒性小的优点,采用卡铂代替顺铂更拓宽了铂类化疗的应用范围。

以顺铂为基础的联合化疗已广泛用于上皮性卵巢癌的治疗,其中尤以 PC 及 PAC 方案应用最广。近年来,DDP + Taxol 和 CBP + Taxol 的联合方案已作为第一线治疗药物在临床应用。

最近有资料显示,多西他赛(泰索帝)代替紫杉醇,与卡铂联合使用,确实可以达到与紫杉醇加卡铂作为卵巢上皮癌一线治疗相似的总有效率。因此,对于合并有神经病理疾病或因其他因素不能接受紫杉醇治疗的病人,可选择多西紫杉醇与卡铂联合治疗方案。

顺铂-紫杉醇对比卡铂-紫杉醇:尽管顺铂-紫杉醇在总体生存时间和无进展生存时间上有明显的优势,但很快发现这种联合治疗带来了很大的毒性,即外周神经毒性和肾毒性。在 GOG111 试验中有 13% 的病人表现为 2~3 级神经毒性,在 OV-10 试验中有 18% 的病人表现为 3~4 级神经毒性。因此,对比 24 小时输注紫杉醇,3 小时的紫杉醇输注具有更高的毒性比率,难以在院外治疗实施。而卡铂联合紫杉醇与顺铂联合紫杉醇比较在一线治疗中有等效性。但卡铂有更低的神经毒性和肾毒性,且卡铂联合 3 小时紫杉醇的输注能在院外实施治疗。因此认为卵巢缩瘤术后采用卡铂-紫杉醇规范的首次化疗是处理卵巢癌的金标准。

对于上皮性卵巢癌现采用较多的方案有:

A. TC 方案:紫杉醇(taxol)175mg/m², iv (3 小时滴注), d1; CBP AUC 5~7.5 (500~750mg/m²), iv, d1, 每 3~4 周重复

B. TP 方案:紫杉醇(taxol)135~175mg/m², iv(3 小时滴注), d1; DDP 70mg/m², iv, d1, 每 3 周重复。

C. DC 方案:多西他赛(docetaxel)60~75mg, iv(1 小时滴注), d1; CBP AUC 5~6, iv, d1, 每 3 周重复。

D. CAP 方案:CTX 500~600mg/m², iv, d1; ADM 50mg/m², iv, d1; DDP 50~75mg/m², iv, d1, 每 3~4 周重复。

E. CP 方案:CTX 500~600mg/m², iv, d1; DDP 50~75mg/m², iv, d1, 每 3~4 周重复。

关于卵巢癌化疗的疗程数及需要维持多久迄今尚无定论。应根据临床分期、残留肿瘤大小、用药剂量及全身反应情况等决定。目前应用最多的是 PAC 或 PC 方案。Gershenson 等观察 116 例经过理想减瘤术的晚期卵巢癌,病理分级 G2 或 G3,比较 PC 方案 12 个疗程与 6 个疗程的区别。虽然中位生存期并无显著差异,但无瘤生存期在 12 个疗程与 6 个疗程分别为 30 个月及 15 个月,差异显著,该作者认为 12 个疗程优于 6 个疗程。但也有截然不同的报道。Hakes 等比较 PAC 方案 5 个疗程与 10 个疗程的区别。病人在完成化疗后皆行二次探查术。结果 PAC 5 个疗程及 PAC10 个疗程的 CR 分别为 34% 及 35%,无差异。生存期亦无差异。PAC 10 个疗程的副反应明显高于 PAC 5 个疗程。该作者认为一般 5 个疗程就够了,不需要维持化疗。Bertelsen 等对 202 例Ⅲ、Ⅳ期卵巢癌随机分为接受 PAC 6 个疗程及 PAC 12 个疗程两组。结果 CR 分别为 23% 和 25%,中位生存期为 23 个月及 27 个月,3 年生存率为 29% 及 35%,经统计处理无显著差异。病理 CR 两组也相似。该研究并未能显示增多疗程(维持治疗)能提高有效率及生存率。该作者不主张巩固化疗或维持化疗。尽管文献报道结果不一致,但一般认为化疗通常在 6 个疗程未能取得客观疗效,再增加疗程似乎无济于事,故现多采用 PAC 方案 6 个疗程。6 个疗程仅达到部分有效(PR)再继续化疗达到 CR 者为数较少。曾有主张对高危者尽管二次探查术阴性也应定期巩固治疗,如每年 1 次或 2 次化疗,但其实际意义如何尚缺乏科学依据。

(2) 术前化疗(新辅助化疗):不同文献报道能成功进行细胞减灭术的晚期卵巢癌病人的比例,从 17%~87% 不等,平均为 35%(表 9-21)。既然许多病人在首次手术中不能成功进行细胞减灭术,因而有学者探索在首次减灭术之前短期化疗的好处,认为有三个理论上

的优势：①在手术前改善病人的一般情况；②减少肿瘤负荷，从而缩小手术范围，减少手术和术后发病率；③增加满意的肿瘤细胞减灭术的几率，从而改善生存。

表 9-21　晚期卵巢癌中铂类以基础的新辅助化疗：有效和生存数据

作者	例数	NACT 疗程	对 NACT 的有效性(例,%)	IDS 的病例数	ODS 的病例[b](例,%)	中位生存期(月)	
						所有	ODS 者
Jacob 等	22	2～4	10/20(50)	22	17(77)	16	18.1
Surwit 等	29	2～3	18/29(62)[a]	29	16(55)[b]	22.5	32
Schwartz 等	59	6	NR	41	NR	13	NR
Ansquer 等	54	3～6	43/54(80)	46	39(72)	22	NR

　　注：NACT(neoadjuvant chemotherapy)，新辅助化疗；IDS(interval debulking surgery)，中间性肿瘤细胞减灭术；ODS(optimal debulking surgery)，满意的肿瘤细胞减灭术；NR(not reported)，无报道。

　　a CA125 的有效性；b≤2cm(Surwiti 的资料为<1cm)。

　　Lawton 报道了 36 例晚期卵巢癌病人。他们对其中 28 例进行了 3 周期的化疗再次探查，有 25 例病人达到了最佳缩瘤(残余瘤小于 2cm)，手术成功率 89%。Onnis 等观察到类似的生存率，他们治疗了 88 例病人，先接受化疗，比较了同期的先接受肿瘤细胞减灭术的病人。88 例接受新辅助化疗的病人中有 42% 达到满意的肿瘤细胞减灭(直径<2cm)，而先接受手术者仅 29%。Ng 等报道了一组 38 例"化疗缩瘤"方案治疗的晚期卵巢癌病人。这些病人经首次手术存在大块肿瘤(5～25cm)，随后接受了 2 个疗程高剂量顺铂和环磷酰胺静脉注射再次缩瘤，有 30 例病人病灶减至小于 1cm，次后行腹腔化疗，47% 的病人达到手术证实的完全缓解。

　　Brown 等研究表明，无论是首次细胞减灭术前化疗或是细胞减灭术后辅助化疗，或是间歇性缩瘤术，只要达到最佳程度，这三种方式对病人生存时间的影响是没有差别的。欧洲癌症研究组织(EORTC)一项随机试验表明，间歇性肿瘤细胞减灭术能增加无进展期和总生存率。

　　表 9-21 总结了一些研究的相对有效性和生存数据，他们都采用的是铂类为基础的化疗为诱导方案。

　　从上述一些研究中可以得出合乎逻辑的结论，若首次肿瘤细胞减灭术不能达到最佳水平，可先行化疗，而不是等待间歇细胞减灭术。关键问题在于我们能否判别出首次肿瘤细胞减灭术对哪些病人无益。遗憾的是，还没有一个可靠的方法来预见哪些病人能成功进行细胞减灭术，而哪些病人则不能。

　　尽管有许多病人在首次手术中不能完成最佳缩瘤，但至今仍然没有一种好方法，包括CT 检查能预示病人先作化疗而不是首先手术。但有些相对适应证可以参考，包括病人有大量胸腹水，重度营养不良(血清蛋白小于 28g/L，体重下降超过 10%～15%)以及同时存在重要的医疗问题，如慢性阻塞性肺疾病，心肌缺血或年龄超过 75 岁，这些病人有发生肺、肾、心及肠诸多并发症及术中、术后发生凝血疾病的高度危险性。此外，锁骨上淋巴结转移，腹主动脉旁大的转移灶，肝门、肾蒂广泛病灶。这样的病人适合新辅助化疗，因为直接行肿瘤细胞减灭术不满意，对病人无任何益处。这些病人手术前最好给予 2～3 个疗程化疗。但必须强调目前新辅助化疗不能代替标准治疗方法,对初次肿瘤细胞减灭术能达到满意减灭的病人显然先行手术。

在新辅助化疗开始之前,通过胸腹水的检查或针抽吸锁骨上、腹股沟淋巴结或腹部肿块,或经腹腔检查取活检确定诊断,或经 CT 检查证实腹膜后淋巴结及肝门、肾蒂有转移。这种新辅助化疗,不仅使病人身体状况得到改善,缩小肿瘤,有利于完成最佳肿瘤细胞减灭术,而且可以减少并发症。

2. 腹腔化疗 卵巢癌的腹腔化疗的历史已有二十余年,最初是作为姑息治疗或控制腹水。腹腔化疗的兴起主要是因为通过腹腔内注入化疗药物,药物稀释后容积增大,可在腹腔内与肿瘤广泛接触,而且药物在腹腔内浓度远高于血浆的浓度,设想可以提高化疗的疗效。曾经有过一些报道腹腔化疗有较好的疗效。Alberts 等将 654 例Ⅲ期卵巢癌术后残余肿瘤<2cm 的随机分为 2 组。所用药物为 DDP100mg/m^2 及 CTX 600mg/m^2,一组 DDP 经腹腔给药,另一组 DDP 静脉给药,而 CTX 则皆静脉注入。结果 CR 在腹腔化疗组为 40% ,静脉化疗组为 31% 。中数生存期腹腔化疗组为 49 个月,静脉化疗组为 41 个月($P<0.03$)。腹腔化疗组的听力影响及白细胞减少等不良反应皆轻于静脉化疗组。该结果显示腹腔化疗优于静脉化疗。另有一项 GOG72 Ⅱ期试验对 429 例已行最佳缩瘤术的Ⅲ期卵巢癌病人随机分配接受静脉内紫杉醇-顺铂同时对比静脉内紫杉醇加腹腔内顺铂的联合。对照组,由210 例病人组成,接受每疗程 21 天共 6 个疗程的静脉内紫杉醇(135mg/m^2,共 24 小时,第一天),之后静脉内顺铂(75mg/m^2,第二天)。腹腔内化疗组接受每疗程 21 天共 6 疗程的静脉内紫杉醇(135mg/m^2,共 24 小时,第一天),第二天腹腔内顺铂(100mg/m^2)以及第八天腹腔内紫杉醇(60mg/m^2)。结果腹腔内化疗组与静脉内化疗组比较,中位无进展生存时间(23.8 个月比 18.3 个月)和总体生存时间(65.6 个月比 49.7 个月)方面有明显的提高。但是,含腹腔内化疗组包括导管相关并发症在内的非血液和血液毒性有更高的发生率。涉及生活质量的独立分析,身体和功能显得较差。在腹腔内化疗期间有腹部不适和神经毒性,虽然通过一年的生活质量结果研究发现两组间基本相同。而 Armstrong 等认为,虽然腹腔化疗使 PFS 及 OS 略有提高,但毒副作用明显增加,生活质量下降。腹腔化疗者仅有 42% 的病人能完成 6 个疗程腹腔化疗。Elit 等检索自 1996~2006 年 MEDLINE 和 EMBASE 中有比较的静脉化疗与腹腔化疗的 7 个临床研究。包括 3 个大型临床Ⅲ期试验及 4 个中小型试验。3 个大型试验结果显示腹腔化疗较静脉化疗对于病人有明显的生存优势。生存期在 3个试验中分别提高 8 个月,11 个月和 16 个月。综合这 7 个试验中的 6 个,仍然显示腹腔化疗的生存优势。所以近年腹腔化疗又渐被推崇。

腹腔化疗能否奏效有两个重要因素,一是腹腔内残余肿瘤的大小,另一是以前全身化疗是否有效。较大的残余肿瘤很难奏效。若对全身化疗已耐药者对腹腔化疗也难奏效。GOG 的研究认为已产生耐药的病人,再经腹腔提高 10~20 倍的剂量也不能克服其耐药性。对耐药的问题可能还需通过寻找更敏感的二线药物或其他手段来解决。腹腔化疗者 20%~30% 病人腹腔药物不能均匀分布而影响治疗并增加副作用。这可能是由于腹腔粘连之故。其外化疗导管的阻塞、腹腔感染及给药麻烦等问题也是腹腔化疗的缺点。腹腔化疗仅适于手术后很小残余肿瘤的并且无腹腔粘连者,而大块残余肿瘤或腹腔粘连者并不适宜。

腹腔化疗方案可选用:紫杉醇135mg/m²,24小时静滴,第一天;顺铂100mg/m²,腹腔化疗(用紫杉醇静脉化疗完成后第2天);紫杉醇60mg/m²,腹腔化疗,第8天,每3周重复,共6个周期。

(李 波 周 静 陈惠祯)

(二)辅助放疗

放射治疗主要适用于手术后病人。过去多用于不能切除的肿瘤或晚期病人的姑息治疗,以后对各期术后病人亦选择放疗,其目的是继续杀灭残余肿瘤,特别是当残余肿瘤直径<2cm时可提高疗效。其中,对Ⅰ期病人是否需要辅加放射治疗是有争议的,因为不能肯定其是否能提高疗效。Ⅱ期病人辅加放射治疗有肯定的价值,绝大多数报道表明能增加5年生存率。Ⅲ、Ⅳ期病人放疗的效果很差,几乎为术后化疗所代替。

姑息放疗主要用于肿瘤局限于下腹的晚期或复发病人,放疗可使肿瘤缩小,症状缓解。对锁骨上、腋下、腹股沟淋巴结转移,甚至盆腔或腹主动脉旁淋巴结转移,也可采用局部姑息放疗。

1. 放疗的适应证 ①晚期病人足够化疗后的巩固治疗;②卵巢上皮癌术后足够化疗后二探阳性者;③手术及化疗失败的局限性病灶或表浅性病灶,局限性复发病灶;④各类转移病灶如阴道、骨、锁骨上淋巴结、肺、脑。

禁忌证(腹、盆腔照射):①腹部有广泛粘连;②有肠梗阻病史;③腹部严重炎症;④炎症性肠病。

2. 放射治疗方法与剂量

(1)体外照射:体外照射是卵巢上皮癌综合治疗手段之一。

1)盆腔照射:照射野的大小以病人体型而定,通常照射范围上自脐孔水平,下至闭孔窝下缘,外缘为骨盆外1~2cm,约15cm×15cm或20cm×15cm大小,可方形、菱形或长方形。前后两野对称垂直照射,盆腔正中平面肿瘤剂量40~50Gy。

2)全腹照射:全腹固定野范围为上自横膈上1~2cm,下至闭孔窝下缘,两侧包括两侧腹膜,全腹面积(24~30)cm×10cm,前后平行对称照射。照射剂量为20~28Gy/6~7w,每天100~120cGy。为减少肝、肾损伤,自后方挡肾,剂量限于15~18Gy。前方挡肝,剂量限于22~25Gy。

3)全腹加盆腔照射:这种照射方法即在全腹照射基础上加上盆腔补充照射,使盆腔的总剂量达到40~50Gy。

4)全盆及盆腹病灶小野照射:定位后前后对称垂直照射。亦可采用适应放疗或强调照射。放疗的目的是最大程度地将放射剂量集中到病变区,杀灭肿瘤细胞而使周围正常组织或器官少受或免受不必要的照射。因此,理想的放疗技术应按照肿瘤的形状给予靶区很高的致死剂量,靶区周围的正常组织不受到照射。强调照射比三维适应放疗有更多优点,计划靶区剂量分布更均匀,能提高肿瘤的局部控制率和生产率,明显减少正常组织的放射损伤。

5)远处转移病灶照射:远处转移病灶如锁骨上淋巴结、骨、肺、纵隔、脑转移,局部照射配合化疗能达到明显姑息治疗作用。可根据局部组织耐受剂量给予合适的放疗剂量。

（2）腔内放射治疗：主要用于子宫切除术后阴道断端或直肠阴道隔有残余肿瘤或转移肿瘤病人。但只限于腔内放疗可以照射到的范围。一般仅作为辅助治疗，可与体外照射和（或）化疗配合。病人术后往往有肠管粘连于阴道断端，治疗时勿使肠管受到过量照射，根据病人具体情况决定剂量，个别对待。

（3）放射性同位素腹腔内化疗：目前应用的放射性同位核素为^{32}P。其特点为腹膜表面剂量高，照射深度浅，有利于消灭腹腔表浅种植的病灶，对器官损伤小，治疗时间短，使用方便。治疗剂量通常为 15mCi。由于化疗的发展，已有腹腔化疗替代，目前临床已很少使用。

（程　晶　陈惠祯）

（三）辅助生物治疗和分子靶向治疗

卵巢癌手术技术和化疗药物近年来都不断发展，但在过去的 25 年里，上皮性卵巢癌的总生存率并没有较大的提高。许多学者都在研究有效的对策，生物治疗就是较有发展前途的治疗方法。肿瘤生物治疗（biotherapy）是指所有使用生物制剂或生物反应调节剂（biological response modifier，BRM）综合治疗肿瘤的方法，包括免疫治疗、基因治疗和生物反应调节剂的临床应用。

癌症是细胞内遗传物质突变引起的，癌细胞的特点是具有自主生长的能力，能够向周围组织浸润和扩散，并转至其他部位或脏器。癌的发生都是体细胞突变的结果，癌的发展涉及多种基因结构变化或表达异常，因此可以说，癌是基因异常性疾病。纠正癌细胞的基因异常可以抑制细胞的恶性生长，逆转肿瘤的发生。现已发展出了多种具有应用前景的治疗方法：基因治疗（分子化法、耐药逆转基因治疗免疫增强）、免疫治疗（细胞因子治疗、过继免疫治疗）、肿瘤疫苗治疗（修饰减毒活疫苗、重组病毒疫苗、抗独特型抗体疫苗、基因工程疫苗、树突状细胞疫苗）。

分子靶向治疗也被试用于卵巢癌患者。在卵巢癌及其他肿瘤的靶向治疗中，肿瘤浸润、血管生成及信号传导通路的抑制剂的研究位于最前沿。其中贝伐单抗已做完Ⅲ期临床试验，结果显示它作为晚期或复发卵巢癌的治疗是有效的。但也存在一些毒副作用（可耐受）。其他一些靶向治疗药物正在行临床试验，疗效并不理想。

（王世宣　颜　琳）

（四）辅助内分泌治疗

卵巢是女性性腺器官，其生长、发育及内分泌活动都直接或间接地受下丘脑分泌的促性腺激素释放激素（gonadotropin releasing hormone，GnRH）、垂体分泌的促性腺激素（gonadotropin，Gn）及自身产生的雌激素、孕激素、雄激素的调控，也受到肾上腺皮质分泌及外周组织转换而来的激素的影响。随着妇科肿瘤学的发展，人们逐渐认识到，利用性激素对生殖系统靶细胞的抑制作用，可以对妇科肿瘤进行预防和治疗。从 20 世纪 60 年代开始，人们就开始尝试用类固醇激素、性激素受体拮抗剂、促性腺激素释放激素类似物（gonadotropin releasing hormone analogue,GnRH-a)以及芳香化酶抑制剂等药物,对化疗耐药的晚期、复发性卵巢癌进行内分泌治疗。

1. 性激素及其拮抗剂 在人体性激素器官细胞中含有性激素受体。性激素通过与相应受体结合,触发特殊的内分泌生化反应,从而维持靶器官的解剖功能和生理活动。研究表明,部分肿瘤细胞中含有性激素受体,这是性激素治疗肿瘤的分子学基础。目前应用于卵巢肿瘤治疗的性激素及其拮抗剂有以下几种:

(1)性激素类药物:该类药物中临床上应用较多的有甲羟孕酮(安宫黄体酮)、甲地孕酮、己酸孕酮和丹那唑等。

(2)抗雌激素类药物:该类药物主要有他莫西芬(三苯氧胺、TAM)、萘氧啶和芳香化酶抑制等。

2. 促性腺激素释放激素类似物 该类药物中,临床上应用较多的有 Lupron、Decapeptyl 及 Zoladex 等。

(马 丁 夏 婷)

六、预后及预后因素

(一)上皮性卵巢癌的预后

由于卵巢癌早期极少引起全身性或局部症状,难以早期发现,而且缺少有效的检查方法,一旦发生,病情进展快,转移早,发现时多已属晚期,预后极差,死亡率居妇女生殖系统肿瘤之首。国际妇产科联盟(FIGO)1994 年报道的上皮性卵巢癌 5 年生存率见表 9-22,5 年总的生存率为 31%。虽然,卵巢癌在治疗上取得了极大的发展,手术经验的积累和化疗方案的改进使得卵巢癌的预后得到较大的改善,但是 5 年生存率仍然低。即使初次治疗取得了较好的疗效,仍有许多病人复发并死于该病。曹泽毅等统计了全国 61 所医院 978 例卵巢癌治疗后一年的复发率,Ⅰ、Ⅱ期和Ⅲ、Ⅳ期分别高达 31.19% 和68.81%。Bolis 等的研究也发现 59% 的病人在 3 ~ 5 年内复发。因此,如何做到早期诊断,早期治疗,针对病人的具体情况,采取有效的个体化治疗方案,改善病人预后,是对所有妇科肿瘤专家的一大挑战。

表 9-22 各期上皮性卵巢癌的 5 年生存率

分期	例数(例)	5 年生存率(%)	分期	例数(例)	5 年生存率(%)
ⅠA	845	83.5	ⅡC	336	61.3
ⅠB	188	79.3	ⅢA	171	51.7
ⅠC	606	73.1	ⅢB	366	29.2
ⅡA	140	64.6	ⅢC	1903	17.7
ⅡB	272	54.2	Ⅳ	1291	14.3

(引自 FIGO. 1994. annual report on the results of treatment in gynecological cancer.)

（二）上皮性卵巢癌的预后因素

1. FIGO 分期　卵巢上皮癌的 5 年生存率与 FIGO 分期密切相关，期别越早，预后越好。Brun 等分析了 287 例卵巢上皮癌中影响预后的因素，发现 Ⅰ 期、Ⅱ 期、Ⅲ 期、Ⅳ 期病人的 5 年生存率分别 76% 、42% 、21% 、6% ，差别有显著性，在多因素分析中，FIGO 分期是一项独立性的预后因素。但是，关于相同 FIGO 分期病人的生存率的报道存在较大差别，早期的研究报道 Ⅰ 期病人的 5 年生存率为 60% ~80% ，现在，通过全面的分期探查术表明 Ⅰ 期病人有 90% 的 5 年生存率，反映了早期不正确手术分期导致分期偏低。与之相比，对 Ⅱ 期病人的初步研究报道的 5 年生存率为 0 ~40% 不等。然而经剖腹全面探查分期为 Ⅱ 期病人 5 年生存率约为 80% 。Ⅲ 期病人 5 年生存率为 15% ~20% ，而Ⅳ期病人则小于 5% 。因而，准确全面的手术分期对评估预后十分重要。

2. 残余癌大小　由于卵巢癌发现时多为晚期，腹腔内已有广泛转移，完全切净肿瘤比较困难，甚至根本不能切净，因而，尽量切除可以切除的肿瘤对改善病人的预后十分关键。目前，许多文献认为肿瘤组织体积越大，对化疗产生耐药的可能性也越大，而且肿瘤组织所介导的免疫抑制作用也影响了化疗作用的发挥，理想的肿瘤细胞减灭术能够最大限度地切除大块肿瘤组织，残余的肿瘤病灶中就有较高比例的有丝分裂静止期的细胞进入增殖分裂期，从而提高化疗敏感性，而且，肿瘤细胞大量减少，剩余较少部分易被术后的辅助治疗根除。

许多文献报道肿瘤细胞减灭术后的残余癌大小与卵巢癌病人的存活直接相关，接受理想的肿瘤细胞减灭术的病人与接受不理想的肿瘤细胞减灭术的病人相比，平均存活时间长 21 个月（表 9-23）。在这些文献报道中，与预后密切相关的是最大残余癌的大小，而不是残余癌的总数目。但是，也有文献报道残余癌的数目同样是重要的预后因素，如果病人只有一个残余癌灶，通过手术达到完全缓解的机会大于那些有多个直径小于 2cm 的残余癌灶病人。

有人认为经理想的细胞减灭术，行子宫切除、双侧输卵管卵巢切除和大网膜切除后残留小病灶的病人，其疾病的生物学侵袭性低于通过切除遍布腹膜腔的巨大肿块的最大肿瘤减灭术后的病人，即使后者在细胞减灭术后解剖学上与之有相同数目的残余瘤。

表 9-23　首次肿瘤细胞减灭术后残余瘤大小对接受化疗的晚期卵巢癌病人存活时间的影响

第一作者	年份	存活时间（月）	
		理想的肿瘤细胞减灭术	不理想的肿瘤细胞减灭术
Redman	1986	37	26
Piver	1988	48	21
Sutton	1989	45	23
Bertelson	1990	50	18
Hoskins	1991	36	16
Eisenkop	1992	31	18
Curtin	1995	40	18
Liu	1997	37	17
Chi	2001	56	28
Akahira	2001	32	16
Mean		41	20

3. 病理分级　病理分级是一项重要的预后因素,通常肿瘤细胞分化越低,预后越差。美国 MD Anderson 医院分析了 215 例卵巢上皮癌病理分化程度与预后的关系,发现高、中、低分化的病人 5 年生存率分别为 83%、23%、7%,有明显的差异,说明肿瘤的病理分化程度是一项十分重要的预后因素,细胞分化好者预后明显好于细胞分化不良者。在采用以铂为基础的化疗治疗的进展期病人中,大多数研究并未能够发现组织学分级与生存率之间显著相关。这可能反映出各研究组内和组间在卵巢肿瘤的分级中不同程度的差异。此外,不同的研究机构采用不同的分级系统,这也导致了研究机构间结果的差异。

4. 组织学类型　多数学者报道,组织学类型的预后价值不及临床分期、残余瘤大小、病理分级等几项临床因素。一般来说,各种类型的上皮性卵巢癌中,黏液性及子宫内膜样癌预后较好,浆液性癌及未分化癌预后差,在一些研究中,黏液性腺癌病人的中位生存率高于子宫内膜样癌和浆液性腺癌。这些结果也反映出卵巢高级别黏液性腺癌的诊断很罕见。很少有晚期低分化肿瘤能被明确为黏液性腺癌,而这种肿瘤的病人的 5 年生存率几乎为 0。子宫内膜样癌也一直被认为较浆液性腺癌的预后好,并且表现出较低的组织学分级和临床分期。一些分析表明在早期阶段,卵巢透明细胞腺癌可能比其他普通的上皮性恶性肿瘤更有侵袭性。在一篇包括近 400 例透明细胞肿瘤的综述中,Ⅰ 期肿瘤的 5 年生存率为 60%,而在其他所有期别中仅为 12%。然而,用其他分析方法对同一数据分析没有发现很大差异。事实上,当根据分期和细胞类型分层分析时表现出更高程度的一致性。

5. CA125 水平　CA125 是卵巢上皮癌的重要肿瘤标志物,有助于卵巢癌的诊断和病情监测,与卵巢癌的预后也有明显的关系。术前和术后 CA125 的预后价值仍在研究之中,Geisler 等通过研究 82 例卵巢癌术前 CA125 的水平与病人存活的关系,发现存活时间的下降与术前 CA125 升高的程度相关,生存期大于 5 年的病人术前 CA125 的平均水平为 899U/ml,而生存期小于 5 年的病人 CA125 的平均水平为 1978U/ml。术后 CA125 水平的预后价值更大,如肿瘤细胞减灭术后 4 周血清 CA125 水平下降不满意,或术后 2 个月未降至正常,均提示预后不良。Mogensen 等研究化疗的晚期卵巢癌病人,发现化疗 3 个疗程后 1 个月,如 CA125 小于或等于 10U/ml,其 5 年生存率大于 50%,而 CA125 水平在 100U/ml 以上,平均生存时间仅 7 个月。

根据血清 CA125 水平判定治疗反应的指标已被提出。277 名病人的治疗反应和 CA125 水平被用于研究血清学反应指标,其后在 458 名病人中前瞻性的检测这些指标。在以紫杉醇为基础的化疗病人中,标准指标和 CA125 反应指标也有相似的相关性。关于 CA125 反应提出了两个定义:50% 反应为检测两个样本后,血清 CA125 水平下降 50%;75% 反应为检测三个样本血清 CA125 连续下降超过 75%。研究人员发现,50%/75% CA125 定义可用于衡量治疗反应,同时也可作为医疗机构对初次化疗病人纳入标准的补充或替代。

CA125 的升高也已经越来越多的作为一个化疗完成后疾病进展的标志。临床试验研究组已建立基于 CA125 水平升高或体检及影像学发现肿块证据的标准及判断疾病进展,而血清 CA125 水平在开始二线治疗中的应用将会在今后探讨。

6. 手术预后因素　手术后残留肿瘤大小是一个独立的预后因素,已经前述。关于其他手术发现在预后中的作用目前仍存在争议。肿瘤大小、双侧肿瘤和腹水无阳性细胞不被认为对早期病人的预后有意义。然而,肿瘤漏出、破溃和细胞学恶性的腹水(FIGO Ⅰ C 期)通常被认为与较差的预后相关。一个大型多元分析已被用于进行临床和病理差异的分析,并用于确认对预后不利的手术因素。

7. 研究性预后因素　更多与临床预后相关的生物学因素的量化方法正在研究中,包括染色体倍数分析、遗传和生物学因素、基因组学等,这些研究将减少我们只看组织学预后因素的主观影响。

8. 其他因素　年龄、腹水状况、淋巴结转移等因素均对预后有一定的影响。一般年轻病人的生存率较年老病人高,有腹水者预后较无腹水差,有淋巴结转移也提示预后不良。

总之,掌握这些预后因素有利于临床医师正确地评价卵巢癌病人的预后,采取合理的治疗方案,使预后差的病人接受更加彻底的治疗,从而提高卵巢癌病人的生存率。

(龚　成　郑　虹　蔡红兵)

七、治疗后的随访与监测

上皮性卵巢癌首次治疗后的最初两年每 2 ~ 4 个月随访 1 次,3 ~ 5 年每 3 ~ 6 个月随访1 次,5 年后改为每年 1 次。

一般来说,随访的主要内容有:①询问病史;②体格检查,体检的重点是盆腔双合诊。③实验室检查,包括血清 CA125 水平及其他肿瘤标志物水平的连续评价;④一种或多种影像学检查;⑤重新临床评估(reassessment)或二次剖腹探查术(second-look-laparotomy,简称二次探查术);⑥对生活质量等的评价。

(一) 询问病史

复发性卵巢癌早期阶段的症状与原发癌一样,通常是隐匿的,大部分病人无任何征兆。当临床上出现症状时,最常见的表现是不太明显的胃肠功能紊乱、腹痛及腹胀。但这些症状较难与前期治疗的影响相区别。因此,随访时应详细了解先前治疗的情况,仔细询问是否有胃肠道症状及盆、腹腔不适。

(二) 盆腔检查

大部分上皮性卵巢癌的复发灶在腹腔,因而,体格检查的重点是腹腔及盆腔。对卵巢癌进行随访检查时,要特别重视那些最有可能复发的解剖部位如腹腔及阴道顶端。双合诊是花费最少、对病人伤害最小的检查卵巢复发癌的方法。当怀疑有盆腔肿瘤时,双合诊作为一种常规的、最初的检测方法在鉴别卵巢癌复发时起着重要的作用。

一般认为,在检查可疑的或复发性卵巢癌方面,盆腔检查的作用与 CT 及 B 超相当或更优越。在进行复发性卵巢癌早期检测时,B 超与 CT 等影像学技术有时还不如经验丰富的妇科专家仔细的盆腔检查敏感。在一组前瞻性多因素研究中,对盆腔检查、B 超及血清CA125 的诊断价值进行了比较,术前对 228 例怀疑为卵巢癌的绝经后妇女的评价中,盆腔检查、B 超及 CA125 在区分良性及恶性盆腔包块的准确性方面大致相等,分别为 76% 、74% 及

77%。根据 Logistic 回归分析,盆腔检查为最相关因素,其次是 CA125 及 B 超。

Seewaldt 等对一组对顺铂耐药正在接受紫杉醇化疗的卵巢病人进行了盆腔检查及 CT 检查比较,以了解它们对复发性卵巢癌的检出能力。结果显示,对阴道顶端复发癌,盆腔检查优于 CT;对盆腔复发癌,盆腔检查与 CT 相等或优于 CT。对 100 例病人行盆腔检查,发现阴道顶端包块 33 例,而 CT 扫描对直径小于 5cm 的 21 例阴道顶端肿块均未检出,对直径大于 5cm 的 12 例阴道顶端肿块只检出 7 例。

我们认为,盆腔检查是一种重要而方便的卵巢癌检测方法,尽管其益处已被公认,但有些医师并没有把这种操作作为常规。结节性或阴道顶端小包块,CT 或 B 超检查有可能漏诊,而有经验的医师凭盆腔检查则较易检出。该手法主要受限的地方是不能检出腹腔内呈播散性分布的病变。由于该原因,我们认为盆腔检查不应用作检测复发疾病的唯一标准,而最好是与 CA125 这类血清标志物一起联合运用。

（三）CA125 检测

目前,CA125 已被公认为临床上监测化疗反应的有用指标,但它在检测体积较小的肿瘤时效果较差。将 CA125 用于监测复发癌的优点是其价格低,标本易得,病人损害小,痛苦少,而不利的方面是其敏感性较低。CA125 水平主要由两个因素决定:肿瘤抗原的数量及肿瘤体积。大约 90% 的晚期上皮性卵巢癌病人血循环中 CA125 水平已升高,而ⅠA 及ⅠB 期病人中 CA125 水平升高者不到 50%。但有一点是一致的,即首次不确诊时有 CA125 或其他肿瘤标志物升高,则每次随访时复查。

近年来,在对卵巢癌病人随访时是否常规进行 CA125 检测,各方面的意见并不一致。实际上,有残余癌的所有病人中,CA125 水平升高要早于二次探查术,而 CA125 正常的病人中几乎一半也有疾病存在。总体上说,CA125 敏感性为 44%,特异性为 96%,准确性为 65%,在检测残余癌方面优于二次探查术。为了增强 CA125 检测复发癌的敏感性,有一项多中心研究评价了二次探查术前血清 CA125 水平在正常上限(20~35U/ml)的预后意义,这些病人为卵巢癌Ⅲ期和Ⅳ期,95 例 CA125 为 35U/ml 病人中有 55 例复发,其中 CA125 小于 20U/ml 的 82 例中有 49 例复发,而 CA125 水平为 20~35U/ml 的 13 例中有 12 例复发(92%)。这些资料说明,首次治疗后 CA125 水平轻度升高可能预示肿瘤有复发或有持续性病变,特别是首次确诊有 CA125 升高的病人。从出现 CA125 升高到出现临床复发的中位时间为 2~6 个月。

（四）新的血清学检测方法

对复发性上皮性卵巢癌进行监测最有前途的方法是建立新的血清学肿瘤标志物。文献中,与卵巢癌有关的一些重要抗原除 CA125 外,还有卵巢囊腺癌抗原(OCAA)、卵巢癌抗原(OCA)CA153、CA199 等,另有一些新的标志物如 NB/70K、90K 等正在研究中。对这些标志物水平进行连续监测,其变化可反映疾病状态。一般来说,单项肿瘤标志物监测特异性低,假阳性率高,如多项指标联合检测则可提高敏感性及特异性。有研究显示,同时具有乳腺癌和卵巢癌的病人血清 HER-2/neu 癌基因产物水平升高。另外一些研究报道,肿瘤坏死因子及其受体在卵巢癌病人血清中也有升高。与 CA125 相比,升高的血清肿瘤坏死因子受体具有更高的敏感性、特异性及阳性预测值。

(五) B超

B超是一种价格相对低廉的影像学方法,已被证实可用于检测复发性卵巢癌。随访时如有指征者可行超声波检查。检查结果与检查者的经验有关。据报道,经二次探查术结果证实,B超的敏感性范围为20%~89%,特异性为75%~100%。对潜在的疾病,B超的敏感性是有限的。它不能可靠地检出最大直径小于3cm的脊柱前淋巴结、直径小于2cm的腹腔包块以及直径小于5cm的肠系膜包块。

高频阴道超声提供了比常规腹部B超相对高的分辨能力。在初步的研究中,该技术显示其敏感性及特异性比腹部B超更优越。

(六) CT 及 MRI

一般来说,CT不能检测直径小于1~2cm的肿瘤。因而,它不是一种术后监测上皮性卵巢癌的敏感手段。正如前文提到的,CT在检测阴道顶端复发病灶时部分无效,它不能检出阴道顶端直径小于或等于5cm的包块。与二次探查术结果相比,CT敏感性为44%,特异性为86%,总体诊断率为63%。

为什么CT在检测复发性卵巢癌方面如此不敏感?该技术在检测密度相等的器官如肝脏出现肿瘤时或在检测器官的密度显著不同于肿瘤的密度如肺部时,具有最佳分辨能力。然而,腹腔是卵巢最容易复发的部位,不像乳腺癌、肺癌及肝实质中转移癌那样病灶较少,腹腔内各器官的密度是不相同的,而且复发癌的密度与周围肠管的密度无明显差别。这样,CT在检测复发性上皮性卵巢癌方面较差。

MRI能检出直径大于1~2cm的肿块,其分辨能力稍优于CT,它对区分放射性纤维化和肿瘤复发有帮助。然而,MRI的检查费用比CT及B超昂贵得多。据报道,二次探查术前行MRI检查,残余癌的敏感性为56%。目前,用MRI检测复发性卵巢癌方面的资料还不多。

(七) 新的影像方法

正电子散射体层摄影(PET)是一种新的成像技术,可用于检测物质代谢及生化活性。初步的资料显示PET成像可像CT一样能提供完整的解剖学资料。在一项研究中,对51例怀疑有卵巢癌的病人进行了PET及CT检查。结果提示PET敏感性为83%,特异性为53%,准确性为72%。CT及PET对卵巢癌的阳性预测值为95%,阴性预测值为100%。在另一项研究中,PET扫描能检测出的疾病在CA125分析或B超检查中却没能检测出来。由于研究的病人的总体数量不多,对其预测能力的评价受到了限制。PET进一步前瞻性评价功效必须在复发性上皮性卵巢癌中进行。

免疫荧光扫描是目前用于检测复发性卵巢癌的又一种新的成像技术。其原理是利用放射性核素联结的单克隆抗体对腺癌细胞进行特异性识别。有限的资料说明免疫荧光扫描的预测与CT扫描相当。但所获得的资料太少不能进行特别的介绍。

（八）BRCA1 基因检测

据估计,所有卵巢癌中具有遗传倾向的占 5%～10%。这种遗传主要是生殖腺的遗传变异使得常染色体呈现显性易感性。近年来研究证实,一些遗传性乳腺癌及卵巢癌与乳腺癌易感基因 *BRCA1*（breast cancer susceptibility gene）有关。该基因位于染色体 17q21 位点上。人们通过对卵巢癌中 *BRCA1* 基因突变分析支持这一假说,即 *BRCA1* 突变常与遗传性卵巢癌的发病有关,而较少发生在散发的卵巢癌中。根据这些资料,并不排除这一可能性,即 *BRCA1* 基因的下游靶位或调节 *BRCA1* 表达的基因可能与散发的卵巢癌有关。

遗传性卵巢癌与特异的基因突变有关,这使人们更好地理解卵巢癌发生的分子生物学基础。有一点是可能的,即随着基础研究的不断深入,对肿瘤的治疗策略会发生全新的改变,将来建立的新的肿瘤标志物可用于检测复发性卵巢癌。正因为如此,将来对术后复发性卵巢癌的监测方法可能与现在根本不同。

（九）重新临床评估或选择性二次剖腹探查术

如果病人经过初次治疗无疾病进展征象,可在 6 个周期结束后进行临床评估或选择性二次剖腹探查术。

二次剖腹探查术（简称二探术）是由 Owen Wangenstein 于 20 世纪 40 年代后期首次提出的,主要用于已切除了肉眼可见肿瘤但有高度复发危险的结肠癌病人,通常在初次手术 6 个月左右对这些病人施行剖腹探查术,希望探测到早期复发的肿瘤且在二次手术时切除这些肿瘤以增加治愈的机会。从那以后,"二探术"已被用于很多操作的描述中。至于卵巢癌,二探术可能有三点主要适应证:①对可能有局限性疾病的病人进行重新分期,这些病人先前未接受过所定义的最佳分期手术。②评价接受标准的和研究性的化疗方案的治疗效果。③用于接受了足够疗程的化疗后临床缓解病人的评价,这一点已被广泛运用。

二探术通常是从腹腔镜检查开始,以排除广泛性疾病。如果腹腔镜检发现有播散性的粟粒状结节,剖腹探查术则不需进行,显然这些病人需要接受其他的治疗而不是二次手术切除的尝试。另一方面,就目前的知识水平而言,腹腔镜检阴性并不能说明没有疾病存在,必须施行剖腹探查术。二探术中仔细的探查与首次分期手术相同,如果遇到残留病灶,应该切除并用金属夹标记以便进行可能的局部放疗。对整个腹腔包括膈下、肠系膜根部、所有脏器表面均应仔细探查,对可疑处必须进行大量活检。二探术的优点是在腹腔有弥散性复发病灶的情况下可直接进行检查。缺点是它是一种侵害性的手术操作,而且手术仅能了解某一时点的疾病状态。

在过去,二探术通常用于了解化疗是否有完全反应或是用来证明疾病是否对化疗耐药。Barter 和 Barnes 对二探术进行了较为全面、深入的回顾分析,他们对 1980～1990 年发表的二探术的 71 份报道进行了总结,病人总数为 5190 人,他们的报道提示,二探术时可发现 50% 以上的病人有残余癌,所有残余癌中有 75% 为肉眼观疾病。二探术时发现有持续病变的病人的百分率随着疾病期别增加而增高。FIGO 分期为 Ⅰ 期的病人有持续病变的占 16%,而Ⅳ期中则有 67% 的病人具有持续疾病。二探术后复发的危险也随疾病期别的增高而增加。二探术后 Ⅰ 期和 Ⅱ 期病人的复发率为 9%,而Ⅲ期、Ⅳ期病人的复发率为 32%。二探术阴性病人的复发时间大部分发生在 2 年内。复发后的存活时间平均为 11 ~ 32 个月。

由于 CA125 作为肿瘤标志物有效且可靠,近年来,常规二探术的指征减少了。二探术在上皮性卵巢癌的治疗方面仍是一个有争议的话题。显然,二探术的结果能够预测预后,然而,文献中没有证据表明该手术可以改善生存期。首次治疗后,50% 的晚期卵巢癌病人及 CA125 水平低于 35U/ml 的病人可检测出病变。虽然目前 30% ~ 50% 的病人二探术时为阴性,但该手术的价值可能是识别阴性及显微残余病变的病人及对药物有反应的肿瘤病人。这些病人是选择其他化疗方案或大剂量化疗的理想候选者。这些病人有增加总体生存率的机会。在 Copeland 等的研究中,二探术时显微观残余癌继续接受了另外的化疗,2 年及 5 年生存率分别为 96% 及 71%。我们认为,选择二探术对每个病人是个体化的。二探术可用于晚期卵巢癌病人,这些病人是巩固治疗的较好对象。

(十) 小结

目前,还没有确定的检测手段对显微观复发性卵巢癌进行监测。因此,什么是治疗后最佳的监测方法还存在很大的争议。将来有一点是可能的,即当新的监测手段建立后,监测复发性上皮性卵巢癌的检测手段将会改变。目前,在完成首次手术及化疗后,对病人施行二次探查术应根据每个病人的具体情况进行选择。在首次治疗后的最初 2 年内,可每 2 ~ 4 个月评价一次,因为大部分有上皮性卵巢癌病史的病人在最初的 2 年内有复发。对每个就诊病人,应仔细地了解病史及体检,包括盆腔检查及直肠阴道检查。另外,治疗前 CA125 水平高的病人应在每次就诊时进行 CA125 检测。临床上如有必要可行盆腹腔 B 超,胸/腹/盆腔 CT 检查,MRI、PET 扫描(PET 扫描可选择),以及胸部拍片检查。另外,每年病人可行乳腺照相检查,并行直肠、结肠筛查。有明显卵巢癌家族史和(或)乳腺癌家族史者应由遗传学家评价 BRCA1 基因变异情况及进行家族史分析。

(张 帆 吴 华)

八、复发癌的处理(二线治疗)

自铂剂出现以来,晚期上皮性卵巢癌首次治疗(手术加铂剂或含铂联合化疗)的反应率高达 70% ~ 80%,临床完全反应率为 30% ~ 50%,病理完全反应率为 10% ~ 30%。但在最初的乐观之后,人们发现多数肿瘤将对化疗产生耐药而最终未能改善病人的预后,10 年生存率约 20%。二次探查术阴性的复发率为 24% ~ 54%。

复发性卵巢癌是指凡卵巢癌经首次标准治疗后[手术将肿瘤切净或残瘤直径≤2cm,术后化疗和(或)放疗],其临床症状消失,无临床肿瘤病灶者,或二次探查结果阴性者,认为肿瘤完全缓解或完全反应,而后又发现肿瘤和临床症状时,称为复发性卵巢癌。2002 年,全国复发性卵巢恶性肿瘤诊断与治疗学术研讨会上提出了卵巢癌复发的新概念,即卵巢癌病人经过满意的肿瘤细胞减灭术和正规、足量的化疗在停止化疗 6 个月后,再次出现卵巢癌的证据。

根据病人对铂类药物的敏感性,以距完成初次治疗 6 个月为界,持续性卵巢癌是指凡铂剂化疗 6 个月内肿瘤持续存在者。进展性卵巢癌是指凡铂剂化疗 6 个月内卵巢癌进展者。

上皮性卵巢癌首次治疗的成功性正面临着多药耐药和进展性卵巢癌的挑战,它是临床医生面临的一大难题,已逐渐形成一门新的研究课题。目前针对复发性和难治性卵巢癌尚无肯定的治疗良策。但通过下述各方面努力,期望改善晚期病人生存,提高治疗疗效。对卵巢癌病人采用二线治疗,可以有许多重要的临床和现实意义。二线治疗的目的如表 9-24 所述。

表 9-24　卵巢癌二线治疗的目的

1. 消除或缩减病灶,消除或减轻疾病的症状
2. 延长无症状生存时间
3. 尽可能改善整体的生活质量(包括减少治疗的副作用)
4. 对于最终总的生存时间有较好的影响

注:所谓"二线治疗"是指恶性肿瘤初始治疗方案以外所有使用的治疗方案。

(一) 手术治疗

1. 二次肿瘤细胞减灭术

(1) 手术原则:二次肿瘤细胞减灭术原则与首次手术相同,因手术范围广泛,涉及盆腔、腹腔各个器官,手术难度相对较大。开腹后,应先进行全腹探查,以便了解肿瘤复发部位及癌瘤侵犯的程度,再决定手术范围,并初步估计手术的可行性。手术方法根据复发部位而定,手术目的是尽最大努力切除全部肿瘤。

除个别局限性复发瘤外,更多的是腹腔内广泛转移,以结节状小病灶为主。凡可切除者,应努力将肉眼所见肿瘤完全切除。当癌侵犯肠壁且肿瘤孤立可切除时,应考虑切除一段肠管,然后行肠吻合术。对单个直肠旁或直肠浆肌层的可切除的复发肿瘤可根据肿瘤与直肠的关系,肿瘤累及范围大小,酌情施行肠壁肿瘤切除加肠修补术或直肠肠段切除后肠吻合术。如初次手术盆腔腹膜未切除者,手术后盆腔广泛转移或较大肿瘤分离困难时,为避免损伤腹膜后器官(输尿管、直肠、血管及神经),可经腹膜外操作,从未受累的腹膜切开,剥离后腹膜,连同种植其上的肿瘤一并切除。若癌累及膀胱浆膜,则将膀胱浆膜自膀胱壁剥离下来,最终将复发肿瘤及受累腹膜一并切除。

(2) 手术适应证:根据手术原则和二次肿瘤细胞减灭术的有关预后因素,二次手术应优先选择首次治疗后有一定临床缓解期(不少于 3 个月),癌瘤较局限,曾对铂剂治疗有反应者(包括二次探查术阴性者)。其次是病情虽有进展依据,但无明显腹水,身体条件许可的病人可酌情考虑。对不能减少瘤体的,如播散性腹膜复发癌不宜行二次肿瘤细胞减灭术。进展性卵巢癌,由于缺乏有效的二线化疗,二次肿瘤细胞减灭术的意义不大或毫无意义。因此,首次治疗缓解后,应严密定期随访,通过细致的盆腔检查以及超声波、CT、磁共振或腹腔镜检查,及时发现肿瘤,把握早期治疗机会,使肿瘤处于局部复发时施以手术根除。

(3) 影响二次肿瘤细胞减灭术的预后因素:晚期卵巢癌生存时间与首次术后残瘤数量有关。从细胞动力学和临床结果看,二次肿瘤细胞减灭术后残瘤大小仍然是影响术后生存的重要因素。术后残瘤直径小于或等于 2cm 者,生存时间明显延长,残瘤越小和手术完全切除肿瘤者更能从二次肿瘤细胞减灭术中获得生存益处。此外,首次治疗对顺铂敏感还是耐药,无病间隔时间的长短是影响术后二线化疗的重要因素。进展性和耐药病人由于缺乏有效二线化疗药物几乎不能从二次肿瘤细胞减灭术中获得生存益处。

（4）二次肿瘤细胞减灭术的意义

1）二次肿瘤细胞减灭术对生存时间的影响：二次肿瘤细胞减灭术的目的在于提高生存率和改善生存质量。二次肿瘤细胞减灭术治疗复发性卵巢癌的临床结果各异。Janich报道二次肿瘤细胞减灭术后肿瘤完全切除者13例（47%），中位生存期29个月，残瘤直径小于2cm者12例（40%），中位生存期9个月，认为二次肿瘤细胞减灭术能延长复发病人生存时间。Vaccarello报道二次肿瘤细胞减灭术后残瘤直径大于0.5cm者平均存活23个月，残瘤直径小于0.5cm者中有75%病人生存41个月以上，而复发后未检查者平均存活9个月。但Morris认为虽然手术能达到较满意的缩瘤目的，但二次肿瘤细胞减灭术后残瘤直径小于2cm和残瘤直径大于2cm者平均生存时间比较及病变缓解18个月以下者和缓解18个月以上者平均生存时间比较均无统计学意义。因复发肿瘤二次肿瘤细胞减灭术报道不多，就二次探查术性二次缩瘤术而言，持相反结果的有GOG报道显示首次获得最佳缩瘤术而拒绝行二次探查术性二次缩瘤术者并未证明其生存情况劣于按计划进行缩瘤术者的生存。文献一致认为二次缩瘤术后残瘤直径小于或等于2cm者，可能从手术中获益。二次肿瘤细胞减灭术对进展性和耐药性病人没有明显治疗作用。

2）二次肿瘤细胞减灭术可能改善生存质量：晚期卵巢癌病人生存质量问题是一个需要研究的问题。Blythe等对二次肿瘤细胞减灭术后生存质量问题进行评估，他们对获得最佳缩瘤术与未达到最佳缩瘤术两组病人从获得正常饮食、运动、继续工作及生活享受方面进行比较，认为在选择病人中，进行广泛肿瘤切除并达到最佳缩瘤术者，更能享受正常生活和恢复正常活动。

2. 姑息性手术　对于大部分进展性卵巢癌病人，疾病最终会在腹腔内发展，这种肿瘤生长会累及肠腔，导致肠梗阻。通过手术解除并发症，不切除肿瘤，或部分切除肿瘤而留有明显的残余癌，这种手术称为姑息手术。

（1）手术适应证：进展性卵巢癌病人，没有重要器官的累及，仅肠腔累及导致肠梗阻，经静脉内治疗和胃肠减压等保守处理无法缓解症状时，应考虑进行姑息手术。如考虑进行姑息性手术，应该注意以下一些因素：病人的全身状况、癌症的现状、梗阻的部位和首次治疗的情况，包括首次手术的步骤、范围、术后放疗、化疗的情况等。如果病人无法从手术解除梗阻中获益，则应免于行姑息性手术。

（2）影响姑息性手术预后的因素：Krebs and Goplerud报道病人的发病年龄、营养状况、肿瘤包块的大小，是否存在腹水和是否有盆腔或全腹放疗史都与姑息性手术的预后有关。年龄较大，营养较差，有可触及的肿瘤包块，存在腹水，曾有盆、腹腔放疗史都会导致较差的姑息性手术预后。另外，一些研究报道血浆蛋白质水平、营养状况和肠梗阻术后残瘤量与手术后生存期有密切关联。卵巢癌病人肠梗阻的部位多位于小肠。如果病人准备行姑息性手术，则术前应给予病人全胃肠外营养，以提高病人营养状况，降低由营养不良造成的围手术期并发症的危险性。对于不准备行姑息性手术的病人，一般不给予完全胃肠外营养，但应给予支持治疗，对症处理，并做好临终关怀。

（3）姑息性手术的意义：对于无法行根治术的病人，姑息性手术可以解除梗阻症状，提高生存质量。Rubin分析54例行手术治疗肠梗阻的一组卵巢癌病人，其中肠梗阻部位在小肠的占44%，在大肠的占33%，累及小肠和大肠的占余下人数的22%。手术缓解肠梗阻的病人占79%,其他病人探查发现不能实施手术。进行了手术的病人中80%因肠功能完全恢复可正常饮食或低渣饮食而出院。这些病人术后平均生存时间为6～8个月。虽然她们的生存时间相对较短,但通过恢复和至少暂时恢复肠道功能,也可以让病人离开医院去享受她们剩余的几个月,提高生存质量。对于肠梗阻的卵巢癌病人现在仍无很明确的手术适应证以及术后生存时间、生存质量的衡量标准,但积极进行姑息性手术仍应是一种有益的选择,即使认为不适合手术探查或探查中发现不能手术的病人,经皮胃造口术可以替换长时间的配置鼻胃管,给病人的营养供给减轻不适。

(二)　二线化疗

卵巢癌经过初次手术后化疗,尽管有效率较高,但许多病人的缓解期并不长,达到CR后仍有40%～60%复发。这意味着有很多卵巢癌病人将进行再次化疗,这称之为二线化疗。按照初次化疗的疗效,可将病人分为难治(refractory)、耐药(resistant)及敏感(sensitive)三种。尽管对这些名词并无统一的定义,一般认为难治是指初次化疗不能产生客观疗效者,这也称为抗药者。耐药是指化疗后,缓解期短的;敏感是指缓解期长的,对铂类药物敏感和耐药者选择二线化疗药物有所不同。

1. 铂类敏感肿瘤的二线化疗　过去认为用DDP治疗后复发者再用DDP治疗是很难奏效的。但近年的研究显示以前对DDP敏感,有过一段较长时间PFS然后再复发者将有可能对DDP仍敏感,可再产生疗效。但PFS期短(<6个月)或未达到缓解期者再用DDP是不可能产生疗效的。Christian等报道一线化疗用药后PFS<6个月的再化疗有效率不到10%,而>21个月再复发的再用化疗的效率为90%。根据DDP化疗后PFS期长短可将病人分为DDP敏感者(PFS≥6个月)及DDP耐药者(PFS<6个月)。对铂类药物敏感者复发后可再用DDP化疗,标准的治疗方法是铂类为基础的联合化疗,如应用TP、TC或DC方案。对于接受紫杉醇/铂类化疗后复发的病人,仍先选用铂类药物,也可选用其他二线化疗药物。

2. 铂类耐药肿瘤的二线化疗　耐药者应更换化疗药物。近年卵巢癌的二线化疗报道较多,并有一定疗效的药物有紫杉醇(taxol)、拓扑替康(TPT)、依托泊苷(VP-16)、吉西他滨(Gemzar)、长春瑞滨(NVB)、多西他赛(taxotere)及楷莱(CAELYX)等。

(1)紫杉醇或多西他赛:在首次化疗时未曾用过紫杉醇的耐药病人,似应将紫杉醇作为首选的二线化疗药物。Ⅱ期临床试验显示对以前曾治疗过的复发或耐药病人,用紫杉醇类药物的有效率可达30%～40%。GOG的研究,对DDP治疗后复发,未控及进展的卵巢癌用紫杉醇单药治疗有效率为37%,临床完全缓解为18%。可用DDP/CBP联合紫杉醇/多西他赛方案。

(2)拓扑替康:是喜树碱的半合成衍生物,能抑制细胞内拓扑异构酶Ⅰ、阻碍DNA双链裂解及复制,最终导致肿瘤细胞死亡。用药剂量为$1.5mg/m^2$,静滴第1～5天,每日静滴30分钟,21天重复。拓扑替康对DDP耐药者,抗肿瘤有效率为13%～25%,并可使肿瘤稳定期延长。经紫杉醇及DDP联合化疗失败后再用拓扑替康的有效率为14.3%,说明它对紫杉醇或DDP耐药后仍有一定疗效。Creemer等报道拓扑替康对铂类难治、耐药及敏感者的有效率分别为5.9%、17.8%及26.7%。拓扑替康的主要毒性是骨髓抑制,中性粒细胞及血小板下降。24%~43%发生Ⅲ~Ⅳ级白细胞减少。其他毒性反应主要是恶心、呕吐、腹泻、脱发、皮疹及转氨酶升高等,非血液系统的不良反应通常并不严重。

(3)六甲蜜胺(HMM):并非新药,近年有报道在DDP为基础的联合化疗失败后用HMM治疗仍有一部分病人有效,但有效率并不高,0~25%不等。另有报道对铂耐药的病人有10%~15%的有效率。用法:260mg/m²,第1~14天,28天重复。尽管疗效不高,但仍有少数有客观疗效,而且为口服剂,用药方便。主要毒性为恶心、呕吐及粒细胞减少。

(4)异环磷酰胺(IFO):是CTX的同分异构体,它对DDP耐药的晚期卵巢癌病人有效率为20%,中数缓解期约7个月,剂量为1.0~1.2mg/m²,静滴1~5天,也可5mg/m²,静滴24小时。IFO主要毒副作用为血尿。用巯乙磺酸钠(mesna)可作为解毒药。剂量为IFO的1/5量,在IFO用药同时及间隔2~4小时使用,共3~4次。

(5)VP16:口服剂对DDP耐药者的总有效率为26%,缓解期60~267天不等。在治疗中虽然有些病例不能达到PR,但在病情稳定状态者中皆可见肿瘤不同程度缩小。它与Taxol无交叉耐药。口服剂量为100mg,第1~14天,休息2周重复,或口服50mg/m²,第1~21天,休息2周重复。

(6)脂质体多柔比星:Muggia等对35例难治性卵巢癌,以脂质体多柔比星作为二线化疗,用50mg/m²,每3周1次,共4个周期。结果有效率为25.7%(9/35)其中CR 1例,PR 8例,总生存期为11个月(中数),显示有一定疗效。其副作用为皮炎(手-足综合征),胃炎及恶性等。

(7)其他药物:Seliger等报道用多西他赛、吉西他滨和奥沙利铂联合化疗在铂类和紫杉醇治疗过的30例上皮性卵巢癌的Ⅱ期试验。接受多西他赛55mg/m²、吉西他滨500mg/m²(第1天)以及奥沙利铂70mg/m²(第2天),2周1次。12例铂类敏感性病变,18例铂类耐药性病变。中位随访18.6个月。在卡铂敏感病人中,观察到总体反应为83.3%,无进展生存时间10.6个月,总体生存时间为18.9个月。在卡铂耐药病人中,总体反应为38.9%,无进展生存时间为5.3个月,以及总体生存时间16.3个月。在铂类难治(之前卡铂治疗有进展)病人中,总体反应为23%,然而卡铂治疗后有客观反应但复发少于6个月的病人总体反应为80%。仅观察到3和4级毒性:贫血(6.7%)、中性粒细胞减少(20%)、血小板减少、外周神经病和腹泻。无中性粒细胞减少性发热或治疗相关的死亡发生。

结果表明和现行标准方案对比,多西他赛、吉西他滨和奥沙利铂联合化疗显示了相当高的疗效而无显著增加的毒性,尤其对含铂类药物化疗后早期复发的病人。

3. 高剂量化疗加自体细胞支持 高剂量化疗加自体细胞支持包括自体骨髓移植(AB-MT)和(或)外周血粒细胞移植(PBPC),对那些用普通补救治疗失败的病人有较高的有效率。一项回顾性研究分析表明,高剂量强度化疗可增加卵巢癌病人治疗的有效率,延长生存率。用高剂量化疗加自体细胞支持治疗晚期卵巢癌有如下理由:①卵巢癌是对化疗高敏感的实体肿瘤,且对一线治疗有效率为70%~80%。②与顺铂和卡铂有剂量依赖关系。③卵巢癌罕见骨或骨髓转移,不必担心骨髓受侵。④缩瘤术能够使病人处于低肿瘤免疫状态,对ABMT可能有较高的有效率。⑤许多对卵巢癌有效的药物,如CBP、VP-16等在有自体细胞支持下其用量可显著增加。高剂量化疗加自体细胞支持治疗难治性卵巢癌已有多项研究结果。虽然大多数研究病例少,随访期短,但结果总是相似的。Dauplat等评价了高剂量美法仑加 ABMT 治疗以铂类药物为基础的方案化疗后残留肿瘤较小的病人疗效。14 例病人中有 5 例平均 14 个月没有进展期,3 年生存率为 64%。Mulder 等用高剂量 VP-16 和 CTX 加 ABMT 治疗对标准治疗耐药的卵巢癌病人,8 例病人中 6 例(75%)完全缓解,5 例病理上完全缓解。仅仅那些残留病灶微小的病人缓解,3 例有较大的残留病灶的病人均无缓解。缓解期平均为 15 个月,2 例病人维持缓解期为 43 个月和 75 个月。由此,也可表明高剂量化疗前最佳缩瘤术的重要性。

4. 腹腔化疗　腹腔化疗作为一种方法,用于卵巢癌术前和(或)术后多途径联合治疗。在上皮癌的补救治疗中,腹腔化疗受到下列因素影响:①治疗时腹腔内残瘤必须很小,即仅镜下病灶或残瘤直径小于或等于 0.5cm。残瘤直径小于或等于 0.5cm 时,以顺铂为主的联合化疗完全反应率为 34%,残瘤直径大于 1cm 时,完全反应率仅 5%。②腹腔化疗效果取决于肿瘤对初次铂剂化疗的反应性,残瘤直径小于或等于 0.5cm 的肿瘤中,初次化疗有效者手术证实完全反应率为 43%,反之,反应率仅 9%。GOG 也报道类似结果,他们应用顺铂和 α-干扰素联合腹腔化疗残瘤直径小于 1cm 者,以顺铂为基础的化疗失败的肿瘤中,其治疗反应率不到 10%。因此,腹腔化疗用于补救治疗时,适于铂敏感肿瘤和腹腔内微小病灶者。但由于多次手术及化疗导致腹腔内粘连而影响药物在腹腔内的分布和铂类药物的渗透能力,常使腹腔化疗的临床使用受到限制。

(三) 恶性腹水及胸水的处理

1. 恶性腹水的产生　腹水是晚期卵巢癌常见的一种临床表现,关于恶性腹水的原因尚无定论,最普遍的解释是:①肿瘤对正常浆膜的刺激性作用。②淋巴阻塞。③在非癌性腹膜表面因静脉阻塞,液体产生大量增加,最明显的来自网膜和小肠表面。他们还指出在卵巢癌腹水存在时,门静脉压力显著升高,高于无疾病妇女和无腹水的卵巢癌病人的静脉压。当右膈下腹膜不存在扩散性疾病时,临床上很少出现让人棘手的腹水,这提示大量腹水来自于有吸收能力的腹膜表面的严重混乱,因为腹腔产生的液体转移到淋巴管然后转移入胸导管。

众所周知,淋巴管能运走来自组织的分子,这些分子包括蛋白质、颗粒及细胞。一些水也能在组织的淋巴管内流动,对被输送的分子而言,这是一种媒介或溶剂。清除来自组织的大量水分是毛细血管的职能,而不是淋巴管。滤过和扩散似乎是血液和组织交换的两个主要过程。当血液压力阻碍了来自微血管的液体时,血浆蛋白的渗透压回吸液体进入微血管内。组织张力倾向于抑制液体的大量外渗,并促进其重新进入微血管。组织内保留的少量水经由淋巴管而存在。

虽然扩散说明了分子通过半透膜交换的原因,但液体运动的独立性、半通透性限制其过程。一般情况下,大分子比小分子扩散的慢。这个过程可能依赖于微血管的小孔,不能通过微血管的大分子仍在淋巴管中运行。当某种情况导致了大颗粒在微血管外的液体聚集时渗透压增高以消除微血管内血浆蛋白的影响。这样,就增加了过滤,阻碍了重吸收。仅仅当组织张力很高以致抵消微血管的滤过压时,这种不均衡才发生颠倒。氧气和营养物在不均衡期扩散。当不发生扩散时,开始坏死。腹腔内,淋巴液不需扩散就可积聚,并且仍然保持组织生存能力。由膈收缩和肠蠕动导致的腹水液体持续混合进行扩散。这也许说明了组织培养的恶性细胞的持续生存能力来源于与恶性肿瘤相关的腹水的原因。在肿瘤中具有吸收能力的淋巴管被癌细胞或癌细胞的产物所阻塞,最后的影响是腹腔淋巴液吸收的减少,导致淋巴液在腹腔内积聚,形成腹水。正常的腹膜淋巴管也能被过于黏稠而不被吸收的液体所阻塞,形成黏蛋白性腹水。淋巴管的阻塞可能归因于腹腔内肿瘤细胞的局限。

2. 恶性腹水的处理

(1)化疗:比起几十年前,腹水已经得到相当有效的处理。虽然首次手术后腹水可能会重新积聚,但一旦化疗开始,即可控制90%的症状。药物例如博来霉素、四环素、盐酸阿的平、短小棒状杆菌和氮芥对恶性腹水有效,通过产生粘连性腹膜炎可以部分消除腹膜腔,使腹水的积聚产生阻碍。但是,这些药物也造成一种情况,即进一步的手术干预已几乎难以完成。首次手术后腹水重新积聚,这常与无法切除的癌瘤相关联。病人可通过一种形式或其他全身化疗控制。如果单一用药失败了可尝试联合用药。

(2)穿刺术:腹部膨隆可能有腹水的病人,如高度怀疑是卵巢癌引起的,我们不提倡用穿刺术作为诊断方法,因为:①液体细胞学检查可能不存在恶性肿瘤,仍需要剖腹探查。②即使液体细胞学检查是阳性,它也难以提供关于原发肿瘤的明确信息,仍需要剖腹探查。③穿刺术会造成播种及其他并发症,如腹腔内脏器出血、感染、破裂、蛋白质、电解质紊乱等。若病人由于大量腹水引起呼吸困难和严重疼痛时,穿刺术可被视为治疗手段,对于无法用化疗完全控制的腹水病人,周期性的放液穿刺术能让他们感觉舒适些。门诊病人可以这样做,间隔时间视病人症状而定。穿刺点通常在脐水平的腹直肌侧缘。这个位置可以通过超声波扫描寻找最大的液囊来决定。避免中线穿刺,因为常常存在肿瘤或粘连,产生并发症。明智的做法是用少量的局麻药渗入腹壁,接着使用同一注射器和针,探查腹腔内的准确位点,在探查点上方的准确位置插入更大一些的套针。通过这种方式可以避免套针插入到粘连的肠管引起并发症。在放液穿刺术前后要记录体重和腰围以及液体体积。Cruikshank 和 Buchsbaun 运用血流动力学监测,显示卵巢癌病人大量腹水导出不会伴有副作用,血浆蛋白也无明显改变。治疗后期腹水仍重新积累,则暗示治疗措施不利或肿瘤迅速恶化。

(3)其他:在腹水的处理中常不推荐放疗。博来霉素作为非特异性硬化剂在腹膜腔内滴注已有报道,但作用较小;腹腔静脉灌注分流的经验较少,且伴有较高的梗阻率和肿瘤细胞栓塞种植的危险性。同位素^{198}Au 或^{32}P 也可用来注入腹腔治疗癌性腹水以及细小的腹膜上转移灶,一般一次剂量^{32}P 为 15mCi,^{198}Au 为 150mCi。同位素注入腹腔后即被浆膜上的吞噬细胞吸收,输入腹膜后淋巴结及纵隔淋巴结。^{32}P 优于^{198}Au,副作用小,效果好。^{198}Au 有时会引起肠道反应甚至引起穿孔等。

3. 恶性胸水的处理 腹水病人中有1/3会伴有胸水。和腹水一样,它们常对全身化疗敏感。无腹水时,胸膜渗出通常表明疾病累及胸膜。处理腹水的注意事项对胸水的处理同样适用。氮芥、四环素、短小棒状杆菌或盐酸阿的平注入胸腔,常有较好的疗效。胸膜腔闭塞阻止了液体在此空间的积聚。10～15mg 的氮芥能引起足够的胸膜反应以闭塞胸膜腔。另一种方法是在胸腔穿刺术后向胸腔内滴注博来霉素 60～120mg,其骨髓抑制作用较小。Kenndy 报道了一种使用滑石粉浆的胸膜固定技术,有81%的成效率。通过床边胸腔导管滴注粉浆,常会伴有发热,但呼吸困难少见。

(四)放疗

对全腹放射治疗的临床研究主要用于首次手术加化疗完成后的巩固治疗。但治疗结果各异,须在选择无残瘤或镜下残瘤病人中方能显出其治疗价值。临床常用在初次手术、化疗后,经腹腔或二次探查术评价其治疗反应率,并有计划地行最大缩瘤术后的补充全腹放疗,能治愈某些最佳选择病人。但放射治疗是否作为有计划的初次治疗的一部分尚不肯定。

对初次手术加化疗的上皮癌的放射治疗,Linstadt 报道6例残瘤直径大于2cm病人中,3例完成了计划放疗,全部病人5年生存率和局部控制率为0;另6例无肉眼病灶中,5例完成了放疗,5年生存率和局部控制率分别为21%和25%;放射给予腹部总剂量3000cGy,盆腔总剂量4500~5100cGy。Reddy 报道30例二次探查术或二次探查术术后残瘤或阴性二次探查术后复发者接受全腹放疗,其中16例为显微病灶者,2年实际生存率和无瘤生存率分别为61%和3%,14例有肉眼病灶者中2年生存率为92%,当上腹腔受累时生存率仅31%,无复发生存率分别为75%和15%($P<0.05$)。

上述资料显示在补救治疗中,全腹放疗对盆、腹腔镜下病灶的治疗有效,认为上皮癌化疗无效者可行全腹放射治疗,能提高部分病人生存率。残瘤病灶大者,生存率极低,病人不能耐受治疗,没有明显的治疗作用,不应采用全腹放疗。因此,当卵巢癌复发时,应尽力切除全部复发瘤,以提高放疗疗效。因盆腔比腹腔能耐受更大的放射剂量,所以,残瘤局限于盆腔者比腹腔受累者的预后要好。

(五)生物治疗和激素治疗

治疗进展性和持续性卵巢癌的另一手段是生物治疗。虽然进行了十多年多种生物治疗研究和评价,但尚未显示出明显的治疗作用,最可选的生物治疗是干扰素,它对肿瘤细胞增殖具有直接的抑制作用,对机体具有免疫调节作用,主要用于腹腔内显微残瘤的治疗。辅助生成克隆剌激因子,如应用 G-CSF 可使晚期卵巢癌在接受大剂量化疗时,减轻环磷酰胺和卡铂的骨髓抑制作用。尽管目前生物治疗还未显示其能提高治疗反应率或改善生存,但将进行更多的研究,以发展生物治疗。

(颜　琳　卢玉兰　邱惠玲)

第二节　上皮性交界性肿瘤

一、概　　述

过去30年,卵巢上皮性交界性肿瘤逐渐为人们所认识,但只是在近10多年来才较全面了解其自然进展和生物学行为,交界性肿瘤以上皮异常增生而无间质浸润为特征。低速生长和预后好是这类肿瘤生物行为的主要特征。

交界性肿瘤占卵巢上皮肿瘤的 10% ~ 15% 。与浸润性上皮癌不同的是,大多数交界性肿瘤局限于卵巢(Ⅰ期),占 70% ~ 85% ,大约 30% 的病人在诊断时发现有卵巢外肿瘤,Ⅱ期和Ⅲ期病人数相等,对Ⅳ期病例已有描述,但是很罕见。从组织学类型看,最常见的是浆液性和黏液性交界性肿瘤,分别占 50% 及 46% ,而内膜样、透明细胞及 Brenner 交界性肿瘤较罕见。来自 Russell、Mer Kur($n=44$)和 Bostwick 等($n=109$)及 Kaern 等($n=370$)的 3 个研究报道显示,浆液性瘤所占的比例分别为 49%、67%、47% 。在 3 个报道中Ⅱ、Ⅲ期病人占 15% ~ 20% 。在 Norwegain 镭锭医院(NRH)的研究中,分析 1970 ~ 1982 年收治的 370 例卵巢交界性肿瘤,浆液性($n=174$)与黏液性($n=178$)肿瘤比例相当。有 18 例为非浆液-黏液肿瘤;8 例为混合性肿瘤,7 例为内膜样肿瘤,2 例为透明细胞肿瘤,1 例为未分类肿瘤。大多数为Ⅰ期病人(311 例,占 89%),仅 11% ($n=59$)属晚期(Ⅱ期为 20 例,Ⅲ期为 39 例)。Trimble 进行了 10 年回顾性研究,有 468 例为浆液性交界性瘤,Ⅰ期占 65% ,Ⅱ期占 14% ,Ⅲ期占 20% ,Ⅳ期占 1% ;236 例为黏液性交界性瘤,Ⅰ期占 89% ,Ⅱ期占 1% ,Ⅲ期占 9% ,Ⅳ期占 0.4% 。

卵巢上皮性交界性肿瘤与典型卵巢上皮癌相比,倾向于发生在较年轻的妇女,其平均年龄为 40 ~ 45 岁,5 年生存率为 90% ~ 100% ,10 年生存率大约为 95% 。但是,一些病人在治疗 20 年内症状复发,死亡也逐渐出现。

卵巢上皮性交界性肿瘤早期多无明显症状。由于肿瘤常常可以长得很大,因而可在腹部扪及包块,或出现压迫症状而就诊。92% 晚期浆液性交界性肿瘤患者出现 CA125 升高,但只有 25% Ⅰ期患者 CA125 升高。

对于卵巢交界性肿瘤的治疗,老年病人行全子宫+双侧附件切除,年轻且渴望保留生育功能者,行单侧附件切除,并行完整的手术分期,甚至可行单纯卵巢切除。尽管多年来学者倡导行完善的手术治疗,但是大多数病人在肿瘤医院(专科)就诊时已接受了不完善的初次手术。

晚期交界性肿瘤的治疗是有争议的。许多学者认为手术是唯一有效的治疗方法,有的学者对腹膜种植的病人常规术后化疗几个疗程。目前的资料尚不能对术后化疗的疗效作出准确的评估。对病人采用哪种化疗方案,还存在一定的困难。

最近几年,对交界性肿瘤发生机制的研究逐渐增多,有学者倾向于将 DNA 倍体作为预测复发和存活的指标之一,但目前所报道的结果相互矛盾。至今尚未发现其他可靠监测交界性肿瘤生物学行为的分子标志物。

目前,普遍认为影响复发和存活的参数有初次手术残余病灶、FIGO 分期、组织学类型、年龄。

二、临床病理特征

卵巢上皮性交界性肿瘤与典型的恶性卵巢上皮性肿瘤相比,交界性肿瘤的发病年龄更轻,交界性肿瘤以异常上皮增生而无间质浸润为特征。形态学上表现为上皮细胞分层、有丝分裂活跃、异常及非典型增生细胞等。

卵巢浆液性交界性肿瘤的一个独特发现是单细胞和非典型细胞巢间质微浸润灶的出现,称为卵巢浆液性交界性肿瘤间质微浸润型。

三、治 疗 原 则

虽然卵巢交界性肿瘤已被认为是一类独立的肿瘤类型,却无相应独立的治疗方案,目前治疗仍依据肿瘤的特点、临床分期及病人对生育的要求而定,其临床分期也是采用卵巢癌的临床分期。手术是卵巢交界性肿瘤的主要治疗手段,准确的手术-病理分期是制订治疗方案和预后评估的前提,交界性肿瘤的手术应严格按照卵巢上皮癌分期探查术的要求进行。手术方式分为保守性和根治性两类,采用何种术式需根据临床分期、病人年龄以及对生育的要求而定。由于卵巢交界性肿瘤术前临床诊断及术中肉眼诊断均较困难,因此,术中常需行快速冰冻切片检查,术中快速冰冻切片诊断对手术医生决定手术方式具有很大的参考价值。Kayikcioglu 等分析冰冻切片与最后石蜡包埋组织学诊断符合率达 72.7%,浆液性交界性肿瘤的诊断符合率为 91%,黏液性交界性肿瘤的诊断符合率为 63.4%。取材的完整性、阅片医师的经验及观察细致的程度均影响诊断的准确性,对可疑交界性肿瘤者,一定要在瘤体的最大直径上每隔 1cm 做 1 张切片,否则极可能漏诊。

(邱惠玲　蔡红兵　陈惠祯)

四、手 术 治 疗

(一) 手术分期

上皮性交界性肿瘤手术分期应根据 FIGO 准则进行,包括四象限细胞洗液检查;盆腔腹主动脉旁淋巴结活检;部分网膜切除;盆腔任何可疑处活检以及两侧腹股沟、子宫-直肠窝、膀胱子宫凹陷、盆壁和左横膈随意活检。黏液性交界性肿瘤的病人还包括阑尾切除,有报道关于 I 期卵巢交界性肿瘤手术分期的资料见表 9-25。

手术分期可以发现微种植病灶。已发现有 13% ~ 22% 表现为 I 期的患者术后分期升高。全面分期手术的优点还在于能准确评价预后。因为卵巢浆液性交界性肿瘤的复发和生存率与分期相关。

表 9-25　I 期 LMP 卵巢肿瘤分期手术结果

活检部位	Yazigi(1988) 阳性/总数	Robinson(1992) 阳性/总数	总例数(例)	百分率(%)
正常卵巢	4/27	0/19	46	8.7
腹膜细胞学	2/25	3/24	49	4.1
大网膜	0/20	0/32	52	0.0
膈	0/11	0/21	32	0.0
主动脉淋巴结	1/12	1/23	35	5.7
盆腔淋巴结	3/13	0/26	39	7.7

(引自汤春生,李继俊主译.1998.妇科肿瘤手术学.510)

尽管多年来学者们倡导行完善的手术治疗,但文献报道,最近2年只有12%~29%的患者实施了准确的分期手术,而且有34%患者术中没有进行冰冻切片检查。

对于肉眼观局限于卵巢的交界性肿瘤已行手术,但未行手术分期或未行阑尾切除者,应选择何种治疗方法是医师面对的问题。选择治疗方法之前,临床医师必须尽量多搜集资料,单纯根据冰冻组织切片诊断交界性肿瘤并不可靠,准确的诊断还依靠充分的取材。在基层医院工作的临床医师可和病理医师一起判断取材是否足够。此外,作出交界性肿瘤或低度恶性潜力肿瘤诊断的病理医师必须对该疾病有一完整的认识,能为临床医师所信赖。理想的是临床医师和病理学家共同阅片作出诊断。

临床医师还需要明确初次手术剖腹探查的范围,复习以往的手术记录以了解横膈、肝、胆囊、脾、双肾及大、小肠是否探查,以及子宫、对侧附件是否已评估,初次手术医师术中发现的记录也可能有所帮助,病人腹部瘢痕的大小和位置也可显示初次手术时探查的范围。提出这些要求的目的在于确定是否为真正交界性肿瘤,同时可确定肿瘤的分期。对病人而言,交界性肿瘤有一个良好的预后,而不是预后不良的卵巢癌和原发性腹膜癌。大多数交界性肿瘤病人术后死亡率与非卵巢疾病的同龄人相当,小部分病人出现肿瘤复发的危险,但几乎局限于腹腔。卵巢交界性肿瘤进展的风险小,且以晚期病人可能性大。

对初次手术未进行手术分期的病人,可根据能掌握到的资料进行分析,以决定是否进行再分期。黏液瘤在初次手术时肉眼观局限于一侧卵巢,也许再分期时期别不会上升,如为年轻病人,可以随访观察。当明确有卵巢外病灶时,完整的手术分期和阑尾切除是必要的。近年来有文献报道提示,伴腹腔广泛播散的黏液瘤可以发生于阑尾,或者在阑尾与一侧或两侧卵巢同时发生。比较而言,浆液性瘤行二次分期期别更有可能升高。对肉眼观限于一侧卵巢的浆液性交界肿瘤,提出手术分期是合理的,特别是在首次手术中对上腹及盆腔未能进行详尽的评估者。若病人进行过详尽的评估,而没有发现异常,而且肿瘤局限于一侧,病人要求保留生育功能时,单纯随诊观察也不失为一个合理的选择。

交界性肿瘤手术分期遵循卵巢癌同样的原则。以初次剖腹探查术发现为基础,剖腹探查术准确性差异很大致使许多肿瘤分期偏低,而低到什么程度不知道。关于交界性肿瘤淋巴结情况,以及是否作腹腔冲洗及横膈活检的报道甚少,明显I期浆液性肿瘤,淋巴结受累率为20%,晚期则更高。然而没有报道黏液性交界瘤腹膜后淋巴结受累,而淋巴结状况对生存率似乎无明显影响。

(二) 手术方式及适应证

1. 保守性手术　　主要是指单侧附件切除术和囊肿(一侧或双侧)切除术,同时进行完整的手术分期。

保守性手术是年轻且希望保留生育能力的早期(I期)病人最佳的治疗选择,尤其是IA期。此外,因为交界性肿瘤病人诊断时平均仅为40~45岁,还需考虑雌激素替代治疗的需要,年轻病人行双侧卵巢切除术后,替代治疗时间较长。据统计显示行替代治疗的病人达50%,除有乳腺癌病史和乳腺癌家族史病人外,已行双侧卵巢切除但不能或不愿接受替代治疗的病人,其骨质疏松、心脏病、性功能下降的风险增加。但是否增加心脏病的风险仍有争论。

交界性肿瘤是单侧的,一侧卵巢、输卵管切除或仔细地进行囊肿切除术已足够安全,效果很好。尽管行单侧卵巢切除术病人的复发率高于全子宫加双侧卵巢切除术的病人(15%对5%),但是对复发灶的有效手术可导致相当高的生存率(95%对94%)。年轻且希望生育的Ⅰ期黏液性交界性肿瘤病人行单侧卵巢切除和网膜切除是必需的。Ⅰ期浆液性肿瘤病人,若对侧卵巢肉眼观正常(必要时活检),此术式也是安全可行的。ⅠA期行保守性手术,复发率为0~30%。肿瘤复发后再次手术,生存率不受影响,浆液性交界性肿瘤再次手术复发率低于5%。

对于双侧交界性卵巢肿瘤,只要有正常卵巢组织存在,即可进行肿瘤切除而保留生育能力。单纯卵巢肿瘤切除后复发率为12%~15%,与一侧附件切除的复发率相近。因此,这些病变可行单纯囊肿切除。Lim Tan报道了35例行单侧囊肿切除术或双侧囊肿切除术的交界性浆液瘤病人。33例Ⅰ期病人中有2例(6%)肿瘤持续存在或复发,1例病人(3%)为同侧和对侧Ⅰ期肿瘤,另1例(3%)为对侧Ⅰ期肿瘤。所有病人在初次手术后无症状存活了3~18年。平均随访7.5年。16例保留卵巢组织的病人,8例正常妊娠,另有3例不愿意妊娠。Lee等报道39例Ⅰ期卵巢交界性肿瘤行单侧卵巢切除术或肿瘤剥除术病人中,22例获得妊娠,其中19例已分娩健康婴儿,另3例于报道时仍在继续妊娠中,无肿瘤复发迹象,但随访时间比较短。即使没有恰当的手术分期,肉眼观察局限卵巢的交界性肿瘤仍有极好的生存率(95%)。因此,初次手术时行分期手术的价值仍有疑问。对年轻且希望保留生育能力的病人,经肉眼仔细观察对侧卵巢正常已经足够。应该尽量避免卵巢楔形切除活检,因为这样做会降低生育率。

关于Ⅱ、Ⅲ期病人保留生育功能问题报道甚少,其保留生育功能手术的作用目前尚不如早期肿瘤那样被认同。有学者认为,期别晚的若无外生乳头结构及浸润种植均可考虑保守治疗。Seidman等报道51例无浸润种植的病人,无论治疗方式如何,5年内复发率为16%,仅2例发展为浸润癌。而14例既有浸润种植又有外生小乳头样结构的交界性肿瘤复发率为64%。治疗不受镜下发现有卵巢外病变的影响。有镜下转移的卵巢交界性肿瘤是否较转移阴性者预后好尚无定论。考虑到腹膜浸润性种植BOT患者术后疾病进展和预防不良,对这些病人实施保守性手术是值得探讨的。黏液性BOT有腹膜播散者不是保守性手术的适应证。

最近GOG报道,保留子宫、输卵管和对侧卵巢在内的内生殖器官是安全的。有报道原先行保守性手术的病人,而后行子宫切除时发现有持续或复发的病灶存在,但几乎所有病人无临床症状。因此,根据有限的资料分析,妊娠中诊断为交界性肿瘤或确诊后妊娠者不增加肿瘤复发的风险。应用促排卵药物是否会促进交界性肿瘤的发展尚有争议,但目前从文献中可得出助孕技术在交界性卵巢肿瘤病人中无使用禁忌证。

2. 全子宫加双附件切除术　这是卵巢上皮性交界性肿瘤的基本术式,主要适用于:①年老(45岁以上)或无生育要求的Ⅰ期病人;②Ⅱ期病人。年轻病人术后雌激素替代治疗。手术范围除全子宫及双附件外,也需要部分切除(横结肠以下)大网膜。切除大网膜是手术分期不可缺少的部分。有时偶尔可发现大网膜有亚临床转移(期别上升),但切除大网膜能否提高生存率尚待证实。据Norwegian Radium医院(NRH)报道,20例Ⅱ期病人中有5例未行网膜切除,结果3例复发(均为DNA非整倍体)。Ⅱ期病人如有盆腔腹膜受累,应连同受累腹膜一并切除,必要时同时切除受累的直肠和(或)乙状结肠。卵巢交界性黏液瘤须同时切除阑尾。

关于交界性肿瘤淋巴结受累的情况报道甚少。I期浆液性肿瘤,淋巴结受累均为20%,晚期则更高,而没有报道黏液性交界性肿瘤腹膜后淋巴结受累。Yazigi 和 Robinson 等报道I期交界性肿瘤腹主动脉旁淋巴结受累为 5.7%(2/35),盆腔淋巴结受累为7.7%(3/39)。还有资料报道交界性肿瘤腹膜后淋巴结组织中存在病灶。在一些病例中,淋巴结内可能是子宫内膜异位灶而非肿瘤转移。淋巴结受累并不意味着预后不良。因此,卵巢交界性肿瘤不需系统地清扫腹膜后淋巴结,而行腹膜后淋巴结取样活检即可。但淋巴结取样活检并不是标准治疗的一部分。因为腹膜后淋巴结受累并不影响预后。

3. 首次肿瘤细胞减灭术　该术式适用于大于I期交界瘤,即Ⅱ、Ⅲ、Ⅳ期病人的治疗。大约30%的交界性肿瘤病人在诊断时已有卵巢外病灶,约20%为Ⅲ期或Ⅳ期。对这些病人而言,治疗的关键是手术。因这类肿瘤通常病程漫长,非手术疗法的效果未证实,所以只要有可能,就应行彻底切除,即最佳肿瘤细胞减灭术。即使Ⅲ期病人术后长期生存率达70%,与晚期卵巢上皮癌的 5 年生存率相比,预后显然较好。

4. 二次肿瘤细胞减灭术　二次肿瘤细胞减灭术是复发性交界瘤首选的治疗方法。也是最为有效的方法。

几乎所有复发的交界性卵巢肿瘤都是腹腔内复发,远处转移罕见。大部分复发灶仍为交界性肿瘤,只有少部分进展为浸润性癌。其治疗与复发性卵巢癌相同,有学者提出并非是病变真正进展为浸润癌,而是交界性肿瘤与浸润癌在原发肿瘤中共存,但在原发肿瘤中初诊时漏诊浸润癌。要澄清这个问题,应该在首次手术探查时进行广泛的取材活检。交界性肿瘤复发应该推荐手术治疗。

腹腔内广泛病变和原先手术造成的粘连都有增加术中和术后并发症,包括广泛的肠管切除,感染瘘管形成的可能。若病人无临床症状,手术并非必须,且手术不能恢复胃肠道的完整性,而使病人需要完全的胃肠外营养。

腹膜假黏液瘤复发时,常因肠道梗阻而致死,应首选手术治疗。再次探查时应清除黏液。反复手术有助于长期生存。静脉化疗或腹腔化疗效果不佳。有学者尝试对部分病人行全腹膜切除,术后对生存率的影响尚无定论。

(王　景　江大琼　陈惠祯)

五、辅 助 治 疗

早期卵巢交界性肿瘤术后不需辅助治疗,这是大多数学者一致的意见,因为早期病人术后辅助治疗不但无益,且有严重毒副作用。晚期交界性肿瘤术后是否行辅助治疗是有争议的课题。

有一项关于I期卵巢交界性肿瘤辅助治疗的前瞻性随机试验,55 例交界性肿瘤病人在手术后,包括全子宫加双附件切除术,随机分为无辅助治疗、盆腔放射或周期性口服美法仑,只有 1 例病人死于复发。Chambers 等分析了辅助治疗在 73 例I期交界性卵巢肿瘤病人中的效果,有 56 例未接受辅助治疗,15 例给予美法仑治疗,2 例接受了放疗。接受辅助治疗的病人5年生存率为80%,未治疗的病人为85%。有一项Ⅰ期卵巢交界性肿瘤的随机试验,将病人随机分为四组:①体外照射联合腔内^{198}Au滴注或体外照射。②同位素腹内滴注后应用塞替派或观察。③应用塞替派或观察。④顺铂或腔内应用^{32}P。没有能证实任一治疗组和观察组之间有差异,总体修正和原始的生存率分别为99%和94%。Barnhill等报道了1983~1992年间由GOG指导的一项试验,分析了146例Ⅰ期卵巢浆液性交界性肿瘤病人中辅助美法仑治疗的效果,随访中位数时间为42.4个月(1.6~108个月),无病人复发。从上述各项试验及收集的文献所得出的结论为:Ⅰ期卵巢交界性肿瘤不需要辅助治疗,所有辅助治疗有引起急性或慢性毒性可能,因此可导致已治愈病人的死亡。至今不能证实辅助治疗对提高早期卵巢交界性肿瘤的生存率有显著的统计学意义,因为单纯手术的生存率接近100%。

关于在Ⅱ期交界性肿瘤病人中应用辅助治疗的资料有限。没有证据显示放疗或化疗能降低这组病人的复发率或延长其生存率。

大约20%的早期交界性肿瘤病人在诊断时即为Ⅲ期或Ⅳ期。这些病人初次手术治疗应当与浸润性卵巢癌病人相同。术后辅助治疗在这组病人中的疗效还未得到充分的证实,是否予以辅助化疗仍有争议。美国国立卫生研究院(NIH)认为,对晚期交界性肿瘤病人术后行辅助治疗没有意义。GOG对32例已行理想缩瘤术的Ⅲ期交界性肿瘤病人进行试验,术后行顺铂、环磷酰胺与用或不用多柔比星联合化疗,平均随访2个月,31例无瘤生存,1例死于化疗或放疗后骨髓抑制继发败血症。GOG的结论是这些病人化疗的作用尚不清楚。对来自Yale大学、Jexas医院、Anderson肿瘤中心、Massachusetts综合医院和NRH共712例病人进行回顾性分析,结果表明放、化疗等辅助治疗不能提高晚期交界性肿瘤的生存率。Kurman和Trimble对953例经变量分析处理发现,更多的病人死于辅助治疗并发症而非疾病本身的进展。O'Qauinn和Hannigan报道7例Ⅲ期交界性肿瘤病人经12个疗程周期性口服美法仑后行二次剖腹探查术,没有发现病人达到无病灶,5例继续完成了另外12个疗程的美法仑治疗后行第三次剖腹探查,仍未见病人达到无病灶。另有些作者行二次探查术观察顺铂化疗的反应,但肿瘤的反应并未改善病人的生存率。即使没有术后辅助治疗所带来可评估的疗效,晚期交界性肿瘤病人5年生存率为64%~90%,而且5年生存率稳步下降,总的死亡率为25%~30%。可见,卵巢交界性肿瘤是一种缓慢生长的肿瘤,绝大多数肿瘤细胞处于细胞周期静止期(G_0期),这也可能说明其对化疗缺乏敏感性的原因,在理论上抵抗化疗。

有一部分晚期交界性卵巢肿瘤病人术后有残余肿瘤。有些报道认为以铂类为基础的化疗有效。7例有镜下病灶的病人(病例总数为8例)和2例有肉眼可见病灶的病人(病例总数为7例),在第二次探查中呈病理性完全缓解。Fort等在一项研究中发现,19例在初次手术后有残余病灶的病人中12例在二次探查术中完全缓解。辅助治疗为单药烷化剂,顺铂联合治疗或烷化剂联合盆腔照射。Sutton等证实以顺铂为基础的化疗疗效有限,因为在初次手术后有残余病灶的8例病人中,仅有2例在二次探查术中呈病理性完全缓解。Gershenson等报道,在初次手术后的20例病人中,有肉眼残余病灶的浆液性交界性卵巢肿瘤的病人有8例,在初次手术后的12例病人中,有镜下残余瘤的病人中有5例,在二次探查术中对化疗有完全反应。二次探查术中有残余肿瘤的病人似乎死于疾病的危险性很高。在一组139例

Ⅲ期交界性肿瘤病人中,52%接受了辅助治疗,包括单药烷化剂和不同的联合治疗方案。这些病人中另外有23%接受了体外照射或腹内放射性胶体治疗,15%接受了联合方式治疗。仅有10%的病人没有行术后治疗。未治疗组死亡率和复发率(50%)高于治疗组(42%)。但是,这样的回顾性比较并不能作为强有力的例子来说明辅助治疗在晚期交界性肿瘤中的作用。

对有浸润性种植的卵巢交界性肿瘤的处理也有争议。在一些研究中浸润性种植与非浸润性种植比较,前者复发风险增加了4倍,死亡风险增加了6倍。尽管浸润性种植预后不良,但目前没有肯定术后化疗能降低患者的复发率,提高生存率。

晚期交界性肿瘤病人在什么情况下行辅助治疗的意见不一。综合有关资料,有下列情况者可选择辅助治疗:①最佳缩瘤术后严密治疗观察,若肿瘤迅速增长,或腹水,或分化不良,予以化疗;中速生长和(或)有症状,再次缩瘤;缓慢生长但无症状,随访观察。②经全面剖腹探查术后,无肉眼残留病灶的病人,在出现临床进展前,不给予治疗。在初次剖腹术后有残余病灶的病人给予仔细的CT和超声波检查,如果病人在1年后没有疾病进展,则给予第二次剖腹探查。不论是在临床上还是在第二次探查中证实有疾病进展的病人,首先给予美法仑治疗。对在应用美法仑期间有疾病进展的病人给予顺铂治疗。在初次手术后临床上有明显残余病灶者立即给予术后周期性口服美法仑,在进展期间给予顺铂。至于交界性肿瘤DNA倍体是否作为指导辅助治疗的一项参数,至今尚未充分证实。

为了降低放、化疗并发症发生率,晚期交界性肿瘤不再行腹腔内滴注^{32}P,用顺铂、卡铂、紫杉醇代替美法仑。可采用单药顺铂、卡铂化疗,或以铂类为基础的联合化疗,如顺铂(卡铂)加环磷酰胺,或再加多柔比星,或用紫杉醇加顺铂。全身用药6个疗程,也有学者推荐腹腔内应用顺铂加紫杉醇6个疗程。

对交界性肿瘤病人行激素治疗的研究已有几个报道,内容包括抗孕激素制剂甲地孕酮,或抗雌激素制剂他莫西芬等降低肿瘤复发及进展风险的作用,以β雌激素替代治疗安全性的评估。但今后需要对照研究,以便得出可靠的结论。

(熊 艳 邱慧玲 陈惠祯)

六、预 后

上皮性交界性肿瘤具有生长缓慢、转移率低、复发间隔时间长的特点,因此,预后较好。首先从病理表现看,上皮性交界性肿瘤无间质浸润,临床上多为早期。虽然有28%可复发,但大多数为晚期复发,且复发时仍保持原发瘤的交界性特征,对手术的治疗效果较好,故生存率较高。

浆液性交界性肿瘤相对而言预后稍差,主要原因为55%的病人发生卵巢外转移,但总的生存率仍在90%以上;黏液性交界性肿瘤很少复发,这可能与黏液性交界性肿瘤大多包膜完整、为临床Ⅰ期有关。

上皮性交界性肿瘤生存率远比上皮性癌高,Ⅰ期病人5年生存率可达90%~100%

（表9-26）。

Ⅱ、Ⅲ期病人预后稍差,但仍较上皮性癌生存率高(表9-27)。Ⅰ~Ⅳ期上皮性交界性肿瘤总生存率为81%~99%。10年生存率为73%~91%,15年生存率为86%。

表9-26　Ⅰ期上皮性交界性肿瘤生存率

作者	5年生存率(%)	10年生存率(%)	15年生存率(%)	20年生存率(%)
Hart(1973)	98	96	—	—
Julian(1978)	100	—	—	—
Katzenstein(1979)	100	—	—	—
Aure				
ⅠA期	96	94	—	78
ⅠB期	94	86	—	86
Bjorkholm(1985)				
ⅠA期	97	96	—	—
ⅡB期	98	98	—	—
ⅢC期	94	94	—	—

表9-27　Ⅱ、Ⅲ期交界性卵巢肿瘤生存率

作者	Ⅱ期(%)	Ⅲ期(%)
Katzenstein(1979)	60	56
Russell(1979)	84	31
Minyi(1980)	96	82
Genadry(1981)	95	96
Kjorstad(1983)	66	43
Bjorkholm(1985)	92	68

预后相关因素为:细胞DNA倍体、临床分期、初次术后残存肿瘤、细胞异型性及有丝分裂指数、腹膜种植和淋巴细胞免疫状态等。大多数文献均提出DNA非整倍体是影响预后的最主要因素,其次是组织类型、临床分期及术后肿瘤残留。

七、治疗后随访

卵巢交界性肿瘤病人存活时间长,复发可晚至20年以上,故需长期密切随访。每3个月1次临床查体、腹部和阴道超声检查,随访2年。其后每6个月检查1次。浆液性肿瘤患者每6个月血CA125检查。在随访中可用CA125、CA199等肿瘤标志物作为监测指标,大部分卵巢交界性肿瘤复发病例仍为交界性,可再次手术,及时发现复发并给予相应治疗能提高病人总生存率。

（陈汉华　邱慧玲　江大琼）

第三节　原发性腹膜肿瘤

一、概　　述

原发性腹膜肿瘤（primary peritoneal tumor，PPT）是一种罕见的肿瘤，组织学上原发于腹膜，组织类型繁杂，女性多发于男性，且多见于更年期及绝经后妇女，儿童及青少年少见。原发性腹膜肿瘤可发生于后腹膜、盆腔、肠系膜、阔韧带等处，一般为单发，直径常为8～10cm，最大者直径可达20cm。原发性腹膜肿瘤恶性多于良性。良、恶性原发性腹膜肿瘤均可有包膜，大多呈局部浸润性生长，因而原发性腹膜肿瘤手术治疗后容易复发。女性原发性腹膜肿瘤以腹腔内多发肿瘤结节、不累及或只轻微累及卵巢以及没有可以辨认的原发部位为特征。原发性腹膜肿瘤的组织学检查与卵巢原发肿瘤在光镜下的形态极为相似，即使是在免疫组化及电镜下的超微结构上，两者的差异也不明显，过去常将原发性腹膜肿瘤误诊为原发于卵巢的转移性肿瘤。原发性腹膜肿瘤的发病率很低，约为2.3/100 000。但由于人们对原发性腹膜肿瘤的认识仍然是有限的，而且常与卵巢癌互相误诊，因此，原发性腹膜肿瘤的发病率很难准确统计。

二、原发性腹膜肿瘤的诊断标准

1998年，提出了腹膜原发性浆液性癌的诊断标准，而其他PPT的诊断可依据此标准进行。

（1）双侧卵巢因其他良性病变已先行切除或双侧卵巢正常大小或仅有良性增生。

（2）卵巢外肿瘤必须大于卵巢表面受累的病变。

（3）符合以下条件者：①累及卵巢的肿瘤结节仅位于卵巢表面。②如果肿瘤累及卵巢皮质，其瘤结节应小于5mm×5mm。③无论有无卵巢表面受累，其皮质或实质内肿瘤病灶小于5mm×5mm。

女性的腹膜具有特殊的生理学、解剖学特征。它是一层连续的浆膜，表面有一层低柱状或立方形细胞，称为间皮，覆盖着盆腔器官的表面，如输卵管、子宫体及子宫颈的上前部，称为这些器官的浆膜；覆盖着双侧卵巢表面的，称为生发上皮。各韧带也是腹膜所包裹的。1972年，Lauchlan提出"第二 Müllerian系统"这一概念，它由女性盆腔和下腹部间皮以及其下方的间充质组成，与第一 Müllerian系统（即 Müllerian管）在胚胎发生上密切相关。由于女性腹膜具有 Mullerian上皮或间叶组织的分化潜能，因此，任何发生于女性卵巢的肿瘤均可原发于腹膜，PPT在组织学上与卵巢肿瘤相似，造成两者经常相互误诊。北京大学人民医院曾对1979～1999年收治的69例以腹胀、腹部包块为主要临床表现，经剖腹探查主要为腹膜及网膜肿瘤的病人进行回顾性研究，发现其中多数女性腹膜肿瘤仍为转移癌且常来自于卵巢癌转移（占88%），仅有11例确定为腹膜原发癌。因此，原发性腹膜肿瘤的诊断应首先除外卵巢癌的转移，肉眼及显微镜下仔细检查双侧卵巢情况，对诊断原发性腹膜肿瘤均具有同样重要的意义。

三、原发性腹膜肿瘤的组织学类型（WHO 2003）

原发性腹膜肿瘤的组织学类型,见表 9-28。

表 9-28　原发性腹膜肿瘤的组织学类型

（1）间皮肿瘤	（3）来源不明肿瘤
弥漫性恶性间皮瘤	促结缔组织增生性小圆细胞肿瘤
高分化乳头状间皮瘤	（4）上皮肿瘤
多囊性间皮瘤	原发腹膜浆液性腺癌
腺瘤样瘤	原发腹膜交界性肿瘤（指明类型）
（2）平滑肌肿瘤	其他:黏液性肿瘤、移行细胞及透明细胞病变
播散性腹膜平滑肌瘤病	

四、原发性腹膜肿瘤的组织学特征

以下是目前所知的几种原发性上皮腹膜肿瘤的组织学特征:

1. 浆液性肿瘤(serous tumors)　浆液性肿瘤是 PPT 最常见的类型。与卵巢浆液性肿瘤相似,腹膜原发的浆液性肿瘤也有交界性及恶性之分。

（1）腹膜交界性浆液性肿瘤(primary peritoneal serous borderline):此病好发于 35 岁以下的女性,病人常以不孕及慢性的下腹或腹部疼痛为主要症状。开腹手术发现盆腔腹膜及网膜局灶或弥漫分布着粟粒大小的颗粒,腹膜及系膜间可发生纤维粘连。镜下检查在腹膜浅表层出现非浸润性的、类似于卵巢交界性浆液性上皮。

（2）腹膜原发性浆液性癌(primary peritoneal serous carcinoma):病人发病年龄一般较交界性肿瘤病人大,平均年龄在 40～57 岁。病人除有腹痛及腹胀症状以外,体检或 B 型超声波检查可发现腹水或腹腔内多发肿物,腹水细胞学检查常可找到肿瘤细胞。手术及大体检查可以发现盆腔、腹腔及网膜上多发结节或肿块。镜下检查:多数为分化好的浆液性乳头状腺癌。常可见到砂粒体形成;当肿瘤中出现多量砂粒体,且实性的肿瘤上皮巢很少甚至缺乏时,可命名为砂粒体癌(psammocarcinoma)。在分化较差的肿瘤中,虽可见腺样分化,但肿瘤常出现实性区,并可出现移行细胞癌或鳞状细胞癌结构,这与卵巢原发癌非常相似。值得注意的是原发腹膜浆液性癌要与腹膜间皮瘤加以鉴别。从临床上讲,女性腹膜间皮瘤较为少见,病人多有石棉接触史。组织学上,间皮瘤很少出现砂粒体并常可见肉瘤样成分。电镜检查发现在间皮瘤细胞表面常可见细长的微绒毛状突起,而缺乏明确的腺腔分化。免疫组化染色对区别两者也有一定的帮助。calretinin 是一种 29kDa 的钙离子连接蛋白,近年来的研究显示多数间皮瘤对抗 calretinin 的抗体呈阳性反应,而其他来源的腺癌包括卵巢癌仅有少数呈阳性反应。研究还显示 S-100 蛋白在卵巢浆液性癌中常有阳性表达,而在间皮瘤中则常为阴性。因此,结合临床病史、组织形态表现以及联合多种抗体染色有助于将腹膜原发浆液性癌与间皮瘤区别开。

腹膜原发浆液性癌的预后与同级别的卵巢癌相似。特别是分化较差的肿瘤进展很快，虽经腹腔肿瘤广泛切除及双附件切除术，并加以术后化疗，预后仍很差。在一组研究病例中，所有分化差的原发浆液性癌的病人都在 3 年内死亡。

2. 黏液性肿瘤(mucinous tumor) 卵巢外的卵巢黏液性肿瘤已经有报道，典型的部位是在后腹膜，但也有发生在腹股沟区域的。肿瘤常形成大的囊性肿物。镜下检查类似于卵巢的黏液性囊腺瘤或交界性黏液性囊腺瘤以及黏液性囊腺癌。有些肿瘤的囊壁上还含有卵巢间质。因此，有人认为肿瘤是起源于多余的卵巢组织。但近期的研究更倾向于肿瘤直接来源于腹膜。

3. 腹膜移行细胞、鳞状细胞以及透明细胞病变(peritoneal transitional, squamous, and clear cell lesions) 移行上皮巢被命名为 Walthard 巢，它可以出现在任何年龄组的女性盆腔腹膜上。最常见的部位是输卵管的浆膜面、输卵管系膜以及卵巢系膜。女性卵巢外的移行细胞癌属于 Brenner 肿瘤，原发于腹膜者极为少见，它可来源于腹膜的移行上皮化生或输卵管卵巢系膜表面的 Walthard 细胞巢。最常见的部位在阔韧带。镜下表现与卵巢内 Walthard 肿瘤相同。与腹膜的移行上皮出现相反，腹膜的鳞状上皮化生极为罕见。因此，诊断腹膜原发鳞状细胞癌一定要慎重，应该首先除外分化差的浆液性癌。此外，原发于腹膜的透明细胞癌也已经有报道。

（袁建寰　王　景）

五、PPT 的临床表现和特征

一般来说，PPT 病人的临床特征与相应的良、恶性卵巢肿瘤相似。临床上 PPT 恶性者居多，良性者罕见。回顾性发现 PPT 经常诊断为卵巢癌。PPT 病人早期多无症状，晚期症状也无特异性。临床表现与卵巢癌相似，卵巢癌主要临床表现以腹部胀大、食欲缺乏、腹痛、腹水等盆腔包块和消化道症状为主，也可以出现一些胃肠道反应，如便秘、恶心，或体重下降等恶病质表现，但 PPT 病人的消化系统检查常无原发病灶。易延误诊断及治疗。在卵巢受累者，术前误诊率几乎达 100%，且多误诊为卵巢恶性肿瘤和结核性腹膜炎和并腹水。

PPT 的体积一般不太大，病人因腹部包块而产生的压迫症状一般不太明显。因此，过去常认为它是卵巢癌的转移病灶，并将它作为晚期卵巢癌来处理。

另有一些 PPT 病例可能有不典型的表现。Tandy 介绍 1 例 76 岁的病人，宫颈椎切术后 20 年，每年宫颈涂片(−)，最后一次提示：高分化鳞状上皮内瘤样病变。活检病理：转移来源于中分化腺癌。盆腹腔 CT 均(−)。开腹探查病理证实为：原发腹膜浆液性癌。因此原发腹膜癌的不典型表现可有宫颈的转移灶。原发腹膜癌可能存在一定的家族聚集性。Edward 报道 1 例 PPT 病人，家族中其母及同卵双胎姐姐曾先后死于原发腹膜癌和卵巢浆液性癌，因此将其双附件预防性切除，并予激素替代治疗。在因功血行全子宫切除后，宫颈中发现有浆液性癌。并有 1mm 的间质浸润，经放疗加化疗后 24 个月，发现为原发腹膜癌。提示本病有一定的家族聚集性，可能有一定的遗传学基础，这种发病现象似乎也印证了第二米勒管的理论。

六、原发性腹膜肿瘤的治疗、随访及复发癌的处理

原发性腹膜肿瘤的发病率很低,缺乏充足的研究病例,目前对其认识仍然有限,由于原发性腹膜肿瘤在组织学方面与卵巢原发肿瘤高度相似,原发性腹膜肿瘤的治疗,无论是手术、化疗或放疗,均参照与其组织类型相似的卵巢肿瘤的治疗原则执行。例如,腹膜原发浆液性癌,其治疗方案包括手术原则、术后辅助治疗(如放、化疗)、术后的随访和复发癌的处理方案等,均参照卵巢浆液性癌的治疗方案执行。

需要强调的是腹膜假黏液瘤,这是一类腹腔内存在黏液、并引起腹膜种植反应、来源于卵巢和阑尾的黏液性肿瘤。两者常有不典型和复层的上皮细胞,因而被划分为交界性肿瘤。虽然其病理形态属良性或交界性,但极易复发,并多表现进行性加重的临床过程,病程迁延而极大地影响病人的生存质量和生命。Young 等通过详尽地临床病理分析指出:当卵巢和阑尾皆有病变时,卵巢病变多为阑尾病变的转移,尽管有些病例术时阑尾看上去正常,但在病理检查时却存在黏液性肿瘤。因此,从临床实践的观点来说,对腹膜假黏液瘤病人手术时应同时切除阑尾,不管其肉眼观是否有病变,同时探查腹腔的其他部位有无癌变的可能性,如结肠、肠系膜等。

七、原发性腹膜肿瘤的预后

由于原发性腹膜肿瘤的组织来源复杂,肿瘤的体积不大,病人因腹部包块而产生的压迫症状一般不太明显,因而临床上恶性原发性腹膜肿瘤病人就诊时几乎已为晚期;另一方面,良、恶性的原发性腹膜肿瘤均多为局部浸润性生长,因此,原发性腹膜肿瘤手术治疗后容易复发,而手术是否彻底是影响预后的一个重要因素;此外,原发性腹膜肿瘤对放疗和化疗都不敏感,因此,良性的原发性腹膜肿瘤病人容易复发,恶性的原发性腹膜肿瘤病人预后较差。北京大学人民医院在一组腹膜原发性浆液性癌的病例研究中发现,所有分化差的病人都在 3 年内死亡;另一组 5 例 MMMT 中,4 例病人在术后 1 年之内死亡。

(王　景　袁建寰　颜　琳)

第四节　卵巢恶性生殖细胞肿瘤

一、概　　述

卵巢恶性生殖细胞肿瘤(ovarian germ cell tumor)是一组来源于胚胎期性腺的原始生殖细胞肿瘤(图 9-29),其病理组织学很复杂。卵巢恶性生殖细胞肿瘤约占所有卵巢恶性肿瘤的 5% ~ 20% 。据美国国家统计资料表明,三种最常见的恶性生殖细胞肿瘤占卵巢恶性肿瘤总数的 2.4% 。

卵巢恶性生殖细胞肿瘤好发于儿童及年轻妇女,年龄愈轻,诊断为恶性肿瘤的可能性

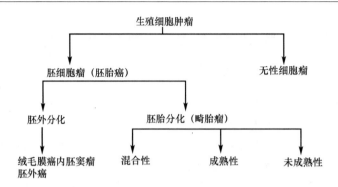

图 9-29　卵巢生殖细胞肿瘤分类图解

愈大。其临床表现为腹部包块,迅速增大的包块,常常引起明显的腹痛。有时肿瘤破裂或是蒂扭转常使腹痛加剧。无性细胞瘤的典型体征之一是腹腔积血,这是由于肿瘤迅速增大,引起肿瘤的包膜破裂造成的。内胚窦瘤及未成熟畸胎瘤易发生腹腔种植转移,腹水较少见。未成熟畸胎瘤可发生由高度恶性向低度恶性、良性转化。

虽然这种肿瘤的恶性程度高,生长迅速,预后差,但由于组织学分类和命名的标准化,以及有效的联合化疗的确定和不断改进,使卵巢恶性生殖细胞肿瘤的治疗效果明显提高,病人预后明显改善,部分病人可以保留生育功能。

二、病理分类、组织学分级、扩散方式、手术-病理分期

1. 病理分类、组织学分级　20 世纪 70 年代以前,由于生殖细胞肿瘤较少见,组织学表现复杂,对恶性生殖细胞肿瘤缺乏足够了解,诊断及命名很不统一。1977 年,世界卫生组织(WHO)提出了卵巢肿瘤的现代分类系统,确立了国际统一的卵巢肿瘤的组织形态分类。表9-29 显示的是由 Norris 在 1992 年提出修订的分类法,与 WHO 分类法相似,它将生殖细胞肿瘤分为几组,同时还包括了由生殖细胞和性索间质成分共同构成的肿瘤。

表 9-29　卵巢生殖细胞肿瘤的分类

无性细胞瘤	单胚层畸胎瘤和体细胞型肿瘤伴皮样囊肿
内胚窦瘤:多囊性内胚窦瘤、腺性内胚窦瘤	卵巢甲状腺肿(良性、恶性)
胚胎性癌	类癌(岛状型、梁索状型、黏液型、甲状腺肿型类癌、混
多胚瘤	合型)
绒毛膜癌	神经外胚层肿瘤
双相或三相畸胎瘤	混合性(肿瘤有上述任何两种或两种以上的组织学类型
未成熟畸胎瘤(实性、囊性或囊实性)	组成)
成熟性	生殖细胞和性索间质成分共同构成的肿瘤性腺母细胞
实性	肿瘤
囊性	混合性生殖细胞-性索-间质肿瘤
成熟性囊性畸胎瘤(皮样囊肿)	
成熟性囊性畸胎瘤(皮样囊肿)伴有恶性转化	

以前病理学上采用 Broder 分级法,根据肿瘤内未分化瘤细胞的百分率分为Ⅰ、Ⅱ、Ⅲ及Ⅳ级,作为判定预后的依据。但往往相同类型同一级别的肿瘤,其预后显然不同。因此,丹麦的肿瘤研究机构提出新分级指标,具体包括:肿瘤组织结构、细胞形态及肿瘤与宿主的关系等 8 项(表 9-30)。临床调查发现新分级法优于 Broder 分级法。

2. 扩散方式　卵巢恶性生殖细胞肿瘤转移率为 43.8% ~ 84.7%。最常见的转移部位是盆腔腹膜,其次是大网膜,也有对侧卵巢和子宫转移,而且均为表面种植。各作者报道的卵巢无性细胞瘤的转移发生率差异很大,为 20% ~ 60%。其原因可能是由于手术探查不够仔细,尤其是遗漏了淋巴结转移。无性细胞瘤的转移途径主要是淋巴管及直接种植,所以,腹主动脉旁淋巴结及局部盆腔器官为常见的转移部位,其次为纵隔淋巴结、锁骨上淋巴结及大网膜等。个别病例可转移到肝、脑、肺。未成熟畸胎瘤转移发生率高,为 32% ~ 58%。转移方式多沿腹膜扩散。因此,最常见的转移部位是盆腔及腹腔腹膜、大网膜、肝表面、横膈、肠浆膜及肠系膜等。转移灶多为表面种植。淋巴结转移也不少见。

表 9-30　肿瘤组织分级指数

指数内容	1 分	2 分	3 分
组织结构	实性瘤灶<10%	实性瘤灶 10% ~ 50%	实性瘤灶>50%
核多形性	成熟核>75%	成熟核 26% ~ 75%	成熟核<25%
核仁	无或 1 个小核仁	1 ~ 3 个中等大小核仁	1 ~ 3 个增大核仁,其形态及体积多样化
核质比例	正常	轻度增高	中度或中度增高
核分裂象	<5/10 高倍视野	5/10 ~ 50/10 高倍视野	弥漫性增多
侵犯方式	边缘局限	边缘欠局限	弥漫性生长
胞膜穿透	无穿透	可疑穿透	肯定穿透
血管侵犯	无侵犯	可疑侵犯	肯定侵犯

3. 手术-病理分期　恶性生殖细胞肿瘤的手术-病理分期方法与上皮性卵巢癌的分期方法相同,首次手术分期应当和卵巢上皮癌一样,经彻底探查腹、盆腔来决定。为了准确分期,应当进行下列检查:①腹水或腹腔冲洗液的细胞学检查。②仔细探查主动脉旁和盆腔淋巴结,如有肿大则应切除进行活体组织检查。③大网膜切除,但可不必探查对侧卵巢。

三、治 疗 原 则

卵巢恶性生殖细胞肿瘤采用以手术为主,化疗、放疗为辅。至今手术治疗的地位仍不能为其他治疗所代替,仍然是治疗的关键,可根据病变范围、年龄及生育要求采用单侧附件切除术,单侧附件切除加全子宫切除术以及肿瘤细胞减灭术等。

化疗是极其重要的辅助治疗。对于那些恶性程度较高的生殖细胞肿瘤,近年来肿瘤化疗进展在改善病人预后方面取得令人瞩目的成绩,为保守治疗和保留生育功能创造了条件。

放疗是无性细胞瘤的主要辅助治疗,对晚期和复发癌有明显的疗效。

四、手术治疗

1. 首次手术治疗 对卵巢恶性生殖细胞肿瘤的处理,传统方法是子宫全切+附件切除术。但手术后失去生育能力及性征发育或性征发育逐渐消退,对病人心理产生极大影响。1978 年,Forney 首次报道了 1 例 18 岁内胚窦瘤病人经切除一侧附件及化疗后获得妊娠,使得这类肿瘤保留生育功能的治疗成为可能。随后关于卵巢恶性生殖细胞肿瘤手术后妊娠的报道很多,Gershenson 报道,40 例病人中 16 例希望术后保留生育,其中 12 例(75%)妊娠,1 例孕 10 周行治疗性流产,11 例共有 22 次分娩,其中 21 次是足月产,1 次孕 36 周早产。保留卵巢功能手术,现已取得了很大进展。Tangir 等对保留生育功能的经手术治疗并辅以化疗的卵巢恶性生殖细胞肿瘤病人进行了回顾性随访分析,在 38 例要求妊娠的病人中,29 例(Ⅰ期为 20 例,Ⅱ期为 1 例,Ⅲ期为 8 例)至少妊娠 1 次(达 76%),并且 29 例病人所生的孩子无先天性畸形发生。现在,恶性生殖细胞肿瘤采用保留生育功能的治疗方法越来越普遍。

恶性生殖细胞肿瘤能实施保留生育功能的手术的理由是:①大量资料表明,大多数生殖细胞肿瘤(非无性细胞瘤)为单侧,对侧受累极少见。双侧卵巢受累可发生于晚期病人及含有无性细胞瘤成分的混合生殖细胞肿瘤。因此,单侧卵巢切除,保留健侧卵巢及子宫对多数生殖细胞肿瘤是适宜的。人们还发现Ⅰ期肿瘤病人作患侧附件切除与子宫全切+双侧附件切除比较,两者生存率无明显差异。②这种肿瘤的盆腔复发率低。因此,预防性切除健侧卵巢和子宫对减少日后复发起不到多少保护作用。③随着 PVB、PEB 联合化疗方案的广泛应用,手术加化疗能取得较好的疗效,因此,保留生育功能的手术方案成为普遍采用的治疗方案,不仅用于早期的恶性生殖细胞肿瘤,甚至用于有肝转移的临床Ⅳ期混合性肿瘤以及卵巢原发绒毛膜上皮癌(简称绒癌)和未成熟畸胎瘤子宫以及对侧卵巢表面有种植转移的病人,并且取得成功。临床专家们认为,手术方式应采取一侧附件切除,而不宜单纯肿瘤剔出。对Ⅱ期以上者,在切除一侧附件的同时须行包括大网膜在内的肿瘤细胞减灭术,以求尽可能将肿瘤切尽,为术后化疗提供有利条件。④卵巢恶性生殖细胞肿瘤有特异性的肿瘤标志物,如甲胎蛋白(AFP)、绒毛膜促性腺激素(HCG),敏感性高,手术后可定期检查血清肿瘤标志物,以严密监测病情变化。

无性细胞瘤是唯一偶尔为双侧受累的肿瘤,手术时,约 10% 无性细胞瘤已明显累及双侧,约 5% 病人肉眼观肿瘤位于单侧,对侧正常,但已有隐匿的显微镜下肿瘤组织。因此,对早期无性细胞瘤手术范围的选择尚有争议。最初,人们提出,对于年轻病人,肿瘤局限于一侧卵巢,包膜完整,无扩散证据者,可作单侧附件切除或单侧附件切除加肿瘤生长部位和腹膜后淋巴结放射治疗。但也有人发现无性细胞瘤复发率较高,达 30% ~ 50%,故建议所有病例作全子宫及双侧附件切除,术后作盆腔及腹主动脉旁淋巴结放射治疗。1988 年,Deppe 提出,ⅠA 期无性细胞瘤病人符合下列条件者可考虑单侧附件切除:①单侧性、无粘连、包膜完整、未破裂的肿瘤。②肿瘤直径在 10cm 以下。③纯无性细胞瘤。④无腹水,腹腔冲洗液未找到癌细胞。⑤无卵巢外病灶的证据。⑥淋巴结阴性,对侧卵巢阴性,应确定分期所行的活检阴性。⑦要求保留生育功能病人。⑧性腺无发育不良,无46XY核型。⑨病人愿意密切随访。

卵巢恶性生殖细胞肿瘤与卵巢上皮癌一样,大网膜是腹腔内最早转移的部位,其转移率为37%~71%,这种转移通常是摸不出来的,切除大网膜有利于手术分期,故应常规切除大网膜。如果首次手术遇到大块转移性病变,可以做减瘤术,但这种手术以技术上可行和安全为主。在GOG的一项早期研究中,在初次手术中完全切除病灶的54例病人中,有15例(28%)对长春新碱、放线菌素D+环磷酰胺(VAC)化疗方案不敏感,相对而言,初次手术切除不完全的22例病人中,有15例(68%)对此方案不敏感,残余病灶较小的病人比残余灶大的病人要敏感(55%比82%)。尽管如此,对于转移性病灶的过度切除,尤其整块切除后腹膜结节是否有必要,残余灶的大小是否影响随后化疗的疗效仍存在争议。总之,如果成功地完成肿瘤细胞减灭术而没有术后并发症,可以改善病人的预后,延缓术后化疗。这种情况下,需要在手术中仔细地做出判断,如一切迹象表明肿瘤细胞减灭术可成功完成,术后并发症可以积极处理,尤其是该手术对那些肿瘤生长很快的病人的首次化疗很有必要,那么就应该实行合理的肿瘤细胞减灭术。如果手术给病人带来的创伤很大,则不宜行彻底的缩瘤术,残留的小癌灶可以靠化疗来消灭。

阑尾切除术已成为卵巢肿瘤细胞减灭术的组成部分之一。张国楠认为,阑尾不是早期卵巢癌的首先转移部位,是与卵巢癌的解剖部位邻近,肿瘤直接浸润所致。因此,对卵巢恶性生殖细胞肿瘤手术中阑尾的处理可以参照卵巢上皮癌,常规切除阑尾,以期减少术后残留病灶及发现可能存在的亚临床转移病变。

淋巴结转移是卵巢生殖细胞肿瘤转移的重要途径,转移率高达25%,且早期就有淋巴结转移的倾向,几乎有相等机会向盆腔和腹主动脉旁淋巴结转移。转移的淋巴结几乎对全身和腹腔化疗无明显反应,主要方法是手术清除。由于腹主动脉旁淋巴结阳性率较高,所以,手术时最好包括肠系膜下动脉分支以下的一段腰淋巴结链。亦有学者主张淋巴结切除要高达整个腰淋巴结。但手术难度大,有一定风险,这一操作是否能提高生存率则为人们所关注。因其开展时间短,施行的医疗单位少,文献报道亦少。Wu报道1982~1987年间105例卵巢恶性肿瘤,行系统淋巴结清扫,并随访至术后2年,其中,恶性生殖细胞肿瘤淋巴结阳性和阴性病人的缓解率分别为50%和80%,有显著差异性。Burghardt等认为淋巴结清扫对生存率及预后有影响,行淋巴结清扫术后5年生存率提高4倍。但这方面资料有待进一步积累。值得注意的是,有些生殖细胞肿瘤,盆腔淋巴结没有任何转移扩散迹象时,已有了腹主动脉旁淋巴结转移(所谓"沉静"转移)。所以,有些学者主张对早期卵巢肿瘤应施行常规淋巴结清扫。

随着对卵巢恶性淋巴结转移的认识及淋巴清扫术的开展,有望进一步了解转移淋巴结对全身化疗的反应,除内胚窦瘤外,其他大部分生殖细胞肿瘤的转移淋巴结对全身化疗不敏感。所以,一方面要对卵巢恶性肿瘤进行缩瘤术,包括腹膜后淋巴结清扫,另一方面要寻找新的化疗途径和方法。

2. 二次缩瘤术　恶性生殖细胞肿瘤二次缩瘤术的作用仍存在争议。对一线化疗后,有耐药的孤立病灶存在时,如肺、肝、后腹膜等,先做孤立病灶的切除,再选择二线药物治疗。有人认为,最好首次手术一次切净(直径≤1cm),尤其对内胚窦瘤而言,二次缩瘤术即使很成功,对病人预后也毫无补益。因为二次肿瘤细胞减灭术后再化疗可增加治疗难度。其原因为:①对首次化疗药产生耐药性,使有效化疗药物选择范围缩小。②病人经过两次手术和化疗的打击,机体免疫功能明显下降。③手术耽误了化疗的即时性和连续性,使转移癌和残余癌得以喘息,并导致耐药,以至最终导致癌瘤不能控制,预后不良。但最近文献报道,25 例病人做第三次手术,其中 16 例残余瘤切除,残留病灶直径≤2cm,12 例(75%)无癌生存,而 7 例残留病灶直径>2cm 者,无一例存活。

卵巢未成熟畸胎瘤病人,若首次手术有残余肿瘤经化疗未达完全缓解者,或治疗后复发者,应积极进行二次缩瘤术。因为未成熟畸胎瘤具有自未成熟向成熟转化的特点。这种转化是一种渐进的过程,由低分化向高分化转化,由恶性向良性转化,所需时间大约 1 年,因此,对这些病人进行两次甚至三四次手术再辅以化疗是必要的,可望使未成熟畸胎瘤转化为高分化甚至是成熟畸胎瘤。

3. 二次探查术　二次探查术的目的是为了评估肿瘤治疗的疗效,但是否对临床治疗具有指导意义尚存在争议。Williams 在报道 GOG 的经验时提到,完全切除并随后进行化疗的 45 例肿瘤病人中,43 例病人在二次探查术中没有发现肿瘤或者仅发现成熟性畸胎瘤。有 72 例晚期病人手术没有完全切除肿瘤,在化疗后施行了二次探查术。首次手术时没有发现有畸胎瘤变的 48 例病人中,有 45 例病人再次探查时没有发现肿瘤。尽管采取了积极的治疗,3 例肿瘤持续存在的病人最后死于该病。原发肿瘤发现畸胎瘤样成分的 24 例病人中,有 16 例病人在二次探查术中仍然发现未成熟成分。这些作者认为,二次探查术的作用微乎其微,如果有用,也只是对那些首次手术几乎完全切除肿瘤、随后又进行了足够化疗的病人有用。而另外一些学者则认为,二次探查术有一定作用,尤其是对于那些晚期、未切净肿瘤的病人。目前,普遍认为生殖细胞肿瘤病人二次探查术的指征为:①晚期病人,特别是治疗前肿瘤标志物阴性者。②化疗后有残存肿块,特别是未成熟畸胎瘤病人,倾向于进行二次探查术。③进行新药临床试用或观察新方案的病人。总之,对卵巢恶性生殖细胞肿瘤病人,应尽量不进行二次探查术。

五、辅 助 治 疗

1. 化学治疗　20 世纪 70 年代以来,随着有效的联合化疗方法的应用,卵巢恶性生殖细胞肿瘤的治愈率不断提高,病死率不断下降,5 年生存率由过去的 10%~20% 提高到目前的 80%~100%。大约有 60%~80% 晚期生殖细胞肿瘤病人(Ⅲ期和Ⅳ期)可以施行化疗。2009 版 NCCN 指南指出,全面分期手术后Ⅰ期无性细胞瘤或未成熟畸胎瘤可以临床随访观察,不需补充化疗。除此情况之外的卵巢恶性生殖细胞肿瘤行全面分期手术后都需补充辅助化疗。另外,未行全面分期手术的病人可选择的治疗方案包括:完成全面分期手术,Ⅰ期无性细胞瘤或Ⅰ期、G1 未成熟畸胎瘤也可考虑选择观察。

生殖细胞肿瘤的具体常用化疗方案见表 9-31。

表 9-31　生殖细胞肿瘤常用的联合化疗

方案	药物	途径	剂量和用法	疗程
VAC	长春新碱	静脉	$1\sim1.5mg/m^2$，第 1 天	每 4 周 1 次
	放线菌素 D	静脉	$400\mu g/d$，第 1~5 天	
	环磷酰胺	静脉	$150\sim200mg/(m^2\cdot d)$，第 1~5 天	
PVB	顺铂	静脉	$20mg/m^2$，第 1~5 天	每 3~4 周 1 次
	长春新碱	静脉	$0.2mg/(kg\cdot d)$，第 1~2 天	
	博来霉素	静脉	$20mg/(m^2\cdot d)$，第 2 天，以后每周 1 次，共 12 次（终生总量 360mg）	
BEP	博来霉素	静脉	$20mg/(m^2\cdot d)$，第 2 天，以后每周 1 次，共 12 次	每 3 周 1 次
	依托泊苷	静脉	$100mg/(m^2\cdot d)$，第 1~5 天	
	顺铂	静脉	$20mg/m^2$，第 1~5 天	

　　多年来，人们对卵巢生殖细胞肿瘤手术后辅以化疗进行了多次尝试，不断提高疗效。1975 年，Smish 及 Rutledge 介绍应用了 VAC 方案（V，长春新碱；A，更生霉素；C，环磷酰胺），才取得较好的效果。这种方案对Ⅰ期病人治愈率高。生存率约 86%~100%。但有远处转移者，持续缓解率低于 50%。所以，这种方案对晚期病人治疗不够理想，但对未成熟畸胎瘤者例外，可作为各期的首选治疗。

　　此后，在 1984 年，Williams 等又提出了 PVB 方案（P，顺铂；V，长春新碱；B，博来霉素），使其生存率达到 76%。这种方案主要表现为对晚期肿瘤的疗效远远超过 VAC 方案，完全缓解率可达 80%~90%。且当肿瘤对 VAC 方案产生耐药时，改用 PVB 方案治疗，仍有 50% 的缓解率。临床实践发现，PVB 方案对肿瘤的杀伤作用明显高于 VAC 方案。因此，有人主张对几种恶性程度较高的肿瘤（如混合性生殖细胞肿瘤，罕见的胚胎癌），无论期别早晚，一律首选 PVB 方案，直至完全缓解，再改用副作用较小的 VAC 方案，作为巩固治疗。20 世纪 90 年代，Gershenson 等又应用了毒性较低的 BEP 方案（B，博来霉素；E，鬼臼霉素；P，顺铂），更使其预后大为改观。其疗效与 BVP 方案相同，但减少了骨髓抑制作用和神经毒性。Ⅰ~Ⅲ期临床缓解率可达 96%，且对晚期和复发性卵巢生殖细胞肿瘤的治疗取得成功。目前，美国国立卫生研究院（NIH）与欧洲 15 个国家均推荐 BEP 方案为卵巢恶性生殖细胞肿瘤的标准化疗方案。试验表明，用 3 个疗程的 BEP 方案化疗效果同 4 个疗程无差异。由于博来霉素有很严重的肺毒性，有学者提出采用 EP 方案，但这一方案目前仍存在争论。有人认为，没有加博来霉素的化疗方案用 3 个疗程，则病人的反应率低，且比完全应答的病人的复发风险要高。有人确认，用 4 个疗程的依托泊苷（EP 方案）同 3 个疗程的 BEP 方案的疗效是相同的。但欧洲一项随机性研究结果表明，事实可能并非如此，3 个疗程的 BEP 效果明显优于 4 个疗程的 EP 方案。关于女性卵巢生殖细胞肿瘤的前瞻性试验似乎证实了后一结果，并且提出，BEP 对于没有残留灶或残留灶很小的病人疗效很好。虽然博来霉素有很严重的肺毒性，并且会发生严重的并发症，但仅接受 3 个疗程（9 周）的女性（男性）病人极少发生该并发症。相对于 4 个疗程来说，显然，3 个疗程可减轻病人短期内的不适以及并发症发生的可能性。笔者个人认为，对于手术后没有或有小残余灶的病人，最适合的化疗方案是 3 个疗程的 BEP 方案。这种方案疗效好,短期的不适症状及后期的毒性作用发生率最小。虽然,博来霉素会带来肺部的并发症,但仅接受 3 个疗程,肺部并发症的发生率较低,而且,通过严密的监测可减小并发症的发生。最重要的监测手段是肺部体检,一旦发现有早期肺毒性症状,如肺部啰音、肺扩张延迟或消失等,则终止用博来霉素。有关男性睾丸癌随机性研究表明,引起预后差的因素是肝、脑转移,肿瘤标志物的升高,没有任何化疗方案优于 4 个疗程的 BEP 方案。通过这些研究结果,笔者认为首次手术后有大块残余灶的卵巢生殖细胞肿瘤病人应该给予 4 个疗程的 BEP 方案化疗。

对于难治性或复发性的卵巢生殖细胞肿瘤,目前治疗效果不佳。可以采用 VIP 方案(顺铂、长春新碱、异环磷酰胺),PVEB 方案(顺铂、长春新碱、依托泊苷、博来霉素),以及 POMB-AVE-PAV 方案(顺铂、长春新碱、甲氨蝶呤、博来霉素、放线菌素 D、环磷酰胺、依托泊苷、顺铂、多柔比星及长春新碱)(表 9-32)。Germa 在 1992 年报道,考虑该方案因用药种类多,可使每种药物的剂量减少而减低其毒性和耐药性。还可以采用超大剂量的铂类药物以提高疗效,但目前尚无大量临床研究证实其有效性。

表 9-32　POMB-ACE-PAV 方案

	天数	药物	剂量
A 方案(POMB)	1	M(甲氨蝶呤)	$100mg/m^2$,静脉注射
	1	M(甲氨蝶呤)	$200mg/m^2$+1000ml 盐水静脉滴注(12 小时持续滴入)
	1	O(长春新碱)	$1mg/m^2$,静脉注射
	2	F(四氢叶酸)	15mg,每 3 小时 1 次,静脉注射,共 5 次(M 开始用药后 24 小时即开始用 F)
	2,3	B(博来霉素)	15mg,24 小时,持续静脉注射
	4	P(顺铂)	$100mg/m^2$,24 小时
B 方案(ACE)	1~4	E(依托泊苷)	$120mg/m^2$,静脉注射 1 小时
	2~4	A(放线菌素 D)	0.5mg,静脉注射
	4	C(环磷酰胺)	$500mg/m^2$,静脉注射 1 小时
C 方案(PAV)	1	A(多柔比星)	$50mg/m^2$,静脉注射
	1,2	V(长春新碱)	0.1mg/kg,静脉注射
	1~4	P(顺铂)	$20mg/m^2$,静脉注射
D 方案与 A 方案中基本相同,但去除 P			

注:用药顺序为 A、A、B、C、D、B。

此外,对于一线化疗方案治疗后难治性或复发性的卵巢生殖细胞肿瘤,也可用 TIP 方案联合化疗(紫杉醇、异环磷酰胺、顺铂),顺铂/依托泊苷,多西他赛/卡铂,紫杉醇/卡铂,紫杉醇/吉西他滨,紫杉醇/异环磷酰胺等方案。

2. 放射治疗　大多数恶性生殖细胞肿瘤对放疗不敏感,一般不需要辅以放疗。但无性细胞瘤是一种对放射线高度敏感的肿瘤,放疗可以治愈。手术后放射,可使生存率达 100%。但由于无性细胞瘤多为年轻病人,盆腔放疗将影响生理及生育功能。因此,放疗的作用受到了一定的局限。随着化疗的发展,以顺铂为基础的化疗,尤其是 BEP 方案的应用,卵巢生殖细胞肿瘤的化疗疗效明显提高,已逐渐取代了放射治疗。但放射治疗在生殖细胞肿瘤中仍有一定的地位,有其独特的作用。对已有小孩的晚期肿瘤病人,或有远处转移病人仍具有重要价值。许多病人经过放疗仍可获得痊愈。而且放射治疗对病人的经济负担较小,放射剂量较少,副作用轻,对经济拮据病人是一种很适合的治疗方法。对少数晚期或化疗后残存或复发的病人,放射治疗不失为一种最好的挽救治疗手段。对非无性细胞瘤术后残留病灶,复发或转移病灶,局部照射,能缓解症状,减少病人痛苦,延长生存期。

照射范围根据肿瘤扩散及转移的部位而定,放射量一般为 3 周内全腹给 2000 ~ 2500cGy,淋巴结受累区(盆腔或腹主动脉旁)增加 1000 ~ 1500cGy,如果扩散至纵隔或锁骨上则分别给予 2500cGy。

六、预后及影响预后因素

影响卵巢恶性生殖细胞肿瘤的疗效及预后的主要因素是临床分期、组织学分类、细胞分级、治疗方法及机体免疫功能等。

1. 临床分期　病变范围是估计预后的最好指标,肿瘤包膜完整能推动者,5 年生存率为 95%,如有粘连,5 年生存率下降为 75%,术前及术时肿瘤破裂者,5 年生存率为 60%,有转移者仅为 33%,其 5 年生存率随临床分期的增加而降低,特别是Ⅲ、Ⅳ期的病人疗效显著降低。大多数病人就诊时,肿瘤已穿破包膜,癌细胞已广泛种植于盆腔及腹腔内。Ⅰ、Ⅱ期病人也有可能出现腹主动脉旁淋巴结转移,导致治疗失败(表9-33)。因此,早期诊断、及时治疗是很重要的。

表 9-33　263 例恶性生殖细胞肿瘤实际生存率

肿瘤	例数	Ⅰ期生存率(%)	Ⅱ~Ⅳ期生存率(%)
无性细胞瘤	98	90[1]	63[1]
内胚窦瘤	67	16[3]	13[3]
未成熟畸胎瘤	56	75[1]	63[3]
混合性生殖细胞肿瘤	28	50[2]	46[2]
胚胎瘤	14	50[2]	39[2]

注:[1]10 年无瘤生存率;[2]5 年无瘤生存率;[3]3 年无瘤生存率。

2. 组织学分类　卵巢生殖细胞肿瘤的组织学分类较复杂,不同的组织学类型代表不同的恶性程度及不同的生物学特性。因此,与预后有一定关系。许多研究证明,细胞分化程度与预后有直接关系,病理分级越高,预后越差。Norris 报道,卵巢畸胎瘤 0 级者生存率100%,而 3 级者生存率仅 30%。连利娟认为,复发灶的病理分级与距离第一次手术的时间间隔有密切关系,时间间隔在 1 年以内者,复发灶全部为未成熟畸胎瘤,多数为 2 级,复发间隔时间在 1 年以上者,癌组织可向成熟转化,成为 0 级或 1 级。也就是说,复发间隔时间超过 1 年者,大多数可降低 1~2 级。复发性肿瘤有自未成熟向成熟转化的特点。故对恶性畸胎瘤病人应采取积极的治疗,反复多次切除病灶并给予辅助化疗,使肿瘤获得向良性转化的时间,以提高疗效。

肿瘤的病理类型与预后有关。除无性细胞瘤外,其余预后均较差。肿瘤直径超过 10cm 并为内胚窦瘤,绒毛膜癌或 3 级畸胎瘤的成分占 1/3 以上者预后差;而病人肿瘤直径小于 10cm,或 1/3 以下含有内胚窦瘤、绒毛膜癌或 3 级畸胎瘤的混合性生殖细胞肿瘤,或完全由 无性细胞瘤、胚胎瘤或 1 级、2 级畸胎瘤混合成分者,预后较好。Kurman 报道 20 例混合型 内胚窦瘤,3 例肿瘤直径小于 10cm 者,全部存活。内胚窦瘤成分少于 1/3 者,10 例中有 6 例 存活,而内胚窦瘤成分大于 1/3 者,10 例只有 1 例存活。另外,间质中淋巴细胞浸润程度、 结缔组织间质数量、肉芽肿反应的存在、不典型细胞及核分裂象的存在与无性细胞瘤病人 的预后有关。

3. 治疗方法　卵巢生殖细胞肿瘤是一种以手术为主的综合治疗的疾病。如何掌握及 应用各种治疗手段是提高生存率的关键。Smith 按不同方法治疗内胚窦瘤,其中以手术联 合术后 VAC 方案化疗疗效好,20 例中有 15 例存活。其他治疗方法,如放疗和单种药物化 疗效果差。北京协和医院报道 63 例内胚窦瘤病人,术后联合化疗显示,卵巢内胚窦瘤病人 对 VAC 或 PVB 联合化疗很敏感,化疗足量并及时是治疗成功的关键。手术是否清扫淋巴 结以及肿瘤细胞减灭后残余肿瘤的大小,与生存率之间没有呈正相关。初治病例的疗效 明显优于复发病例,前者的持续缓解率为 94.7% ,后者的持续缓解率为 7% 。

在化疗问世以前,未成熟畸胎瘤死亡率很高,生存率仅为 20% ~ 30% ,20 世纪 80 年代 以来,由于采用有效联合化疗,肿瘤很少复发,生存率也维持在 97%(表 9-34)。

无性细胞瘤发生复发和转移并不少见,过去认为无性细胞瘤是对放疗高度敏感的肿 瘤,不需要化疗。而现在认为无性细胞瘤是对放疗及化疗都高度敏感的肿瘤,故预后好。 各作者报道生存率差别较大,为 72% ~ 100% 。治疗效果差者主要是未重视手术后的放疗或 化疗。北京协和医院报道,18 例病人术后均辅以放疗和(或)化疗,最长存活 24 年,平均存 活时间为 13 年。最近有作者报道,采用联合化疗病例,生存率达 92% ~ 100% 。而且,由于 多数病人仅作单侧附件切除,治疗后大多数月经情况好,保留了其生育功能。纵观所有的 化疗经验,化疗具有潜在的优点,需要积累更多经验取证实其价值。

表 9-34　未成熟畸胎瘤手术+化疗的存活时间

作者	总例数	联合化疗方案	存活		死亡例数
			例数	存活时间(月)	
Schwartz(1991)	27	VAC	21		0
		PVB	2		0
		BEP	2		0
		BVP/BEP	2		0
Germa(1991)	9	POMB-ACE-PVA	8	10 ~106(平均 55)	0
		PVB	1	25	0
北京协和医院(1993)	11	VAC	2	28 ~79(平均 54)	0
		PVB	3	12 ~60(平均 41)	0
		PVB/VAC	5	24 ~84(平均 55)	0

4. 发病年龄　发病年龄与预后的关系尚有争论,但多数人认为,15 岁以下及 40 岁以上病人预后差。

七、治疗后随访及复发癌的处理

1. 治疗后随访　对所有保留生育功能手术病人均应密切随访,利用临床盆腔检查、B超检查、肿瘤标志物进行监测。化疗结束后第 1 年每个月随访 1 次,第 2 年则每 2 ~ 3 个月随访 1 次。原先肿瘤标志物阳性者每次随访均应监测,肿瘤标志物阴性者则更多用影像学检查。

2. 复发癌的处理　恶性生殖细胞肿瘤易复发,且多在 1 年内复发。但许多复发病例可以成功治疗。MD Anderson 医院研究小组报道,160 例生殖细胞肿瘤病人中有 42 例首次治疗失败。采用不同的化疗方案后,42 例病人中有 12 例病人(29%)目前无瘤生存。手术切除肿瘤在处理复发病例时有一定作用。24 例病人接受了手术治疗,有 12 例病人存活,所有这些病人的残余瘤直径<2cm。有 7 例病人的残余瘤直径>2cm,没有 1 人存活。

(夏　婷　马　丁)

第五节　卵巢性索间质肿瘤

一、概　　述

卵巢性索间质肿瘤(sex cord stromal tumors, SCSTs)也称性腺间质肿瘤(gonadal stromal tumors),来源于原始性腺中的性索组织或特殊的间叶组织,相对较少见,约占卵巢的 5% ,约占卵巢恶性肿瘤的 7% 。这类卵巢肿瘤由单一或不同的成分组成,包括颗粒细胞、泡膜细胞和黄素化泡膜细胞、支持细胞、间质细胞以及性腺间质来源的成纤维细胞和形态学上的未分化细胞。

性索间质肿瘤占卵巢功能性肿瘤的 90% ,除了卵巢纤维瘤之外,SCSTs 的主要临床表现是内分泌异常。无论是肿瘤合成增加还是外周雄激素转化为雌激素增多,都会导致雌激素异常增高,引起终末器官的相应病理反应,临床表现常常随年龄而异,包括幼年期同性性早熟、月经过多和绝经后出血等。此外,还可并发子宫内膜癌或乳腺癌。而从早期的失女性态到明显的男性化表现则提示病人存在雄激素增高,外周血循环中睾酮或雄烯二酮水平的增高为诊断 SCSTs 提供了有力的证据。但这些肿瘤的内分泌情况并不能提示其形态学特征。

卵巢性索间质肿瘤有一种惰性生长的倾向,长期预后都比较好,与那些低度恶性的卵巢肿瘤相似。由于这类肿瘤比较少见,其组织学类型的多样性以及生物学行为的多变性更是限制了对它们的深入认识。因此,了解这类病人的个人病史及相关情况对正确诊断和制定个体化的手术和辅助治疗方式非常必要。

二、WHO 分类、转移扩散、手术-病理分期及治疗原则

1. WHO 分类见表 9-35。

表 9-35　WHO 对卵巢性索间质和类固醇肿瘤的分类(2003)

1. 性索间质细胞肿瘤	1)高分化
（1）颗粒细胞肿瘤组	2)中分化,伴不同的异源性成分
1)成人型颗粒细胞肿瘤	3)低分化,伴不同的异源性成分(肉瘤样)
2)幼年型颗粒细胞肿瘤	4)网状型,伴不同的异源性成分
（2）泡膜细胞瘤-纤维瘤	（2）支持细胞肿瘤
1)泡膜细胞瘤	（3）间质细胞肿瘤
A. 典型的	3. 混合型或不能分类的性索间质细胞肿瘤
B. 黄素化的(部分黄素化的泡膜细胞瘤)	（1）环管状性索瘤
C. 钙化的	（2）两性母细胞瘤(特定成分)
2)纤维瘤	（3）不能分类的性索间质瘤
3)细胞性纤维瘤	4. 类固醇细胞瘤
4)纤维肉瘤(低度恶性潜能的细胞性纤维瘤)	（1）间质黄体瘤
5)含少量性索成分的间质肿瘤	1)门细胞瘤
6)硬化性间质瘤	2)非门细胞瘤
7)印戒性间质瘤	3)非特异性间质细胞瘤
8)未分类(纤维性泡膜细胞瘤)	（2）非特异性类固醇细胞瘤
2. 支持-间质细胞肿瘤	1)高分化
（1）支持-间质细胞瘤组(睾丸母细胞瘤)	2)恶性

2. **转移扩散及手术-病理分期**　多数卵巢性索间质肿瘤在临床上为低度恶性,少数肿瘤恶性程度较高,其转移途径主要通过直接蔓延及腹腔种植,瘤细胞可直接侵犯包膜,累及邻近器官,并广泛种植于腹膜及大网膜表面。淋巴道也是重要的转移途径,血行转移少见。同其他卵巢肿瘤一样,分期多采用 FIGO 制定的标准。

3. **治疗原则**　卵巢性索间质肿瘤的治疗以手术治疗为主,辅以化疗、放疗或激素治疗。手术是诊断和治疗卵巢性索间质肿瘤的基本方法,根据术中探查情况及冰冻切片的病理结果,结合病人的年龄及生育要求,综合制定个体化的手术方式。化疗是性索间质肿瘤重要的辅助治疗,放疗有一定的敏感性,激素治疗的效果尚不能肯定。

三、手术及辅助治疗

1. **手术治疗**　一些报道显示卵巢性索间质肿瘤 90% 以上发生在单侧,其中 90% 以上的病变都只局限在卵巢。因此,可以对要求保留生育功能的病人采取保守性的手术方式。手术过程中,应对腹腔冲洗液进行细胞学检查,仔细探查腹、盆腔情况,对可疑部位的多点

活检,排除卵巢外病灶。对要求保留生育功能的妇女,可以仅切除卵巢肿瘤进行组织学检查或行单侧附件切除,而对于围绝经期或绝经后妇女需行全子宫+双附件切除术。这种单纯性手术治疗主要是针对良性肿瘤而言,包括:①泡膜细胞瘤;②纤维瘤;③两性母细胞瘤;④间质黄素瘤;⑤间质细胞瘤;⑥硬化型间质瘤;⑦支持细胞瘤;⑧分化好的支持-间质细胞瘤。通常环管状性索瘤伴有黏膜黑斑息肉综合征(PJS)者考虑为良性,因此,其治疗同上,但是必须对宫颈管进行检查和监测,以防漏掉宫颈恶性腺瘤。

对于颗粒细胞瘤,中度或低分化的支持-间质细胞瘤,环管状性索瘤不伴有 PJS 以及类固醇细胞肿瘤(非特异性)需要进行仔细的手术分期,包括全面探查盆腔,腹腔冲洗液的细胞学检查,多点活检,大网膜切除术及盆腔和腹主动脉旁淋巴结活检或切除。尽管没有科学的证据来证实肿瘤细胞减灭术的效果,但是应当尽可能的切除转移病灶。对于颗粒细胞肿瘤的病人,需进行诊断性刮宫,以排除并发的子宫内膜病变。对要求保留生育功能的ⅠA 期颗粒细胞瘤病人(最好经冰冻切片病理证实对侧卵巢正常),可行单侧附件切除术,术后需严密随访,在完成生育后,考虑再次手术,切除子宫及附件。复发病例也应争取再次手术,尽可能将复发病灶切除,并配合适当的辅助治疗。

2. 辅助化疗　大部分卵巢性索间质肿瘤的病人都是Ⅰ期,病变局限于卵巢,没有确切证据支持需要对这些病人应用辅助治疗。而且由于卵巢性索间质肿瘤的惰性生长方式及晚期复发的特点,很难正确评价化疗在治疗中的作用。文献报道中,传统的烷化剂单药化疗的部分反应率为25%。近年来的研究认为,多药联合化疗(Act-D+5-FU+CTX 或 VCR+Act-D+CTX)的治疗效果要优于单药化疗。20 世纪 70 年代末期,以铂类药物为主的联合化疗逐渐成为化疗的主要选择,在使用 AP 或 PAC 方案的病人中都观察到了完全反应的病例。Gershenson 等报道,采用 PAC 方案的 8 名转移性卵巢性索间质肿瘤病人,其总反应率为63%。

意大利两项不同的研究以及欧洲癌症研治组织(EORTC)的报道证实,PVB 方案对治疗性索间质肿瘤有着相当高的反应率,为57% ~92% 不等。Zambetti 等将这一方案用于 7 例颗粒细胞肿瘤,观察到 1 例完全反应和 3 例部分反应。但同时,化疗所引起的血液和非血液毒性反应相当明显,有两名病人死于毒性反应。为了减轻化疗的不良反应,但同时保持其疗效不变,有学者考虑用 VP-16 来替代原方案中的 VCR,以此降低骨髓抑制反应。Gershenson 等对 9 名认为是预后不良的卵巢性索间质肿瘤病人采用了 PEB 方案,观察到的总反应率为83%。毒性反应在可接受的范围内,两名病人出现了由博来霉素引起的轻度肺部反应。中位无进展生存时间是 14 个月,中位生存时间是 28 个月。

1999 年,Homesley 等报道了 GOG 采用 PEB 方案治疗卵巢颗粒细胞瘤及其他间质恶性肿瘤的结果。这也是关于化学药物治疗卵巢性索间质肿瘤的最大样本的报道,其中包括原发转移病例(Ⅱ~Ⅳ期)和复发病例。57 名可评估疗效的病人中,48 例为颗粒细胞瘤,7 例为支持间质细胞瘤,1 例为恶性泡膜瘤,1 例为未分类性索间质肿瘤。以二次探查术结果为阴性作为主要的终结事件。37%(14/38)病人的二次探查术结果为阴性。中位随访时间 3 年,69%(11/16)的原发晚期肿瘤病人及 51%(21/41)的复发肿瘤病人均无瘤存活。尽管这个方案有效,但是其毒性反应很大,有 2 例死于博来霉素相关反应,而且,60% 的病人出现了 4 级粒细胞减少症。

因此,虽然卵巢性索间质肿瘤表现出对以铂类药物为主的化疗有一定的反应,但是化疗的毒性反应也是应该考虑的问题。有作者将单药紫杉醇试用于治疗复发性颗粒细胞瘤取得了意想不到的效果。Brown 等比较了紫杉醇联合/不联合铂类和 BEP 方案治疗卵巢性索间质肿瘤的效果和不良反应,研究显示紫杉醇的疗效与 BEP 方案相当,但毒性反应更小。

3. 辅助放疗　两项回顾性研究显示,放疗对治疗转移性或晚期病变有一定的效果。Royal Marsden 医院的资料显示,62 名卵巢颗粒细胞瘤病人中有 11 例接受了盆腔放疗,但对降低复发率和提高生存率并无影响。对于不能进行手术的病人,通过放疗可能可以获得一定时期的缓解,总反应率为 50%。Wolf 等报道,在接受放疗的 14 名卵巢性索间质肿瘤病人中,6 例达到了临床完全缓解,总反应率为 43%。3 例在治疗后 10~21 年内仍无瘤存活,另 3 例则在治疗后 4~5 年内复发。8 名无反应者的中位生存时间为 12.3 个月。盆腔的复发病灶似乎更可能对放疗有反应。也有关于放疗治疗孤立的肝、骨和纵隔的转移病灶的报道。

4. 辅助激素治疗　尽管理论上可以在颗粒细胞瘤病人中使用激素治疗,但有关的临床经验相当有限。裸鼠试验中,一部分的颗粒细胞瘤表达 FSH 受体,而且 FSH 可以刺激肿瘤的生长。Briasoulis 等观察到醋酸甲地孕酮(口服,160mg/d)在治疗铂类药物化疗后肺转移的病人有一定的效果。Fishman 等报道,在 5 名难治性或持续性的卵巢颗粒细胞瘤病人中,部分反应率为 40%(2/5),而且没有出现主要的副反应。由于临床上对激素治疗在这类肿瘤中的应用缺乏足够的证据和经验,因此,对激素治疗应持谨慎的态度,可以考虑在化疗或放疗无效的进展性病人中试用。

四、预后及预后因素

颗粒细胞肿瘤属低度恶性,肿瘤的扩散或复发多数较晚,幼年型复发时间较成人型早,远处转移少见,多数复发和转移灶均可切除,并有较好效果。所以对复发转移病人亦应积极治疗。手术分期是决定颗粒细胞瘤预后的重要因素,而肿瘤的大小,是否破裂,组织学亚型,核不典型性和有丝分裂象都与病人的生存有关。如果肿瘤破裂会严重影响 I 期病人的生存。核不典型性的程度和有丝分裂相的数目与预后呈负相关。晚期病人的切除标本中常常可以见到比较多的不典型增生和有丝分裂相。除了有时受主观判断的影响外,核分级情况是 I 期病人预后的最可靠标志。

分期对判断支持-间质细胞瘤的预后非常重要,而最终决定其预后的是组织学分化程度。约 10% 的中分化、60% 的低分化以及 20% 的异源性病人为临床恶性。低分化的异源性肿瘤若临床上出现恶性行为发展趋势时,其生存率相当低。在支持-间质细胞瘤病人中,网状型约有 20% 的恶变率,而非网状型病人,其恶变率只有 12%。在已报道的 100 例中分化支持-间质细胞瘤的病人中,只有 4 例为临床恶性,其中 3 例为网状型。肿瘤大小、有丝分裂相和肿瘤是否破裂也可以影响预后。

环管状性索瘤病人一般手术切除即可,效果良好。约有 20% 属临床恶性,可经淋巴管扩散,复发较晚。未伴 PJS 者约有 15% 复发或转移,伴有 PJS 者可发生肠息肉癌或宫颈恶性腺瘤,预后差。

(陈　沂　王　浩　汪　莉)

第六节　卵巢肉瘤

一、概　述

原发于卵巢的肉瘤罕见,其恶性程度高,预后差。发病率占所有卵巢肿瘤的1%~2%,占所有女性生殖系统肉瘤的10%。任何年龄都可发生,大多数病人都是绝经后的妇女,平均发病年龄为59岁。70%为单侧性,肿瘤中等大小,呈结节状或分叶状,切面为实质性,有较多坏死,乃不规则囊腔。卵巢肉瘤可表现为单一的组织成分(卵巢纯肉瘤)或由多种组织成分组成的复合物(卵巢混合性瘤)。有学者又根据组织成分的差异将卵巢肉瘤区分为同源成分的卵巢混合性瘤(肿瘤中恶性的间质成分来源于卵巢本身的间质)及异源成分的卵巢混合性瘤(肿瘤中恶性的间质成分是来源于卵巢外的间质)。其中最常见的组织学类型是卵巢恶性中胚叶混合瘤。它占以上混合性瘤的绝大多数。较少见的还包括平滑肌肉瘤、纤维肉瘤、血管肉瘤及横纹肌肉瘤。卵巢肉瘤的临床表现与上皮性卵巢癌相似,早期无明显症状,但当出现症状就诊时多系中晚期,大多数病人表现为腹痛、腹胀、尿频、便秘等症状,偶尔有阴道流血或流水,部分还可能出现腹水,盆腔检查可扪及肿块。根据症状、体征及影像学检查只能诊断卵巢肿瘤,最后确诊需根据手术切除标本的病理检查。外科手术是最常见的治疗方式,目前,对辅助治疗尚未达成统一的意见,对晚期或转移病灶病人的治疗也存在争议。

二、组织学分类、扩散方式及分期

1. 组织学分类

(1) 平滑肌肉瘤(leiomyosarcoma):较少见,近10年来文献仅见7例报道。Inoue等认为,平滑肌肉瘤可能来自卵巢实质的血管壁或围绕滤泡和黄体的平滑肌,还有可能来源于卵巢韧带的平滑肌或残余的中肾管。肿瘤呈结节状,镜检可见平滑肌细胞增生,有异形,核染色质深,分裂象增加,并有巨细胞存在,肿瘤迅速由血行转移。和身体其他部位的平滑肌肉瘤一样,卵巢平滑肌肉瘤免疫组化单克隆抗体肌动蛋白和结蛋白皆呈阳性标记。

(2) 血管肉瘤(angiosarcoma):十分罕见,多见于儿童期及青春早期。肿瘤质软,多囊性,切面显示广泛出血。光镜下见增生性血管腔隙衬覆瘤细胞,呈程度不等的间变及多变性,核分裂象多。生长活跃的肿瘤,瘤细胞以条索状排列为主,偶可混杂未分化的梭形瘤细胞,伴随长宽不等腔隙,并可彼此吻合。卵巢良性血管瘤因缺少异型细胞和核分裂象而与血管肉瘤区别开。免疫组化测定可显示CD31和CD34呈阳性标记,或较少见的Ⅷ因子相关抗体阳性。病理诊断时,应注意与卵黄囊瘤、绒毛膜癌和转移性黑色素瘤的区别。

(3) 纤维肉瘤(fibrosarcoma):其体积常较卵巢其他肉瘤大,平均直径为17cm。肿瘤为分叶状,表面光滑,质地坚硬,剖面灰白,呈鱼肉状,多数伴发出血和(或)坏死灶。镜检:具有极丰富的梭形成纤维细胞,多数尚能分辨其呈编织状排列,瘤细胞间变明显,核形态不规则,核分裂象4~25/10个高倍视野。瘤内满布胶原纤维微丝,个别肿瘤偶能找到纤维瘤过渡至纤维肉瘤区域。

（4）横纹肌肉瘤（rhabdomyosarcoma）：横纹肌肉瘤的体积较大，直径在 10cm 以上。肿瘤可表现为实性鱼肉状或出血状外观。组织学上可能是腺泡状横纹肌肉瘤或胚胎性横纹肌肉瘤。腺泡状横纹肌肉瘤主要的特征是细胞呈圆形或梭形，胞质嗜酸性。可能还可见交叉条索状和"带状"细胞。胚胎性横纹肌肉瘤细胞的胞质颜色较浅，可见核仁。这两种横纹肌肉瘤免疫组化单克隆抗体测定结蛋白、波形蛋白、肌球蛋白皆呈阳性标记。卵巢横纹肌肉瘤恶性程度高，生长迅速，具有直接蔓延、早期血管内侵袭、转移的特点，病人可短期内死亡。

（5）罕见类型（rare types）：软骨肉瘤和骨肉瘤在卵巢肿瘤中十分罕见，全世界只有 1 ～ 2 篇文献曾报道。这两种组织类型在混合性肿瘤中可能较易见到。如不能明确诊断，应首先考虑是身体其他部位原发肿瘤的转移病灶。

（6）恶性中胚叶混合瘤（malignant mixed mesodermal tumor）：同源性中胚叶混合瘤（癌肉瘤）是由肿瘤性腺上皮与肉瘤性间质成分混杂组成，前者属于米勒管腺上皮衍化的各种类型癌，1980 年，Barwick 等提出依次为乳头状癌、未分化癌、宫内膜样癌、鳞状细胞癌及透明细胞癌。1984 年，Morrow 提出浆液性及宫内膜样癌占优势，可达 83%，其次为间变癌，偶见零星黏液癌细胞混杂。肉瘤成分则以未分化或低分化间质肉瘤最常见。癌与肉瘤成分密切混杂或彼此挤压。异源性中胚叶混合瘤，其腺上皮成分类似同源性者，但间质成分，除同源性所含有的肉瘤成分外，尚有其他间叶性肉瘤成分，其出现几率依次为横纹肌肉瘤 75%，软骨肉瘤 51%，骨肉瘤 21%，余为脂肪肉瘤、脉管肉瘤等。与临床预后相关的是肉瘤成分而不是癌成分。但是，转移灶则可能表现为两者中的任一模式。

（7）转移性肉瘤（metastatic sarcoma）：其他原发部位的肉瘤可能转移至卵巢。虽然这些转移灶大多是来自于子宫，但也有来源于胃、小肠或骨的肉瘤转移至卵巢的报道。在病理学上，诊断最大的困难就是区别转移性宫内膜样间质肉瘤与卵巢原发肿瘤，特别是性索间质肿瘤。Young 和 Scully 研究了 21 例有转移性病灶的病人后认为，其与卵巢原发肿瘤的区别为转移性宫内膜样间质肉瘤存在卵巢外病灶，且病灶呈两侧对称，其间满布厚壁小血管（类似分泌晚期子宫内膜间质内螺旋小动脉）。

（8）起源于畸胎瘤的肉瘤（sarcoma arising from teratoma）：有报道认为，一些肉瘤来源于卵巢畸胎瘤，这种肉瘤可能是单纯性或混合性，包括所有可能的肉瘤类型。其临床表现与原发性卵巢肉瘤一样。这种畸胎瘤的转化可能更易发生在较年轻的病人。Krüger 等曾报道了一例 32 岁由良性囊状畸胎瘤发展而来的纯纤维肉瘤的病人。也有文献报道过畸胎瘤伴骨肉瘤、平滑肌肉瘤和混合性上皮/肉瘤成分的病例。

2. 扩散方式　原发性卵巢肉瘤恶性程度高，在短时间内易出现复发和转移，其扩散方式与上皮性卵巢癌类似，可以局部蔓延、腹腔种植及经淋巴、血源途径转移。Plaxe 认为肿瘤内恶性基质成分比例高者更易复发，且在复发灶中肿瘤的分化程度比原发性肿瘤更差。

3. 手术病理分期　卵巢肉瘤的分期采用的是国际妇产科联盟对上皮性卵巢癌所制定的分期标准。尽管准确的 FIGO 分期很重要，但是与临床密切相关的仍是就诊时的肿瘤病灶是局限于卵巢还是已扩散至卵巢以外的组织。在 Sood 等所研究的 47 名病人中，有 41 名病人(87%)诊断为Ⅲ期或Ⅳ期。许多学者在临床上及手术中也都发现,只有不到10%的卵巢肉瘤病人的病灶仅限于卵巢。

三、治　疗

因卵巢原发性肉瘤病例少,目前尚无规范的治疗方法,但大多数学者认为应基本上遵循上皮性卵巢癌的综合治疗原则,即彻底的肿瘤细胞减灭术,术后辅以化疗或放疗。

1. 手术治疗　手术是卵巢肉瘤最重要的治疗方法,可明确肿瘤类型及波及范围。应尽可能切除肿瘤,为化疗或放疗创造条件。许多学者认为,对肿瘤病灶仅限于卵巢的病人,最低限度的手术方式是经腹全子宫及双侧附件切除术。还有人认为,仅行手术治疗而不经辅助治疗对复发的病人可能都已足够。这种治疗方法在1例平滑肌肉瘤病人取得了较好的疗效。在手术探查中应仔细检查腹膜表面及淋巴结区域,但没有证据表明,对肿瘤限于卵巢的病人行根治性手术。取腹、盆腔冲洗液行细胞学检查是应行的步骤,可能检测到卵巢以外的病灶。

(1) 肿瘤细胞减灭术:肿瘤细胞减灭术对治疗肿瘤累及范围超出卵巢外病人的疗效尚不明确。虽然文献中有许多报道一致认为,诊断时的FIGO分期可能与预后联系最为紧密,但是,手术是否能改善晚期病人的预后还不太清楚。Sood等回顾性地研究分析了47名诊断为卵巢肉瘤的妇女,并对肿瘤细胞减灭术的作用予以评价。他们在一项多因素分析中报道,最佳肿瘤细胞减灭术是最重要的预后变量。这一结论甚至适用于那些晚期肿瘤病人。在他们所研究的对象中,接受最佳肿瘤细胞减灭术者的5年生存率为45%,而接受次最佳肿瘤细胞减灭术者的5年生存率仅为8%。但是,需要注意的是,取得这种生存优势的同时,也伴随着较高的手术死亡率及较长的手术时间(平均时间为219分钟)和较多的术中失血量(平均失血量为1260ml)。这一结论与Plaxe与Barakat等的研究结果相反,他们认为最佳肿瘤细胞减灭术对病人的生存时间没有影响。Duska等最近研究28名经过手术合并化疗的病人后得出,肿瘤复发的时间延长了,但总的生存时间不受最佳肿瘤细胞减灭术的影响。尽管最佳肿瘤细胞减灭术是令人期待的,但其可行性还有待斟酌。Le等研究了一系列卵巢恶性Mullerian混合瘤(MMMT)Ⅲ/Ⅳ期病人,并对这些病人实施了最大范围的肿瘤切除术,但这31名病人中仍有22名有肉眼可见的残留病灶。其他学者对同一人群进行研究也得出了相近的最佳肿瘤细胞减灭术后病灶残留率(53%)。关于这一问题,虽有不同的观点,但大多数学者还是倾向于在合适的时机对病人实行最佳肿瘤细胞减灭术。

(2) 保守性手术:卵巢肉瘤也可能发生于有生育要求的育龄妇女。目前,有一些关于保留子宫和对侧卵巢的手术,术后配合或不配合辅助治疗的报道,据称已取得了较好的长期疗效。Krüger等报道了一例32岁卵巢纤维肉瘤的病人,在经过单侧附件切除术12个月后无复发的迹象。Fowler等报道了一名19岁诊断为Ⅲ期卵巢MMMT病人,经过了单侧输卵管、卵巢切除术后,再辅以VP-16、顺铂、异环磷酰胺及巯乙磺酸钠化疗,在随后60个月的随访中未复发。这些病例的报道说明,对有生育要求的卵巢肉瘤病人,实施保留生育功能的手术是可行的,但这种手术要全面考虑到病人的总体预后较差,并征得病人同意的情况下,才予以考虑。

2. 辅助治疗　对于病灶限于卵巢(Ⅰ期)的病人,许多学者考虑到采取进一步强化治疗后,大多数病人的预后并没有得到改善,因而推荐手术而不需要配合辅助治疗。而其他学者则基于对绝大多数Ⅱ、Ⅲ、Ⅳ期病人预后差的考虑,推崇对早期病人进行强化治疗。

由于该病的发生率低,文献对其化疗方案各说不一。最初,术后治疗的选择包括美法仑(爱克兰)、六甲蜜胺的应用,以及盆腔放疗和(或)腹腔放疗及长春新碱、更生霉素、环磷酰胺的合并运用(VAC)。妇科肿瘤组(GOG)所推荐的方法是 VAC 方案的化疗与全腹放疗相结合,但 Morrow 等认为,这一方法并不适用于他们研究的所有病人。随后,更多学者报道了顺铂与多柔比星(阿霉素)联合使用能改善预后。1990 年,Plaxe 等报道了 15 名术后采取这种方法治疗的病人,得出其中位生存时间为 16 个月。在他们所研究的对象中,有 85% 的病人对该方法有效。Le 等研究了 28 名卵巢 MMMT 的病人,在对她们运用了多柔比星($50mg/m^2$)和顺铂($50mg/m^2$)达最长 9 个周期的治疗后,病人 3 年生存率为 35%。1995年,Muntz 等报道了合并或不合并使用多柔比星,以顺铂为基础的化疗都能缓解症状及延长肿瘤无进展生存期。由此可见,对卵巢肉瘤病人术后的治疗,以铂类为基础的联合化疗似乎比 VAC 方案伴或不伴放疗更为有效。

目前,许多文献从顺铂和紫杉醇在晚期上皮性卵巢癌病人中的应用,推断它们对治疗卵巢肉瘤可能也有一定的帮助。Sood 等报道称,与以非铂类为基础的联合化疗方案相比,含顺铂的化疗方案更有生存优势。27 名接受以铂类为基础的联合治疗病人的反应率(80%),显著高于 11 名未接受以铂类为基础的联合治疗病人 12% 的反应率(12%)。2002年,Duska 等研究了 28 名卵巢 MMMT 的病人,她们在肿瘤细胞减灭术后又接受了顺铂和紫杉醇联合化疗。结果显示,总反应率为 72%。目前,出于对化疗药物的有效性、毒性和对生活质量的影响这三方面的考虑,认为卵巢肉瘤最佳的术后或辅助治疗方法似乎是以卡铂/铂类为基础的,至少 6 个周期的联合化疗。

对该病放疗的治疗研究较少,人们普遍认为单纯放疗疗效差,化疗联合放疗可望提高其疗效。Carlson 对 12 例卵巢恶性中胚叶混合瘤进行研究,因该 12 例病人行肿瘤细胞减灭术后盆腹腔残余癌灶直径大于 2cm,故行全盆腔及腹部条形野照射,同时行 VAC 方案化疗,12 例中 5 例(42%)完全或部分缓解。因此,该学者认为,放疗加化疗可提高其治疗的有效率,尤其对术后盆、腹腔有残余癌灶以及复发于盆、腹腔且癌灶较局限者更适合。

四、预 后

卵巢肉瘤预后差,平均生存 6 ~ 12 个月,70% 在 1 年内死亡。与预后有关的因素有:①临床分期早,生存期较长。据 Anderson 报道,14 例Ⅰ、Ⅱ期原发性卵巢肉瘤病人,其 2 年生存率为 100%,5 年生存率为 30% ~ 50%;而Ⅲ、Ⅳ期病人大部分在半年内死亡。②病理分类对生存期的影响虽有争议,但 Baraka 认为,同源成分的卵巢 MMMTs 比异源成分者生存期延长。③残余癌灶的大小是影响生存期的最重要因素。Anderson 等报道,所有未彻底减瘤者,均在 6 个月内死亡,而行彻底减瘤者中(残余癌灶直径<1cm),2 年及 5 年生存率分别为 66.6% 和 22.2%。Sood 报道的 41 例原发性卵巢肉瘤病人中,接受彻底减瘤术的 5 年生存率为 45%,而未行彻底减瘤术者则为 8% ($P<0.001$)。④Sood 认为术前 CA125 值可预示生存期,并将 CA125 值等于 $75\mu/ml$ 为分界线,认为术前 CA125<$75\mu/ml$ 者比>$75\mu/ml$ 者生存期延长($P=0.01$),有统计学差异,但因此类研究较少,CA125 在卵巢肉瘤中的作用还有待进一步研究。⑤治疗方式不同,其生存期有所不同。据 Le 等报道,术后未加辅助治疗者,77% 以上在 1 年内死亡;而术后给予化疗者,其 1 年内死亡率为 48%。

综上所述,原发性卵巢肉瘤罕见,术前诊断较困难,就诊时多为中晚期,手术不易达到彻底的肿瘤细胞减灭术(残余癌灶直径小于 1cm)。因此,术后选择一种或几种有效的化疗药物进行巩固治疗尤其重要。尽管以铂类药物为基础的联合化疗取得了一定的疗效,但使有效率及生存率明显提高的规范化疗方案仍不清楚,且复发后无有效的二线化疗药物。因此,将来研究的方向是寻找可靠的早期诊断方法,探索有效的一线及二线化疗药物及化疗方案。

(金　晶　周　静　杨伟红)

第七节　卵巢小细胞瘤

一、概　　述

小细胞癌最常见发生在肺,但也可发生在消化道(胰腺)、泌尿道(膀胱)、乳腺。在女性生殖系统主要发生在宫颈,其次为卵巢。原发性卵巢小细胞癌(small cell carcinoma of ovary,SCCO),组织来源不清楚,文献报道各学者意见不一致。可能来源于生殖细胞肿瘤、上皮性肿瘤、性索间质肿瘤。

原发性卵巢小细胞癌根据临床表现、病理形态、免疫组化染色特征可分肺型和高血钙型。肺型病人比高血钙型者少见,常为中老年妇女,发病年龄 28～85 岁,平均年龄 59 岁,血清钙正常水平。高血钙型病人多见于年轻妇女,发病年龄 9～45 岁,平均年龄 23 岁。60%～75% 病例手术前血清钙升高,血清磷一般正常或降低。

两种类型原发性卵巢小细胞癌主要症状为腹胀、腹块或盆腔肿块、腹痛、阴道流血,偶有急腹症系由于肿瘤扭转或破裂所致。晚期伴腹水。高血钙型 99% 病人,单侧卵巢累及,左右两边几率相仿。而肺型病人双侧卵巢受累。

流式细胞学检测 DNA,肺型 63% 为非整倍体,高血钙型为二倍体。

本病罕见,临床缺乏经验,病人很少有典型临床表现故术前难以正确诊断。最后依靠病理与免疫组化染色辅助检查才能确定。对该病多数学者主张采用手术、化疗、放疗综合治疗。

二、病　理　特　点

SCCO 具有女性生殖器官小细胞癌一般病理形态与免疫组化反应。电镜显示细胞质内含有丰富的粗面内质网(rough endoplasmic reticulum,RER)扩展形成的池或囊被不同密度的颗粒所充满,该特殊形态具有诊断价值,借此与其他肿瘤区别。细胞质内神经内分泌颗粒很少见。根据病理形态和临床表现 SCCO 可分为高钙型与肺型两类,前者占多数而后者很少见,两者区别见表 9-36。

表 9-36 SCCO 高钙型与肺型的区别

项目	高钙型	肺型
年龄	40~42 岁,平均 23 岁	28~85 岁,平均 59
高钙血症	60%~75%	无
双侧	1%	45%
组织学:滤泡样结果	常见	少见
大细胞质丰富核仁明显	40%	少
细胞核	染色质成簇聚集	染色质均匀散布
核仁	多数细胞具有单个一致的核仁	常不显著仅偶见表现
具有内膜癌样或 Brener 瘤成分	无	存在于一半以上病例
黏液上皮	10%	9%
免疫组化	Vimentin ⊕者 10%	Vimentin ⊕者 0%
流式细胞检测 DNA	二倍体	63%(5/8)非整倍体

(引自 Eichhom. 1992. Am J Sung Pathol)

三、治　疗

1. 手术治疗　手术范围与卵巢上皮癌相同。早期行全宫加双侧附件切除加大网膜切除加盆腔淋巴结切除和(或)不加腹主动脉旁淋巴结切除。晚期不能行根治术者接受肿瘤细胞减灭术。

有人认为单侧卵巢患病率高达 90% 以上,病人年轻,要求保留生育功能,愿承担二次风险,子宫与对侧卵巢外观正常者行单侧附件切除术后化疗。Rana 和 Powll 各报道一例 SCCO Ⅲ期,年轻病人行病侧附件切除,术后联合化疗,两者均存活 2 年以上。

2. 化学药物治疗　本病少见,积累病例困难,无成熟化疗方案,往往借鉴治疗卵巢恶性生殖细胞肿瘤、上皮性卵巢恶性肿瘤和肺小细胞癌方案。所用药物 DDP、VCR、BLM、ADM、VP-16、TAX、CBP、CTX。近几年有文献报道采用 6 药联合方案(VCR+DDP+ CTX + VP-16+ BLM +ADM)。

3. 放射治疗　术后全盆腔照射或全腹+全盆腔照射和(或)不加腹主动脉旁照射。全盆腔照射 45~50Gy,全腹照射 25Gy,腹主动脉旁照射 45Gy。Harrison 报道长期生存者多数接受放疗或同步放化疗。Young 报道 5 例长期生存中 4 例接受盆腔或全腹放疗。Dickersin 报道 5 年存活者接受全腹照射,提示放射治疗可能有帮助。

四、预　后

1. 生存情况　尽管手术、放疗、化疗综合治疗,效果多数不佳。总的生存率大约 10%,ⅠA 期 30%。Young 分析 150 例,ⅠA 期 42 例中 14 例(33%)存活 1~13 年复发。IC 期 20 例中 2 例(10%),Ⅱ~Ⅳ期 62 例中 4 例(6.5%)存活。杭州学者报道 4 例,Ⅰ期 1 例存活 3

年,Ⅱ期1例生存11个月,Ⅲ期2例分别存活6个月与15个月。

2. 影响疗效因素　Young分析150例,结果显示年龄、分期、肿瘤大小、血钙水平等影响病人疗效。年龄小、肿瘤大、分期晚、血清钙高者预后差。

（周　静　楼洪坤）

第八节　卵巢转移性癌

一、概　　述

任何其他器官的癌瘤转移至卵巢,都叫做转移性卵巢癌(metastatic ovarian cancer)。据统计,有10%～30%的卵巢癌是转移性的。1896年,Krukenberg首次报道此病,当时认为它是结缔组织起源的原发性卵巢瘤。1902年,Schlagenhaufer纠正了这一说法,认为此瘤是上皮性起源的转移性卵巢肿瘤,如细胞内分泌黏液的印戒细胞癌,或把来源于消化道、间质有假肉瘤样改变的卵巢转移癌统称为Krukenberg瘤。1987年,日本学者Yakushiji报道112例Krukenberg瘤,由临床的病理分析认为,只要卵巢肿瘤为转移性腺癌,都统称为Krukenberg瘤。从治疗的角度出发,笔者同意此观点,而不必强求其病理诊断要同时具备几个特征才做出本病的诊断。

本病大多数来源于胃肠道(20%～47%)、乳腺(14%～39%)、宫体(12%～27%)。随着胃癌发病率的逐年下降,在过去的20年中,来源于大肠的卵巢转移性肿瘤超过了Krukenberg肿瘤。最近的报道证实,在卵巢转移性肿瘤中,结肠腺癌是最常见的原发病灶,而乳腺癌位居第二位。子宫内膜的腺癌也常转移至卵巢,但是,要区别子宫内膜癌的转移和单独的卵巢癌,可能会有一定困难,尤其是对于卵巢的子宫内膜样癌更是如此。据Scully报道,卵巢子宫内膜样癌病人中,1/3病人的子宫内膜有相似的肿瘤。原发病灶来源于宫颈、输卵管、肾、甲状腺等癌瘤的转移性卵巢癌则很少。此外,还有一些原发部位不明的卵巢转移癌。笔者统计23年间卵巢转移癌42例,占卵巢癌总数的18.3%。其中来源于胃17例,大肠13例,原发灶不明12例。胃癌卵巢转移率为7.4%,大肠癌卵巢转移率为5.25%。但是,临床上随着女性大肠癌病人的增多,其卵巢转移率也随之升高。

转移性卵巢癌病人的年龄一般比原发性卵巢癌病人轻,且多见于绝经前妇女。常见的症状有腹部包块、消化系统的症状、腹胀、腹痛、阴道异常出血、腹水等。转移性卵巢癌的术前诊断率一般不高,主要因为这种肿瘤较为罕见,临床医生在诊断时较少考虑,而且对此类肿瘤的临床特点不熟悉,因而造成漏诊和误诊。因而临床医生应提高对本病的警惕性,对考虑卵巢恶性肿瘤的病人,特别是有双侧、实性、活动的附件肿块时,应考虑转移性卵巢癌的可能,追问消化道、乳腺及其他系统的有关病史,结合症状体征及相关检查,提高术前的诊断率。

二、转移扩散

本病的转移途径有6种,其中以淋巴转移和血行转移为主要转移途径。

1. 直接蔓延　邻近卵巢的器官如输卵管、子宫和结、直肠的癌瘤,可通过直接蔓延的方式侵及卵巢。

2. 通过腹水播散　腹腔内癌瘤只要侵犯到浆膜面,癌细胞就可脱落至腹腔,并通过腹水形成播散灶。绝经前的卵巢表面因成熟的滤泡破裂形成破口,正适于脱落的癌细胞种植。另外,还有一些不明的机制使卵巢表面能吸引脱落的癌细胞寄生。

3. 通过输卵管转移　通常从输卵管伞端向子宫方向有液体和微粒运动,同样,也有液体和微粒反向流动。通过这种机制,子宫内膜癌或输卵管癌可扩散至卵巢表面和腹腔,宫颈癌和子宫肉瘤也可以扩散至卵巢。

4. 淋巴转移　卵巢内和卵巢外都具有丰富的淋巴管网,收集躯干向上以及子宫、卵巢血管至腹主动脉和肾下级侧方的腔静脉淋巴结。另外,卵巢与所有盆腔淋巴管都有吻合支相通,而且可有逆流,特别是当吻合支内充满癌细胞时。癌细胞只要到达腹膜后腰淋巴,就有可能通过淋巴转移至对侧卵巢。常见的双侧卵巢同时转移,合理的解释是淋巴逆流。此外,一侧卵巢发生转移时,癌细胞可经淋巴途径转移至双侧卵巢。

有些胃肠道原发瘤很小,常常先发现卵巢的转移瘤,之后才查出原发灶。到目前为止,还没有人能很确切地描述胃癌转移到卵巢的途径。已经知道,引流上段胃肠道的淋巴管最终会与腰链的淋巴结相连接,卵巢的淋巴引流到腰链的淋巴结。在这些病例中,这可能是一个转移到卵巢的途径。乳腺癌可经内乳淋巴链逆流转移至卵巢。在乳腺癌病人中,偶尔可以见到成团的肿瘤细胞局限在卵巢髓质的淋巴管中,从而证实这是肿瘤转移到卵巢的途径。

5. 血行转移　血行转移很常见。特别是绝经前血液循环丰富的卵巢。当肿瘤细胞有所谓瀑布现象(the cascade phenomenon)转移时,癌细胞侵入血管,瀑布似的通过全身。当卵巢近门区的深部间质有转移灶时,则是经血行发生的转移。

6. 医源性转移　包括错误的针吸活检、直肠子宫凹陷处抽液、腹水穿刺或手术操作等,都可导致癌细胞的医源性转移。

(李菁艳　张广德　杨伟红)

三、手 术 治 疗

1. 根治性卵巢切除术　无论是一侧或双侧卵巢转移癌,在没有其他部位转移时,都应施行根治性卵巢切除术,即切除双侧输卵管、双侧卵巢和大网膜。若已知原发灶为腹腔脏器,如胃癌或结肠癌,在可能情况下,应一并施行原发癌的根治性切除。

2. 预防性卵巢切除术　预防性卵巢切除术是一项外科手术,它的主要目的是阻断卵巢的发生。它要求在任何一侧卵巢无临床或外科异常的情况下,将双侧卵巢切除。换句话说,必须是切除临床和外观上正常的卵巢才列为预防性卵巢切除术。Schwartz 总结了过去60 年原先做过子宫切除术的卵巢癌病人的发病率情况(表 9-37),根据此报道,在过去几十年,卵巢癌发病率由 1% 上升到 18% ,平均发病率达到 8% 。Sightler 等通过总结研究发现,在 2362 名卵巢癌病人中,所有 40 岁以上经过子宫切除术的妇女,如果当时切除了双侧卵巢,将有 138 名(5.2%)病人免患卵巢癌。Jacobs 和 Oram 发现,在英国接受了子宫切除术的妇女占卵巢癌病人的 6.9%,做过任何盆腔手术的妇女占 9.1%。Fung Kee Fung 提到,卵巢癌病人中,在 40 岁以后曾经做过盆腔手术的占 11.4%,做过上腹部手术的占 15.6%,两者相加达 27%。基于上述结果,研究人员认为,对于 40 岁或 40 岁以上妇女,在子宫切除术同时切除卵巢将降低卵巢癌的发病率。

表 9-37　原先做过子宫切除术的卵巢癌病人的发病率

作者	年份	卵巢癌病人人数	发病前做过子宫切除术的人数	发病率(%)
Pemberton	1940	149	3	2.0
Rollins	1951	106	1	0.9
Golub	1953	210	16	7.6
Counseller	1955	1500	67	4.5
Fagan	1956	172	7	4.1
Bloom	1962	141	15	10.6
Terz	1967	624	32	5.1
Gibbs	1971	236	28	11.9
McGowan	1979	197	2	1.0
Stapleton	1985	392	43	11.0
Scottolini	1986	951	71	7.9
McGowan	1987	291	41	14.1
Finazso	1988	291	46	15.8
Sightler	1991	755	95	12.6
合计		5159	413	8.0

胃肠道癌瘤的卵巢转移率很高,有些看来正常的卵巢可能已有隐性转移。Rouvier 研究盆腔淋巴结证实,卵巢、输卵管和盆腔结肠之间都有淋巴管相交通,有 7% 的大肠癌发生卵巢隐性转移。Dukes C 期病人卵巢隐性转移率可高达 17%。所以,Burt、MacKeigan 等都极力主张,对 40 岁以上的绝经前女性大肠癌病人,在原发瘤手术的同时,施行双侧预防性卵巢切除术。特别是肿瘤邻近卵巢,原发瘤病变累及浆膜面和播散时。目前,这一辅助治疗措施在国外已广泛开展。

3. 胃肠道手术中应仔细探查卵巢　女性胃肠道癌瘤病人手术中仔细探查双侧卵巢很重要,这是因为:①早期卵巢转移癌肉眼形态无明显异常,术中仔细触诊双侧卵巢,注意其形态、大小、质地,看其有无转移之可能,或切除可疑卵巢送冰冻切片,以发现亚临床转移灶,这对提高早期诊断率十分重要。Burt 等人认为,腹腔内癌瘤手术的女性病人,术中不仔细探查双侧卵巢,应视为一个严重的错误。②卵巢转移癌施行手术时,对于原发瘤不明者,应仔细寻找原发灶。为此,应依次探查胃和结、直肠及胰腺、肝脏、胆、肾脏、子宫、输卵管和膀胱。③术中发现肿瘤已广泛扩散,判定原发瘤部位有困难时,应仔细探查腹、盆腔肿瘤和卵巢肿瘤之间的相互关系,以帮助鉴别原发瘤和转移瘤。

四、辅助性化疗

化疗是一种相当重要的辅助治疗手段,随着一些新抗癌药物的问世,其临床缓解率已有明显的提高。手术中肿瘤切除后的腹腔化疗可用丝裂霉素(MMC)或顺铂(DDP),同时可以放置腹腔化疗管,术后应用 DDP 80～100mg,每 7～10 天 1 次,共用 3～4 次,对于预防和治疗腹腔内播散的病人有很好的疗效。此外,还可根据原发肿瘤的性质设计周期性全身联合化疗方案,可延长生存期。原发癌若是胃癌,可用 MFC、FAC 或 FAM 等方案,若为大肠癌,可用 MOF 或 FAM 方案(表 9-38),若为乳腺癌,可用 CMF、CAF 等方案(表 9-39)。同时可采用内分泌治疗。常用药物有 TAM(他莫昔芬,三苯氧胺)和 MPA(甲羟孕酮,安宫黄体酮)。

表 9-38 胃癌、大肠癌常用化疗方案

方案	药物	剂量及用法
1. ELF	VP16	$120mg/m^2$,静滴,第 1～3 天
	CF	$200mg/m^2$,静滴,第 1～3 天
	5-FU	$500mg/m^2$,静滴,第 1～3 天
2. FLP	CF	$200mg/m^2$,静滴,第 1～5 天
	5-FU	$400mg/m^2$,静滴,第 1～5 天
	DDP	$100mg/m^2$,静滴,第 2 天
3. FOLFOX4	L-OHP	$85mg/m^2$,静滴,第 1 天
	CF	$200mg/m^2$,静滴,第 1、2 天
	5-FU	$400mg/m^2$,静滴,第 1、2 天
4. FOLF2KZ	CPT-11	$180mg/m^2$,静滴,第 1 天
	CF	$200mg/m^2$,静滴,第 1、2 天
	5-FU	$400mg/m^2$,静滴,第 1、2 天
		$600mg/m^2$,持续滴注 22 小时,第 1、2 天
5. Capeox	L-OHP	$180mg/m^2$,静滴,第 1 天
	Xeloda	$850～1000mg/m^2$,口服,每日两次,持续 14 天

注:每个方案 3～4 周重复。

表 9-39 乳腺癌化疗方案

方案	药物	剂量及用法
1. CMF	CTX	$500mg/m^2$,静滴,第 1、8 天
	MTX	$12～20mg/m^2$,静滴,第 1、8 天
	5-FU	$500mg/m^2$,静滴,第 2、9 天
	3～4 周重复	
2. CAF	CTX	$500mg/m^2$,静滴,第 1、8 天
	ADM	$40mg/m^2$,静滴,第 1 天
	5-FU	$500mg/m^2$,静滴,第 1、9 天

续表

方案	药物	剂量及用法
	3~4周重复	
3. AT	ADM	40~50mg/m² ,静注,第1天
	TAX	135~150mg/m² ,静滴,第3天
	或 TAT	60mg/m² ,静滴,第3天
	3~4周重复	
4. TP	TAX	135~150mg/m² ,静注,第1天
	或 TAT	60mg/m² ,静滴,第1天
	DDP	80~100mg/m² ,静滴,第3天,或分2~3天

五、预　　后

本病预后不良,术后生存率很低。文献报道术后中位生存期2~3个月。但近年来卵巢转移癌治疗后疗效有所提高,如黄荣丽等提供的两组病例有较好疗效:Isreal 1965年报道30例结果,27例死亡,3例生存(10%)。Webb 1975报道的5年总生存率是12%,10年为7.5%。并分析了生存率与原发瘤部位有关,原发于生殖道5年生存率34%,乳腺癌8.5%,胃肠道5.4%。原发生殖道的预后最好,胃肠道预后最差。生存率与原发瘤病理分级的关系:Ⅰ、Ⅱ级肿瘤死亡率明显的比Ⅲ、Ⅳ级要低。Ⅲ、Ⅳ级肿瘤2年生存率:胃肠道为14.5%,原发乳癌30.9%,生殖道原发瘤为34.4%。笔者报道一组胃癌卵巢转移病人,术后平均生存期5.8个月。一组大肠癌卵巢病人术后平均生存期为14.25个月。

（杨伟红　张广德）

第九节　卵巢肿瘤合并妊娠的处理

妊娠与卵巢肿瘤并存时,一般认为是先有卵巢肿瘤继而受孕。卵巢肿瘤是妊娠期较常见的合并症之一,其发病率国内外报道不一,随着B超技术的不断普及、提高以及剖宫产率的逐年上升,妊娠合并卵巢肿瘤的发病率亦不断增高,1999~2000年欧美地区有关报道,卵巢恶性肿瘤的发生率约为1/15 000~1/32 000次妊娠,北京协和医院总结20年间26478次妊娠,卵巢恶性肿瘤的发生率为0.75/10 000次妊娠。2003年,Hermans等报道,妊娠期卵巢肿瘤的发生率为1/1000次妊娠,其中恶性肿瘤约占3%,与育龄期非妊娠妇女相似,但危害性远较非妊娠期大。在卵巢恶性肿瘤中,较年轻的孕妇以生殖细胞来源为主;随着年龄增大,上皮性来源较多,尤以低度恶性为常见。妊娠期卵巢恶性肿瘤的诊断与处理,既要考虑肿瘤预后,又要兼顾妊娠。接受放疗、化疗会影响妊娠,而延误了放疗、化疗又可能使病人失去治疗的机会,故临床处理颇为棘手。随着肿瘤诊治技术的不断发展,卵巢恶性肿瘤的治愈率已有显著提高。

一、卵巢肿瘤与妊娠的相互影响

1. 卵巢肿瘤对妊娠的影响　卵巢肿瘤对生育力的影响主要取决于肿瘤的性质及大小。卵巢肿瘤病人受孕后,肿瘤本身对胎儿的生长发育一般无直接的不良影响,但较大的肿瘤可影响胎位并造成分娩时产道梗阻,导致滞产、难产的发生。卵巢癌本身虽对胎儿无直接影响,但采用的手术或化疗对胎儿有一定危险。在孕早期行卵巢肿瘤切除手术可导致流产,而在孕晚期可引起早产。文献报道,妊娠期患无性细胞瘤者,由于无性细胞瘤生长迅速,可导致卵巢扭转、嵌顿,其产科并发症发生率为47%～50%。有研究报道,妊娠期性索间质肿瘤的难产发生率为14%(5/36)。胎儿的死亡率为0～24%。Zemlickis等报道,排除化疗因素后,患恶性肿瘤的妊娠妇女的死胎危险率是正常妊娠妇女的4.23倍。

2. 妊娠对卵巢肿瘤的影响　由于卵巢肿瘤症状不明显,如腹胀、胃肠道不适等非特异性症状与妊娠期生理变化引起的症状相同,故诊断往往被延迟。妊娠期子宫增大,从盆腔进入腹腔,卵巢肿瘤多被牵拉而改变位置,易发生蒂扭转;产后子宫体积突然变小,卵巢肿瘤在盆腹腔内活动范围增大,也易发生蒂扭转。妊娠子宫对卵巢肿瘤可造成压迫,使之破裂、出血。妊娠期盆腔血液丰富,为卵巢肿瘤生长发展创造条件,但迄今为止,尚无充分证据说明妊娠加速肿瘤生长和扩散。

二、妊娠期卵巢肿瘤的特点

妊娠期卵巢肿瘤有以下特点:

(1) 妊娠期卵巢肿瘤绝大多数为良性,最常见的为皮样囊肿和囊腺瘤。

(2) 在妊娠期卵巢恶性肿瘤中,早期恶性肿瘤多见,病变多局限于卵巢。原因可能是产前进行了超声检查,提高了检出率。Dgani等报道,23例妊娠期卵巢恶性肿瘤中,Ⅰ期占74%。国内资料显示,22例妊娠期卵巢恶性肿瘤病人中,Ⅰ期占68.2%。有研究报道,36例妊娠期性索间质肿瘤均为Ⅰ期、单侧发生。

(3) 妊娠期卵巢恶性肿瘤的组织病理类型与育龄期非妊娠妇女相似。国外文献报道,妊娠期卵巢恶性肿瘤中无性细胞瘤最多见,占25%～35%,与同龄非妊娠妇女一样。而国内资料报道,内胚窦瘤最多见,也与亚洲育龄妇女恶性生殖细胞肿瘤的比例相似。卵巢交界性肿瘤占1/3。卵巢恶性上皮性肿瘤在育龄期相对较少,约为20%。颗粒细胞瘤是妊娠期最为常见的卵巢性索间质肿瘤,约占10%。

(4) 妊娠期卵巢恶性肿瘤生长更迅速,更易发生浸润和转移,可能是妊娠期盆腔充血,血液供应丰富所致。尽管如此,肿瘤的生物学行为仍与非妊娠育龄妇女相似,预后相对较好。Elit等报道,妊娠期内胚窦瘤可迅速生长并复发。妊娠期无性细胞瘤早期就可发生淋巴结转移,即使是ⅠA期,也有30%的肿瘤复发。这可能与未能及时进行足量、有效的化疗有关。有研究发现,妊娠期浆液性交界瘤多有微浸润表现,但结束妊娠后微浸润消失,病人达到无瘤生存。有研究报道,妊娠期性索间质肿瘤的镜下表现为组织明显水肿,细胞分化差、排列紊乱,黄体细胞或间质细胞异常增多。36例病人中,仅2例术后接受化疗,平均随诊4.7年,病人均无复发迹象。

(5)妊娠期性索间质肿瘤病人仍可有性激素水平增高的表现,但易被妊娠所掩盖。有研究报道,有2例病人的妊娠史中有男性化表现,1例阴道出血。Duska等报道,5例妊娠期间质细胞肿瘤中,2例出现男性化。

三、诊断及鉴别诊断

1. 诊断　诊断较非孕期困难。这是因为:①妊娠期卵巢肿瘤往往无症状,或症状无特异性,如腹胀、胃肠道不适等被妊娠反应所掩盖。②早期妊娠妇科检查有引起流产的可能,孕妇不愿接受妇科检查;医务人员亦不愿做过多解释,为避免麻烦亦迁就病人,因而遗漏了妊娠合并卵巢肿瘤的存在。③随妊娠进展,盆、腹腔脏器位置随之改变,常影响检查结果。④增大的子宫掩盖并妨碍了肿瘤的发现。为及早正确发现妊娠合并卵巢肿瘤,需注意以下事项。

(1)常规妇科检查:妊娠早期常规妇科检查是诊断妊娠合并卵巢肿瘤最简单、有效的方法,检查前应先做必要的解释工作,消除病人顾虑,检查时动作轻柔,勿疏忽双侧附件情况,孕妇的积极配合是成功妇科检查的前提。有报道显示,妊娠早期盆腔检查可发现70%卵巢肿瘤。而遗憾的是,有超过50%的早孕妇女未接受常规的妇科检查。

(2)B型超声:是诊断妊娠合并卵巢肿瘤极为重要的辅助手段,不仅如此,对比度良好的B超声像图对辨别良恶性肿瘤亦有一定参考作用。但需注意,当卵巢肿瘤较小时,增大的子宫常常遮挡了卵巢包块,加上周围肠管内气体的干扰,即使妊娠早、中期也有漏诊的可能;晚期妊娠,B超检查往往是注意观察胎儿及其附属物,而附件包块由于位置的改变,或是囊性包块受增大子宫的压迫而变形,均易造成漏诊。因此,做超声检查时应将全腹部作系统扫描,以免遗漏。对位于盆腔深部的卵巢肿瘤,若直径超过8~10cm,可引起分娩梗阻,故应在产前及时做出诊断及定位。

高分辨力的超声仪可区别良性或恶性,混合性包块是可疑恶性肿瘤的B超声像图。Bromley对中期妊娠131例附件包块的B超声像图进行分析,有14例为混合性包块,其中1例为恶性,而B超拟诊为良性者,全部为良性。而Wheeler对34例B超发现为卵巢混合性包块者进行术后病理跟踪,其中3例为恶性,6例为低度恶性。而Whitecar却提出警告,在诊断妊娠合并附件包块方面不要过分相信B超。在经手术证实的130例孕产妇中,91例术前进行了盆腔B超检查。术后病检8例为恶性或低度恶性,而这8例中,6例B超显示为混合性包块。另2例浆液性囊腺癌因B超技术所见均为单纯囊肿而未能在术前得到警示。10例为子宫肌瘤,而其中7例若术前能辨明包块的来源及性质,根本用不着进行剖腹探查。1例B超报道直径为9cm的附件混合性包块,术中探查根本就没有包块,仅发现为一团扩张的静脉丛而已。因而,他得出结论:按B超声像图来辨别包块良恶性是有限度的;B超不能确切判断附件包块的来源,尤其是位于子宫角部的子宫肌瘤,而磁共振可以弥补这一不足,有一定的假阳性。有报道显示,附件恶性肿瘤的血流搏动指数相应较低,小于1.0,但因与良性肿瘤有一定的交叉重叠,并无实际意义。由B超首次发现的卵巢癌,绝大部分为临床I期。

（3）剖宫产术中探查：孕前或孕期中发现的卵巢肿瘤者仅占 50% 左右,另有一半系剖宫产术中探查双侧附件时偶然发现。

（4）肿瘤标志物：卵巢肿瘤标志物在妊娠期常会发生波动,但其检测仍有价值,可辅助鉴别是否合并肿瘤或术后监测继续妊娠的病情变化。甲胎蛋白（AFP）可用来筛查神经管畸形,若明显增高,亦应警惕内胚窦瘤。开放性神经管畸形或其他胎儿畸形时,妊娠妇女血清 AFP 水平可超过均值的 2.5 倍,而含有胚胎癌成分或内胚窦瘤成分的生殖细胞肿瘤病人血清 AFP 水平是均值的 9 倍以上。妊娠期内胚窦瘤病人血清 AFP 是相应妊娠周均值的 12 ~ 24 倍,妊娠期未成熟畸胎瘤病人血清 AFP 也会异常升高。CA125 在停经 10 周时升高达高峰,达 1250kU/L 左右,妊娠早期末开始下降并持续低于 35kU/L。内胚窦瘤,妊娠中晚期其血清浓度低于 35U/ml,分娩发作时血清浓度再次达高峰,产后 1 小时左右可再次短暂升高,但当出现绒毛膜炎或胎盘早剥时,其血清浓度亦再升高,因而其临床意义不可靠。目前,还没有应用血清 CA125 作为辅助诊断妊娠期卵巢肿瘤的报道。LDH 在孕期不升高,无性细胞瘤可使其异常升高。

2. 鉴别诊断　妊娠早期发现的单侧、单房、活动、直径<5cm 的附件囊肿,常是卵巢功能性肿瘤,90% 以上可自行消失。妊娠早期发现附件肿瘤后应常规进行超声监测,如肿瘤持续至妊娠中期且结构复杂（多房、囊实性或实性或有乳头）,应高度警惕恶性肿瘤的可能;如同时伴有腹水,更应警惕可能为晚期恶性肿瘤。

四、妊娠期卵巢肿瘤并发症

相当一部分妊娠合并卵巢肿瘤,是因其并发症出现而首次被发现的。

1. 妊娠期卵巢肿瘤蒂扭转发生率较非孕期增加 2 ~ 3 倍,但诊断却较非孕期困难。这是因为：①孕前或孕早期未发现卵巢肿瘤。②增大的子宫掩盖了肿瘤的存在。③妊娠期急腹症的体征不明显。④妊娠限制辅助检查的使用或干扰其检查结果。典型临床表现为体位改变或排便、排尿后突然发生一侧下腹持续剧痛,并呈阵发性加重,向腹股沟或外阴部放射,常伴有恶心、呕吐。检查时在子宫一侧摸到肿块,肿块与子宫间有明显压痛点,肾区叩击痛常阴性,借助 B 超或磁共振可以确诊。不典型病例有时仅为下腹反复隐痛,随体位变化腹痛可相应缓解,此系肿瘤蒂扭转后自然复位或松弛所致。

2. 卵巢肿瘤多为囊性,有一定可塑性。但妊娠期卵巢肿瘤破裂的机会远远超过非孕期。一部分囊肿的囊内液压力增加并自囊壁的薄弱部位破裂;一部分为卵巢囊肿蒂扭转,当扭转不能及时复位,静脉血流受阻而动脉供血继续时,瘤体急剧增大,肿瘤缺血坏死而呈紫黑色,继续发展可导致破裂,并继发感染;偶有肿瘤嵌顿于子宫直肠窝,临产后宫缩及胎头下降挤压瘤体可导致破裂;有些薄壁囊肿在妇科检查时也易被挤破;粗暴性生活也可导致肿瘤破裂。肿瘤破裂后可引起腹痛,如囊性畸胎瘤破裂,其囊液对腹膜刺激性大,可引起剧烈腹痛,若肿瘤破裂伤及大血管,则可引起大出血,甚至出现休克。卵巢肿瘤破裂或蒂扭转后处理不及时,均可出现继发性感染、感染性或化学性腹膜炎、麻痹性肠梗阻、败血症等,严重者威胁母胎生命。

五、处　　理

妊娠合并卵巢肿瘤的处理要与孕周、肿瘤大小、形态、部位与种类综合考虑,同时亦参考孕妇及其家属对妊娠的期望值。在具体处理过程中,首先应考虑是否存在卵巢肿物或附件包块;其次考虑该肿物是功能性或赘生性,若为赘生性,是良性可能性大,还是恶性可能性大;若有手术指征,需决定手术时机、方式及可能采取的预防措施,防止胎儿丢失。若为卵巢肿瘤蒂扭转、破裂或产程中妨碍胎头下移,或 B 超发现肿物内部回声不规则、强弱不均,囊壁轮廓不清、边缘不整,囊壁及隔较厚,有突向囊腔的实性区,甚至伴有腹水,高度疑为卵巢癌时,均宜及时剖腹探查。

(一) 生理性囊肿及良性肿瘤

绝大多数妊娠期合并的卵巢肿物为良性和功能性。最近,有人对公开出版的有关妊娠期附件包块的文献进行综合,发现 76% 为直径<5cm 的单纯囊肿,24% 为直径>5cm 的单纯囊肿或混合性包块。妊娠早期发现的附件包块,尤其是单纯性囊肿,到中期妊娠的头 1 个月(16 周)时,有 70% 自行消失。故对于包块直径在 5~6cm 以内、非实性者,可结合 B 超判定包块性质,密切随访。若诊断明确的卵巢良性肿瘤,在妊娠头 3 个月内暂不作处理,以免手术引起流产,可随访至妊娠 16 周胎盘已经形成时复查。若随诊中无明显变化者,可期待至足月时手术探查,若随诊时肿瘤越来越大,且囊内出现实性成分,则应尽快手术探查。切记随诊中 B 超检查是最好的监测手段。

(二) 恶性肿瘤

1. 妊娠期卵巢恶性肿瘤的手术指征　对于没有急腹症的附件包块,绝大多数专家都赞成根据包块的大小及 B 超声像图决定临床处理。如前所述,对于直径<6cm 的附件包块,孕早期不必行剖腹探查术。若包块持续至中期妊娠,直径超过 6cm 且增生迅速,声像图上呈现混合性包块,恶性不能排除时应剖腹探查。因为卵巢肿瘤的性质只有在剖腹探查及其随后的病理切片检查后才能确诊,血清肿瘤标志物、超声检查及其他影像诊断方法均为疑诊,因此,手术往往起决定性作用。

对于高度可疑为恶性肿瘤的病人,应立即手术明确诊断。术中切除肿瘤后立即剖开观察、进行冰冻切片,如确实为恶性,则要根据肿瘤侵犯的范围、妊娠周数、病人与家属意愿等,决定是否继续妊娠,并根据肿瘤组织的病理类型、分期决定进一步手术的范围。

2. 各种卵巢恶性肿瘤的处理　妊娠期合并卵巢恶性肿瘤在处理原则上与非妊娠期并无不同,以手术治疗为主,辅以化学治疗。根据手术探查和冰冻切片的病理报告,按不同的组织学类型处理。

交界性肿瘤,有生育要求者,行单侧附件切除或手术剔除,可继续妊娠,分娩后根据交界性肿瘤原则处理。

性索间质肿瘤恶性程度较低,发现时多为早期,手术原则与上皮性卵巢癌相同。年轻的 I 期病人可行保守的单侧附件切除术。对预后差的病人,如分化差或有异源成分的支持间质细胞瘤或已明确肿瘤转移者,应采用以铂类为主的联合化疗。

卵巢恶性生殖细胞肿瘤虽恶性程度高,但对化疗敏感。自从多药联合化疗应用以来,病人的预后得到极大改善。正规化疗后,早期和晚期肿瘤的治愈率分别是 95% 和 75% ,采用顺铂、依托泊苷(VP-16)与博来霉素联合化疗方案,即使是晚期肿瘤,病人的生存率也可达 90% ~ 95% 。由于化疗效果好,除ⅠA期外,均建议行单侧附件切除和分期手术;已有转移的病人,原则是切净肿瘤。无论期别早晚,手术时,只要对侧卵巢和子宫未受侵犯,则均可保留,因此,可继续妊娠。由于无性细胞瘤双侧发生率较高,建议手术时探查对侧卵巢,如果对侧卵巢外观正常,不主张常规活检或楔形切除。妊娠期未成熟畸胎瘤可发生逆转,无性细胞瘤对化疗极为敏感,其早期病人可暂时不行化疗。因此,除分化好的ⅠA期无性细胞瘤和Ⅰ期 G_1 期未成熟畸胎瘤外,均应尽早开始正规、足量的化疗。化疗时机要根据妊娠期酌情选择。

上皮性卵巢癌病人,如无生育要求,可根据上皮性卵巢癌手术指征及手术方式选择合适的手术。如期望继续妊娠分娩者,属ⅠA期,不论其组织学类型及组织学分级如何,均可行保守性手术,甚至是ⅠC期病人,待分娩后根据上皮性卵巢癌治疗原则处理。对ⅠB期及Ⅱ~Ⅳ期病人,应终止妊娠,按常规治疗原则进行处理。

3. 辅助化疗　凡按保守性手术处理的病人,待分娩后行化疗,其方案及指征同非妊娠病人,其他病人术后按非妊娠病人处理。

4. 化疗对妊娠的影响　动物实验表明,化疗药物对胎儿有致畸作用。有关人类妊娠期应用化疗药物的报道提示,致畸作用主要与接受药物的妊娠期有关。妊娠早期接触化疗药物,会增加自然流产率和胎儿致畸率。美国国家癌症研究所回顾调查 210 例妊娠期病人的化疗后结局,29 例畸形儿中,27 例为病人于早期接触过细胞毒药物。另有报道,妊娠中、晚期接受化疗的病人中,1.3% 发生畸形,畸形率并不高于一般人群。Zemlickis 等报道,妊娠中、晚期化疗,一般不会引起畸形,但可增加非畸形病率,如胎儿生长受限(FGR)、早产,有可能会影响胎儿的中枢神经系统。妊娠期应用化疗辅助药物,如昂丹司琼等,尚未见有不良结局的报道。因此,对于确需化疗的病人,妊娠早期宜终止妊娠,及时化疗,以达到最好的治疗效果;妊娠中、晚期可酌情尝试妊娠期化疗。但要强调,化疗前必须取得病人及其亲属的知情同意。化疗药物、方案与非妊娠期相同,顺铂联合化疗的效果较好。国外已有妊娠中、晚期卵巢生殖细胞肿瘤病人接受顺铂、博来霉素与依托泊苷/长春新碱联合化疗并分娩正常新生儿的病例报道。有关研究也证实,妊娠中、晚期采用博来霉素和顺铂化疗,无不良影响。依托泊苷是近年开始使用的化疗药物,目前仅有 4 例妊娠中、晚期病人接受依托泊苷化疗且胎儿结局良好的个案报道。有研究报道,对妊娠中期的浸润性上皮癌病人采用顺铂/卡铂和环磷酰胺化疗,结果病人反应良好且分娩的新生儿正常。目前尚无紫杉醇在孕期使用的安全性报道,但动物实验证明,其对胎鼠无致畸或生长抑制作用。

总之,关于孕期化疗对胎儿的安全性存在争议,但大多数学者认为,在妊娠中、晚期使用化疗,多数胎儿是安全的,对孕妇是有效的。

(陈华燕　陈　红　李家福)

参 考 文 献

曹泽毅,余莎莎.1996.妇科恶性肿瘤治疗后一年内未控与复发原因的研究——附全国61所医院1735例分析.中华妇产科杂志,31:417~421.

曹泽毅.1998.妇科肿瘤学.北京:北京出版社,830~838.

曹泽毅.1993.激素受体及其临床应用.北京:北京医科大学协和医科大学联合出版社.

曹泽毅.1999.中华妇产科学.北京:人民卫生出版社,1929~1960.

陈涤瑕,杨湛中.1992.广泛根治术治疗原发性卵巢癌初步报告.中华妇产科杂志,2713:165~166.

陈惠祯,江大琼.2001.Ⅲ、Ⅳ期上皮性卵巢癌的手术治疗//陈惠祯,谭道彩,吴绪峰主编.现代妇科肿瘤治疗学.武汉:
湖北科学技术出版社,291~305.

陈乐真,石怀银,曾木英,等.1994.94例原发性后腹膜肿瘤的病理分析.中华肿瘤杂志,16(5):400.

陈雅卿,楼洪坤,方铣华.2005.原发性卵巢小细胞癌4例报告及文献复习.中华肿瘤杂志,12(12):1.

高琴等.1985.卵巢无性细胞瘤.中华妇产科杂志,20:41.

高永良,楼洪坤.2007.卵巢恶性肿瘤//孙建衡.妇科恶性肿瘤继续教育教程.北京:中国协和医科大学出版
社,307~335.

胡振宁.1998.卵巢癌转移的临床与基础研究.国外医学·妇产科学分册,25:198.

黄惠芳,连利娟,黄荣丽,等.1995.卵巢内胚窦瘤的联合化疗.中华妇产科杂志,3(5):13.

黄惠芳.1990.对卵巢恶性生殖细胞肿瘤病人保留生育功能的治疗.中华妇产科杂志,25:252.

黄惠芳.2002.卵巢恶性生殖细胞肿瘤治疗//郎景和,沈铿主编.妇科肿瘤面临的问题及挑战.北京:人民卫生出版社,
124~133.

黄啸,蔡树膜,范建玄,等.2002.晚期卵巢上皮性癌的治疗和预后分析.中华妇产科杂志,5:291~293.

籍秀娟.1991.铂类配合物//韩锐主编.肿瘤化疗预防及药物治疗.北京:北京医科大学中国协和医科大学联合出版社,
283~289.

江大琼,陈惠祯.1990.卵巢恶性肿瘤的手术治疗//陈惠贞主编.实用妇科肿瘤手术学.成都:成都出版社,139~145.

江大琼,刘芸,杨林.2001.Ⅰ、Ⅱ期上皮性卵巢癌的手术治疗//陈惠祯,谭道彩,吴绪峰主编.现代妇科肿瘤治疗学.武
汉:湖北科学技术出版社,286~291.

金滢译.2007.新辅助化疗和辅助化疗//向阳,冯凤芝主译.妇科肿瘤的化疗.北京:科学出版社,306~317.

郎景和.1994.卵巢上皮癌的化疗//连利娟主编.林巧稚妇科肿瘤学.北京:人民卫生出版社,533~544.

郎景和.1996.Ⅰ期卵巢癌的淋巴转移//郎景和主编.卵巢肿瘤的基础及临床研究.北京:北京医科大学中国协和医科
大学联合出版社,300~320.

郎景和.1993.卵巢恶性肿瘤的手术治疗.实用肿瘤杂志,8(4):198.

李连昆,郝丽君.1992.卵巢恶性肿瘤的淋巴结转移.中华妇产科杂志,27(2):111.

连利娟.1994.卵巢上皮性癌及腹主动脉的临床表现、治疗及预后//连利娟主编.林巧稚妇科肿瘤学.北京:人民卫生出
版社,490~495.

连利娟.1994.卵巢无性细胞瘤临床表现、治疗及预后//连利娟主编.林巧稚妇科肿瘤学.北京:人民卫生出版社,
594~596.

连利娟.1994.卵巢内胚窦瘤及混合型生殖细胞肿瘤的临床表现及治疗//连利娟主编.林巧稚妇科肿瘤学.北京:人民
卫生出版社,560~604.

连利娟.1979.卵巢未成熟畸胎瘤恶性程度的逆转.中华妇产科杂志,14:267.

连利娟.2000.林巧稚妇科肿瘤学.第3版.北京:人民卫生出版社,508~548.

刘爱民,徐耀红,王占东,等.1997.卵巢癌后腹膜淋巴结转移的临床观察.白求恩医科大学学报,(03)

刘丽影.1993.卵巢癌//谷铣之等主编.肿瘤放射治疗学.北京:北京医科大学中国协和医科大学联合出版
社,712~719.

刘彤华.1994.卵巢上皮性肿瘤病理//连利娟主编.林巧稚妇科肿瘤学.北京:人民卫生出版社,474~478.

刘炽明,吴爱如.1992.妇科肿瘤问题.北京:人民卫生出版社,8(4):198.

刘炽明,吴爱如.1993. 妇科肿瘤问题. 第 2 版. 北京:人民卫生出版社,148~213.

龙菱.1992. 卵巢恶性生殖细胞肿瘤保留生育及卵巢功能的治疗. 全国妇科肿瘤学术会议论文汇编.

卢玉兰.1997. 晚期卵巢癌间歇性缩瘤术的临床意义. 湖北医科大学学报,18(1):71.

吕玉峰,王云祥.1985. 女性生殖淋巴系统与妇科癌//吕玉峰,王云祥主编. 卵巢的淋巴管和卵巢恶性肿瘤. 北京:人民卫生出版社,84~104.

潘忠勉.2002. 肿瘤细胞减灭术在治疗Ⅳ期卵巢上皮癌中的作用. 国外医学·妇产科分册,29:43.

钱和年.1996. 卵巢恶性肿瘤//张天泽,徐光伟主编. 肿瘤学. 天津:天津科学技术出版社,1963~1981.

沈丹华.2003. 常见女性腹膜肿瘤及病变的临床及病理学特征. 中国妇产科临床杂志,4(2):159~161.

孙建衡.2009. 妇科恶性肿瘤诊疗纲要. 北京:北京大学医学出版社,69~126.

汤春生,李俊继.1999. 妇科肿瘤手术学. 沈阳:辽宁教育出版社,510~511,518~528,530~552.

唐文苕.2001. 卵巢良性肿瘤合并妊娠. 实用妇产科杂志,17(4):189~191.

王文福,陈淑珍.1994. 卵巢内胚窦瘤化疗的合理性探讨. 中国肿瘤临床,12(9):3.

吴爱如.1987. 卵巢癌的综合治疗//孙燕,韩锐主编. 肿瘤化疗新进展. 济南:山东科学技术出版社,349~357.

吴葆桢.1991. 卵巢癌//韩锐主编. 肿瘤化疗预防及药物治疗. 北京:北京医科大学中国协和医科大学联合出版社,622~627.

杨隽钧.2002. 妇科恶性肿瘤保留生育功能的治疗进展. 国外医学·妇产科学分册,29:114.

岳晓莉,张思珠.1993. 以 VAC 化疗为主治疗卵巢恶性生殖细胞肿瘤:48 例疗效分析. 河南肿瘤杂志,6(3):213.

张国楠,余建,肖青,等.1994. 卵巢癌病人阑尾切除术的临床意义. 中华妇产科杂志,29(11):662.

张峻霄.2001. 卵巢交界性肿瘤的临床处理. 国外医学·妇产科分册,28:225.

张师前,尹超英,芦冠莲,等.1994. 卵巢肿瘤的近代诊断与治疗. 北京:北京医科大学中国协和医科大学联合出版社,201~204.

张惜阴.1993. 临床妇科肿瘤学. 上海:上海医科大学出版社,196.

赵学英,黄惠芳.2004. 妊娠期卵巢恶性肿瘤的诊断与处理. 中华妇产科杂志,39(5):359~360.

朱兰,沈铿,郎景和,等.1997. 卵巢上皮癌合并胸水的处理. 中华妇产科杂志,77:398.

Akahira JI,Yoshidawa H,shimizuy Y,et al. 2001. Prognostic factors of stage Ⅳ epithelial ovarian:a multicenter retrospective study. Gynecol Oncol,81:389.

Alberts DS,Liu PY,Hannigan EV,et al. 1996. Intraperitoneal cisplatin plus intravenous cyclophosphamide versus intravenous cisplatin plus intravenous cyclophosphamide in stage Ⅲ ovarian cancer. N Engl J Med,335:1950.

Alexander WK,Charles VB,William RH. 1989. Ovarian clear cell adenocarcinoma. Gynecol Oncol,32:342~349.

Armstrong DK,Bundy B,Wenzel L,et al. 2006. Intraperitoneal cisplatin and paclitaxel in ovarian cancer. N Engl J Med,354,34~43.

Asadourian LA,Tayler HB. 1969. Dysgerminoma an analysis of 105 cases. Obstet Gynecol,33:370.

Atkins NB. 1971. Modal DNA value and chromosome number in ovarian neoplasia. Cancer,27:1064~1073.

Aure JC. 1971. Clinical and histologic studies of ovarian carcinoma:Long term follow-up of 990 cases. Obstet and Gynecol,37:1.

Aziz MF. 1995. Current management of malignant germ cell tumor of the ovary. Gan To Kagaku Ryoho,3(suppl):262~276.

Bagley CM. 1972. Treatment of ovarian:Possibilities for progress. New English Journal of Medical,288:856.

Baines M,Oliver DJ,Carter RL. 1985. Medical management of intestinal obstruction in patients with advanced malignant disease. Lancet,2:990~993.

Baker T,Piver M S,Hempling RE. 1994. Improved long-term survival by cytoreductive surgery to less than 1cm,induction cisplatin and monthly cisplatin,adriamycin,cyclophosphamide in advanced ovarian adenocarcinoma. Proc Am Soc Clin Oncol,13:A861.

Bakri YN,Ezzat A,Akhtar,et al. 2000. Malignant germ cell tumors of the ovary:Pregnancy considerations. Eur J Obstet Gynecol Report Biol,90:87~91.

Barakat RR,Benjamin IB,Lewis JL Jr,et al. 1995. Platinum based chemotherapy for advanced stage serous ovarian cancers of low malignant potential. Gynecol Oncol,59:390.

Barbara Goff. 1997. Primary peritoneal cancer. Gynecologic Cancer,82:527~538.

Barnhill DR, Kurman RJ, Brady MF, et al. 1995. Preliminary analysis of the behavior of stage I ovarian serous tumors of low malignant potential: a Gynecologic Oncology Group study. J Clin Oncol, 13:2752.

Barter JF, Barnes WA. 1993. Second look laparotomy//Rubin SC, Sutton GP eds. Ovarian Cancer. New York: McGraw-Hill, 269~300.

Bast RC Jr. 1981. Reactivity of a monoclone antibody with human ovarian carcinoma. J Clin Invest, 68:1331.

Baty CM. 1972. Treatment of ovarian: Possibilities for progress. New English Journal of Medical, 288:856.

Behbakht K, Randall TC, Benjamin I, et al. 1998. Clinical characteristics of clear cell carcinoma of the ovary. Gynecol Oncol, 70: 255~258.

Bell DA, Weinstock MA, Scully RE. 1988. Peritoneal implants of ovarian serous borderline tumors. Cancer, 62:2212.

Bembo AJ. 1985. Abdominopelvic radiotherapy in ovarian cancer: A 10-years experience. Cancer, 55:2285.

Berek JS, Hacker NF, Lagasse LD, et al. 1983. Survival of patient following secondary cytoreductive surgery in ovarian cancer. Obstet Gynecol, 61:189~193.

Berek JS, Hacker NF, Lagasse LD, et al. 1983. Survival of patient following secondary cytoreductive surgery in ovarian cancer. Obstet Gynecol, 61:189~193.

Berek JS. 1995. Interval debulking of epithelial ovarian cancer: an interim measure. N Engl J Med, 332:675~677.

Bernhard LM. 1999. Predictors of persistence of adnexal masses in pregnancy. Obstet Gynecol, 93:585.

Bertelsen K, Jakobsen A, Stroyer I, et al. 1993. A prospective randomized comparison of 6 and 12 cycles of cyclophosphamide adriamycin and cisplatin in advanced epithelial ovarian cancer: a Danish ovarian study group trial (DACOVAO) Gynecol Oncol, 49:30.

Bertelsen K. 1990. Tumor reduction surgery and long-time survival in advanced ovarian cancer: a DACOVA study. Gynecol Oncol, 38:203~209.

Bewtra C, Watson P, Conway T, et al. 1992. Hereditary ovarian cancer: a clinicopathological study. Int J Gynecol Pathol, 11:180.

Bjorkholm E, Silfversward C. 1981. Prognostic factors in granulosa cell tumors. Gynecol Oncol, 11:261.

Bjrokholm E. 1982. Long term follow up and prognostic factor in ovarian carcinoma. The Rndiumbemmet Series, 21:413.

Bloss J D, Brady M, Rocereto T, et al. 1998. A phase II trial of cisplatin and cyclophosphamide in the treatment of extraovarian peritoneal serous papillary carcinoma with comparison to papillary ovarian carcinoma. Gynecol Oncol, 68:109.

Blythe JG. 1982. Debulking surgery: Does it increase the quality of survival? Gynecol Oncol, 14:396.

Bolis G, Villa A, Guarnerio P, et al. 1996. Survival of women with advanced ovarian cancer and complete pathologic response at second look laparotomy. Cancer, 7:128~131.

Bostwick DG, Tazelaar HD, Ballon SC, et al. 1986. Ovarian epithelial tumors of borderline malignancy. A clinical and pathologic study of 109 cases. Cancer, 58:2052.

Boulay R, Podezaski E. 1998. Ovarian cancer complicating pregnancy. Obstet Gynecol Clin North Am, 25:385~399.

Brand E, Pearlman N. 1990. Electrosurgical debulking of ovarian cancer: a new technique using the argon beam coagulator. Gynecol Oncol, 39:115.

Briasoulis E, Karavasilis V, Pavlidis N. 1997. Megestrol activity in recurrent adult type granulosa cell tumor of the ovary. Ann Oncol, 8:811.

Britow RE, Montz FJ, Lagasse Lagasse LD, et al. 1999. Survival impact of surgical cytoreduction in stage IV epithelial ovarian cancer. Gynecol Oncol, 72:278.

Bromley B. 1997. Andnexal masses during pregnancy: accuracy of sonographic diagnosis and outcome. J Ultrasound Med, 16:453.

Brown J, Shvartsman HS, Deavers MT, et al. 2005. The activity of taxanes compared with bleomycin, etoposide, and cisplatin in the treatment of sex cord-stromal ovarian tumors. Gynecol Oncol, 97(2):489~496.

Brun JL. 2000. Long term results and prognostic factors in patients with epithelial ovarian cancer. Gynecol Oncol, 78:21~27.

Buchsbaum HJ. 1989. Surgical staging of carcinoma of the ovaries. Surg Gynecol Oncol, 169:226.

Buller RF. 1992. Conservative surgical management of dysgerminoma concomitant with pregnancy. Obstet Gynecol, 79:887.

Burger RA. 2007. Experience with Bevacizumab in the management of epithelial ovarian cancer. J Clin Oncol, 25:2902.

Burghardt E, Giardi F, Lahousen M, et al. 1991. Patterns of pelvic and para-aortic lymph node involvement in ovarian cancer. Gynecol Oncol, 40:103 ~ 106.

Canlibel F, Caputo TA. 1983. Chemotherapy of granulosa cell tumors. Am J Obstet Gynecol, 154:763.

Cannistra SA, Matulonis U, Penson R, et al. 2006. Bevacizumab in patients with advanced platinum-resistant ovarian cancer. J Clin Oncol, 24:257s(Suppl; abstr 5006).

Carmichael J, Gordon A, Malfetano J, et al. 1996. Topotecan, a new active drug, vs palitaxel in advanced epithelia ovarian carcinoma: International Topotecan Study group trial. Proc ASCO, 15:283.

Casey MJ, Gupt NC, Muths CK. 1994. Experience with positron emission tomography (PET) scans in patients with ovarian caner. Gynecol Oncol, 53:331.

Chambers JT, Merino MJ, Kohorn EI, et al. 1988. borderline ovarian tumors. Am J Obstet Gynecol, 159:1088.

Chambers JT. 1989. Borderline ovarian tumors: a review of treatment. Yale J Biol Med, 62:351.

Cheng J, Godwin A, Bellacosa A, et al. 1992. AKT2, a putative oncogene encoding a member of a subfamily of protein-serine/threonine kinases, is amplified in human ovarian carcinomas. Proc Natl Acad Sci USA, 89:9267.

Chen SS, Bocher R. 1985. Assessment of morbidity and mortality in primary cytoreductive surgery for advanced ovarian carcinoma. Gynecol Oncol, 20:190.

Chen SS. 1983. Incidence of para-aortic and pelvic lymph node metastases in epithelial carcinoma of the ovary. Gynecol Oncol, 16:95.

Christian MC, Trimble EL. 1994. Salvage chemotherapy for epithelial ovarian carcinoma, review. Gynecol Oncol, 55:S143.

Christman JE. 1990. Delivery of a normal infant following cisplatin, vinblastine and bleomycin (PVB) chemotherapy for malignant teratoma of the ovary during pregnancy. Gynecol Oncol, 37:292.

Chu C S, Menzin RW, Leonard D G B, et al. 1999. Primary peritoneal carcinoma: a review of the literature. Obstet Gynecol Surv, 54:323 ~ 325.

Chutter EM, Kenermans P, Sohn C, et al. 1994. Diagnostic value of pelvic examination, ultrasound, and serum CA125 in postmenopausal women with a pelvic mass: an international multicenter study. Cancer, 74:1398.

Clarke Pearson D, DeLong ER, Chin N, et al. 1988. Intestinal obstruction in patients with ovarian cancer. Variables associated with surgical complications and survival. Arch Surg, 123:42.

Cohen C J, Jennings T S. 1994. Screening for ovarian cancer: the role of noninvasive imaging techniques. Am J Obstet Gynecol, 170:1088.

Colombo N, Sessa C, Landoni F, et al. 1986. Cisplatin, vinblastine, and bleomycin combination chemotherapy in metastatic granulosa cell tumor of the ovary. Obstet Gynecol, 67:265.

Colombo N. 1994. Controversial issues in the management of early epithelial ovarian cancer: conservation surgery and role of adjuvant therapy. Gynecol Oncol, 55:247.

Copeland LJ, Gershenson DM, Wharton JT, et al. 1985. Microscopic disease at second look laparotomy in advanced ovarian cancer. Cancer, 55:472.

Creasman WT, Park R, Norris H, et al. 1982. Stage I borderline ovarian tumors. Obstet Gynecol, 59:93.

CreemersGJ, Bolis Gore M. 1996. Topotecan, an active drug in the second-line treatment of epithelial ovarian cancer: results of a large European phase II study. L Clin Oncol, 14:3056.

Curtin J, Malik R, Venkatraman E, et al. 1995. Surgical debulking of patients with stage IV ovarian cancer: impact on survival. Gynecol Oncol, 56:129.

Curtin JP, Malik R, Venkatraman ES, et al. 1997. Stage IV ovarian cancer: impact of surgical debulking. Gynecol Oncol, 64:9.

Daly M, Obrams GI. 1998. Epidemiology and risk assessment for ovarian cancer. Semin Oncol, 25:255.

Dauplat J, Ferriere JP, Gorbinet M, et al. 1986. Second look laparotomy in managing epithelial ovarian carcinoma. Cancer, 57:1626.

Dauplat J, Legros M, Condat P, et al. 1989. High dose melphalan and autologous bone marrow support for treatment of ovarian carcinoma with positive second look operation. Gynecol Oncol, 34:294.

Davy M, Torjesen PA, Aakaag A. 1977. Demonstration of the FSH receptor in a functioning granulosa cell tumor. Acta Endocrinal (copenh),8:615.

Deck DG, Mussey E. 1967. Adjuvant therapy for advanced ovarian malignancy. Am J Obstet Gynecol,97:171.

Delclos L, Quinlan E. 1969. Malignant tumors of the ovary managed with postoperative megavoltage irradiation. Radio,93:659.

Delgado G, Oram DH, Petrilli ES. 1984. Stage Ⅲ epithelial ovarian cancer:the role of maximal surgical reduction. Gynecol Oncol, 18:293 ~298.

Delgado G. 1977. Paraaoritc lymphadenectomy in gynecologic malignancies confined to the pelvis. Obstet Gyncol,50:418.

Dembo A. 1984. Radiotherapeutic management of ovarian cancer. Semin Oncol,11:238.

Dembo AJ, Bush RS, Beale FA, e al. 1979. The Princess Margaret Hospital study of ovarian cancer:stage Ⅰ, Ⅱ and asymptomatic Ⅲ presentations. Cancer Treat Rep,63:249 ~254.

De Nictolis M, Montironi R, Tommasoni S, et al. 1994. Benign, borderline and well differentiated malignant intestinal mucinous tumors of the ovary a clinicopathologic, histochemical, immunohistochemical and nuclear quantitative study of 57 cases. Int J Gynecol Pathol,13:10.

Deppe G, Malviya VK, Boike G, et al. 1989. Use of cavitron surgical aspirator for debulking of diaphragmatic metastases in patients with advanced ovarian carcinoma of the ovaries. Sury Gynecol Obstet,168:455.

Deppe G. 1988. Turns formation of endodermal sinus tumors todysgerminoma following chemotherapy. Am J Obstet Gynecol, 139:920.

Dgani R, Shoham Z, Alar E et al. 1989. Ovarian carcinoma during pregnancy:a study of 23 cases in Israel between the years 1960 and 1984. Gynecol Oncol,33:326 ~331.

Dickersin G R, Kline I W, Scully R E. 1982. Small cell carcinoma of the ovary with hypercalcemia:a report of 11 cases cancer. Cancer,49:188 ~197.

Di Re. 1990. The value of lymphadenectomy in the management of ovarian cancer//Sharp F ed. Ovarian cancer. London:Chapran, 437 ~447.

Di Re F, Fontanellit, Raspagoiesi F, et al. 1989. Pelvic and paraortic lymphadenectomy in cancer of the ovary. Ballieres Clin Obstet Gynecol,3:131.

Dire F. 1989. Biological and clinical significanter of lymph node metastases in ovarian carcinoma//Conte P F. Multimodal treatment of ovarian cancer. New York:Paven Pass,161 ~165.

Di Re F. 1982. Lymphatic metastases in ovarian carcinoma:Analysis of 109 cases. Priceed of first congress of the Europ. Soc of Surg Oncol,231.

DiSaia MD, Creasman MD. 2002. Clinical Gynecologic Oncology. 6th ed. St. louis:Mosby Inc,364.

DiSaia PJ, Creasman WT. 1997. Clinical gynecologic oncology. 5th. ed St. Louis:Mosby Inc,274 ~276,293 ~312

Disaia PL, Creaseman WT. 1989. Clinical Gynecologic Oncology. 3rd ed. St Louis, Washington DC, Toronto:The CV Mosby Company,327 ~449.

Disaia PT, Creasman WT. 1997. Clinical gynecology oncology. 5th ed. St Louis:Mosby Inc,298 ~300.

Donald E. 1983. Appendectomy in the surgical treatment of ovarian cancer triosis. Obstet Gynecol,421.

Dubuc Lissoir J, Berthiaume MJ, Boubez G, et al. 2001. Bone metastasis from granulosa cell tumor of the ovary. Gynecol Oncol, 83:400.

Duska LR, Flynn C, Goodman A. 1998. Masculinizing sclerosing stromal cell tumor in pregnancy:report of a case and review of the literature. Eur J Gynecol Oncol,19:441 ~444.

Eckhardt S, Hernadi Z, Thurzo L, et al. 1990. Phase Ⅱ clinical evaluation of etoposide (VP-16 213, Vepesid) as a second line treatment in ovarian cancer:result of the South East European. Oncology Group (SEEOG) study. Oncology,47:289.

Einhor LH, Williams SD, Loehrer PJ, et al. 1989. Evaluation of optimal duration of chemotherapy in favorable prognosis disseminated germ cell tumors:An Southeastern Cancer Study Group protocol. J Clin Oncol,7:387 ~391.

Einzig AI. 1994. Review of phase Ⅱ trials of taxol (paclitaxel) in patients with advanced ovarian cancer, review. Ann Oncol,5 (suppl 6):S29.

Eisenkop SM, Spritos NM, Montag TW, et al. 1992. The impact of subspecialty training on the management of advanced ovarian cancer. Gynecol Oncol, 47:203.

Elit L, Bocking A, Kenyon C, et al. 1999. An endodermal sinus tumor diagnosed in pregnancy: case report and review of the literature. Gynecol Oncol, 72:123 ~ 127.

Elit L, Oliver TK, Covens A, et al. 2007. Intraperitoneal chemotherapy in the first-line treatment of women with stage Ⅲ epithelial ovarian cancer. A systematic review with metaanalysis. Cancer, 109:692.

Evans AT, Gaffey TA, Malkasian GD, et al. 1980. Clinicopathologic review of 118 granulosa and 82 theca cell tumors. Obstet Gynecol, 55:231.

Fanning J, Hilgers RD. 1995. Loop electrosurgical excision procedure for intensified cytoreduction of ovarian cancer. Gynecol Oncol, 57:188.

Feldman GB. 1972. The role of lymphatic obstruction on the formation of ascitis in a murine ovarian carcinoma. Cancer Res, 32:1683.

FIGO Cancer Committee. 1986. Staging Announcement west Berlin. Gynecol Oncol, 25:283.

Fishman A, Kudelka AP, Tresukosol D, et al. 1996. Leuprolide acetate for treating refractory or persistent ovarian granulosa cell tumor. J Reprod Med, 41:393.

Forney JP. 1978. Pregnancy following removal cancer chemotherapy of ovarian endodermal sinus tumor. Obstet Gynecol, 52:360.

Fort MG, Pierce VK, Saigo PE. 1989. Evidence for the efficacy of adjuvant therapy in epithelial ovarian tumors of low malignant potential. Gynecol Oncol, 32:269.

Fox H, Agrawal K, Langley FA. 1975. A clinicopathologic study of 92 cases of granulose cell tumor of the ovary with special reference to the factors influencing prognosis. Cancer, 35:231.

Friedlander ML. 1998. Prognostic factors in ovarian cancer. Semin Oncol, 25:305-314.

Fuks Z, Rizel SO. 1982. The multimodal approach to the treatment of stage Ⅲ ovarian carcinoma. Int J Radiat Oncol Biol phys, 8:903.

Gadducci A. 1995. Serum half life of CA125 during early chemotherapy as an independent prognostic variable for patients with advanced epithelial ovarian cancer: result of a multicentric Italian study. Gynecol Oncol, 58:42.

Gadduci A, Cosio S, Muraca S, et al. 2003. The management of malignant nondysgerminomatous ovarian germ cell tumors. Anticancer Res, 23(2):1827 ~ 1836.

Gajewski WH. 1994. Prognostic significance of DNA content in epithelial ovarian cancer. Gynecol Oncol, 53:5 ~ 12.

Gallion H, Hunter JE, van Nagell JR, et al. 1992. The prognostic implications of low serum CA125 levels prior to the second look operation for stage Ⅲ and Ⅳ epithelial ovarian cancer. Gynecol Oncol, 46:29.

Geisler JP. 1996. Relationship of preoperative serum CA125 to survival in epithelial ovarian carcinoma. J Reprod Med, 41: 140 ~ 142.

Genadry R. 1981. Primary papillary peritoneal neoplasia. Obstet Gynecol, 58:730.

Germa JR. 1992. Manilgnant ovarian germ cell tumors: experience at the Hospital de la Santa Creui Sant Pau. Gynecol Oncol, 45(2):153 ~ 159.

Gershenson DM, Copeland LJ, Kavanagh JJ, et al. 1987. Treatment of metastatic stromal tumors of the ovary with cisplatin, doxorubicin and cyclophosphamide. Obstet Gynecol, 70:765.

Gershenson DM, Del Junco G, Copeland LJ. 1984. Mix germ cell tumors of the ovary. Obstet Gynecol, 64:200.

Gershenson DM, Del Junco G, Herson J. 1983. Endodermal sinus tumor of the ovary: The MD Aderson experience. Obstet Gynecol, 61:194.

Gershenson DM, Kavunagh JJ, Copeland LJ, et al. 1986. Treatment of malignant nondysgerminomatous germ cell tumors of ovary with vincristine, bleomycin and cisplatin. Cancer, 57:1731.

Gershenson DM, Mitchell MF, Atkinson N, et al. 1992. The effect of prolonged cisplatin based chemotherapy on progression free survival in patients with optimal ovarian cancer: "Maintenance" therapy reconsidered. Gynecol Oncol, 47:7.

Gershenson DM, Morris M, Burke TW, et al. 1996. Treatment of poor prognosis sex cord stromal tumors of the ovary with the combination of bleomycin, etoposide and cisplatin. Obstet Gynecol, 87:527.

Gershenson DM, Silva EG. 1990. Serous ovarian tumors of low malignant potential with peritoneal implants. Cancer, 65:578.

Gershenson DM. 1988. Menstrual and reproductive function after treatment with combination chemotherapy for malignant ovarian germ cell tumors. J Clin Oncol, 6:270.

Gershenson DM. 1993. Update on malignant ovarian germ cell tumors. Cancer Supplement, 71(4):1581~1590.

Gershenson DM. 1985. Treatment of malignant nondysgerminomatous germ cell tumors of ovary with vincristine, dactinomycin and cyclophosphamide. Cancer, 56:2756.

Goff BA, Muntz HG, Fleischhacker D, et al. 1996. Clear cell carcinoma of the ovary: a distinct histologic type with poor prognosis and resistant to platinum based chemotherapy in stage Ⅲ disease. Gynecol Oncol, 60:412~417.

Gordon A, Bookman M, Malmstrom H, et al. 1996. Efficacy of topotecan in advanced epithelial ovarian cancer after failure of platinum and paclitaxel: International Topotecan Study Group trail, abstract. Proc ASCO, 15:282.

Gordon AN, Tonda M, Sun S, et al. 2004. Long-term survival advantage for women treated with pegylated liposomal doxorubicin compared with topotecan in phase 3 randomized study of recurrent and refractory epithelial ovarian cancer. Gynecol Oncol, 95:1.

Greco FA. 1981. Advanced ovarian cancer: Brief intensive combination chemotherapy and second-look operation. Obstet Gynecol, 58:199.

Griffith CT. 1984. New development in the surgical treatment of ovarian cancer//ZNG Griffith CT ed. Surgery in gynecologic oncology. Martinas: Nifhoff Publishers, 260~275.

Griffiths CT. 1978. Intensive surgery and chemotherapeutic management of advanced ovarian cancer. Clinical Surgical of North Amercian, 58:131.

Griffiths CT. 1984. New development in the surgery treatment of ovarian cancer//Heintz APM ed. Surgery in Gynecological Oncology. Boston: Martinus Nijhoff Publishers, 2603~2610.

Griffiths CT. 1975. Surgical resection of tumor bulk in the primary treatment of ovarian carcinoma. Nati Cancer Inst Monoger, 42:101~104.

Griffths CT, Parker LM, Fuller AJ. 1979. Role of cytoreductive surgical treatment in the management of advanced ovarian cancer. Cancer Treat Rep, 63:235~240.

Groseb EA, Geanger GA, Gatanaga M, et al. 1993. Measurement of soluble membrane receptors for tumor necroise factor and lymphotoxin in the sera of patients with gynecology malignancies. Gynecol Oncol, 50:68.

Guidozzif, Sonnendecker EW, Wright C. 1993. Ovarian cancer with metastatic deposits in the cervix, vagina or vulva preceding primary cytoreductive surgery. Gynecol Oncol, 49:225~228.

Gunter D. 1986. Surgical approach to diaphragmatic metastases from ovarian cancer. Gynecol Oncol, 24:258.

Guther IE. 1984. A study of 656 patients with early ovarian cancer. Gynecol Oncology, 17:363.

Haker NF, Wain GV, Trimbos JP, et al. 1992. Management and outcome of stage Ⅲ epithelial ovarian cancer//Sharp F, Mason Wp, Creasman W(eds). Ovarian cancer, biology, diagnosis and management. London: Chapman&Hall.

Hakes TB, Chals E, Hoskins WJ, et al. 1992. Randomized prospective trial of 5 versus 10 cycles of cyclophosphamide, doxorubicin, and cisplatin in advanced ovarian carcinoma. Gynecol Oncol, 45:284.

Harrison M L, Hoskins P, Bois A, et al. 2006. Small cell of the ovary, hypercalcemic type-analysis of management. A GCIG study. Gynecol Oncol, 100:233~238.

Hartmann LC, Young RH, Podratz KC. 2000. Ovarian sex cord-stromal tumors//Hoskins WJ, Perez CA, Young RC(eds). Principles and Practice of Gynecologic Oncology, 1076.

Hart WR. 1973. Borderline and malignant mucinous tumors of the ovary. Cancer, 31:1031.

Heintz AP, Hacker NF, Berek JS, et al. 1986. Cytoreductive surgery in ovarian carcinoma: feasibility and morbidity. Obstet Gynecol, 67:783.

Heintz AP. 1988. The treatment of advanced ovarian carcinoma: clinical variables associated with prognosis. Gynecol Oncol, 30:347~358.

Heintz APM, Hacker NF, Berek JS, et al. 1986. Cytoreductive surgery in ovarian carcinoma: feasibility and morbidity. Obstet Gynecol,67:783.

Henriksen R,Strang P,Wilander E,et al. 1993. P53 expression in epithelial ovarian neoplasms:relationship to clinical and pathological parameters,Ki-67 expression and flow cytometry. Gynecol Oncol,53:301~306.

Herbst AL,Mishell DR Jr,Stenchever MA,et al eds. 1991. Comprehensive Gynecology. 2nd ed. st. Louis:Mosby-Yearbooki.

Hermans RH,Fischer DC,van Der Putten HW,et al. 2003. Adnexal masses in pregnancy. Oncology,26:167~172.

Hern RP,Gore ME. 1995. Impact of doxorubicin on survival in advanced ovarian cancer. J Clincol,13(3):726.

Hochster H,Speyer J,Wadler C,et al. 1996. Phase II study of topotecan 21 day infusion in platinum treated ovarian cancer. Proc ASCO,15:285.

Hoffman J,Laird L,Benadiva C,et al. 1999. In vitro fertilization following conservative management of stage 3 serous borderline tumor of the ovary. Gynecol Oncol,74:515~518.

Homesley HD,Bundy BN,Hurteau JA,et al. 1999. Bleomycin,etoposide and cisplatin combination therapy of ovarian granulosa cell tumors and other stromal malignancies:A Gynecological Oncology Group study. Gynecol Oncol,72:131.

Hopkins MP, Morley GW. 1989. Second look operation and surgical reexploration in ovarian tumor of low malignant potential. Obstet Gynecol,47:375.

Horbelt D. 1992. Mixed germ cell malignancy of the ovary concurrent with pregnancy. Obstet Gynecol,80:9.

Hoskins PJ,Swenerton KD. 1994. Oral etoposide is active against platinum-resistant epithelial ovarian cancer. J Clin Oncol,12:60.

Hoskins WJ,Bundy BN,Thigpen JT,et al. 1992. The influence of cytoreductive surgery on reccurence free interval and survival in small volume stage III epithelial ovarian cancer:a Gynecol Oncology Group study. Gynecol Oncol,47:159~166.

Hoskins WJ,Mc Guire WP,Brady MF,et al. 1994. The effect of diameter of largest residual disease on survival after primary cytoreductive surgery in patients with suboptimal residual epithelial ovarian carcinoma. Am J Obstet Gynecol,170:974.

Hoskins WJ,McGuire WP,Brady MF,et al. 1994. The effect of diameter of largest residual disease on survival after primary cytoreductive surgery in patient with suboptimal residual epithelial ovarian carcinoma. Am J Obstet Gynecol,170:974~979.

Hoskins WJ,Perez CA,Young RC. 2000. Priniciples and practice of Gynecologic oncology,3rd ed. Philadelphia:Lippincott Williams,1012~1014.

Hoskins WJ,Rubin S. 1991. Surgery in the treatment of patients with advanced ovarian cancer. Semin Oncol,18:213~221.

Hoskins WJ,Rubin SC,Dulaney E,et al. 1989. Influence of secondary cytoreduction at the time of second look laparotomy on the survival of patient with epithelial ovarian carcinoma. Gynecol Oncol,34:365~371.

Hoskins WJ. 1993. Surgical and cytoreductive surgery of epithelial ovarian cancer. Cancer Supplement,71(4):102.

Hoskin WJ,Lawton FG. 1998. Primary Cytoreductive surgery for advanced-stage disease//Geshenson DM,Mcguive WP. Ovarian cancer. New York:Churchill living Inc,65~82.

Houlston RS, Collins A, Slack J, et al. 1991. Genetic epidemiology of ovarian cancer: segregation analysis. Ann Hun Genet,55:291.

Hubner K F,McDonald TW,Niethammer JG,et al. 1993. Assessment of primary and metastatic ovarian cancer by positron emission tomography (PET)using 2[18F] deoxyglucose(2-[18F]FDG). Gynecol Oncol,51:197.

Hudson CN. 1968. A radical operation for fixed ovarian tumor. J Obstet Gynecology Br Cmmwilth,75:1155.

Hudson CN. 1973. Surgical treatment of ovarian cancer. Gynecol Oncology,1:370.

International Federation of Gynecology and Obstetrics. 1989. Annual report and result of treatment in gynecologic cancer. Int J Gynecol Obstet,28:189.

Jacob JB. 1991. Neoadjuvant chemotherapy and interval debulking for advanced epithelial cancer. Gynecol Oncol,42:146.

Jacobs HJ,Deppe G,Cohen CJ. 1982. Combination chemotherapy of ovarian granulosa cell tumor with cisplatinum and doxorubicin. Gynecol Oncol,14:294.

Janich F. 1993. Radical surgical procedure improves survival time in patients with recurrent ovarian cancer. Cancer,70:2129.

Jemal A,Siegel R,Ward E,et al. 2008. Cancer Statistics. CA Cancer J Clin,58:71~96.

Julian CG. 1978. The biologic behavior of low grade papillary serous carcinoma of the ovary. Obstet and Gynecol,40:860.

Kaem J,Trope CG,Abeler VM. 1993. A retrospective study of 370 borderline tumors of the ovary treated at the Norwegian Radium

Hospital from1979 to 1982. A review of clinicopathologic features and treatment modalities. Cancer,71:1810.

Kai S, Kohmura H. 1994. Reproductive and developmental toxicity study of paclitaxel (II)-intravenous administration to rats during the fetal organogensis. J Toxocol Sci,19:69.

Kapnick SJ,Griffiths CT,Finkler NJ. 1990. Occult pleural involvement in stage III ovarian carcinoma:role of diaphragm. Gynecol Oncol,39:135 ~ 138.

Katzenstein ALA. 1978. Proliferative serous tumors of the ovary: Histologic feature and prognosis. Am J of Surgical Pathology, 2:339.

Kavangh J J,Kudela A P,de Leon C G,et al. 1996. Phase II study of docetaxel in patients with epithelial ovarian carcinoma refractory to platinum. Clin Cancer Res,2:837.

Kayikcioglu F,Pata O,Cengiz S,et al. 2000. Accuracy of frozen section diagnosis in borderline ovarian malignancy. Gynecol Obstet Invest,49(3):187~189.

Kayikcioglu F,Pata O,Cengiz S,et al. 2000. Accuracy of frozen section diagnosis in borderline ovarian malignancy. Gynecol Obstet Invest,49:187 ~ 189.

Kent S. 1960. Primary cancer of the ovary. Am J Obstet Gynecol,80:430.

Kim HS,Park NH,Chung HH,et al. 2008. Signification of preoperative serum CA-125 levels in the prediction of lymph node metastasis in epithelial ovarian cancer. Acta Obstet Gynecol Scand,87(11):1136 ~ 1142.

Kjorstad KE. 1983. Carcinoma of the ovary borderline lesions and their therapy//Grandmann E ed. Carcinoma of the Ovary. Gustay:Fischer Verlag Stultgart,10 ~ 20.

Klemi P. 1995. P53 protein detected by immunohistochemistry as a prognostic factor in patients with epithelial ovarian carcinoma. Cancer,76:1201 ~ 1208.

Kliman L,Rome RM,Fortune DW. 1986. Low malignant potential tumors of the ovary:a study of 76 cases. Obstet Gynecol,68:338.

Knapp RC,Friedman FA. 1974. Aortic lymph node metastases in early ovarian cancer. Am J Obstet Gynecol,119:1013.

Koalos JP. 1989. Immature teratoma of the ovary. Gynecol Oncol,34(1):46.

Kobayashi F. 1989. Mechanism and clinical significance of elevated CA125 levels in the sera of pregnant women. Am J Obstet Gynecol,160:563.

Koonings PP,Campbell K,Mishell DR,et al. 1989. Relative frequency of primary ovarian neoplasms:a 10-year review. Obstet Gynecol,85:242.

Krebs HB,Goplerud DR. 1983. Surgical management of bowel obstruction in advanced ovarian carcinoma. Obstet Gynecol,61:327.

Kumar PP,Good RR,Linder J. 1986. Complete response of granulosa cell tumor metastatic to liver after hepatic irradiation:A case report. Obstet Gynecol,67 (3 suppl):95S.

Kurman RJ,Norris HJ. 1976. Malignant mixed germ cell tumors of the ovary. A clinical and pathologic analysis of 30 cases. Obstet Gynecol,48:579.

Kurman RJ,Trimble CL. 1993. The behavior of serous tumors of low malignant potential:are they ever malignant? Int J Gynecol Pathol,12:120.

Lawton F,Luesley D,Redman C,et al. 1990. Feasibility and outcome of complete secondary tumor resection for patients with advanced ovarian cancer. J Surg Oncol,45:14 ~ 19.

Leake JF,Rader JS,Woodruff JD,et al. 1991. Retroperitoneal lymphatic involvement with epithelial ovarian tumors of low malignant potential. Gynecol Oncol,42:124.

Leake JK, Rader JS, Woodruff JD, et al. 1995. Retroperitoneal lymphatic involvement with epithelial ovarian tumors of low malignant potential. Gynecol Oncol,43:124 ~ 130.

Lee KR,Scully RE. 2000. Mucinous tumors of the ovary:a clinicopathologic study of 196 borderline tumors(of intestinal type)and carcinomas including an evaluation of 11 cases with 'pseudomyxoma peritonei'. Am J Surg Pathol,24(11):1447 ~ 1464.

Levin L,Hryniuk WM. 1987. Dose intensity analysis of chemotherapy regimens in ovarian carcinoma. J Clin Oncol,5:756.

Lim Tan SK. 1988. Ovarian Cystectomy for serous borderline tumors:a follow up study of 35 cases. Obstet Gynecol,72:775.

Linstadt DE. 1990. Salvage whole abdominal irradiation following chemotherapy failure in epithelial ovarian carcinoma. Gynecol Oncol,36:327.

Linstadt DE. 1990. Salvage whole-abdominal irradiation following chemotherapy failure in epithelial ovarian carcinoma. Gynecol Oncol,36:327.

Lippman SM, Alberts DS, Slymen DJ, et al. 1988. Second look laparotomy in epithelial ovarian carcinoma. Prognostic fators associated with survival duration. Cancer,61:2571~2577.

Liu PC, Benjamin I, Morgan MA, et al. 1997. Effect of surgical debulking on survival in stage Ⅳ ovarian cancer. Gynecol Oncol, 64:4.

Long HJ Ⅲ, Nelimark RA, Su JQ, et al. 1994. Phase Ⅱ evaluation of 5-fluorouracil and low-dose leucovorin in cisplatin-refractory advanced ovarian carcinoma. Gynecol Oncol,54:180.

Look KY, Muss HB, Blessing JA, et al. 1995. A phase Ⅱ trail of 5-flurouracil and high-dose leucovorin in recurrent epithelial ovarian carcinoma: a Gynecologic Oncology Group study. Am J Clin Oncol,18:19.

Luesley D, Lawton F, Blackledge G, et al. 1988. Failure of second look laparotomy to influence survival in epithelial ovarian cancer. Lancet,2:599~603.

Lusch CJ, Mercurio TM, Runyeon WK. 1978. Delayed recurrence and chemotherapy of a granulosa cell tumor. Obstet Gynecol, 51:505.

Malkasian JD Jr, Webb MJ, Jorgensen EO. 1974. Observations on chemotherapy of granulosa cell carcinomas and malignant ovarian teratomas. Obstet Gynecol,44:885.

Malmstrom H, Hogberg T, Risberg B, et al. 1994. Granulosa cell tumors of the ovary: prognostic factors and outcome. Gynecol Oncol,52:50.

Mancusso P. 1989. Lymphadenectomy in ovarian carcinoma: techniques and complications//Conte P F. Multimodal treatment of ovarian cancer. New York: Paven Pass,173~180.

Manetta A, Macneill C, Lyter JA, et al. 1990. Hexamethylmelamine as a single second line agent in ovarian cancer. Gynecol Oncol, 36:93.

Markman M, Rothman R, Hakes T, et al. 1991. Second-line cisplatin therapy in patients with ovarian cancer previously treated with cisplantin. J Clin Oncol,9:389~393.

Markman M. 1992. Characteristics of patients with small volume residual ovarian cancer unresponsive to cisplantin-based chemotherapy: lessons learned from a Gynecologic Oncology Group phase Ⅱ trail of IP cisplatin and recombinant interferon-α. Gynecol Oncol,45:3.

Markman M, Hakes T, Reichman B. 1992. Ifosfamide and mesna in previously treated advanced epithelial ovarian cancer: activity in platinum-resistant disease. J Clin Oncol,10:243.

Markman M, Blessing JA, Major F, et al. 1993. Salvage intraperitoneal therapy of ovarian cancer employing cisplatin and etoposide: a Gynecologic Oncology Group study. Gynecol Oncol,50:191.

Markman M. 1993. Salvage therapy in ovarian cancer: Is there a role for intraepithelial drug delivery? Gynecol Oncol,51:86.

Markman M. 1993. Intraperitoneal chemotherapy in the management of ovarian cancer. Cancer,71:1565.

Markmen M. 1991. Response to second line cisplantin-based intraperitioneal therapy in ovarian cancer: influence of a prior response to intravenous cisplatin. Clin Oncol,9:1801.

Massen V. 1993. Ovarian tumors of malignant potential: an intra-and retroperitoneal disease? Geburtshilife Frauenheilk,53:163.

Mcguire WP, Hoskins WJ, Brady MF, et al. 1996. Cyclophosphamide and cisplatin compared with paclitaxel and cisplatin in patients with stage Ⅲ and stage Ⅳ ovarian cancer. N Eng J Med,334:1.

McGuire WP. 1996. Cyclophosphamide and cisplatin compared with paclitaxel and cisplatin in patients with stage Ⅲ and Ⅳ ovarian cancer. N Engl J Med,334:1.

McKenzie SJ, De Sombre KA, Bast BS, et al. 1993. Serum levels of HER-2/neu(c-erb-2) correlate with overexpression of p185 neu in human ovarian caner. Caner,71:3942.

Mclcka F, Rafls S. 1975. Variation of spread of ovarian malignancy according to site of origin. Gynecol Oncol,3:108.

Menczer J. 1992. Intraperitoneal cisplation chemotherapy in ovarian carcinoma patients who are clinically incomplete remission. Gynecol Oncol,46:222.

Menzin AW, Rubin SC, Noumoff JS, et al. 1995. The accuracy of a frozen section diagnosis of borderline ovarian malignancy. Gynecol Oncol,59:183.

Michel G, Zarca D, Castaigne D, et al. 1989. Secondary cytoreductive surgery in ovarian cancer. Eur J Surg Oncol,15:201~204.

Miller BE, Barron BA, Wan JY, et al. 1997. Prognostic factor in adult granulosa cell tumor of the ovary. Cancer,79:1951.

Minyi T. 1980. The characteristics of ovarian serous tumor of borderline malignancy. Chinese Medical Journal,93:459.

Mitcheli N. 1989. Secondary cytoreductive surgery of recurrent epithelial cancer. Gynecol Oncol,34:334.

Mogensen O. 1992. Prognostic value of CA125 in advanced ovarian cancer. Gynecol Oncol,44:207.

Monte FJ. 1991. The diagnosis of immature teratoma by maternal serum alpha-fetoprotein screening. Gynecol Oncol,41:74.

Moore DH, Valea F, Crumpler LS, et al. 1993. Hexamethylmelamine/Altretamine as second-line therapy for epithelial ovarian carcinoma. Gynecol Oncol,51:109.

Morre CZ. 1980. Debulking operation. Gynecology,150:395.

Morris M, Gershenson DM, Wharton JT. 1989. Secondary cytoreductive surgery in epithelial ovarian cancer:nonresponders to first-line therapy. Gynecol Oncol,33:1~5.

Morris M, Gershenson DM, Wharton JT, et al. 1989. Secondary cytoreductive surgery for recurrent epithelial ovarian cancer. Gynecol Oncol,34:334~338.

Morris M. 1989. Secondary cytoreductive surgery in epithelial ovarian cancer:nonresponders to first-line therapy. Gynecol Oncol, 33:1.

Morton D. 1978. Changing concepts in cancer surgery,Surgery as immunotherapy. Am J Surg,135:767.

Muhammad AA. 1976. Dysgerminoma of the ovary. Radiation therapy for recurrence and metastases. Am J Obstet Gynecol, 126:190.

Muggia FM, Hainsworth JD, Jeffers S, et al. 1997. Phase Ⅱ study of liposomal doxorubicin in refractory ovarian cancer:antitumor activity and toxicity modification by liposomal encapsulation. J Clin Oncol,15:987.

Mulder PO, Willemse PH, Aalders JG, et al. 1989. High dose chemotherapy with autologous bone marrow transplantation in patients with refractory ovarian cancer. Eur J Cancer Clin Oncol,25:645.

Munkarah AR, Hallum AV Ⅲ, Morris M, et al. 1997. Prognostic significance of residual disease in patients with stage Ⅳ epithelial ovarian cancer. Gynecol Oncol,64:13.

Munnel EW. 1967. The changing prognosis and treatment in cancer of the ovary. Am J Obstet Gynecol,100:790.

Munnell EW. 1969. Is conservative eve justified in stage Ⅰ A cancer of the ovary? Am J Obstet Gynecol,10:641.

Neijt J, ten Bokkel Huinink W, van der Burg M, et al. 1987. Randomized trial comparing two combination chemotherapy regimens (CHAP-5 vs CP) in advanced ovarian carcinoma. J Clin Oncol,5:1157.

Neijt J, ten Bokkel Huinink W, van der Burg M, et al. 1984. Randomized trial comparing two combination chemotherapy regimens (Hexa-CAF vs CHAP-5) in advanced ovarian carcinoma. Lancet,2:594.

Ng L, Rubins W. 1990. Aggressive chemosurgical debulking in patients with advance ovarian cancer. Gynecol Oncol,38:358.

Ng LW, Rubin SC, Hoskins WJ, et al. 1990. Aggressive chemosurgical debulking in patients with advanced ovarian cancer. Gynecol Oncol,38:358~363.

Nicklin JL, Copelan LJ, O'Toole RV, et al. 1995. Splenectomy as part of cytoreductive surgery for ovarian carcinoma. Gynecol Oncol,58:244.

NIH Consensus Development Panel on Ovarian Cancer. 1995. Ovarian cancer:screening, treatment, and follow-up. JAMA, 273:491.

Niloff JM, Bast RC, Sachaetzl EM, et al. 1985. Predictive value of CA125 antigen levels in second-look procedures for ovarian cancer. Am J Obstet Gynecol,151:981.

Norris HJ, O'Connor DM. 1992. Pathology of malignant germ cell tumor of the ovary//Coppleson Meds. Gynecologic Oncology Fundamental Principles and Clinical Practice. Edingurgh, London, Mellbourne, New York &Tokyo:Churchill Livingstone,917~934.

Norris RJ. 1976. Immature teratoma of the ovary. Cancer,37:2359.

O'Hanlon KA,Kargas,Schreiber M,et al. 1995. Ovarian cancer metastases to gastrointestinal tract appear to spread like colon carcinoma:implications for surgical resection. Gynecol Oncol,59:200.

Ohel K,Kaneti H,Schenker JG. 1983. Granulosa cell tumors in Israel:a study of 172 cases. Gynecol Oncol,15:278.

Omura G,Bundy B,Berek J, et al. 1989. Randomized trial of cyclophosphamide plus cisplatin with or without doxorubicin in ovarian carcinoma:a Gynecologic Oncology Group Study. J Clin Oncol,7:457.

Omura GA,Brady MF,Delmore JE, et al. 1996. A randomized trial of paclitaxel at 2 dose levels and filgrastim at 2 dose in platinum pretreated epithelial ovarian cancer (OVCA):a Gynecologic Oncology Group, SWOG, NCCTG and ECOG study. Proc Asco,15:280.

Onnis A,Marchetti M,Padovan P,et al. 1996. Neoadjuvant chemotherapy in advanced ovarian cancer. Eur J Gynaec Oncol, X Ⅶ: 393-396.

Ostrowski MJ,Halsall GM. 1982. Intracavitary bleomycin in the management of malignant effusions a multicenter study. Cancer Treat Rep,66:1903.

Ozalp S,Yalcin OT,Minsin TH. 2000. Expression of P53 in epithelial ovarian cancer. Int J Gynecol Obstet,71:277 ~ 278.

Ozols RF. 1995. USA update on paclitaxel in ovarian cancer review. Ann Med,27:127.

Ozols RF,Rubin S C,Thomas G, et al. 2005. Epithelial ovarian cancer//Hoskins WJ, Perez CA, Young RC, eds. Principles and Practice of Gynecologic Oncology,4th ed. Philadelphia:Lippincott Williams&Wilkins,919 ~ 922.

Ozols R F,Rubin S C,Thomas G, et al. 2005. Epithelial Ovarian Cancer//Hoskins W J, Perez C A, Young R C. Principles and Philadelphia:Lippincott Williams&Wilkins, USA,953 ~ 966.

Paladine W,Cunningham TJ,Sponzo R,et al. 1976. Intracavitary bleomycinin the management of malignant effusions. Cancer, 38:1903.

Pao-Chen Wu. 1991. Treatment of malignant germ cell tumors with preservation of fertility:A report of 28 cases. Gynecol Oncol,40 (1):2.

Parker RT. 1970. Cancer of the ovary survival study based upon operation therapy chemotherapy and radiotherapy. Am J Obstet Gynecol,188:878.

Patsner B,Orr JW,Mann WJ,et al. 1990. Does serum CA125 level prior to second-look laparotomy for invasive ovarian adenocarcinoma predict size of residual disease ? Gynecol Oncol,37:319.

Pectasides D,Alevizakos N,Athanassiou AE. 1984. Cisplatin-containing regimen in advanced or recurrent granulosa cell tumors of the ovary. Ann Oncol,3:316.

Pereira A,Magrina JF,Rey V,et al. 2007. Pelvic and aortic lymph node metastasis in epithelial ovarian cancer. Gynecol Oncol,105 (3):604 ~ 608.

Pettersson F. 1988. Annual report on the results of treatment in gynecological cancer. Vol. 20. International Federarion of Gynecology and Obstetrics. Stockholm:Panorama Press AB,110.

Piccart M J,Gore M,ten Bokkel Huinink W W,et al. 1995. Docetaxel:an active new drug for treatment of advanced epithelial ovarian cancer. J Natl Cancer Inst,87:676.

Piver MS,Baker T. 1986. The potential for optimal(<2cm)cytoreductive surgery in advanced ovarian carcinoma at a tertiary medical center:a prorepective study. Gynecol Oncol,24:1.

Piver MS, Lele SB, Marchetti DL, et al. 1988. Surgically documented response to intraperitoneal cisplatin, cytarabine, and bleomycin after intravenous cisplatin based chemotherapy in advanced ovarian adenocarcinoma. J Clin Oncol,6(11):1679.

Piver MS,Lete SB,Marchetti DL,et al. 1998. The impact of aggressive debulking surgery and cisplatin-based chemotherapy on progression-free survival in stage Ⅲ and Ⅳ ovarian carcinoma. J Clin Oncol,6:983 ~ 989.

Piver MS. 1978. Incidence of subclinical metastasis in stage Ⅰ and Ⅱ ovarian cancer. Obstet Gynecol,52:100.

Plaute M. 2000. Fertility preservation in the management of gynecologic cancer. Curr Oncol,12:497.

Podratz KC, Schray MF, Wiead HS, et al. 1988. Evaluation of treatment and survival after positive second-look laparotomy. Gynecol Oncol,31:9 ~ 24.

Podratz KC. 1993. Second-look operation in ovarian cancer. Cancer,71(suppl 4):1551.

Pohl R, Dallenback-Hellweg G, Plugge T, et al. 1984. Prognostic parameters in patients with advanced ovarian malignant tumor. Eur J Gynecol Oncol, 3:160 ~ 169.

Potter ME, Hatch KD, Soong SJ, et al. 1992. Second-look laparotomy and salvage therapy: a research modality only? Gynecol Oncol, 44:3 ~ 9.

Potter ME, Partridge EE, Shingleton HM, et al. 1989. Intraperitoneal chromic phosphate in ovarian cancer: risks and benefits. Gynecol Oncol, 32:314.

Potter ME. 1993. Secondary cytoreduction in ovarian cancer: pro or con? Gynecol Oncol, 51:131.

Prayson RA, Hart WR, Petras RE. 1994. Pseudomyxoma peritonei. A Clinicopathologic study of 19 cases with emphasis on site of origin and nature of associated ovarian tumors. Am J Surg Pathol, 18:592.

Raju KS, McKinna JA, Barker GH, et al. 1982. Second-look operation in the planned management of advanced ovarian carcinoma. Am J Obstet Gynecol, 144:650 ~ 654.

Rana S, Warren B K, yamada D. 2004. Stage ⅢC small cell carcinoma of the ovary: survival with conservative surgery and chemotherapy. ObstetGynecol, 103:1120 ~ 1123.

Randall T. 1993. National registry seeks scarce data on pregnance outcomes during chemotherapy. JAMA, 269:323.

Reddy S. 1989. Whole-abdomen radiation therapy in ovarian carcinoma: its role as a salvage therapeutic modality. Gynecol oncol, 35:307.

Redman JR, Petrini GR, Saigo PE, et al. 1986. Prognostic factors in advanced ovarian carcinoma. J Clin Oncol, 4:515.

Reed N, Millan D, Verheijen R, et al. 2010. ESMO Guidelines Working Group. Non-epithelial ovarian cancer: ESMO clinical practice guidelines for diagnosis, treatment and follow-up. Ann Oncol, 21(Suppl 5):v31 ~ 36.

Robinson WR, Curtin JP, Morrow CP. 1992. Operative staging and conservative surgery in the management of low malignant potential ovarian tumors. Int Gynecol Cancer, 2:11.

Rochent N, Sterzing F, Jensen A, et al. 2010. Intensity-modulated whole abdominal radiotheraphy after surgery and carboplatin/taxane chemotherapy for advanced ovarian cancer: phast Ⅰ study. Int J Radiat Oncol Biol Phys, 76:1382 ~ 1389.

Ronnett BM, Kurman RJ, Shmookler BM, et al. 1995. Pseudomyxoma peritonei in women: a clinicopathologic analysis of 30 cases with emphasis on site of origin, prognosis, and relationship to ovarian mucinous tumors of low malignant potential. Hum Pathol, 26:509.

Rosen GF, Lurain JR, Newton M. 1987. Hexamethylmelamine in ovarian cancer after failure of cisplatin-based multiple-agent chemotherapy. Gynecol Oncol, 27:173.

Rose PG, Blessing JA, Mayer AR, et al. 1989. Prolonged oral etoposide as second line therapy for platinum resistant and platinum sensitive ovarian carcinoma: Gynecologic Oncology Group Sturdy, abstract. Proc ASCO, 15:282.

Rose PG, Rubin RB, Nelson BE, et al. 1994. Accuracy of frozen section (intraoperative consultation) diagnosis of ovarian tumors. Am J Obstet Gynecol, 171:823.

Roth LM, Anderson MC, Govan ADT, et al. 1981. Sertoli-Leydid cell tumors: A clinicopathological study of 34 cases. Cancer, 48:187.

Roth LM. 2006. Recent advances in the pathology and classification of ovarian sex cord-stromal tumors. Int J Gynecol Pathol, 25(3):199 ~ 215.

Rubin SC, Hoskins WJ, Benjamin I, et al. 1989. Palliative surgery for intestinal obstruction in advanced ovarian cancer. Gynecol Oncol, 34:16.

Rubin SC, Hoskins WJ, Benjamin I, et al. 1989. Palliative surgery for intestinal obstruction in advanced ovarian cancer. Gynecol Oncol, 34:16 ~ 19.

Rubin SC, Lewis JJ. 1988. Second-look surgery in ovarian cancer. Crit Rev Oncol Hematol, 8:75 ~ 91.

Russell P, Merkur H. 1979. Proliferating ovarian "epithelial" tumors: clinicopathologic analysis of 144 cases. Aust NZ J Obstet Gynecol, 9:45.

Russell P. 1979. Proliferating ovarian "epithelial" tumor: A clinical-pathological analysis of 144 cases. Australian and New Zealand Journal of Obstetrics and Gynaecology, 19:45.

Savage P, Constenla D, Fisher C, et al. 1998. Granulosa cell tumors of the ovary: Demographics, survival and the management of the advanced disease. Clin Oncol, 10:242.

Schneider HP, Birkhauser M. 1995. Dose HRT modify risk of gynecological cancer? Int J Fertil Menopausalv Stud, 40 (suppl 1) :40.

Schumer ST, Cannistra SA. 2003. Granulosa cell tumor of the ovary. J Clin Oncol, 21:1180 ~ 1189.

Schwartz PE, Smith JP. 1980. Second-look operations in ovarian cancer. Am J Obstet Gynecol, 138:1124 ~ 1130.

Schwartz PE, Smith JP. 1976. Treatment of ovarian stromal tumors. Am J Obstet Gynecol, 125:402.

Seewaldt VL, Cain JM, Greer BE, et al. 1995. Reviving the pelvic examination for evaluatibg the status of ovarian carcinoma. J Clin Oncol, 13:799.

Segna RA, Dottino PR, Mandeli JP, et al. 1993. Secondary cytoreduction for ovarian cancer following cisplatin therapy. J Clin Oncol, 11:434 ~ 439.

Seidman JD, Elsayed AM, Sobin LH, et al. 1993. Association of mucinous tumors of the ovary and appendix. A clinicopathologic study of 25 cases. Am J Surg Pathol, 17:22.

Seidman JD, Kurman RJ. 1996. Subclassification of serous borderline tumor of the ovary into benign and malignant type: A Clinico-pathologic study of 65 advanced stage cases. Am J Surg Pathol, 20:1331 ~ 1344.

Seliger G, Mueller ZP, Kegel T, et al. 2009. Phase 2 trial of docetaxel, gemcitabine, and oxaliplatin combination chemotherapy in platinum-and pacitaxel-pretreated epithelial ovarian cancer. Int J Gynecol Cancer, 19(8) :1353 ~ 1357.

Seltzer V, Vogl S, Kaplan B. 1985. Recurrent ovarian cancer: retreatment utilizing combination chemotherapy including cisdiammine dichloroplatinum. Gynecol Oncol, 21:167.

Sevelda P, Vavra N, Schemper M, et al. 1990. Prognostic factors for survival in stage iepithelial ovarian carcinoma. Cancer, 65: 2349 ~ 2352.

Sharp F, Blackett AD, Leake RE, et al. 1995. Conclusions and recommendations from the Helene Harris Memorial Trust Fifth Biennial International Forum Glasgow, UK. Int J Gynecol Cancer, 5:449 ~ 458.

Sigurdsson K, Alm P, Gullberg B, et al. 1983. Prognostic factors in malignant epithelial ovarian tumors. Gynecol Oncol, 15: 370 ~ 380.

Smith J, Day T. 1979. Review of ovarian cancer at the university of Texas System cancer. MD Anderson Hospital and Fumer Institute. Am J Obstet Ggnecol, 135:984.

Smith JP, Rutledge F. 1970. Chemotherapy in the treatment of cancer of the ovary. Am J Obstet Gynecol, 107:692.

Smith JP, Rutleolge F. 1976. Advance in chemotherapy for gynecological. Cancer, 36:661.

Smith JP. 1979. Review of ovarian cancer at University of Texas system cancer MD Anderson Hospital and Tumor Institute. Am J Obstet Gynecol, 135:984.

Sorbe B. 2003. Consolidation treatment of advanced(FIGO stage Ⅲ)ovarian carcinoma in complete surgical remission after induction chemotherapy: randomized, controlled, clinical trial comparing whole abdominal radiotherapy, chemotherapy, and no futher treatment. Int J Gynecol Cancer, 13:278 ~ 286.

Sorensen P, Pfeiffer P, Bertelsen K. 1995. A phase 2 trial of ifosfamide/mesna as salvage therapy in patients with ovarian cancer refractory to or replasing after prior platinum-containing chemotherapy. Gynecol Oncol, 56:75.

Souter RG, Wells C, Tarin D, et al. 1985. Surgical and pathologic complications associated with peritoneovenous shunts in management of malignant ascites. Cancer, 55:1973.

Spann CO, Kennedy JE, Musoke E. 1994. Intraoperative consultation of ovarian neoplasma. J Natl Med Assoc, 86:141.

Stehman FB, Ehrlich CE, Callangan MF. 1984. Failure of hexamethylmelamine as salvage therapy in ovarian epithelial adenocarcinoma resistant to combination chemotherapy. Gynecol Oncol, 17:189.

Steiberg JJ. 1986. The evaluation of the omentum in ovarian cancer. Gynecol Oncol, 24:1327.

Stenwig JT, Hazekamp JT, Beencham JB. 1979. Granulosa cell tumors of the ovary: A clinico-pathological study of 118 cases with long-term follow up. Gynecol Oncol, 7:136.

Sugarbaker PH, Jablonski KA. 1995. Prognostic features of 51 colorectal and 130 appendiceal cancer patients with peritoneal carcinomatiosis treated by cytoreductive surgy and intraperitoneal chemotherapy. Ann Surg,221:124.

Sugarbaker PH. 1995. Patient selection and treatment of peritoneal carcinomatosis from colorectal and appendiceal cancer. World J Surg,9:235.

Sutton GP,Blessing JA,Homesley HD,et al. 1989. Phase Ⅱ trail of ifosfamide and mesna in advanced ovarian carcinoma:a Gynecologic Oncology Group study. Clin Oncol,7:1672.

Sutton GP,Bundy BN,Omura GA,et al. 1991. Stage Ⅲ ovarian tumors of low malignant potential treated with cisplatin combination therapy:a Gynecologic Oncology Group Study. Gynecol Oncol,41:230.

Swenerton K,Eisenhauer E,Ten Bokkel,et al. 1993. Taxol in relapsed ovarian cancer high vs low dose and short vs long infusion. Proc ASCOncol,12:256.

Takahashi H,Behbakht K,McGovern PE,et al. 1995. Mutation analysis of the BRCA1gene in ovarian cancers. Cancer Res, 55:2998.

Tangir J,Zelterman D,Ma W,et al. 2003. Reproductive function after conservative surgery and chemotherapy for malignant germ cell tumors of the ovary. Obstet Gynecol,101(2):251~257.

Tan LK,Flynn SD,Carcangiu ML. 1994. Ovarian serous borderline tumors with lymph node involvement. Clinicopathologic and DNA content study of seven cases and review the literature. Am J Surg Pathol,18:904.

Tavassoli FA, Norris HJ. 1980. Sertoli tumors of the ovary: A clinicopathological study of 28 cases with ultrastructural observations. Cancer,46:2281.

Tavassoli FA. 1994. Ovarian tumors with functioning manifestations. Endocrinol Pathol,5:137.

Tavassoli FA,Devilee P. 2003. Pathology and Genetics of Tumours of the Breast and Female Genital Tract. Lyon:IARC Press.

Taylor HC. 1929. Malignant and semimalignant tumors of the ovary. Surgery Gynecology and Obstetrics,48:702.

Taylor MH, De Petrillo AD, Turner Ar. 1984. Vinblastine, bleomycin and cisplatin in malignant germ cell tumor of the ovary. Cancer,56:1341.

Tazelaar HD,Bostwick DG,Ballon SC,et al. 1985. Conservative treatment of borderline ovarian tumors. Obstet Gynecol,66:417.

Ten Bokkel Huinink W,Gore M,Bolis G,et al. 1996. A phase Ⅱ trial of topotecan for the treatment of relapsed advanced ovarian carcinoma,abstracted. Proc ASCO,15:284.

Thigpen JT,Aghajanian CA,Alberts DS,et al. 2005. Role of pegylated liposomal doxorubicin in ovarian cancer. Gynecol Oncol,96 (1):10~18.

Thigpen JT,Blessing JA,Ball H,et al. 1994. Phase Ⅱ trail of paclitaxel in patients with progressive ovarian carcinoma after platinum-based chemotherapy:a Gynecologic Oncology Group study. J Clin Oncol,12:1748.

Thigpen JT. 1993. Second-line chemotherapy for recurrent carcinoma of the ovary. Cancer,71 (supple):1559.

Thigpen T. 1992. The role of ifosfamide in gynecologic cancer. Semin Oncol,19:30.

Tresukosl D,Kudelka AP,Edwarda CL,et al. 1995. Recurrent ovarian granulosa cell tumor:A case report of a dramatic response to Taxol. Int J Gynecol Cancer,5:156.

Trimble CL,Trimble EL. 1994. Management of epithelial ovarian tumors of low malignant potential. Gynecol Oncol,55:S52.

Trimble EL,Adams JD,Vena D,et al. 1993. Paclitaxel for platinum-refractory ovarian cancer:result from the first 1,000 patients registered to National Cancer Institute Treatment Referral Center 9103. J Clin Oncol,11:2405.

Trimble EL,Kaem J,Trope C. 1998. Management of Borderline Tumors of the Ovary//David M ed. Ovarian cancer. New York: Churchill Livingstone.

Trimble EL,Trimble CL. 1993. Epithelial ovarian tumors of low malignant potential//Markman M,Hoskins WJ eds. Cancer of the ovary. New York:Raven Press.

Trope C,Kaern J,Vargote IB,et al. 1993. Are borderline tumors of the ovary overtreated both surgically and systemically? A review of four prospective randomized trials including 253 patients with borderline tumors. Gynecol Oncol,51:236.

Tunca TC,Bunchler DA,Mack EA,et al. 1981. The management of ovarian-cancer-caused bowel obstruction. Gynecol Oncol, 12:186.

Vacarello L,Rubin SC,Vamis V,et al. 1995. Cytoreductive surgery in ovarian carcinoma patients with a documented previously compelete surgical response. Gynecol Oncol,57:61 ~65.

Vaccaraello L. 1995. Cytoreductive surgery in ovarian carcinoma patients with a documented previously complete surgical response. Gynecol Oncol,57:61.

Van der Burg ME,van Lent M,Buyse M,et al. 1995. The effect of debulking surgery after induction chemotherapy on the prognosis in advanced epithelial ovarian cancer. Gynecological Cancer Cooperative Group of the European Organization for Research and Treatment of Cancer. N Engl J Med,332:629 ~634.

Vergote I,Himmelmann A,Frankendal B,et al. 1992. Hexamethylmelamine as second-line therapy in platin-resistant ovarian cancer. Gynecol Oncol,47:282.

Vogl S,Pagano M,Kaplan B,et al. 1983. Cisplatin based combination chemotherapy for advanced ovarian cancer:high overall response rate with curative potential only in women with small tumor burdens. Cancer,51:2024 ~2030.

Vol SE,Seltzer V,Calanog A,et al. 1984. "Second-effort" surgical resection for bulky ovarian cancer. Cancer,54:2220 ~2225.

Wangensteen O,Lewis F,Tongen L. 1951. The "second-look" in cancer surgery. Lancet,71:303.

WebbM,Decker D,Mussey E, et al. 1973. Factors influencing survival in Stage I ovarian cancer. AmJ Obstet Gynecol,116:222 ~228.

Wertheim I,Fleischhacker D,Mclachlin CM,et al. 1994. Pseudomyxoma peritonei:a review of 23 cases. Obstet Gynecol,84:17.

Wharton J,Edwards C. 1984. Cytoredutive surgery for ammon epithelial tumors of the ovary. Clim Obstet Gynecol,10:235.

Wheeler TC. 1997. Complex adnexal mass in pregnancy:predictive value of colour Doppler sonography. J Ultrasound Med,16:425.

Whitecar MP. 1999. Adnexal masses in pregnancy:A review of 130 cases undergoing surgical management. Am J Obstet Gynecol,181:19 ~24.

Willemse PHB. 1987. Long-term survival after vinblastine,bleomycin and cisplatin treatment in patient with germ cell tumor of ovary. Gynecol Oncol,28:268.

Williams S. 1981. Response of malignant ovarian germ cell tumor to DDP,vincristine and bleomycin(PVB). Proc Am Assoc Cssoc Cancer Res,22:463.

Williams SD,Blessing JA,Moore DH,et al. 1989. Cisplatin,vinblastine,and bleomycin in advanced ovarian germ cell tumors. Ann Intern Med,111:22 ~27.

Williams SD,Brich R,Himhoen LH,et al. 1987. Treatment of disseminated germ cell tumors with cisplatin,bleomycin and vinblastine or etopesid. N Eng J Med,316:1430.

Willian IC. 1978. Lymph node metastasis spread of ovarian cancer. Gynecol Oncol,6:447.

Wils J, Blijham G, Naus A, et al. 1986. Primary or delayed debulking surgery and chemotherapy consisting of cisplatin, doxorubicin,and cyclophosphamide in stage III-IV epithelial ovarian cancer. Clin Oncol,4:1068 ~1073.

Wils JB. 1986. Primary or delayed debulking surgery and chemotherapy consisted of cisplatin doxorubicin and cyclophosphamine in tage III ~ IV epithelial ovarian cancer. Clin Oncol,41:68.

Witshaw ET. 1986. The role of cytoreductive surgery in advanced carcinoma of the ovary:An analysis of primary and second-surgery. British J Obstet Gynecol,92:522.

Wllliams S,Blessing JA,Liao SY,et al. 1994. Adjuvant therapy of ovarian germ cell tumors with cisplatin,etoposide,and bleomycin:Atrial of the Gynecology Oncology Group. J Clin Oncol,12:701 ~706.

Wolf JK,Mullen J,Eifel PJ,et al. 1999. Radiation treatment of advanced or recurrent granulosa cell tumor of the ovary. Clin Oncol,73:35.

Wue-Lee I,Levin W,Chapman W, et al. 1999. Radiotherapy for the treatment of metastatic granulosa cell tumor in the mediastinum:A case report. Gynecol Oncol,73:455.

Wu PC. 1986. Lymph node metastasis of ovarian cancer:A preliminary survey of 74 case of lymphadenectomy. Am J Obstet Gynecol,155:1103.

Wu PC. 1989. Lymph node metastasis and retroperitoneal lymph adenectomy in ovarian cancer. Baillier's Clin Obstet Gynecol,3:143.

Yavuzcan A,Baloglu A,Cetinkaya B. 2009. The investigation of the factors affecting retroperitoneal lymph node metastasis in stage

ⅢC and Ⅳ epithelial ovarian cancer. Arch Gynecol Obstet, Mar 21.

Yazigi R, Sandstad J, Munoz AK. 1988. Primary staging in ovarian tumors of low malignant potential. Gynecol Oncol, 31:402.

Young K H, Olivea E, Scully K E. 1994. Small cell carcinoma of the ovary hypercalcemic type. A clinical-pathological analysis of 150 cases. Am J surgpathology, 18:1102~1116.

Young NC. 1983. Stage laparotomy in early ovarian cancer. J Am Med Assoo, 250:3073.

Young R, chabner B, hubbaed S, et al. 1978. Advanced ovarian adenocarcinoma: a prospective clinical trial of melphalan(LPAM) versus combination chemotherapy. N Engl J Med, 299:1261.

Young RC. 1988. Cancer of the ovary//Devita V T et al. Cancer: Principles and Practise of Oncology. Philadelphia: JB Lippincott, 1163~1170.

Young RH, Dickersin GR, Scully RE. 1984. Juvenile granulosa cell tumor of the ovary: A clinicopathological analysis of 125 cases. Am J Surg Pathol, 8:575.

Young RH, Scully RE. 1985. Ovarian Sertoli-Leydid cell tumors: A clinicopathological analysis of 207 cases. Am J Surg Pathol, 9:543.

Young RH, Scully RE. 1983. Ovarian Sertoli-Leydig cell tumors with a retiform pattern: a problem in histopathologic diagnosis. A report of 25 cases. Am J Surg Pathol 7:755.

Zaloudek C, Norris HJ. 1984. Sertoli-Leydig cell tumors of the ovary: A clinicopathological study of 64 intermediate and poorly differentiated neoplasms. Am J Surg Pathol, 8:405.

Zambetti M, Escobedo A, Pilotti S, et al. 1990. Cisplatin/vinblastine/bleomycin combination chemotherapy in advanced or recurrent granulosa cell tumors of the ovary. Gynecol Oncol, 36:317.

Zanotti KM, Belinson JL, Kennedy AW. 2000. Treatment of gynecologicancers in pregnancy. Semin Oncol, 27:686~698.

Zemlickis D, Lishner M, Degndorfer P, et al. 1992. Fetal outcome after in utero exposure to cancer chemotherapy. Arch Intern Med, 152:573~576.

第十章　输卵管及阔韧带恶性肿瘤的手术治疗

第一节　原发性输卵管癌

一、概　述

原发性输卵管癌(primary fallopian tube cancer)是女性生殖道少见的恶性肿瘤,其发病率仅占妇科原发生殖道恶性肿瘤的 0.15% ~ 1.8%。其病因仍不清楚,随着肿瘤遗传学和肿瘤相关基因突变研究的开展,有研究表明,在卵巢癌家族史的卵巢癌高危病人预防性切除的组织中,37% 证实有输卵管上皮发育异常和 50% 恶性改变。在一般人群中,输卵管癌非常少见,而在 *BRCA1* 基因突变者中,其输卵管癌发病增加 120 倍。研究发现,在输卵管癌病人中,*BRCA1* 或 *BRCA2* 突变率较高(16% ~ 28%)。

本病发生于绝经期前后的妇女,发病年龄多在 40 ~ 65 岁,平均年龄 55 岁。由于输卵管癌发病率低,术前诊断率不高,据文献报道(百余例病人)术前诊断正确率低于 5%。

二、病理分类、扩散方式、临床分期、治疗原则

1. **病理分类**　原发性输卵管癌最常见的类型是乳头状腺癌,其他类型包括髓样癌、腺鳞癌。此外,子宫内膜异位于输卵管可导致输卵管子宫内膜样癌。肿瘤大多数为单侧,双侧性约占 20%。肿瘤好发于输卵管的中部或外侧部。

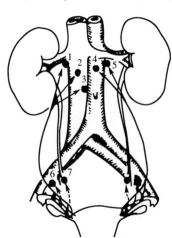

图 10-1　输卵管淋巴流向示意图
1. 腔静脉外侧淋巴结;2. 腔静脉前淋巴结;3. 主动脉静脉间淋巴结构;4. 主动脉前淋巴结;5. 主动脉外侧淋巴结;
6. 髂间淋巴结;7. 髂内淋巴结

2. **扩散方式**　原发性输卵管癌最常见的扩散方式为直接蔓延和淋巴道转移,血道转移少见,晚期病例可转移至肝、肺及骨组织。

(1) 直接蔓延:输卵管癌的扩散方式与卵巢癌类似,局部可蔓延至周围邻近组织和种植于腹膜表面。肿瘤浸润穿透管壁或蔓延达伞端,通过伞端向腹腔种植扩散。因此,晚期病变即使手术,也难以区别输卵管癌与卵巢癌。Sedlis 报道 67 例输卵管癌,有 35 例(52.2%)转移至腹膜。邻近脏器的蔓延主要为卵巢、子宫及肠。

(2) 淋巴转移:输卵管癌常转移至盆腔和腹主动脉旁淋巴结。主要是累及腰淋巴结,有时也可侵犯髂间淋巴结及髂内淋巴结(图 10-1)。也有作者认为有时还可累及锁骨上淋巴结或腹股沟淋巴结。Tamini 等报道,15 例病人中有 5 例发生腹主动脉旁淋巴结转移,腹股沟、纵隔和锁骨上淋巴结阳性者占 6%。

（3）血行转移：较为少见。在癌症晚期有时可转移至肝、肺。原发性输卵管癌转移至阴道者少见，多是来自子宫内膜癌的转移性输卵管癌，因而可能出现阴道转移。

3. 临床分期　参照卵巢癌 FIGO 分期（Disain 等）：见表 10-1。

表 10-1　输卵管癌的临床分期

分期	病变范围
Ⅰ期	癌局限于输卵管，浆膜未受侵
Ⅰ A 期	单侧输卵管，无腹水
Ⅰ B 期	双侧输卵管，无腹水
Ⅰ C 期	单侧或双侧输卵管，腹水阳性
Ⅱ期	单侧或双侧癌超过原发器官，仍局限于盆腔
Ⅱ A 期	浆膜受侵，延伸或扩散至子宫和(或)卵巢
Ⅱ B 期	侵犯卵巢、子宫、盆壁或真骨盆内其他组织和器官
Ⅲ期	单侧或双侧癌，腹腔内广泛转移(侵犯大网膜、小肠及肠系膜)
Ⅳ期	单侧或双侧癌，腹腔外远处转移

三、治 疗 原 则

原发性输卵管癌以手术为主，配合放疗或化疗等治疗。输卵管癌常见的转移部位为腹膜、卵巢和子宫，手术要常规切除全子宫、双侧附件及大网膜，应尽可能切除肿瘤，即使晚期病人也不能放弃手术，施行最大限度的肿瘤细胞减灭术，尽可能地切除原发病灶。有膀胱、直肠等处侵犯时，可作相应部位的手术切除。但如果有恶病质者应被视为手术禁忌。

放射治疗主要作为输卵管癌术后的辅助治疗，其疗效尚不能肯定。文献中的疗效分析受分期不一致、治疗剂量不同、放射野大小不同，以及照射方式各异所限。一般倾向对晚期病人加用放射治疗，从统计学上看，放疗虽未能提高生存率，但也不能否定放疗对输卵管癌的治疗价值。有资料报道，术后放疗可达完全缓解，其效果与卵巢癌相似。

输卵管癌与卵巢浆液性癌在形态学上相似，对卵巢上皮性癌有效的化学药物对输卵管也有一定疗效。应用铂类药物为主的联合化疗方案治疗原发性输卵管癌，可获得与卵巢癌相似的缓解率，可提高晚期病人的 5 年生存率。由于原发性输卵管Ⅰ～Ⅱ期复发率较高，因此，术后辅以含铂类药物的联合化疗可望避免复发，改善预后。

四、手 术 治 疗

彻底的手术切除时输卵管癌最根本的治疗方法，外科处理与上皮性卵巢癌大致相同。

1. 分期探查与手术分期　开腹经病理切片证实为输卵管癌后，首先要进行全面的手术探查，确定手术分期。如分期错误易引起一些进展到严重程度的病人分期靠前。手术探查主要内容包括：①原发肿瘤浆膜是否受累，有否破裂；②取腹水或腹腔冲洗液细胞学检查；③大网膜横结肠以下切除病检；④右横结肠、胆道和肠道取样；⑤全面观察腹膜表面，特别注意子宫直肠陷窝、子宫膀胱陷窝、结肠旁沟、两侧盆壁等处，可疑部位取样；⑥腹膜后淋巴结取样；⑦确定手术-病理分期。

2. 全子宫及双附件切除术　是早期（Ⅰ、Ⅱ期）输卵管癌最基本术式。除行全子宫、双附件切除外，还包括大网膜切除，腹膜后淋巴结选择性切除，Ⅱ期病人伴有盆腔转移者需同时切除受累的盆腔腹膜及转移病灶。

3. 肿瘤细胞减灭术　适于Ⅲ、Ⅳ期病人。应最大限度地切除原发肿瘤和转移肿瘤，使残余肿瘤≤2cm，以提高疗效。如同晚期卵巢癌一样。肿瘤细胞减灭术按手术部位可分为三部分:①盆腔肿瘤细胞减灭术;②腹腔内肿瘤细胞减灭术;③腹膜后淋巴结切除术,一般行选择性腹膜后淋巴结切除。

4. 保守性手术　仅适合于年轻要求保留生育功能的 I A$_1$ 期(限于黏膜层)的病人,腹水无恶性细胞或腹腔冲洗液阴性,行保守治疗(仅单侧输卵管或单侧附件切除),预后较好。

5. 二次剖腹探查术　目前还不能完全明确输卵管癌二次探查手术的作用。借鉴于卵巢癌,可认为二次手术可评价一线治疗的效果,为二次肿瘤细胞减灭术提供依据,并且能为输卵管癌的分期提供可靠论据,而这在非侵入性检查中无法做到。虽然 61% 的病例二探术中无阳性发现,但在放疗和化疗前一般很少有手术分期的资料。Barakat 等所进行的输卵管癌二次手术的研究病例数量最多。35 例接受铂化疗的病人中有 21 例二次手术时为阴性,平均 50 个月后,仅有 4 例复发,占 19%。而在接受铂化疗且二次手术时为阴性的进展期卵巢癌,可有约 50% 的复发概率,其平均时间在 14 个月。因此,他们认为对于输卵管癌II期至IV期的病人,二次手术能更准确地评估其分期,并有利于再次缩减细胞和进一步的治疗。

五、辅 助 治 疗

1. 化学治疗　化学治疗是输卵管癌术后主要的辅助治疗。仅对少数早期(0 期或 I 期)没有淋巴结转移、术中肿瘤未破裂、肿瘤未侵犯至输卵管浆膜层的病人,不需要行辅助化疗,只需密切随访观察。对大多数病人术后须行辅助化疗,应用的药物及方案大多数与卵巢癌相同。

首次报道输卵管化疗的药物是烷化苯丙氨酸氮芥。单一作用有效的化疗药物有多柔比星、顺铂、烷化苯丙氨酸氮芥、苯丁酸氮芥、环磷酰胺和硫替派。虽然偶有报道称进展期输卵管癌用单一药物化疗的缓解期可达 2 年以上,但其一般效果不好。

有报道称进展期输卵管癌同时应用环磷酰胺和多柔比星进行化疗有效,其缓解期可达 2 年以上。

有文献报道紫杉醇能提高进展期输卵管癌以顺铂为主的联合化疗的效果。虽然这种联合化疗在输卵管癌中的应用很少,但仍可推测其在输卵管癌中可能有同样的作用。近来有文献报道称托泊替康对复发性输卵管癌有效 。

最近两项前瞻性随机试验表明与单用卡铂相比,卡铂联合紫杉醇或吉西他滨对卡铂敏感病例具有优势。多西他赛和卡铂在复发性卵巢癌、腹膜癌和输卵管癌中有效。对 25 名分期 0~2 级复发性卵巢癌、腹膜癌和输卵管癌(使用卡铂间隔>6 个月)病人进行研究,第一天注射多西他赛 75mg/m^2,在 30 分钟内滴完,随后使用卡铂(按曲线下面积计算剂量)。每三周重复注射,共 6 个疗程。结果 16 例(64.0%)完全缓解,2 例(8.0%)部分缓解,总缓解率为 72.0%。3 例病情稳定(12.0%),另 2 例病情进展(8.0%)。中性粒细胞减少使最常见的 G3/G4 级血液毒性,但该试验中无中性粒细胞减少引起的发热。G3 级腹泻是最常见的 G3/G4 级非血液系统毒性。剂量限制毒性为过敏反应及需要治疗的情绪低落,各有 1 例发生。结论:卡铂联合多西他赛作用高效并且可被复发性卡铂敏感的卵巢癌、腹膜癌及输卵管癌病人所耐受。前瞻性随机试验比较其他卡铂联合方案,显示卡铂联合多西他赛可能是未来最佳联合方案之一。

2. 放射治疗 长期以来,无论做或不做化疗,输卵管癌手术切除术后常规要进行放疗作为辅助治疗。输卵管癌的放疗技术与卵巢癌相同,包括全腹或盆腔的体外放疗以及用放射性胶体(^{32}P,^{198}Au)进行腹腔内放疗。术后放疗的病人预后好于单一手术者。关于放射性胶体的支持性资料太少,且在大肿块时不能运用。术后一般采用体外照射。对于Ⅱ、Ⅲ期手术无肉眼残存瘤者,腹水或腹腔冲洗液细胞学阴性,淋巴无转移者,术后可辅用全腹及盆腔放疗,不主张单纯盆腔照射。对于Ⅱ、Ⅲ期术后有肉眼残存瘤或淋巴结有转移者,由于近年来顺铂联合化疗的明显疗效,较少应用放疗。对于隐性微小病变,放疗有效。在Ⅰ~Ⅲ期(手术切除后无残余肿瘤)可采用腹腔体外照射或盆腔和主动脉旁淋巴结体外放疗。盆腔照射剂量不应低于5000~6000c Gy,4~6周;全腹照射剂量不超过3000c Gy,5~6周。在放射治疗后可再应用化学治疗巩固治疗。

六、预后、影响预后因素及治疗后随访

原发性输卵管癌很少见,术前诊断率不高,占0.5%~5%,多数病人确诊时已属晚期,一般预后不良。随着手术方法改进和放疗、化疗的联合应用,5年生存率有所提高,约为40%。Denham等报道,Ⅰ期病人5年生存率为71.6%,Ⅱ期为37.6%,Ⅲ期为17.7%,Ⅳ期为0。Benedet从文献中收集142例病人,Ⅰ期5年生存率为60%,Ⅱ期为30%,Ⅲ期为16%,Ⅳ期为15%。Rosen报道,Ⅰ、Ⅱ期输卵管癌总的5年生存率为50.8%,较同期别的上皮性卵巢癌的5年生存率(77.5%)低,认为即使早期输卵管癌病人也应给予更积极地强化治疗。

影响预后的主要因素为肿瘤的分期,术后残存瘤的大小也是影响预后的重要因素。有资料显示临床分期和癌周炎性反应为影响预后的确定因素,而组织学分级对预后影响不显著。治疗后随访及复发癌的处理同上皮性卵巢癌。

(杨　燕　刘少扬)

第二节　原发性输卵管绒毛膜癌、肉瘤及转移癌

一、原发性输卵管绒毛膜癌

原发性输卵管绒毛膜癌(primary fallopian tube choriocarcinoma)是极少见的恶性肿瘤。可有两种来源:①妊娠性绒癌由输卵管妊娠的滋养层细胞演变而来。②非妊娠性绒癌来源于异位的胚胎残余或具有恶性畸胎瘤潜能的未分化胚细胞。后者多见于7~14岁,可出现性早熟症状。

病变早期仅输卵管局部增粗,呈暗红色或蓝紫色,随病变发展,输卵管增粗,并与周围组织粘连呈不规则肿块,表面有暗红色或蓝紫色结节。剖面见管腔内充满暗红色肿瘤组织,由坏死组织及凝血块组成。

临床症状同宫外孕或伴有腹腔内出血,妇检可在附件区触及不规则包块伴疼痛,宫颈举痛明显,子宫大小正常或稍大。

输卵管绒癌的治疗同子宫绒癌。若估计病变较晚期,已侵犯阔韧带或盆腔有转移者,为防止术中可能会碰到的难以控制的大出血问题,可先予以充分化疗,化疗用药同子宫绒癌。待肿瘤缩小后再行手术,手术后继续化疗至治愈为止。临床治愈标准同子宫绒癌。预后较好。

二、原发性输卵管肉瘤

原发性输卵管肉瘤(primary fallopian tube sarcoma)非常罕见,迄今文献报道不到 40 例。可发生于任何年龄,但多数为绝经期前后老年妇女。两侧输卵管发病率相近,约 1/3 为双侧性。肿瘤大小不一,输卵管腔内乳头状肿瘤充填,并可经输卵管伞端向腹腔内突出。镜检为典型的纤维肉瘤或平滑肌肉瘤。

其临床表现与原发性输卵管癌相似。主要症状为阴道排液、腹痛、腹胀、盆腔肿块,由于肿瘤生长迅速,病人很快出现消瘦、贫血等恶病质表现。

原发性输卵管肉瘤的治疗方法同原发性输卵管癌,以手术为主,推荐做肿瘤细胞减灭术,术后辅以放疗和(或)化疗。输卵管肉瘤对放化疗不敏感,且易血行转移,故预后极差,多数病人生存不超过 2 年。

三、转移性输卵管癌

转移性输卵管癌(metastatic fallopian tube cancer)较原发性输卵管癌多见,占输卵管恶性肿瘤的 80% ~ 90%。卵巢癌和子宫体癌常转移至邻近的输卵管,此外,宫颈癌、直肠癌、乳腺癌以及消化道肿瘤亦可转移至输卵管。

转移性输卵管癌可为单侧性或双侧性,病变范围大小不一。其临床表现随其原发癌不同而有所差异。转移性输卵管癌往往在剖腹探查时发现,但需注意与原发性输卵管癌鉴别。治疗应根据原发癌而定,预后不良。

(杨 燕 刘少扬)

第三节 阔韧带恶性肿瘤

发生于阔韧带恶性肿瘤很少见,主要是圆韧带恶性肿瘤和中肾样癌。

一、圆韧带恶性肿瘤

1. 肉瘤 包括平滑肌肉瘤或纤维肉瘤,极少见。原发性者恶性程度高,大多数由原来存在的纤维、平滑肌瘤恶变而来。组织形态与平滑肌肉瘤相同。较小的圆韧带恶性肿瘤常无症状,术前难以诊断,常靠术中快速病理切片确诊。因肉瘤生长快,易血行转移,故预后差。治疗原则为手术切除辅以放疗和(或)化疗。

2. 腺癌 圆韧带原发性上皮腺癌极罕见,往往起源于圆韧带周围的中肾或副肾结构残迹或间皮细胞等。治疗原则为手术切除辅以放疗和(或)化疗。

二、中肾样癌

1. 概述　中肾样癌位于阔韧带内,较少见,其组织学上有肾脏透明细胞癌的特征,常发生于中肾管及其小管残迹。

中肾样癌可发生于任何年龄,40 岁以上多见,早期多无症状,肿瘤呈囊性或实性,妇检时,在子宫一侧触及囊性或实性肿块,与子宫分开,晚期肿瘤播散时,可触及多个结节,也可有腹水。该病早期诊断有困难,辅助诊断方法有 B 超和腹腔镜,但前者不能明确诊断,后者多能明确诊断。

2. 病理　中肾样癌在组织学上可分为两型,即肾小球样型和透明细胞腺癌型,两者可并存或单独存在。

(1)肾小球样型:具有原始的肾小球样结构,伴有低立方型上皮形成的管样组织,钉突样的上皮细胞凸向管腔。

(2)透明细胞腺癌型:细胞大(40~50μm),边界清晰,胞质透亮,核深染,排列成实心、管型、囊状或乳头状。部分细胞小而扁,大而深染的核凸向管腔,形成钉状、纽扣状细胞。

3. 治疗　与卵巢癌相同,采用手术为主,辅以放疗、化疗等综合治疗手段。因中肾样癌对放射线敏感,故手术后首选放疗为其辅助治疗。

(宋晓玲　董良波)

参 考 文 献

吴鸣. 1994. 输卵管癌的"二次探查". 国外医学·妇产科分册,3:193.

Aziz S,Kuperstein G,Rosen B,et al. 2001. Occult cancer of the fallopian tube in BRCA-1 germline mutation carriers at prophylactic oophorectomy:A case for recommending hysterectomy at surgical prophylaxis. Gynecol Oncol,80:176~180.

Benedet JL. 1977. Adenocarcinoma of the fallopian tube. Obstet Gynecol,50:654.

Brose MS,Rebbeck TR,Calzone KA,et al. 2002. Cancer risk estimates for BRCA I mutation carriers identified in a rise evaluation program. J Natl Cancer Inst,94:1365~1372.

Denham JW,Mzclennan KA. 1984. The management of primary carcinoma of the fallopian tube. Cancer,53:166.

Kays S,Grillo M,Gent HJ. 1992. Therapy of primary fallopian tube cancer retrospective study of 30 cases. Zeutralbl Gyecol,114 (5):254.

Klein M,Graf AH,Rosen A,et al. 2002. Analysis of treatment failures and survival of patients with fallopian tube carcinoma:A co-operative task force study. Gynecol Oncol,84:351.

Klein M,Rosen A,Lahousen M,et al. 1993. Radical lymphadenectomy in the primary carcinoma of the fallopian tube. Arch Gynecol Obstet,253(1):21.

Pectasides D,Barbounis V,Sintila A,et al. 1994. Treatment of primary fallopian tube carcinoma with cisplatin-containing chemo-therapy. Am J Clin Oncol,17(1):68.

Peters WA,Andersen WA,Hopkins MP,et al. 1988. Prognostic features of carcinoma of the fallopian tube. Obstet Gynecol,71: 757~762.

Piek JM,vanDiest PJ,Zweemer RP,et al. 2001. Dysplastic changes in prophyiactically removed fallopian tubes in women predis-posed to developing ovarian cancer. J Pathol,195:451~456.

Rosen AC,Sevelda P,Klein M,et al. 1994. A comparative analysis of management and prognosis in stage I and II fallopian tube carcinoma and epithelial ovarian cancer. Br J Cancer,69(3):577.

Saffos RO, Rhatagan RM, Scully RE. 1980. Metastatic papillary tumor of the fallopian tube: a distinctive lesion of pregnancy. Am J Clin Pathol, 74:232.

Santoro BT. 1961. The second-look procedure in the management of ovarian malignancies and pseu-domixoma peritonci. Surger, 50:354.

Sedis A. 1961. Primary carcinoma of the fallopian tube. Obstet Gynecol Surv, 16:209.

Tamimi HK. 1981. Adenocarcinoma of the uterine tube: Potential for lymph node metastases. Am J Obstet Gynecol, 141:132.

Tresukosol D, Kudelka AP, Edwardscl, et al. 1995. Primary fallopian tube adenocarcinoma: clinical complete response after salvage treatment with high-dose paclitaxel. Gynecol Oncol, 58 (2):258.

Varma TR. 1991. Diseases of the fallopian tubes//Varma TR ed. Clinical Gynecology. London: Edward Arnold, 509~511.

第十一章 恶性滋养细胞肿瘤的手术及其他治疗

第一节 概　述

恶性滋养细胞肿瘤(gestational trophoblastic tumor,GTT)是由胚胎滋养细胞发生的恶性肿瘤,包括侵蚀性葡萄胎(invasive mole)、绒癌(choriocarcinoma)和胎盘部位滋养细胞肿瘤(placental-site trophoblastic tumor,PSTT)。

绒癌与侵蚀性葡萄胎在欧洲和北美发病率很低,约1/2000妊娠数,在我国与东南亚一些国家发病率较高,约1/200妊娠数。

第二节 病理分类、扩散方式、临床分期

恶性GTT是一组疾病,在临床表现、分期和治疗上有许多相似之处,故予一并叙述。

（一）病理分类

1. 侵蚀性葡萄胎　完全性或部分性葡萄胎后hCG异常升高或超声波异常提示此病存在,组织学的镜下绒毛形态有助于分辨侵蚀性葡萄胎与绒癌。

2. 绒癌　对GTT起源的研究证实,绒癌多有异常的基因组型,绒癌可能起源于任何妊娠包括正常妊娠及纯合体、杂合体完全性葡萄胎。基因研究证明,部分性葡萄胎亦可能转化为绒癌。绒癌具有高度恶性。镜下可见中心单核滋养细胞,周围是合体滋养细胞,伴有出血和坏死形成肿瘤的静脉窦,常导致出血与转移。

3. 胎盘部位滋养细胞肿瘤(PSTT)　PSTT较罕见,发生于妊娠、流产、完全性葡萄胎之后。与绒癌相似,PSTT基因分析显示多为三倍体,来源于正常胚胎以及双亲或葡萄胎的雄性基因。PSTT是一种局限、生长很慢的恶性肿瘤,发生扩散比较晚。PSTT主要由细胞滋养层的滋养细胞组成,并分泌hCG、hPL、β-糖蛋白。Ki67的检测有助于鉴别PSTT和胎盘结节。PSTT血hCG水平较低,58%病人血hCG<50 000U/L。

（二）扩散方式

恶性滋养细胞肿瘤以血道转移为主。侵蚀性葡萄胎最常见的转移部位为肺,其次为阴道、宫旁、外阴等,而未见到肝、脾、肾等处转移。绒癌以肺转移最为多见,其次为阴道、脑、肾、肝、脾等处转移。PSTT与前两种类型肿瘤相比,扩散较晚,可通过淋巴转移至远处器官。

（三）临床分期

国际抗癌联盟在1967年曾提出一个分期分类方法,因不能确切反映临床实际,故除部

分学者采用外,各国仍有其各自的分期标准。1983 年,WHO 专家组提出新的分期法,希望统一标准。我国一般仍采用北京协和医院 1962 年制订的分期标准(表 11-1)。

表 11-1　滋养细胞肿瘤的分期

我国现用分期		WHO 分期
Ⅰ期	病变局限于子宫	病变局限于子宫
Ⅱ期	病变转移至盆腔、阴道	转移病变超出子宫,但仍局限于生殖器官
ⅡA	转移至宫旁或附件	
ⅡB	转移至阴道	
Ⅲ期	病变转移至肺	病变转移至肺
ⅢA	单个病灶直径小于 3cm,或片状阴影不超过一侧肺的 1/2	
ⅢB	肺转移超过ⅢA 范围	
Ⅳ期	病变转移至脑、肝、肠、肾等处	其他部位已有转移

第三节　治疗原则

恶性滋养细胞肿瘤以大剂量化学药物治疗为主,辅以手术或放射治疗。

自从用化学药物治疗恶性滋养细胞肿瘤取得成功后,可获得 90% 以上的缓解率,手术治疗已不如过去重要,但仍是一种主要辅助治疗方法。其主要作用为:①无转移病人选择性子宫切除,能促使 hCG 早转阴;转移性滋养细胞肿瘤行子宫切除可提高治愈率,缩短化疗疗程数,减少化疗引起的毒性反应,缩短住院天数。②子宫原发病灶或转移瘤灶发生大出血(如子宫穿孔、阴道肿瘤破溃、脾破裂等),及时切除出血脏器或病灶,能及时控制出血,抢救病人生命。③对化疗耐药的病人,手术切除子宫或其他部位转移耐药病灶,以提高疗效。④胎盘部位滋养细胞肿瘤(PSTT)较罕见,一般化疗反应较差,易产生耐药,故在治疗初期应选择子宫切除。

Hammond 等对手术在治疗恶性滋养细胞肿瘤中的地位作了全面分析,认为手术治疗在控制出血、感染、解除尿路梗阻等并发症及切除残留或耐药病灶等方面占有重要地位。手术切除对化疗耐药病灶总缓解率达 92% ;化疗引起的血小板或白细胞减少,不影响术后伤口愈合且与术后并发症发生无关;认为适时切除子宫或转移灶能缩短住院时间,减少达到缓解所需的化疗药物剂量,有助于化疗的顺利完成。因而提议,如病人不要求保留生育能力,在初次化疗中即可作腹式子宫切除术。Lewis 报道,194 例恶性滋养细胞肿瘤病人,其中138 例有转移,56 例无转移,经手术治疗后,其缓解率与单纯化疗比较,有转移者缓解率增加 19.6% ,无转移者增加 5.4% 。国内张其本对 132 例病人分析显示,化疗加手术治疗对绒癌的疗效优于其他治疗方案。陈学端等研究表明,高危绒癌病人只有采用综合治疗(化疗加手术),方可提高病人 5 年生存率,高危病人常需手术治疗并发症如大出血或脓肿,为病人继续化疗创造条件。

(方芙蓉　刘少扬)

第四节　手术治疗

一、手术方式、适应证及手术技巧

1. 子宫切除术

（1）适应证：低危或无转移病人若不需要保留生育能力时，可选择性行子宫切除术以缩短总住院时间和化疗疗程，减少总化疗药物剂量。高危病人并发子宫穿孔、子宫或阴道病灶大出血，或有子宫耐药病灶时，也需手术切除。胎盘部位滋养细胞肿瘤（PSTT）是少见的恶性滋养细胞肿瘤，通常对化疗有抵抗，并易发生子宫穿孔，很少有远处转移，若病人无需保留生育能力。亦可选择子宫切除术。

（2）手术时间：滋养细胞肿瘤易出血而影响手术的彻底性，术中操作也易导致肿瘤细胞播散。因此，除了腹腔内大出血、阴道大出血等危及生命时急需手术外，一般病人，尤其是子宫过大、宫旁转移或盆腔病灶广泛，估计手术困难者，宜先行化疗，待病情稳定，病变缩小，hCG值降低或转为正常，再行手术。通常在化疗 1～2 个疗程、停药 10～15 天时行手术比较有利。此时，化疗毒性反应逐渐减轻，机体处于免疫增强状态，肿瘤细胞活力降低，术中扩散的可能性大为减少，且术后 7～10 天身体逐渐恢复到术前水平，适宜进行下一疗程化疗。

（3）手术方式及方法：恶性滋养细胞肿瘤病人的子宫切除范围应在开腹探查后决定。开腹探查时注意盆腔静脉充盈情况。临床与病理资料表明，术中肉眼发现异常充盈的静脉中常可找到瘤栓。对卵巢与子宫旁血管均无明显充盈曲张、术前化疗已达完全恢复者，一般仅行筋膜外全子宫切除术或保守性全子宫切除术；仅有卵巢血管充盈者也可做全子宫切除及卵巢血管高位结扎术；卵巢及宫旁血管均明显充盈曲张或宫旁、子宫骶骨韧带处有病灶者，则做子宫次广泛切除术。

宋鸿钊等发现宫旁和卵巢静脉丛中常有瘤细胞存在，若手术时不予切除，遗留下来则会由于血运已阻断，药物不易进入，瘤细胞继续生长，术后盆腔又可形成肿瘤或肺内出现新转移灶。因此，尽量切除宫旁和卵巢静脉丛，可减少这类情况的发生。关于子宫切除术与子宫次广泛切除术的疗效比较，未见有统计学意义的报道。多数学者认为，一般而言，全子宫切除配合化疗已足够。

绒癌病人行子宫次广泛切除术与宫颈癌的子宫次广泛切除有以下几点不同：①高位结扎并切除卵巢动静脉，一般达髂总血管水平，以消除存在于卵巢静脉中的瘤细胞。②游离输尿管至膀胱壁处，然后在主韧带中点将其切断以切净宫旁静脉丛。③如无阴道穹隆转移，则阴道切除水平和子宫切除术相同。

子宫切除术中关于卵巢的去留需根据病人的年龄、病变部位与范围而定。对年轻病人可选择性保留一侧卵巢以维持内分泌功能，即将子宫病变所在侧或卵巢静脉与子宫静脉丛充盈的一侧卵巢切除，而保留对侧卵巢。为防止保留侧卵巢静脉中有瘤细胞潜在的可能，可在静脉内注入 5-FU 250mg。

2. 子宫病灶剜出术

（1）手术指征：子宫病灶剜出术既可缩短 hCG 转阴所需的化疗时间，减少化疗毒性反应和住院天数,又能达到保留子宫的目的。适合于下列病人:①年轻未育。②子宫内单个耐药病灶。③hCG 值不很高。④子宫外转移灶轻。

(2) 病灶定位:手术前对子宫内病灶大小、数目和部位须作出正确估计。盆腔动脉造影对病灶定位的准确性高,但操作本身有出血和感染等并发症。腹腔镜检查对病人仍有些小创伤,但可发现从浆膜面突起的病灶。超声显像图能准确地发现子宫内浸润病灶,且比腹腔镜更有效。子宫造影术应根据有无显影缺损、龛影等异常表现,确定子宫内有无病灶,并可以对比观察病灶,对决定子宫是否保留和病灶的定位有很大价值。上述几种检查方法各有利弊,其准确性要根据检查者掌握该项技术的熟练程度而定。

(3) 手术方法:按子宫切除术的方法,经下腹正中切口进入腹腔,仔细探查腹、盆腔器官,特别要注意探查内生殖器官及其邻近组织。根据术前检查及探查所见,进一步确定病灶的部位及范围。用无齿卵圆钳钳夹两侧宫旁组织并提起子宫,暂时阻断子宫血管,防止肿瘤细胞外溢,可同时减少术中出血。沿子宫内肿瘤边缘,包括 0.5 ~ 1cm 的正常组织,切开浆肌层,用组织钳夹住切缘,加深切口,剜出病灶。操作要轻柔,尽量避免挤压子宫。于创面周围肌层多点注入甲氨蝶呤 10 ~ 15mg。然后,用可吸收线分别间断缝合肌层和浆肌层。缝合时注意不要将子宫内膜埋入肌层,以免日后发生内膜异位症。冲洗盆、腹腔,缝合腹壁各层。

(4) 注意事项:①术后继续全身化疗,化疗疗程数视病情而定。一般病人在 hCG 转阴,宫外转移灶消退后仍需用 1 ~ 2 个疗程化疗。治疗后要定期随访。②严格掌握手术指征。子宫内病灶不宜过多、过大,否则子宫因瘢痕过多过大,以后在产期易发生子宫破裂。③强调避孕 2 年。妊娠后按高危妊娠处理,产时多需剖宫产。

3. 肺叶切除术 肺部转移灶主要靠化疗使其逐渐吸收而自然消失,少数病人经治疗后转移灶消退到一定程度即不再缩小或消退很慢或反而扩大,估计继续化疗难以取得满意效果,如不采取有效措施,有可能发生脑转移而致死。此时,可考虑行肺切除术。恶性滋养细胞肿瘤病人远处耐药转移时,最常施行的外科手术为肺楔形切除或肺叶部分切除术。在化疗的配合下,肺切除手术安全可行。值得注意的是,某些病人的 hCG 值降至正常或降至安全范围后,肺部转移结节可持续存在,在完成化疗后随访数月才逐渐吸收。因此,持续存在的肺转移结节,要有选择地行肺切除术。对肺转移耐药病人行肺切除术,能成功地使病情缓解。宋鸿钊等对 50 例绒癌肺转移者行肺切除术,其中 24 例存活 5 年以上,17 例存活超过 10 年。

在开胸探查之前,要排除其他部位可能存在的活动性病灶。病人在术前应作脑、肺和腹部 CT,并同时作脑脊液及血清 p-hCG 值的检测,以估价病情及寻找肺外的隐匿转移灶。如果病人未行子宫切除术,应作 CT、血管显影或磁共振显像,排除盆腔内活动性病灶。

(1) 适应证:①原发病变已充分控制(子宫已切除或血管显影检测无盆腔病变的证据)。②孤立单个肺结节或肺转移病灶局限于一叶者。③化疗后 hCG 值降至正常或接近正常。④没有其他部位的转移病灶或其他部位转移灶化疗后已控制。⑤全身状况良好,无手术禁忌证。

(2) 手术范围:肺切除术通常以肺叶切除较好。肺楔形切除难以保证将病灶切净,而在老年病人,肺功能较差,肿瘤病灶位于肺周边部位者可选择肺楔形切除。肺段切除由于手术操作较复杂,术中挤压易导致癌细胞播散,且术后并发症较多,故仅适于局限性良性病变。全肺切除由于病人经多个疗程化疗,某些药物可致不同程度的肺组织纤维变,因而术后有可能发生呼吸功能衰竭,故不可取。

（3）手术技巧:绒癌肺转移灶行肺叶切除术时,为防止或减少手术时挤压引起的癌细胞扩散,可先结扎、切断肺静脉,而后处理肺动脉,最后处理支气管。按此方式进行肺叶切除,称为逆行性肺切除术。术中要做好切除肺叶的游离,尽量避免损伤保留肺叶的肺胸膜,以防止术后发生气胸、感染。应准确地游离相应肺叶的肺动、静脉,不得遗漏或强行切除,以防止出血,须妥善处理下肺静脉,一旦发生结扎线脱落或血管撕裂,势必造成难以控制的左心房出血,后果严重。术后标本需作病理检查以了解病变情况,切除肺病灶周围有纤维结缔组织包膜则预后较好。

4. 脑转移瘤的手术　恶性滋养细胞肿瘤脑转移的发生率为8%～15%,其转移的方式是血道转移且有出血倾向。1/3～2/3脑转移是以颅内出血、蛛网膜下腔出血、肿瘤内出血、硬膜下血肿等形式表现出来。

（1）脑转移的定位:育龄妇女发生脑转移瘤或无原因的中枢神经系统出血,应检测血清hCG排除滋养细胞肿瘤,如hCG升高且排除妊娠之可能,应进行脑血管造影以及脑CT进行定位。

（2）适应证:①有颅内高压者,先做紧急减压处理,对颅内血肿或肿瘤尽可能摘除。②无颅内高压者,可先行化疗及放疗。在化疗与放疗过程中,应做神经系统检查和脑部CT,如症状恶化、肿瘤增大则可考虑手术。③脑部耐药病灶切除仅适于经严格选择的病人,须排除其他部位转移病变。

（3）手术方式:脑转移瘤手术治疗分两类,即直接摘除肿瘤与姑息性手术。后者指采用不同方法(脑室引流、颅骨切开减压等)解除颅内压增高以获暂时缓解症状,争取时间进行化疗或放疗。

1）脑室引流术:颅内高压后形成脑疝危险时,可行脑室引流术。

2）开颅去骨瓣减压术:当脑转移瘤无法切除或病人全身情况差不能耐受脑肿瘤切除术时,可行开颅去骨瓣减压,以暂时缓解颅内高压。

5. 外阴、阴道转移瘤切除术　恶性滋养细胞肿瘤常发生阴道转移,外阴转移较少见,且常和阴道转移瘤同时存在。

阴道、外阴转移瘤尚未溃破时,可用5-FU静脉滴注,肿瘤多能消退。如经治疗未能消失,可行手术切除,以防止转移结节破溃而致大出血或继发感染,同时也可促使hCG及早转阴。若转移灶已发生破溃,可先用纱条压迫止血,同时用5-FU静脉滴注,多能奏效。如仍不能止血时,转移灶位于阴道下段或外阴,可考虑手术切除和缝合。转移瘤位于阴道穹隆,由于不易暴露,且上端常和宫旁转移瘤相连,一般难以切除,治疗以化疗为主。如果需切除,经腹部进行手术,一般同时切除子宫。

阴道结节切除术可在局部麻醉或骶管麻醉下进行。个别结节甚大,出血甚多者,须同时作腹膜外双侧髂内动脉结扎或腹主动脉暂时压迫止血等措施。

手术切除时,先在黏膜上做一与阴道轴平行的纺锤形切口(如已破溃,可在破溃处两侧作切口),然后用血管钳沿瘤体两侧行钝性剥离。此时,可发现瘤体处有一层包膜,这就是静脉壁,如不弄破这层包膜则出血不多。剥离至肿瘤上下两端与静脉连接处,则必须先行钳夹,然后再切除瘤体,否则可有大量出血。个别结节已破溃出血者,无明显包膜,难以剜出病灶,可将破溃结节之血块及组织尽可能剔除,用羊肠线缝合,然后予以压迫,再配合全身化疗或局部注射 5-FU。

6. 其他受累器官切除术　恶性滋养细胞肿瘤腹腔内转移或胃肠道转移的病人很少见,这些病人经化疗多能使病情缓解,偶尔病人发生大出血,则需要切除受累的器官,使病人在化疗期间病情保持稳定状态。

肾转移的发生率在 1% ~ 20% ,文献报道,肾切除或放疗治疗肾转移的作用尚不清楚。有作者对 3 例肺转移及肾转移病人行肾切除术,结果认为对有广泛全身转移的病人,肾切除似乎没有意义。Surwit 等报道,在一组高危病人中有 2 例肾转移病人,采用含 VP-16 方案的化疗后,获得长期缓解。对双侧肾转移给予肾耐受的低剂量照射,似乎不可能达到明显控制病情的作用。Mazur 等报道,单侧肾转移病人经化疗和放疗联合治疗未达到成功。

肝转移瘤常合并其他部位的转移,肝转移几乎均为多发性。肝转移发生破裂出血形成腹内出血则必须及时手术,切除出血病灶或进行缝合,暂时止血。然后采用全身化疗,病情许可,可采用肝动脉插管化疗。

脾转移瘤如发生破裂出血,宜立即手术切除脾脏,术后化疗。一般情况下,有脾转移可先试行化疗。

如果高危转移性滋养细胞肿瘤病人有全身播散的耐药病灶,手术摘除治疗不可能获得成功。

二、手术与化疗的配合

1. 术前化疗　术前化疗一般为 1 ~ 2 个疗程。若子宫过大,宫旁转移或盆腔病灶广泛,估计手术有困难者,可先行多个疗程化疗,待子宫、宫旁、盆腔病灶缩小后再手术。术前化疗能减少术中出血和术中肿瘤播散,有利于手术操作。手术应在化疗结束后 10 ~ 15 天进行。此时,化疗毒性反应逐渐减轻,白细胞数回升,不会增加手术合并症,且不影响下一疗程化疗。

2. 化疗与手术同时进行　如子宫原发灶或转移灶发生大出血(子宫穿孔、脾破裂等),化疗与手术应同时进行。如有可能,先用药 3 天,再手术,术后继续完成 1 疗程化疗。这样,体内因已有一定浓度的药物存在,术中即便有癌细胞扩散,也可得到控制,而用药 2 ~ 3 天,血象不至于下降,不会增加手术并发症。缺点为化疗药物阻碍了纤维细胞的生长,因而会导致伤口的延迟愈合,拆线过早可发生伤口崩裂。需将拆线时间适当推迟(由 7 天改为 11天)。如需急诊手术,手术结束后当天须应用化疗药物一次,以控制肿瘤扩散,术后继续用药至完成疗程。

3. 术后化疗　手术后化疗至完全恢复,即:①临床无症状。②肺转移完全消失。③hCG 测定持续正常。然后再巩固治疗 1 ~ 2 个疗程,停药观察。凡观察 3 年未复发者,一般不再复发,称为"治愈"。

(刘少扬　钟亚娟　陈惠祯)

第五节　化 学 治 疗

滋养细胞肿瘤的治疗以化学治疗(化疗)为主要手段,即使晚期广泛转移者,经化疗后仍可能获得痊愈。绒癌是唯一单用化学药物治疗就能达到根治的妇科肿瘤。国内外报道,早期病例90%以上可以治愈,死亡率已降至20%~30%。北京协和医院治疗晚期脑转移病例,其5年生存率可达48%。

根据宋鸿钊等经验,氟尿嘧啶(5-FU)与KSM疗效好,副作用轻,常作为首选药。5-FU不仅对肺转移有效,对消化道、泌尿道及生殖道转移亦有效。更生霉素(KSM)对肺转移疗效好,对其他转移部位亦有效。国外常将甲氨蝶呤(MTX)和放线菌素D(Act-D)作为一线药物。MTX可作鞘内给药,适于治疗脑转移。大剂量用药时需用解毒药四氢叶酸,以减轻该药的副反应。

(一)低危病人化疗方案

1. 5-FU 26~28mg/(kg·d),静脉滴注8小时滴完,10天为1疗程,间隔2周。5-FU适用于病灶局限于子宫或转移不超过生殖系统的病情较轻者。

2. MTX:①50mg(或1mg/kg),每48小时重复肌内注射,连用4次。亚叶酸钙(CF)6mg,肌内注射,于每次用MTX后24小时应用,共4次,疗程间隔1周。MTX/CF是国外对低危病人的首选方案;②20~50mg肌注,连用5天,间隔2周。

3. KSM 0.4mg/d[8μg/(kg·d)],静脉注射,10天为1疗程,间隔2周。国外用Act-D 0.5mg/d[或12μg/(kg·d)],静脉注射,连用5天。间隔7~10天。用于生殖系统病灶已处理、只有肺转移且不重或疑有肺转移者。

4. 依托泊苷(VP-16),200mg/m² 口服,连用5天,间隔2周。

注意:疗程开始10天内可有hCG升高,以后每2周下降一个对数为有效指标;有效者一直用药至hCG转阴后6周;如hCG不降或升高则改用中危方案。

(二)中危病人化疗方案

1. KF方案　KSM 6μg/(kg·d),5-FU 25mg/(kg·d),分别加10%葡萄糖溶液500ml,静脉滴注,8~10天为1疗程,间隔3周。

2. MAC方案　MTX 15mg/d,肌内注射,Act-D 0.35mg/d,静脉注射,CTX 100mg/d,静脉注射,5天为1疗程,间隔10~14天。

3. EHMMAC方案

Etoposide(VP-16)100mg/m² 加200ml生理盐水,静脉滴注半小时以上,连用5天;

Hu(羟基脲)0.5g/次,口服,12小时后服1次;

MTX 50mg肌内注射,隔日1次,第2~8天;

CF 6mg,肌内注射,每次用MTX 24小时后注射;

6-MP 75mg/d,口服,隔日1次,第2~8天;

Act-D 0.5mg,静脉滴注,连用5天;

CTX 400mg/m²,静脉注射,第1~3天。

（三）高危病人化疗方案

1. CHAMOCA 方案

第 1 天,Hu 0.5g,口服 12 小时 1 次,用 2 次;

第 2 天上午 10 点,VCR $1mg/m^2$,静脉注射;下午 3 点,MTX $100mg/m^2$,静脉注射;MTX $200mg/m^2$,静脉滴注 12 小时;

第 3 天下午 3 点,CF 15mg,肌内注射或口服;

第 4 天上午 8 点,CF 15mg,肌内注射或口服;上午 10 点,CTX $600mg/m^2$,静脉注射,Act-D 0.5mg,静脉滴注;下午 8 点,CF 15mg,肌内注射或口服;

第 5 天上午 8 点,CF 15mg,肌内注射或口服;上午 10 点,Act-D 0.5mg,静脉滴注;

第 6 天上午 10 点,Act-D 0.5mg,静脉滴注;

第 7、8 天无治疗;

第 9 天,ADM(多柔比星)$30mg/m^2$,静脉注射;CTX $400mg/m^2$,静脉注射;

间隔 10 ~ 15 天或视副反应而定。

2. EMA/CO 方案　这个方案由两部分组成。第一部分第 1、2 天给药,第二部分 8 天给药。

第 1 天,VP-16 $100mg/m^2$,加入 200ml 生理盐水中静脉滴注 30 分钟;

Act-D 0 ~ 5mg,静脉滴注;

MTX $100mg/m^2$,静脉注射;MTX $200mg/m^2$,静脉滴注 12 小时;

第 2 天,VP-16 $100mg/m^2$,加 200ml 生理盐水,静脉滴注;Act-D $0.5mg/m^2$,静脉注射;CF 15mg,肌内注射,每 12 小时 1 次,共 4 次;

第 8 天,VCR $1mg/m^2$,静脉注射;

CTX $600mg/m^2$,静脉注射;

用药日期举例:第 1、2、8 天;第 15、16、22 天给药,以此类推。

3. OMP 方案

第 1 天,VCR $1mg/m^2$,静脉注射;

MTX 300mg 加生理盐水 500ml,静脉滴注 12 小时;

第 2 天,CF 15mg,肌内注射;用 MTX 后每隔 24 小时用药,共 4 次;

第 3 天,生理盐水 1000ml 加 50% 葡萄糖溶液 1000ml,静脉滴注 24 小时;

第 4 天,顺铂(DDP)$120mg/m^2$,静脉滴注,同时给 20% 甘露醇溶液 40ml,静脉注射,每小时 1 次,共 6 次;间隔 10 ~ 14 天。

（四）耐药的处理

经常监测血 hCG 值是检查耐药的简单方法。在临床征象出现之前,hCG 水平就会停止下降或开始升高。对产生耐药的高危病人可采用 EP 方案(VP-16 $150mg/m^2$,DDP $25mg/m^2$)1 周后改用 EMA 方案(翌日用 FA),尽管副作用较大,但疗效较好,病人生存率可达 80% 。其他可供选择的抗癌药物如紫杉烷类(taxanes)、拓扑替康(topotecan)、吉西他滨(gemcitabine)、伊立替康(irinotecan)和奥沙利铂(oxaliplatin)。紫杉醇对治疗失败的胚胎细胞肿瘤病人亦有效。

耐药 GTT 病人使用紫杉醇(250mg/m², 每 3 周重复), 其中 1/3 ~ 1/4 病人缓解。

大剂量化疗同时, 自体骨髓移植或外周血干细胞移植是治疗高危型 EMA/CO 耐药病人的补救疗法, 化疗方案有 CTX、VP-16 与美法仑; 卡铂、VP-16、IFO; 卡铂、VP-16、CTX。尽管有近期疗效, 但无一例达到持续缓解, 故研究者对 GTT 大剂量化疗作用持保留态度。

对耐药者应用联合化疗加手术切除耐药肿瘤病灶(子宫、肺、脑)以提高疗效。

为预防中枢神经系统的转移, 可在全身化疗同时采用 MTX 12.5mg 鞘内注药, 24 小时后口服 FA 15mg。

（徐小霞　刘少扬）

第六节　辅助放射治疗

(一) 放疗作用

自化疗应用以来, 多数恶性滋养细胞肿瘤的转移灶已能为药物所控制。因此, 近年来, 除肝、脑转移灶外, 很少有人主张采用放射治疗。因绒癌病变范围较广泛, 使放疗的应用受限, 故一般不采用放疗。但是绒癌和侵蚀性葡萄胎对放疗较敏感, 用于局部病灶的治疗有价值。对有些病人手术配合放疗, 可进一步提高治愈率。特别是对晚期绒癌直径在 5cm 以上的巨大转移灶, 在化疗后往往出现耐药或因机体情况差而无法继续化疗。此时, 若加用局部放疗, 常可以得到满意的效果。对脑、肝等重要脏器的转移, 放疗效果迅速, 疗效也较好。目前放疗作为综合治疗的一种手段, 可酌情应用。

(二) 放疗指征

(1) 外阴、阴道、宫颈等广泛转移灶的急性出血, 可能立即危及生命者。

(2) 脑、肝等重要脏器转移, 而急需解除症状, 或盆腔病灶不能切除者。

(3) 化疗后的残余灶或因手术不彻底有盆腔残留病灶者。

(4) 耐药绒癌。

(5) 盆腔肿瘤广泛浸润, 估计手术有困难者, 可给术前照射。

(三) 方法和剂量

1. 阴道、尿道口、宫颈及外阴部转移病灶

(1) 镭模: 适于阴道转移灶, 每周 1 次, 分 2 ~ 3 次完成, 肿瘤基底部组织量达 3000 ~ 4000cGy。

(2) X 线阴道筒照射: 每日 200cGy, 根治量 3000 ~ 5000cGy。

(3) ⁶⁰Co 或深部 X 线外照射: 每日 200cGy, 肿瘤组织量 3000 ~ 4000cGy。

2. 盆腔病灶(包括手术后残留肿瘤)　根据病灶范围设野, 每日 1 ~ 2 野, 每次 200cGy。术前照射在 2 周内给肿瘤组织量 2000 ~ 2500cGy, 2 周后手术。根治量 3000 ~ 4000cGy/4 ~ 6w。

3. 肺转移灶　在病灶局部设野, 肿瘤组织量 2000 ~ 3000cGy, 2 ~ 4 周完成。

4. 脑转移灶　根据脑血管造影或 CT 定位方法设野。若病灶广泛,可采用全脑照射。设两颞侧野相对照射。给脑中线平面剂量 3000cGy,3 周内完成。在脑部放疗中,要用铅块保护两眼,同时采用脱水剂、止血剂及支持疗法,以便放疗顺利进行。

(冯　忻　刘少扬)

第七节　预后及预后因素

自从采用有效的化学药物治疗为主的综合治疗后,滋养细胞肿瘤的预后有了明显改善。根据国内外的资料,低危及中危型 GTT 病人均可治愈。高危病人的治愈率为86%。

影响预后的因素有年龄、病程、转移部位、前次妊娠等,详情见 WHO 建议采用的预后评分表(表 11-2)。

表 11-2　FIGO 修订 WHO 预后评分法

预后因素	评分			
	0	1	2	4
年龄(岁)	<40	≥40	—	
前次妊娠	葡萄胎	流产	足月产	
前妊娠至化疗开始时间(月)	<4	4~7	7~13	≥13
治疗前 hCG(U/L)	<103	103~104	104~105	>105
最大肿瘤	—	3~5cm	≥5cm	—
转移部位	肺	脾、肾	胃肠道	脑、肝
转移肿瘤数目	—	1~4	5~8	>8
以往化疗	—	—	单药	联合用药

注:≤4 分为低危;5~7 分为中危;≥8 分为高危。

自从 1956 年首次报道应用甲氨蝶呤治疗绒癌获得成功以来,各种化疗药物相继应用于临床,使滋养细胞肿瘤的预后有了明显的改善,特别是治愈病人的生活质量也得到显著的提高。葡萄胎和侵蚀性葡萄胎病人已基本上死亡,治愈率可达100%;绒癌的死亡率也显著下降,80%~90% 的病人能达到根治。此外许多病人单纯化疗即可治愈,从而保留生育功能,显著改善了生活质量。化疗与手术、放疗结合及血管介入技术的应用,使许多过去认为无希望治愈的伴全身转移的晚期病例也获得临床治愈。但近年发现联合化疗能增加化疗诱发继发性肿瘤如髓细胞样白血病、黑色素瘤、结肠癌以及乳腺癌的危险,其相对危险度分别为16.6、3.4、4.6 和 5.8(很可能与 VP-16 有关),这一点必须告知病人。

FIGO 分期以及预后评分系统部完全适用于 PSTT。一般认为肿瘤病灶是否超出子宫为最重要的预后因素。FIGO 分期为 Ⅰ、Ⅱ期病人的生存率要明显高于Ⅲ、Ⅳ期病人。多因素分析认为,前次妊娠至发病时间(即潜伏期)也为重要的预后因素,超过 2 年为预后不良。病人年龄、前次妊娠性质、血 hCG 水平、核分裂象、肿瘤大小和浸润程度与预后关系还存在一定的争议。对于血型,大多数研究均认为其与预后关系不大,因此已从当前的预后评分系统中删除。此外,该评分系统也去掉了中危病例。一方面,以往的中危治疗方案的短期及长期毒性与高危治疗方案无明显差别;另一方面,许多病人仍可采用单药化疗治愈,从而减轻化疗毒性,而采用中危疗法还有近30%的病人发生耐药,仍需采用高危疗法。此外,研究也表明,先前用MTX治疗失败并非为一个不利的预后因素。

(吕琼莹　冯　忻　刘少扬)

参 考 文 献

连利娟. 1981. 林巧稚妇科肿瘤学,北京:人民卫生出版社.

宋鸿钊. 1983. 滋养细胞肿瘤的诊断和治疗. 北京:人民卫生出版社,130~134.

Athanassiou A,Begent RHJ,Newlands ES,et al. 1983. Central nervous system metastases of choriocarcinoma: 23 years'experience at Charing Cross Hospital. Cancer,52:1728~1735.

Bagshawe KD,Dent J,Webb J. 1986. Hydatidiform mole in the United Kingdom,1973~1983. Lancet,2:373.

Bagshawe RD. 1976. Risk and prognostic factors in trophoblastic neoplasia. Cancer,38:1373.

Boshoff C,Begent R H,Oliver R T,et al. 1995. Secondary tumors following etoposide containing therapy for germ cell cancer. Ann Oncol,6:35~40.

Bower M,Newlands ES,Holden L,et al. 1997. EMA/CO for high-risk gestational trophoblastic tumors: Results from a cohort of 272 patients. J Clin Oncol,15:2636~2643.

Chaganti RSK,Kodura PRK,Chakraborty R,et al. 1990. Genetic origin of trophoblastic choriocarcinoma. Cancer Res,50:6330~6333.

Dessau R,Rustin GJ,Dent J,et al. 1990. Surgery and chemotherapy in the management of placental site tumor. Gynecol Oncol,39:56.

Feltmate C M,Genest D R,Goldstein D P,et al. 2002. Advences in the understanding of placental site trophoblastic tumor. J Reprod Med,47(5):337~341.

Finkler NS. 1991. Placental site tumor: Diagnosis,clinical behavior and treatment. J Repred Med,36:27.

Fisher RA, Lawler SD, Povey S, et al. 1988. Genetically homozygous choriocarcinoma following pregnancy with hydatidiform mole. Br J Cancer,58:788~892.

Fisher RA,Newlands ES,Jeffreys AJ,et al. 1992. Gestational and non-gestational trophoblastic tumors distinguished by DNA analysis. Cancer,69:839~845.

Gerson R,Serrano A,Del Carmen,et al. 1997. Response of choriocarcinoma to paclitaxel. Case report and review of resistance. Eur J Gynaecol Oncol,18:108~110.

Giacalone PL, Benos P, Donnadio D, et al. 1995. High-dose chemotherapy with autologous bone marrow transplantation for refractory metastatic gestational trophoblastic disease. Gynaecol Oncol,58:383~385.

Hammond CB. 1980. The role of operation in the current therapy of gestational trophoblastic dis-ease. Am J Oynecol,136:844.

Jones WB,Schneider J,Shapiro F,et al. 1996. Treatment of resist-ant gestational choriocarcinoma with taxol: A report of two cases. Gynaecol Oncol,61:126~130.

Kenemans P. 1994. Gestational trophoblastic disease:management,the European Way. European J Obster & Gynecol,55:49.

Knox S,Brooks SE,Wong-You-Cheong J,et al. 2002. Choriocarcinoma and epithelial trophoblastic tumor: Successful treatment of relapse with hysterectomy and high-dose chemotherapy with peripheral stem cell support: A case report. Gynecol Oncol,85:204~208.

Korinth M C ,Weinzierl M R,Gilsbach J M. 2001. Placental site trophoblastic tumor metastasizing to the brain,case illustration. J Neurosurg,94(1):137~140.

Lewis JL,Ketcham AS. 1966. Surgical intervention during chemotherapy of gestational trophblastic neoplasms. Cancer,19:1517.

Libshifz HI,Barber CE,Hammoncl CB. 1997. The pulmonary metastases of choriocarcinoma. Obstet Gyencol,49:412.

Mazur MT, Lurain JR, Brewer JI. 1982. Fatal gestational choriocarcinoma and clinical pathologic study of patients treated at a trophoblastic disease center. Cancer, 50:1833.

McNeish IA, Strickland S, Holden L, et al. 2002. Low risk persistent gestational trophoblastic disease: Outcome following intial treatment with low-dose methotrexate and folinic acid, 1992 ~ 2000. J Clin Oncol, 20:1838 ~ 1844.

Motzer RJ, Bajorin DF, Schwartz LH, et al. 1994. Phase II trial of pacli-taxel shows antitumor activity in patients with previously treated germ cell tumours. J Clin Oncol, 12:2277 ~ 2283.

New lands ES, Bagshawe KD, Begent RHJ, et al. 1986. Development of chemotherapy for medium and high risk patients with gestational trophoblastic tumors (1979 ~ 1984). Br J Obstet Gynaecol, 93:63 ~ 69.

Newlands ES, Bower M, Fisher RA, et al. 1998. Management of placental site trophoblastic tumors. J Reprod Med, 43:53 ~ 59.

Newlands ES, Mulholland PJ, Holden L, et al. 2002. Etoposide and cisplatin/etoposide; methotrexate, and actinomycin D(EMA) chemotherapy for patients with high-risk gestational trophoblastic tumors refractory to EMA/cyclophosphamide and vincristine chemotherapy and patients presenting with metastatic placental site trophoblastic tumors. J Clin Oncol, 18:854 ~ 859.

Osada H, Kawaata M, Yamada M, et al. 1991. Genetic identification of pregnancies responsible for choriocarcinomas after multiple pregnancies by restriction fragment length polymorphism analysis. Am J Gynaecol, 165:682 ~ 688.

Pui C H, Ribeiro R C, Hancock M L, et al. 1991. Acute myeloid leukemia in children treated with epipodo-phylotoxins for acute lymphoblastic lymphoma. N Engl J Med, 325:1628 ~ 1687.

Ratain M J, Kaminer L S, Bitran J D, et al. 1987. Acute nonlymphocytie leukemia following etoposide and cisplatin combination chemotherapy for advanced non-small-cell carcinoma of the lung. Blood, 70:1192 ~ 1196.

Rustin G J S, Newlands E S, Lutz J M, et al. 1996. Combination but not single-agent methotrexate chemotherapy for gestational trophoblastic tumors increases the incidence of second tumors. J Clin Oncol, 14:2769.

Seckl MJ, Fisher RA, Salerno GA, et al. 2000. Choriocarcinoma and partial hydatid form moles. Lancet, 356:36 ~ 39.

Shih IM, Kurman RJ. 1998. Ki-67 labelling index in the differential diagnosis of exaggerated placental site, trophoblastic tumour, and choriocarcinoma: A double staining technique using Ki-67 and Mel-CAM antibodies. Hum Pathol, 29:27 ~ 33.

Soper JL, Mutch DC, Chin N, et al. 1988. Renal metastases of gestational disease: A report of eight cases. Obstet Gynecol, 72:796.

Soper JT, ClarkePearson DZ, Hammond CB. 1988. Metastatic gestational trophoblastic disease: Prognostic factors in previously untreated patients. Obstet Gyneol, 71:338.

Surwit EA, Alberts DS, Christian CD, et al. 1984. Poorprognosis gestational trophoblastic disease: An update. Obstet Gynecol, 64:21.

Van Besien K, Verschraegen C, Melra R, et al. 1997. Complete remission of refractory gestational trophoblastic disease with brain metastases treated with multicycle ifosfamide, carboplatin and etoposide (ICE) and stem cell rescue. Gynaecol Oncol, 65:366 ~ 369.

Wake N, Tanaka KI, Chapman V, et al. 1981. Chromosomes and cellular origin of choriocarcinoma. Cancer Res, 41:3137 ~ 3143.

Whitlock J A, Greer J P, Lukens J N, et al. 1991. Epipodophyllotoxin-related leukaemia; identification of a new subset of secondary leukemia. Cancer, 325:600 ~ 604.

Wong Lc, Ma HK. 1983. Persistent chest opacity in trophoblastic disease: Is thoracostomy justified? Aust NZ Obstet Gynaecol, 23:237.

第十二章　盆腔脏器切除术

盆腔脏器切除术(pelvic exenteration,PE)是将盆腔内凡肿瘤可能侵犯的器官组织切除,从而彻底清除盆腔内病灶,使病人能够长期生存。Brunschwig 和 Meigs 于 1948 年首次报道了 PE 手术用于治疗盆腔癌瘤,但当时的治疗结果与人们的期望大相径庭,术中死亡率达 20% 以上,而 5 年生存率却低于 20%。因此,当时他们认为 PE 手术是一种姑息性手术。经过几十年的探索,人们不断改进术式,随着麻醉技术的提高以及抗生素的普遍应用,PE 手术的开展已越来越普遍了。

20 世纪 40 年代,由于部分晚期盆腔恶性肿瘤累及邻近器官(但未达到盆壁),如宫颈癌,约 1/3 病人的残余或复发病灶仅局限于盆腔直至死亡,死因多为尿毒症、病变出血、肠梗阻或恶病质,因此,人们希望通过切除肿瘤累及的盆腔脏器如膀胱、直肠、子宫等以达到治愈的目的,于是 Brunschwig 首先设计了一种超根治性手术方法,即 PE 手术。到 20 世纪 50 年代,宫颈癌和子宫内膜癌的新病例大量增加,难治性和复发性癌达 50%,其中有许多病人曾进行过放射治疗。但当时的放射治疗条件还落后于外科技术,也缺乏训练有素的放疗医师,使得大量的盆腔癌瘤病人不能治愈,或治疗后局部复发。而对这些病人施行 PE 手术后却获得了很好的疗效。因此,在 20 世纪 40 ~ 60 年代,有大量的病人施行了该手术。据报道,当时该手术对复发性生殖系肿瘤的挽救率为 30% ~ 40%。

在手术方式上,最初采用全盆腔脏器切除术(total pelvic exenteration),但人们发现可以保留肿瘤尚未累及的器官,于是提出前盆腔脏器切除术(anterior pelvic exenteration)和后盆腔脏器切除术(posterior pelvic exenteration),手术方法可根据肿瘤的大小、位置以及既往放射剂量或纤维化的不同而调整,这样可提高病人术后生活质量。如小的中心性复发病变,筋膜面未被侵犯,可以行保留膀胱、输尿管和直肠的清扫术,仅施行根治性子宫切除术就能将整个病变切除。再如病变若主要位于前面,切除阴道后壁时病变未累及直肠,则仅施行前盆腔脏器切除术即可。

20 世纪 80 年代以后为 PE 手术的成熟时期,PE 手术的 5 年生存率已达到 50% 左右,而手术死亡率则降至 2% ~ 5%,PE 手术对盆腔恶性肿瘤不仅可达到缓解疼痛等姑息治疗的目的,也可以达到治愈的目的,这一点已达成共识。此后,人们着重开始降低并发症,同时兼顾手术疗效和术后生活质量。Rutledge 首先留置输尿管导管,发现泌尿系并发症大大减少。他强调盆底重建,恢复盆底的血液供应以减少并发症。随后,采用带蒂的大网膜或薄肌皮瓣覆盖空虚的盆底,使得肠道并发症显著降低。这表明盆底重建并不在于修补盆底结构,最主要的是恢复盆底的血液供应。年轻病人行阴道重建术可保留其生理功能,对术后生存质量的提高具有积极的意义。在手术范围上,也废弃了既往的超广泛切除手术,而是遵循肿瘤治疗的个体化原则,结合放、化疗采用综合治疗模式。

第一节　盆腔脏器切除术的作用

盆腔脏器切除术对复发性或难治性宫颈癌有中心复发病人的治疗最理想。其疗效分为治愈性和姑息性两种。但必须指出,目前的观点是手术治疗既要能延长病人的生命,也要使病人获得良好的生活质量,仅仅延长一个痛苦的生命并不可取。

全盆腔脏器切除术特别适用于治疗宫颈癌的中心复发,而且对其他类型的原发性或复发性肿瘤也能治疗,如起源于子宫内膜、膀胱、尿道、外阴、直肠的肿瘤,罕见的卵巢上皮性肿瘤、黑色素瘤和各种类型的肉瘤。

各类盆腔脏器切除术常施行于妇科恶性肿瘤病变。因此,由妇科肿瘤医师主持施行手术对病人有好处。当然,由于受专业知识的限制,必要时请肿瘤外科(或普外科)和泌尿外科医师协同完成手术也是很有必要的。

第二节　术前评价手术切除的可能性

(一) 病史

首先应注意病人总的健康状况。其次要注意病人的年龄,特别是生理年龄,因为这比实际年龄更加重要。但对 70 岁以上的病人应引起足够的重视,因为该年龄组的病人术后一旦发生并发症,就有可能因继发一系列的并发症而无法救治。

还要注意的一点是,病人从初次治疗到复发的时间也是很重要,假若这一时间很短,可能是由于病人的分期晚或免疫力低下,治愈的可能性很小。初次治疗时,Ⅰ、Ⅱ期病变又较Ⅲ期病变复发的病人治疗效果好。另外,病人短期内体重减轻明显、贫血、腿部肿胀且伴有向下肢放射的疼痛,也表示肿瘤切除的可能性很小。

(二) 身体状况

有行走困难的老年衰弱病人,一般难以承受 PE 手术。另外,过度肥胖的病人不仅使手术操作困难,且术后护理也很困难。病变有任何盆腔外的扩散,都是手术的禁忌证。当肿瘤从中线向盆壁扩展,并发症的发生率升高,生存率则下降。再者,一个大的复发性癌瘤伴有感染,即使在应用强有力的抗生素的情况下,也有继发脓毒血症的可能。

(三) 实验室检查

术前检查同子宫广泛性切除术,除三大常规,血液生化,心、肺功能及肝、肾功能外,还需作的检查有:

(1) 仔细的全身体格检查排除明显的远处转移。

(2) 胸部 X 线以排除外胸膜或纵隔淋巴结转移。

(3) 必要时行淋巴造影、CT 或 MRI 检查。

(4) 疑累及膀胱者,行膀胱镜及静脉肾盂造影检查。

（5）疑累及直肠或结肠，应行纤维结肠镜、钡餐胃肠道造影及钡剂灌肠造影。

（6）诊断困难者可行放射性核素显像技术，如 PET 检查，有利于及时发现隐匿病灶。

（四）术前准备

手术医师应在术前向病人及其家属交代清楚手术方式，使病人对手术有所了解，以建立充分的心理准备，增强治疗疾病的信心，消除疑虑。

手术前要在病人腹壁上标记各个造口的部位。过度肥胖的病人，应在站立位置标记造口部位。手术前还应作阴道准备和肠道准备。术前 2~3 天开始进行阴道冲洗加肠道清洗。有不全梗阻的病人还应服泻药，术前以清洁灌肠为佳。口服肠道抗生素 3~5 天，以甲硝唑加新霉素或小檗碱为宜。注意改善代谢状况，纠正水、电解质失衡和贫血。术前还应请麻醉医师会诊，以协助改善病人状况，做好充分的术前准备。

施行盆腔脏器切除术的病人，由于各种原因，一般情况都较差。加之手术范围大，手术和麻醉的危险性都较大。因此，手术麻醉应请有经验的麻醉医师主持，整个麻醉期间，应进行各项指标的监测，如心脏监护、中心静脉压监测以及失血量监测等。在输尿管切断之前，应记录尿排出量。输尿管切断之后应从切端观察排尿情况，为此，输尿管切断之后不结扎是很重要的。手术中应注意补充水和电解质以及血容量。

当估计病人需施行腹会阴联合切除术时，应先取截石体位。

（五）手术切除的可能性

通过术前各项检查及评估，临床医生对于手术切除的可能性有了初步的评估，但最终能否真正切除肿瘤，还需术中探查后才能决定。一般而言，剖腹探查能给复杂病变切除的可能性提供迅速而准确的判断。手术中先作一个探查切口，由于肉眼不能准确判断是否有转移，在术中行淋巴结清扫后，应待冰冻结果回报后进一步决定是否行 PE 术以及手术方式，淋巴结有转移会显著降低治愈的可能。有盆腔外淋巴结、腹腔或远处转移是手术的禁忌证。若累及相邻组织如乙状结肠、回肠、输卵管或卵巢，则可一并切除，并非手术禁忌证。还须指出的是，复发性宫颈癌病人腹主动脉旁淋巴结转移者，17% 有斜角肌淋巴结的亚临床转移，所以，有些专家建议在局麻下行斜角肌淋巴结活检，这有一定的意义。

必须注意的是既往作过放射治疗的病人，加上伴有不同的炎症，盆腔已产生不同程度的纤维化以及组织结构的固定，即使有经验的手术者也难以鉴别复发和转移肿瘤存在的范围。如果肿瘤与大血管固定，手术切除相当困难，或者根本不能切除，或者仅能作姑息性切除。必须指出，在决定切断输尿管和结肠之前，应慎重作出判断。即一旦输尿管和结肠切断之后，手术就只能继续进行下去而无退缩的余地。当然，这要求手术医师应该有相当丰富的经验和准确的判断力。但是，即使是最好的医师也难免会有作出错误判断的时候。

（六）盆腔的评价

对于盆腔的受累情况也要作出准确的评价。探查膀胱、直肠周围的骶骨区，直达盆腔深面肿瘤累及的情况。熟悉盆腔筋膜间隙及其周围大血管的解剖，才能准确的评价切除的可能性。此外,还应了解盆侧壁的受累情况。先对受累严重的一侧作出判断,然后对另一侧作出判断,必要时可进行钻孔活检(punch biopsy)、针吸活检(needle biopsy)、针吸细胞学(aspiration cytology)或切取活检(open biopsy)。从固定于盆腔壁的深位点取材,或从肛提肌筋膜处取材,可获得有价值的报道,阳性者一般不可治愈,临床医生可根据情况决定放弃手术。

当病变累及骶骨、骶丛、髂腰肌和盆侧壁以及覆盖在肛提肌上的耻骨直肠肌或耻骨尾骨肌上的筋膜受累时,虽然可以较容易地与标本一起整块切除,但效果仍很不好。若病变已累及肛提肌,则切除的可能性就很小。

一般来讲,应避免施行姑息性脏器切除术。因放射性坏死导致直肠膀胱阴道瘘的病人,也可以是手术的适应证。盆腔周围有淋巴结转移的病人,术后生存率低,而且并发症的发生率很高。另外,同一淋巴链中发生转移的淋巴结有数个,较两个不同淋巴链各有一个淋巴结转移的预后要好。双侧盆腔有转移时疗效更差,若有骨转移存在则应放弃手术。仔细的探查可筛去28.2%~51.6%的初选病例。

(七)其他问题

静脉内肾盂造影对判断预后有意义。假若输尿管、膀胱连接处有梗阻,并不影响预后。但是,当梗阻部位在盆腔后侧时,预后较差。有肾盂积水时,则表示病变进展引起输尿管全梗阻,治愈的可能性很小。应该指出,初次施行根治性手术的病人,术后对肿瘤侵犯或淋巴结转移明显的部位补充根治性放疗可以提高疗效。

炎性癌被认为是乳腺癌的综合征,以淋巴管转移为特征。但是,盆腔晚期癌瘤是否伴有炎性癌的问题往往未引起临床上的注意。当观察到盆腔腹膜颜色发红、血管扩张,有类似早期腹膜炎的表现,这种临床征象的实质并不是感染所致,而是由于广泛的淋巴管内癌性充盈所引起的,是炎性癌的标志。盆腔腹膜有炎性癌存在时,预后不良。

一些外阴、阴道和结肠的复发性宫颈癌可施行前盆腔脏器切除术。但是,复发性宫颈癌以全盆腔脏器切除术为最好。治疗复发性宫颈癌最重要的是要切除阴道,可以保留裸露的膀胱和输尿管。但是,必须要预防膀胱因缺血而发生坏死,不然仍以施行全盆腔脏器切除术为宜。

(方芙蓉　张广德　张　蔚)

第三节　手术方式、适应证、手术范围及手术方法

一、前盆腔脏器切除术

1. 适应证　前盆腔脏器切除术主要适用于膀胱区周围的癌瘤,主要包括:

(1)宫颈癌放疗后中心部位复发累及膀胱;或手术治疗后中心部位复发累及膀胱,经放疗未控制者。

(2)晚期外阴癌和外阴复发癌累及阴道前壁而不能保留膀胱功能者。

（3）累及膀胱的阴道癌。

2. 手术范围 切除前盆腔脏器,包括盆腔淋巴结、膀胱、子宫广泛性切除,输尿管回肠吻合,回肠腹壁造瘘,必要时行全阴道切除。

3. 手术要点

（1）体位及切口:取滑橇式体位(图 12-1),其优点是可同时做腹式和阴式手术。采用绕脐左下腹正中切口至耻骨联合上缘。无菌术野要包括整个腹部及会阴、阴道区,铺巾时暴露腹部和会阴部,以便同时做两处手术。

（2）从正中或旁正中切口切开腹壁、腹腔,暴露术野,依次探查上腹部、腹主动脉旁和盆腔脏器以及淋巴结,注意对癌可疑部位行多点活检,清除盆腔淋巴结及广泛性切除子宫,方法与宫颈浸润性癌根治术相同。

（3）切断双侧输尿管:向腹中线方向牵拉已切开的后腹膜内侧缘,提起输尿管,在靠近膀胱处以两把直角血管钳钳夹输尿管,两钳间剪断(图 12-2)。

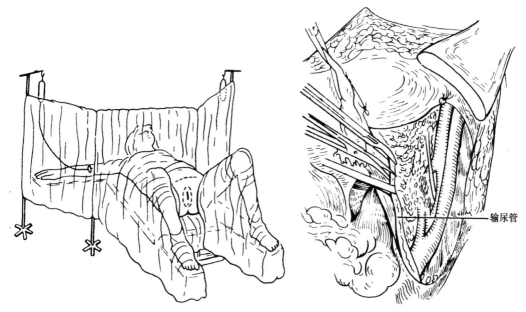

图 12-1 滑橇式体位及手术单的铺盖方式,可同时施行腹部和会阴进路手术

图 12-2 切断输尿管

强调在盆腔淋巴结清除后切断输尿管,以防因转移的淋巴结和输尿管多处被浸润而影响输尿管的长度,导致输尿管回肠吻合失败,游离输尿管时,注意保护其表面鞘膜,以免影响其血运而致输尿管瘘。

（4）放置导尿管:因有些病人存在细菌性肾盂积水,为防止盆腔组织感染,在切断输尿管后,将剪成带侧孔的 8 号导尿管经近端输尿管插入,用丝线将其缝扎固定于输尿管断端(图 12-3)。

（5）分离膀胱(图 12-4):用纱布裹上食指,上推膀胱周围的脂肪组织及腹膜至膀胱顶部,此时,可见到膀胱前壁粗大的肌纤维,表面有静脉,此处应充分止血,钳夹出血点,以 4 号丝线缝扎。在侧脐韧带近膀胱处,连同两侧脐韧带一并切断并双重结扎,也可用 4 号丝线贯穿缝扎。

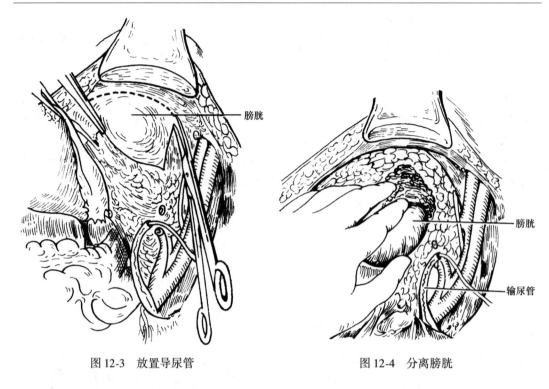

图 12-3　放置导尿管　　　　　　　　　图 12-4　分离膀胱

（6）分离直肠（图 12-5）：将子宫牵向耻骨联合方向，剪开子宫骶骨韧带表面及直肠反折处的腹膜，用手指或剪刀分开直肠阴道间隙至阴道穹隆下 3cm。

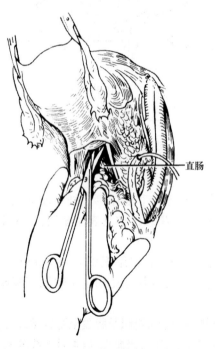

图 12-5　分离直肠

（7）断扎子宫骶骨韧带（图 12-6）：分开直肠侧窝，游离子宫骶骨韧带外侧缘，紧靠骶骨处钳夹、切断子宫骶骨韧带，以 7 号丝线缝扎，一般切除该韧带的 3/4 即可，可分两次完成，同法处理对侧。

（8）断扎主韧带（图 12-7）：继续分开膀胱侧窝，暴露主韧带前缘。将输尿管推向外侧，分离该韧带外侧缘表面的结缔组织以缩小主韧带，在靠近盆壁处钳夹、切断主韧带，残端以 7 号丝线缝扎，同法处理对侧。

（9）切断尿道及阴道（图 12-8）：沿骨盆侧壁游离尿道周围的支持组织，切断膀胱侧韧带及其内的血管，4 号丝线缝扎。在耻骨联合下缘切断尿道，以 4 号丝线结扎。在相当于盆底处切断阴道，取出手术标本，用 1 号肠线锁边缝合阴道，中间留孔作引流用。在切断阴道前注意检查阴道下 1/3 处有无癌灶，若有则切除的部位应更低。此时，盆底可见尿道、阴道残端、直肠前壁和输尿管（图 12-9）。

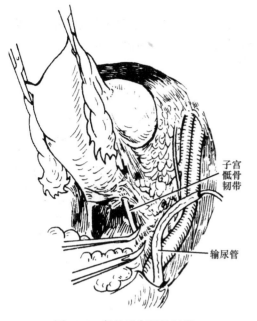

图 12-6　断扎子宫骶骨韧带

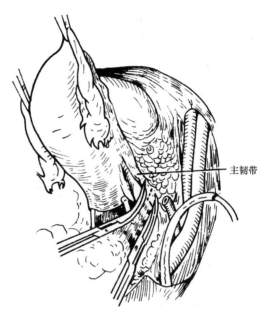

图 12-7　断扎主韧带

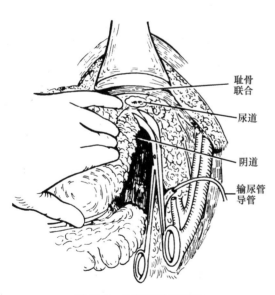

图 12-8　切断尿道和阴道

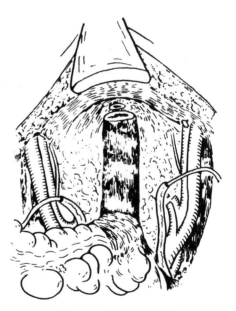

图 12-9　脏器切除完毕

（10）游离回肠并切断肠管（图 12-10）：为避免术后发生阑尾炎,应作阑尾切除术。然后,在距回盲瓣 8 ~ 10cm 处分离长约 15cm 的回肠袢,保留肠动脉及一级弓形血管,以确保其血供。然后在回肠切除缘的两侧各用两把肠钳钳夹肠管,肠钳与肠管纵轴约成 45°角,以保证游离回肠段血供并防止吻合口狭窄。在两钳间切断肠管,移去带蒂的肠管,用生理盐水洗去肠内容物,再用活力碘稀释液(1∶40)或无水酒精冲洗肠腔(以固定腺体,减少肠腔分泌物,避免感染)。

(11) 缝合回肠后壁:为恢复回肠连续性,以肠钳外旋使两断端肠浆膜靠紧,用 1 号丝线缝合肠壁浆肌层,从肠系膜对侧开始,缝线距切缘约 0.5cm,保留两侧缝线(图 12-11)。再用 1 号丝线从吻合口一角开始,全层间断缝合肠管后壁。

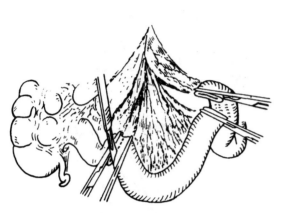

图 12-10　游离回肠、切断肠管

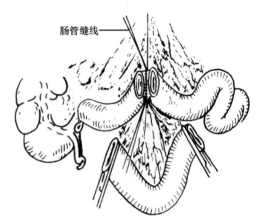

肠管缝线

图 12-11　缝合回肠后壁

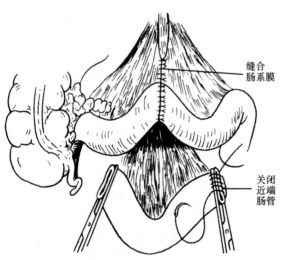

缝合肠系膜

关闭近端肠管

图 12-12　缝合近侧端肠管

(12) 缝合肠前壁全层:作全层间断内翻缝合,从一侧保留的缝线开始,缝合时由黏膜向浆膜穿出,由对侧浆膜向黏膜穿入,缝至对端的保留的缝线处。

(13) 缝合回肠前壁浆肌层:用 1 号丝线间断缝合前壁浆肌层,在吻合口两角加固数针,以免发生吻合口瘘。

(14) 缝合回肠系膜并检查吻合口:缝合时注意保持游离肠段系膜的血运,以免游离肠段坏死而发生吻合口瘘(图 12-12),以拇指和食指检查吻合口大小,一般以能通过一拇指为宜。

(15) 缝合游离段回肠近端:用 4 号丝线间断或连续全层缝合游离回肠段近端(图 12-12),间断缝合肠管浆肌层。

(16) 游离输尿管:在骨盆入口处游离双侧输尿管数厘米长,使之达到既无张力又不过长,够做吻合即可。注意应尽量保持其周围筋膜的完整性。将左侧输尿管经腹膜后乙状结肠系膜根部牵至乙状结肠系膜内侧。

(17) 输尿管回肠吻合:采用输尿管回肠法是由于回肠可输送尿液而不发生反流。在游离回肠段适当部位的肠系膜对缘上作两处环形开口(图 12-13),开口处必须保证输尿管植入到回肠后吻合无张力。可从任一部位开始吻合,将 4-0 可吸收缝合线由浆膜向黏膜穿入,又由对侧黏膜向浆膜穿出,如此全层缝合 4~8 针(图 12-14,图 12-15)。

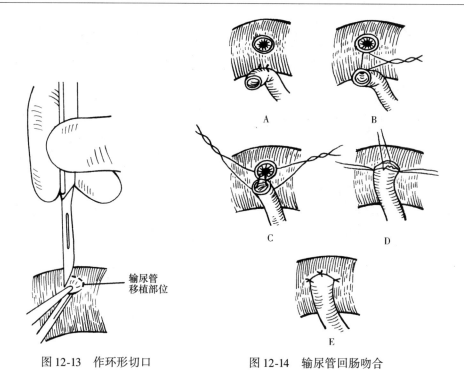

图 12-13　作环形切口　　　　图 12-14　输尿管回肠吻合

（18）回肠腹壁造瘘：在右下腹另作一小切口进入腹腔，将游离的回肠远端从切口拉出体外约 4cm，与腹壁切口缝合固定，以便装置尿袋。先用 1 号丝线将肠管浆膜层与腹膜缝合 4～6 针,再将远端回肠浆膜层分别与腹直肌前鞘和皮肤用 1 号丝线缝合 4～6 针。清洗腹腔,将输尿管回肠吻合口置于腹膜外,缝合后腹膜。在腹腔内再将游离的回肠系膜游离缘与侧腹膜妥善缝合,以免发生内疝。

（19）固定游离的回肠：将回肠的近端即封闭端固定于后腹膜,注意勿使肠段扭曲,以免张力过大而使游离的回肠移位,致输尿管回肠吻合失败。至此,完成输尿管移植回肠及回肠腹壁造瘘（图 12-16）。

另一种方法可将右输尿管从腹膜后贯通至左侧,然后将双侧输尿管与乙状结肠吻合,乙状结肠（上段）或降结肠腹壁造瘘（图 12-17）。

（20）缝合后腹膜及腹壁各层。

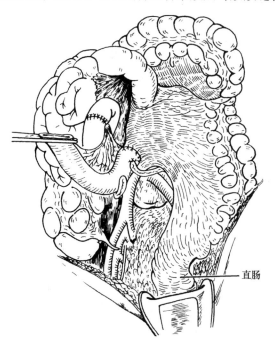

图 12-15　输尿管与回肠吻合后

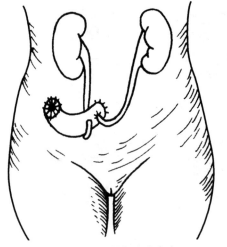

图 12-16　回肠腹壁造瘘术

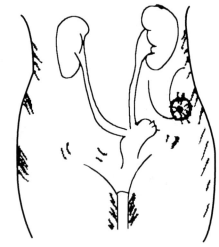

图 12-17　输尿管乙状结肠吻合,乙状结肠(下结肠)腹壁造瘘术

（张广德　林丛尧）

二、后盆腔脏器切除术

1. 适应证　后盆腔脏器切除术适用于癌瘤累及直肠阴道隔和直肠部位,主要包括:

（1）宫颈癌放疗后中心部位复发累及直肠,或手术治疗后中心部位复发累及直肠,经放疗未控制者。

（2）累及直肠的阴道癌。

2. 手术范围　切除后盆腔脏器(包括盆腔淋巴结),子宫广泛性切除,直肠和乙状结肠切除,乙状结肠腹壁造瘘,必要时作全阴道切除。

3. 手术要点

（1）麻醉后切开腹壁,探查腹腔,暴露术野,盆腔淋巴结清扫和子宫广泛性切除同前盆腔脏器切除术。

（2）游离乙状结肠:将已暴露的双侧输尿管用两根橡皮片向两侧牵拉,以防损伤。将乙状结肠推向右侧,提起肠系膜,游离痔上动脉,予以钳夹,两钳间切断(图 12-18),以 4 号丝线结扎。将乙状结肠从后腹膜游离达骶骨胛处,钳夹并切断系膜中存在的脂肪组织和血管,用 4 号丝线结扎(图 12-19)。

（3）切断乙状结肠(图 12-20):在预定的切线处,以两把 Dennis 钳横夹乙状结肠,两钳间切断,以 7 号丝线缝扎远端肠管,以免污染盆腔。

（4）游离直肠(图 12-21):直肠深筋膜与盆壁筋膜之间有一间隙,称直肠后间隙或骶前间隙,内含有疏松结缔组织,易被手指分开,因此,游离直肠时应在此间隙内小心进行,避免进入盆腔筋膜深面,损伤骶前静脉及骨盆神经丛。具体方法为:提起乙状结肠及其系膜,术者右手将直肠、直肠深筋膜连同其所包裹的脂肪淋巴组织从骶前分离,向下达尾骨尖及两侧肛提肌平面。

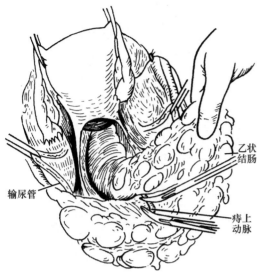

图 12-18　游离乙状结肠,结扎痔上动脉

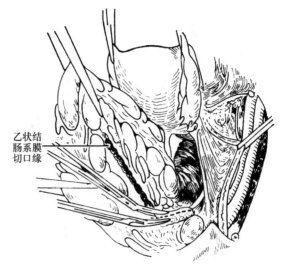

图 12-19　切断乙状结肠系膜间组织束

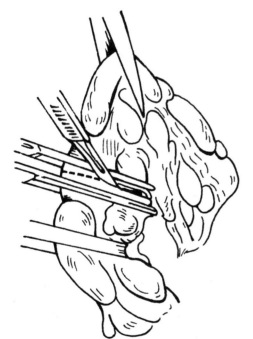

图 12-20　切断乙状结肠

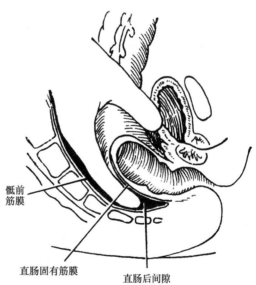

图 12-21　游离直肠,直肠后间隙内疏松
结缔组织易被手指分开

　　(5) 断扎子宫骶骨韧带(图 12-22):分开直肠侧窝,游离子宫骶骨韧带外侧缘,在靠近骶骨处钳夹、切断子宫骶骨韧带,以 7 号丝线缝扎,分两次进行,切除该韧带的 2/3 即可。

　　(6) 断扎主韧带(图 12-23):将输尿管推向外侧,在靠近盆壁处钳夹、切断主韧带,以 7 号丝线缝扎。

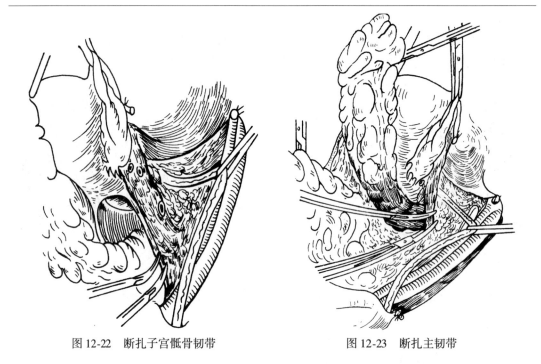

图 12-22　断扎子宫骶骨韧带　　　　　　　　图 12-23　断扎主韧带

（7）切断直肠两侧侧韧带（图 12-24）：向外侧牵拉输尿管，分别钳夹、切断直肠两侧侧韧带，以 4 号丝线缝扎。

（8）切断直肠远端（图 12-25）：在预定的切除肠管线处以两把肠钳钳夹肠管，两钳间切断，近侧端直肠以 7 号丝线结扎，以免污染盆腔。

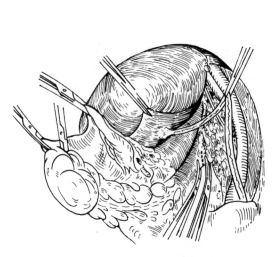

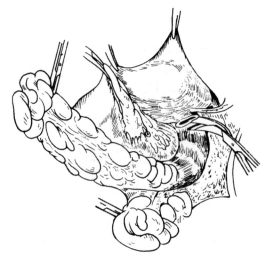

图 12-24　断扎直肠两侧侧韧带　　　　　　　　图 12-25　切断直肠远端

（9）切断阴道：横断阴道 1/2（图 12-26），以 1 号肠线锁边缝合，中间留孔以引流。移去切除的乙状结肠、直肠和子宫，缝合直肠残端。以 4 号丝线作全层间断缝合，1 号丝线作浆肌层间断缝合，如阴道下部，直肠远端无癌瘤，亦可行乙状结肠-直肠吻合，用直肠吻合器完成。

（10）乙状结肠造瘘（图12-27）：若不能行乙状结肠-直肠吻合，则将乙状结肠近端拉出左下腹切口外，注意腹壁外的肠段应长短适中，一般为3~4cm。将腹膜与乙状结肠系膜及脂肪垂缝合固定，注意防止乙状结肠扭转或过度牵拉，缝针不可贯穿肠壁。在腹腔内再将乙状结肠系膜游离缘与侧腹壁缝合，关闭左结肠沟处的空隙，避免发生内疝。

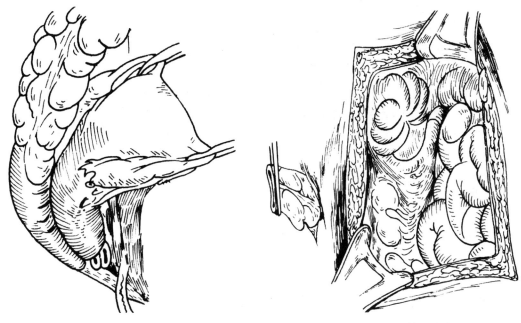

图12-26 横断阴道　　　　　　　　图12-27 乙状结肠造瘘

（11）若癌肿侵及阴道下部或直肠末端，则不能在腹腔内完成会阴部手术，须从外阴部行阴道和直肠全切除（图12-28，图12-29），最后缝合后腹膜及腹壁各层。

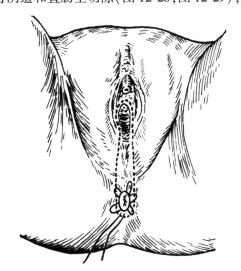
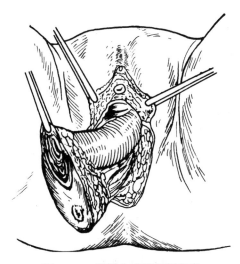

图12-28 会阴切口线　　　　　　　图12-29 阴道和直肠解剖完毕

（张　蔚　林从尧　方芙蓉）

三、全盆腔脏器切除术

1. 适应证　全盆腔脏器切除术适用于盆腔癌瘤同时累及膀胱和直肠者,主要包括:

(1) 宫颈癌治疗后中心复发累及膀胱和直肠者。

(2) 晚期阴道癌。

(3) 晚期复发性子宫内膜癌。

(4) 放射性坏死导致直肠膀胱阴道瘘者。

(5) 选择性用于黑色素瘤病人。

此外,高剂量放射治疗后,准确测定宫颈周围组织中复发性肿瘤的位置较困难。有时肉眼并不能证实膀胱和直肠受侵犯,而组织学检查其侵犯率则高达 40% ~ 50%。即使保留膀胱或直肠,因手术游离所致的相对血运阻断,加上放疗产生的动脉内膜的管腔闭塞,可引起局部缺血,术后瘘管发生率可高达 20% ~ 25%,为预防该并发症及提供最好的治愈率,以施行全盆腔脏器切除术为佳。

2. 手术范围　切除全盆腔脏器,包括盆腔淋巴结、膀胱切除,子宫广泛性切除,输尿管乙状结肠吻合,直肠切除,乙状结肠及降结肠造瘘。

3. 手术要点

(1) 腹部切口采用正中绕脐切口,一般不用脐耻间的横切口。Symmonds 主张正中直切口的理由有:①该切口便于上下延长充分暴露术野。②便于游离大网膜用于覆盖盆腔。③亦方便利于横结肠代膀胱。④特别是下腹部曾作过放疗不适于下腹造口的病人。

(2) 探查、盆腔淋巴结清扫、子宫广泛性切除、切断输尿管、放置导尿管、分离膀胱等步骤同前盆腔脏器切除术。注意冲洗盆腔和上腹部,并收集冲洗液做细胞学检查。游离乙状结肠、切断乙状结肠、游离直肠、断扎子宫骶骨韧带及主韧带、断扎直肠两侧侧韧带等步骤同后盆腔脏器切除术。

(3) 横断阴道及尿道:同前盆腔脏器切除术。

(4) 切断直肠(图 12-30):横行切断尿道和阴道后,再切断直肠。至此,盆腔脏器切除完毕,以 4 号丝线全层间断缝合直肠残端,再以 1 号丝线间断缝合浆肌层,若直肠远端和阴道下部无癌瘤浸润,乙状结肠足够长度,可行乙状结肠直肠吻合术,以恢复肠道连续性,若手术操作困难,可用吻合器做吻合。吻合完毕后,应常规作充气实验,以检查有无瘘的存在。如需经会阴切除直肠,其方法与直肠癌会阴部的手术方法相同。

(5) 切取乙状结肠(图 12-31):游离一段长约 15cm 的乙状结肠,保留该段肠动脉的 I 级弓形血管,结扎肠系膜上的出血点。

(6) 缝闭乙状结肠近端、输尿管乙状结肠吻合:方法与回肠代膀胱相同。

(7) 乙状结肠腹壁造瘘:方法与回肠代膀胱远端腹壁造瘘相同(图 12-32)。

(8) 人工肛门:降结肠造瘘的方法与乙状结肠造瘘方法相同(图 12-32)。

(9) 覆盖盆腔创面:肿瘤切除后,为避免肠梗阻(小肠在盆腔粘连固定引起)及会阴创口小肠脱垂(图 12-33),应采用有效的创面覆盖方法。目前多采用带蒂大网膜填塞法:将一段带蒂的大网膜缝到闭孔内肌的耻骨支及前方的耻骨联合上,并在骶骨筋膜上固定数针。

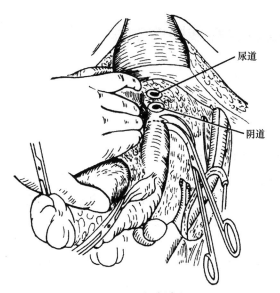

图 12-30　切断直肠

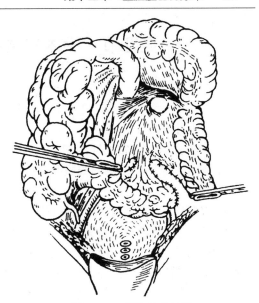

图 12-31　切取乙状结肠

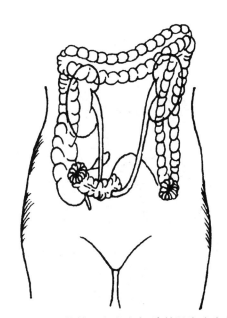

图 12-32　乙状结肠腹壁造瘘,降结肠腹壁造瘘

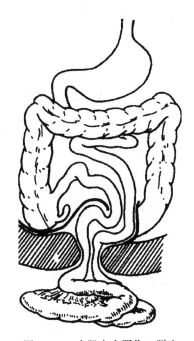

图 12-33　小肠自会阴伤口脱出

此法简单实用,且带蒂大网膜片有血管完整的优点。也可用腹膜覆盖法:分离一块 8cm×10cm 前腹壁腹膜片,放置于空虚的盆腔底,以 3-0 号可吸收线将其侧部与肛提肌切缘缝合。将腹膜移植物下面的腹膜伤口用凡士林浸透的纱布填塞。腹膜覆盖法安全、简单、易行。

（10）缝合后腹膜和腹壁各层。

（林丛尧　张广德　张　蔚）

第四节　手术并发症及盆腔残腔的处理

一、手术并发症

1. 术中并发症

（1）输尿管损伤：常见原因如下：

1）剪开乙状结肠两侧侧腹膜时，误伤输尿管（图12-34）。

2）钳夹、切断痔上动脉及乙状结肠系膜时误伤输尿管。

3）盆腔内广泛粘连或癌肿已侵犯输尿管壁，分离时损伤输尿管壁或过分剥离输尿管鞘膜。

4）钳夹、切断直肠两侧侧韧带时，误将同侧的输尿管一并钳夹切断。

处理：在操作过程中，应仔细辨认输尿管的解剖，并作必要的暴露，然后分离直肠。切忌为显露输尿管或彻底清除癌肿周围组织而将输尿管过长游离或剥光。在钳夹、切断直肠侧韧带时，须用深钩将输尿管进入膀胱的一段向侧前方轻轻拉开（图12-35）。钳夹、切断痔上动脉及乙状结肠系膜时，应将输尿管显露并向左侧牵拉。若术前检查发现癌块体积较大，或与骨盆侧壁固定，可在术前经膀胱作双侧输尿管插管，以免损伤。

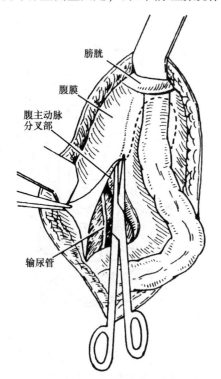
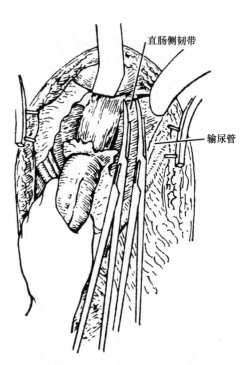

图 12-34　剪开乙状结肠侧　　　　　图 12-35　切断直肠侧韧带时，
腹膜时，损伤输尿管　　　　　　　　防止损伤输尿管

一旦发现输尿管损伤，应立即修复。术后24小时以上发现者，因组织炎性水肿，修复术易失败，可作暂时性肾造口术，待2～3个月后施行修复手术。

（2）骶前静脉丛出血：后盆腔脏器切除术中，若撕裂骶前筋膜深面的骶前静脉丛，有时可引起难以控制的出血，严重者可发生失血性休克，其原因有：

1）强行钝性分离直肠与骶骨间的粘连，造成骶前筋膜与骶前静脉丛撕裂。

2）清除骶骨前残留的脂肪组织与淋巴结时，由于操作不慎，损伤骶前静脉丛。

3）在骶骨前用血管钳尖或镊子夹纱布压迫止血时，外露的钳尖刺破了骶前静脉丛。

4）修补盆底腹膜时，因操作不慎，缝针刺伤骶前静脉丛。

分离直肠后壁时，应在直肠后间隙内进行，既不能撕破骶前筋膜，造成骶前静脉丛出血，又不能紧贴直肠壁，使直肠深筋膜（盆壁筋膜）内的脂肪与淋巴结清除不够彻底。遇有直肠与骶骨粘连较紧不易分开时，宜用钝头剪刀剪断，勿强行撕破，以免撕裂骶前筋膜与骶前静脉丛。直肠切除后，若在骶前筋膜上尚残留有脂肪或淋巴结，清除时勿伤及骶前筋膜及深面的骶前静脉丛。使用血管钳、镊子、缝针等器械在骶骨前进行操作时，应避免损伤骶前静脉丛，特别是骶前静脉丛明显曲张者，更应注意。

处理：骶前静脉丛损伤发生出血时，应立即用热盐水纱布压迫止血，如出血不严重，一般可止血。如压迫止血效果欠佳，可试用电灼止血，或将血管钳或金属汤匙用酒精灼热后，蘸以液状石蜡，对出血点或广泛渗血的创面进行烧灼止血。如出血量不多，或经输血后休克得到纠正，出血已经控制，且全身情况尚好，可继续进行手术。否则，应停止手术并用纱布垫紧压在直肠后间隙，缝合盆底后关腹。若24～48小时内，休克好转可再开腹，取出纱布垫继续完成手术。直肠切除后，如骶前静脉丛仍有出血，可用长纱布垫或纱布条填塞骶前腔隙，经会阴部切口引出，3天后逐次拔出。注意骶前静脉丛出血时，绝不能用钳夹或缝扎止血的方法，因骶前静脉丛紧密地附着在骶骨骨膜上，钳夹或缝扎不但达不到止血的目的，反而会使出血范围变得更为广泛，加重出血，造成难以控制的局面。

2. 术后并发症

（1）肠道并发症：主要是肠瘘及肠梗阻，肠瘘是严重并发症之一，发生率为2.4%～23%，以回肠会阴瘘多见，主要由回肠肠曲坠入盆腔后血供遭到损害引起。术前盆腔外放射治疗影响吻合口的愈合，以及由此而引起的术后感染并发症是肠瘘的主要原因。此外，术后伤口坏死、延迟愈合、发热也会增加发生肠瘘的概率。近年来，随着手术技术的改进，如盆底重建、吻合器的使用以及有效抗生素的应用等，肠瘘发生率较低。肠梗阻的发生率为11.6%，一般只要处理好裸露的盆腔（见盆腔残腔的处理），发生率会明显降低。

（2）泌尿系并发症：如输尿管梗阻、尿潴留、尿瘘等。梗阻多因水肿、输尿管蠕动障碍或分泌物堵塞吻合口所致，若梗阻导致无尿时间长可考虑手术解除。在拔除输尿管后应注意观察肾功能，必要时作静脉肾盂造影。Foley导管可检查是否有尿潴留。

（3）继发性出血：发生率为5%～10%，主要发生于引流部位的大量出血。出血部位主要是被结扎的髂内血管和被切断的盆底肌肉。

（4）血栓性疾病：病人术前不活动以及病情严重都会增加该并发症的危险性。因此，病人术后应早期下床活动，适当使用抗凝药物可预防其发生。

（5）其他：如心理上的并发症，表现为术后对疼痛敏感性高、疲劳、失眠、定向力障碍、妄想等，对此，应在术前向病人及家属交代手术方式，以做好充分准备，增加治疗疾病的信心。

二、盆腔残腔的处理

盆腔脏器切除术后发生肠梗阻是最常见的严重并发症之一。如前述处理好裸露的盆腔,可预防小肠在盆腔的粘连和固定,减少肠梗阻的发生率。常用的方法有:

(1)盆腔止血填塞法:此方法可引起盆腔侧壁的蜂窝织炎,已弃用。

(2)敷料填塞法:使小肠不坠入盆腔。

(3)网眼钽盖法。

(4)小肠系膜片法。

(5)羊膜法:以冰冻保存的羊膜替代盆腔腹膜。

(6)网膜或壁层腹膜袋法。

(7)游离腹膜补片法:切除前下腹壁膀胱侧方的壁层腹膜,附着于闭孔内肌,以间断肠线缝合至耻骨联合后方,盖于骶骨区的筋膜。

(8)带蒂大网膜填塞法:将一段大网膜缝到闭孔内肌的耻骨支上,并固定几针于骶骨筋膜上。该方法简单实用,目前已在临床广泛使用。

此外,盆腔应置引流管,有时需冲洗盆腔以加强引流,减少盆腔感染的机会,有利于早期愈合。

(张广德　张　蔚　林丛尧)

第五节 疗 效

PE 手术可以治疗所有盆腔器官的晚期癌和复发癌。根据 Symmonds 等 22 年期间施行的 198 例 PE 手术资料,前、后盆腔及全盆腔脏器切除术分别占 57% 、9% 和 34% ,手术死亡率(60 天)为 8.1% ,5 年生存率为 32% ,10 年生存率为 23% ,其中前、后盆腔及全盆腔脏器切除术的 5 年生存率分别为 24% 、61% 和 35% 。Yeung 等报道,复发或广泛的原发性结、直肠癌病人中,分别以治愈和姑息为目的,其疼痛缓解率分别为 89% 和 67% 。近年来,由于术式的改进,麻醉技术的提高,抗生素的广泛应用以及术后监护措施的完善,手术疗效逐渐提高。

表 12-1 为近年来文献报道的 PE 手术疗效。

表 12-1　盆腔脏器切除术治疗盆腔恶性肿瘤的疗效

作者	例数	手术死亡率(%)	并发症发生率(%)	5 年生存率(%)
Lopez	232	13.0	45.0	42.0
Barakat	44	13.6	80.0	20.0
Hida	50	6.0	22.0	64.0
张志毅	18	0	16.7	50.0

对于各个妇科肿瘤具体的疗效如下:

1. 外阴癌　外阴癌不常见,仅占妇科癌瘤的 0.3% ,发病率为 1.5/10 万妇女。本病好发于 60 岁以上女性。外阴癌的治愈率为 60% ~ 70% 。因此,复发病人占 30% ~ 40% 。初次治疗时,淋巴结清扫不彻底,以及区域淋巴管中有小的癌栓,病变常易复发。大多数外阴复发癌可施行前盆腔脏器切除术。手术的 5 年生存率为 15%~20% ,仔细选择的病人,其 5 年生存率可达 54% 。Miller 等报道一组原发性和复发性外阴癌病人施行盆腔脏器切除术,原发性病变治疗的 5 年生存率是 70% ,复发性病变者是 38% 。他们认为盆腔脏器切除术对于选择性晚期外阴癌病人是有适应证的。

2. 阴道癌 较外阴癌少见,占妇科癌瘤的 0.1% ,发病率为 0.6/10 万妇女。65 岁以后为好发年龄。本病首诊时病情一般很晚。

治疗阴道癌的手术方式与外阴癌不同,晚期外阴癌大多数作前盆腔脏器切除术,而晚期阴道癌大多数则要施行全盆腔脏器切除术。这是因为病变位置的不同和恶性程度的不同所造成。未选择病例组的 5 年生存率是 15% 。

3. 子宫内膜癌 子宫内膜癌预后好,一般不施行盆腔脏器切除术。本病的自然病程或扩散方式与宫颈癌均不相同。但是,晚期复发性子宫内膜癌仍应考虑施行盆腔脏器切除术治疗。

无论是初次治疗还是复发性或难治性病变的子宫内膜癌病人,有淋巴结转移者,均预后不良。本病腹主动脉旁淋巴结转移的发生率很高,所以,在施行盆腔脏器切除术之前,排除腹主动脉旁淋巴结有无转移很必要。本病适于施行盆腔脏器切除术者较宫颈癌少,其 5 年生存率仅 20% 。

4. 卵巢癌 卵巢癌易于播散,手术时已多有上腹部、横膈、网膜、盆腔腹膜的广泛播散。本病往往双侧卵巢同时有病变,腹主动脉旁淋巴结转移的发生率也很高。因此,从理论上讲,卵巢癌不适于施行盆腔脏器切除术。晚期复发性卵巢癌病人即使施行盆腔脏器切除术,其 5 年生存率也不足 10% 。

5. 宫颈癌 据文献报道,宫颈癌病人的年生存率大于 55% ,死亡率为 35.9% 。因此,大约有 1/3 的宫颈癌病人的病变为难治性或复发性。

在大多数情况下,宫颈癌病变可在一个相当长时期内局限于盆腔而适于作进一步治疗。由于反复的放射治疗有时并不能提供治愈的机会,而且并发症的发生率也高,可使症状恶化。假若放射治疗失败,其病变限于盆腔的这种倾向性则为手术治疗提供了机会。复发性宫颈癌手术治疗的挽救率可达 55% ,其疗效明显,而且还没有其他治疗方法能达到这种效果。宫颈癌的中心复发最适于施行盆腔脏器切除术,侧壁有扩散的病人也适于此手术,但是其疗效则有所下降。

复发性宫颈癌的诊断往往困难,因为复发的早期没有症状,体征也很少。警惕性高对作出诊断至关重要。静脉肾盂造影、超声波、CT 扫描等对诊断都有帮助。假若复发性肿瘤和盆壁之间没有正常间隙,则 5 年生存率几乎等于零。中心性复发的病人组,5 年生存率可达 50% ,死亡率低于 5% 。有侧壁扩散者的 5 年生存率仅 20% 。盆腔淋巴结有转移的病人生存率亦下降。假若有一个以上淋巴链的淋巴结转移,其疗效则急剧下降。双侧盆腔淋巴结有转移者,生存率几乎等于零。复发性宫颈癌伴盆腔淋巴结转移者总的疗效为 5%~10% ,有些报道不足 5% 。复发性宫颈腺癌和鳞癌都适于施行盆腔切除术。Crozier 等报道一组复发性宫颈腺癌和鳞癌(35 例和 70 例)施行盆腔脏器切除术,对病人的淋巴结情况和手术方式等配对分析,结果显示两组病例的术后生存率非常相近。

6. 广泛性放射性坏死 本病治疗困难,其临床表现复杂,可有严重的疼痛、尿道或肠道瘘管、出血,可有大量难闻的分泌物排出,以及全身状况恶化。

临床上鉴别复发癌与放射性反应或放射性损伤很困难。但是,无论是哪种情况,选择适当病例,即使仅仅只有放射性坏死而无复发,施行盆腔脏器切除术,其疗效也会证明是合理的。这种手术的并发症多为小肠瘘。术前存在的难以忍受的疼痛,手术后即消失。

7. 其他癌瘤的脏器切除术　盆腔脏器切除术除了治疗以上疾病外,还可以治疗直肠癌、阴道胚胎癌、子宫肌瘤、膀胱癌、尿道癌、输卵管腺癌、淋巴肉瘤、膀胱平滑肌肉瘤、前列腺肉瘤、宫颈纤维肉瘤等。

(张　蔚　林丛尧　张广德)

第六节　术后管理

PE 手术范围大,术后有一段危险期,护理上必须做到全面细致,最好将病人送至 ICU,在该病房可以严密监测病人的各项生命指标,出现异常情况可及时处理,以免发生意外。

1. 术后常规输氧,补充水和电解质以及生理所需的能量,联合应用广谱抗生素控制感染。特别要注意血和血浆及电解质丢失,液体和电解质的主要变化发生于术后 72 小时,主要是盆腔裸露的创面丢失液体所致。可根据需要补充白蛋白,也可输血。

2. 各引流管护理　注意观察盆腔深部引流管的引流量及颜色,详细记录 24 小时出入水量。留置鼻胃管是术后的重要措施,胃肠减压可减少术后发生机械性或麻痹性肠梗阻的危险,应常规保留 7～10 天,在明确胃肠功能已恢复时才可撤除。输尿管应保留 10～13 天,注意观察尿量,应保持在 1500ml 以上。

3. 人工肛门、人工膀胱以及会阴部创面应每日换药 1～3 次,注意保护腹部造口周围的皮肤,可涂以氧化锌之类的保护剂。术后 7 天拆除人工膀胱与皮肤间的缝线。

4. 术后性功能恢复　主要是进行阴道重建,Ratliff 等报道,进行阴道重建后,可使 50%～70% 的病人拥有正常的性生活。前述带蒂的大网膜填塞盆腔可为阴道重建提供一个很好的表面,具体方法为:将一个阴道大小的碘仿纱布条塞入骶前附着的网膜蒂下,术后 5 天拔除,以后每天检查该间隙并避免发生粘连,一般于术后 8～12 天,于该间隙干净且肉芽组织正在生长时植入全厚层皮瓣。宜从病人臀部取皮,用一个适当大小的包有阴茎套的海绵橡胶模型放入该间隙内 7～8 天,即可重建一个深度合适、功能满意的新阴道。也可将一个很长的长肌皮瓣置入到空虚的盆腔,形成一个新阴道。

前盆腔脏器切除术病人,通常采用一段乙状结肠重建阴道。即将一段乙状结肠通过前盆腔脏器切除部位向下拖出并附着于阴唇入口的皮肤缘。但该方法的缺点为可能发生肠段的回缩、不同程度坏死以及发生狭窄。

第七节　禁忌证

(一) 绝对禁忌证

(1) 真骨盆外如肺、锁骨上淋巴结、腹股沟淋巴结、主动脉旁区淋巴结、腹腔脏器有转移(斜角肌淋巴结活检、主动脉旁淋巴结活检有助于诊断)。

（2）双侧或不同淋巴链上淋巴结阳性。

（3）肠道或肠系膜有"跳跃式转移"。

（4）肿瘤引起双侧输尿管梗阻。

（5）下肢水肿伴坐骨神经痛。

（6）估计盆腔脏器切除术后仍有肿瘤残瘤，包括周围血管肿瘤细胞渗入。

（7）皮肤转移。

（8）外阴转移或肿瘤固定于肛提肌。

（9）癌浸润骨质者。

（10）心肺储备功能在临界水平以下或有其他内科禁忌证。

（11）脓毒血症。

（12）出、凝血机制异常。

（13）因癌瘤或其并发症卧床不起1个月以上，或体重明显减轻达1~2个月。

（14）精神病病人。

（15）技术上不能切除全部病变。

（二）相对禁忌证

（1）肥胖。

（2）年龄>65岁。

（3）显微镜下肿瘤侵犯血管或淋巴管。

（4）肿瘤活动欠佳，估计切除困难。

（5）肺结核活动期。

（6）最初适当治疗后病灶持续存在或1年内复发的宫颈癌。

（7）卵巢癌。

（8）肉瘤。

（9）放射性坏死。

　　妇科恶性肿瘤临床病理特征以局部浸润为主，即使到晚期也以直接浸润蔓延盆腔邻近器官及淋巴结转移多见（除子宫肉瘤以血道转移多见外），转移到盆腔外者较少。此生物学特征提示：只要能完全切除盆腔内肿瘤，便可使病人获得较好的疗效。因此，盆腔脏器切除在提高晚期盆腔恶性肿瘤病人生存期及生存质量方面具有十分重要的意义。但该手术也存在术后并发症发生率高的问题，这是今后需要解决的难题之一。

（张　蔚　张广德　方芙蓉）

参 考 文 献

张广德,李鸿欣,刘植华.2000.盆腔脏器切除术//陈惠祯等主编.现代妇科肿瘤治疗学.第2版.武汉:湖北科学技术出版社,400~402.

张蔚,林从尧,张广德.2000.盆腔脏器切除术//陈惠祯等主编.妇科肿瘤手术图谱.武汉:湖北科学技术出版社,155~165.

张志毅,臧荣余,陈洁,等.2000.晚期妇科恶性肿瘤盆腔脏器切除术18例分析.中华妇产科杂志,35(5):288~290.

Barakat RR, Goldman NA, Patel DA, et al. 1999. Pelvic exenteration for recurrent endometrial cancer. Gynecol Oncol, 75: 99~102.

Barber HR. 1998. Total pelvic exenteration. Cancer, 82: 1609~1610.

Brunschwig A. 1965. What are the indications and results of pelvic exenteration? J Am Med Assoc, 194: 274.

Crozier M, Morris M, Levenback C, et al. 1995. Pelvic exenteration for adenocarcinoma of the uterine cervix. Gynecol Oncol, 58: 74.

Hida J, Yasutomi M, Maruyama T, et al. 1998. Results from pelvic exenteration for locally advanced colorectal cancer with lymph node metastases. Dis Colon Rectum, 41: 165~168.

Lopez MJ, Petros JG, Augustinos P. 1999. Development and evolution of pelvic exenteration: history notes. Semin Surg, 17: 137~151.

Magrina JF, Stanhope CR, Weaver M. 1997. Pelvic exenteration: supralevator, infralevator, and with vulvectomy. Gynecol Oncol, 64: 130.

Miller B, Morris M, Levenback C, et al. 1995. Pelvic exenteration for primary and recurrent vulver cancer. Gynecol Oncol, 58: 202.

Morris M, Alvarez RD, Kinney WK, et al. 1996. Treatment of recurrent adenocarcinoma of endometrium with pelvic exenteration. Gynecol Oncol, 60: 288~291.

Ratliff CR, Gershenson MC, Morris M, et al. 1996. Sexual adjustment of patients undergoing gracilis myocutaneous flap vaginal reconstruction in conjunction with pelvic exenteration. Cancer, 78: 2229~2235.

Rodriguwz, Bigas MA, Petrelli NJ. 1996. Pelvic exenteration and its modifications. Am J Surg, 171: 293~301.

Rutledge FN, Smith JP, Wharton JH, et al. 1977. Pelvic exenteration: analysis of 290 patients. Am J Obstet Gynecol, 129: 881~892.

Symmods RE, Pratt JH, Webb MJ. 1975. Exenterative operations: experience with 198 patients. Am J Obstet Gynecol, 121: 907.

Yeung RS, Moffat FL, Flak RE, et al. 1993. Pelvic exenteration for recurrent and extensive primary colorectal adenocarcinoma. Cancer, 72: 1853~1855.

第十三章 整形手术

自从 1948 年 Brunschwig 首次提出利用盆腔脏器切除术治疗复发的妇科恶性肿瘤以来，随着手术技术、抗生素和术后护理等方面的不断改善，由疾病及手术本身导致的死亡率逐年下降。而随着手术技术的进一步发展，手术主要目的也由最初的控制疾病转为重建病人的解剖和功能，解决病人的性生活问题。用于外阴、阴道重建的组织可填补大的手术创面及死腔，提供新的血液供应，有利于术后创面的恢复，减少手术并发症的发生；且外阴、阴道重建后也将对病人的心理产生积极的影响。

经多年的临床实践，传统常用于外阴、阴道重建的手术方式类别有：①厚皮片移植术；②肌皮瓣转移术；③带蒂皮瓣转移术；④肠管阴道重建术等。腹腔镜技术与人工阴道成形术结合，使手术逐步微创化；用人工合成组织作人工阴道衬里减少了手术对病人机体的创伤；组织工程学的迅速发展给阴道再造带来了希望。

第一节 外阴成形术

（一）分层厚移植皮片（STSG）外阴成形术

此成形术适用于大面积单纯性外阴切除术后，仅需较小皮片移植者。

1. 供皮部位选择 供皮区域应宽阔而平坦，故常选择臀部及股内侧为供皮区。一般情况下，最适宜的供皮区为股前内侧区或股后内侧区；如选择臀部为供皮区，术中需重新调整体位。

2. 手术方法
（1）取皮法：供皮区常规消毒、铺巾，用取皮刀取下所需面积大小的皮片，并将皮片置于含抗生素的生理盐水中备用，供皮区创面用无菌凡士林纱布和干纱布覆盖、包扎。取皮时注意：STSG 取皮后面积会缩小大约 20%，皮片的理想厚度介于 0.04～0.05cm，取皮前可在供皮区皮下注射生理盐水使局部更为平坦。

（2）植皮与固定：外阴受皮区仔细止血，皮片缝合打包固定于受皮区创面，缝合前可在皮片上打孔以利引流。3～5 天后拆除敷料，观察皮片成活情况。

（二）易位皮瓣外阴成形术

易位皮瓣与外阴组织相近，包括皮肤及皮下组织，由小血管的真皮下血管网供血，易于成活，在外阴成形术中应用较广泛，适用于外阴恶性肿瘤根治术后，创面不能缝合覆盖者。临床上应用较多的易位皮瓣有菱形皮瓣和股会阴皮瓣。但经放疗治疗后，病人因局部皮肤的放射影响，不宜作皮瓣转移。

1. 菱形皮瓣 菱形皮瓣是报道最多、最常用于妇科肿瘤手术的易位皮瓣，是 Z 成形术的一种衍生类型。可用于修复外阴上外侧、下部和肛门周围的皮肤缺损。但其最多用于修复阴道与肛门之间的创面。这些创面多为圆形或椭圆形,并常越过中线位置。由于创面邻近组织活动度的限制及基于美观的考虑,此创面常需应用双侧皮瓣修复。

（1）皮瓣设计:标准的菱形皮瓣,其宽度和高度均与菱形的短径相同,但如修复一圆形创面,皮瓣面积可相应减小。皮瓣设计时首先在创面缺损处描画一个菱形,然后测量出缺损的横径(AB 长度,为菱形的短径),再画出菱形横径在邻近皮肤的延伸线 AE 线,长度与 AB 线相等,最后画一条长度与 AE 线相等、且与 AE 线成 60°的 EF 线(图 13-1A)。EF 线在 AE 线的上方还是下方由邻近的组织状况及延伸线决定。如果需两块皮瓣修复缺损部位,则可于缺损部位的两个半区各构建一个菱形皮瓣以修复创面。

（2）游离并将皮瓣移位:沿 AE 及 EF 线切开皮肤及皮下组织,将 DEAF 区的皮瓣游离,把皮瓣移至缺损区,并于 AF 点缝置一针以去除皮瓣张力。供皮区创面可利用周围组织的延伸性直接闭合。将周围的皮下游离可加大皮瓣的活动度并利于闭合供皮区创面(图 13-1B)。如皮瓣张力过大,可于旋转点 F 行短小的逆行切口以减小皮肤张力。缝合创面前应放置大小合适的引流管。

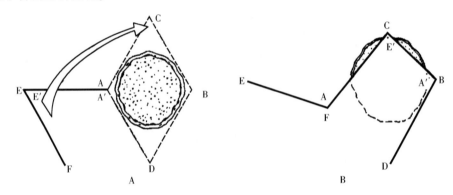

图 13-1 菱形皮瓣

A. 点状图形代表手术创面,AB 线为其直径,以 AB 线为共边描画等边三角形 ABC 及 ABD,AE 长度等于 AB,EF 与同长度的 AD 线平行,沿 AE 线及 EF 线切开,将 DAEF 及 EAC 区域皮下游离;

B. 将 DAEF 皮瓣易位,将 A′点移至 B 点,E′点移至 F 点

2. 股会阴皮瓣 股会阴皮瓣为菱形皮瓣的一种类型。对于外阴癌局部复发或新发的病人,如需将会阴皮肤切除至唇脚沟,则多采用该类皮瓣修复创面。此皮瓣用来修复会阴部创面时,皮瓣与股部纵轴方向越一致,供皮创面越易缝合。

（1）皮瓣设计:皮瓣设计如图 13-2A 所示:皮瓣可设计成椭圆形或图示的三角形。如缺损创面的顶端较宽,则皮瓣相应加长、加宽。为使皮瓣移位顺利且较易缝合创面,一般需将皮瓣临近皮肤皮下组织游离。

（2）游离并将皮瓣移位:将 BC 及 CD 线作为切线,游离皮瓣后向前旋转覆盖于创面之上,皮瓣基底部及供皮区临近组织可行皮下游离,以便于皮瓣覆盖创面及缝合供皮区创面。如皮瓣张力过大,可在 D 点行一较短的逆行切口来增加皮瓣的活动度(图 13-2B)。皮瓣缝合时,应先缝合 D、E 两点,去除皮瓣张力。移位后如皮瓣产生皱褶而影响远端血供,可只缝合皮瓣的一侧皮缘(通常是外侧缘),而另一侧需靠肉芽组织生长渐渐愈合封闭。缝合黏膜与皮肤部分时,应使用缓慢溶解可吸收缝线。供皮区创面缝合完毕之前,应留置闭式负压引流,避免加压包扎而减少血流灌注。

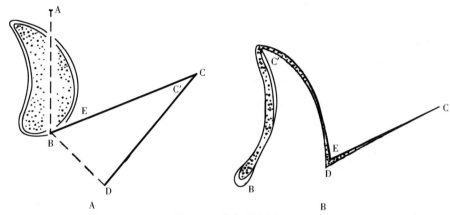

图 13-2　股会阴皮瓣

A. 测量创面的长径,并以 AB 线作为中分线,描画 BC 线,使其与 AB 线成 60°角,以最大限度利用创
缘,BC 线长度最大不能超过 BD 线的 2 倍,沿 EC 及 CD 线切开;B. 将 BCD 及 AEC 游离易位,C′点移至
创面顶端,皮瓣旋转移位时

(三) 推进皮瓣外阴成形术

推进皮瓣外阴成形术为一种带有皮下蒂的岛状皮肤,其可移动的距离决定于皮下组织的游动度。此类皮瓣实际应用较少,偶尔会用于年老病人或减肥后皮肤松弛的病人。如图 13-3 所示,皮瓣呈三角形,创面边缘形成三角形的底边。三角形的高度为底边的 1.5 ～ 2 倍。皮瓣设计后,切开皮肤、皮下组织直至筋膜层。为增加皮瓣的移动度,可分别将皮瓣前缘及尾端行皮下游离,游离范围为皮瓣长度的 1/3。创面周缘的皮肤亦可行皮下游离,使皮瓣与创面周缘缝合时无张力。三角形皮瓣推移后形成的创面可行 I 期缝合。

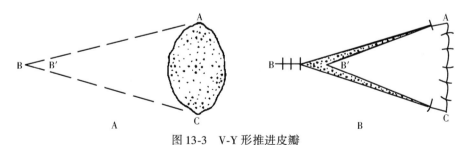

图 13-3　V-Y 形推进皮瓣

A. 描画等腰三角形 ABC,AB 线长度为 AC 线的 2 倍。沿 AB 及 CB 线切开;B. 依靠皮下组织的活
动度将皮瓣移位于创面,与创缘缝合。皮瓣推移后的创面可将切缘缝合,形成 V-Y 型外形

(四) 轴型皮瓣

轴型皮瓣由单条连续的皮下动脉血管供血,其长度可与为其提供血运的轴动脉长度一样。

1. 阴部外动脉表浅支皮瓣 阴部外动脉发自于股动脉,走行于耻骨结节和腹股沟管皮下环之间,并沿腹中线两侧上行至脐,其于阴阜部与对侧阴部外动脉相交通,吻合支位于脐与耻骨连线的下 1/4 及下 1/2 处。阴部外动脉也与同侧的腹壁浅动脉相交通,后者发自于腹股沟韧带下方 2.5cm 处,呈弧形走行,于耻骨结节内侧 1~2cm 处向上移行于脐,止于腹中线两侧 2cm 处。故依照位于腹中线附近的交通支或沿向脐方向的分支设计制备横向或纵向的皮瓣,此两种皮瓣均可旋转移位修复会阴部创面。Spear 等设计的横向阴部外动脉皮瓣,跨过阴阜之后,平行并位于腹股沟上方,皮瓣面积为 4cm×15cm(图 13-4)。皮瓣过大可引起创面缝合困难。游离皮瓣应深达腹外斜肌腱膜部以确保阴部外动脉位于皮瓣内。

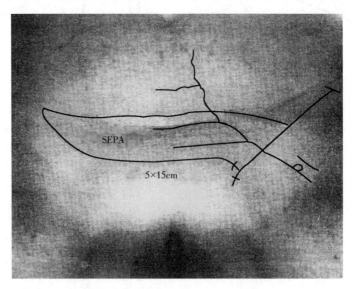

图 13-4 阴部外动脉表浅支皮瓣
此皮瓣既可横向,亦可沿腹中线血管分支呈垂直方向设计,可应用 Doppler 超声帮助确定皮瓣范围。
图右画线示腹股沟韧带及阴部外动脉表浅支自股动脉起始处

2. 臀下筋膜皮瓣 筋膜皮瓣是在皮瓣的层次上,再加上深筋膜,即包括皮肤、皮下组织(浅筋膜)和深筋膜。臀下筋膜皮瓣由髂内动脉分支轴型臀下动脉终末分支提供营养。该动脉供血的皮肤范围为 10cm×35cm,几乎覆盖了股后部全部范围。其向下可延伸至腘窝内 8cm 区域皮肤。该皮瓣的神经为股后侧皮神经,在臀大肌中点出肌间隙,沿股后中线下降,位于深筋膜深面,沿途向两侧发细支穿出深筋膜至浅筋膜和皮肤。故该皮瓣为具有神经感觉的易位轴型皮瓣。皮瓣沿臀大肌下缘皮瓣血管蒂旋转,因此,可将臀大肌向上分离 8~12cm 至坐骨切迹的梨状肌下缘部分,此点即是血管蒂的显现位置。皮瓣以此为旋转点可修复会阴区创面。应用此皮瓣切勿先前结扎、切除或栓塞髂内动脉系统,除非经血管造影证实该血管系统仍为通畅者。

(1) 皮瓣设计:病人取膀胱截石位,相对近臀大肌下缘处,沿坐骨结节及股骨大转子画一连线(图 13-5)。血管蒂即位于靠近此线中点位置的臀大肌下缘处。皮瓣的正中轴线自血管蒂从臀大肌下方发出点开始向膝后方向延伸,止于半腱肌及半膜肌内外缘中间的位置。

为避免截石位影响皮肤及骨性标志之间的关系,可于俯卧位标记正中轴线。皮瓣的内外缘对称于正中轴线,于远端逐渐靠拢,以便于缝合供皮区。皮瓣所需的长度由旋转点至会阴区创面最远点的距离而决定。

(2)游离皮瓣:切开皮肤、皮下组织及阔筋膜后,游离阔筋膜及皮肤,应确认神经及神经外侧的血管蒂并予以保护,且在游离过程中注意保护不要让阔筋膜和皮肤之间脱套致皮肤血供障碍,可采取边游离、边缝合固定阔筋膜和皮下组织之间的方法。当皮瓣游离至臀大肌的后尾端时,即可将皮瓣旋转移位至会阴创面,如仍需增加皮瓣的长度和活动度时,则先于臀大肌边缘确认神经血管蒂结构后,沿血管蒂方向切开臀大肌即可。也可于皮瓣基底缘做一朝向外侧缘的逆向切口来增加活动度。另外,此皮瓣亦可通过较宽大的皮下隧道引至创面位置,但位于隧道内的皮瓣部分需行去上皮处理(图13-6)。

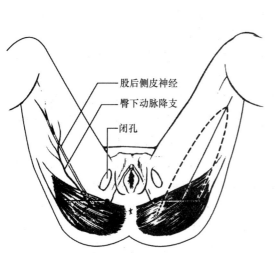

图13-5 臀下筋膜皮瓣

病人取膀胱截石位。自坐骨结节至股骨大转子画一连线。臀下筋膜皮瓣的中轴线平分此连线,图示病人左下肢已描画较长的易位皮瓣。右下肢图示此皮瓣的神经及血管分布走行

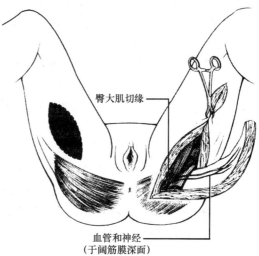

图13-6 臀下筋膜皮瓣

左下肢图示游离后的易位皮瓣,于皮瓣内缘将臀大肌切开以增大皮瓣旋转弧度,注意所示位于筋膜及肌肉深面的血管及神经。另如病人右下肢图示,臀下筋膜皮瓣可制成游离皮瓣

(3)缝合供皮区:根据皮肤的延伸性及皮瓣宽度的不同,有时需行皮下游离才能缝合供皮区创面。在缝合皮瓣之前,需先将供皮区的内外侧缘缝合,这可去除皮瓣旋转后的张力。

(五)肌皮瓣外阴成形术

肌皮瓣由来自于肌肉轴血管的穿支供血,这些穿支血管营养肌肉上方及肌肉旁约2~3cm的皮肤。肌皮瓣最大优点是可提供放疗区域及肿瘤切除范围之外来源的丰富血液供应。故这类皮瓣多以其丰富血供确保重建部位的创面顺利愈合。也用于修复临近皮瓣无法修复的巨大皮肤或肌肉筋膜创面。肌皮瓣的缺点是体积较大,故不适于肥胖病人。临床上可用于外阴成形的肌皮瓣有腹直肌皮瓣、股薄肌皮瓣、阔筋膜张肌皮瓣等,各肌皮瓣的切取方法见阴道成形术。

第二节　阴道成形术

一、传　统　手　术

（一）分层厚皮片阴道成形术

因该类方法术后病残率低,并适用于盆腔组织间隙不能容纳的较大移植皮瓣者。故阴道切除术后,无论是合并子宫切除还是外阴切除,均可经移植重建阴道。STSG 阴道成形术可在盆腔手术同时行 I 期手术或 II 期手术重建阴道。两者结果无明显差别。手术中应用 STSG 行阴道成形的主要优点是避免 II 期手术;而延期行阴道成形术可确保创面彻底止血,并更好地适应模具。临床上应依据病人创面是否适于植皮及病人的一般情况,甚至手术时间来决定是否于术后即行 I 期阴道成形术或近期行 II 期手术。

1. 植皮区的准备　阴道缺损创面植皮的先决条件是止血必须彻底。如创面未能彻底止血,难在创面留置阴道模具,应于 48 小时后再行植皮术。行前盆腔器官切除术的病人,STSG 的后壁可直接附于直肠上,如已行直肠重建术,阴道模具则需用大网膜包绕,以覆盖直肠低位吻合口。行后盆腔器官切除术时,可以膀胱作为阴道重建时的前壁。与直接将 STSG 移植于创面比较,于膀胱、输尿管和移植皮片之间填充一层大网膜效果更好。

2. 供皮部位的选择　从美观角度考虑,应于臀部取皮;但从手术角度考虑,于大腿内侧取皮更为方便。所切取的皮片大小以 10cm×20cm、厚度以 0.04～0.045cm 为宜。

3. 阴道模具　有多种材料可用于制备阴道模具。如白软木、金属、特氟隆(Teflon)、硅橡胶、氯丁橡胶及斯太洛泡沫(Styrofoam),最常用的是套有一只或两只避孕套的海绵状橡皮和可调节大小的硅胶模具。硬质或可扩张的模具有引起膀胱出口梗阻,或压迫皮片和输尿管而引起组织坏死可能。因此,应于盆腔间隙内留置一条合适的引流管。另外,所有模具术后均有可能自创面脱出,即使使用 T 形绷带捆扎固定或穿紧身内裤,均不能保证模具不发生脱落,故应将模具缝于皮肤或阴道外口。

4. 手术步骤　切取两瓣大小分别为 5cm×8cm 及 10cm×20cm、厚度为 0.04～0.045cm 的皮片,将其置于庆大霉素生理盐水中浸泡展开。然后将准备好的皮片覆盖在模具上,以 3-0 可吸收缝合线连续缝合皮片相连接处,模具全长及其一端应用皮片覆盖。必须强调的是,皮片表面应朝向模具,而切割缘应暴露在外;另外,应注意勿将皮片缝于模具之上,否则,取出模具时,可引起皮片撕裂。再重新检查受皮区止血情况,以抗生素生理盐水冲洗后,将模具及皮片留置于预留组织间隙内。如行盆腔器官切除,则将大网膜包裹缝合于模具四周,形成囊袋状,其开口一端缝合于阴道外口处,并将网膜囊袋缝置于直肠、乙状结肠或骶前,使模具居中并防止脱垂。不管应用何种类型阴道模具,均应防范其突然脱出,最方便的方法是用丝线将阴道外口缝合关闭,缝线下可垫一纱布。如病人未行尿道转流手术,均必须留置导尿管。

5. 术后处理　术后应卧床休息 2～14 天,予病人缓泻药,并进行低渣饮食,术后 5～14 天取出模具,过早取出模具可能破坏皮片与创面间尚脆弱的血运。取出模具时,应检查皮片成活与否,并用生理盐水或稀释的碘伏液冲洗创面。脱出于阴道外口处的多余皮片应予剪除。为防止术后阴道挛缩,取出模具观察皮片成活情况后,应开始每日用温生理盐水灌洗阴道,并佩带模具至术后6个月,新形成的阴道上皮外观达到或接近正常阴道上皮外观,并有糖原产生,大约需要4~6个月的时间。起初2~3周必须每天佩带,此后3~4周每天晚上佩带即可,以后改为每周佩带2~3次。为促进新形成阴道上皮化及糖原产生,术后可局部应用雌激素霜。阴道重建成功术后8~12周开始性生活。如有阴道短缩,也可应用适度的扩张器行阴道扩张。

(二) 颊黏膜阴道成形术

术中取两侧全层颊黏膜各6~7cm长,2~3cm宽,去除黏膜下脂肪后将黏膜片分切成2~4cm^{2}小块,用5-0可吸收缝合线缝于支架置入人工穴腔。

(三) 肌皮瓣阴道成形术

肌皮瓣阴道成形术是较为普遍应用的一种手术方式。它可根据皮肤缺损的大小增加长度,以满足无或低张缝合切口的需要。此外,尚能填塞死腔,并为受皮区提供新的血液供应,有利于术后修复。可用作阴道重建的肌皮瓣有腹直肌皮瓣、股薄肌皮瓣、阔筋膜张肌皮瓣、臀大肌皮瓣、外阴球海绵体肌皮瓣等,前两类临床应用较多,下面予以分别介绍。

1. 腹直肌皮瓣阴道成形术 阴道成形术盆腔器官切除术时,用腹直肌皮瓣行阴道成形与用股薄肌皮瓣相比,具有多种优点。腹直肌皮瓣取材容易,移向会阴部径路短,单一皮瓣即可完成;且更易用于肛提肌上盆腔器官切除术者;另外,缝合腹部切口时,可一同缝合供皮区切口。缺点是缝合供皮区切口较为困难;不便于腹壁造瘘;且因不能在同一手术野同时行两组手术,故手术时间较长。

(1) 应用解剖:腹直肌位于前正中线两侧,前后为腹直肌鞘包裹,上端附着于第5、6、7肋软骨及剑突的前面,下端附着于耻骨联合。成人腹直肌平均长度为30cm。腹壁上动脉为胸廓内动脉的直接延续,经胸肋三角入腹直肌鞘内,行于腹直肌和肌鞘后叶之间,然后血管穿入肌质,在肌内于脐附近与腹壁下动脉吻合。血管起点至肌门的长度为46mm,起点外径为2.1mm,肌门与人体正中线的距离为37mm。腹壁下动脉起自髂外动脉的前壁,于半环线前方入鞘内,在鞘后叶与腹直肌之间上行。起点到肌门的血管长度为109mm,起点处外径为2.7mm。肌门距前正中线为34mm,肌门的平均高度均在半环线之上。腹壁下动脉较粗大,可营养整块肌肉及其上的皮肤,而腹壁上动脉只能营养肌肉的上2/3部分。腹直肌的静脉为与同名动脉伴行的静脉,每条动脉均有2条伴行静脉,其外径较同名动脉为粗。来源于肌肉的血供可营养肌肉之上的皮肤,外侧至腋前线,内侧可越过中线直至对侧腹直肌的外侧缘。

(2) 皮瓣设计:此皮瓣可设计成垂直位、斜向上方、斜向下方或横位。此处介绍延长的斜向腹直肌轴型皮瓣。由脐向上至侧胸壁再至肩胛下角的顶点,划一条倾斜的中轴线,代表皮瓣的长轴。以轴线为对称,皮瓣的基底越过脐,皮瓣的外侧缘逐渐变窄,并向中线汇集。如此构建的皮瓣可延伸至胸壁的腋前线或超出此线,其宽度可达15cm或更多(图13-7)。阴道成形术所需面积约10cm×15cm。

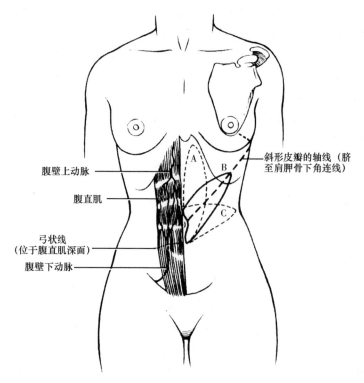

斜形皮瓣的轴线（脐至肩胛骨下角连线）

腹壁上动脉

腹直肌

弓状线（位于腹直肌深面）

腹壁下动脉

图 13-7　延伸的腹直肌皮瓣
病人腹部右侧图示腹直肌及其血供。左侧描画三种类型的皮瓣(A、B、C)，所有皮瓣均以脐为基底。
B 示延伸的腹直肌皮瓣，其以自脐至肩胛下角连线作为中轴线

（3）手术步骤：沿设计的切口线分别向上和向下做皮肤切开，深达腹直肌前鞘及腹外斜肌腱膜上方筋膜间隙。继沿腹直肌前鞘区延长上缘切口，此时，可识别腹直肌的外侧缘。自腹外斜肌腱膜将皮瓣上端分离至腹直肌外缘，再将前鞘游离 1～2cm。在皮瓣上缘切口处切断腹直肌，注意保持腹直肌后鞘的完整性。如遇到腹壁上动脉可予以分离结扎。沿腹直肌前鞘而非沿腹直肌继续延长下缘切口至弓状线水平。自皮瓣上端至下端分别于腹直肌内侧缘约 1cm 和外侧缘约 1～2cm，将腹直肌前鞘切开。接着自腹直肌后鞘游离腹直肌，肌肉与后鞘之间除腱化区域需锐性分离之外，其余均易于分离。将腹膜切开达腹直肌于耻骨上附着处，于弓状线远端腹直肌后方找到并保护好腹壁下动脉（图 13-8）。将皮瓣缠绕于 1个 60ml 的注射器上围成阴道外形。用可吸收缝线缝合相邻皮缘，并缝闭管形结构的远端。将皮瓣旋转移位至盆腔，管形结构的远端即为重建阴道的近端（图 13-9）。此时，可将下腹部的腹膜做一横形切口以便于皮瓣旋转易位。为防止发生重建阴道脱垂、移位，应将重建阴道近端缝合固定于耻骨弓或骶前筋膜上，并于中线处左右对称地缝合固定（图 13-10）。

2. 股薄肌皮瓣阴道成形术　股薄肌皮瓣阴道成形术的优点包括供皮区易于缝合；血管蒂不因盆腔或腹部手术而受损；皮瓣及血供部位均极少位于妇科恶性肿瘤放疗区域；且可 2组医师同时手术，手术时间较短。其缺点包括肌肉远端血供不良；皮瓣旋转易位时血管蒂易发生痉挛或阻塞；需两块皮瓣重建阴道；重建阴道有发生阴道脱垂可能。此方法不适于行肛提肌以上水平盆腔器官切除术后阴道重建。

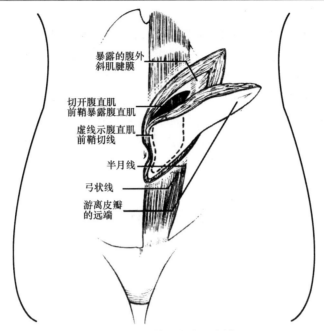

图 13-8　延伸的腹直肌皮瓣

图示将皮肤及皮下组织切开至腹外斜肌。注意内侧切线应绕过脐。腹直肌前鞘已被切开,显露
腹直肌外缘。皮瓣远端部分已自腹外斜肌腱膜及腹直肌前鞘外侧缘 1~2cm 处游离

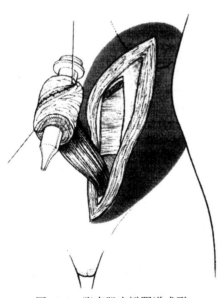

图 13-9　腹直肌皮瓣阴道成形

游离皮瓣,将其缠绕于 1 个 60ml 的注射器
上,形成一管状结构。以可吸收缝线缝合皮
缘,抽出注射器,将构建的管状结构置于盆
腔。阴影区域皮肤应行皮下游离

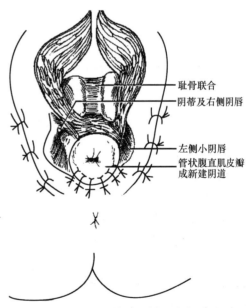

图 13-10　腹直肌皮瓣阴道成形

将新建阴道一端自耻骨联合之下拖出并于外阴或
会阴区皮肤缝合。缝闭新建阴道的另一端。如重
建阴道与残留的阴道缝合,则应扩大吻合口,以防
术后狭窄,亦可置入阴道模具。图示腹部切口已延
至耻骨联合及外阴,以利于会阴区手术

　　（1）应用解剖：股薄肌是股内侧肌群中位置最浅的长带状肌，起于坐骨及耻骨下支，止于胫骨粗隆内侧面。股薄肌为多源性血供类型，其主要营养动脉为股深动脉的股薄肌支，其起始点在腹股沟韧带中点下方约9cm，自股深动脉发出后，斜向下内经长收肌深面，到股薄肌的上、中1/3交接处，在外侧面近前缘处入肌。动脉肌外长度约7.4cm，起始处外径约3mm。股薄肌的主要营养动脉入肌后，在肌肉的下行过程中，沿途发出3～5条肌皮动脉穿支，穿过肌肉和皮下筋膜进入皮肤，以营养皮肤和皮下组织。此皮瓣的最大面积约10cm×25cm，但由于供应远端1/2或1/3肌肉之上皮肤的血管较小，故其血供不可靠（图13-11）。

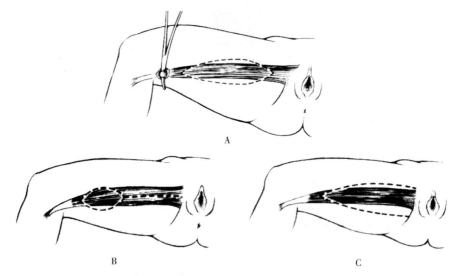

图 13-11　股薄肌皮瓣

A 图示对称于肌肉中段2/3部分的典型椭圆形岛状皮瓣，于股远端下缘作一小切口，并紧张股薄肌肌腱，可确定股薄肌行径，此皮瓣可易位至腹股沟或经皮肤桥状连接至会阴区。B 图示远端岛状皮瓣，但由于位于肌肉远端1/3～1/2处表面皮肤血供不确定，故此种皮瓣无临床价值。C 图示如皮瓣与会阴巨大创面相邻接，此皮瓣可直接旋转移位至创面。皮瓣的近侧缘即为创缘

　　（2）皮瓣设计：病人取膀胱截石位，在两大腿内侧股薄肌投影区设计两个皮瓣。皮瓣一般呈椭圆形，宽约6cm，在皮瓣的最近端与外阴之间应留有一段皮肤桥状连接。

　　（3）手术步骤：从皮瓣的前部开始，沿设计线先切开皮瓣前部近侧半上方皮肤至阔筋膜，如遇大隐静脉则提示所取皮瓣位置过于靠前。于切口上缘可触知内收长肌的轮廓。然后切开阔筋膜和内收长肌筋膜，在内收长肌与股薄肌间隙内，小心寻找出肌皮瓣的主要血管蒂，此蒂被内收长肌和内收短肌的筋膜层覆盖。在切口近端横行切断内收长肌，保护血管蒂，切开覆盖内收长肌的筋膜并分离该肌。在内收长肌与内收大肌之后，可提起股薄肌前缘，向远侧切开和分离肌皮瓣前缘，找到横跨该肌的缝匠肌，在其下横断股薄肌，再切开和分离肌皮瓣的后侧缘。在后侧切口内，可将半膜肌筋膜连同股薄肌皮瓣一并切除，向近端解剖。应将血管蒂从周围筋膜中分离出来，以使肌皮瓣得到较大的旋转。游离皮瓣近端与外阴之间的皮肤而形成一宽大的隧道，使盆腔器官切除术后会阴创面与皮下隧道相连。然后将皮瓣向后旋转，使其远侧端经隧道穿出并移位于会阴创面（图13-12）。先用1号丝线间断缝合后缘的皮下组织，再用3-0可吸收线间断缝合后缘皮肤，继用3-0可吸收线缝合

前缘皮肤,1 号丝线间断缝合皮下组织,作成新阴道(图 13-13)。通过会阴创面,将重建的阴道向后上移位,于耻骨联合下置入盆腔。因股薄肌皮瓣较重,为使其固定,可于缝合会阴创面之前,于耻骨弓下方将其缝合于肛提肌及韧带之上(图 13-14)。修剪皮瓣的外侧部分以适合会阴创面,接着将皮缘缝合,至此完成阴道重建(图 13-15)。

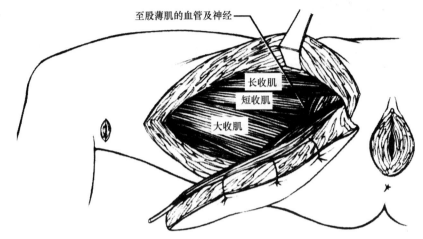

图 13-12 双侧股薄肌阴道成形

图示股薄肌皮瓣经一宽大的皮下隧道自供皮区引至创面。
A 为皮岛近侧端,B 为皮岛远侧端。皮岛已逆向旋转 180°

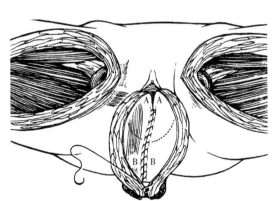

图 13-13 双侧股薄肌阴道成形

双侧皮瓣游离后引至会阴。皮岛相邻的内侧皮缘缝合
后,再缝合皮岛的外侧皮缘。于供皮区近端可见股薄肌
的折返部分。A 示皮岛近端,B 示皮岛远端

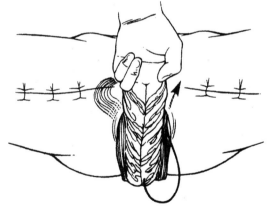

图 13-14 双侧股薄肌阴道成形

图示已完成阴道构建。于其两侧可见股薄肌。下步是
将此新建阴道向下旋转,经耻骨弓之下置入盆腔

(四) 轴型皮瓣阴道成形术

阴股沟皮瓣(后阴唇动脉皮瓣):此皮瓣具有血管恒定、操作简便及感觉功能良好的优点。单侧阴股沟皮瓣还可用于外阴成形术。但与肌皮瓣相比,其不足之处在于皮瓣体积较小,不能满意地填充盆腔。另外,有些病人此区有毛发,不便于植入成形阴道。

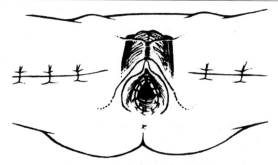

图 13-15　双侧股薄肌阴道成形

图示重建的阴道已旋转移位至骨盆之内。修剪阴道外口
处皮肤以便与其四周皮肤或黏膜缝合

1. 应用解剖　两侧腹股沟向下延续,大腿与会阴之间的皱襞、阴唇外侧及股内侧无毛区为阴股沟,其供养血管为多源性,主要来自股动脉的阴部外动脉,旋股内侧动脉皮支,股内侧主要动脉支,以及来自阴部内动脉支的肛动脉(直肠下动脉)和会阴动脉的阴唇后动脉皮支,构成丰富的血管网络。阴唇后动脉解剖位置恒定,位于大阴唇后端距皮面约 16mm 处。

2. 皮瓣设计　病人取膀胱截石位,在双侧阴股沟区以阴沟股沟皱襞为轴线,向两侧旁开 3cm,设计 13cm×6.5cm 大小的皮瓣,皮瓣内侧设计在大阴唇外缘无毛区,下方平阴道口。

3. 手术步骤　沿设计线切开皮瓣的外侧缘,在股动脉内侧 1.5cm 向下 5cm 处找到阴部外动脉,切断结扎。再切开皮瓣的上方及内侧缘至深筋膜层,提起远端皮瓣深筋膜下由远端向近端分离解剖皮瓣,至蒂部时,于大阴唇外侧下 15mm 处找到阴唇后动脉,辨认血管进入皮瓣后加以保护,同时切开皮瓣近端,血管蒂部应保留较多的软组织,使整个皮瓣完全游离。用同样方法解剖游离对侧皮瓣。于两侧大阴唇下方游离各形成一皮下隧道,将两侧皮瓣修剪去除部分皮下脂肪后分别经过隧道引至会阴部创面。将两皮面内翻缝合,形成皮瓣朝内的口袋状,最后将新形成的阴道于耻骨弓下方送入盆腔。

(五) 肠管带阴道成形术

盲肠、小肠、乙状结肠、直肠均被用于阴道成形。乙状结肠因其位置方便、易于取材、管径较大、黏膜分泌物较少而最常用于阴道重建。但放射线照射后乙状结肠易发生坏死,故放疗后病人不适于应用乙状结肠代阴道。盲肠及升结肠管径宽大,血供可靠,肠黏膜分泌物少。并且与乙状结肠不同,右半结肠较少受放射线照射或合并其他肠疾患。故乙状结肠不适宜采用时,则可选用右半结肠行阴道成形术。但盲肠及右半结肠带阴道之缺点是肠管有时不能引至会阴区。将肠管沿其血管蒂旋转 180°,使右半结肠可利用长度增加;于血管蒂处肠系膜作一松解切口,也可增加肠管的活动度。下面介绍乙状结肠阴道重建术。

乙状结肠阴道重建术:病人取膀胱截石位,选择系膜较长、血供较好的一段乙状结肠,分离,切取长约 15～18cm 的肠管待阴道重建用。然后将乙状结肠与直肠端端吻合,恢复肠道连续性。再游离肠管系膜血管弓较短一端,用丝线全层连续缝合,外面再用 1 号丝线做浆肌层间断缝合,形成盲端;肠管另一端牵至阴道口,将浆肌层与会阴部皮下组织间断缝合 4～6 针,肠管开口处管壁全层与皮肤间断缝合。最后,将肠管与临近组织固定数针。

二、腹腔镜的应用

腹腔镜技术与阴道再造结合,克服了传统术式复杂、需开腹的缺点。优点是术野暴露充分;盆腔内环境保持了相对的稳定;切口小、美观,病人痛苦小,并发症少,术后恢复快及平均住院日短等。

（一）腹腔镜腹膜阴道成形术

在腹腔镜监视下找到尿道、膀胱与直肠的间隙，确定盆底腹膜的游离范围，分离隧道及游离盆底腹膜、下推，用腹膜推进器，使腹膜完整推移至前庭隧道口，在腹膜与隧道外口黏膜缝合后十字切开腹膜，形成新阴道外口。

（二）腹腔镜下肠道代阴道成形术（乙状结肠、回肠）

腹腔镜下带血管蒂肠袢移植阴道成形术包括全腹腔镜手术及腹腔镜辅助手术。全腹腔镜带血管蒂肠袢阴道成形术需要直线切割闭合器（Endo-Cutter 或 Endo-GIA）及肠吻合器等，在镜下缝合关闭肠吻合口。腹腔镜辅助手术需加腹部小切口，在腹腔外处理截取的肠管。

三、人工合成组织的应用

人工阴道穴腔形成后，用人工真皮覆盖穴腔，术后第 10 天起用 bFGF 喷雾剂喷敷人工阴道，以加速其上皮形成过程。术后约 20 天，人工阴道被覆一层很薄的上皮样组织，伴有新生血管形成，从阴道口起向内有近 2cm 的上皮近似正常。术后 50 天，组织学检查证实人工阴道上皮为鳞状上皮。

四、组织工程学技术的应用

组织工程学是应用工程学和生命科学的原理，将体外培养扩增的组织细胞种植于天然的或人工合成的细胞外基质，形成能够修复、维持或改善损伤组织功能的生物替代物。其核心是建立由细胞和生物材料构成的三维空间复合体。迄今应用组织工程技术已成功地构建了皮肤、骨、血管、神经组织、膀胱和尿道等。组织工程学的迅速发展，给阴道再造带来了新的希望，倘若成功，其优势是其他方法无法比拟的。

第三节　其他整形术

（一）Z 成形术

该手术方式是一种局部组织重建的基本方法。多用于松解挛缩的瘢痕组织，或松解位于阴道远端与成形阴道间缩窄环。Z 成形术包括两个步骤：一是将瘢痕组织伸展开来；二是将其旋转至最小张力位置。Z 成形将构建一平行四边形，其中挛缩的瘢痕即为其短径（图 13-16）。将瘢痕两端各画一等腰三角形，将瘢痕及平行的两线切开即形成 Z 字形。将三角形皮瓣连同皮下组织一并剥离并易位，即可将瘢痕延长 75%。新形成的中线 AB 与原 AB 线垂直相交，并与皮肤的张力线平行。边线与中央线之间的角度越小，皮瓣的移动性越大，但如果角度小于 60°，则皮瓣坏死的可能性增大。如瘢痕较长，可行多个 Z 成形术减轻横向缩短的距离，分散张力。

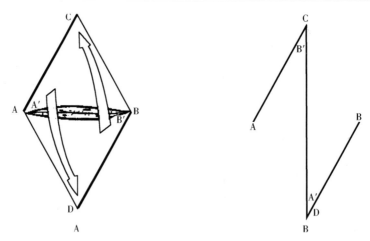

图 13-16　Z 成形术

A. AB 线为已切除的线形瘢痕,作为 Z 字的中线。以 AB 线为共同底边,描画等边三角形 ABC 及 ABD。沿
AC 及 BD 线切开(或 BC 及 AD 线),则形成三边相等的 Z 字。B. 将 BAC 及 ABD 三角皮片皮下游离并易位,
使原中线位置呈 90°角移位

(二) 会阴及腹股沟整形术

1. **厚皮片整形术**　应用厚皮片重建外阴及会阴后部的手术,适用于会阴部虽切除大部皮肤但皮下组织或阴唇脂肪垫仍保留完好的病人。由于腹股沟区常受放疗或术后股动、静脉裸露,故厚皮片多不适用于修复该区创面。

2. **肌皮瓣整形术**　因腹直肌皮瓣应用可靠、适应范围广等优点而适用于修复会阴前部及对侧腹股沟创面。应用时,应将供皮区与创面之间皮桥下间隙充分游离形成隧道,以便皮瓣可经隧道引出至创面区域而不影响其血运。

3. **股薄肌皮瓣整形术**　股薄肌皮瓣的优点在于其可向后旋转移位修复外阴及会阴区域;而向前旋转,可修复部分病人阴阜区创面,并轻易修复腹股沟内侧区创面。相对于股薄肌皮瓣用于阴道整形,用其修复会阴及腹股沟创面的并发症较少。但放疗后病人创面常延迟愈合。

4. **阔筋膜张肌皮瓣整形术**　阔筋膜张肌皮瓣除面积较大及应用可靠等优点之外,将其移植于临近创面时还具有感觉功能。向前方旋转,其可修复整个腹股沟区、耻骨区及会阴区及至肛门区域。而在妇科肿瘤治疗中,当不便应用同侧的股薄肌皮瓣时,则最常用该皮瓣修复放疗后阴阜创面,以及修复不能用对侧腹直肌皮瓣修复的腹股沟区创面。

(金 伟 蔡 林 常 宏 汤春生)

参 考 文 献

程新德,赵天兰,李光早.1999. 薄型阴股沟皮瓣移位阴道成形术. 实用美容整形外科杂志,10(6):302~304.

郭群,于举华,程新德.1998. 阴股沟皮瓣阴道成形术的临床应用. 蚌埠医学院学报,23(5):316.

何清濂,林子豪,刘麒.1998. 阴股沟皮下蒂皮瓣 I 期阴道成形术. 中华整形烧伤外科杂志,14(1):3~5.

汤春生,李继俊主译.1999. 妇科肿瘤手术学. 沈阳:辽宁教育出版社,253~299.

伍冀湘,李斌,李文志,等.2006.腹腔镜下带血管蒂回肠移植阴道成形术.中国微创外科杂志,6:

熊宙芳,陶凯雄,王国斌,等.2006.腹腔镜乙状结肠代阴道成形术的手术改进及文献回顾 中国妇幼保健,21:423~424.

Baker DP,Capen CV. 1990. Principles of vulvoplasty put into practice. Contemp Ob Gyn,35:75.

Beemer W,Hopkins MP,Morley GW. 1988. Vaginal reconstruction in gynecologic oncology. Obstet Gynecol,72:911.

Berek JS,Hacker NF,Lagasse LD,et al. 1983. Delayed vaginal reconstruction in the fibrotic pelvis following radiation or previous reconstruction. Obstet Gynecol,61(6):743~748.

Cruikshank SH. 1993. Reconstructive procedures for the gynecologic surgeon. Am J Obstet Gynecol,168:469.

Delmore JE,Turner DA,Gershenson DM,et al. 1987. Perineal hernia repair using human dura. Obstet Gynecol,70:507~508.

Emile D,Olivier T,Olivier B,et al. 2003. Anatomic and functional results of laparoscopic perineal neovagina construction by sigmoid colpoplasty in women with Rokitansky's syndrome. Hum Reprod,18:2454~2459.

Ferron G,Martel P,Querleu D. 2003. Vaginal reconstruction after pelvic exenteration: when and which techniques? Bull Cancer,90(5):435~440.

Fliegner JR,Zeplin AJ. 1989. Congenital absence of the vagina: surgical treatment and perioperative care. AORN J,49:789.

Gleeson NC,Baile W,Roberts WS,et al. 1994. Pudendal thigh fasciocutaneous flaps for vaginal reconstruction in gynecologic oncology. Gynecol Oncol,54(3):269~274.

Güzin Y,Mesut. 2003. Neovaginal construction with buccal mucosal grafts. Plast Reconstr Surg,111:2250~2254.

Hawighorst-Knapstein S,Schonefussrs G,Hoffmann SO,et al. 1997. Pelvic exenteration: effects of surgery on quality of life and body image—a prospective longitudinal study. Gynecol Oncol,66(3):495~500.

Helm CW,Hatch KD,Partridge EE. 1993. The rhomboid transposition flap for repair of the perineal defect after radical vulvar surgery. Gynecol Oncol,50:164.

Hoffman MS,LaPolla JP,Roberts WS. 1990. Use of local flaps for primary anal reconstruction following perianal resection for neoplasia. Gynecol Oncol,36:348.

Hurwitz DJ,Zwiebel PC. 1985. Gluteal thigh flap repair of chronic perineal wounds. Am J Surg,150:386.

Ikada Y. 2006. Challenges in tissue engineering. J R Soc Interface,3:589~560.

Jurado M,Bazan A,Elejabeitia J,et al. 2000. Primary vaginal and pelvic floor reconstruction at the time of pelvic exenteration: a study of morbidity. Gynecol Oncol,77(2):293~297.

Lin WC,Chang Cherry YY,Shen YY,et al. 2003. Use of autologous buccal mucosa for vaginoplasty:a study of eight case Hum Reprod,18:604~607.

Pribaz JJ,Chester CH,Barrall DT. 1992. The extended V-Y flap. Plast Reconstr Surg,90:275.

Rietjens M,Maggioni A,Bocciolone L,et al. 2003. Vaginal reconstruction after extended radical pelvic surgery for cancer: comparison of two techniques. Plast Reconstr Surg,111(3):1364~1365.

Simman R,Jackson IT,Andrus. 2002. Prefabricated buccal mucosal-lined flap in an animal model that could be used for vaginal reconstruction. Plast Reconstr Surg,109:1044~1051

Song C,Cramer MS,Bromberg BE. 1973. Primary vaginal reconstruction after pelvic exenteration. Plast Reconstr Surg,51:509.

Song Yk,Chang FH,Lai YM,et al. 1996. Results of modified laparoscopically assisted nevaginoplasty in 18 patients with congenital absence of vagina. Hum Reprod,11:200~203.

Spear SL,Pellegrino CJ,Attinger CE. 1994. Vulvar reconstruction using a mons pubis flap. Ann plast Surg,32:602.

Wang TN,Whetzel T,Mathes SJ,et al. 1987. A fasciocutaneous flap for vaginal and perineal reconstruction. Plast Reconstr Surg,80(1):95~103.

第十四章 妇科肿瘤中的尿流改道术

由于人体解剖的关系,在治疗妇科肿瘤时,常会遇到尿流改道的问题。自1852年Simon首次采用输尿管乙状结肠移植治疗膀胱外翻以来,外科医生改进并创新了各种尿液转流手术,在确保手术效果的前提下,尽量简化操作,减少并发症,取得了良好的效果。

目前对于需行尿流改道的病人,有多种成熟的手术方式可供选择。根据改道部位不同,可分为经膀胱和膀胱以上部位改道;根据对尿液的控制情况,可分为可控性和非可控性改道;根据输尿管的移植方式,可分为抗反流和非抗反流性改道;根据尿流改道保留时间的长短,可分为姑息性和永久性改道。

第一节 尿流改道的一般原则及适应证

（一）一般原则

手术的目的是通过转流尿液保护肾功能,同时能够让病人方便地管理尿液,并尽可能降低对病人生活质量和生存期的影响。因此,手术应遵循以下原则:①最大限度保存肾功能。②减少感染和并发症。③尽量降低对消化道和性功能的损害。

（二）适应证

（1）复发的生殖道肿瘤需行前盆或全盆切除。此类病人多数有盆腔放疗史,为宫颈、外阴、阴道浸润性或复发性癌。

（2）放疗导致双侧输尿管梗阻、膀胱阴道瘘修补无效者。

（3）少数病人为放疗损伤膀胱导致尿失禁——适于采用Kock膀胱扩大或替代膀胱。

（4）极少数为妇科恶性肿瘤首发或未经放疗的复发癌。

与泌尿外科的改道手术相比,大多数病人都有盆腔放疗史,致使术中及术后并发症的发生率和死亡率增高。

（三）尿液转流的适应证

综合考虑各种手术操作并发症的发生率、手术时间和病人术后生活质量,选择是否行姑息性尿液转流术。如恶性肿瘤导致双侧输尿管梗阻的病人,若癌症能控制,且预期寿命>6个月,则可行姑息性手术;复发肿瘤伴难以控制的疼痛,预期寿命短,则不宜行姑息性手术。常用的方法有B超或CT定位下经皮肾穿刺造瘘(PCN)。

第二节　手术方式的选择

（一）影响手术方式选择的因素

1. 预期寿命　预期寿命长的病人可选择相对复杂手术方式,尽可能重建泌尿系统;预期寿命短的病人,则选择操作简单、恢复快、并发症少的手术方式。

2. 年龄　年轻病人应尽可能保护肾功能,选择对肾功能损害较小的手术方式。

3. 目前的肾功能状态　用于评价病人对术后电解质紊乱的耐受能力。电解质紊乱与手术所选肠段、肠管长度、肾脏代偿能力有关。

4. 既往的治疗　如广泛肠切除可能导致短肠综合征,放疗后血供较差,并发症会增多。

5. 病人的生理、心理状况　如行可控性膀胱手术的病人,需行自我导尿和造瘘管的冲洗;行非可控性膀胱手术的病人则需安置集尿袋。这些操作都需要肠造口师及护士在术前、术后对病人进行教育、指导和帮助。

（二）应遵循的技术原则

选择尿流改道手术方式的总原则是:结合病人具体情况,在保证安全可靠的前提下,尽可能达到自主排尿的目的。尽管有多种手术方式可供选择,且各自的适应证和并发症有所不同,但都遵循以下技术原则。

（1）输尿管与肠道的吻合口应足够宽敞,避免吻合口坏死。

（2）所选肠段应顺其蠕动方向确定输入端和输出端,保证尿液快速通过,减少肠管对电解质的吸收。术前已有肾功能不全者尤其应该注意。

（3）作为替代的膀胱应固定于腹部或腹壁,降低吻合口及囊袋张力。

（4）腹壁隧道尽量与腹壁垂直,直径足够,避免狭窄迂曲。

（5）腹壁造口突出于体表,便于收集尿液。

（三）术前准备

医生应综合考虑病人生理状况及病人和家属意愿,提供合适的手术方式以供选择。并充分告之可能的并发症、术后自身形象的变化和自我护理要求。

1. 选择合适的造口部位　对病人自身而言,造口部位的选择尤其重要。一般情况下,由专门的造口师确定造口部位。多位于右下腹,病人易于护理。由于不同术式选择的肠段不同,造口部位也可随之变化,但应避开骨性标志、手术瘢痕、皮肤皱褶和腰带处。若为肥胖病人,所选部位应让其无论卧位、坐位还是站位都能方便护理。

2. 评估营养状况　根据病人白蛋白和总蛋白水平行肠道或静脉补充,改善营养状况,提高机体免疫力,减少术后并发症。全胃肠外营养(TPN)主要用于严重营养不良的病人,即总蛋白丢失≥20%,或血清白蛋白水平低于28g/L。此类病人术前至少采用TPN 7天,术后续用3天。

3. 肠道准备　防止肠内容物污染腹腔及手术野,病人术前2日开始进流食,术前1日服洗肠液。预防性使用抗生素减少需氧菌和厌氧菌感染。

4. 影像学检查　尤其是静脉肾盂造影(IVP),既可了解泌尿系统是否存在病变或变异,也可作为术后检查对比资料。

第三节　最常用的非可控性膀胱替代方式

(一) 回肠代膀胱术

回肠仅作为输尿管的延伸部分,具备长度足够、血供充足、操作相对简单以及感染、代谢紊乱、肾功能受损几率少等优点,是目前应用最多的非可控性膀胱替代方式。但因病人多接受过放疗,可能发生输尿管狭窄、吻合口漏、瘘管形成和造口坏死。

回肠代膀胱术方式多样,最常用的是 Bricker 回肠代膀胱及其改良术。距回盲瓣约20cm 游离一段长约 15~20cm 的回肠,保留回盲部动脉。若病人肥胖或输尿管较短,则所需肠管会更长。在切断近端回肠前行皮肤造口,利于保证足够的长度、输尿管肠吻合时的稳定性、减少造口张力。先行回肠端端吻合恢复回肠连续性,再在其前方行输尿管回肠端侧吻合。一般先吻合较难的左侧输尿管。吻合完毕之前放入输尿管支架。皮肤造口可选择直接末端回肠乳头造口或 Turnbull 造口,后者多用于腹壁较厚或肠系膜较短的病人。

(二) 横结肠代膀胱术

横结肠代膀胱术在妇科肿瘤中应用较广。因横结肠极少位于放疗范围内,故该术式适于有放疗史的病人;也适于肥胖或输尿管短的病人。顺肠蠕动方向,最合适的造口部位为左上腹。若行右下腹造口(通常因其方便护理而最常采用),则结肠代膀胱必须为逆向蠕动,以免结肠中动脉扭曲而使所取肠段缩短。

透照法选择中结肠,保留结肠中动脉及其两侧分支以保证肠管血供。吻合器截取肠管约 15~20cm,并吻合肠管断端。可吸收线间断缝合肠吻合处的肠系膜防止小肠疝。输尿管穿过小肠系膜,4-0 可吸收缝线间断与结肠行端侧吻合。输尿管支架置入方法和结肠末端乳头造口同回肠替代膀胱术(图 14-1)。

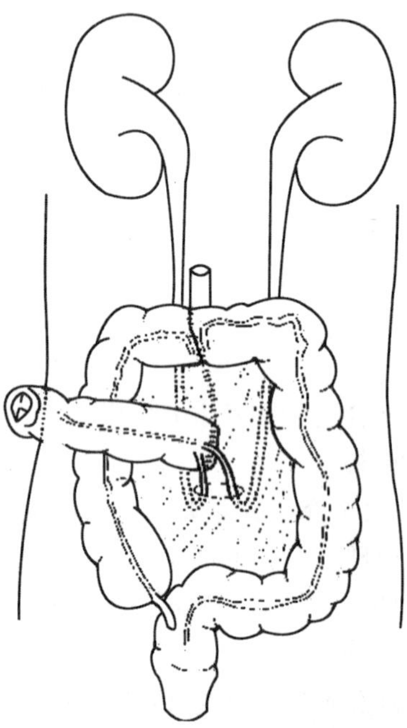

图 14-1　选取带血管蒂的中结肠 15~20cm 作为替代膀胱,一端封闭,另一端行皮肤造口。双侧输尿管穿过肠系膜与结肠行端侧吻合

(三) 空肠代膀胱术

因并发症多,空肠代膀胱术在妇科很少用。其中最典型的并发症是空肠综合征,即钾和尿素重吸收、钠和氯丢失、醛固酮增多所致电解质失衡。

空肠代膀胱术主要用于不能用回肠和结肠替代膀胱的病人,如严重的回肠放射性损害、结肠憩室炎等结肠感染性疾病。其操作与回肠代膀胱术相似。为尽量减少并发症,取得好的效果,所取空肠应尽可能短。

(四)乙状结肠代膀胱术

此法在妇科肿瘤手术中不常用。大多数行尿流改道手术的妇科癌症病人都接受过盆腔放疗,乙状结肠存在血供受损、严重纤维化等明显的放射损伤,可用于替代膀胱的肠段缩短。盆腔全切的病人采用低位结直肠吻合可避免结肠造口粪便改道,但使用乙状结肠尿流改道后,结肠往往不够与直肠吻合。受以上因素所限,接受乙状结肠代膀胱的病人只能是无盆腔放疗史、不适于其他类型改道手术者。

手术操作同前。通过透照法确定保留乙状结肠动脉的肠段,约 15~20cm。若行结直肠吻合,吻合肠管与替代膀胱的位置取决于造口部位。即右下腹造口时,吻合肠管位于替代膀胱之后;左下腹造口时,则相反。

(五)输尿管皮肤造口术

输尿管皮肤造口术并非严格意义上的膀胱替代术,通常是在不能行其他手术的条件下,采用的一种快速、暂时的尿液转流方式。当病人肾功能正常、预期寿命长时,应将此暂时转流改为肠道替代的尿流改道。常见并发症为造口坏死、回缩、狭窄及泌尿系感染。

输尿管皮肤造口有单口造口和双口造口两种。前者是将一侧狭窄的输尿管以端侧吻合的方式吻合于另一侧输尿管,该输尿管穿出皮肤行外翻造口(图 14-2)。后者是将两输尿管末端连接在一起,一起穿出皮肤造口。

(六)非可控性尿流改道的并发症及处理

一般而言,虽然非可控性尿流改道并发症较多,但仍不失为一种安全的治疗措施。并发症的发生与病人一般状况、放疗史、尿流改道时手术涉及的范围及转流手术方式有关。按并发症出现的时间分为早期并发症(术后 6 周以内)和晚期并发症(术后 6 周以上)。

1. 早期并发症　最常见的早期并发症包括术后引流尿量减少、漏尿、感染、小肠并发症和造口并发症。引流尿量减少常出现于术后 24~48 小时,多为术中出血未得到及时补充、血容量降低所致。若液体量补充足够而尿量仍少,则应考虑尿液转流某一环节的梗阻,如黏液栓堵塞或造口水肿造成的尿液流出口梗阻。另外,输尿管肠吻合口水肿、黏液栓堵塞或支架管纠结也可导致输尿管吻合口梗阻而出现尿少。如果持续少尿,应行放射检查排除输尿管梗阻或吻合口漏尿。

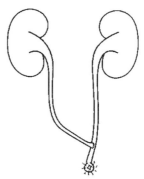

图 14-2　狭窄的输尿管与对侧行端侧吻合,对侧输尿管穿出皮肤外翻造口

其中较为严重的并发症是替代膀胱漏尿,据文献报道,其发生率为 5%~20% 。虽然有少数病人漏尿能自行闭合,但多数需干预促进漏口处愈合。漏尿的发生与术前是否接受放疗、手术技巧、病人营养状况、是否放置输尿管支架有关。多数人的经验证明,留置输尿管

支架可大大降低漏尿的发生率。尿液渗漏表现为:①尿液从会阴(盆腔器官切除术后)、插管造口处或从腹腔引流管流出;②盆腔脓肿;③造口处引流尿量减少,而肌酐、尿素氮正常;④腹胀、体温升高或肠梗阻。

一旦证实为漏尿,宜保守治疗。因为盆腔全切术后早期再次手术的死亡率可高达50%。最好的解决方法是经皮肾穿刺造瘘。经造瘘完全转流尿液后,一般2周漏尿能愈合。感染是最常见的并发症,5%~20%病人可出现急性肾盂肾炎。术前有梗阻或慢性肾盂肾炎的病人更易发生,而留置输尿管支架会增加感染风险。使用抗生素、良好的肠道准备及充分水化能减少感染。

小肠并发症很普遍,如肠梗阻、肠吻合口漏。肠吻合口漏与所选肠段受过放射线照射有关,且与尿漏相互影响,应受到高度重视。

5%左右的病人会出现造口并发症,如造口回缩、坏死、狭窄。早期因肠管接受过射线照射或肠系膜游离过多,血供不足,造口色泽变暗甚至无光泽,一般数天后缓解。如果造口变黑或持续灰暗,应行膀胱镜检了解替代膀胱情况。造口时,避免肠系膜张力过大、保证腹壁隧道垂直、筋膜切口足够通过两指,有助于减少并发症。

2. 晚期并发症 晚期并发症包括造口并发症、输尿管肠吻合狭窄、感染、结石形成、电解质紊乱和肾功能减退。晚期并发症主要由尿液转流的固有特点所决定,并随时间延长而增多。最常见的并发症是造口部位皮肤湿疹样改变,因尿液渗漏刺激皮肤以及频繁更换集尿袋或皮肤对黏附剂过敏所致。

小肠较结肠易发生造口狭窄,而 Turnbull 造口可降低造口狭窄的发生率。轻度狭窄可行定期扩张改善,若狭窄引起尿液流出受阻或难以安置集尿袋时,需重新行造口。

有关资料显示,输尿管狭窄的发生率差异很大,从1.5%~18.4%。狭窄最易出现在肠吻合处,多因外科技术欠缺、有放疗史、漏尿导致严重感染瘢痕形成所致。为尽早发现梗阻避免肾功能损害,每6~12个月复查血肌酐和肾脏B超或IVP。梗阻部位确定后,可从经皮肾造瘘口放入输尿管支架或行球囊扩张。放置输尿管支架的病人,每4~6个月更换一次。基本不考虑手术处理,除非病人预期寿命长,肾功能良好,且梗阻严重。

尿路感染也是常见的晚期并发症,尤其存在尿液反流或尿液存积的病人。因尿路有长驻细菌,尿液培养并非可靠依据,只要病人出现急性肾盂肾炎表现,均应行治疗。

2%~9%尿液转流病人会出现结石。相关因素包括慢性尿液存积,反复或慢性感染及尿钙增高。替代膀胱内的结石形成还与缝合时使用非吸收线有关。

肾功能正常的病人术后很少出现电解质紊乱。常见的电解质失衡是肠管对尿液吸收致高氯性酸中毒。可口服碳酸氢钠预防。

慢性梗阻、反复尿路感染可致肾功能损害。

第四节 可控性尿液改道术

鉴于非可控性膀胱的诸多并发症及病人对需使用集尿袋的不满,人们期望一种更为理想的膀胱替代方式,即能维持膀胱内低压、抗反流及感染,不需外接集尿袋,且病人能方便地排空尿液。1978年,Kock 等首先采用一段去管腔化的回肠作为低压膀胱,将肠道套叠形成乳头瓣,起到抗反流和控制尿液的作用。他们切断肠管环形肌扩大膀胱容量,且能维持低压状态。这种肠管去管腔化的方式成为其后各种不同可控性低压尿液转流术的基础。但 Kock 膀胱手术操作复杂,需要建立两个回肠乳头瓣,一个输入瓣用于抗反流,另一个输出瓣用于控制排尿。并发症多与乳头瓣有关,如乳头瓣吻合口结石形成、乳头瓣脱垂或狭窄。其改良手术 Skinner 术式降低了并发症的发生。据 Skinner 报道,Kock 膀胱的平均容量为 600~1400ml,静态压力为 6cmH₂O,最大灌注压为 40cmH₂O,基本满足可控性膀胱的主要技术指标:抗反流,容量>600ml,可每 6 小时导尿一次。近 20 年来,出现了各种利用右半结肠和末段回肠作为可控性储尿囊袋的结肠代膀胱术,其中使用最广的为 Miami 膀胱、Indiana 膀胱和 Mainz 膀胱。迄今为止,还难以比较回肠膀胱和结肠膀胱的优劣,但回肠膀胱有其特定的适应证:①用于不能行结肠代膀胱者,如慢性结肠炎、结肠肿瘤;②输尿管太短不能植入结肠代膀胱内者。

（一）Kock 膀胱

（1）距离回盲瓣约 15cm,选择一段长 78cm 回肠段,游离两端肠系膜后,切断肠管,并切除两断端各 5cm 的肠管,增加肠吻合和构建贮尿囊袋的灵活性。其中,中段 44cm 回肠对折成"U"形,建立回肠袋;近端 17cm 用于输尿管移植和建立抗反流的肠套叠乳头瓣;远端 17cm 用作建立回肠皮肤造口和控制尿液的肠套叠乳头瓣。各分界点用细丝线缝合三针作为标记(图 14-3)。

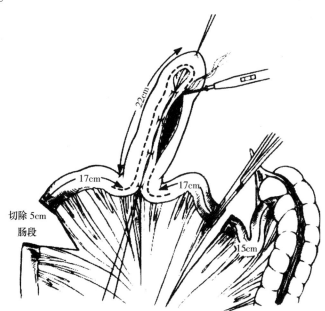

图 14-3　距回盲瓣约 15cm 选择一段长 78cm 的回肠,分别切除两端相邻的 5cm 的肠管,中段 44cm 对折成"U"形建立回肠袋,近远端各 17cm 分别作为输入端和输出端

（2）中间 40cm 对折成"U"形的回肠在系膜缘对侧切开,并向输入端及输出端分别延伸 2cm 和 3cm,使以后形成的两个肠套叠乳头瓣位置错开,以及避免打金属钉时累及后壁缝线。3-0 可吸收缝线将肠管相邻的内侧壁缝合在一起形成回肠囊袋后壁(图 14-4)。

（3）两侧回肠支打洞,游离肠系膜 7~8cm,止血钳分别于两侧穿过肠系膜,将 2.5cm 宽的医用尼龙带拉出。两把组织钳伸入输入段肠管的 1/2 或 2/3 处,夹住肠壁的 6 点和 12 点处将其套叠入回肠袋内,用于构建约 5cm 的乳头。用 PI-55 缝合器,4.8mm 金属钉,去掉邻近直臂的 6 个钉子。用组织钳提起乳头瓣,在前 180°打两排平行的钉子,每排 5.5cm 长,保证肠套叠乳头瓣至少 5cm 长,同时保证最后一个钉子不紧靠回肠袋的边缘,以免影响回肠袋的关闭。从回肠袋的外面接近肠系膜的位置,将缝合器插入乳头瓣,打 4 排钉子将乳头瓣后壁固定到回肠袋的后壁(图 14-5)。

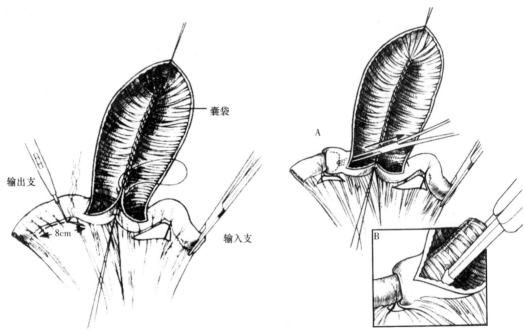

图 14-4　"U"形回肠在系膜缘对侧切开,并分别向输入端和输出端延伸 2cm 和 3cm,缝合相邻的肠管壁形成回肠囊袋后壁

图 14-5　利用医用尼龙带和缝合器,构建输入端的抗反流肠套叠乳头瓣和输出端控制尿液的肠套叠乳头瓣

（4）插入 F30 乳胶管至乳头瓣,细丝线间断缝合将两条医用尼龙绸条环形固定,其输入端固定于回肠袋浆肌层,输出端固定于回肠段的浆肌层。

（5）游离双侧输尿管,从盆腔中部开始游离至 $L_3 \sim L_4$ 水平,注意避免损伤输尿管鞘膜和纵行营养血管,从输尿管远端钳夹切断,与回肠输入支进行端侧吻合。在完成输尿管吻合前置入支架管,上达肾盂,下从输出端乳头引出体外,并用 4-0 可吸收线缝合固定于回肠袋黏膜。若支架管剪短留在膀胱内,以后则需用膀胱镜取出(图 14-6)。

（6）拔除乳胶管,将回肠袋上下对折,3-0 可吸收缝线连续内翻褥式缝合关闭回肠袋(图 14-7)。缝合完毕后,将 300ml 亚甲蓝生理盐水注入回肠膀胱内检查其完整性和连续性。输入支根部缝合固定于骶岬、后腹膜和邻近组织上。

（7）选择与输出段垂直的腹壁处行回肠末端造口。用两条 0 号可吸收线分别于腹直肌鞘的内外侧穿过输出支上的尼龙绸带并固定,将输出段从腹壁隧道引出,确保无扭曲或成

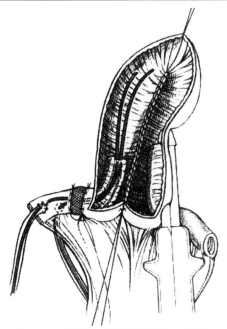

图 14-6 双侧输尿管与回肠输入支行端侧吻合,吻合完成前置入支架管

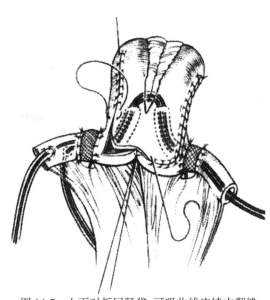

图 14-7 上下对折回肠袋,可吸收线连续内翻缝合,形成完整囊袋

角。用 2cm 宽的医用尼龙带穿过回肠输出支下方的肠系膜,并借此将肠系膜缝合固定于前腹壁上。此措施有利于预防腹壁造口旁疝形成及固定输出乳头瓣有利于以后插管排尿。修剪多余回肠,3-0 合成缝线将黏膜与皮肤间断缝合,形成与腹壁平的回肠造口。回肠袋内置入导尿管引流尿液及黏液,并与输尿管支架一起固定于腹壁造口处(图 14-8)。

（二）Indiana 膀胱

取 25cm 盲肠及升结肠和 15 ~ 18cm 末段回肠,若盲肠不够长或狭窄,则延长所取回肠段,用于扩大盲肠袋;行回结肠吻合恢复肠管连续性;沿系膜缘对侧剪开大肠 3/4 或更多,切除阑尾;隧道法输尿管囊袋后壁吻合并留置输尿管支架作为引流;去管腔化的肠管上下对折并"U"形缝合关闭形成完整囊袋;在末段回肠,用 F12 导管作为支架,3-0 丝线每 0.5cm 间距间断浆肌层纵行折叠缝合,3-0 丝线连续缝合第二层,放置 F16 ~ 18导尿管至贮尿袋,注入 300 ~ 400ml 水后拔除导尿管,压迫贮尿袋试验抗溢尿效果;若有溢流,可用

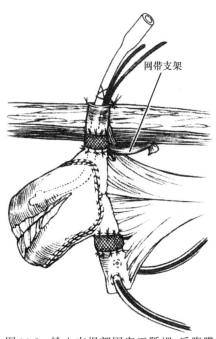

图 14-8 输入支根部固定于骶岬,后腹膜和邻近组织;输出支穿出腹壁隧道,回肠末端行皮肤造口;医用尼龙带穿过输出支下方的肠系膜将其固定于前腹壁;导尿管与输尿管支架管均固定于腹壁造口处

3-0 丝线作间断第三层加强缝合。盲肠与邻近盆壁固定,盲结肠袋固定于腹壁,末段回肠穿出左下或右下腹壁造口。F22~24 导管放入囊袋引流 2~3 周,与输尿管一起固定于皮肤(图 14-9~图 14-12)。

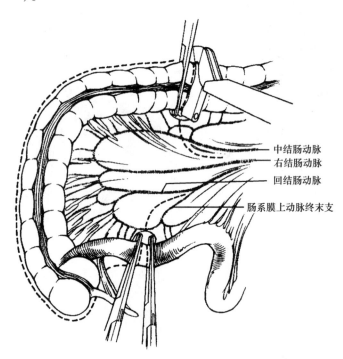

中结肠动脉
右结肠动脉
回结肠动脉
肠系膜上动脉终末支

图 14-9　选取 15~18cm 的回肠和 25cm 的盲肠及升结肠用于构建囊袋

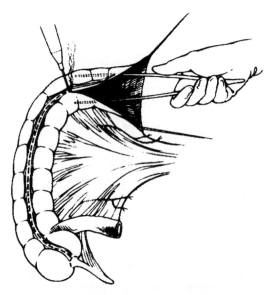

图 14-10　沿系膜缘对侧剪开 3/4 或更多;切除
阑尾;采用隧道法将输尿管吻合于囊袋后壁

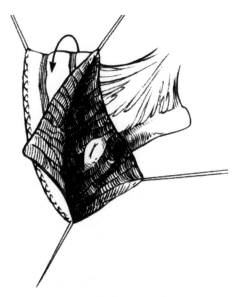

图 14-11　上下对折并"U"形缝合关闭形
成完整囊袋

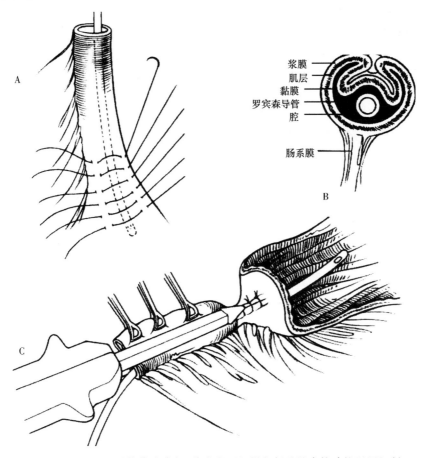

浆膜
肌层
黏膜
罗宾森导管
腔
肠系膜

图 14-12 以 F12 导管作为支架,将末段回肠纵行折叠缝合构建抗溢尿机制

（三）Mainz 膀胱

1986 年,Thuroff 等提出了 Mainz 膀胱术,采用 12cm 长的盲肠、升结肠和两段等长的末端回肠,小肠去管腔化,侧侧吻合形成大容量低压膀胱。输尿管黏膜下隧道法植入结肠抗反流,保留阑尾作为尿控机制。若阑尾不适合,则回肠套入形成乳头瓣抗反流。接受过放疗的病人转流术后并发症发生率高,尿液输出襻并发症发生率为 25%,输尿管并发症为 22%,造口并发症为 39%。考虑到妇科肿瘤病人大多数接受过盆腔放疗,故现在较少采用该术式。

（四）Miami 膀胱

自 1988 年以来,Miami 膀胱因其技术要求低,控尿功能好而被广泛采用。

膀胱的构建:距回盲瓣约 15～20cm 切断末端回肠;游离盲肠、升结肠、结肠肝曲,于结肠中动脉起始处切断横结肠;回结肠吻合维持肠管连续性;切除阑尾;沿结肠带切开结肠,对折形成"U"形,两内侧缘可吸收线缝合形成囊袋后壁,输尿管末端潜行 1cm 后与后壁黏膜吻合;F14 橡胶导尿管插入末段回肠作为支架,组织钳牵拉系膜缘对侧肠管,吻合器纵向缩窄管腔至 F14 橡胶导尿粗细;在回盲瓣处,2-0 丝线浆肌缩窄缝合 3 层加强闭合功能。

术后早期,需每 2 ~ 4 小时冲洗回结肠膀胱防止黏液栓堵塞出口;术后 2 ~ 3 周后,若无漏尿、输尿管反流和梗阻,可拔除输尿管支架和导尿管。病人每日需自行插管导尿 5 ~ 6 次,避免膀胱过度充盈导致感染和出口梗阻。

(五)可控性尿流改道的并发症

比较而言,结肠膀胱较回肠膀胱操作简便、容量大、并发症少。但是,与非可控性尿流改道相比,可控性膀胱手术操作复杂,手术时间长,出现并发症的风险增高。其并发症与非可控性膀胱相似。

1. 早期并发症　主要为血容量不足、梗阻或漏尿所致尿少以及泌尿系感染。漏尿表现为引流尿液减少,腹腔或盆腔引流增多。确诊后一般选择保守治疗,可在 CT 或 B 超引导下穿刺引流积液。尿路感染的发生率为 15% ~ 30% 。出现急性肾盂肾炎时,及时抗感染治疗,应警惕输尿管或尿液出口梗阻、结石形成、肾功能受损的可能。术后 2 ~ 3 周拔除输尿管支架,若需长期放置支架,则每 4 ~ 6 个月更换一次。

2. 晚期并发症　包括输尿管狭窄、尿失禁、感染、结石形成、导尿困难。输尿管狭窄是可控性膀胱最常见的并发症,发病率为 10% ~ 20% ,如未能及时察觉,可能导致感染、结石,甚至肾功能丧失。定期泌尿系统检查(每 6 个月)排除无症状梗阻。姑息性处理可行球囊扩张,膀胱镜逆行或经皮肾穿刺顺行上入支架管。否则,行输尿管重新移植或修整。

尿失禁源于回盲瓣功能下降或膀胱压力升高,尿流动力学检查可鉴别此两种情况。前者不需开腹,修整造口即可;后者则需回肠扩大膀胱,增加膀胱容量,降低压力。但多数情况为充溢性尿失禁,增加导尿次数即可。

回结肠膀胱 5% ~ 10% 出现自我导尿困难,主要是病人导尿技术欠缺或造口解剖异常。

第五节　原位尿流改道

原位尿流改道,又称为正位可控肠代膀胱术,是指新膀胱(储尿囊)位于小骨盆,取代被切取膀胱的位置,通过尿道外括约肌与腹压的共同作用完成储尿及排尿过程。该术式在行膀胱全切的膀胱癌病人中常见,现其适应证已扩展到妇科肿瘤。施行该手术的前提是尿道外括约肌结构功能正常,能自主排尿;原位重建不影响妇科癌症手术;切口边缘无癌症浸润。一般采用回肠重建膀胱。

(张　琳　杨志伟　丁克家　解　晨)

参 考 文 献

汤春生,李继俊. 1999. 妇科肿瘤手术学. 沈阳:辽宁教育出版社,211 ~ 252.

Beckley S,Wajsman Z,Pontes JE,et al. 1982. Murphy G: Transverse colon conduit: A method of urinary diversion after pelvic irradiation. J Uro,128:464 ~ 468.

Beddoe AM,Boyce JG,Remy JC,et al. 1987. Stented versus nonstented transverse colon conduits:A comparative report. Gynecol Oncol,27:305 ~ 315.

Buzby GP, Williford WO, Peterson OL, et al. 1988. A randomized clinical trial of total parenteral nutrition in malnourished surgical paatients: The rationale and impact of previous clinical trials and pilot study on protocol design. Am J Clin Nutr, 47:357 ~ 365.

Fallon B, Leoning S, Hawtrey CE, et al. 1979. Urologic complications of pelvic exenteration for gynecologic malignancy. J Urol, 122: 158 ~ 159.

Hancock KC, Coeland KJ, Gershenson DM, et al. 1986. Urinary conduits in gynecologic oncology. Obstet Gynecol, 67:680 ~ 684.

Hensle TW, Bredin HC, Dretler SP. 1986. Diagnosis and treatment of a urinary leak after ureteroileal conduit diversion. J Urol, 116:680 ~ 684.

Husain A, Curtin C, Brown D, et al. 2000. Continent urinary diversion and low-rectal anastomosis in patients undergoing exenterative procedures for recurrent gynecology malignancies. Gyencol Oncol, 78:208 ~ 211.

Kock NG, Nilson AE, Norlen L, et al. 1978. Urinary diversion via a continent ileum reservoir. Clinical experience. Scand J Urol Nephrol Suppl, 49:23 ~ 31.

Lindenauer SM, Cerny JC, Morley GW. 1974. Ureterosigmoid conduit urinary diversion. Surgery, 75:705 ~ 714.

Neal DE. 1985. Complications of ileal conduit diversion in adults with cancer followed up for at least five years. BMJ, 290: 1695 ~ 1697.

Oakley GJ, Downey GO, Twiggs LB, et al. 1991. Urinary diversion in pelvic exenteration: The role of conduit choice in postoperative morbidity. Paper presented at Society of Gynecologic Oncologists 22nd Annual Meeting, Orlando; FL.

Orr JW Jr, Shingleton HM, Hatch KD, et al. 1982. Urinary diversion in patients undergoing pelvic exenteration. Am J Obstet Gynecol, 142:883 ~ 889.

Penalver MA, Angioli R, Malik R. 1998. Management of early and late complications of ileocolonic continent urinary reservoir (Miami pouch). Gynecol Oncol, 69:185 ~ 191.

Podratz KC, Angerman NS, Symmonds RE. 1982. Complications of ureteral surgery in the non-irradiated patient//Delgado G. Oncology. New York: John Wiley.

Schmidt JD, Buchsbaum HJ, Jacob ED. 1976. Transverse colon conduit for supravesical urinary tract diversion. Urology, 8: 542 ~ 546.

Simon J. 1852. Ectopia vesicae(absence of the anterior walls of the bladder and abdominal parietes): Operation for directing the orfices of the ureters into the rectum; temporary success; subsequent death; autopsy. Lancet, 2:568.

Skinner DG, Lieskovsky G, Skinner EC, et al. 1987. Current Problems in Surgery. Urinary Diversion. Chicago: Year Book Medical Publishers.

Skinner DG. 1992. The Kock pouch for continent urinary reconstruction focusing on the afferent segment and the reservoir. Scand J Urol Nephrol, 142:S77.

Sullivan JW, Gradstald H, Whitmore WF Jr. 1980. Complications of ureteroileal conduit with radical cystectomy: Review of 336 cases. J Urol, 124:757 ~ 763.

Uorales P, Golimby M. 1975. Colonic urinary diversion: 10 years of experience. J Urol, 113:302 ~ 307.

Wilson TG, Moreno JG, Weinberg A, et al. 1994. Late complications of the modified Indiana pouch. J Urol, 151:331 ~ 334.

Wrigley JV, Prem KA, Fraley EE. 1976. Pelvic exenteration: Complications of urinary diversion. J Urol, 116:428 ~ 430.

第十五章 手术后病人的管理

所谓术后管理是以病人进入手术室时开始的。当手术医生认为手术已经完成并开始缝合伤口时,手术治疗重点则向促进尽快康复并最大限度地减少术后并发症方面转移。此时,医生必须确保手术结束时所制定的管理方案十分周密而有计划性。手术医生在缝合伤口及做术后医嘱时,应与同组医生共同完成,这应列为常规。这样做可获得良好的术后效果,以避免并发症的发生。因此,手术医生对术后病人管理负有全部责任。

第一节 手术后的一般处理

(一) 手术后的麻醉管理

手术结束后数小时内,麻醉作用并未完全消失,麻醉药、肌松弛药和神经阻滞药等的作用仍然残存,保护性反射尚未恢复,常易发生气道阻塞、通气不足、呕吐、呼吸及循环功能不稳。需在医护人员的精心观察下,防止病人出现意外。通过严密观察和及时处理,可以使半数术后 24 小时死亡病例得以避免。

一般性麻醉恢复病人,可转入麻醉恢复室进行短时间的留治观察,遇到术后生理功能较长时间不稳定或出现严重并发症的病人,应转入 ICU 继续监测和治疗。麻醉清醒期的管理应注意清醒延迟、血流动力学变化、呼吸管理,体液和水电解质平衡及失衡处理,术后残余麻醉药的作用等问题。

术中或手术结束前,应考虑病人术后疼痛问题的处置。由于肌内注射镇痛维持时间有限,为维持术后的镇痛,则需要定期或多次给药,因而推广病人自控镇痛(patient controlled analgesia),能使病人获得满意的镇痛效果和减少不良反应。

(二) 引流

手术引流是术后管理的重要内容。对某些可能产生大量渗液、淋巴液或血性液体渗出的手术部位,在缝合伤口时,应留有一定缝隙,以便放置引流。对如糖尿病、免疫缺陷病人及曾接受化疗者,术后更应注意引流,以减少感染发生。一般而言,感染化脓组织及液体聚集部位应予以引流。常见部位是淋巴结切除术后的侧盆壁间隙或腹股沟区;直肠前下部切除术后的盆腔深部;泌尿道修补部位周围区域(如输尿管膀胱吻合术)。极少将引流管放置在腹部伤口处以预防积液的形成,但对过度肥胖或疝修补术病人作腹部切口张力缝合则有必要。

引流一般分为两类:即被动引流和抽吸引流。最常用的引流为 Penrose 引流,该法是通过毛细管经被动引流使液体聚集,且有虹吸与重力沉积的共同作用。Penrose 引流特别适用于切除腹膜手术后积液,因为这类引流总是置入腹膜切除的关键部位,而重力沉积作用则有助于引流的实施。主动抽吸引流是一种极好的引流方式,几乎适用于任何需要引流者。另一种引流系统为 Jackson-Pratt 引流,是一种低压闭式引流系统,引流管的主要部位呈椭圆或圆形小孔,以便吸引(一般为 100ml)。该低压闭式引流系统可引起周围组织的损伤和坏死,故引流管不能放在血管、肠管和神经组织附近。一般认为引流可减少术后并发症的发生率,但也有促进原有感染扩散的隐患。为此,引流口须远离手术切口,仅单层缝合将引流管固定于皮肤。引流部分必须仔细的包扎,以防止表浅皮肤感染,当引流量少于 40ml/24h 和病人可以下床行走时,方可去除引流。

腹腔引流管或引流条一般于术后 24~48 小时取出,若渗出较多时,可适当延长置管时间,阴道填塞的纱布应在 24 小时内取出;腹股沟淋巴结清扫术后留置 4~5 天,拔管后再加压包扎 1~2 天。盆腔淋巴结清扫术后亦应留置 4~5 天。

(三) 生命体征的监护

中等以上手术,特别是大手术的病人,手术结束后 12~24 小时内应每 1~2 小时测量血压、脉搏及呼吸。如病情较稳定,以后改为每 4 小时监测一次。随后间隔时间依病人全身状态而定。

血压是人体重要生命指征,也是最重要的检测项目之一,手术病人被搬运,可出现体位性低血压。当收缩压低于 12kPa 时,应尽快输液、输血,补充血容量。收缩压低于 10.7kPa,除加快补充血容量外,还需静脉注射小剂量升压药,如麻黄碱 10~15mg。低血压合并心动过速者,可用甲氧明 5~10mg 缓慢静脉注射。持续低血压经上述处理仍无明显效果者,可考虑加压快速输血。必要时静脉滴注多巴胺和(或)间羟胺等药物。

术后病人,尤其是硬膜外麻醉的病人,如在术中超量输血补充血容量,术后随着麻醉作用的消退,交感神经功能的逐渐恢复,血管收缩,外周阻力上升,回心血量增多,动脉压增高。随后容量血管收缩,中心静脉压增高。倘若肺静脉及肺毛细血管楔压上升,有可能促发肺水肿,严密观察病人有无呼吸困难,经常听诊肺部,尤其是肺底有无啰音,一旦出现,即应按肺水肿处理,包括取半卧位、利尿、降压、强心及皮质激素的应用等。对已出现粉红色泡沫痰液者,即应面罩加压给氧,酒精蒸气吸入,必要时行气管插管,实施正压人工呼吸。血压过高还可能引起脑血管意外,故应在术后将血压控制在适当水平。

心率的监测:心率也是人体重要的生命指征,当术后病人心率低于 60 次/分,应及时查明原因,并静脉注射阿托品 0.25mg。必要时重复注射,直到心率维持在 60 次/分以上。相反,当病人术后心率过快,较长时间持续在 120 次/分以上时,应观察血容量是否补足;颈静脉是否怒张;有无心力衰竭;有无电解质紊乱及缺氧和二氧化碳蓄积,针对原因及时处理。由于病人术后的心功能往往处于代偿状态,出现心动过速时,一般不宜使用普萘洛尔(心得安)、吲哚洛尔心得静等 β 受体阻断剂。冠心病病人心动过速可加重心肌缺血,必要时应用小剂量美托洛尔或艾司洛尔以减慢心率。

呼吸的监测:正常人呼吸频率为 15~20 次/分,潮气量为 300~500ml,每分钟通气量为 4000~6800ml。麻醉药物及肌肉松弛剂均可对呼吸产生抑制,使呼吸频率减慢,呼吸幅度变浅,潮气量及每分钟通气量减少。硬膜外麻醉平面过高,辅助药物过多,术后硬膜外腔注射吗啡镇痛等,均可能在术后出现呼吸抑制,形成慢性缺氧和二氧化碳麻痹,这种状况若较长时间不能改善,最终可导致心跳停止。当病人呼吸频率小于 12 次/分,呼吸表浅,应测定潮气量和每分通气量,经皮氧饱和度(SPO$_2$),必要时进行血气分析,以了解 PaO$_2$、PaCO$_2$ 及 pH 等情况,同时吸氧或面罩给予间歇正压辅助呼吸。

术后病人要特别注意保持呼吸道通畅,防止下颌松弛、舌根后坠所致咽部阻塞,防止呕吐、反流物误吸及分泌物滞留,一旦发生呕吐,应立即将其头部转向一侧,并吸出口、咽部胃内容物。如果已经误吸或气管内分泌物过多,应将吸痰管经鼻孔插入气管内吸引,必要时作气管插管以吸出胃内容物或做纤维支气管镜检查。

术后腹带约束过紧,可直接限制腹式呼吸,膈肌活动受影响,易导致肺底部扩张受限制,引起肺不张,故应予以注意。

(四) 留置尿管(或耻骨上造瘘管)

观察尿管手术后 12 ~ 24 小时应严密观察尿量。放置气囊尿管至少持续 12 小时,至血容量和肾功能恢复正常。平均每小时尿量不少于 0.5ml/kg。记录尿量的同时应密切观察其他生命体征。生命指征和尿量是术后早期监测病人心血管和体液平衡最精确的动态观察方法。

手术后病人可出现膀胱功能障碍而导致排尿困难。其影响因素是多方面的:①情绪:手术病人可表现出紧张、焦虑、恐惧等不良情绪,这能引起排尿功能障碍。因此,对这类病人应给予精神安慰,转移病人注意力,必要时应用镇静剂及止痛药物。有学者发现茶叶能增加膀胱逼尿肌的张力,啤酒有镇静作用,故有人主张对这类病人适量应用。②机械干扰:局部机械性因素如阴道阻塞、局部水肿、输尿管或尿道梗阻等,都能干扰尿道内括约肌功能,特别是影响膀胱尿道角的生理性关闭。治疗原则主要是解除尿道压迫,限制过多水分,减低膀胱扩张及其他不利因素的影响。③反射性膀胱功能障碍:神经反射引起排尿障碍,如阴道切除、痔切除等手术,可同时合并肛提肌痉挛。紧张和恐惧可加重痉挛。故可给予局部冲洗,镇痛治疗,随着时间推移,症状能逐渐改善。④神经性疾病:原发性神经病变,如糖尿病、中枢神经性梅毒、多发性硬化,可引起膀胱慢性张力减低。对这类病人,术后可给氯贝胆碱(recholine),开始剂量10mg,3 次/天,以后逐步增加到50 ~ 70mg,3 次/天。⑤药物引起的膀胱逼尿肌张力减退,如口服地西泮(安定)、氯氮䓬(利眠宁)、盐酸硫利达嗪、盐酸氯丙嗪和甲丙氨酯(眠尔通)。停服此类药后可迅速恢复功能。硬膜外注射小剂量吗啡,术后镇痛也可引起排尿困难。

保留尿管的时间应根据手术范围而定,一般在 24 ~ 48 小时。子宫次广泛切除一般要置留尿管 2 周,术后 3 周排尿功能可恢复正常。子宫广泛切除术的病人,应常规做耻骨上膀胱造瘘,置引流管 4 ~ 6 周测残余尿,当残余尿 2 次少于 80ml 时方可拔管。这样做比经尿道置尿管优越得多(第十六章"盆腔根治术并发症及处理")。置尿管期间,每周作尿常规和尿培养一次,如有尿路感染,口服或静脉注射抗生素,并口服 α 肾上腺受体阻断剂如酚苄明 10mg。要注意的是,置尿管可能增加泌尿系感染的危险性。因此,不要随意延长置尿管时间,该拔除时要及时拔除。

（五）体温监测

手术时体表大面积消毒，腹腔长时间暴露，体热丧失过多。另外，输入大量冷液体，可使病人体温下降。术后测量病人体温如低于 36℃ 时，需保温，必要时用电热毯升温。在麻醉作用尚未完全消除之前，不宜使用热水袋，以免引起烫伤。在夏季温度高时，术中覆盖消毒单不易散热，可出现体温升高。当体温达到 39℃ 时，应给予物理降温。

发热是术后常见的症状之一，大多数病人的发热表现是因手术损伤、麻醉、应激反应等共同作用下的一种自我调节性生理反应，这类发热多发生在术后 48 小时以内，一般不超过 38℃，称之为"无菌热"或"吸收热"，无需处理，医生的任务是应将这类发热与感染、药物、腹水等引起的发热加以区别。

从手术至出现发热的间隔时间常会给判断原因提供最重要的线索。若手术 48 小时后体温升高超过 38℃，应注意是否有肺不张、腹水、输液反应及感染的发生。肺不张及药物热多在术后早期发生。肺不张病人在体检时可发现肺膨胀受限及吸气时可闻肺泡爆裂音，故应指导病人做呼吸练习。发现有呼吸困难时，须进行全面体检，包括血气分析、胸片及血细胞学检查。

腹部手术后最常见的感染部位是肺、切口和泌尿道。子宫切除后 48~72 小时，发热而无其他感染源时应做阴道检查，如发现阴道残端有脓性分泌物流出，则应开放残端引流，给予广谱抗生素。如不能经阴道切口进行盆腔引流，或抗生素治疗无效，则应在超声或 CT 引导下放置盆腔引流管。肠手术或肠肿瘤广泛浆膜层种植，极易发生吻合口瘘或肠穿孔。这类病人如病情允许，应返回手术室进行剖腹探查术，或先作腹部放射学检查，腹腔或盆腔 CT 扫描对诊断肠瘘或穿孔最有价值。

手术后病人常见的另一并发症是梭状芽孢菌属感染及其毒素所引起的综合征。在正常情况下，肠道内的自然菌群可抑制梭状芽孢菌的繁殖，而手术后病人因灌肠及抗生素肠道准备，造成局部内环境的改变，易使其过度繁殖，其产生的毒素可引起假膜性小肠、结肠炎，表现为腹泻、痉挛性腹痛、低热及腹部压痛，如发生此类情况，可用甲硝唑治疗。

其他因脱水、药物及静脉炎所致的发热，应按具体情况做相应的处理。

（六）实验室监测

大多数病人在术后应立即进行实验室检查，包括血常规及血液电解质测定等，手术后第一天，大多数病人应进行血常规检查，其他检查则取决于病人的临床表现。如病人手术出血不多或手术部位表浅（如根治性外阴切除术），没必要做血常规检查。如担心病人术后有内失血危险，则必须监测血常规或血细胞比容，以观察病情变化。须指出的是，手术后病人因手术应激性刺激，多引起白细胞增高，而血小板计数受手术应激较小。

血清电解质与血常规相比，更易受手术期血容量的影响，故术后应密切关注。对许多病人而言，手术开始时均有部分脱水，而术后往往输入 2~5L 或更多液体，因而常出现血清电解质异常，但肾功能正常的病人多可自行矫正。如病人经历了广泛性手术，且术中输入了多达 4L 以上的液体,术后应立即检查血清电解质,并根据检查结果予以调整或补充。伴肾功能不良者,或曾给予利尿剂的病人,常易发生电解质紊乱,应予以严密观察。

对术中失血超过血容量 50% 的病人,因进行过大量输血,应按时重复监测其凝血功能及其他血液学检查。

(七) 输入液体及电解质

关于手术病人的体液平衡及合理调节问题是众多医学家及大量医学文献关注和讨论的重要论题之一。须强调指出的是,对术后病人输液的医嘱必须遵循个体化的原则。医生应充分评估病人的全身状况、手术种类、持续时间、出入量、术中已输液量及并发症等。一般而言,静脉输液医嘱应标明 24 小时内最高量。对某些病例的输液间隔、液体的更换,均需根据其生命指标、尿量及血液电解质的改变予以计算。术后早期输液中最常见的错误是补充低渗溶液,在较大手术之后,血容量减少时,应给予等渗液体,如 D_3 乳酸林格液,按每小时 150ml 的速度滴入,直至尿量增多。在生命指标与尿量监测证实其液体平衡后,则可予低渗溶液(如 D_5 1/2 生理盐水)替代等渗溶液。若病人留置有 NG 管或引流管,所流出的液体量必须在液体和电解质补给计划中作相应的补偿。对大多数的术后病人应补充晶体溶液而不是胶体溶液,而对晚期卵巢癌病人,由于腹水丢失了大量蛋白,则需补充血浆蛋白以维持正常的循环血量。

静脉输液的成分应以病人液体与电解质丢失的数量和组成而定。对大多数术后病人,除补给液体和电解质外,还需保证热量的补给。除了糖尿病病人,应维持稍高的血糖水平。每日补给液体量,除了考虑手术丢失液体和出血量外,还须参照病人的体重,计算引流管和肠道的额外丢失量。

手术创伤后体液代谢的变化是多方面的,一方面是体内抗利尿激素、醛固酮、糖皮质激素分泌增加,有细胞外水钠潴留倾向,更重要的改变是功能性细胞外液减少,例如,妇科肿瘤选择性盆腔根治术时,血容量平均减少 24% ,组织间液减少 15% 。严重创伤和广泛出血者的液体需要量大大超过估计丢失量。体液锐减的原因:一是手术操作造成的直接损失;二是第三间隙潴留,液体向手术切口、创伤部位、肠壁及有炎症的器官转移,形成局部水肿性液体聚集,成为不能参与正常体液调节的非功能的组织间液;三是由于严重创伤和出血性休克所引起的细胞通透性改变而出现的细胞内水钠蓄积。在以上三者中,第三间隙潴留是术后功能性细胞外液减少的主要原因,一般腹腔内手术造成的第三间隙潴留量达 1500ml,严重者达 3000ml。这类体液向第三间隙的转移,可持续到术后 24 小时,术后第三天方开始回流,其回流过程是第三间隙液→血液→肾脏,最终以尿液的形式排出,此时,可能出现一过性的血容量增加。

术后病人的每日输液总量包括以下 3 个方面,即生理需要量、手术累计丢失量和额外丢失量。

1. 生理需要量　术后须禁食期间,为维持正常生理功能,成人每日需水 2000 ~ 2500ml（30 ~ 40ml/kg）,钠 70 ~ 80mmol（相当于 NaCl 4 ~ 5g）和钾 40 ~ 60mmol（约相当于 KCl 3 ~ 4g）,并每日需要葡萄糖 150 ~ 200g 以补充能量。具体配方为:5% 葡萄糖溶液 1500 ~ 2000ml,0.9% NaCl 溶液 500ml,10% KCl 溶液 30 ~ 40ml。

2. 累计丢失量　包括各种原因造成的液体损失量,可根据前一天的液体进出量,结合心率、尿量、皮肤弹性和末梢灌注等临床征象,以及血红蛋白浓度、血细胞比容、尿比重等实验室指标综合判断。一旦明确有液体欠缺,原则上应及时纠正,直至有关体征改善。为防止液体过量,在制定当日输液计划时,一般仅计入累计丢失量的 1/2 或 1/3,其余部分根据当日晚些时候或次日的具体情况逐步补给。

3. 额外丢失量　额外丢失量是指正常生理性排出之外的液体损失,包括发热、出汗和气管切开所造成经皮肤和呼吸道蒸发的水分;严重呕吐或腹泻的消化液损失;各种引流管(胃肠、胸腔、腹腔等)的引出液体。发热病人体温每升高 1℃,则每日从皮肤丧失低渗液体 3~5ml/kg,可用 5% 葡萄糖溶液补充。中度出汗者每日丧失体液约 500~1000ml,大量出汗者每日丧失体液达 1000~1500ml,因汗液中含有 Na 20~70mol/L,可用等量 0.45% NaCl 溶液来纠正。气管切开病人呼吸蒸发水分较正常多 2~3 倍,每日应额外补充 5% 葡萄糖溶液 1000ml 左右。损失的消化液可用平衡盐溶液加适量的钾补充。其他引流管的损失应根据引流物的具体成分和量加以针对性补充。

4. 术后当日的输液　首先应纠正手术所造成的体液失衡。根据手术期间液体进出量和术后的临床表现作出判断。原则上液体缺少即应立即补充,过多则应减少输入总量,酌情使用利尿剂。术后当日如有体液额外丢失,依照各种情况处理。如无体液异常,则仅予以生理维持量。液体输入的速度可按 100ml/h 计算,每 8 小时给 NaCl 1.5g。手术当日可暂不给补钾,但如尿量充沛,有钾丢失,术后也可按最低量补给。

以上仅一般性原则,具体执行时要考虑病人的个体差异,并根据病人体液代谢的动态变化,对每天的输液计划作相应调整。术后 24 小时,手术创伤造成的体液向第三间隙的转移仍在进行,当日液体的需要量较大,而术后第 3 天,第三间隙液体大量向血管内回充,则应适当限制输液总量。以防止心、肾功能不全因容量负荷过重而发生急性心力衰竭,故在执行输液计划中,严密观察心率、血压、中心静脉压、皮肤弹性和尿量变化,必要时检查血细胞比容和血、尿电解质等指标,以便及时调整输液速度、输液量和输液种类。

(八) 营养支持

营养支持有肠内营养和肠外营养(parenteral nutrition)两条途径,前者指一般饮食和鼻、胃管等。后者指通过静脉输入营养物质,以静脉输液为唯一营养支持途径,则称为全肠外营养(total parenteral nutrition,TPN)。

在饥饿状态下,营养良好的病人,其最初 24 小时内新陈代谢反应,由细胞因子和激素所介导,消耗肝糖原储备,随后脂肪氧化而耗氧量急增,此后,骨骼肌分解以提供糖原及蛋白质合成底物。通常营养良好的病人,如仅补给糖、水和电解质,可耐受一周的饥饿所需的蛋白氮储备,然而,饥饿可导致肌肉消耗和虚弱、呼吸及心脏并发症,可影响伤口愈合,损害免疫功能,有手术创伤和感染的病人,其代谢需求量一般增加 20%~50%。由于手术消耗,半数以上病人呈现营养不良表现(体重下降、血清蛋白减少)。因此,营养支持乃病人手术康复所必需。

非胃肠道手术后,尽早让病人饮水,不引起恶心、呕吐、腹胀及其他不适,24 小时后,即可给予流质饮食。有些胃肠道或其他腹部手术需禁食数日或更长时间,则需从静脉补充营养。但长期禁食而全肠外营养往往会导致肠道内细菌总数增加和肠黏膜萎缩,从而增加肠黏膜的渗透性及罹患败血症的危险。为此,对于7天或更长时间的禁食者,其营养应从肠道内途径补给。肠道内途径,可采用鼻胃管、鼻肠管或空肠造口等。输注方式有分次注入法(200ml/次,6~8次/日),连续输注法(100~125ml/h,持续12~24小时)。一般初始剂量为每日1000ml(约半量),2~3日逐渐增至全量。为了防止逆流或吸入,置管时应将床头抬高30°角,等渗溶液应用8F管,高热量液体应用10F管。置管到达肠内预定部位后,借助重力或抽吸式持续滴注。由于腹部手术后小肠功能在12小时内恢复,故术后当天即可按30ml/h向肠内注入5%葡萄糖溶液,术后第1天按30ml/h注入等渗溶液,以后逐日增加10~20ml/h。每天按35kcal/kg提供热量,按1.5g/kg提供蛋白,肠道内营养处方还必须包括谷氨酰胺和短链脂肪酸。当病人可以经口服摄取60%以上热量食物时,应停止肠内或静脉供给营养。

在肠内营养或TPN期间,应每周1~2次检验血清蛋白、转铁蛋白、视网膜结合蛋白等指标,以监测有关营养疗法的效应及有关反应。其中血清白蛋白是较为价廉的规范方法。肠内营养病人的并发症如恶心、腹胀、腹痛、腹泻等,多具自限性,减少注入量或调整处方可以缓解症状。少数病人可发生误吸、腹膜炎甚至小肠坏死,故发现严重腹痛、腹胀及明显肠梗阻体征者,应立即停止肠饲而改为TPN。

(九) 病人活动的管理

术后6小时病人去枕平卧,未清醒病人,应将其头偏向一侧,防止呕吐物误吸入气管。若6小时后尚未清醒,应延长去枕时间。根据病人意识及血压情况,术后12~14小时将病人改为半卧位,可使腹壁肌肉松弛,减轻腹痛,并有利于呼吸及盆腔引流。术后2~3天可开始离床活动。盆腔大手术病人禁止置头低脚高位,即使出现低血压及休克时,也不应取头低位,否则腹内渗血及活动性出血向上流于横膈下,而不能经盆腔引流管流出体外,以至延误内出血的及时发现。

一般鼓励较大妇科手术病人早期下床活动,并逐渐增加活动量,以改善呼吸功能,促进肠蠕动,改善下肢血循环以减少栓塞并发症。在较大腹部手术当天夜间,可以坐于床边,术后第一天可帮助病人下床行走。对腹腔镜检查这类创伤较小的手术,在麻醉清醒后即可下床活动。病人术后第一次下床时,应严密观察,防止因步态不稳或体位性低血压而摔倒,在全麻手术后24小时内,应将边扶栏摇上,让病人卧床休息。大多数病人术后逐渐恢复时,应鼓励多下床活动,而个别病人为保植皮瓣的成活,则须长期在床上休息。

术后活动的另一个重要内容是尽快消除全麻对肺功能的不良影响。医护人员应常规指导清醒后的病人每小时进行一次肺功能锻炼,让病人做深呼吸和咳嗽,用刺激性肺量计(incentive spirometer)检测。有吸烟史或慢性阻塞性肺疾患的病人更要强化肺功能训练。多数病人的肺功能训练应在医生指导下进行,并按肺敏感度(pulmonary acuity score)加以评分。实践证明改良的肺生理疗法及支气管扩张药物,有利于术后肺功能的恢复(表15-1)。

表 15-1 肺敏感评价系统(PASS)评分标准

评价系统	评分				
	0	1	2	3	4
呼吸类型	规律,12~20次/分	急促,>20次/分			困难,需用辅助肌肉,或呼气延长
行走	不需助手,>2圈(800m)	不需助手,<2圈(800m)	需助手室内	不能行走OOB	卧床不起
气道清除率	有力,无分泌物	有力,有分泌物			无力咳嗽,或无自发性咳嗽
呼吸音	正常				不正常或减弱,
吸烟	不吸,无吸烟史			曾吸烟,每年<22包	目前吸烟,每年>22包
精神状态	灵敏,判断力正确,合作,不拒服药	拒服药,但尚能合作	拒服药,且不合作		不合作,意识减弱
手术	无手术	无腹部手术	下腹部手术,无胸腔手术	胸腔/腹腔手术	胸/腹手术,并发肺疾病

处理:①0~2分:无须治疗,对准备行胸、腹手术病人,术前教会其深呼吸或咳嗽(DBES)。②3~8分:病人清醒时,指导做深吸气练习,1次/4小时,指导作DBES,并逐渐加强直至其独立完成,术前对准备行腹或胸腔手术病人教会做DBES。③9~14分:指导清醒病人做深吸气练习,1次/小时,指导做DBES,并逐渐加强直至独立完成,术前准备行胸/腹手术的病人教会做DBES。④15~20分:指导清醒病人做深吸气练习,1次/小时,指导做DBES,并逐渐增强,2次/日,术前准备行胸/腹手术病人教会做DBES。⑤21~28分:指导清醒病人做深吸气练习,1次/小时,指导做DBES,并逐渐加强,3次/日,术前准备行胸/腹手术病人教会其做DBES(引自纽约Slow-Kettering癌症中心)。

(十) 术后镇痛和止吐

腹部手术后疼痛较重,需要镇痛治疗。缓解或减轻疼痛程度是术后镇痛的重要目的。以往常用的哌替啶,因其止痛效果欠佳且副作用大已停止使用。目前术后止痛药物,多采用硫酸吗啡,其优点是镇痛快而副作用小,中毒罕见。一般应用剂量为10~20mg,静脉注射,每3~4小时1次,以控制一般术后疼痛。对严重疼痛及持续疼痛病人,可延续应用至术后48~72小时。书写吗啡医嘱必须注明间隔小时剂量,而不是"必要时"(prn),即疼痛就给予的剂量,以防药物中毒或成瘾。

PCA(用至病人完全止痛的剂量单位)是一种有效而安全的镇痛方法。其方案是:对于没有阿片耐受的病人,一般使用1mg/ml的初始浓度,需要时单次推注量1ml,锁定时间6分钟,睡眠时基础速度为0~1ml/h。

术后病人肠功能恢复后,可改为口服药物止痛,常用的药物有阿片衍生物,如乙酰氨基酚、可待因,能明显缓解疼痛,或选用氧化可待因(14-羟基二氨可待因酮)及非甾体类抗炎药。所有止痛药物均存在减少肠蠕动之类的副作用,故腹部手术后禁忌长期使用。在使用中如出现肠梗阻症状及体征时应立即停用。非甾体类抗炎药偶可引起胃炎或出血。

其他的药物疗法是减轻手术、麻醉和止痛药的副作用。如基础抗呕吐药丙氯拉嗪,肌内注射或口服或直肠栓剂;抗焦虑药劳拉西泮,也可止痛和催眠;减少胃酸和胃分泌的药,常规用 H_2 受体阻滞剂如西咪替丁、雷尼替丁等。

术后镇痛管理流程详见图 15-1。

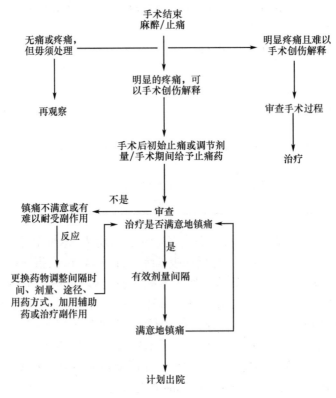

图 15-1　术后镇痛管理流程表

(引自美国卫生及人类服务部)

(彭晓庆　彭　勉)

第二节　危重病人监护

原有心肺疾患的妇科肿瘤病人,因手术而使心肺疾患加重,盆腔根治术等大手术后引起水、电解质和酸碱失衡,以及术后因各种原因引起低血容量或感染性休克时,均应进行严密监护。其目的在于:①早期发现病情变化并作及时处理,减少术后并发症。②随时指导治疗的进程,迅速观察疗效反应。

(一) 心功能的监测

心脏是循环系统的动力枢纽,左心与右心分别连接体循环与肺循环。心力衰竭时,因受损部位与程度的不同,可以先后或同时出现肺循环淤血、体循环淤血和心排血量不足综合征。依据临床表现进行心脏功能分级及心力衰竭分度。

1. 心脏病病人功能状态和客观评定的分级法(表15-2)　心脏病常影响病人的劳动力,故临床上可按病人能胜任的体力活动程度而将其心脏功能分为若干等级。最近(1994 年)美国心脏学会(NYHA)对分级法进行了修订。除了根据主观症状将心脏的功能分为四级外,增加了心脏病病人第二类分级方法即根据心电图、负荷试验、X 线检查、超声心动图和显像技术等的检查结果进行客观评价分级。此外,还收入了加拿大心血管病学会关于心绞痛症状分级的内容。依据病人的主观感觉进行心脏功能分级,可因个体的耐受性不同而有明显的差异。再如经利尿剂、血管扩张剂及强心剂治疗后,肺循环和体循环淤血综合征可以基本消失;但是心肌受损程度仍然可以较重,却不能与心脏功能分级平行,故上述分级方法虽然简便;但是可靠性差,评估心脏功能的实用性有限。

表 15-2　心功能分级

	功能状态		客观评价
第Ⅰ级	病人有心脏病,但体力活动不受限制。一般的体力活动不引起过度的疲劳、心悸、呼吸困难或心绞痛(心功能代偿期)	A 级	无心血管病的客观证据
第Ⅱ级	病人有心脏病,体力活动稍受限制。休息时感觉舒适,但一般的体力活动会引起疲劳、心悸、呼吸困难或心绞痛(Ⅰ度或轻度心衰)	B 级	有轻度心血管病变的客观证据
第Ⅲ级	病人有心脏病,体力活动大受限制,休息时尚感舒适,但比一般较为轻的体力活动就会引起疲劳、心悸、呼吸困难或心绞痛(Ⅱ度或中度心衰)	C 级	有中度心血管病变的客观证据
第Ⅳ级	病人有心脏病,体力活动能力完全丧失。休息时仍可存在心衰竭症状或心绞痛。进行任何体力活动都会使症状加重(Ⅲ度或重度心衰)	D 级	有重度心血管病变的客观证据

2. 心脏功能的检查　采用力学、声学、热学、电学、核医学等生物物理学技术检测心脏功能,可分为无创性和有创性两类。无创性检查方法如心机械图、阻抗图、心音图、超声心动图和核素心脏功能检查等。这些检查方法中,以超声心动图和核素检查具有临床实用价值。

(1) 射血分数(ejection fraction,EF):射血分数是目前临床上最常用的心脏功能指标。由于它是心室每博排血量与心室舒张末期容积的比值,不需要进行校正。射血分数的正常值及变异范围:成人正常的左室射血分数(LVEF)为 $60\% \pm 7.0\%$,右室射血分数(RVEF)为 $48\% \pm 6.0\%$ 。通常认为,静态 LVEF<50% ;RVEF<40% 即为心室功能降低。心室射血分数的影响因素:EF 主要是反映心肌的收缩力,因此,它受前负荷、后负荷,心肌抑制药如奎尼丁、胺碘酮、普罗帕酮、维拉帕米等,酸中毒和心肌缺血等的影响。所以,需要结合病人的临床情况评估心脏功能。

(2) 舒张功能

1) 核素方法:可从心室的时间-放射性曲线中测出:①高峰充盈率(the peak filling rate,

PER),被广泛地作为左室舒张功能的指标之一,分析早期快速充盈相作为早期左室充盈的指数,其单位为 EDV/S。正常值为(2.83±0.43)EDV/S;②高峰充盈率时间(the time to peak filling rate, TPFR),是从收缩末期到 PFR 的时间,此参数作为左室松弛的指标,模拟等容松弛时间,其单位为毫秒(ms)。正常值为(151±23)ms。一般认为健康成人的 PFR ≥2.5EDV/S,TPFR<180ms。

2) 超声方法:采用多普勒(Doppler)测定二尖瓣血流频谱能直接显示充盈血流速度。左室舒张功能降低时,E 峰和 A 峰最大充盈速度及其比值(E/A 比值)能直接反映舒张早期和晚期最大充盈率及其比值是临床最常用的指标之一。由于左室舒张功能降低,舒张早期充盈减少;晚期充盈增加,因而 E 峰降低,A 峰增高,E/A 比值降低(正常参考值 E/A>1.2±0.4)。

(3) 心脏结构缺损及瓣膜受损与心脏功能:心脏功能与心脏结构及瓣膜受损程度密切相关,应用心脏超声及声学造影和多普勒技术、核医学检查和 X 线心血管造影等可评估心脏结构、瓣膜及先天性心脏畸形的种类和缺损的程度,才可能全面了解对心脏功能的影响。

(4) 床边心脏功能检查:心脏功能检查的方法日趋现代化,许多仪器已使检查的精确性不断的提高。但是在诊断技术不断涌现的当今,防止过分依赖检查的数据和轻视病史询问和物理检查的倾向实属必要。有时仅依据病史和床边体格检查对病人的心脏功能状态,便可作出一个粗略的评价。

(5) X 线心脏检查:通常 X 线心脏远达像或床边胸片,对判断心脏功能及心力衰竭程度颇有帮助,并可指导临床治疗。在 X 线心脏远达像,心胸比值大于 0.5 表明心脏有增大。突然左心室增大,常常提示心肌收缩功能不全性心力衰竭。右心衰竭继发于左心衰竭者,X 线像常显示心脏向两侧扩大;单纯右心衰竭者可见右房及右室扩大,肺野清晰;但上腔静脉增宽。由慢性肺心病引起的右心衰竭,常有肺气肿表现,并可见肺纹理粗或有支气管感染征象,也可并有单侧或双侧胸腔积液。

3. 血流动力学监测

(1) 动脉血压:血压正常水平的维持取决于血容量、外周阻力和心肌收缩力三个因素。监测动脉血压对于各种原因引起的休克的诊断和治疗,都有重要的参考价值。低血压状态时,袖带间接测量其读数常不准确,因此,应考虑动脉穿刺插管直接测量动脉内压力以连续监测动脉压。通常选用桡动脉穿刺,也可选用足背动脉、腋动脉、股动脉或肱动脉。动脉穿刺置管操作时,要严格遵循无菌原则,确保穿刺远端的血循环不受损害。动脉内导管与弹簧血压计或电血压计连接后即可直接监测血压。弹簧血压计简便实用,但灵敏度差,其测得读数为平均动脉压。电血压计是血压变化通过压力换能器转换成电信号显示在屏幕上,其灵敏度高,可分别测量收缩压、舒张压和平均压,并能记录压力曲线,且附有报警装置。动脉内导管与压力换能器连接时,要特别注意避免测压系统内残留气泡,以免影响准确度和灵敏度。动脉置管的并发症有血栓形成或栓塞、出血、感染、动脉瘤和动静脉瘘。导管留置不要超过 3~4 天,一旦出现局部感染或任何炎症现象,应立即拔除导管。

(2) 中心静脉压(CVP):CVP 是测定位于胸腔内的上、下腔静脉或右心房内的压力,是衡量右心对排出回心血量能力的指标。由于三尖瓣和肺动脉瓣对中心静脉血流的阻碍,以及肺循环阻力的改变,使来自右心的压力衰减,故 CVP 不能代表左心功能。CVP 的正常值为 5 ~ 12cmH$_2$O,小于 5cmH$_2$O 提示血容量不足,大于 15cmH$_2$O 表示右心功能不良。测定 CVP 对了解循环有效血容量和右心功能有十分重要的临床意义,CVP 结合其他血流动力学指标综合分析,对危重病人的治疗可提供重要的参考依据。

测量 CVP 必须将测压导管顶端置于中心静脉,即上、下腔静脉或右心房。由于在腹股沟部插管有引起血栓性静脉炎和败血症的危险,且导管在下腔静脉易受腹内压等因素影响,故常把导管置于上腔静脉测压。目前认为右颈内静脉是置管的最佳途径。颈内静脉穿刺径路有前路、中路和后路三种。前路在胸锁乳突肌前缘中点进针,穿刺操作者将左手食指和中指放在颈动脉前面,并将其推向内侧。穿刺针指向同侧乳头或锁骨中内 1/3 交界处。中路是在由胸锁乳突肌、胸骨头与锁骨头构成的颈动脉三角顶点穿刺进针,针干与皮肤成 30°角,与中线平行直接指向尾端。后路在胸锁乳突肌后侧缘中下段交界处,即锁骨上 5cm 或颈外静脉跨过胸锁乳突肌交点上缘进针,向前对准胸骨上切迹,在 5 ~ 7cm 的深度内应能进入颈内静脉。

除右颈内静脉外,临床上也常经锁骨下静脉穿刺插管。锁骨下静脉是腋静脉的延续,成人长 3 ~ 4cm,直径 1 ~ 2cm,起于第一肋骨外侧缘,于前斜角肌的前方跨过第一肋骨,在锁骨下内 1/3 及第一肋骨上行走,在前斜角肌内缘与胸肋锁关节后方,同颈内静脉汇合。锁骨下静脉穿刺可经锁骨中点或中、内 1/3 段交界处下方 1cm 处定点,右手持针,针斜面与额面平行,左手食指放在胸骨上凹处定向,穿刺针指向内侧稍上方,紧贴于锁骨后对准胸骨柄上切迹进针,深度一般为 3 ~ 5cm,穿刺针进入静脉后即可抽到回血,经穿刺针置入导引钢丝,退出穿刺针,用扩张器扩张皮下组织后,导管经导引钢丝插入锁骨下静脉达上腔静脉,退出导引钢丝,固定导管。

中心静脉导管与水压力计或压力换能器连接,进行 CVP 连续监测。影响 CVP 的主要因素除了心功能、血容量和血管张力之间的相互作用外,胸膜腔内压、导管尖端位置、零点定位和测压系统的通畅度对 CVP 均有影响。中心静脉穿刺置管是盲目性的操作,一旦操作失误或管理不当,会造成诸如血气胸、空气栓塞、血肿、心脏压塞、感染等严重并发症,为此,操作者应熟知解剖特点,严格遵守操作规程,避免或减少并发症的发生。

(3) 肺毛细血管楔嵌压(PCWP):以 Swan-Ganz 心脏漂浮导管从右颈内静脉插入,气囊充气后借漂浮原理为导向,经上腔静脉→右心房→右心室→肺动脉及其分支,可测量右房压(RAP)、右室压(RVP)、肺动脉收缩压(PASP)、肺动脉舒张压(PADP)和肺动脉平均压(MPAP)以及 PCWP。

Swan-Ganz 导管长 110cm,常用三腔管,有 5F(用于小儿)和 7F(用于成人)两种,每根管有三个管腔和一根金属导线,导管顶端的开口供测量肺动脉压和采集血标本,近端开口(距顶端开口 30cm)用于测量 RAP 和 CVP,以及供注射生理盐水或 5% 葡萄糖溶液以测定心排血量(CO);第三个腔开口于靠近顶端的气囊内,气囊的充气量不超过 1.5ml,充气后便于导管随血向前推进。导管顶端气囊充气时楔嵌于肺动脉小分支时测得的压力为 PCWP。金属导线终止于导管尖端近侧 3.5 ~ 4cm 处,与热敏电阻相连,另一端接上热稀释心排血量计算机,可测量心排血量和肺血流温度。

PCWP 反映肺毛细血管内压力,而后者与左房压相近。当左心室搏血功能减退时,左室舒张末期残留血量增加,压力增高,左房压及 PCWP 随之升高。故 PCWP 的升降比肺充血的 X 线征象及临床症状的恶化或好转要早,所以,PCWP 是监测左心功能较为可靠及敏感的指标。

肺动脉导管插入操作时,其并发症除包括中心静脉插管所引起的并发症外,还可引起心律失常、肺梗死(范围小且无症状)、肺动脉破裂或出血,也可能发生导管打结。

(4)心排血量(CO):测量心排血量的方法有创伤性和无创伤性两种,创伤性方法有 Fick 法、染料稀释和热稀释法,前两种方法操作复杂,准确性差,重复测试受到限制,难于在临床上推广应用。热稀释法于 1963 年开始用于临床,1970 年,Swan-Ganz 首次将漂浮导管成功地置入肺动脉,因而热稀释法测量 CO 逐渐普遍应用,该法方便省时,可连续观察和反复测定,结果准确、可靠、安全,并发症少。热稀释法测量的 CO 是右心排出量,正常情况下左、右心室的 CO 应相等。CO 的正常值为 4~8L/min,每搏出量(SV)为 60~90ml/次。由于机体大小不同,CO 有微小变化,可用体表面积(BSA)计算心脏指数(CI),CI=CO/BSA,正常值为 2.5~4.0L/(min·m^2)。较先进的监护仪,还可输入 HR、CVP、MAP、PCWP 等参数进行多个指标的计算。

热稀释法测量 CO 须作肺动脉插管,通过开口在右心房的导管注射冷生理盐水或 5% 葡萄糖溶液作为指示剂,与血流一起经过肺动脉,使其发生暂时性的温度变化,引起位于导管尖端侧热敏电阻值变化,测出肺动脉血的温度改变。同时,由另一温度探头,测定指示剂的温度,通过心排血量计算机,描记时间温度曲线的面积,自动计算结果,并迅速以数字和波形显示并记录 CO。

有许多因素可影响 CO 的测量,热稀释剂的温度应在 0~3℃,最好是与肺动脉血温度存在 10℃ 之差,注射速度不宜太慢,一般在 15 秒内推注完毕,否则读数偏低或完全测不出。有自主呼吸者应呼气终末注射,而对于不能停用呼吸机者,应在 2 次呼吸之间注射指示剂测定 CO,取 3 次平均值。

PiCCO 监测仪是推出的新一代容量监测仪。其所采用的方法结合了经肺温度稀释技术和动脉脉搏波形曲线下面积分析技术。该监测仪采用热稀释法测量单次的心输出量(CO),并通过分析动脉压力波形曲线下面积来获得连续的心输出量(PCCO)。同时可计算胸内血容量(ITBV)和血管外肺水(EVLW),ITBV 已被许多学者证明是一项可重复、敏感,且比肺动脉阻塞压(PAOP)、右心室舒张末期压(RVEDV)、中心静脉压(CVP)更能准确反映心脏前负荷的指标。它具有以下一些优点:损伤更小,只需利用一条中心静脉导管和一条动脉通路,无须使用右心导管;各类参数结果可直观应用于临床,无须加以解释;监测每次心搏量,治疗更及时;导管放置过程更简便,无须做胸部 X 线定位,不再难以确定血管容积基线,无须仅凭 X 线胸片争论是否存在肺水肿;使用更简便,结果与操作者无关;PiCCO 导管留置达 10 天;有备用电池便于病人转运。经肺温度稀释法和 PCCO 的测定需要一根特殊的动脉导管。该导管通常置于股动脉或腋动脉,通过该导管,可连续监测动脉压力,同时监测仪通过分析动脉压力波形曲线下面积来获得连续的心输出量(PCCO)。动脉导管带有特殊的温度探头,用于测定注射大动脉的温度变化。监测仪利用热稀释法测量单次的心输出量。测量单次的心输出量可用于校正 PCCO。通常需要测定 3 次心输出量,求其平均值来校正 PCCO。动脉导管外,尚需一条常规的深静脉导管用于注射冰盐水。通常深静脉导管置于上腔静脉或右心房。PiCCO 主要测定参数见表 15-3。

表 15-3　PiCCO 主要测定参数正常值

参数	正常值	单位
CI	3.0 ~ 5.0	$L/(min \cdot m^2)$
ELWI	3.0 ~ 7.0	ml/kg
CFI	4.5 ~ 6.5	L/min
HR	60 ~ 90	b/min
CVP	2 ~ 10	mmHg
MAP	70 ~ 90	mmHg
SVRI	1200 ~ 2000	$dyn \cdot s \cdot cm^{-5} \cdot m^2$
SVI	40 ~ 60	ml/m^2
SVV	<10	%

(二) 心电图监测

术后危重病人发生心律失常甚为多见,且有些很严重,如不及时进行治疗,往往危及生命。引起心律失常的因素很多,冠心病、心衰病人极易发生心律失常,术前已有心律失常如室性期前收缩及阵发性心动过速等常可在术后复发,肺栓塞、某些药物、呼吸道阻塞、通气不足、各种原因引起的休克及水、电解质和酸碱失衡等均可诱发心律失常。故术后数天内连续心电监测十分重要。

1. 治疗心律失常的常用药物及电复律

(1) 洋地黄类:洋地黄具有增强心肌收缩的作用,抑制房室传导及增强静脉张力的效应,快速洋地黄化一般选用地高辛,成人总量在 1 ~ 1.5mg,开始给半量,余半量的 1/2 剂量在 2 ~ 3 小时内给药,最后的剩余量则需在心电监视下,根据心脏对药物的反应,再隔 2 ~ 3 小时给药以达到洋地黄化。静脉给药后 3 小时,作用达高峰,所给药物的半量的作用可保持至 24 小时,维持量约洋地黄化总量的 1/8,每日分 2 次给药,主要用于治疗室上性心动过速,其毒性作用表现为恶心、房室传导阻滞和室性期前收缩。

(2) 抑制心肌兴奋性的药物:应用此类药物应特别注意,由于心排血量较低的病人用药后可进一步降低心排血量,故对严重低血压的病人,宜同时应用血管加压药。

1) 利多卡因:只抑制房室束及束支纤维的自律性,只能抑制室性异位节律,适用于控制室性心律失常,不适用于室上性心律失常,静脉注射用量 1ml/kg,然后以静脉连续滴注维持,通常以利多卡因 100mg 加入 5% 葡萄糖溶液 250ml。每分钟用量 3 ~ 4ml。利多卡因的副作用轻重不一,轻者表现为肌肉痉挛、视力障碍及眩晕;重者可出现低血压、心动过缓、中枢神经系统抑制、兴奋及抽搐。

2) 苯妥英钠:可降低房性及室性异位节律点,对后者效果较好。不影响窦房结及房室间与心室束支纤维的传导,但对已有抑制的房室传导反能加速传导。因此,对洋地黄中毒所致的室性异位节律为选用指征。对室上性的异位节律如房性期前收缩、室上性心动过速等效果也比较满意。

苯妥英钠口服,0.1 ~ 0.2g/次,3 ~ 4 次/天。急需时,以苯妥英钠 100mg 溶于 5% 葡萄糖溶液 40ml 缓慢静脉注射。

3）普萘洛尔（心得安）：具有强力的 β 肾上腺素能阻滞作用，能抑制心肌的兴奋，延长房室结不应期，减慢心率。故可用于治疗室上性心动过速如心房颤动、心房扑动及阵发性房性心动过速以及洋地黄过量所致的异位节律。口服用量为 10～20mg，4 次/天。静脉内用药为 0.5～1.0mg，每隔 15 分钟重复一次，总量可达到每千克体重 0.1mg，副作用有心动过缓、加重房室传导阻滞及低血压等。支气管哮喘及肺心病病人不宜使用。由于普萘洛尔可减弱心肌收缩力，降低心排血量，故妇科肿瘤大手术前后及心衰时不宜使用心得安，而选用苯妥英钠为好。

（3）增强心肌收缩力及增快心率的药物

1）肾上腺素：对心肌有强力的兴奋作用，主要是通过激动 β 受体作用，增加心肌收缩力，加速传导及加快心率，从而提高心排血量。其副作用有心律失常、心动过速及严重的血管收缩。

2）异丙肾上腺素：为 β 受体兴奋剂，能增强心肌收缩力，并有扩张外周血管作用，适用于提高心排血量及心动过缓的病人。一般用法为 1mg 溶于 5% 葡萄糖溶液 250ml，根据心率调节滴速。副作用有心动过速及应激性增加。

3）阿托品：抑制迷走神经亢进的药物，用量为 0.5～1.0mg，肌内或静脉注射，青光眼者禁用。

（4）电复律：适用于室性心动过速及室颤，也可用于治疗房扑及其他有规律的室上性心动过速。

2. 术后常见的心律失常及治疗

（1）窦性心动过速：心率每分钟超过 100～160 次，常为创伤、疼痛、发热的正常反应，按摩颈动脉窦及其他增强迷走神经张力的措施，有可能使心率减慢。除处理诱发因素外，无需特殊治疗。

（2）阵发性室上性心动过速：其特征是突然发作突然终止，心电图 QRS 波正常，但 P 波有变化或缺口，心房率在 160～200 次/分。

治疗：首先用手法增强迷走神经的张力，按摩颈动脉窦或刺激咽部等可终止其发作。若效果不好，可在上述措施之后 15 分钟，肌内注射新斯的明 0.5～1.0mg 常能奏效。

（3）室性心动过速：常见于术后低血压病人，心率在 140～180 次/分，常易转为室颤。发生室性心动过速前可先有室性期前收缩。洋地黄中毒、奎尼丁等毒性作用均可诱发室性心动过速。

治疗：首先立即静脉滴注利多卡因（如原有房室传导阻滞则不宜应用），如无效，应立即施行电复律。若为洋地黄过量引起者，苯妥英钠及补钾常可生效。

（4）室性期前收缩：为最常见的心律失常，散在性的、不成对的室性期前收缩无须治疗，但频发、多源、多形、成对或两次以上成串者，或 QRS 波落在前一个 T 波上者，提示接近心动过速及室颤的凶兆，应予警惕。

治疗：测定血钾水平以确定是否应补钾，静脉滴注利多卡因，滴速要足以控制期前收缩。纠正引起心肌兴奋的因素，定时测定 pH、PO_2 和 PCO_2。

（5）窦性心动过缓：窦性心律少于 60 次/分。迷走神经张力高者常见，或为药物诱发。其治疗为去除诱发因素。如心率过慢有引起血流动力学改变者可考虑应用阿托品。

（三）呼吸功能监测

呼吸问题是妇科肿瘤手术后危重病人死亡的原因之一,故术前评估呼吸功能及确定有无严重的心肺疾患,术后加强呼吸功能的监护是十分重要的。

1. 胸部 X 线诊断　是呼吸监测的一个重要部分,其诊断基础是胸部平片和透视。应结合临床病史、症状、体征及其他检验如痰液、血液检查等,作综合分析、判断,以得出明确的诊断。

2. 血气分析　在一定条件下,血气分析可视作肺功能的总指标。它直接或间接地反映了肺泡中的气体交换、分布、通气弥散等肺功能的情况。

（1）动脉血氧分压（PaO_2）:动脉血氧分压指血液内所有气体总压力中,氧单独所占的压力,是氧溶解于血浆中所产生的压力。正常人的 PaO_2 为 80 ~ 100mmHg,60 岁以上年龄每增加 1 岁,PaO_2 即减少 1mmHg。PaO_2 小于 60mmHg 即为严重低氧血症。

（2）混合静脉血氧分压（PVO_2）:是反映静脉所引流的组织表面氧分压的平均值。混合静脉血需经心导管抽取血样。在没有明显动静脉分流情况下,PVO_2 可作为组织缺氧程度的一个指标,正常值为 39mmHg,心排血量降低、组织耗氧量增加和重度贫血时,PVO_2 降低。

PVO_2 反映了组织用氧的情况,如差值减少反映组织摄氧能力受损,差值增大说明组织摄氧能力增加。

（3）动脉血氧含量（CaO_2）:氧含量是指每 100ml 血液中所含氧量毫升数,正常 20Vol%。

动脉血氧含量（CaO_2）= 1.39×SaO_2×Hb+0.00315×PaO_2

公式中 1.39 代表每克血红蛋白百分之百氧饱和时能结合的氧量。0.00135 是氧的溶解系数。由上式可知血氧含量主要受 Hb、SaO_2、PaO_2 这三个因素确定。

（4）动脉血氧饱和度（SaO_2）:是指血液中与氧结合的 Hb 占全血红蛋白的百分之比,即血液中 Hb 在一定氧分压下与氧结合程度的百分比。以公式表示:

$$SaO_2 = HbO_2/(HbO_2+Hb)×100 = 氧含量氧容量×100$$

SaO_2 正常值为 96% ~ 98%,当低至 90% 时,此时,PaO_2 已低至 60mmHg,说明病人的缺氧已处于失代偿。故临床上 PaO_2 及 SaO_2 常同时测定,但 PaO_2 比 SaO_2 更敏感。目前已有专用的血氧饱和度计,除测定 SaO_2 外,还可测定 $HbCO_2$ 及正铁血红蛋白量,结合 PaO_2、CaO_2 对人体氧供可有更全面的估价和判断。

（5）动脉血二氧化碳分压（$PaCO_2$）:是指血液中所有的溶解气体产生的总压力中二氧化碳单独所占有的压力。正常值为 35 ~ 45mmHg。当 $PaCO_2$ 大于 45mmHg,即为通气不足,呼吸性酸中毒。如大于 55mmHg 为呼吸性酸中毒伴呼吸衰竭,应考虑做辅助呼吸。小于 35mmHg 为通气过度,提示呼吸性碱中毒。

3. 通气量　临床检测时常用每分钟通气量。每分钟通气量=潮气量×呼吸频率(次/分)。在休息状态下,男性为 6.6L,女性为 5.0L。通气量正常并不能反映通气效能,还必须结合每分钟肺泡通气量。每分钟肺泡通气量=(潮气量-无效腔气量)×呼吸频率(次/分)。决定肺泡通气量的关键是无效腔与潮气量的比值(VD/VT),正常为 0.3 ~ 0.4。正常的肺泡通气约为每分钟通气量的 70%。

4. 肺顺应性 指单位压力变化时能在肺内流动的空气量,是影响通气功能的另一个因素。肺容量减少、肺表面活性物质的产生减少或缺乏、肺水量增加等是呼吸窘迫综合征的常见因素,可导致肺顺应性下降。

(四)肾功能监测

肾脏功能很复杂,与手术疗效及预后有着密切关系。肾脏疾病或高龄病人,肾功能储备受到损害,肾小球滤过率(GFR)降至 30~100ml/min,但并不出现临床症状,这些病人若经过妇科肿瘤手术,有导致急性肾衰竭的危险,增加病死率。临床上应当注意,GFR 值随年龄增长而逐渐降低,40 岁以后年龄每增长 1 岁,GFR 可减少 1ml/min。

1. 少尿 指24 小时内成人尿量低于 400ml 者。最常发生于妇科肿瘤大手术后低血容量的病人,除有低容量的其他临床表现外,反映在尿质方面的典型变化为尿钠浓度下降(< 10~20mmol/L)、尿渗透溶质浓度增加(可高达 750mmol)、尿肌酐/血肌酐比值增大(>20)、尿比重大于或等于 1.015,说明肾功能良好,属功能性少尿,迅速补充血容量可以纠正。

2. 血清尿素氮水平 其水平不成比例地超过肌酐上升水平时,应警惕肾前性氮质血症。其原因是低血容量或大量组织的破坏。

(彭　勉　刘茂春　王焱林)

参 考 文 献

陈惠祯,谭道杉,吴绪峰. 2001. 现代妇科肿瘤治疗学. 武汉:湖北科学技术出版社, 429~438.

陈惠祯. 2001. 现代妇科肿瘤治疗学. 武汉:湖北科技出版社, 438~443.

胡小琴. 1997. 心血管麻醉及体外循环. 北京:人民卫生出版社, 70~77.

金惠铭. 1998. 病理生理学. 第4 版. 北京:人民卫生出版社, 92.

Daly JM. 1995. Enteral nutrition during multimodality therapy in upper gastrointestinal cancer patient. Ann Snrg,221:327.

Devon KM. 2011. Postoperative disposition and health services use in elderly patients undergoing colorectal cancer surgery:A population-based study. Surgery,149:705~712.

Elizabath AM. 1983. Frost:Differential diagnosis of postoperative coma. Anesth Clin, 21:13.

Ellis LM. 1991. Perioperative nutritional supper. Surg Clin North Am, 71:493.

Gibson GJ. 1984. Clinical tests of respiratory function. New York:Macmillau Press Ltd,240~247.

Gilberr HE, Vender JS. 1992. Monitoring the Anesthetized Patient//Barash PG, Cullen BF, stoelting PK eds. Clinical Anesthesia. 2nd ed. Philadelphia:JB Lippincott,747.

Gold MS. 1992. Perioperative fluid management. Crit Care Clin, 8:409.

Hadian M. 2010. Cross-comparison of cardiac output trending accuracy of LiDCO,PiCCO,FloTrac and pulmonary artery catheters. Crit Care,14:212.

Hafhaway R. 1978. The Swan-Ganz catheter:A re-view. Nurs Chin Noth Am, 13:389.

Hartwell PW. 1983. Discharge criteria of postoperative care. Anest Clin, 21:107.

Heinze H. 2011. Perioperative fluid management in patients with major visceral surgery . Viszeralmedizin,27:58~64.

Irwm RS, Pratter MR. 1985. Arterial puncture for pH and blood gas analysis//Rippe J M. In-tensive Care Medicine. Boston/Toronto:Liffle, Brown and Company, 127~130.

McIntosh DG. 1991. patient-controlled analgesia in obstetrics and gynecology. Obstet Gynecol, 78:1129.

Miller A. 1986. Pulmonary function tests in clinical and occupational lung disease. Anesth Analg:Grune & Strafton Inc, 341~347.

Miller KA. 1995. postoperative tracheal extubation. Anesth Analg, 80:149.

Osland E. 2011. Early versus traditional postoperative feeding in patients undergoing resectional gastrointestinal surgery :a Meta-a-nalysis. J Parent Ent Nutri ,35:473 ~ 487.

Robinson RL. 1982. Adrenonimefic drug//Craig CC ed. Modern Pharmacology. 2nd ed. Bostom/Toronto: Liffe, Brown and Com-pany, 158 ~ 173.

Sax He. 1993. Enteral and parenteral feedings. Med Clin North Am, 77:863.

Seneff MG, Pippe JM. 1985. Central Venous Catheters//Rippe J M ed. Intensive Care Medicine. Boston/Toronto: Liffle, Brown and Company, 16 ~ 31.

Shikora SA. 1991. Nutritional consequences of major gastrointestinal surgery. Surg Clin North Am, 7:509.

Shires T. 1991. Fluid and electrolyte management of the surgical patient. Textbook of surgery. 14th ed. Philadelphia: Lippincott.

Sweny P. 1991. Is postoperative oliguria avoidable. Br J Ansth, 67:137.

Urbach DR, Rippe JM. 1985. Pulmonary artery catheter placement and care//Rippe Jm ed. Intensive Care Medicine. Boston/To-ronto: Liffle, Brown and Company, 43 ~ 57.

Weiman DS, Ferdinand FD, Ramdolph JW, et al. 1993. Perioperative respiratory management in cardiac surgery. Clin Chest Med, 14(2):283 ~ 293.

第十六章　盆腔根治术并发症及处理

第一节　手术损伤

一、肠管损伤

1. 发生率及常见受损部位　妇科肿瘤手术中,肠管损伤的准确发生率往往难以估计,因为术中浅表的损伤很少记录。据报道,一般妇科手术中的发生率为 0.4% ,而在卵巢癌切除术中则高达 30% 。Krebs 根据他的 10 年经验的回顾,术中肠损伤的总发生率为 0.8% ,其中大多发生在小肠,大肠损伤仅占 25% 。

2. 相关因素　既往有手术史,盆、腹腔炎症,子宫内膜异位或恶性肿瘤的浸润,均可使肠管与生殖器官发生粘连,剥离时可造成肠管损伤。因此,术前应对病人的现病史、既往史及前次手术情况进行充分了解。如怀疑有粘连时,要做好术前的肠道准备,即术前 3 天无渣半流饮食、口服肠道消炎药及术前晚做清洁灌肠等。

3. 术中处理　损伤一旦发生,就立即修补,这一点十分重要,特别是小的损伤,容易被遗漏。如果手术结束时才考虑修补,很难再找到损伤部位。缝合方法可根据损伤部位及范围不同而异。对小肠小的全层损伤,用丝线间断缝合全层及浆肌层即可;如果小肠发生较大撕伤而缝合时张力过大,应行肠段切除和吻合术。大肠损伤的处理依损伤大小、位置和是否作肠道准备而定。小的、易暴露的损伤用类似于小肠损伤的修补方法来处理。大的损伤或受损肠道血供障碍或张力大,常常要切除和行肠吻合术。如未做肠道准备,则应做近侧结肠造口术,同时进行腹腔清洗、闭式引流、胃肠减压和抗生素治疗。造瘘术后,要注意控制腹腔内感染,应经常换药,及时清理排出物,可装置粪袋,并用锌氧膏护皮。手术后 4周,待炎症、水肿消退后,关闭造瘘口。对于直肠损伤,可予以修补,另行乙状结肠或横结肠造瘘术。

4. 术后处理　术中肠管损伤经适当处理后,一般不出现术后并发症。个别病人可因损伤、修复面积大或由于体质因素而出现肠梗阻的表现,此时,应及时识别,给予恰当的处理。

二、泌尿道损伤

（一）发生率

盆腔根治手术所致泌尿道损伤包括输尿管损伤和膀胱损伤。国内文献报道,以输尿管损伤为多见,与国外文献报道相近(表 16-1)。

表 16-1　妇科肿瘤手术泌尿系损伤发生率

作者	膀胱损伤(%)	输尿管损伤(%)
Chritensen		
1 组	1.3	0.6
2 组	2.3	1.7
Mikuta	3.7	1.6
Morley	1.0	1.0
Pampone	0.4	0.7
张惜阴	0.08	0.36
谭道彩	0	0.47

（二）种类

（1）双侧输尿管完全结扎。

（2）单侧输尿管被完全结扎或部分结扎。

（3）输尿管被切断或部分切开。

（4）膀胱壁损伤。

（5）输尿管血循环障碍引起组织缺血、坏死所致的尿瘘。

（三）常见损伤部位及原因

（1）上段输尿管进入盆腔靠近卵巢的血管处,在高位处理骨盆漏斗韧带时,输尿管被误伤或误扎。

（2）宫旁段输尿管,尤其在输尿管与子宫动脉交叉处。处理子宫骶骨韧带、子宫血管、子宫颈旁组织及缝合后腹膜时,输尿管被损伤或结扎。

（3）输尿管末端最为常见。此段输尿管埋在宫颈膀胱韧带前后叶之间,在游离该段输尿管时,由于方向或解剖层次不清,或因此处出血而盲目止血,误夹、切开、切断或缝扎该段输尿管。

（4）膀胱后壁,在剥离膀胱后壁或游离输尿管末端时,如解剖层次不清,可损伤膀胱。

（5）输尿管瘘最常见于输尿管进入膀胱前的 5～6cm 处。主要是由于术中损伤输尿管鞘膜或输尿管剥离过长,使其周围的营养血供阻断,或长时间牵拉,或手术结束时缝合腹膜不当造成输尿管扭曲,或术后输尿管落入盆底形成锐角,或术后局部发生感染等因素所致。

（四）相关因素

（1）手术医师的经验丰富与否,是术后尿瘘形成的重要因素。经验丰富者,尿瘘发生率低。否则,会使尿瘘发生率增加。

（2）尿瘘形成与分期直接相关。当宫颈癌扩散超出宫颈时,其发生率由 I 期的 10% 上升到 20%。

（3）术前放疗会增加尿瘘形成的机会。

（4）伴发疾患，如盆腔炎、子宫内膜异位或肠憩室等使输尿管分离更为困难，因而增加尿瘘的形成。

（5）其他，如病人社会经济状态（这一点与营养和免疫状态有关），在尿瘘形成中起一定作用。

（五）临床表现及处理

1. 手术时损伤

（1）输尿管损伤及修补术：术时如见裸露的输尿管近端膨大或蠕动障碍，或见切断组织的截端有输尿管样组织，或部分切断的管道有液体渗出，均应怀疑输尿管损伤或被误扎。此时，应立即停止手术，经静脉推入亚甲蓝观察有无蓝色液体流出，或分离出该段输尿管，以明确输尿管有无断裂或结扎及损伤的部位，如有损伤或结扎，应根据损伤的部位及程度作不同的处理。

1）局部修补：若为部分损伤，损伤长度仅几毫米可植入双 J 型输尿管导管（即所谓的 J 型猪尾巴导管），其头端置于肾盂内，尾端则置入膀胱。再用 4-0 合成可吸收线行局部修补。输尿管导管放置 30 天。

2）输尿管端端吻合术：手术步骤如下：

A. 将损伤之输尿管两断端修整为斜行（图 16-1A）；或将受肿瘤侵犯，或狭窄部分的输尿管两端作斜面切断。

B. 放入双 J 型输尿管导管（从膀胱内或从近端输尿管穿出）（图 16-1A）。

C. 用 4-0 合成可吸收线于输尿管前、后两断端切缘全层各缝合一针，作牵引用。尽量少缝黏膜（图 16-1B）。

D. 用 4-0 合成可吸收线间断全层缝合输尿管左、右壁。创缘必须对合整齐，切勿内翻或外翻。输尿管吻合口处应无张力（图 16-1C）。

E. 继续缝合输尿管至结束（图 16-1D）。

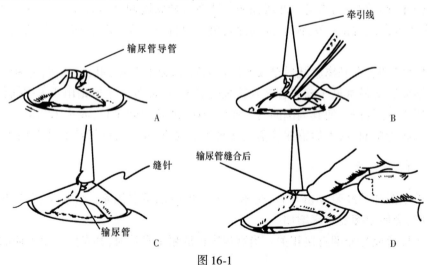

图 16-1

A. 两断端修整为斜行，并放入输尿管；B、C、D. 用 4-0 合成可吸收线间断缝合

F. 将引流管放置于腹膜后,从侧腹膜外引出(图 16-2)。缝合后腹膜。输尿管导管留置 30 天。术后应注意保持导管清洁。

3) 输尿管、膀胱吻合术:手术步骤如下:

A. 输尿管末段切除后,将输尿管近端剪成两瓣,每瓣用 4-0 合成可吸收线褥式缝合一针置入双 J 型输尿管,头侧置于肾盂内,尾侧置于膀胱,切口置入膀胱(图 16-3A)。

B. 将膀胱切一小口,将输尿管的缝线从内口穿出膀胱壁(进针的距离与输尿管瓣的长度相等)(图 16-3A)。

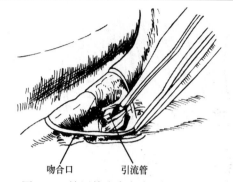

图 16-2　输尿管吻合完毕,放置引流管

C. 结扎缝线,将膀胱口与输尿管用细丝线间断缝合(图 16-3B)。

D. 用 4-0 合成可吸收线全层间断缝合膀胱切口,尽量少缝黏膜(图 16-3C)。放入引流管,输尿管导管放置 30 天后取出。

4) 与对侧输尿管端侧吻合术:输尿管中、上 1/3 横断后,难以行端端吻合者,将横断后的输尿管与对侧端侧缝合。缝合前将两端输尿管修整成铲状(斜面)以避免吻合口狭窄,用 4-0 合成可吸收线缝合 3~4 针(图 16-4)。

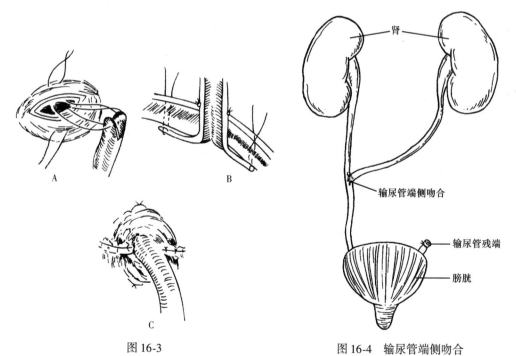

图 16-3
A. 输尿管瓣膀胱褥式缝合;B. 输尿管与膀胱固定;
C. 缝合膀胱切口

图 16-4　输尿管端侧吻合

5) 肠管代输尿管术:输尿管操作在骨盆以上无法采用输尿管端端吻合时,可采用输尿管回肠植入术,作为输尿管骨盆的延长部分。

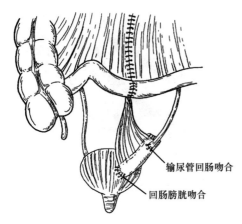

图 16-5 输尿管回肠、回肠膀胱吻合

手术第一步选择并切下一段健康、有活力的末端回肠。第二步于游离回肠近侧端作一切口,置入输尿管支架,施行输尿管-回肠端吻合术。将输尿管植入游离回肠近侧端的系膜游离缘,将输尿管开口与回肠切口对齐,以 5-0 PGA 缝线作输尿管和肠黏膜吻合,使输尿管开口固定于游离回肠的肠内面(图 16-5)。应将输尿管的浆肌层紧贴回肠的浆膜层以使吻合口局部无张力。缝合游离的回肠近端。于输尿管残端附近处作一切口,将留置的输尿管导管置入膀胱内,用 3-0 号可吸收线将游离段回肠远端与膀胱吻合(图 16-5),将肠段固定于髂肌,以保持张力处于松弛状态,避免系膜及其中的脉管发生扭转。支架保留至少 6 周。拔除后需进行输尿管造影排除隐匿漏。

6) 解除被钳夹或被结扎的输尿管:典型的挤压伤包括钳夹和(或)结扎输尿管。发现后应主动解除,并观察一段时间,以判断输尿管血运情况和蠕动情况。如血运良好,没有发现破口,只需解除结扎或钳夹就足够了。如发现有较严重的挤压伤,可经由输尿管切开 (很少用)、膀胱镜或切开膀胱(首选)置入输尿管支架。若行膀胱切开,术后应置入导尿管或耻骨上膀胱造瘘。非放疗病人应引流 3 天,若术前放疗病人则需要引流更长时间。

(2) 膀胱损伤及修补术:如膀胱发生轻度损伤应立即缝合。先用 4-0 合成可吸收线做全层缝合,再用丝线间断缝合肌层,术后留置导尿管 10 ~ 12 天。如膀胱损伤较重,可先全层缝合,再于耻骨联合上行膀胱造瘘术,尿液引流 12 天后闭管,令其自行排尿,观察 1 ~ 2 天,如正常可拔除引流管。膀胱接受过放疗,膀胱引流时间长于未接受过射线者,一般需 3 ~ 4 周。

2. 术后尿瘘

(1) 输尿管瘘:输尿管瘘是盆腔根治术最常见、最严重的并发症。据报道,其发生率为 0.6% ~ 14.1% (表 16-2)。术后尿瘘常发生在术后 7 ~ 14 天。Graham 总结 473 例盆腔根治术的尿瘘发生时间,结果见表 16-3。随着现代化手术技术的应用,根治性子宫切除术后,输尿管阴道瘘从 10 年前的 10% ~ 20% 下降至 1% ~ 2% 。

表 16-2 术后尿瘘发生率

作者	年份	手术人数	发生率(%)
Meigs	1965	184	14. 1
河南医学院附属第一医院	1976	246	1. 85
康映蕖	1979	547	2. 2
谭道彩	1979	631	0. 76
张惜阴	1980	3867	0. 76
陈惠祯	1987	126	0. 79
Powell	1984	255	0. 8
蔡红兵	2010	372	0. 00

表 16-3　术后尿瘘发生时间

术后时间(天)	病例数	百分率(%)
0 ~ 7	0	
8 ~ 14	13	39
15 ~ 21	10	30
22 ~ 28	7	21
≥29	3	9

1) 诊断:手术 7 天后,阴道突然发生大量水样排泄液,这是尿瘘的特征性征象,强烈提示输尿管阴道瘘的存在。先兆症状和体征包括不好解释的发热,模糊的盆腔不适和阴道穹隆上方或侧方发硬或包块,这些可能先于尿液出现。可首先用亚甲蓝注入膀胱,然后再观察塞入阴道内的干纱布有无染色。见有蓝色者提示为膀胱阴道瘘。否则,应静脉注入亚甲蓝,如干纱布出现蓝色则提示输尿管阴道瘘。

静脉肾盂造影可帮助确定输尿管瘘的存在及其部位,以及有无梗阻存在。但应注意有时静脉造影可能得出错误的结论,即完整的输尿管显示轻微、短暂的扩张,而尿瘘侧的膀胱和输尿管显示良好的引流。这时应重复静脉造影,以利正确诊断。

膀胱镜下逆行性插入输尿管导管,或经皮肾顺行置管,能确切地显示尿瘘的侧别和部位。一旦插管成功,导管则应放置引流 30 天,这样有利于瘘孔的愈合。

2) 修补时间:手术时间由阻塞的程度和盆腔组织的状态而定,因病人不适和手术医师急于修补损伤而过早进行手术是不可取的。应该等待炎症和水肿消退后手术(通常要 6 ~ 8 周)。组织状态越好,修复成功的机会越大。增厚、质脆的输尿管和膀胱不适宜吻合。因此,耐心是很重要的。一般等待到检查起来感到组织质软,柔韧性好,有弹性时再做手术。

输尿管阻塞及其所导致的肾损伤的程度是促使手术医师在组织恢复至最佳状态前作出手术治疗这一选择的另一因素。因为肾损伤的程度和阻塞的程度与时间有关,完全性阻塞将会导致进行性功能丧失。阻塞 40 天左右,即使解除阻塞,仅存不足 10% 的功能。笔者认为,如果反复静脉肾盂造影表明存在进行性肾脏损害,则具有手术指征。

术前检查要了解有无复发性癌。通过静脉肾盂造影、尿检验、血氮水平及一般术前检查,估计肾功能情况。

(2) 膀胱阴道瘘:尽管根治性盆腔手术需广泛分离膀胱,但术后膀胱阴道瘘并不多见(表 16-4)。

表 16-4　术后输尿管狭窄、膀胱阴道瘘发生率

作者	输尿管狭窄发生率(%)	膀胱阴道瘘发生率(%)
Christensen	10. 0	0. 5
Hoskins	0. 9	0. 5
Ketcham	11. 9	4. 8
Mickal	10. 9	3. 1
Mikuta	4. 5	2. 9

作者	输尿管狭窄发生率(%)	膀胱阴道瘘发生率(%)
Morley	1.0	0.5
Pary	0.6	0
Parker	3.5	7.0
Rampone	1.3	0.6
Villasanta	1.7	—
Weed	6.0	1.9

1）诊断：膀胱阴道瘘容易确诊。用亚甲蓝注入膀胱，染料立即出现在留置于阴道的干纱布上，即可诊断。但在偶然的情况下，两种泌尿道瘘可能并存，静脉肾盂造影和膀胱镜检或逆行性输尿管插管有助鉴别。

2）处理：诊断一经确立，立即放置导尿管。一是因为细小瘘管偶然可以自愈，二是因为能保持干燥舒适。如果留置的导管不能保持干燥，可以用塑料阴道收集杯，有时是有效的。一般留置 2～3 个月，偶尔 4～6 个月，这样有利于局部组织的修复和再次手术。膀胱修补术应于瘘孔组织炎症消失、水肿消退、周围组织软化、瘘孔不再缩小时施行，期间多需 2～3 个月。

根治术前未接受过放疗者，经阴道修补膀胱阴道瘘，大多数可获成功。术前接受过足量放射者，膀胱瘘的单纯修补是不大可能成功且很可能注定失败。在这种情况下，需做输尿管分流，最好用回肠曲或乙状结肠分流。

（六）预防

泌尿道损伤最直接的原因是术中损伤，因手术操作不当引起的血供障碍和术后感染则是造成损伤的间接原因。为预防上述并发症的发生，应从两方面着手，一是规范手术操作，二是采取某些技术上的预防措施。

1. 规范手术操作

（1）手术从淋巴结切除开始。切除淋巴结时必须小心，时刻将输尿管置于视野之内。要避免静脉丛的出血，以减少因紧急止血而误伤输尿管。

（2）分离输尿管时必须小心，注意保存其鞘膜，有时可保留覆盖其后方的少量的结缔组织。

（3）按解剖层次分离膀胱。

（4）清楚地分离直肠和子宫骶骨韧带，为更好地分离膀胱和远端输尿管创造条件。

（5）处理宫旁和韧带时，尽可能地将输尿管推向外侧方，以避免输尿管的损伤和水肿。

（6）关腹之前，直肠周围区域放置引流，以避免腹膜后血肿和输尿管周围感染。

2. 采取技术上的预防措施

（1）悬挂固定输尿管：盆腔根治术后，输尿管会下降到空虚的、有血液和淋巴液的盆腔内，并与阴道直接相通的部位接触。为了使输尿管恢复正常的生理功能和解剖位置，Green（1966 年）描述了一种悬挂固定输尿管的方法，即用 5-0 合成可吸收线将输尿管下端外膜缝于髂内动脉前支之外膜,共 5 ~ 6 针,并在其末端加固 1 ~ 2 针,以加强输尿管末端、膀胱及髂内动脉分支的血供联系和防止输尿管落入盆底而形成锐角,避免输尿管末端在膀胱连接处产生梗阻,而不致产生暂时性的无症状的输尿管积水和肾积水(图 16-6)。采用此法,尿瘘的发生率由原来的 12.5% 下降到 1.5% 。

（2）腹膜包埋法:1970 年,Ohkawa 提出,在子宫及附件切除术后将输尿管提起移位,包埋于腹膜内;使其离开可能感染的后腹膜,并能获得新的血液供应。他报道 375 例子宫颈癌根治术的病人,用此法处理输尿管,输尿管瘘发生率为 1.5% 。此法不足之

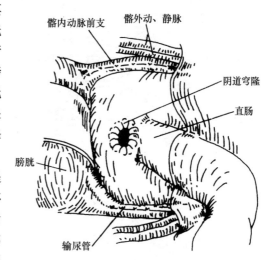

图 16-6　将游离的输尿管缝于髂内动脉前支外膜

处是需延长手术时间约 40 分钟,有时没有足够的腹膜来完全包埋双侧输尿管。

（3）大网膜带蒂移植:宫颈癌放疗后施行盆腔根治术的病人,尿瘘发生率往往较高。为降低尿瘘发生率,Petty 等人(1986)将带蒂的大网膜移植到阴道顶端,认为是一种有效的方法。笔者用此法处理 5 例病人,无 1 例发生尿瘘。

（4）保留输尿管动脉:据日本学者 Fumiwara(1977 年)报道,若子宫动脉输尿管支保持完整,则能减少术后输尿管瘘和膀胱功能障碍。Tojo 的电生理研究支持这个论点。该作者尽最大努力保留子宫动脉的输尿管支,并于 1975 年 8 月在日本神户的会议上,解释了他设计的手术技巧。他相信此操作比常用的方法更有利,因为困难并不太大,并且保证对子宫动脉的输尿管支充足的血液供应,从而防止尿瘘的发生,并保留了满意的输尿管和膀胱功能。其方法简介如下:

1）行盆腔淋巴组织清除术后,子宫动脉在髂内动脉起始处被显露。

2）在髂外血管和脐侧韧带之间充分打开膀胱侧窝。

3）自阔韧带后叶、子宫骶骨韧带外侧分离输尿管,并将其游离至宫颈附近,以便于确定输尿管进入宫颈膀胱韧带的部位。

4）把显露的子宫动脉挑起,将其从主韧带中分离出来至输尿管外侧缘(图 16-7A)。

5）把子宫拉向头端,用剪刀将膀胱与宫颈及阴道分离开。小心剥离膀胱宫颈韧带表层的疏松组织,直至清楚地看到子宫动脉,并见其与下方的输尿管交叉(图 16-7A)。

6）于输尿管上方用镊子挟起子宫动脉,暴露膀胱宫颈韧带内的输尿管入口,用剪刀推开输尿管以显示隧道(图 16-7B)。

7）在输尿管入口处挑出子宫动脉,并将其与周围组织分开。随后将游离出来的子宫动脉在输尿管内侧钳夹、结扎(图 16-7C)。子宫动脉在分出输尿管支以前的部分被安全保留(图 16-7D)。

8）将输尿管隧道从宫颈膀胱韧带中完全解剖出来。根治性子宫切除术继续进行。

国内李诚信介绍的方法较简便。具体方法见本书第七章第二节中"Ⅲ型(Ⅲ类)子宫切

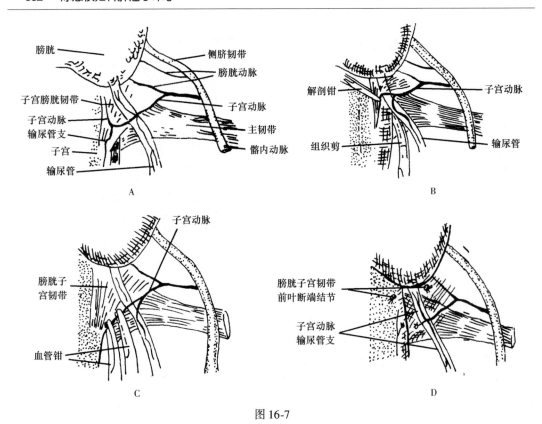

图 16-7

A. 将子宫动脉从主韧带中分离出来；B. 用钳子夹起子宫动脉，用剪刀推开输尿管，以显示隧道；C. 在输尿
管内侧钳夹，切断子宫动脉；D. 切除子宫动脉，并完全保留了输尿管分支

除术方式方法之二"相关内容。

（5）阴道部分重建：盆腔根治术后往往伴有阴道缩短和性交障碍，为此，有作者建议将膀胱腹膜切缘缝合于阴道前壁，将直肠反折腹膜与阴道后壁缝合，重建部分阴道，从而起到延长阴道的作用。据报道，该方法还能有效地减少膀胱阴道瘘和输尿管阴道瘘的发生，这是因为将膀胱腹膜切缘缝合于阴道前壁，起到了附加保护膀胱底部剥离面的作用，同时，亦为盆腔剥离面和膀胱底部及输尿管末端之间提供了一层额外的组织层。因此，对纠正或减轻根治术后膀胱后倾后屈位，维持膀胱底部与尿道后段正常位置，避免形成锐角，防止膀胱和输尿管末端的二重感染等有积极作用，从而有效地减少尿瘘的发生。

具体操作方法：用 1-0 线从左至右将直肠反折的腹膜面与阴道后壁缝合，将膀胱腹膜切缘与阴道前壁缝合（图 16-8）。最后将阴道两侧壁分别与同侧膀胱、直肠腹膜缝合，距阴道-腹膜吻合处 2~3cm，用 3-0 合成可吸收号线关闭膀胱-直肠乙状结肠腹膜，以延长阴道（图 16-9）。这样，将阴道与手术创面隔离，作为输尿管、膀胱或直肠瘘孔形成的因素之一，即来自污染的阴道的感染实际上被消除。

部分阴道重建后，用橡皮引流管经前腹膜壁侧方插入腹膜后，经髂外血管与腰大肌间隙达闭孔窝，关闭盆底腹膜，术后引流管接负压瓶，保留 4~6 天。当 24 小时引流液少于 30ml 时，可拔除引流管。

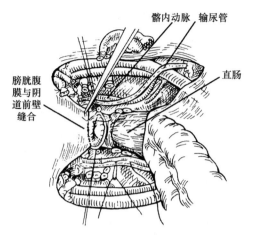

图 16-8　膀胱腹膜与阴道前壁缝合，
直肠腹膜与阴道后壁缝合

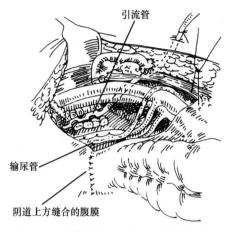

图 16-9　膀胱腹膜与直肠、乙状结肠腹膜
缝合，部分阴道重建，阴道延长，闭孔窝处
置入引流管

（6）耻骨上膀胱引流：神经性膀胱功能障碍（包括运动和感觉），是根治性子宫切除术常见的并发症。其原因是由于根治性切除宫颈旁和阴道旁组织，支配膀胱的神经不可避免的被切断。同时，广泛性膀胱解剖和松动也会造成短暂的膀胱排空功能的损害。术后，首先出现膀胱张力亢进，然后是低张，甚至弛缓，表现为永久的和延期（许多病人达 4～5 年）充盈和排空感觉消失。有作者认为，术后膀胱功能障碍还与放置引流管（导尿管）有关，建议作耻骨上膀胱引流，这样，膀胱可充分休息，有助于血管重建和膀胱底部传入和传出神经的再生，改善膀胱感觉和运动功能。

引流方法：手术结束时，用 300～400ml 消毒水充盈膀胱，用膀胱穿刺针于耻骨联合上经皮肤插入膀胱（图 16-10），再将 14～16 号气囊导尿管经针芯插入膀胱 5～6cm，退出针管，固定导尿管。导尿管与封闭的引流袋相接。

病人伤口拆线后可出院休息。术后 4 周作膀胱排空试验，测定残余尿，其方法是用无菌水 300～400ml，经引流管充盈膀胱至紧张感，令病人排空。如残余尿少于 50ml，拔除引流管。约 90% 病人术后 21 天能恢复膀胱功能。少数病人须再延长引流时间。

需要说明的是，采用改良 Piver Ⅲ 型子宫切除术者不需行耻骨上膀胱造瘘术。

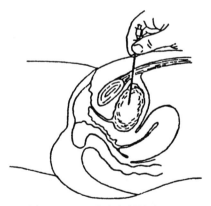

图 16-10　用膀胱穿刺针在耻骨
联合上缘插入膀胱

（7）保留输尿管外侧疏松组织，不游离输尿管床：笔者在打开输尿管隧道断扎宫颈膀胱韧带后，先锐性分离输尿管内侧输送组织，但不游离输尿管床，用中号 S 状拉钩将宫旁段输尿管连同其外侧方输送组织拉向外侧至近盆壁处，再断扎主韧带及阴道旁组织。由于保留了输尿管外侧疏松组织，保留了输尿管末端及膀胱某些血液供应，避免输尿管形成锐角，可以减轻或避免瘘管的发生。

三、输尿管狭窄

1. 发生率 据报道,根治性手术后输尿管狭窄的发生率为 0.6% ～ 14.3%,平均约为 4% 。

2. 原因和预防 引起术后输尿管狭窄的病因可分为器质性病变和功能性异常,前者系由于手术损伤致纤维化所致,因此,预防的关键是术中仔细操作和掌握一定的技巧(已于前述)。后者可能是由于综合因素造成,如输尿管血液供应受损,支配膀胱的神经受损,输尿管末端形成锐角,腹膜粘连、输尿管水肿等,因此,预防也应采取综合措施,包括上述介绍的悬吊固定输尿管,保留输尿管动脉,保留输尿管外侧疏松组织,但不游离输尿管床等。

3. 诊断 输尿管狭窄的病例,一般没有明显症状,最后可因发生梗阻而导致患侧肾功能丧失。术后如果病人出现疼痛和发热,又无尿瘘的证据,要考虑输尿管狭窄,可通过静脉肾盂造影来确诊,同时行膀胱镜检和逆行性输尿管导管插入协助诊断。

4. 处理 一旦明确诊断,即应给予相应的处理。

(1) 保守治疗:如果狭窄为炎性水肿所致,可以观察。如无法区分器质性或功能性狭窄,除可以观察外,可试行输尿管导管插管,并用无菌盐水冲洗,加强抗生素应用及支持疗法。如插管成功,则应留置 4 周,这样能使部分病人恢复其正常功能及解剖。个别病人如显示完全性梗阻,手术又暂不能进行,则需作暂时性肾造口术。

(2) 手术治疗:如果狭窄为器质性,经输尿管导管扩张无效或无法插入输尿管导管,而临床上出现梗阻症状,则应考虑手术治疗,术中注意是否存在复发性或持续性肿瘤。如病理检查发现癌组织,可于术后加用放疗。至于手术方法,已在本章前文叙述,此处不再赘述。

四、血 管 损 伤

见本章第二节"出血"。

五、神 经 损 伤

文献报道较少,据张惜阴统计 3867 例,闭孔神经损伤仅 2 例,常为闭孔神经受损或切断,术后出现下肢内收动作障碍。闭孔神经位于闭孔窝内,术者在切除闭孔淋巴结时,必须识别并暴露出闭孔神经,避免损伤。如不慎切断,应立即修复。由于周围神经缝合术技术性强,以显微外科缝合术为好,故术中发现闭孔神经切断,应请有关专科医师协助修复。

(吴绪峰 谭文福 陈惠祯)

第二节 出 血

术中出血是盆腔根治术较为常见的并发症。据统计,根治性子宫切除术中平均失血为

400~1200ml,1/3~2/3 的病人需要输血。晚期卵巢癌细胞减灭术失血量平均约为800ml,几乎所有病人需输血800~1200ml。去脏术或超根治术平均约为3000ml。临床工作中,临床医师应注意的是靠吸引器内的血来计算失血量是不准确的,因为15%~42% 的术中出血是难以测出的,如渗在纱布上或滴在手术衣和手术单上的血。术中使用干纱布并计算重量,术后再计算所使用纱布的重量。后者减去前者为渗在纱布的血量,再加上吸收器的血量,为术中的出血量。术中减少出血,预防大出血和及时控制大出血非常重要。

一、出血种类

任何手术均可造成有显著意义的临床出血,由于技术上的因素引起的出血是其主要原因,其次是弥散性血管内凝血(DIC),仅在极少数情况下,出血是由于凝血机制障碍所致。与盆腔根治术有关的出血,大致上包括如下几类。

1. 创面渗血和静脉丛损伤出血　盆腔根治术创面大,有时渗血较多。容易损伤的盆腔静脉丛如闭孔区、骶前、子宫阴道、膀胱阴道等处的静脉丛。

2. 小血管损伤　易损伤的小血管主要是髂内动、静脉及股动脉的分支。

3. 大血管的创伤　如下腔静脉、髂外静脉、髂内血管等。

4. DIC　与妇科肿瘤有关的病因包括两类,一是癌组织本身,二是广泛组织创伤,癌组织破溃进入循环系统可起到凝血激酶样作用而导致 DIC。妇科手术范围广泛,受损组织释放的凝血活酶类物质是妇瘤术后 DIC 的主要诱发因素。

5. 凝血机制障碍引起的出血　由于血凝块的异常、药物所致的血小板聚集障碍或先天性某些凝血因子的缺乏所导致的术中或术后出血是罕见的,且多数可通过病史、体检或实验室检查发现。药物诱导的血小板异常可在药物停用后维持 7~10 天,选择性延期手术是必要的。

二、预　防

1. 熟悉盆腔解剖　暴露好手术野熟悉盆腔解剖是做好盆腔根治术的基本条件,而暴露好手术野又为手术切除创造了良好的条件。在直视下进行手术可以减少不必要的出血。

2. 按解剖层次细心操作　妇科肿瘤手术在腹膜后间隙和盆腔结缔组织之间进行。于女性盆腔的腹膜外,在子宫、膀胱、阴道和直肠周围均有疏松而呈蜂窝状的结缔组织,血管周围有脂肪组织。重要的腹膜后间隙有:①膀胱前间隙;②直肠旁间隙和直肠后间隙;③子宫旁间隙。应注意腹膜后间隙的输尿管,髂外动、静脉,髂内动脉的行程及相互关系,以及与周围器官的关系。如能按层次分离,分清这些间隙与周围脏器及血管的关系,则会减少不必要的脏器损伤或出血。

特别要注意的是,闭孔区位置较深,大小血管较多,一旦血管损伤,尤其是髂内静脉及分支损伤,止血较为困难,由此引起大出血而导致死亡者时有报道。所以,在该区的手术要严格按解剖层次进行,细心操作,避免强力牵拉。

闭孔区淋巴结外方有时与髂外静脉粘连,且淋巴结尾部可深入髂内、外动脉分叉处的外侧,如由内侧强力剔出时,易伤及血管及招致大出血,遇此情况,杨学志认为应先解剖腰大肌与髂总(外)动、静脉,以从外侧进行解剖为妙。这样,髂外动、静脉被游离,腰大肌内壁也可完全暴露,骨盆侧壁的血管神经的位置清晰在目,可以安全切除该区淋巴结。如受累淋巴结与髂内动脉紧密粘连,可于肿块上、下方分离相连的部分血管,切断、结扎,连同肿块切除一段血管。闭孔区转移的淋巴结与闭孔神经紧密粘连,闭孔窝下方不易暴露,应首先使转移的淋巴结与髂外静脉内侧壁分开,解剖腰大肌内侧面,解剖出髂外静脉末段与脐侧韧带间的淋巴结(腹股沟内侧深淋巴结),向下稍加分离,暴露闭孔神经,将其与淋巴结分离(可用食指协助挽出淋巴结)。从转移的淋巴结包膜内剥离,这也是行之有效的方法。如转移性淋巴结融合固定,应放弃继续手术,用银夹标记。

还要值得提出的是,盆腔根治术在切除髂总动脉区或腹主动脉旁淋巴结时,有时会误伤髂总静脉或腔静脉,导致严重大出血,须仔细在其表面分离上方及侧方脂肪组织,结扎腔静脉"伴随"静脉。

3. 预防性髂内动脉结扎 预测某些手术有难以控制的大出血时,可先行髂内动脉结扎再按常规手术。如广泛性宫旁组织切除、宫颈肌瘤切除、阴道上段广泛切除术等,特别在其周围广泛粘连或浸润时,或已有出血倾向者。

4. 暂时性的大血管阻断 癌瘤(包括淋巴结转移癌)与髂血管壁,特别是静脉壁紧密粘连或考虑有局部浸润时,可在受累血管上、下方游离,用无损伤血管钳钳夹,暂时性阻断血流,然后剥离肿块,这样安全性更大。

三、止 血

1. 外科措施 处理出血是一项紧迫的任务,必须及时、有序按操作原则进行。

(1) 创面渗血和小血管出血的处理

1) 纱布垫压迫和直接结扎或缝扎:适于创面渗血和小血管的出血。先用热盐水纱布垫压迫,2~3分钟后取出观察,一般渗血多能止住。切忌盲目钳夹,以免造成输尿管、神经的损伤或出血(或血管损伤)的扩大。如仍见小血管出血,可准确地将血管断端提起,钳夹,结扎。如血管断端未能显露,可用止血钳钳夹出血处之组织,8字缝扎。或用银夹钳夹止血或电凝。

2) 消毒绷带加压填塞:适用于盆底大面积广泛渗血,出血量较多,经纱布垫压迫未能奏效,又难以缝合止血时,应立即用凝胶海绵或止血纱布、止血胶、止血粉置于创面上,外层用消毒干绷带填塞压迫,多能收到良好效果。如仍无法控制出血,可同时结扎一侧或双侧髂内动脉。填塞之绷带于术后3~7天内分次拔出。

3) 大网膜覆盖缝合:适于静脉丛出血而周围无组织可以缝合时,根据出血面大小,剪取一块相当的带蒂网膜组织,覆盖在出血面之上,缝合止血。

4) 结扎髂内动脉:适于宫旁、骶前、阴道广泛性出血,经用纱布垫压迫或缝扎止血无效,可结扎双侧髂内动脉。其方法是于骨盆入口处,卵巢血管内侧,暴露输尿管与髂总动脉交叉处,游离周围组织,即可见到髂内、外动脉交叉,沿髂内动脉向下游离1cm,再用长弯血管钳或直角钳与血管平行分离两侧之结缔组织,贴动脉壁下方进一步分离,使之与静脉及周围组织分开,注意勿伤及壁薄的髂内静脉。用 7 号丝线双重结扎,不必剪断血管。为彻底止血亦可同时结扎卵巢血管。若用此法效果仍不佳,可再用消毒干绷带填塞压迫。

（2）大血管损伤的处理

1）一时性止血:指暂时性止血,为缝合或结扎血管作准备。常用的方法有:

A. 手指或海绵钳压迫止血。动脉须压迫近侧,静脉须在远心端加压。

B. 将纱布带套过血管一圈后提起,再用手捏紧或用血管钳紧靠血管夹住纱布带。

此法可用于腹主动脉下段或双侧髂总动脉阻断:具体方法是:在腹主动脉下段相应部位先剪开后腹膜 4～5cm,充分暴露腹主动脉前壁,用长弯血管钳分离动脉两侧结缔组织,轻轻分离腹主动脉后壁,以宽 1cm、长 20cm 的棉带,穿过动脉后方,然后将棉带两端套入一根长 7cm、直径 1cm 的橡皮管。拉紧棉带,使橡皮管下端压迫腹主动脉而截断血流,一般可阻断 20 分钟。这种方法易行,有效,止血迅速,有利于下一步盆腔受损伤血管的结扎、缝扎或缝合。亦可用同样方法将双侧髂总动脉上段予以阻断止血。

C. 用无损伤血管钳钳夹。一般先选用上述方法止血,找出血管破裂口,稍加分离后,用一对无创伤血管钳横行夹住血管两端,阻断血流,或用动脉侧壁钳或心耳钳夹住破口。

2）永久性缝合止血:经一时性止血后,使血管伤口紧靠,用无创伤缝针在离裂口 0.5～1mm 处进针,针距 0.5～1mm,行间断结节缝合。

如血管完全断裂,缺损少的可直接端端吻合。缺损较大者,可游离断端,一般动脉可拉长 2～3cm,再用无损伤缝线间断缝合,缺损再大无法端端吻合时,可取髂内动静脉一段替代缝合,伤口可用肌肉或大网膜覆盖。

3）永久性结扎或缝扎止血:髂内动、静脉或髂外静脉损伤,缝合有困难时,可缝扎或结扎止血。

（3）术后出血的处理:术后出血主要因创面广泛渗血,术中止血不彻底,或结扎血管线脱落,多在术后 24 小时内发生。一旦确定,需立即开腹止血,或经股动脉→髂内动脉（含或不含子宫动脉）注入栓塞剂。

2. 辅助措施

（1）探查血管破损口的过程中,要用吸引器及时将外渗的血液吸净,以使视野清晰,有助于快速而准确地发现破口。

（2）在血管缝合前先冲洗盆腔。用 0.1% 肝素生理盐水或 3.8% 枸橼酸钠液冲洗断端管腔,吸出血块,以防栓塞。术后用抗凝剂治疗,维持凝血时间在 15～25 分钟（试管法）。

（3）防治气栓形成。大静脉（如下腔静脉）损伤时,要注意防止静脉负压将空气吸入,造成气栓,引起循环衰竭,甚至死亡。这种情况在妇科手术中极少发生,但也应注意。方法是将病人上半身略抬高或将下腔静脉头侧端暂时阻断,以免吸气时空气进入下腔静脉。一旦发现空气进入,应请心血管外科会诊,由静脉插管至右心房,尽可能将心内空气或带气泡血液吸出。

（4）建立可靠的血管通道,及时补充血容量。根据出血量的大小及病人术前血红蛋白含量,决定是否输血。无论输血与否,都要及时补充适当成分的液体,并保证有效的输液途径。在紧急情况下,胶体或蛋白质的补充可使血容量回升更快,但这类药物比较昂贵,对心肺功能有不利影响,使除白蛋白以外的蛋白质水平下降,并降低其活性。高分子量的右旋糖酐可使血容量迅速回升,目前,临床上应用较多的是 Gelofusine(血定安),这种血浆替代液含 4% 琥珀明胶及其他成分,在紧急情况下,不失为一种有效的替代品,它在迅速增加血浆容量的同时,还有渗透性利尿作用,这种作用有助于维持休克病人的肾功能。

(5)注意失血性休克所致的全身与局部的并发症,如感染、代谢障碍、脏器功能损害等,及时监测、诊断和处理。

(6)止血药的应用:作为止血的辅助治疗方法之一,凝血酶针剂不失为一种有效的药物,这种局部止血药(注意:本品严禁注射),它具有促进纤维蛋白原转化为纤维蛋白、加速血液凝固的作用。使用方法是用生理盐水溶解成每毫升含 50 ~ 250U 的溶液或直接使用干燥粉末,喷雾或洒于创伤表面。另一种药物是立止血针剂,是从巴西蛇的毒液制备得到的一种凝血酶,它不同于凝血酶,既可用作预防出血,也可用于止血,因此,用于术前、术中及术后。该药主要用作静脉和肌内注射,也可局部使用。用于预防出血,常用方法是手术前 1 小时,肌内注射 1kU,或手术前 15 分钟,静脉注射 1kU。手术后每日肌内注射 1kU,连用 3 天。在用药期间,应注意观察病人的出、凝血时间。在紧急止血的情况下,立即静脉注射 1kU,同时肌内注射 1kU。上述两药临床应用较多,但缺乏对照使用资料,文献上也未见详细报道,因此,难以评价其确切疗效。

3. DIC 的治疗 急性 DIC 的病死率很高,合理而及时的治疗,可以挽救许多病人的生命。

(1)急性 DIC 治疗

1)消除触发因素,合理治疗基本病变,如水、电解质、酸碱平衡失调和休克、感染等。

2)中断凝血过程,包括使用小剂量肝素、抗血小板聚集药物及浓缩抗凝血酶 Ⅲ(AT-Ⅲ)等。

3)使用血液成分治疗,如浓缩红细胞、浓缩血小板、凝血酶原复合物、血浆及白蛋白等。

4)抑制残余的纤溶作用,如选用 6-氨基己酸、抗血纤溶芳酸等。

(2)肝素的应用:妇科肿瘤根治性手术中及手术后发生急性 DIC 渗血不止时,必须当机立断,积极采用抗凝治疗,以中止血管内凝血过程。肝素能抑制血浆中凝血酶的形成,阻止凝血酶原转变为凝血酶,因而,制止纤维蛋白原转变为纤维蛋白的过程凝血因子不再被消耗。临床经验表明,DIC 在使用肝素后,出血迅速停止,24 ~ 48 小时内即可看到显著的临床及血液检查方面的改善。

传统的用药方法是使病人肝素化。近年发现小剂量肝素即可获得良好的效果。一般成年人首次静脉注射 25 ~ 50mg(相当于 2500 ~ 5000U),以后每隔 8 ~ 12 小时皮下注射 25 ~ 50mg(末梢循环不良时,也可静脉注射)。肝素用后常可见到 AT-Ⅲ 的消耗停止,纤维蛋白溶解产物(FAD)降低,纤维蛋白原增加,其他实验参数也可在 2 ~ 3 小时后得到改善。

小剂量肝素治疗不会增加病人出血的机会。如治疗效果不理想时,可给予大剂量肝素治疗(即 24 小时内应用 200 ~ 300mg)。

应用肝素不要过量,一般在静脉注射肝素后 2 ~ 4 小时,测定凝血时间,将其控制在 25 分钟为宜。

(吴绪峰　谭文福　陈惠祯)

第三节　肠　梗　阻

一、肠梗阻分类

各种原因引起肠腔内容物流通障碍称为肠梗阻,其分类方法繁多,各种分类法对临床治疗均有一定的指导意义,不可偏废。

1. 按梗阻原因分类

（1）机械性肠梗阻:这类肠梗阻包括:

1）管腔堵塞,如虫团、粪石、结石、息肉、异物等所致。

2）肠壁病变,如肿瘤、血肿、套叠、炎症及先天性畸形等。

3）肠管受压,如粘连带压迫、粘连带牵扯成角、肠扭转、疝或腹腔内肿块压迫。

（2）动力性肠梗阻:由于神经抑制或毒素等作用,引起肠蠕动丧失或肠管痉挛造成的肠腔内容物流通障碍,如急性腹膜炎引起的肠麻痹。

（3）血运性肠梗阻:由于肠系膜血管栓塞或血栓形成,使肠管血运发生障碍而失去动力,尽管肠管无阻塞,而内容物照样受阻。

2. 按肠壁血运分类

（1）单纯性肠梗阻:只是肠内容物通过受阻而肠管无血运障碍。

（2）绞窄性肠梗阻:指梗阻伴有肠壁血运障碍者。

3. 按梗阻部位分类　有高位（空肠、空肠上段）和低位（回肠下段和结肠）两种。

4. 按梗阻程度分类　有完全性和不完全性梗阻。

5. 按梗阻发展过程的快慢分类　有急性和慢性肠梗阻两类。慢性和不完全性肠梗阻多为单纯性,而绞窄性肠梗阻多为急性和完全性。

必须注意,肠梗阻在不断变化的病理过程中,上述各种类型在一定条件下又可能相互转化。

二、临　床　表　现

各类肠梗阻的临床表现有腹痛、腹胀、呕吐和停止排便、排气及可能伴发的体液丢失、水电解质失衡、感染和毒血症等,体检可见肠型、肠蠕动及肠鸣音亢进等。

1. 腹痛　单纯性机械性肠梗阻的典型腹痛为阵发性绞痛,而单纯性麻痹性肠梗阻腹痛不显著。

2. 腹胀　高位梗阻无明显腹胀,低位梗阻多为腹胀。麻痹性肠梗阻腹胀为全腹性。

3. 呕吐　早期为反射性,呕出食物或胃液。高位梗阻呕吐频繁,吐出物为胃及十二指肠内容物。低位梗阻时,呕吐出现迟而少,吐出物可呈粪性。

4. 停止排便排气　梗阻之后,病人多不再排便排气。但梗阻初期,尤其是高位肠梗阻,由于梗阻以下肠内有残存的粪便或气体,亦可自行排出或灌肠后排出。

5. 体液丢失和水、电解质失衡　一旦发生肠梗阻,即可由于以下三方面的原因而伴发体液丢失和水、电解质失衡。

（1）禁食:使得水和无机盐的补充受到限制。

（2）肠腔内消化液吸收障碍：肠梗阻时，肠腔内压升高，消化液的吸收发生障碍，越接近梗阻处吸收功能越差。据观察，梗阻上段的回肠，其吸收功能仅及正常的1/10左右，大量的食糜及消化液潴留在肠腔内。同时，在肠道压力不断升高和肠壁静脉回流受阻时，组织液也会向肠腔内及腹腔内渗出，更加重体液的丢失。

（3）呕吐。

6. 感染和毒血症　正常情况下，小肠内仅有少量细菌，空肠上段基本上无菌，但肠梗阻时，由于肠内容物淤积和肠内环境改变，细菌会大量繁殖，空肠内菌数可达 $5×10^9/ml$，回肠可达 $6×10^9/ml$，细菌多为革兰阴性菌，但厌氧菌也会大量繁殖。由于梗阻肠壁黏膜的屏障机制受损，肠壁通透性增加，细菌产生的内毒素及外毒素可大量被吸收，导致全身性毒血症。

7. 腹部体征　应反复多次进行腹部检查，比较病情的发展变化，及时作出相应的治疗措施。一般而言，机械性肠梗阻腹部可见肠型及蠕动，麻痹性肠梗阻晚期可见全腹弥漫膨胀，如为绞窄性肠梗阻，可出现腹肌紧张及反跳痛等腹膜刺激症状。腹部听诊，机械性肠梗阻时，可闻及肠鸣音亢进，表现为气过水声或金属音响，麻痹性肠梗阻时，肠鸣音减弱或消失。

值得注意的是，肠梗阻病人腹部听诊应连续听 5 分钟。正常肠鸣音 3 次/分左右，无气过水声及金属音响，如 5 次/分以上，为肠鸣音亢进，3 次/分以下，为减弱，3 分钟听不到肠鸣音为消失。

三、诊断与鉴别诊断

根据上述症状和体征，再结合必要的实验室检查（如血常规、血气分析及电解质等）和腹部透视或 X 线平片，一般不难做出诊断。但是，在手术后近期发生的梗阻，诊断也会发生困难，须与下列情况相鉴别。

1. 手术后肠蠕动功能失调　因腹腔手术刺激，一般术后 1～2 天内肠蠕动减弱或消失，术后第 3 天开始逐渐恢复，初期为不规则蠕动，往往有阵痛，以后蠕动恢复正常，腹痛缓解，肛门排气。如果腹痛治疗持续加剧而不缓解，肛门仍迟迟不排气，即应怀疑粘连性肠梗阻的存在。如手术后已有肛门排气，以后又出现腹胀和腹部绞痛现象，则粘连性肠梗阻的可能性更大，应进一步进行检查治疗。

2. 手术后麻痹性肠梗阻　有时手术后肠蠕动一直不能恢复而发展为真正的麻痹性肠梗阻，常因腹腔内有感染或病人有低血钾或毒血症等原因所致。这种梗阻须仔细地与粘连性肠梗阻相鉴别（表 16-5），因这两种病变的治疗方法完全相反，肠麻痹一般以非手术治疗为主，手术非但无益，而且有害；而肠粘连在短期治疗无效时，则应采用手术治疗。

表 16-5　粘连性与麻痹性肠梗阻的鉴别

特征	粘连性	麻痹
发病情况	一般手术后突发或恢复后发生	持续性，全身病的局部表现或腹膜炎后发生
腹痛	阵发性绞痛明显	持续性胀满不适，无明显腹痛
呕吐、腹胀	呕吐明显，腹胀较轻或局限性	腹胀极明显，呕吐一般无或轻
听诊	肠鸣音亢进伴肠型	肠鸣音减弱或消失
腹部 X 线检查	可见扩张肠襻及阶梯状液平面，常可定出梗阻的位置	肠道弥漫胀气，少有液平

四、治　　疗

肠梗阻的治疗原则是矫正肠梗阻引起的全身生理紊乱和解除梗阻。具体治疗方法要根据肠梗阻的类型、部位、原因和病人的全身情况而定。

1. 基础疗法

(1) 纠正水、电解质紊乱和酸碱失衡:这是手术和非手术治疗极为重要的措施。输液所需容量和种类须根据呕吐情况,缺水体征,血液浓缩程度、尿量和比重,并结合血清钾、钠、氯和二氧化碳结合力监测而定。

(2) 胃肠减压:这是治疗肠梗阻的重要方法之一。通过胃肠减压可吸出胃肠道内的气体和液体,减轻腹胀,降低肠内压,减少肠腔内的细菌和毒素,改善肠壁血液循环,有利于改善局部病变和全身情况。

注意,在减压过程中,病人应停止进食和口服药物,若需从减压管给药时,注药后须将减压管夹住,暂停减压 1 小时。

(3) 抗生素应用:对于防治细菌感染,减少毒素的产生都有一定作用。一般单纯性肠梗阻可不应用,但单纯肠梗阻晚期,特别是绞窄性肠梗阻以及手术病人,应该使用抗生素。

(4) 解痉止痛等一般治疗:使用解痉剂能减轻肠痉挛性阵痛,也能避免肠痉挛性收缩造成的进一步损害,如肠内压增高、蠕动亢进、加重肠扭转或肠套叠等。一般使用乙酰胆碱能受体阻断剂,如阿托品、山莨菪碱类药物,可以达到解痉镇痛的目的,且使用安全,但切勿使用强效的镇痛剂如吗啡、哌替啶及氯丙嗪(冬眠灵)等。

2. 解除梗阻

(1) 非手术治疗:主要适用于单纯性粘连性肠梗阻,尤其是单纯性不全梗阻,也适用于麻痹性或痉挛性肠梗阻。治疗期间,必须严密观察,如症状、体征不见好转或反而加重,即应手术治疗。

(2) 手术治疗:对于非手术治疗无效的病人,要及时给予手术治疗。手术的原则和目的是在最短时间内,以最简单的方法解除梗阻,恢复肠道的通畅。具体手术方法要根据梗阻的病因、性质、部位及病人全身情况而定,必要时可请外科医师一同完成手术。

(谭文福　金　晶　陈惠祯)

第四节　膀胱功能障碍

一、原因及发生率

盆腔根治术后,膀胱功能障碍主要表现为残余尿增加,一般指术后 2 周残余尿仍超过 100ml 者,所以又称尿潴留。其原因已公认与骨盆内脏神经纤维的损伤有关。一般而言,支配膀胱的副交感神经是来自第 2、3、4 骶神经的骨盆神经,从骨盆底向前上方集于主韧带及子宫骶骨韧带内,与腹膜后下行的交感神经即腹下神经在直肠外侧上部,主韧带及子宫骶骨韧带在宫颈附着处的附近形成骨盆神经丛,向子宫、阴道、直肠及膀胱发出神经丛,膀胱神经丛在输尿管外侧经阴道旁组织进入膀胱。由于手术切断了支配膀胱的神经而发生神经性膀胱麻痹,即骶髓排尿反射中断,丧失尿意,膀胱过度充盈,逼尿肌过度伸长而加重了肌无力与收缩不全。尿道内外括约肌的意识调节中断,不能自然排尿。同时,手术时广泛剥离膀胱,使膀胱壁神经节受损,血液供应受影响,膀胱位置的改变等均是产生术后排尿困难的原因。

由于膀胱麻痹而致膀胱功能障碍,是盆腔根治术最常见的并发症之一。因不同作者的手术范围和判断标准不同,发生率也相差很大。据报道,盆腔根治术后,尿潴留发生率为2.6% ~ 44.91%(表16-6)。

表16-6 术后尿潴留发生率

作者	病例数	发生率(%)
Park		2.6
河南医学院附属第一医院	246	44.91
康映蕖	547	4.39
华钰	469	26.3
陈惠祯	126	7.5

二、预 防

(1)根据病变范围制定手术方案,不盲目扩大手术。要针对每个病人的病情选择一种合适而又不过分的手术,在可能的情况下保留一些宫旁组织,将会大大减少膀胱麻痹的发生率。对输尿管和膀胱的手术操作要用无损伤器械,动作轻柔。尽量避免广泛地解剖膀胱和输尿管。同时,子宫骶骨韧带不要切得太深,主韧带不宜切除太宽,以免影响其韧带内侧到膀胱的神经。

(2)改进手术方式。手术范围因人而异,不任意扩大手术范围是降低其发生率的一个方面。技术方面的改进,是降低并发症的另一方面,包括悬挂固定输尿管、腹膜包埋固定输尿管、保留子宫动脉的输尿管支、耻骨上膀胱造瘘及阴道重建即阴道延长等。这些方法已在本章第一节中叙述。

(3)采用活体组织染色法,分离保留盆腔内脏神经。将无色甲基蓝用注射器撒布于神经分布区域,30秒后用生理盐水纱布拭之,因细的神经纤维比肌肉、脂肪含氧多,故呈蓝色。在切断子宫骶骨韧带、主韧带时,推开着色的神经纤维(图16-11A ~ E),可使膀胱麻痹的发生率大为减少。

(4)保留的导尿管要固定好,避免来回摩擦而损伤尿道或形成水肿。

三、处 理

1. 保守性子宫切除术或筋膜外子宫切除术 术后常规留置导尿管4天,取管;Ⅱ类扩大子宫切除术留置导尿管2~3周;Ⅲ类扩大子宫切除术留置导尿管3~4周,继而定时开放

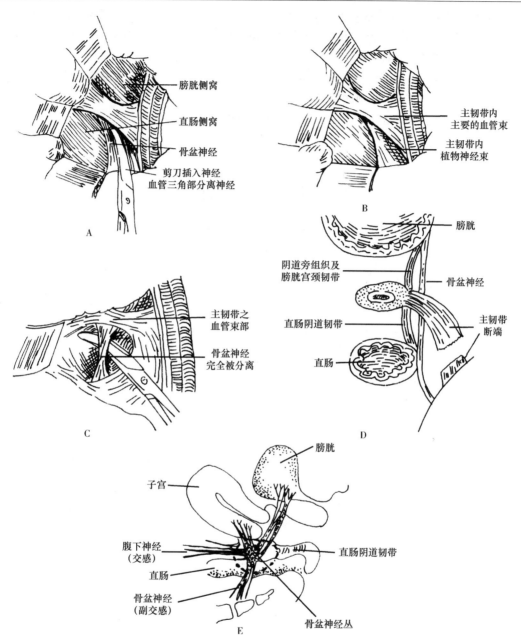

图 16-11　显露主韧带(A);分离骨盆神经(B);骨盆神经已被分离(C);切断主韧带含血管部分,
保留骨盆神经(D);盆腔的神经末梢部分(E)

3 天(每天 2 ~ 4 小时),再行取管。但必须测残余尿,有两种方法可选择:一是自解小便后立即导尿测量,二是自解小便后立即超声探查计算尿量。若测残余尿两次在 50ml 以内,表示膀胱功能恢复良好,不再留至尿管;若在 50 ~ 100ml,白天拔除尿管,夜间留置;若在 100ml 以上者,则昼夜留置尿管持续导尿,白天每 4 小时开放。耻骨上膀胱引流测定残余尿方法,见本章第一节。

2. 膀胱功能锻炼 术后第 5 天起大量饮水,每 3~4 小时排空一次。2 周后仍不能恢复功能者,每日 2~3 次给膀胱注入 3% 无菌硼酸液 200ml,然后排空(或导尿),每次可重复数遍,最后注入氨甲酰胆碱。

3. 辅以针刺三阴交、阴凌泉、关元、曲池、中极和超短波、热气浴疗法,大量给予维生素 B_1 等。

4. 隔日复查尿常规,控制尿路感染。

5. 有人主张用甲睾酮(甲基睾丸素)以帮助减少残余尿。

(吴绪峰　谭文福　陈惠祯)

第五节　性功能障碍

　　所有施以手术或放疗者均有不同程度的性功能障碍(表 16-7)。广泛性子宫切除术包括子宫、附件、主韧带、骶韧带及部分阴道组织。盆腔神经丛主要位于阔韧带底部子宫颈旁组织内,分布于子宫体、子宫颈及膀胱上部。盆腔神经丛有来自第 Ⅱ、Ⅲ、Ⅳ 骶神经的副交感纤维,向心传导的感觉神经纤维。广泛性子宫切除均可损伤上述神经纤维,影响膀胱功能及性功能,交感纤维及副交感神经损伤的程度与宫旁组织及阴道旁组织切除的多少及阴道的长短有关。盆腔神经丛损伤引起的术后膀胱功能障碍是暂时的,亦有永久性的。由于排便不畅及困难,可引起顽固泌尿系症状,如腰痛、尿频、尿急、尿痛,造成精神压力及身体不适,明显抑制性欲及性反应。盆腔神经丛自主神经及感觉神经损伤,子宫动脉、静脉结扎,使性唤起和性交时阴道充血,润滑功能减退,阴道感觉迟钝,阴道断端与膀胱三角、直肠形成粘连,引起性交痛。此外,术后阴道缩短、干涩对性功能亦有一定影响,但不是引起性功能障碍的主要原因。

　　阴道缩短在于预防,即严格按照子宫切除手术标准切除阴道 1/3~1/2。如估计难以避免术后阴道缩短,可行部分阴道重建,或将阴道顶端加以悬吊固定。术后矫治阴道缩短的办法有两种:一是扩张法,其最好是性交扩张。其二是阴道成形。雌激素霜有助于改善症状。双侧卵巢切除或绝经妇女应予以雌激素替代治疗以改善阴道组织张力和伸展性,以及性交时的润滑性。同时应对病人夫妇说明,性生活既不能促进肿瘤扩散也不促进肿瘤复发,子宫切除后可以过正常的性生活。因此,性教育和肿瘤治疗对性功能影响等医学咨询也是重要的。

表 16-7　妇科肿瘤手术及放疗后性功能障碍一览表

作者	年份	例数	病种	性功能障碍	治疗方式(%)		
					手术+放疗	放疗	手术
Kahanpaq (芬兰)	1951	129	宫颈癌 Ⅰ~Ⅱ期(治疗后 5~13 年随访)	性生活满意		43	19
				性生活中等满意		36	31
				性生活停止		21	50
Picha (奥地利)	1957	256	宫颈癌(156 例) 宫体癌(50 例) 卵巢癌(16 例) 阴道癌(28 例)	严重性交困难		23	34
				没有体力性交		3	7%

续表

作者	年份	例数	病种	性功能障碍	治疗方式（%）		
					手术+放疗	放疗	手术
Abitol （美国）	1974	75	宫颈癌Ⅰ～Ⅱ期	性交次数减少或停止	33	79	6
				性欲低下	7	43	6
				性交困难	13	39	3
				阴道萎缩	60	78	10
Tamburini （美国）	1985	78	宫颈癌	性功能障碍	46	33	5
				配偶间感性障碍	36	27	41
				工作能力障碍	53	20	41
Vasicka （美国）	1985	16	宫颈癌Ⅰ～Ⅱ期（随 访1～9年）	阴道损伤致性交困难		13	
				性交频率减少		44	
Marf （瑞士）	1980	67	宫颈癌Ⅱ～Ⅲ期（7～13 年随访）	性交次数减少		40	
				性交停止		34	
				解剖改变不适于性交		43	

（杜宏英　蔡红兵　周　静　陈惠祯）

第六节　淋巴囊肿

　　广泛子宫切除加盆腔淋巴切除术后症状性淋巴囊肿发生率为5%～30%,放疗和淋巴结转移者发生率升高。典型的盆腔淋巴囊肿多发生于手术后几天内,甚至发生于盆腔引流去除后数周内。盆腔淋巴囊肿可引起许多严重的并发症,如深部静脉栓塞、静脉阻塞、输尿管梗阻、下肢水肿、感染和疼痛。双侧性淋巴囊肿也可引起梗阻性肾衰竭。虽然体积较大淋巴囊肿经腹部或妇科检查即可确诊,但盆腔超声扫描则更为便捷而准确。肾功能检查是重要的,因输尿管梗阻的程度将作为泌尿系急症处理的指标。有时盆腔淋巴囊肿极易与复发癌相混淆。

　　手术因素特别是淋巴切除彻底性和盆腔后腹膜缝合技巧与淋巴囊肿形成有关,且后腹膜间隙的关闭与否尤为重要。

　　预防淋巴囊肿形成的措施有:①仔细结扎淋巴管,尤其是要结扎好腹股沟淋巴管残端和闭孔淋巴管残端,并予以彻底止血,腹膜后放置引流管4～5天。②膀胱反折腹膜与直肠前腹膜缝合以关闭后腹膜间隙,将乙状结肠系于左侧盆腔腹膜,而右侧盆壁腹膜则用乙状结肠右侧覆盖。如此腹膜化比放置盆腔引流能更有效的防止淋巴囊肿的形成,因淋巴液易于进入腹腔并被吸收。③不缝合后腹膜间隙,让其敞开,使淋巴结进入腹腔而被吸收,从而防止淋巴囊肿的形成。笔者不直接缝合盆腔两侧壁腹膜切缘,而离切缘2～3cm处各褥式缝合3～4针,覆盖髂血管及输尿管,不缝合膀胱反折腹膜与直肠反折腹膜,盆腔引流4～5天,可有效地避免淋巴囊肿的形成。

　　多数淋巴囊肿体积较小,无症状也无须治疗。体积较大且症状明显的淋巴囊肿可在超声波扫描或CT定位指导下置入猪尾巴导管引流,引流液应送实验室作常规细菌学检查,尤当怀疑囊肿感染时如此。一旦出现感染迹象及时应用抗生素。如经皮下引流失败可于囊腔内注入灭菌硬化剂(如无水酒精)以遏止囊肿的扩大,否则应行腹腔内引流,将乙状结肠、盲肠或大网膜填充入淋巴囊肿腔内。而淋巴囊肿并发深部静脉栓塞者应予抗凝治疗。

(邸 石 冯 忻 周 静)

第七节 感 染

感染是盆腔根治术后常见的并发症之一。据报道,子宫颈癌根治术后感染发生率为23.8%,曾接受过放疗的病人术后感染率可高达48.4%,这不仅影响病人术后恢复,还可引起生命危险。发生原因是术前有潜在感染或合并感染,或手术时不慎污染,或术后继发感染。应根据情况采用预防性或治疗性抗感染措施。预防性措施应选用广谱抗生素;治疗性抗感染,应及时选用致病菌敏感的抗生素,如有盆腔脓肿、淋巴囊肿宜及时引流。

一、泌尿道感染

泌尿道感染是盆腔根治术后最常见的并发症,如宫颈癌根治术后泌尿道感染率约为30%,细菌培养50%～80%有菌生长。因其发病率高,彻底治愈率低,部分可引起肾损害和败血症,甚至危及生命,所以,应予以高度重视。近来,随着手术方式及术后护理的改进,泌尿道感染率有所下降(20.8%)。国内蔡红兵等报道196例宫颈癌采用改良的PiverⅢ型子宫切除术,其泌尿道感染率为8.2%。

1. 病因

(1) 尿潴留:广泛性全子宫切除术不可避免地损伤盆腔内血运及副交感神经,造成不同程度的膀胱逼尿肌功能障碍;同时手术时广泛剥离膀胱,使膀胱壁神经节及血供受损,膀胱位置改变,均是尿潴留的原因。尿潴留易导致继发性泌尿道感染,有慢性感染者可急性发作。

(2) 反复导尿和留置尿管:据统计,妇科手术术前尿培养阳性率为3%～5%,均为无症状菌尿症;术后尿培养阳性率为46.4%,而留置尿管大于4天者,其尿培养阳性率高达94.4%,且15.5%有尿路感染症状。

(3) 损伤:手术时损伤输尿管或其血管、神经,致使输尿管张力降低,蠕动低下。且游离后的输尿管失去支撑,走向改变或下垂成锐角,均能导致输尿管积水而继发感染。

(4) 其他原因:术后长期卧床、年老体弱、营养障碍、全身性疾病或长期使用免疫抑制剂等,更容易引起泌尿系感染。此外,腹膜后感染、外阴污染、无菌操作不严格等因素,也与泌尿系感染有关。

引起泌尿系感染的致病菌多为革兰阴性(G^-)杆菌,占70%以上。其中又以大肠杆菌最常见,其次为变形杆菌、副大肠杆菌、产气杆菌、产碱杆菌和铜绿假单胞菌。葡萄球菌、链球菌等革兰阳性(G^+)球菌感染机会较少,而真菌感染更为少见,多在二重感染时出现。

2. 临床表现 泌尿系感染分为下尿路感染和上尿路感染,两者可互相蔓延,亦可同时存在。下尿路感染主要为膀胱炎、膀胱周围炎及尿道炎。上尿路感染主要为肾盂肾炎,严重者可能发展为肾积脓和肾周围脓肿。最多见的是膀胱炎和肾盂肾炎。

（1）急性膀胱炎：常合并尿道炎。主要表现为尿频、尿急、尿痛和脓尿，有时可有少量终末血尿。一般全身症状轻微，也少有白细胞计数增加。若有畏寒、发热则应考虑同时合并上尿路感染。急性膀胱炎病程短，及时治疗，数日内可逐渐好转。

（2）急性肾盂肾炎：起病较急，有畏寒、高热，体温可高达39℃以上，疲倦、头痛、恶心、呕吐等全身症状较多见，有尿频、尿急、尿痛等下尿路刺激症。腰痛为常见症状，重者可出现绞痛，并向侧腹部、会阴或大腿内侧放射。患侧肾区常有明显的压痛和叩击痛。严重的急性肾盂肾炎可并发 G^- 细菌败血症而危及生命。急性肾盂肾炎经适当治疗，症状可逐渐消失，但彻底治愈机会较少，多演变成慢性并反复急性发作。

3. 实验室检查　收集晨间第一次中段尿作细菌培养及药敏试验。收集前应清洁尿道口及会阴。尿含菌数大于 $1.0×10^5/ml$ 为阳性，小于 $1.0×10^4/ml$ 为污染，$1.0×10^4 ～1.0×10^5/ml$ 应重复检查。尿沉渣镜检有时可见到白细胞管型，这对诊断急性肾盂肾炎有重要意义。此外，尿液抗体包裹细菌试验（ACB 试验）可以区别肾盂肾炎与膀胱炎。尿沉渣涂片革兰染色也可找到细菌，且方法简便，可及早指导治疗。

4. 诊断　有下列表现之一，可诊断泌尿道感染：①尿离心后，镜检白细胞>5 ～8 个/高倍镜视野（HP）；②尿培养菌落数>1×10^5；③尿液细胞计数，白细胞>10 个/μL。

5. 治疗　急性期病人应卧床休息，多饮水以增加尿量，加强尿液的冲洗作用，促进细菌排出。同时应增强机体抗病能力，积极治疗原发病，消除病因。应根据尿培养及药敏结果选用适当的抗生素，在此之前可先用磺胺类药物。对严重感染的病例，应联合应用抗生素，可选用符合以下条件的药物：①对 G^- 杆菌有效的广谱抗生素；②副作用小；③尿中排泄的药物活性在有效浓度以上；④能长期使用。停药后 2 周应作尿培养，若为阴性则每个月复查 1次，追踪 1 年，若出现复发应再给予治疗。

6. 预防

（1）术前治疗尿道、阴道炎症及其他局部感染。

（2）置尿管时要严格无菌操作，动作轻柔，避免损伤尿道黏膜。密闭式导尿管留置，应每日更换接尿管和尿瓶。

（3）鼓励病人多饮水，保持尿管通畅及外阴清洁，每日擦洗外阴 2 次至拔除尿管。留置尿管期间可用 0.2% 呋喃西林溶液冲洗膀胱。

（4）出现尿潴留和排尿困难应积极治疗，直至膀胱功能恢复。

（5）较好掌握手术适应证及手术范围，尽量避免尿潴留的发生，在可能情况下缩短留置尿管的时间。

（6）术中子宫动脉尿管支保留和输尿管悬吊术，可有效改善输尿管的血供和蠕动功能，减少输尿管积水和感染的发生率。采用改良的 Piver Ⅲ型子宫切除术，保留子宫动脉输尿管支，保留了输尿管更多的血液供应，并维持其自然走向，保留部分宫骶韧带和主韧带。这样必将保留影响膀胱功能的自主神经的一部分，有利于膀胱功能的恢复，减少由于膀胱功能障碍导致的继发性泌尿道感染。

（7）耻骨上经皮膀胱穿刺造瘘术有利于膀胱功能恢复，且避免反复留置尿管，便于护理，从而减少了尿路感染的发生率。

（8）术后 1 年内定期检查尿路情况,包括尿常规及尿培养。

二、肺 部 感 染

术后肺部感染最常见的是肺不张、肺炎,少数可发展成肺脓肿和脓胸。术后肺炎成为仅次于泌尿系感染和切口感染的第三位并发症。现在,由于抗生素的普遍应用和全麻的减少,术后肺部感染亦明显减少。

1. 肺不张

（1）病因

1）阻塞性肺不张:术中呕吐物误吸,麻醉剂、镇静剂的大量应用抑制咳嗽反射,或术后病人因切口疼痛不敢咳嗽,致使分泌物堵塞气道,引起阻塞性肺不张。

2）非阻塞性肺不张:术后低血压、低血容量等原因可使肺泡 II 型细胞产生的表面活性物质减少,或因呼吸表浅而致肺膨胀不足,从而发生肺泡萎陷引起肺不张。老年人、长期吸烟者、肥胖、胸廓畸形及既往有慢性呼吸道疾病病人,术后更易发生肺不张。

（2）临床表现:肺不张多发生于术后 48 小时内,少数在第 2～5 天发生。表现为咳嗽、呼吸浅快、心率增加、体温突然升高。术后 2 天内发生高热病人,90% 以上归因于肺不张。严重时可出现呼吸困难、发绀。肺部叩诊在早期可无明显改变,后期患侧出现浊音。大片肺不张时,可出现气管、心脏及纵隔向患侧移位。听诊呼吸音减弱或为管状呼吸音,合并感染时可有啰音。白细胞和中性粒细胞计数均增高,血气分析示氧分压降低,X 线早期无明显改变,后期可出现肺实变区和纵隔移位。

（3）治疗:肺不张持续 3 天以上者,必将发生感染而形成肺炎,甚至肺脓肿,须及早处理。治疗原则是设法解除气道梗阻,使肺复张,同时预防感染。

1）稀释痰液:用雾化吸入或口服祛痰药物使分泌物稀释,易于咳出。若此法不能奏效,可用纤维支气管镜在直视下吸痰。

2）协助排痰:应用止痛药物缓解疼痛,用双手按住切口两侧,让病人深呼吸,再用力咳嗽,同时拍击病人胸部,使痰咳出。

3）辅助呼吸:若梗阻解除后病情仍无缓解,可用呼气末正压(PEEP)使肺泡复张,并可减少动静脉分流。

4）预防感染:蔡红兵等对痰多黏稠不易咳出者可给庆大霉素 8 万 U,糜蛋白酶 5mg 加入生理盐水 20ml 中雾化吸入,每日 2 次。有明显感染者应给予祛痰止咳剂和有效的抗生素治疗。

（4）预防:术前让病人做深呼吸和咳嗽练习。术中应保持呼吸道通畅,尽量不使病人呕吐。全麻病人应及时吸出呼吸道分泌物,防止呕吐物误吸。术后加强护理,随时将口腔内分泌物吸出,鼓励病人翻身并作深呼吸和有效咳嗽。有痰时应鼓励并协助病人及时咳出。尽早下床活动。

2. 肺炎

（1）病因

1）术前已存在呼吸道的急、慢性感染或其他部位感染,术后因机体抵抗力下降,感染继续发展或感染灶内细菌经血循环进入肺部而形成肺炎。

2）术中口腔内分泌物或呕吐胃内容物被误吸入气管内而引起感染。

3）术后因多种原因形成肺不张,继发感染引起肺炎(临床最多见)。

此外,诸如老年、肥胖、吸烟、慢性阻塞性肺病、应用类固醇激素或抗癌药物、手术时间过长者更易发生术后肺炎。

术后肺炎的致病菌最常见的是 G^- 杆菌（依次为大肠杆菌、克雷伯杆菌和铜绿假单胞菌等）,其次是 G^+ 球菌(依次为金黄色葡萄球菌、肺炎球菌等)。

（2）临床表现:术后肺炎多为支气管肺炎,表现为高热、脉搏加快、咳嗽、呼吸浅快,严重时可有发绀或呼吸困难。呼吸道分泌物增多、黏稠并逐渐转为脓性。胸部检查可叩出浊音区,并可闻及肺呼吸音减低或有水泡音。白细胞总数及中性分类均增高。X 线和痰液细菌检查对明确诊断有重要意义。

（3）治疗:目前, G^- 杆菌肺炎死亡率高达 50% , G^+ 球菌肺炎死亡率只有 5% ;因此,治疗中应尽快明确致病菌及其敏感的抗生素。一般首先使用广谱抗生素,主要针对 G^- 杆菌,因其常见且危害较大,待明确致病菌后再根据其药敏结果调整用药。同时要协助病人排痰,方法同肺不张。

（4）预防:与肺不张相同。此外,病人术前应戒烟,要注意口腔卫生。若呼吸道或其他部位存在感染,应积极治疗,待痊愈后再施行手术。术前预防性使用抗生素,同时加强营养,改善全身状况,增加机体抵抗力。

三、切口感染

Sotto 报道,宫颈癌根治术后切口感染率为 5.5% ,国内张志毅等的报道为 2.2% 。随着无菌技术的发展及预防性抗生素的使用,切口感染率已显著下降。

1. 病因

（1）手术野的污染:因术前消毒灭菌不彻底,亦可来自病人自身肠管内容物或阴道分泌物的污染。

（2）切口局部情况:如组织坏死、异物、血肿、死腔、血供差等。

（3）病人全身因素:如高龄、营养不良、贫血、低蛋白血症、全身性疾病,免疫缺陷、长期应用激素等。

（4）细菌的种类、数量、毒力、耐药性等。

2. 临床表现　术后 3～4 天,切口疼痛不减轻甚至加重,或一度减轻又加重,伴体温升高,脉搏加快,白细胞计数及中性分类升高。检查切口有红、肿、热、痛及硬结,或有炎性分泌物渗出。深层组织感染时,皮肤可无明显红肿,但压痛显著,若已形成脓肿,则有波动感。

3. 治疗

（1）切口局部处理:发现切口有早期感染迹象,可采用药物湿敷或红外线照射等局部物理治疗。若渗液较多或已发展为脓肿,须及时拆除缝线,彻底引流,并去除坏死组织或异物,待创面清洁、肉芽组织健康后再行二期缝合。

（2）抗生素的应用：根据细菌培养及药敏结果选择合适抗生素。在病原菌尚未明了之前，可采用针对需氧菌和厌氧菌有效的联合用药。

（3）全身性治疗：纠正病人低蛋白血症、贫血等影响因素，加强营养，有效控制糖尿病、慢性肾衰竭等原发疾病。

4. 预防　手术时须严格遵守无菌技术，操作轻柔，尽量减少组织损伤。选择适宜的结扎线及缝线，减少伤口内结扎线头，严格止血。缝合时既不过紧造成组织坏死，又不留死腔。手术前后注意提高病人抵抗力，消除病因，积极治疗全身性疾病及上呼吸道疾病。若术后发生咳嗽，可用雾化吸入，尽量避免因咳嗽时腹压过大而使切口裂开。估计术后感染机会较大的切口应安放引流。污染严重的切口，可施行延期缝合。一般认为术前就应使用预防性抗生素。最佳时间为术前 1~2 小时。术后是否需继续使用及使用多长时间应根据具体情况而定。有研究发现，术前 30 分钟开始，每隔 6~8 小时静脉给予抗生素一次，共 3 次，与术前、术后一直使用抗生素相比，其预防术后感染的效果是等同的。多数意见认为术后使用抗生素时间不宜过长。大样本研究，如 Cruse 和 Foord 所进行的研究，都证实术前用六氯酚消毒液洗手，以及弃用铬制肠线缝合皮下组织都可降低切口感染的发生率。他们及其他一些研究者发现术前当晚用剪刀备皮较用剃刀备皮可减少切口感染率。

四、盆腔感染

1. 病因　盆腔根治术时间长，创面广，术后常因创面渗血、渗液和淋巴液汇集形成血肿或淋巴囊肿。据报道，宫颈癌根治术后淋巴囊肿发生率为 12.6%~24.2%。若术前阴道、肠道准备不佳，术中手术野受污染，就有可能引起盆腔感染，甚至盆腔脓肿。

2. 临床表现　盆腔感染多表现为盆腔蜂窝织炎或阴道残端炎，多为术后 2~7 天出现发热，下腹疼痛，阴道残端可触及硬结，白细胞总数及中性分类升高。若已形成脓肿，妇检或直肠指诊可触及盆腔包块或波动感，压痛明显，有时会出现阴道流脓和直肠、膀胱刺激症状。B 超和诊断性穿刺可帮助诊断。

3. 治疗　在盆腔感染早期脓肿尚未形成时，应积极使用抗生素。盆腔蜂窝织炎通常对单一广谱抗生素治疗有效，但若感染较严重或对单一抗生素效果不佳，则应给予对 G^- 杆菌、链球菌、厌氧菌等均有效的抗生素。若脓肿已形成，经阴道残端引流是有效辅助措施。如果对抗生素反应不佳或多次穿刺引流后病情仍不能控制，则必须考虑手术开腹引流。

4. 预防

（1）术前应做好充分阴道准备，必要时还应进行肠道准备，尽量减少术中盆腔的污染。

（2）术中严格遵守无菌操作，充分止血，尽量缩短暴露盆腔时间。有报道，腹膜外盆腔淋巴结清扫+腹膜内广泛子宫切除较腹膜内盆腔淋巴结清扫+广泛子宫切除手术总时间明显缩短，尤其是腹腔暴露时间短，因此，感染率低。撕剥式盆腔淋巴结清扫术也可缩短手术时间、减少出血及术后并发症。

（3）手术清除髂外和闭孔区淋巴结时，须一一结扎腹股沟上部髂外区和闭孔区上下缘的脂肪淋巴组织，防止淋巴囊肿的形成。

（4）术后腹膜外负压引流可较好地保持无菌状态,使引流通畅,并可维持较长时间,减少盆腔淋巴囊肿或血肿形成,从而减少了手术区和阴道残端的感染机会。但也有学者认为,只要术前准备充分,术中操作规范,术后置放引流与否在淋巴囊肿及盆腔感染发生率上并无差别,置放引流反而可引起病人不适及其他并发症,因此,提倡术后减少或不作引流。此观点可供参考。

（5）术后鼓励病人尽早下床活动。

（熊　艳　刘龙阳　胡　鹃）

参 考 文 献

蔡红兵,陈惠祯,张帆,等.2010. 改良 Piver Ⅲ型子宫切除术的临床报告. 中华妇产科杂志,7(45),511~514.

陈惠祯,周云峰.1995. 现代妇科肿瘤学新进展. 武汉:湖北科学技术出版社,22~22.

陈惠祯,周云峰.1995. 现代妇科肿瘤学新进展. 武汉:湖北科学技术出版社,22~25.

陈惠祯.1990. 实用妇科肿瘤. 成都:成都出版社,191~208.

陈惠祯.1990. 实用妇科肿瘤手术学. 成都:成都出版社,209~211.

段慧灵.1988. 外科感染. 上海:上海科学技术出版社,268~270.

高永良,石一复,1985. 妇科恶性肿瘤. 杭州:浙江科学技术出版社,21~30.

高永良.1991. 撕剥式盆腔淋巴结清扫术. 中华妇产科杂志,26(5):284.

黎介寿.1993. 围手术期处理学. 北京:人民军医出版社,255~265.

李诚信,舒爱勇,邓克华.1992. 宫颈癌142例分析;子宫动脉尿管支保存法. 实用癌症杂志,127:95.

林美华.1993. 子宫颈浸润癌两种根治手术式的探讨. 同济医科大学学报,22(4):267.

骆毅,于兰馥,骆曼林.1987. 女性泌尿科学. 北京:人民卫生出版社,198~199.

钱礼.1993. 现代普通外科. 杭州:浙江科学技术出版社,182~196.

苏应宽,王世闿,吴葆桢.1987. 关于妇科手术并发症及其处理的问题. 中华妇产科杂志.22(3):129.

谭道彩.1989. 子宫颈癌的手术治疗. 实用肿瘤杂志,(2):71.

汤春生,李继俊.1999. 妇科肿瘤手术学. 沈阳:辽宁教育出版社,350~351,407~425.

王长丽,张士伟.1988. 盆腔困难手术副损伤的发生及防治. 实用妇科与产科杂志,4(3):115.

王锡麟.1994. 现代应用外科. 上海:上海远东出版社,140~145.

张家华,黄平.1994. 现代临床实验诊断手册,北京;人民军医出版社,267~271.

张志毅,周美惠,范建云.1987. 20年来手术治疗子宫颈癌的经验. 中华妇产科杂志,22(1):9.

赵亚南,崔英.2004. 恶性肿瘤手术//傅才英,吴佩煜,温霞云. 妇产科手术学. 第2版,北京:人民军医出版社,277.

Abraget FS,Breitbarg RC,Oliveira AT. 1997. Complications of surgical treatment of cervical carcinoma. Braz J Med Bio Res,30(1):29.

Alvarez RD. 1989. 妇科手术胃肠道并发症. 实用妇产科杂志,5(2):99.

Barton DP,Cavanagh D,Roberts WS. 1992. Radical hysterectomy for treatment of cervical cancer;a prospective study of two methods of closed-suction drainage. Am J obstet Gymecol. 166(2):533.

Cruse PJE,Foord R. 1973. A five year prospective study of 23,649 Surgical wounds. Arch Surd,107:206.

Cruse PJE,Foord R. 1980. The epidemiology of wound infection:A 10 year prospective study of 62,939 wounds. Surg Clin North Am,60:27.

Green TH. 1966. Ureteral suspension for prevention of ureteral complications following radical Wertheim hysterectomy. Obstet Gynecol,28:1.

Gtaham JB. 1962. Carcinoma of the Cervix. NewYork:W. B. Saunders Company, 401~414.

Gusberg SB, Shingleton HM, Deppe Gunter. 1988. Female Genital Cancer. New York:Churchill Livingstone,508~512.

Maleemonkol S,Chareoniam V,Isariyodom P. 1998. Comparison of short versus long duration of ampicillin and gentamicin for radical hysterectomy. J Med Assoc Thai, 81(8):602.

Patsner B. 1995. Closed-suction drainage versus no drainage following radical abdominal hysterectomy with pelvic lymphadenectomy for stage Ⅰ B cervical cancer. Gynecol Oncol,57(2):232.

Petty WM,Lowy RO, Oyama AA. 1986. Total abdominal hysterectomy after radiation therapy for cervical cancer: Use of omental graft for fistula prevention. Am J Obstet Gynecol, 154:1~222.

Powell J L,Burrell MO. 1984. Pelvic lymphadenectomy. South Med J,77 (5):596.

Qrr JW,Hollouay RW. 1991. Surgical aspects of cervical cancer. Surg Clm Norch Am,71(5):1067.

Rippe JM,Irwin RS. 1985. Shock//Rippe J M ed. Intensive Care Medicine. Boston/Toronto: Little, Brown and Company, 217~226.

Sevin BU,Ramos R, Gerhardt RT. 1991. Comparative efficacy of short-term versus long-term cefoxitin prophylaxis against postoperative infection after radical hysterectomy;a prospective study. Obstet Gynecol,77 (5):729.

Tones LA. 1991. Radical hysterectomy for cervix cancer;experience with 217 patients. Gynecol Obstet Mex,59 (1):8.

Uyltenbroeck F. 1980. Gynecologic Surgery. Treatment Of Complications and Prevention of In-juries. NewYork:Massion Publishers, 121~122.

William JH,Carlos A P ,Robertcy,et al. 2005. Principles and practice of gynecologic oncology. New York:Cippincott Williams & WilRins,1201~1210.

第十七章　妇科肿瘤内镜手术

第一节　概　　述

腹腔镜手术作为外科手术的一部分,早已成为一般医生的常规训练项目,最常应用的腹腔镜,过去一般作为诊断目的和确定不孕症之用,腹腔镜手术仅限于小的操作,如输卵管结扎绝育术。20世纪80年代中期,电视腹腔镜的出现,使腹腔镜操作者与助手配合难的问题得以解决。与腹腔镜配套的高分辨率微型摄像技术,使腹腔镜由原来只能单个医生操作发展到可以多位医生配合操作,从而扩大了应用范围。仪器设备的革新,尤其是纤维光导技术的改进是促进腹腔镜发展的一个重要因素。

内镜技术开展的新的复杂微创手术已成为妇科肿瘤治疗的最基本手段。随着腹腔镜设备的进步,如超声刀、血管闭合器、缝合工具、吻合器等,腹腔镜已从最初的诊断工具发展到肿瘤医生可以应用它实施复杂的手术操作。在妇科肿瘤治疗上,腹腔镜已从腹腔镜辅助的阴式子宫切除术,发展到能实施更多、更复杂的手术,如全子宫切除术和根治性子宫切除术、盆腔及主动脉淋巴结切除术、网膜切除术,以及用于明显早期卵巢癌、输卵管癌、原发性腹膜癌病人的诊断、分期、检查等。

Daniel Dargent 最早实施了根治性阴式子宫切除术及腹腔镜下盆腔淋巴结切除术。从那以后,许多医生也相继介绍了各自的治疗经验。腹腔镜辅助的根治性阴式子宫切除术与经腹的根治性子宫切除术比较研究显示,两种方法治疗早期宫颈癌的效果和复发率相似。微创手术的优点是术中出血少、住院时间短,平均少4天。

广泛的淋巴结切除是手术治疗妇科恶性肿瘤的关键。Daniel Dargent 在1989年首次报道了腹腔镜淋巴结切除术。其后许多中心报道了各自的广泛淋巴结切除的经验。Scribner等报道了100例子宫内膜癌和卵巢癌病人经腹腔镜行盆腔和主动脉旁淋巴结切除术,获得主动脉旁淋巴结的平均数为18枚,盆腔淋巴结7枚。并发症包括膀胱损伤1例、输尿管损伤1例、肺栓塞2例、伤口感染6例,1例因髂内静脉损伤死亡,另1例死于围手术期肺栓塞。中转开腹手术的主要原因是:肥胖(占中转手术30%)、既往的手术粘连(占中转手术17%)及腹腔内疾病。许多中心报道腹腔镜下行盆腔及主动脉淋巴结切除术是安全可行的。

有人对行微创手术的病人进行生活质量评估,与开腹手术相比,腹腔镜子宫切除、输卵管切除、盆腔及主动脉淋巴结切除病人有较好的总体生活质量、身体功能及外形美观,能较早恢复正常生活。术后6个月时两组病人生活质量无差别,但腹腔镜组病人体形较好。

妇科肿瘤手术技术随着腹腔镜技术的进步而发展。腹腔镜在早期妇科恶性肿瘤治疗中的价值是毋庸置疑的。腹腔镜手术技术实用、安全而有效。与传统手术相比,腹腔镜手术可提供相同的分期手术,但恢复快、住院时间短,符合医生及病人的要求。越来越多的妇科肿瘤医生更青睐行微创手术,同时病人对微创手术的要求也在逐步增加。

(温泽清　钟亚娟　汤春生)

第二节　特殊设备

腹腔镜手术更多的是依靠手术器械。因而,手术医生对器械的要求较传统的手术所具备的功能更齐全。在开腹手术的病例,可用 Mayo 剪刀代替 Metzenbaum 剪刀,而腹腔镜手术则缺少一件器械都会使手术不能进行,如缺少光导纤维、电视摄像和电凝接头等。因此,保证所用的器械设备处于良好的工作状态,保证得到训练有素的护士及有关人员的支持,是腹腔镜医生的责任。能够在腹腔镜下完成一例手术,而不是中途改成开腹手术,则离不开所需要的器械设备及与之打交道的所有人员的支持。腹腔镜手术最起码的设备包括能够连接到目镜上的微型摄像机、高亮度光源和一台高分辨率的电视监视器。盆腔手术最好将一台监视器放在操作台下边,如果是复杂的盆腔手术,则最好用两台监视器,一台手术者使用,一台助手使用。如果施行大范围的手术,如全腹腔的手术,则必须用两台监视器。CO_2 应通过一高流速的自动调节装置充入;吸引和灌注装置具有多种功能以协助完成手术。灌洗液可以是生理盐水,或 Ringer 液、每升液体加入 5000U 肝素以防积存在直肠凹内的血液凝固。

手术医生根据习惯选择各种不同的电凝系统,我们一直选用标准单级电切装备(elecfro surgical unit,ESU)可以连接到剪刀或抓取器械上,设备 25 ~ 30W 电凝,并以脚踏开关灵活控制。其他作者曾使用双极电灼、激光或氩气电凝器,各有其优缺点,而 ESU 的优点是便于止血、医生使用顺手。

对于妇科癌肿方面的手术、虽然有的医生喜欢用 30° 的腹腔镜,但我们一般使用 0° 的镜子,经套管(trocar)将镜子插入腹腔。套管(trocar)分两种,一种是可自由使用的(disposable trocar),另一种是可重新使用的(reusable trocar),前者可保持器械锐利。由于穿刺需在直视下进入腹腔的一个没有粘连的区域,因而 reusable trocar 可能适合大多数情况。大多数器械尤其是以前设计的腹腔镜器械,均应用 reusable trocar。剪刀则不同,我们建议用 disposable 剪刀以确保其锐利。根据需要可用 U 形钉钳(钛夹钳)、U 形钉(钛钉)和缝线;如果需要举宫器(uterine manipulator)也可配备。如果事先准备作阴道部分的手术,则手术者必须准备好合适的器械,使用频率最高的一套特殊器械如标本袋和大的 trocar 常是必不可少的。

(温泽清　钟亚娟　汤春生)

第三节　术前准备、评估及病人体位

一、术前准备

腹腔镜手术的术前准备与开腹手术的术前准备差不多,包括手术野备皮/肠道准备、预防性抗生素的应用、深部静脉血栓(DVT)的预防,我们通常为下肢阻滞加术前低剂量肝素联合应用。几乎所有病人都采取全身麻醉,因为全身麻醉有利于肺的换气和摆放头低臀高位,也利于观察盆腔。

二、术前评估

1. 既往史　病人的既往腹部手术史以及体重等因素很重要,对既往有腹部手术史的病人可以尝试腹腔镜手术,但如果粘连过于致密或暴露有困难,则需要中转开腹手术。对于有盆腹腔结核的病人也应注意,防止第一穿刺时损伤肠管。

2. 肥胖　肥胖并不是腹腔镜手术的禁忌证,许多文献报道在肥胖人中成功实施了腹腔镜手术。腹腔镜手术一个明显的优点是术后伤口感染率低,而这常常是肥胖病人开腹手术的主要并发症。肥胖病人行腹腔镜手术的难点是腹腔的穿刺以及盆腹腔视野的暴露。肥胖更是行盆腔或腹主动脉旁淋巴结切除等其他腹腔镜操作的障碍。由于病人肥胖致使暴露受限,可以中转开腹手术。

虽然腹腔镜下子宫切除术对体重没有严格限制,但体重指数过高会增加手术并发症及中转开腹的概率。肥胖病人发生麻醉并发症的风险高,另外由于腹腔镜下子宫切除术需要病人长时间头低脚高膀胱截石体位,会导致通气困难。与肥胖病人讨论手术方式时,重点要强调如果麻醉师认为继续进行腹腔镜手术是不安全的,应中转开腹完成手术。因此,虽然肥胖不是腹腔镜术式的绝对禁忌证,但是基于术中病人的生命体征及呼吸状态,它也可能成为中转开腹的决定因素。

3. 妇科肿瘤手术要求必须完整地取出子宫,不能用粉碎器,因此子宫的大小也是一个重要的影响因素。妇科腹腔镜手术禁忌证中没有子宫大小的确切标准。但是,对于 CT 扫描中宫底或子宫下段宽度超过 8cm 者不建议采用微创手术,因为这样大小的子宫可能会妨碍宫旁的切除,而且必须切碎子宫后才能经阴道取出。

4. 腹腔镜手术存在明确的学习曲线。选择手术方式时,必须考虑到手术医生的手术技能以及熟练程度,这是决定是否行腹腔镜手术的另外一个因素。

三、手术体位

诱导麻醉后,病人卧于手术台,绝大多数与妇科有关的操作需采取膀胱截石位,腿置于Allen 腿架,这种新型的腿架可以升降,使腿和脚不容易污染手术野,两腿当中的空间暴露充分,既可使腹腔镜操作方便,又不影响阴道的暴露。如果手术不是针对盆腔(如肠切除手术),则应采取平卧位,两臂平放于身体两侧。麻醉师须在固定好位置之前建立一条静脉通道,在特殊需要的时候也可在病人的颈部开辟一条静脉通道。

(温泽清　汤春生　钟亚娟)

第四节　腹内探查

此时手术者可向麻醉师提出将病人摆在一个合适腹腔镜观察的位置,如果施行盆腔手术,则采取头低臀高位(Trendelenburg position)暴露最好;如果行上腹手术,则应采取倒

Trendelenburg位,尤其是观察横膈时,倒Trendelenburg位会提供宽阔的视野。

在腹腔镜探查过程中,探棒和抽吸式冲洗器是手术者最顺手的两件工具,腹腔镜探查过程和开腹探查术中的探查过程差不多,尽管腹腔镜医生缺乏用手探查时的触觉,但操作者仍可用腹腔器械"感觉"出组织之间的不同。要维护好进腹腔的常规通道,保障每一部分的腹腔镜操作,以便彻底地进行探查。首先观察的部位是腹腔镜插入的周围,检查一下有无损伤,建立气腹后则接着观察盆腔,这时可将子宫举起以便观察子宫直肠凹、子宫骶韧带和子宫后壁。探查完双侧卵巢和输卵管后,放下子宫,探查子宫的前壁和膀胱子宫反折腹膜,然后,将腹腔镜呈弧形缓慢移动,从右侧盆壁开始向上依次探查,即阑尾和盲肠、升结肠、右髂窝、左肝叶、胆囊、右半膈。将腹腔镜转过腹中线继续观察肝、膈、胃和脾。然后转向盆腔、左髂窝、降结肠、乙状结肠和左侧盆壁。用吸管将腹腔内液体或腹腔冲洗液吸出保存,以便行细胞学检查。探查完毕后,便可施行要做的手术。若遇到大网膜或小肠与前壁粘连,则将摄像机和操作的器械置于腹腔内无粘连的部位,手术者与助手配合从粘连最轻处开始分离,直到辅助trocar可以进入为止。

(温泽清　汤春生　申复进)

第五节　腹腔镜全子宫切除术

一、适　应　证

子宫肌瘤、子宫腺肌瘤、严重月经过多以及子宫内膜原位癌及癌前病变,还有子宫脱垂、早期子宫颈癌等。对于无子宫颈病变者可以选择子宫次全切除术,而有明显子宫颈病变但未达到不典型增生Ⅱ级者可以选择筋膜内全子宫切除术。

二、禁　忌　证

巨大子宫肌瘤以及其他不宜采用腹腔镜手术的疾病,包括严重腹腔粘连和可疑的子宫体或子宫颈癌。

三、手　术　范　围

腹腔镜全子宫切除术(TLH)是指没有阴道操作,完全在腹腔镜下处理腹腔内全部韧带和血管,包括子宫血管,子宫体可以经阴道取出,但阴道残端要在腹腔镜下缝合。因此,TLH意味着在腹腔镜下完成全部手术过程。

四、手术方法与技巧

1. 确定穿刺孔位置　手术开始前应确定病人的解剖学标志。脐孔在L_3和L_4水平,主动脉分叉在L_4和L_5之间,确定脐孔与髂嵴之间的关系。大多数妇科癌症的腹腔镜手术通常需要四个操作孔(图 17-1)。第一个 10~12mm 操作孔取脐孔,多用于置入摄像头。另外一个是 10~12mm 的耻骨上操作孔以及两个 5mm 的侧孔, 用于置入手术器械进行操作。穿刺时病人应该取 水平仰卧位而非头低脚高位。

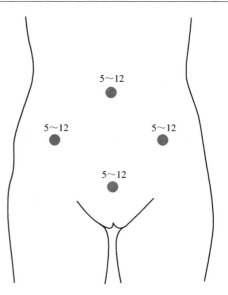

2. 第一穿刺　多经脐孔行第一穿刺。穿刺脐孔 进入腹腔有多种方法,包括开放式、直接套管针穿刺 以及经脐插入气腹针。其他建立气腹的方法还有经 子宫插入气腹针或者左上腹插入气腹针。进入腹腔、 建立气腹进而置入套管是腹腔镜手术的关键步骤。

为减少血管损伤,可以采取开放式方法置入脐 部操作套管。首先选择脐孔下缘做切口。用 10 号 刀片在脐下缘做 1~2cm 纵向切口。用"S"形小拉 钩暴露,向深面切至筋膜,钳夹上提筋膜,用手术刀 或剪刀切开筋膜。注意切开时要持续上提筋膜,以

图 17-1　腹部各穿刺孔的位置

免伤及肠管。确认进入筋膜后切开腹膜。筋膜边缘用 2 根 7 号线缝合标记,将 10mm 或 12mm 配有钝鞘芯的套管置入腹腔后,缝合筋膜固定套管。

如果切开腹膜困难,可以在切开筋膜后用两把巾钳提起切缘两侧的组织,使腹部与腹 腔内组织间产生空隙,以气腹针穿刺进入腹腔,首先由于筋膜已经切开,气腹针进入容易, 并且有明显的突破感和进入腹腔后针头部的自由活动感。此时可以用不带针头空针接到 气腹针上,首先回抽看有无血液、肠液等异常液体抽出,确认无误后取出针芯,装入少量的 生理盐水,可以见到盐水会自动进入腹腔,这是由于腹腔内压力负压吸入的,此试验能再次 确认气腹针在腹腔内。对于有经验的医师,气腹针穿刺后不必试验就可直接充气。

3. 建立气腹　第一穿刺成功后,连接气腹机,将 CO_2 气体注入腹腔,压力维持在 12~ 15mmHg 间,手术过程中不能超过这个压力。经脐孔套管置入腹腔镜,探查腹部及盆腔情 况,评估疾病情况以及粘连程度。此时的评估对后续的腹腔镜手术很重要。

4. 手术探查　腹腔镜探查一般按以下顺序:前腹壁腹膜—膀胱—子宫前壁—圆韧带— (举起子宫)左侧腹壁—乙状结肠—左输卵管、卵巢—阔韧带后—子宫后方—后穹隆—子宫 骶骨韧带—直肠—对侧子宫骶骨韧带、阔韧带、附件、右侧腹壁—阑尾—肝脏—右膈下—胆 囊—胃—左肝叶—左膈下—左侧腹壁—肠管。

5. 操作孔的建立　决定继续进行腹腔镜手术后,置入右下腹及左下腹的操作套管。腹 镜下可以看到腹壁下血管位于腹壁脐外侧皱褶处。在髂嵴内下方 2 指宽处避开血管行 5mm 皮肤切开,在腔镜直视下置入 5mm 套管(左右两侧操作相同)。在耻骨联合上 2~3cm 中线处再做一个 1cm 切口,置入 10~12mm 套管用来操作。腔镜下直视确定膀胱位置,有助 于指导切口的位置以及中线操作孔插入的方向。

6. 切断圆韧带(图 17-2)　第一步是结扎侧方的圆韧带,可以使用的器械包括血管闭合 器或者其他电凝设备,例如单极电凝。圆韧带需要完全离断,因为 Sampson 动脉紧贴圆韧带 下方走行,切断前没有电凝的话,可能会导致出血。血管闭合器是闭合器械,能够用于电凝

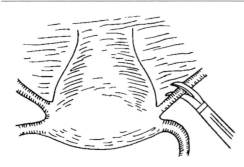

图 17-2　电凝剪断圆韧带

和结扎血管。ACE 超声刀也可以用于血管闭合以及结扎。由于本手术的操作多靠近输尿管,而 ACE 超声刀的热扩散最小,更适于本手术。需要注意的是,切断圆韧带时圆韧带应保持张力。腹腔镜进行切割操作的关键是,助手反向牵拉形成张力以帮助切开。

7. 游离膀胱　用单极电剪刀向膀胱方向剪开膀胱子宫反折腹膜(图 17-3),游离膀胱。注水或钳夹纱布球向下分离推开膀胱,电凝两侧的膀胱宫颈韧带(图 17-4),将膀胱推至宫颈外口。分离时应层次清楚,若有出血应重新找到正确的层次,推开膀胱应该见到下方发白的宫颈筋膜,若有出血尽量不用单极电凝止血,防止损伤膀胱和输尿管。

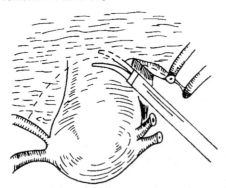

图 17-3　剪开膀胱反折腹膜

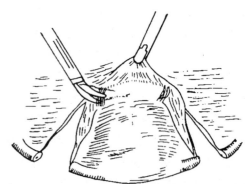

图 17-4　电凝分离含有血管的膀胱柱

8. 处理子宫血管　接下来要仔细辨认和暴露子宫血管。推开膀胱达宫颈外口后在宫旁分离可暴露子宫峡部,找到子宫动脉;也可将子宫向对侧牵拉,在子宫旁 1cm 处加压冲水或直接分离找到子宫动脉(图 17-5)。分离出子宫动脉后可以双极电凝后剪断(图 17-6),或超声刀凝断,或用钛夹,也可缝合或用切割吻合器。

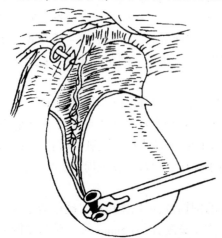

图 17-5　暴露子宫血管

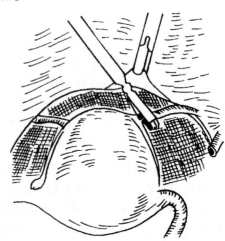

图 17-6　双极电凝子宫血管

9. 切断主韧带及骶韧带　将子宫前屈,后压直肠,暴露子宫骶骨韧带。用血管闭合器、其他凝切器械或者内镜吻合器结扎子宫骶骨韧带。用超声刀靠近子宫颈切断主韧带和骶韧带,对于子宫次全切除术及筋膜内全子宫切除术者,则无须处理子宫主韧带和骶韧带。

10. 切开阴道壁　阴道内放置一个子宫操纵环,轻轻内推即可显示出阴道区域的轮廓,以便切开阴道前后壁。也可将一个钝的不导电的阴道探头插入阴道内,显示出阴道宫颈结合处的轮廓。用阴道探头使阴道前穹隆形成张力,行阴道前壁切开术,牵拉子宫暴露局部后电凝切开,同法切开后穹隆。如有漏气应在阴道内多塞几块湿纱布。

11. 切除子宫　阴道前后壁完全切开后,经阴道用单齿钩钳,抓住并取出子宫。子宫取出后,在阴道内放置合适的器械或者湿润的衬垫以重新建立气腹。

12. 缝合阴道壁　重新将纱布团塞入阴道建立气腹。钳夹提起阴道残断,用可吸收线缝合,最好将骶、主韧带残断和阴道壁缝在一起,既能加强术后盆底支撑,又能有效止血。检查阴道断端,用生理盐水冲洗盆腔,检查有无出血。注意观察输尿管的蠕动情况,检查导尿袋内有无气体或血尿。

13. 拔除各种穿刺套管　检查各穿刺孔有无出血,取出腹腔镜,放出腹腔内 CO_2 气体,缝合穿刺口。

五、注 意 事 项

(1) 结扎或切断任何一组织或血管没有固定的方法,缝合、结扎、双极电凝、单极电凝、超声刀、钛夹、自动切割吻合器等均可应用,原则是经处理后止血彻底、牢固,减少周围组织的副损伤。

(2) 取出子宫后检查盆腔各创面时应洗净血液,降低腹腔内压力,冲入生理盐水将创面置入水中去除压力后观察有无出血,确保无出血后才能结束手术,以减少术后出血的可能性。

(3) 如果术中子宫或肿瘤突向一侧使骨盆漏斗韧带不能充分暴露,可以先切断卵巢固有韧带和输卵管,待取出子宫盆腔内有充分空隙后再处理。

(4) 手术开始最好先分离出输尿管,作为以后步骤的指示,防止误伤输尿管。也有人在术前进行膀胱镜下双侧输尿管插管作为术中的指示。如果手术医师很有经验,也可以先不分离或插管,若手术结束时有疑问再分离输尿管或用膀胱镜检查膀胱。

(5) 在手术过程中手术者不应强求每一步均在镜下进行,对于一个有丰富手术经验的妇产科医师来说,经阴道处理主、骶韧带和子宫动脉以及切开缝合阴道壁比在腹腔镜下处理要容易得多,所以术中必要时转为经阴道手术是明智的。

(钟亚娟　温泽清　申复进)

第六节　腹腔镜协助下经阴道切除子宫

一、适 应 证

以下情况无盆腔粘连者:

(1) 子宫脱垂;

(2) 经保守治疗无效的功能失调性子宫出血;

（3）子宫良性肿瘤；

（4）子宫内膜增殖症。

二、禁 忌 证

（1）盆腔严重粘连；

（2）阴道狭窄明显；

（3）子宫增大达到或超过妊娠 3 个月子宫大小者；

（4）生殖道恶性肿瘤，不宜从阴道切除；

（5）阴道炎症应经治疗后再手术。

三、手 术 范 围

经阴道切除病变的全子宫，根据卵巢、输卵管有无病变决定附件是否切除。

四、手 术 方 法 与 技 巧

1. 腹腔镜探查　行子宫和双侧附件切除时，trocar 套管的型号及穿刺位置与卵巢切除术相似。首先应详细巡视盆腹腔，如果腹腔内有足够的液体做细胞学检查，则先将其收集起来，或用生理盐水冲洗后收集起来。可用各种器械抓取或牵拉组织，并允许手术者触探后腹膜增大的淋巴结。如果已知病人为低分化腺癌，或疑有淋巴结侵犯，则可在手术开始时打开后腹膜淋巴结活检。

2. 腹腔镜所承担的子宫切除　助手提起圆韧带，手术者用 Endo GIA（图 17-7）分离，游离骨盆漏斗韧带成束并将输尿管隔离到一边，然后处理对侧。打开阔韧带（图 17-8），剪开膀胱子宫腹膜反折（图 17-9），钝性加锐性分离膀胱子宫下端间隙，使膀胱底部的子宫下段和宫颈暴露出来，可使用尖嘴弯形分离器轻轻分离。如果用电切（ESU）则必须十分小心。接下来是从 Grave 无血管区打开阔韧带腹膜后叶（图 17-10），暴露输尿管将其避开，用钛夹钳（Endo GIA）横夹结扎骨盆漏斗韧带并切断（图 17-11）。

完成上述步骤后，连接子宫和附件的所有支持组织就被切断，并用钛夹钉合，也就是说，每一侧共有 4 个断面需钉合，一是漏斗韧带的 2 个断面，二是圆韧带的 2 个断面。如果怀疑卵巢有肿瘤，则此时可切断子宫卵巢固有韧带，将卵巢置于子宫直肠凹，再经后穹隆取出行冰冻切片检查。

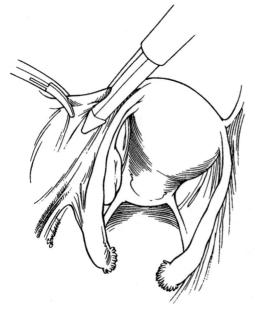

图 17-7　切断圆韧带及阔韧带前后叶

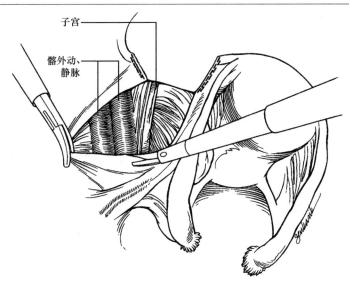

图 17-8　暴露腹膜外间隙,切开侧壁腹膜至卵巢血管处

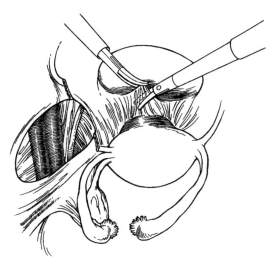

图 17-9　剪开膀胱子宫腹膜反折,
推开膀胱,暴露子宫下段

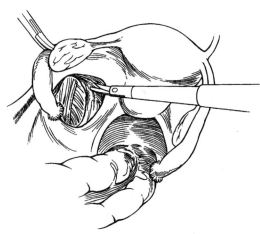

图 17-10　切开宫旁血管间隙,游离子宫血管

3. 切断处理子宫血管　根据子宫和阴道的松弛程度,手术者可继续应用腹腔镜,或者腹腔镜一直应用到经阴道将子宫切除。病人盆底比较松弛、子宫血管较易经阴道暴露者,则子宫血管没有必要由腹腔镜处理,因为腹腔镜处理易引起并发症。但如果病人盆底不太松弛,阴道暴露受限,由腹腔镜处理子宫血管,经阴道手术者处理阴道部分,这样更可靠。

如果手术者准备经腹腔镜结扎子宫血管,则阔韧带前后叶应进一步分离,并注意输尿管的位置,常可见到输尿管从子宫血管下方穿过,用弯剪或剥离器钝性加锐性分离该处,子宫血管便会清楚地暴露出来。应在直视下用钛夹钳钉夹子宫血管并离断(图 17-12)。这种先用钛钉结扎再行切断的方法,能比较准确地处理子宫切除术中最困难的步骤,较使用套圈和双极电凝更可靠。

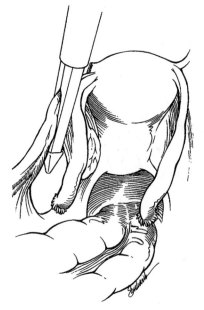

图 17-11　避开输尿管,用钛钉钳钉
　　　　　合骨盆漏斗韧带

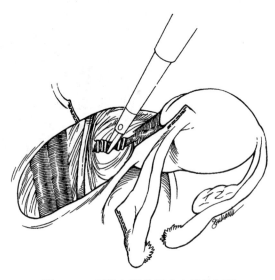

图 17-12　用钛钉结扎子宫血管并切断

4. 腹腔镜直视下骶韧带结扎、阴道后穹隆切开　手术进行到这一步时,应将膀胱和子宫下段分离好,腹腔镜要处理的便是子宫骶韧带切断、结扎。靠近子宫分离骶韧带,用 Endo GIA 或电切和剪刀分离、切断子宫骶韧带后,接着在直视下切开阴道后穹隆。切开后穹隆的方法有 3 种:一种方法是用钳子夹持一海绵,经阴道将后穹隆顶上去,腹腔镜下将其切开;另一种方法是用 12mm trocar 经阴道将后穹隆顶上去并穿透腹膜,腹腔镜下用剪刀剪开后穹隆;还有一种方法就是经阴道切开后穹隆并作为阴道手术的一部分。后穹隆切开可能是阴道操作的最后一步,在切开前必须仔细检查所有结扎的断端以确保无活动性出血,因为后穹隆一旦切开,将导致气腹消失。手术者认为腹腔镜已完成其使命后,便可将腹腔镜器械取出,但 trocar 套管应暂时保留。关闭 CO_2 充气装置,允许气体留在腹腔内。

5. 经阴道切除子宫　开始与通常的经阴道切除子宫一样,在直视下于宫颈反折处切开阴道黏膜。我们习惯于围绕宫颈注射催产素盐水(10U 催产素加在 20ml 生理盐水中),这样除达到有效止血效果外,可在切开前借助于液体分离子宫颈与膀胱无血管区的疏松间隙,子宫颈后壁间隙通过注水易于分离。由于仍保持气腹、反折腹膜呈膨胀状态,常可通过阴道切口看到。

打开子宫直肠反折腹膜后,阴道后壁及子宫直肠凹放一叶细长的重垂拉钩(Steiner 窥器),如果重垂拉钩放不上或子宫骶韧带还没有切断,那么在放重垂拉钩前先钳夹、切断并结扎子宫骶韧带,此时可将前穹隆打开,或在处理完子宫骶韧带后打开。按照操作步骤,接下去是子宫骶韧带和子宫血管的处理,即钳夹、切断、结扎。处理完双侧子宫血管后,子宫仅剩下很少的连接组织。将子宫翻转并经阴道拉出,在切断子宫主韧带和骶韧带之后,手术者一定要避免过分用力牵拉子宫。因为此时唯一与子宫连接的就是一些断端,应经阴道仔细检查每一断端,然后用 0 号 PGA 线缝合关闭阴道。腹腔镜协助下经阴道切除子宫的最后一步是经腹腔镜再检查手术创面和 trocar 部位有无出血,检查子宫切除后的韧带和血管断端,特别应注意骨盆漏斗韧带断端的结扎情况。

6. 检查标本　如果病人是因为子宫内膜癌而行此手术,那么手术者往往要将子宫标本送冰冻切片检查,以确定组织类型和肌层侵犯的深度,肌层浸润超过 50%,或组织学分级属于高危(3 级;浆液乳头状透明细胞癌;或癌肉瘤)者,应进行手术分期。偶尔也有这种情况,本来良性病变为指征行单纯子宫切除,结果在病理检查时意外地发现是子宫内膜癌或是肉瘤,遇到这种情况,临床上要求将原来的常规手术(即双侧卵巢切除)改为腹腔镜分期手术和全面分期手术,并且分期应在子宫切除之前进行。

7. 撤出腹腔镜器械　手术结束后,trocar 套管应在直视下取出,10mm 以上的 trocar 穿刺伤口应逐层关闭,包括筋膜。

五、注　意　事　项

(1) 选择经阴道处理子宫动脉时在镜下不要游离子宫动脉,以免阴道操作时牵拉子宫导致血管断裂。

(2) 在切断骨盆漏斗韧带时,应注意避免损伤输尿管,特别是对有盆腔粘连者。我们的经验是打开阔韧带无血管区分离出骨盆漏斗韧带后穿线结扎,然后再用电凝或超声刀切断。

(3) LAVH 术式是为了扩大经阴子宫切除的适应证,使一些原本需要开腹手术的病人通过镜下处理使经阴手术变得容易,因此手术医师不可追求镜下处理步骤的多少,而是从病人的角度考虑,如何处理最安全、损伤最小、费用最少。

(温泽清　钟亚娟　申复进)

第七节　腹腔镜下广泛子宫切除加盆腔淋巴结切除术

一、适　应　证

Ⅱb(包括Ⅱb)期以内的子宫颈癌和子宫内膜癌;能够耐受麻醉。

二、禁　忌　证

严重的心肺或其他系统疾病,但除外糖尿病病人;宫颈瘤体>4cm,有明显淋巴结转移;急性弥漫性的腹膜炎;各种腹壁裂孔疝者。

三、手　术　范　围

根据不同的疾病有不同的手术范围,对 40 岁以下的内膜癌病人若病变属早期,仔细探查卵巢未见异常,可考虑保留一侧卵巢以维持女性生理功能。40 岁以上的子宫内膜癌病人可以常规切除双侧附件。子宫颈癌早期病人可以保留双侧卵巢,而仅切除子宫、输卵管和盆腔淋巴结,但Ⅱ期子宫颈癌且年龄在45岁以上者,可以进行双侧附件切除。

四、手术方法与技巧

1. 广泛子宫切除术

(1) 置入套管:建立气腹,腹腔内压力保持在15mmHg。在脐孔水平放置10～12mm套管,放入腹腔镜。既往有腹部正中切口的病人,进腹的第一个穿刺孔选在左侧锁骨中线肋缘下大约2cm处,以避免损伤粘连在前腹壁上的肠管。

(2) 进入腹膜后间隙,全面探查盆腹腔,除外腹腔内转移。评估盆腔淋巴结有无明显转移;切除任何可疑的盆腔淋巴结并送术中快速冰冻病理切片检查。如果淋巴结转移阳性,则放弃根治性子宫切除术,改行腹主动脉旁淋巴结取样以决定放射治疗的范围。

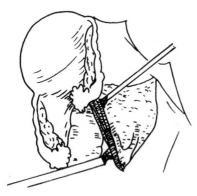

图17-13 高位结扎、切断右侧卵巢血管

(3) 高位结扎切断卵巢血管:第二助手将子宫摆向盆腔前方,手术者右手用抓钳提起卵巢血管表面的侧腹膜,剪开腹膜并充分暴露输尿管,游离并推开输尿管,然后于卵巢血管的表面切开腹膜,游离卵巢血管,此时,可以清楚地看到此处的卵巢血管及髂总动脉。从输尿管及髂总动脉前方游离右侧卵巢血管,镜下用双极电凝使卵巢血管脱水,用剪刀或超声刀切断卵巢血管(图17-13)。

(4) 处理圆韧带和阔韧带:离断卵巢血管后,沿髂外动脉走行切开盆侧壁腹膜,延长右侧后腹膜切口使之与圆韧带断端相连,靠盆壁处用超声刀锐面切断右侧圆韧带(图17-14),再向前内方向剪开阔韧带前叶至膀胱子宫反折(图17-15),再向后剪开阔韧带后叶至右侧骶韧带,直达膀胱腹膜反折。至此,右侧盆前、后腹膜已全部打开,充分暴露了髂血管区域,为随后进行的盆腔淋巴结清楚做了充分准备。用上述方法处理左侧卵巢血管及圆韧带。

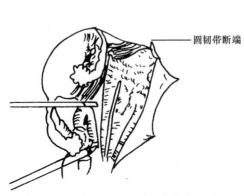

图17-14 离断右侧圆韧带

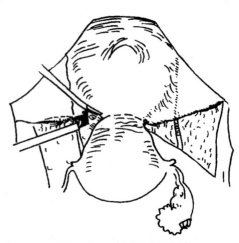

圆韧带断端

图17-15 打开膀胱腹膜反折

（5）膀胱和直肠的游离：用超声刀之锐面分离膀胱与阴道间的疏松组织，直达子宫颈外口水平下 3~4cm，用超声刀，切断双侧膀胱子宫颈韧带（图 17-16）。助手把子宫推向前方，充分暴露子宫后方及直肠，剪开腹膜使直肠与阴道后壁分离，直达子宫颈外口下 3~4cm（图 17-17，图 17-18）。

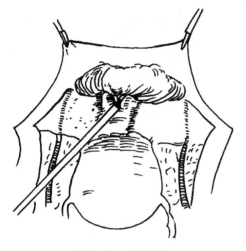

图 17-16　游离膀胱

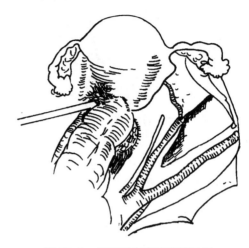

图 17-17　剪开子宫直肠腹膜反折

（6）子宫动静脉的处理：子宫动脉由髂内动脉发出，沿盆腔侧壁向内下方行走，进入子宫阔韧带两层之间，跨过输尿管的前方，接近子宫颈处发出阴道支至阴道。在其从髂内动脉分叉后的 1cm 处用双极电凝使其脱水，然后用超声刀切断（图 17-19）。必要时用 4 号缝线双重结扎后，再用超声刀切断。尽量同时切除子宫动、静脉，要确保闭合完全。

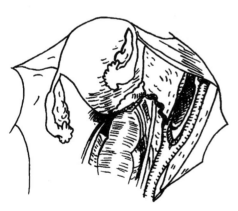

图 17-18　分离子宫直肠间隙

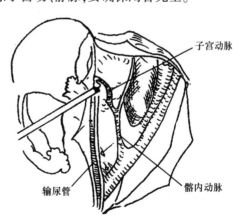

子宫动脉

输尿管

髂内动脉

图 17-19　结扎切断子宫血管

（7）游离子宫颈段之输尿管：提起并上翻子宫动静脉，用弯分离钳轻轻钳夹子宫颈输尿管前的系膜（注意夹住的组织要少，避免误伤输尿管营养血管而增加输尿管瘘的危险），用超声刀的锐面剪开输尿管后方的粘连，至此，子宫颈的输尿管已完全游离（图 17-20）。

（8）处理骶骨韧带：用超声刀分离直肠侧窝结缔组织，将子宫骶骨韧带与直肠分开，助手可用弯分离钳将输尿管稍向外推开,用超声刀之平面距子宫颈3cm处,切断骶骨韧带,也可用4号丝线或0号Vicryl线镜下缝扎后剪短(图17-21)。

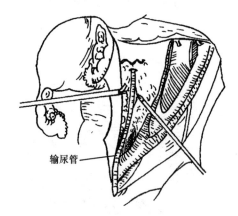

图 17-20　分离子宫颈段之输尿管

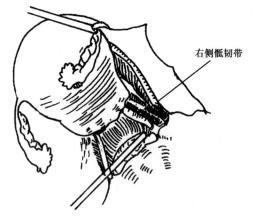

图 17-21　切断子宫骶骨韧带

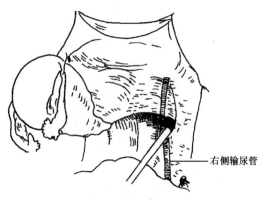

图 17-22　切断主韧带

(9) 处理主韧带:膀胱侧窝的前、外侧为盆壁,后方为主韧带,内侧为膀胱。助手将子宫摆向右前方,用弯分离钳将输尿管拨向外侧,用超声刀平面贴近盆壁切断左侧主韧带,最好先用镜下缝扎主韧带后,再切断,这样止血效果更彻底,同法切断右侧主韧带(图17-22)。

(10) 切除子宫:经上述处理后,子宫已完全与盆壁游离而仅与阴道相连,再用超声刀之锐面,将子宫颈外口以下3cm之阴道旁组织切断,游离上段阴道3cm。在举宫器的协助下将阴道上段2~3cm宫颈和宫体一并切除并取出。切除前一定要检查盆腔内各断端有无出血。

(11) 重建盆底:腹腔镜下冲洗盆腔,彻底止血后,将"T"形引流管分别置于盆腔的两侧,用可吸收线缝合后腹膜,并将后腹膜与阴道残端缝合,再与骶韧带缝合以重建盆底。

2. 盆腔淋巴结切除术

(1) 髂总淋巴结切除:髂总淋巴结位于髂总动脉的前外侧。打开盆腔后腹膜,推开其前面横过的输尿管,及上方的卵巢血管的残端,打开动脉鞘,于髂总动脉外侧用抓钳提起淋巴结组织,用超声刀切断与周围组织的连接和淋巴管,以及静脉血管分支,一般在髂总动脉分叉处上约2~3cm处切断。切除的范围一般在腹主动脉分支一下的全程髂总动脉走行的区域。切除该组织淋巴结时注意勿损伤输尿管和回盲部肠管及髂总静脉(图17-23)。

(2) 髂外淋巴结切除:髂外侧淋巴结位于髂外动脉和腰大肌之间,最靠前及固定的淋巴结是腿后外侧淋巴结。分离这些附着淋巴结时,容易损伤横跨髂外动脉远端处的旋髂深静脉。从此处起将淋巴链自腰大肌表面分离,注意保护位于腰大肌表面的生殖股神经。淋巴结切除的上端止于髂总血管分叉水平(图 17-24)。

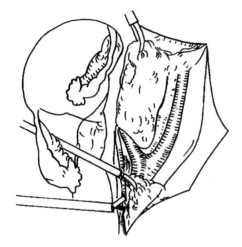

图 17-23　切除髂总淋巴结

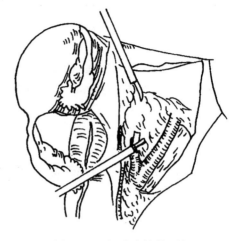

图 17-24　切除髂外淋巴结

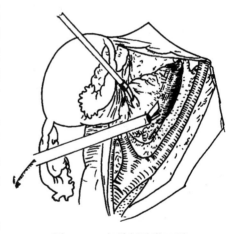

　　(3) 闭孔淋巴群切除:在髂外血管的中部抓住淋巴脂肪并向内侧牵拉,用剪刀轻柔地分开连接淋巴结与动静脉外层的疏松组织,直到它们被完全暴露。在髂外静脉下方继续行闭孔淋巴结的切除,前方经常见到闭孔静脉,根据血管的大小可以选择保留或夹闭,在夹子之间剪开或电凝切断。于髂外静脉深部淋巴束的内侧缘可以找到闭孔神经。前面可以看到耻骨韧带,淋巴链在此处与腿后内侧淋巴结分离。注意不要损伤前方的闭孔动脉。使用无损伤器械将淋巴结自神经表面清除,其中很重要的一点是不要使用单极电凝,以避免手术当中发生腿部运动及术后出现感觉迟钝。淋巴组织被逐渐从盆壁和神经上分离出(图 17-25)。

图 17-25　切除闭孔淋巴群

　　闭孔窝后部的淋巴组织切除是手术过程中的危险点。最好沿着髂内动脉向下清扫到闭孔神经水平,在这个水平,髂内静脉靠近神经,容易辨别及分离。前后淋巴结切除会合后,则髂外静脉和闭孔肌之间的淋巴结可以自膀胱上动脉上分离,这些淋巴结被切除前都隐匿于膀胱侧窝间隙内。

　　(4) 髂内淋巴结切除:两侧髂外血管在髂总分叉水平向中间靠拢,应轻柔地清除沿髂内血管外侧分布的脂肪组织。

　　(5) 标本取出:可以直接通过耻骨弓上方 10～12mm 套管自盆腔取出切除的淋巴结,如果淋巴结太大或可疑转移,可以使用内镜标本袋。

　　(6) 卵巢悬吊:对于年龄在 45 岁以下的 ⅡA 期以内子宫颈癌病人,以及早期子宫内膜癌年龄在 40 岁以下者,可以保留双侧或单侧卵巢,此时需要行卵巢侧腹壁悬吊术。具体操作如下:卵巢与输卵管自子宫切离之后,沿着卵巢悬韧带剥离,剥离的距离必须让卵巢足以固定在外前侧腹壁,要求在脐水平以上 3～4cm 的位置,可避免放射线治疗时对卵巢造成伤害。两侧输卵管必须根除,而且留取腹腔冲洗液作为病理以及细胞学检查,以确定癌症尚未扩散转移。卵巢固定点必须有足以显像的标记以作为术后放射线治疗可以探测卵巢所在位置的根据。

(7) 检查两侧的有无出血:由于开放的腹膜可以自行引流,所以不需放置引流管。彻底止血后放出 CO_2 气体后拔除套管,在 10～12mm 套管的位置严密缝合筋膜,关闭切口。

(申复进　温泽清　钟亚娟)

第八节　腹腔镜下腹主动脉旁淋巴结切除术

一、适 应 证

(1) 子宫内膜癌　盆腔淋巴结阳性或有高危因素(ⅠC 期 G_3,浆液乳头亚型等);
(2) 宫颈癌:盆腔淋巴结阳性的病人;
(3) 附件恶性肿瘤全面分期手术;
(4) 盆腔廓清术前的评估程序。

二、禁 忌 证

(1) 原发病灶大、需开腹手术才能取出病灶时,应放弃腹腔镜手术;
(2) 对卵巢癌病人实施腹腔镜手术时,关键是避免肿瘤破裂污染腹腔,一般肿瘤应小于5cm;
(3) 已知存在严重粘连;
(4) 不适合扩大范围放疗及同时化疗的老年病人;
(5) PET 检查证实有远处转移的病人。

三、手 术 范 围

根据不同的疾病有不同的手术范围,对40岁以下的内膜癌病人若病变属早期,仔细探查卵巢未见异常,可考虑保留一侧卵巢以维持女性生理功能。40岁以上的子宫内膜癌病人可以常规切除双侧附件。子宫颈癌早期病人可以保留双侧卵巢,而仅切除子宫、输卵管和盆腔淋巴结,但Ⅱ期子宫颈癌且年龄在45岁以上者,可以进行双侧附件切除。

四、手术方法与技巧

主要的手术者可站在病人左侧或站在病人两腿中间,经脐部 trocar 套管插入摄像机,手术者和助手可用下腹部和耻上的 trocar 通道插入器械操作。这种配合法操作起来可能多少有些困难，因为是与盆腔操作相反的方向，故常常感到不顺手，关键问题还在于摄像机的位置，及是否对准要观察的物体，手术者必须在摄像机视野内工作，否则便不能使眼和手协调起来。另一种方法是将摄像机经耻骨上的 10mm trocar 套管插入，下腹部侧旁 trocar 通道插入器械进行手术，病人采取膀胱截石位，并抬高 30°使小肠坠至上腹部。

1. 暴露切除右侧淋巴结　切除下腔静脉前淋巴结最直接的方法是打开右侧髂总动脉上的腹膜，助手抓取并提起要剪开的腹膜一直剪开整个一侧（图 17-26），接着分离下腔静脉前脂肪垫，避开右侧输尿管，暴露腹膜后间隙。Hurd 等介绍用套圈扎住腹膜后提起以挡住肠管和大网膜。

避开输尿管，手术者抓取并提起脂肪垫，分离脂肪淋巴组织与腔静脉之间隙，并用尖嘴分离器钳夹或电凝的方法认真止血。当然使用那种方法止血，是根据可靠程度和手术者的习惯，一般分离至腹主动脉分叉以上 5cm（即相当于肠系膜下动脉的起始部或十二指肠水平）即可，Querleu 等建议在取出淋巴结之前应将卵巢血管钳夹切断。

继续分离下腔静脉前脂肪垫与腹膜后间隙，横过主动脉向上分离。最重要的解剖学标志是肠系膜下动脉和卵巢血管，上述间隙分离完毕，解剖标志识别无误后，随之将下腔静脉和腹主动脉间的淋巴脂肪组织抓住、提起并切除（图 17-27）。整个过程即将结束时应特别注意避免损伤肠系膜下动脉，该区域的淋巴结清扫完毕后，下腔静脉便很清楚地显露出来。

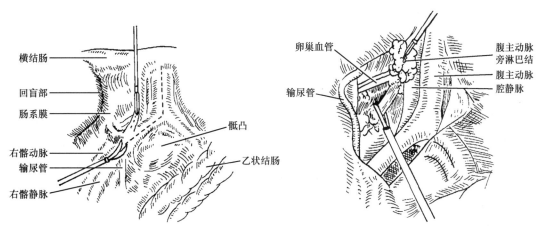

图 17-26　后腹膜切口经腹主动脉　　　　图 17-27　切除右腹主动脉旁淋巴脂肪组织
　　　　　分支处达小肠系膜根部

如果淋巴结有转移，该处的清扫和分离就比较困难。为慎重起见，对可疑的淋巴结可进行针刺抽吸以确定是否有转移，如果证实有转移，则可用钛钉将有转移的区域标记出来，以便术后进行外照射放疗，或剖腹探查行选择性的淋巴结切除。

2. 切除左侧淋巴结　左侧腹主动脉旁淋巴结清扫和活检一般都是在右侧之腔静脉旁淋巴结清扫和活检之后进行，左侧的清扫和活检是右侧的延续。手术者找到输尿管并将其拉向侧方，沿腹主动脉右侧切除左侧腹主动脉旁淋巴结。手术者沿左髂总动脉和腹主动脉下端的左侧抓取并提起淋巴结予以切除（图 17-28）。此处应在切除前先用钛钉夹止血，因

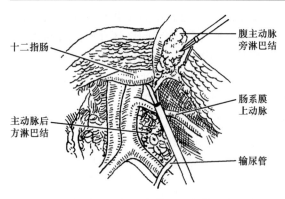

十二指肠

腹主动脉旁淋巴结

肠系膜上动脉

主动脉后方淋巴结

输尿管

图 17-28 切除左腹主动脉旁及后方淋巴脂肪组织

为该区域的淋巴结后面往往有血管连在腰大肌或脊柱旁的肌肉上。

3. 关闭后腹膜 淋巴结活检完毕后,手术野创面应仔细检查止血,这种范围的分离在气腹消除之后应特别注意查看出血情况,因为气腹期间持续的 15mmHg 压力可能不会使静脉出血,仔细查看若分离区域无活动出血,则腹膜无必要关闭。但应用钛钉将分离的区域标记出来,以便术后放射治疗时设计照射野。

(申复进　钟亚娟　温泽清)

第九节　腹腔镜并发症

腹腔镜并发症发生率与医院等级有关;与手术难度及大小有关;与医师的经验有关。

1. 腹腔镜手术常见损伤的原因　①没有建立上岗前完善的培训制度;②盲目和任意扩大手术范围;③病例选择不当或估计不足;④对手术器械了解及掌握性能不够;⑤手术部位解剖层次不清,特别是遇有大出血或粘连时,处理不当导致脏器损伤;⑥对器械、仪器保养不够,如高频电发生器可产生意想不到严重损伤。

2. 腹腔镜手术常见损伤部位

(1) 肠管损伤:常见部位为大肠和小肠,虽发病率不高但后果严重。Harkki 报道肠损伤率为 0.5% ,与经腹 0.3% 和经阴道 0.6% 发生率相似。损伤发生的原因为:①严重的盆、腹腔粘连,如盆腔炎、子宫内膜异位症、肿瘤、既往手术史者等,其中非手术所致粘连比手术致粘连更危险,粘连者产生损失的几率为非粘连者的 10 倍;②气腹针或套管针对脏器损伤,可使肠内容物外溢;③手术中分离粘连时器械损伤;④电灼伤肠管,此种肠损伤诊断困难,出现症状时间比直接损失时间晚,常在术后 3 ~ 10 天,有报道可达 40 天时才发生。肠坏死可导致腹膜炎,包裹性脓肿、直肠阴道瘘等,严重者导致败血症并危及生命。

(2) 膀胱损伤:是泌尿系损伤中最常见部位,而主要损伤原因为:①膀胱充盈状态时或位置偏高,气腹针或套管针均可损伤;②膀胱因粘连而移位,穿刺较盲目;③腹腔镜下子宫切除时,分离膀胱、子宫与附件间粘连时发生,发生率为 1.8% ,高于经腹切除子宫的损伤率 0.4% ,对于剖宫产史,子宫内膜异位症者尤为重要。

(3) 输尿管损伤:发生率为 1.2% ,在行子宫切除或附件手术时,输尿管走行过程的各种危险段都可发生,常见原因为:①输尿管走行异位,多由子宫内膜异位症、炎症或肌瘤挤压引起;②手术操作相邻器官时,电凝、器械和吻合器损伤。大多数输尿管损伤后,诊断被延误,电热损伤出现症状常在术后 10 ~ 14 天,术中不易发现,少数病人术后 4 ~ 5 天出现高血压,造影或 B 超发现肾已无功能时才予诊断。

（4）血管损伤

1）腹部血管损伤：多由于穿刺孔选择不当造成。常见损伤为腹壁浅动脉或腹壁下动脉，后者更难发现，情况较严重。表现为沿套管鞘向腹腔内活动性出血；穿刺口局部血肿形成；腹膜外出血或腹壁广泛淤血。

2）腹膜后血管损伤：是腹腔镜最危险的并发症。损伤血管包括腹主动静脉、髂总动静脉、髂内外动静脉等损失后表现为血压迅速下降，休克，气腹针穿刺后回抽有新鲜血液，或在置入腹腔镜后见腹腔内有预料之外的游离新鲜血液，应高度怀疑有血管损伤。

（5）神经损伤：盆腔淋巴结切除术的病人可能会出现神经损伤。切除髂外淋巴结时可能会损伤生殖股神经，导致同侧阴阜、大阴唇以及覆盖股三角区的皮肤麻木。还可能发生闭孔神经损伤，导致大腿上内侧感觉丧失以及大腿内收肌功能减退。

（6）CO_2 栓塞、组织间 CO_2 气肿、淋巴囊肿等。

（温泽清　钟亚娟　汤春生）

参 考 文 献

史常旭等 . 2004. 现代妇产科手术与技巧 . 北京：人民军医出版社,431 ~ 449.

汤春生等 . 1999. 妇科肿瘤手术学 . 沈阳：辽宁教育出版社,603 ~ 619.

Allan Coven,Ravhel Kupets. 2009. Laparoscopic Surgery for Gynecologic Oncology. McGraw-Hill Companies,Inc.

Frumovitz M,Ramirez PT,Greer M,et al. 2004. Laparoscopic training and practice in gynecologic oncology among Society of Gynecologic Oncologists members and fellows-in-training. Gynecol Oncol,94(3):746 ~ 753.

Littell RD,Hallonquist H,Matulones U,et al. 2006. Negative laparoscopy is highly predictive of negative second look laparoscopy following chemotherapy for ovarian,tubal,and primary peritoneal carcinoma. Gynecol Oncol,103(2):570 ~ 574.

Nezhat F,Mahdavi A,Nagarsheth NP. 2006. Total laparoscopic radical hysterectomy and pelvic lymphadenectomy using harmonic shears. J Minim Invasive Gynecol,13(1):20 ~ 25.

Nezhat FR,DeNoble SM,Liu CS,et al. 2010. The safety and efficacy of laparoscopic surgical staging and debulking of apparent advanced stage ovarian, fallopian tube, and primary peritoneal cancers. JSLS,14(2):155 ~ 168.

Ramirez PT, Slomvitz BM, Soliman PT, et al. 2006. Total laparoscopic radical hysterectomy and lymphadenectomy：The M. D. Anderson Cancer Center experience. Gynecol Oncol,102(2):252 ~ 255.

Steed H,Rosen B,MurPhy J,et al. 2004. A comparison of laparoscopic-assisted radical Vaginal hysterectomy and radical abdominal hysterectomy in the treatment of cervical cancer. Gynecol Oncol,93(3):588 ~ 593.

附　　录

附录Ⅰ　癌症相关性评价量表

癌症治疗的功能性评价的一般性量表(FACT-G)：根据过去7天自己的情况，如实地在下列每行中选择一个相应的数字并打圈(附表Ⅰ-1～附表Ⅰ-4)。

附表Ⅰ-1　身体健康情况评价量表

	身体健康情况	一点也不	有一点点	有些	经常	频繁
GP1	缺乏精力	0	1	2	3	4
GP2	恶心	0	1	2	3	4
GP3	受身体状况的影响,满足家庭需要有困难	0	1	2	3	4
GP4	疼痛	0	1	2	3	4
GP5	受治疗副作用的困扰	0	1	2	3	4
GP6	感觉不舒服	0	1	2	3	4
GP7	被迫卧床	0	1	2	3	4

附表Ⅰ-2　社会/家庭健康状况评价量表

	社会/家庭健康状况	一点也不	有一点点	有些	经常	频繁
GS1	感到友情的亲密	0	1	2	3	4
GS2	获得家庭情感支持	0	1	2	3	4
GS3	获得朋友的支持	0	1	2	3	4
GS4	家人已接受自己的患病事实	0	1	2	3	4
GS5	关于自己的疾病能与家人进行满意的交流	0	1	2	3	4
GS6	有来自伴侣的亲密	0	1	2	3	4
GS7	对性生活感到满意	0	1	2	3	4

附表Ⅰ-3　情感健康状况评价量表

	情感健康状况	一点也不	有一点点	有些	经常	频繁
GE1	沮丧	0	1	2	3	4
GE2	对自己处理疾病的方式感到满意	0	1	2	3	4
GE3	对与疾病抗争已失去信心	0	1	2	3	4
GE4	紧张	0	1	2	3	4
GE5	害怕死亡	0	1	2	3	4
GE6	害怕疾病恶化	0	1	2	3	4

附表 I -4　功能健康状况评价量表

	功能健康状况	一点也不	有一点点	有些	经常	频繁
GF1	能工作(包括做家务)	0	1	2	3	4
GF2	我的工作(包括家务)即将完成	0	1	2	3	4
GF3	有享受生活的能力	0	1	2	3	4
GF4	自己已经接受患病事实	0	1	2	3	4
GF5	睡眠好	0	1	2	3	4
GF6	我喜欢我惯常的娱乐方式	0	1	2	3	4
GF7	对现在自己的生活质量感到满意	0	1	2	3	4

附录 II　疾病特异性问卷示例

癌症治疗的功能性评价(FACT)——卵巢癌及宫颈癌量表:根据过去七天自己的情况,如实地在下列的每行中选择一个相应的数字并打圈(附表 II -1、附表 II -2)。

附表 II -1　卵巢癌亚测量量表(FACT-O)

	附加问题	一点也不	有一点点	有些	经常	频繁
O1	胃胀	0	1	2	3	4
C2	体重减轻	0	1	2	3	4
C3	肠功能受限	0	1	2	3	4
O2	经常性的呕吐	0	1	2	3	4
B5	受脱发的困扰	0	1	2	3	4
C6	胃口好	0	1	2	3	4
C7	喜爱自我的形象	0	1	2	3	4
BMT5	能自行四处走动	0	1	2	3	4
B9	能让人觉得有女人味	0	1	2	3	4
O3	胃绞痛	0	1	2	3	4
BL4	有性欲	0	1	2	3	4
BMT7	对自己的生育能力有顾虑	0	1	2	3	4

附表 II -2　宫颈癌亚测量量表(FACT-Cx)

	附加问题	一点也不	有一点点	有些	经常	频繁
Cx1	受阴道排液或阴道出血的困扰	0	1	2	3	4
Cx2	受阴道异味的困扰	0	1	2	3	4
Cx3	害怕过性生活	0	1	2	3	4
B4	感到自己有性魅力	0	1	2	3	4
Cx4	阴道狭窄或缩短	0	1	2	3	4

续表

	附加问题	一点也不	有一点点	有些	经常	频繁
BMT7	对自己的生育能力有顾虑	0	1	2	3	4
Cx5	害怕治疗对身体有害	0	1	2	3	4
BL4	有性欲	0	1	2	3	4
C7	喜欢自我的形象	0	1	2	3	4
Cx6	苦于便秘	0	1	2	3	4
C6	胃口好	0	1	2	3	4
BL1	尿失禁	0	1	2	3	4
BL3	小便烧灼感	0	1	2	3	4
Cx7	小便不适感	0	1	2	3	4
HN1	能够吃自己爱吃的食物	0	1	2	34	

附录Ⅲ 症状特异性问题示例

症状特异性问题示例见附表Ⅲ-1、附表Ⅲ-2。

附表Ⅲ-1 内分泌症状副表(FACT-ES)

	附加问题	一点也不	有一点点	有些	经常	频繁
ES1	潮热	0	1	2	3	4
ES2	冷汗	0	1	2	3	4
ES3	盗汗	0	1	2	3	4
ES4	阴道排液	0	1	2	3	4
ES5	阴道内瘙痒或刺痛	0	1	2	3	4
ES6	阴道出血或点状出血	0	1	2	3	4
ES7	阴道干涩	0	1	2	3	4
ES8	性交不适或性交痛	0	1	2	3	4
ES9	失去性欲	0	1	2	3	4
ES10	体重增加	0	1	2	3	4
An9	眩晕感	0	1	2	3	4
O2	经常性的呕吐	0	1	2	3	4
C5	腹泻	0	1	2	3	4
An10	头痛	0	1	2	3	4
Tax1	膨胀感	0	1	2	3	4
ES11	乳房胀痛	0	1	2	3	4
ES12	情绪飘忽不定	0	1	2	3	4
ES13	易怒	0	1	2	3	4

附表 III-2　神经毒性副表（FACT/GOG-Ntx）

	附加问题	一点也不	有一点点	有些	经常	频繁
NTX1	手部麻木或刺痛感	0	1	2	3	4
NTX2	脚部麻木或刺痛感	0	1	2	3	4
NTX3	手部不适感	0	1	2	3	4
NTX4	脚部不适感	0	1	2	3	4
NTX5	关节痛或肌肉痉挛	0	1	2	3	4
HI12	全身无力	0	1	2	3	4
NTX6	听力障碍	0	1	2	3	4
NTX7	幻听	0	1	2	3	4
NTX8	系扣困难	0	1	2	3	4
NTX9	不能感觉到手中小物体的形状	0	1	2	3	4
An6	行走困难	0	1	2	3	4

附录IV　一般性量表示例

简明健康调查量表（SF-36）

问卷填写说明:以下问题中虽然有些看来很相似,但每个问题都有不同,请逐个回答如下的问题,并涂黑你所选答案相应的圈。

1）总体上说,你认为自己的健康状况:

　　○非常好　　　　○很好　　　　○好　　　　○良　　　　○差

2）与一年前相比,你对自己现在的健康状况如何定位?

　　○比一年前好很多　　　　○比一年前好一点　　　　○与一年前基本相似

　　○比一年前差一点　　　　○比一年前差很多

3）以下的各条是你每天可能的活动,你的健康状况使这些受限了吗? 若有,其程度如何?

	是,很大程度受限	是,有点受限	不受限
① 体力活动:如跑、举重物、参加竞技活动等	○	○	○
② 中度活动:如移动桌子、用吸尘器、打高尔夫球等	○	○	○
③ 拎少量日用品等	○	○	○
④ 爬几层楼	○	○	○
⑤ 爬一层楼	○	○	○
⑥ 弯腰、下跪	○	○	○
⑦ 走一英里以上的路程	○	○	○
⑧ 走几个街区	○	○	○
⑨ 走一个街区	○	○	○
⑩ 自己洗澡或穿衣	○	○	○

4）在过去的 4 周内,由于你的身体健康状况,你的工作和日常生活中是否出现下列问题:

	是	否
① 缩短工作或其他活动时间	○	○
② 比预期完成的工作量少	○	○
③ 工作或其他活动的类型受限	○	○
④ 工作或进行其他活动有困难(如花费的时间增多等)	○	○

5）在过去的 4 周内,是否由于某些情感问题(如沮丧、担心等),你的工作和日常生活中出现下列问题:

	是	否
① 缩短工作或其他活动时间	○	○
② 比预期完成的工作量少	○	○
③ 工作或其他活动不及以前投入	○	○

6）在过去的 4 周内,由于身体或情绪问题,你与家人、朋友、邻居或治疗小组的交流受到何种程度的影响:

○不受影响　　○影响轻　　○影响中等　　○影响较重　　○影响极大

7）在过去的 4 周内,出现的疼痛的程度:

○无痛　　　　○很轻　　　○轻度　　　○中度　　　　○重度　　　○剧烈

8）在过去的 4 周内,疼痛在何种程度上影响你的正常工作(也包括家务):

○不影响　　　○一点点　　○中度　　　○影响较大　　○严重

9）下面的问题有关你过去 4 周内的感觉相关的事件,在每个问题中,选择一个与你的感觉和持续的时间相近的答案:

	总是	大部分时间是	很多时间是	有时是	偶尔是	总不是
① 你觉得精神饱满吗	○	○	○	○	○	○
② 你觉得自己是一个爱紧张的人吗	○	○	○	○	○	○
③ 精神松弛时是否感到十分沮丧而难以振奋	○	○	○	○	○	○
④ 你觉得平静而安宁吗	○	○	○	○	○	○
⑤ 你觉得很有精力吗	○	○	○	○	○	○
⑥ 你曾感觉到情绪低落和沮丧吗	○	○	○	○	○	○
⑦ 你觉得筋疲力尽吗	○	○	○	○	○	○
⑧ 你曾感到自己是一个快乐的人吗	○	○	○	○	○	○
⑨ 你觉得疲惫吗	○	○	○	○	○	○

10）在过去的 4 周内你的身体状况或情绪问题在多长一段时间内影响到你的社会活动(如访问亲友等):

○总是　　　○大部分时间是　　　○有时是　　　○很少是　　　○没有

11）于你而言,以下说法的正误为：

	完全 正确	大部分 正确	不知道是 否正确	大部分 错误	完全 错误
① 我比他人更易于患病	○	○	○	○	○
② 据我所知,我与其他人一样健康	○	○	○	○	○
③ 我期望我的身体更坏	○	○	○	○	○
④ 我的身体非常棒	○	○	○	○	○

（吴道芹　李晓兰）

妇科肿瘤手术精选光盘简介

本手术视频由全国著名妇瘤专家陈惠祯教授主持录制,是《陈惠祯妇科肿瘤手术学》(第3版)的配套手术光盘。共2张,包括16例具有代表性的妇科肿瘤手术,依次为:

1. 冷刀宫颈锥形切除术(12分)
2. 标准性全子宫切除术(24分10秒)
3. Ⅰ类(Ⅰ型)扩大子宫切除术(25分57秒)
4. Ⅱ类(Ⅱ型)扩大子宫切除术(38分12秒)
5. Ⅲ类(Ⅲ型)扩大子宫切除术(47分35秒)
6. 改良 PiverⅢ类子宫切除术(35分11秒)
7. 根治性宫颈切除术及功能重建术(55分50秒)
8. 系统保留盆腔自主神经的广泛性子宫切除术(SNSRH)(56分03秒)
9. 腹腔镜下全子宫切除术(26分54秒)
10. 腹腔镜下子宫颈癌根治术(33分12秒)
11. 子宫体癌分期手术(30分14秒)
12. 早期(Ⅰ、Ⅱ期)上皮性卵巢癌分期手术(45分03秒)
13. 晚期卵巢癌最大限度缩瘤术(32分37秒)
14. 外阴广泛切除术及双腹股沟淋巴结切除术(56分23秒)
15. 经阴道广泛全子宫切除术(21分21秒)
16. 经阴道宫颈广泛切除术(28分40秒)

参加光盘录制的著名专家还有林仲秋、陈春林、宋磊、黄子健、蔡红兵、张蔚等教授。他们临床经验丰富,手术操作熟练规范,并有自身的特点和创新。

本套光盘可供妇产科医师、外科医师参考借鉴。